U0307551

中西医结合角膜病学

主　编　张仁俊　张铭连　亢泽峰

副主编　喻京生　张　越　张武林　李山祥　宋剑涛　王兴荣　黄雄高

编　者（以姓氏笔画为序）

丁　辉	中山大学中山眼科中心海南眼科医院	张　越	河北省眼科医院
		张小燕	山东中医药大学附属眼科医院
王兴荣	山东中医药大学附属眼科医院	张仁俊	中山大学中山眼科中心海南眼科医院
王萌萌	河北省眼科医院		
王慧娟	中国中医科学院眼科医院	张印博	河北省眼科医院
亢泽峰	中国中医科学院眼科医院	张有花	山东中医药大学附属眼科医院
孔寒枫	湖南中医药大学第一附属医院	张武林	河北省眼科医院
申　华	河北省眼科医院	张培成	河北省眼科医院
田庆梅	山东中医药大学附属眼科医院	张铭连	河北省眼科医院
朱定耀	湖南中医药大学第一附属医院	赵　凡	湖南中医药大学第一附属医院
刘　健	中国中医科学院眼科医院	原　越	山东中医药大学附属眼科医院
刘延东	河北省眼科医院	高延娥	山东中医药大学眼科研究所
刘家琪	中山大学中山眼科中心海南眼科医院	陶方方	中国中医科学院眼科医院
		黄雄高	海南医学院第一附属医院
李山祥	中山大学中山眼科中心海南眼科医院	常永业	河北省眼科医院
		蒋丽琼	暨南大学附属深圳眼科医院
李从心	山东中医药大学附属眼科医院	喻京生	湖南中医药大学第一附属医院
李维义	中国中医科学院眼科医院	温　莹	山东中医药大学附属眼科医院
吴宁玲	中国中医科学院眼科医院	褚文丽	中国中医科学院眼科医院
宋　柯	中国中医科学院眼科医院	颜家朝	湖南中医药大学第一附属医院
宋剑涛	中国中医科学院眼科医院		

人民卫生出版社

·北　京·

图书在版编目（CIP）数据

中西医结合角膜病学 / 张仁俊，张铭连，亢泽峰主编 . —北京：人民卫生出版社，2021.6
ISBN 978-7-117-31193-9

I.①中… Ⅱ.①张…②张…③亢… Ⅲ.①角膜疾病 —中西医结合疗法 Ⅳ.①R772.205

中国版本图书馆 CIP 数据核字（2021）第 019118 号

人卫智网	www.ipmph.com	医学教育、学术、考试、健康，购书智慧智能综合服务平台
人卫官网	www.pmph.com	人卫官方资讯发布平台

中西医结合角膜病学
Zhongxiyi Jiehe Jiaomobingxue

主　　编：张仁俊　张铭连　亢泽峰
出版发行：人民卫生出版社（中继线 010-59780011）
地　　址：北京市朝阳区潘家园南里 19 号
邮　　编：100021
E - mail：pmph @ pmph.com
购书热线：010-59787592　010-59787584　010-65264830
印　　刷：廊坊一二〇六印刷厂
经　　销：新华书店
开　　本：787×1092　1/16　印张：50
字　　数：1217 千字
版　　次：2021 年 6 月第 1 版
印　　次：2021 年 6 月第 1 次印刷
标准书号：ISBN 978-7-117-31193-9
定　　价：285.00 元

打击盗版举报电话：010-59787491　E-mail：WQ @ pmph.com
质量问题联系电话：010-59787234　E-mail：zhiliang @ pmph.com

内容提要

　　本书由 37 位中医和西医角膜病专家共同编写而成,全书共分五篇五十四章。第一篇到第三篇从角膜病的基础、检查、病因病机、诊断,角膜病常用中药、西药、中成药、外用眼药、方剂、食疗方等方面进行了阐述;第四篇对 200 多种角膜疾病进行了中西医结合诊疗分类论述;第五篇介绍了 50 多种角膜手术。本书编写时收录了国内外中西医结合防治角膜病新知识、新技术及新发展趋势,是一本具有特色并且有独特学术观点的专著。《中西医结合角膜病学》以临床实用为主,各部分内容中,基础理论约占 10%,新进展约占 20%,中医药约占 40%,西医药约占 30%。本书内容丰富,深入浅出,精练扼要,图文并茂,分类规范,科学实用,是广大中医或西医院校学生及中、高级眼科医师难得的参考书。

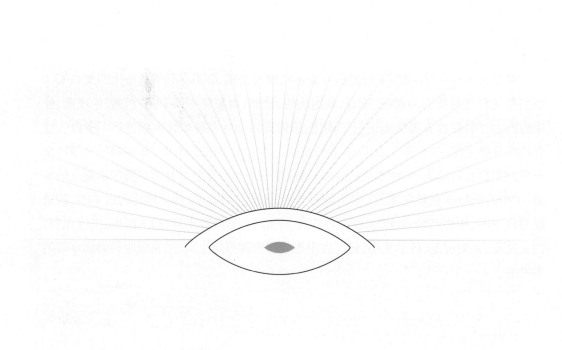

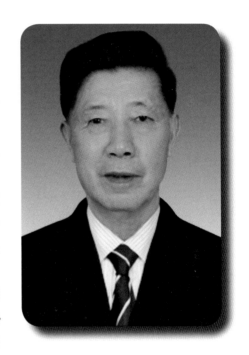

　　张仁俊，教授，硕士研究生导师，中山大学中山眼科中心海南眼科医院，眼科主任医师，从事中西医结合眼科临床、科研、教学工作40年。

　　兼任九三学社海南省眼科医院支社主任委员，中国医师协会中西医结合医师分会第一届、第二届眼科专业委员会常务委员，中国中西医结合学会第五届、第六届眼科专业委员会委员；第一届中国中西医结合学会眼科专业委员会玻璃体视网膜学组委员、中华医学会眼科学分会会员，海南医学会眼科专业委员会委员，《国际眼科杂志》《临床眼科杂志》编委等。

　　主编及参编眼科专著15部，其中在《中西医角膜病学》《常见眼病食疗》《实用眼科药物学》《实用近视眼学》《中西医眼科学》等著作中担任主编；发表眼科相关论文50余篇；主持省部级科研课题2项；"后巩膜加固术配合中药治疗高度近视眼伴黄斑出血的临床研究""准分子激光上皮瓣下角膜磨镶术后配合祛风退翳汤对角膜修复的临床研究"等课题荣获省厅级科技成果奖5项。

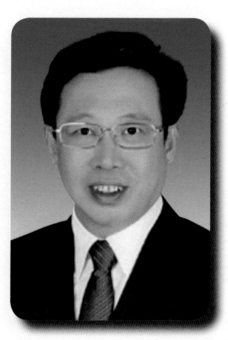

张铭连,主任医师,教授,博士研究生导师,享受国务院政府特殊津贴专家,全国劳动模范,全国优秀科技工作者,河北省首届名中医。现任河北省眼科医院党委书记,河北省眼科学重点实验室主任,邢台市科学技术协会副主席。

兼任中华中医药学会眼科分会副主任委员、中国中西医结合学会眼科专业委员会副主任委员、河北省中西医结合学会眼科专业委员会主任委员。

从事眼科医、教、研工作36年,在中医、中西医结合诊治角膜病、葡萄膜炎、眼底病等疑难复杂眼病方面有丰富的临床经验,获国家发明专利3项,主持研究的课题获省部级科技进步奖7项(其中二等奖3项),承担国家自然科学基金、河北省自然科学基金等科研项目13项(其中国家自然科学基金3项),发表学术论文110篇(其中SCI收录15篇),主编、参编著作16部。

亢泽峰,清华大学公共卫生硕士,医学博士,教授、主任医师,博士研究生导师,博士后合作导师,享受国务院政府特殊津贴专家,岐黄学者,国家中医药管理局重点专科中医眼科带头人,《中国中医眼科杂志》主编,中国中医科学院眼科医院副院长。

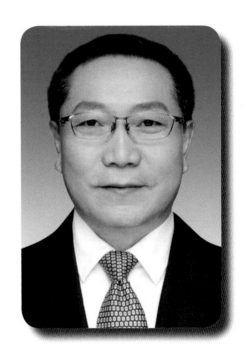

兼任中华中医药学会眼科分会主任委员、中华中医药学会中医眼科协同创新共同体执行委员会主席、北京中西医结合学会副会长兼眼科专业委员会主任委员等多个学术团体主要职务;国家自然科学基金项目评审专家、国家科学技术奖评审专家、国家新药(中药)评审专家、中国人民解放军全军职称评审专家。

从事中医、中西医结合眼科疾病诊疗30余年,擅治角膜炎、中重度眼干燥症、葡萄膜炎、老年黄斑病变、视网膜血管病变等眼科疑难病,疗效显著。先后主持国家级、省部级研究课题20余项,荣获省部级科技奖9项,省部级研究成果奖4项,主编、参编学术著作19部,发表论文120余篇(其中SCI收录7篇),培养硕士、博士共30人,博士后3人。

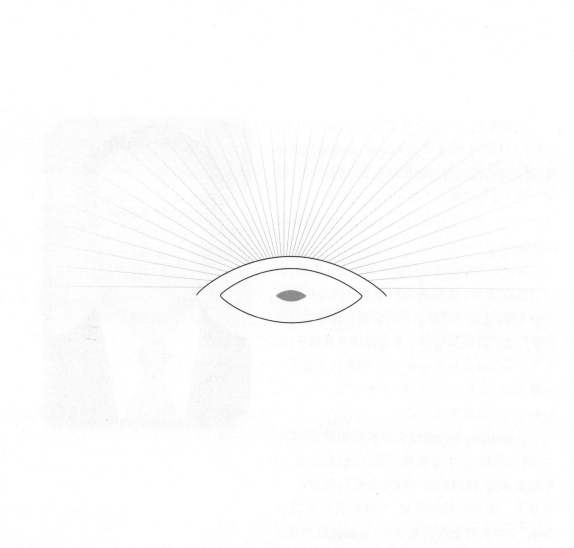

序

　　随着社会发展和现代医学、科学的进步,经过几代角膜病学者的努力拼搏和临床实践,逐渐认识到中、西医各有所长,应取长补短,方可相得益彰。中医源远流长,拥有宝贵的临床经验,对疾病的认识从整体观念出发,以辨证论治为核心,而西医诊疗技术先进,两者的协作将成为中西医结合发展的重要突破口。

　　《中西医结合角膜病学》是张仁俊教授在中西医结合角膜病学方面的第二部大作,2004年张仁俊、徐锦堂教授主编了《中西医角膜病学》,这两部中西医角膜病专著均是比较全面论述角膜病基础和临床的学术著作。

　　张仁俊、张铭连、亢泽峰三位教授均是多年从事角膜病研究的临床专家和知名学者,他们为了更好地发掘和继承中医药的宝贵遗产,并加以整理、提高,本着"勤求古训,博采众方","古为今用,洋为中用"的精神,凭借他们的专业造诣和丰富的临床实践经验,参考国内外中西医角膜病的研究成果,在2004年出版的《中西医角膜病学》基础上,组织全国7所高等院校教学医院的37位专家、教授,历时3个春秋,更新了约50%的内容,增加了近年来国内外角膜病学方面研究的新知识、新技术、新成果,共同撰写了这一部涵盖现代医学和中医药防治角膜病内容的专著。《中西医结合角膜病学》学术水平高,实用性强,有特色,有创新性,以临床实用为主,阐述了中西医角膜病的病因、病机、病理、临床诊断、鉴别诊断、辨证分型治疗。该书将角膜疾病进行了系统分类,并重点介绍中西医结合治疗角膜病的新思路、新观点,在辨证论治方面提出了病证结合的方法,同时还对中西医防治角膜病的药物、物理疗法、食疗法按病种进行了较详细阐述,极大地丰富了全书的内容,是一部难得的中西医结合眼科大型学术专著。

　　《中西医结合角膜病学》适用于中、高级眼科医师作为临床参考用书,也可作为参考书籍供医学院校本科生、研究生、教师使用,相信此书必将成为他们的良师益友。

　　特此为序,以表祝贺!

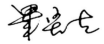

中国中西医结合学会眼科专业委员会主任委员
山东中医药大学附属眼科医院院长、教授、博士生导师
2020年10月

前言

"中国医药学是一个伟大的宝库",我们的祖先在与角膜病做斗争的过程中积累了丰富的宝贵经验。西医学有其先进性,但其研究疾病更多注重局部,有其局限性。中医学则从整体出发,以辨证论治为核心,以改善全身整体内环境为目标,但中医学亦存在病名不规范、分型不确切等不足,有待进一步研究。

为了更好地发掘和继承中医药宝贵遗产,本书在 2004 年出版的《中西医角膜病学》基础上加以整理、提高,在内容上进行了约 50% 的更新。《中西医结合角膜病学》荟萃了我国中西医角膜病临床、科研、教学的新成就,并吸取了国外角膜病学新进展,同时也反映了我国近年来中西医结合角膜病学方面研究新知识、新方法、新技术、新观点、新成果,在辨证论治方面力争做到病证结合,是一本具有特色并且有独特学术观点的中西医结合防治角膜病专著。

本书在编写过程中得到了中山大学中山眼科中心海南眼科医院、河北省眼科医院、中国中医科学院眼科医院、山东中医药大学附属眼科医院、湖南中医药大学第一附属医院、海南医学院第一附属医院、暨南大学附属深圳眼科医院 7 所高等院校教学医院各级领导的大力支持。暨南大学医学部眼科学博士生导师徐锦堂教授对本书进行了审校,付出了辛勤劳动。中国中西医结合学会眼科专业委员会主任委员毕宏生教授鼓励并作序。在此一并表示感谢!

本书的编著是一项庞大的工程,由于参编专家较多,各自语言风格、学术观点很难达到完全统一,同时由于编者水平有限,书中可能存在一些谬误或疏漏,恳请诸位读者提出宝贵意见,以便后续修正更新。

张仁俊　张铭连　亢泽峰

2020 年 10 月

目录

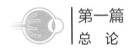

第一篇
总　论

第二篇
基础检查与诊断

第三篇
角膜病常用中西药物、方剂、食疗方

第四篇
角膜病各论

第五篇
角膜手术

总　论　第一篇

第一章　角膜病发展概述

●| 第一节　角膜病发展史

中医眼科历史悠久,源远流长,是我们祖先通过与疾病做斗争得到的智慧积累和经验总结,汇集了历代医家防治各种眼病的知识和经验。纵观眼科历史的发展进程,一般认为,南北朝以前是眼科发展的萌芽阶段,隋唐时期为奠基阶段,宋金元时期为独立发展阶段,明清时期为兴盛阶段,而鸦片战争后到中华人民共和国成立前的百余年,中医眼科则处于衰落阶段。中华人民共和国成立以后,特别是20世纪90年代后,眼科得到了蓬勃发展。中西医角膜病学的发展、变迁与中西医眼科学的发展息息相关,其形成和发展大体如下:

一、南北朝以前时代

(一) 春秋前后萌芽期

春秋战国时期,我国社会由奴隶制向封建制急剧变化,政治、经济、文化迅速发展,医学实践和理论也取得了一定的进步。

此前,对眼科的最早记录可追溯到商朝中期。在河南安阳殷墟出土的甲骨文中,载有当时王室对祖先的祷辞或卜辞,其中包括眼病和其他十几种疾病的记录,如"贞国亡疾目""贞疾目不布夕"。此后我国早期的古籍对眼病的症状和治疗药物均有零星记载,如先秦古书《山海经》载有治疗各种疾病的药物100余种,其中治疗眼病者7种,如《西山经》中"其鸟多当扈……食之不眴目","是多冉遗之鱼……食之使人不眯"等。虽对未明确提出角膜疾病,但"疾目""眯"之范围已将其概括。

《淮南子》中有用梣木治疗眼病的记载。梣木即今之秦皮,此药迄今仍常见于中医眼科角膜病内服与外治方剂中。该书还记载:"目中有疵,不害于视,不可灼也",可见当时已有用烧灼法治疗眼病的方法,有人认为这可能是烧灼法治疗角膜溃疡的最早记载。

(二) 秦汉时期

《黄帝内经》成书于春秋战国时期末年,是我国现存最早的经典医籍,其强调整体观念,不仅列有许多眼的解剖名称和病名,而且从解剖生理、病因病机,以及与脏腑的相互联系均做了初步阐述,如《灵枢·大惑论》说:"五脏六腑之精气,皆上注于目而为之精,精之窠为眼",并将眼局部组织按与脏相应的关系进行了划分,首次将角膜命名为"黑眼",曰:"筋之精为黑眼",从而确定了黑眼的解剖名称。眼在生理上与肝密切相关,病理上为"暴热乃至,赤风肿翳"(《素问·本病论》),即风热之邪为主因。《黄帝内经》记载了大量的相关病症,如目赤、目痛、善泪出等,治疗上提出用阴阳学说为指导,指出"瞳子、黑眼法于阴,白眼、赤脉法于阳也,故阴阳合传而精明也"(《灵枢·大惑论》)。此外,对"目赤痛"提出用针灸治疗,如《灵枢·热病》谓:"目中赤痛,从内眦始,取之阴跃"。

虽然《黄帝内经》中对角膜的解剖生理、角膜病的病因病机和证治的认识还比较粗浅,但其许多理论对后世中医眼科及我国角膜病学的发展具有重要的影响。如角膜与脏的关系、角膜病与脏腑的关联、五轮学说中角膜为风轮、八廓学说的建立等许多基本理论,均是由《黄帝内经》的整体观念、阴阳理论和五行学说启发而发展起来的。

秦汉时期,随着医学专著的出现,对眼的解剖、生理,眼病的临床表现,以及角膜病治疗药物均有较多的记载。

汉代许慎的《说文解字》中,有关眼部病症的论述有120余字,其中就有角膜病的解说,如"目病生翳也",其后刘熙所撰《释名》,收入有关眼病病症的字词及释义则又有了发展。

用药物治疗眼病,当时已相当广泛,并不断发展,如最早的药物学专著《神农本草经》记有多种与治疗角膜疾病有关的药物,如目赤痛以石胆、黄连、戎盐治之;风邪目盲以防风治之;角膜翳以瞿麦、秦皮、贝子等治之;泪出、涕泪以曾青、菊花、苦参、白芷治之;目中淫肤以蛴螬、决明子治之等,共有70余种药物,其中如"蒺藜明目""瞿麦明目去翳""黄连治目痛泣出"等疗效确切,至今仍为临床所用。

《针灸甲乙经》是我国现存最早的针灸专著,系晋代皇甫谧所著,论述了经络、穴位、针灸手法与禁忌,以及各类病症的针灸取穴方法等。书中有30余穴的主治中涉及眼病,且在眼病症状中提到淫肤白翳、白膜覆瞳子、目中白翳等角膜病症名。说明当时已有比较成熟的针灸治疗角膜病的方法。

在魏晋南北朝时期,由于战乱频繁,社会很不稳定,遗留后世的医籍资料不多。据《隋书·经籍志》记载,南北朝时有《陶氏疗目方》及甘濬之的《疗耳眼方》。前者可算是我国最早的眼科专书,可惜两书均早已佚失,内容不得而知,因而对后世影响不大。

综上所述,从商周至秦汉的漫长年代里,我们祖先对角膜病的医药知识不断增加和积累,并开始把医治角膜病的实践上升为理论载入医药书籍,这当然是很大的进步。不过,汉代以前在角膜病医药方面尚无比较系统的理论,也无收载和论述眼病乃至角膜病的专著,当时的眼科仅处于萌芽状态。

二、隋唐时代

隋唐时期,我国重建了统一的多民族国家。尤其在唐代,由于生产力的提高,社会经济、文化空前繁荣,中外交通发达,文化技术交流频繁,中医药发展很快,成绩显著,角膜病学也得以发展。眼科发展的重要标志是官方首次建立"耳目口齿科"和眼科专著的出现,以及综合性著作中眼科内容列为专篇论述(其中对角膜病设为专门病候,进行论述),说明当时对角膜病的认识和治疗有了较大的发展。

隋代巢元方等所著《诸病源候论》是我国现存的第一部病因病机专著,该书卷28列目病诸候,集中收载了眼病38候。此外,在风病、温病、妇人病等诸候中还收入了眼病十余候,"黑睛"一名首见于该书,并有目肤翳候、目肤覆障子候、目息肉淫肤候、目疱疮候、眼障翳候、目内有丁候、目蜡候等有关角膜病论述,特别是对角膜炎性疾患,从病因病机上做了深刻阐述,提出伤寒毒时气毒、热病毒温病皆能致黑睛生疮翳,白膜息肉,如:"目,肝之外候也,脏腑热盛,热乘于肝,气冲于目,热气结聚,而目内变生状如疔也。"

唐代孙思邈所著《备急千金要方》虽称为方书,实际上内容丰富,比较系统地总结和反映了唐代以前的医学成就。该书于七窍病中首列目病,首次对眼病病因进行了总结,归纳为19病因,记载了眼病症100余个,介绍了内服和外用药方71首。在书中,概述17种角膜病变,如目中淫肤、目中白翳、淫肤白翳、白膜覆瞳子、风翳、内眦赤痛痒生白翳、目生瘴翳、浮翳、热翳、凌睛、毒病后目赤痛有翳、热病后生翳、风热生翳赤白膜、白膜侵睛、目翳覆瞳睛、目黄生翳、目中息肉淫肤等,并且也列举了很多治疗角膜病的方剂。除内服药物外,对外治用药方记载颇详,如仰卧洗目的洗眼法,以棉蘸药汁注目眦中的点眼法,用新毛笔蘸药粉撒入结膜囊内的点眼法,以冷水、热水取青布浸于水中,做眼部冷敷及热敷,熏眼法,按摩法等,还介绍了目病的针灸穴位,更可贵的是介绍了血管翳的钩割手法。

唐代经济、文化日趋繁荣,促进了中外文化的交流,在医学方面,与国外互有交流传播,从而也促进了中医眼科学的发展,如唐代王焘所编《外台秘要》一书,汇集了唐代及唐以前数十种医学著作,分类选编而成,同时保存了多种眼科文献,在眼一卷中,引入了印度《天竺经》的医学论,谓:"眼为六神之主,而身由地、水,火、风四原质所成"。在眼的解剖生理治疗方面也有所发展,认为眼珠由水组成,由白睛、黑睛构成外壳,其中白睛有3层膜,黑睛有1层膜。此外,书中还记载了不少治疗角膜病的方剂,如目赤肿痛方21首、目肤翳方14首、晕翳方4首。在防止肉攀(眼肤肉生覆瞳子)术后复发方面主张用烧灼法,如谓:"割之三复生,不如取针烧令赤,烁着肤上,不过三烁,缩也。"

唐代《龙树眼论》一书是我国现存第一部眼科专著,原书已失传,作者及成书年代不详,现只能在明代《医方类聚·龙树菩萨眼论》中见到有关论述。该书以"辨诸般眼病疾不同随状所疗30篇"为中心内容论述内、外障眼病30种的症状和治疗,作者主张治疗眼病"须识原本",用药需辨明"寒热虚实",书中还细述了蟹睛、眼因物撞刺生翳、顺翳、逆翳等角膜病的治疗措施。并认为暴翳忽生皆由肝热,治疗应以寒凉为主,目得凉药翳自灭,肿痛翳生,先需用凉药。

由于南唐时期国家统一,经济繁荣,从而促进了中医药事业的发展,眼科学得以迅速成长,有许多眼科专著问世,作为眼科学重要组成部分的角膜病学也得到了较大发展,这主要体现在对角膜解剖生理有了更深入的认识,对角膜病的病种认识增多,对角膜病的病因病机有了初步的探讨,对角膜病的治疗有了较多的方法,为后世角膜病学的发展起到了很好的奠基作用。

三、宋金元时代

宋金元时期,社会经济、文化得到了较大的发展,并推动了科学文化技术的进步,特别是活字版印刷术和造纸业的发展使医学理论的交流和广泛传播得以实现,因而眼科在理论水平上也有了较大的发展,并且官方首设眼科,选定教材,培养专科医师,自此眼科成为独立学科。

(一) 宋代

1.《太平圣惠方》 内容丰富,其中有眼科两卷,共49门,收载眼科病症约60种。其总结了宋代以前的眼科成就,并有所发展。首次系统介绍了五轮学说,把黑睛归属风轮,与肝相应,并主张摄养以预防眼病。书中不仅详细介绍金针拨内障的手术方法,而且将有关角膜病做了分述,分为眼卒生翳膜、眼生肤翳、眼生丁翳、眼生花翳、远年翳障、眼赤脉冲贯黑睛、蟹睛等,涉及药物60余种,载方70余首,其中外治方47首,可见当时治疗角膜病十分重视外治;内服方有23首,以黄连、决明子、羚羊角、黄芩等使用率最高,可见当时治疗角膜病以清肝火为主。该书对眼科的诊治是很有价值的文献。

2.《圣济总录》 辑录历代医方及民间验方共200卷,在《太平圣惠方》的基础上扩充内容写成了12卷,采用以病统方的体例,载眼病种58种,辑方800余首,涉及的角膜病有时气后患目、斑痘疮入眼、目生肤翳、目生丁翳、目生花翳、翳膜遮障、赤脉冲贯黑睛以及目赤痛等,治疗方药149首,其中内服方103首,仍以清肝火为主;外治方46首,给药方法有点眼、纳眦、洗眼、纳耳、摩顶等。

3.《秘传眼科龙木论》 该书对眼科疾病的症状、诊断、鉴别诊断、治疗和预后已有相当程度的认识,首先提出了眼科内外障疾病的分类法,将眼病分为内障眼病23种和外障眼病49种。外障眼病泛指瞳神以外的病变,其中列举了一些黑睛病变的病名、病因及治法方药,如混睛外障、蟹睛疼痛外障、赤膜下垂外障、花翳白陷外障、黑睛如珠外障、钉翳根深外障等多种黑睛病名,治疗多以祛风清热、清肝退翳为法,拟定了如退翳散、除热饮子等方药,并介绍了钩、割、熨、针、烙等传统手术方法。综观本书内容,对角膜病学的认识和发展做出了重大贡献。

4.《银海精微》 著者及成书年代不详,托名孙思邈著。全书计2卷,该书介绍了五轮八廓等眼科基本理论,其中在五轮学说中有"五轮属木曰风轮,在眼为乌睛",在八廓学说有"肝为养化之廓……看看膜障裹双眸目"的论述,并将黑睛命为"乌珠",重点介绍了81种病的病因病机与证治,涉及角膜病者有22证,如天行赤眼、大患后生翳、暴露赤眼生翳、撞刺生翳、白陷鱼鳞、黑翳如珠、花翳白陷、玉翳浮瞒、风轮钉翳、逆顺生翳、冰虾翳深等,首次提出了血翳包睛等病症,在治疗上对角膜病及斑翳根据不同的病症、病程及病变程度提出了各种外治、内服和手术等治疗方法,并对角膜病首次提出了检察角膜的方法,如"凡察翳法,久年翳膜能去者,其翳浮虚烂红,其眼不张。若近年发歇眼,其翳红白色,浮浓者,有些红未退,有泪者易散,看其中多有死钉不能去,若散翳,其红霞色者易退,若因头痛起因,有死白翳者难退。又有一样浓翳,去尽其眼余痉,黑睛有些微云,薄薄带淡白色不能去,名曰冷翳"。宋元年间,太医局设九科,眼科为其中之一,当时定《龙树眼论》为讲授主要课程之一,称为小经,为各科必读之书,学生30人,分配眼科20人,眼科为独立专科。

(二) 金元时期

中医药发展至金元时期,不少医家在深入研究《黄帝内经》及前代医家著述的基础上,结合各自临床实践,创造性地提出了自己独特的医学理论和主张,形成医学史上著名的金元医家学术争鸣,其中以刘河间、张子和、李东垣、朱丹溪四大医家最为著名,他们在眼科领域也各具创见。此外,元末眼科医家倪维德对眼科发展有较大成就,颇受人推崇。

1. 寒凉派 刘完素强调火热为病的学说,眼科方面,他在《素问玄机原病式》中提出"论目昏赤肿翳膜皆属于热"的理论,主张治疗宜降心火、滋肾水,用药偏重寒凉攻下。张从正继承刘氏主火之说,在《儒门事亲》中提出"目不因火则不病,能治火者,一句可便了",在治疗外障眼病都以清热泻火、泻火通便论治,进一步丰富、发展了前人从火热立论治疗角膜病的观点。

2. 补土派　在当时一派火热论观点主导下，李东垣不盲从，从实践出发，提倡内伤学说，治疗上重视理脾胃，益元气。眼科方面，《兰室秘藏》中特别强调脾虚影响脏腑精气不能上贯于目则目不明，治疗以治本为要。提出了角膜病应重视脾胃的观点，认为当角膜翳久陷不起，难以修复者，当从益气升阳法，以升阳举陷，抗邪外出，以利翳障平复。

3. 养阴派　朱丹溪认为，相火为元气之贼，阴虚则火动，治病重用滋阴降火之法。眼科方面，在《丹溪心法》中提出"眼黑睛有翳，皆用黄柏、知母"，"眼睛痛，知母、黄柏泄肾火，当归养阴水"，又谓"眼病所因，不过虚实二者而已，虚者眼目昏花，肾经真水之微也，实者眼目肿痛，肝经风热之甚也，实者散其风热，虚者滋其真阴，虚实相因，则散热滋阴兼之，此内治之法也"。

以上学说以局部结合整体为辨证施治原则，并各具独特的学术见解，因此丰富和发展了中医角膜病学的病因病机理论和治法的内容。

元末倪维德撰《原机启微》，该书从病因病机立论，将眼病分为18大类，以《黄帝内经》等内容为指导，结合临床经验，注重整体观念，攻补互用，随症加减，颇具特色，亦为后世所推崇。其中"风热不制之病"是专论角膜的，认为风热是引起角膜翳的主要因素，其翳的表现可为云雾、如丝缕、如称星、如螺盖等，治之以祛风清热为主，方以羌活胜风汤加减；若因脾胃受损，生发之气不足，元气下陷、清气不升，以致角膜陷下者，主张升发清气，用柴胡复生汤。

在宋元时代，由于官方首设眼科，从而使一部分医家专门从事眼科临床。因此，在这个时期，眼科学术思想空前活跃，临床疗效与学术水平均有提高，中国眼科从此走向独立发展阶段。角膜病学也得到了较大发展，体现在对角膜病的病因病机有了较深入的认识，并首次提出对角膜病进行系统检查的方法，从而提高了角膜病的诊断水平，对角膜病的治疗也有了更为完善的措施。

四、明清时代

明代至清代鸦片战争之前，是眼科发展的兴盛时期，尤其是明代，对眼科认识的广度和深度都有较大的发展。

自唐代以来，眼科大都拘于72病之说，以后逐渐发展，对眼病的种类、发展、预后有了新的认识，治疗水平也有很大提高，自明代以后中国眼科的发展达到了历史的高峰，这个时期眼科文献的数量和质量、眼科理论和临床知识的深度与广度均大大超过以前各代。其中对中国眼科发展有较大贡献的医书有《普济方》《医方类聚》《薛氏医案》《古今医统大全》《医学入门》《本草纲目》《证治准绳》《古今医鉴》《景岳全书》《张氏医通》《古今图书集成·医部全录》《医宗金鉴》等，主要的眼科专著有《一草亭目科全书》《审视瑶函》《目经大成》《眼科阐微》《眼科纂要》《眼科百问》《异授眼科》《银海指南》等，可谓百花齐放，百家争鸣，堪称中医眼科发展的鼎盛时期。

王肯堂所著的《证治准绳》是一本临床医学巨著，其中"七窍门"为眼科专论，卷中首论眼的解剖生理，提出眼内包含神膏、神水、神光、真气、真血、真精之说，继后列述眼部病症193种，对角膜病的描述可谓极为详尽，几乎收集了肉眼所能观察的所有眼病症状、体征及病情的变化和转归。在角膜病方面，从角膜炎性疾病、变性疾患、瘢痕疾患，乃至先天性畸形等均有论述，共列32证，与前人比较，创立了凝脂翳、斑脂翳、状如悬胆、银星独见、聚开障、聚星障、垂帘障、涌波翳、玛瑙内伤、连珠外翳、剑脊翳、冰瑕翳、圆翳外障、轮上一颗如赤豆、惊振外障、正漏、木疳、旋胪泛起等病症，不少沿用至今，对后世影响很大。该书将黑睛归属于肝，冠名风轮，运用取象类比、天人合一的理论，指导角膜病的诊断、辨证、治疗与预后判断等。对八廓学说首次提出了八方配位，这也是《证治准绳》的贡献，它将眼部划分为东、南、西、北、东南、西南、西北、东北八个方位，分别与八廓相配，从廓位上血脉经络的走向变化，推测脏腑病变及其发展转归，这种辨证诊断方法对角膜病的治疗有一定指导意义。

明代眼科医家傅仁宇在前人所著《原机启微》《证治准绳》等基础上编著了《审视瑶函》一书，又名《眼科大全》。作者根据自己的经验综合整理前代资料，将眼病归纳为 108 症，按眼病分节，详述每一种眼病症状、病因、病机、诊断、治疗。其中将角膜称为青睛，书中指出："风轮者，白睛内之青睛是也"。例如对聚开的病因症状描述："障生或聚开，湿热因瘀脑，浑如云月遮，间视星芒小，痛痒总无常，开聚时常绕，来时昏涩多，医治须图早……久而不治，加以触犯者，有变症生矣"。治疗上书中记载了眼科用方 300 余首，其中治疗角膜疾病的方剂如四顺清凉饮子治疗肝经风热导致凝脂翳，滋阴降火汤用于阴虚火旺引起的聚星障等，至今在临床应用，取得较好疗效。本书所载眼病治疗，除大量运用内服药外，对针灸和外用药物治疗，以及手术等也很重视，内容十分丰富，不失为中国眼科的一本重要专著。

在清代医家吴谦主编的《医宗金鉴·眼科心法要诀》一书中，以诗歌形式选录了暴赤生翳、逆顺生翳、因他病后生翳、花翳白陷、蟹睛疼痛、黑翳如珠，玉翳浮满、钉翳根深、膜入水轮、赤膜下垂、混睛、冰瑕翳深、旋螺尖起等角膜病，并详细记述了各种角膜病的症状及遗方选药。

黄庭镜于 1748 年著成《目经大成》一书，全书共 3 卷，阐述眼的解剖、生理、病因、辨证、内外治法等，并列方 200 余首。作者对眼的解剖有了新的发现。首次观察到黑睛后面还有黄档（即晶体），谓："风轮下一圈收放者为金井，井内黑水神膏，有如卵石，涂以墨汁，膏中有珠澄澈而软，状水晶棋子，曰黄精"。对很多科病名做了改动，如黄膜上冲，认为是液而不是膜，故改为黄液上冲，使其更切合临床实际，书中也记述了部分角膜病的病因，如"风火旺而停饮，翳障横生"，"热郁风旋，看怒蟹横睛；血瘀火炽，恓海螺出壳"，"花翳白陷，肥浮嫩而易，与大小雷头，当名风水挟痰"，"浮萍，聚星之障，风热时来去"等，对当时治疗角膜病起到了一定的指导作用。

《银海指南》为顾锡所著，成书于 1807 年，全书共 4 卷，前 2 卷较全面地论述了眼五轮八廓、运气学说、眼病的病因病机、脏腑主病及全身兼症等，第 3 卷列内服、外用药方 181 首，第 4 卷录验案 176 则。作者强调眼局部与全身证相结合的辨证观，在治疗上强调内服以治本，并将各种角膜病统称为"星翳障雾"，白点为星，色白而厚者为障，稍薄者为翳，最薄者为雾。选录了垂帘、推云、玛瑙障、水晶障、横关、螺旋障、半月障、蟹珠、陷障、冰障、内泛等 12 种角膜疾病，论述了各种疾病的辨证要点，对指导角膜疾病的辨证论治有着非常重要的意义。

五、近代

从 1840 年鸦片战争至 1949 年中华人民共和国成立前的百余年间，由于清朝政府腐败无能，帝国主义入侵，使中国沦为半封建半殖民地社会，国家经济衰落，传统文化遭到严重破坏，中医药事业也处于停滞不前阶段，特别是 1911 年以后的几十年，军阀混战，民不聊生，反动当局认为中医不科学，企图扼杀中医，导致中医药事业的发展遭到严重挫折，眼科也不例外。这期间刊行了一些眼科专著，但大多数为沿袭之作，有创见的著作为数不多，其中《秘传眼科纂要》《眼科金镜》《眼科菁华录》《中西医眼科汇通》等在当时有一定的影响。在这一时期的眼科专著中对角膜病有较详细论述的著作不多,其中以《秘传眼科纂要》论述较为细致,该书为清代医家黄岩所著。其收录了眼科临床常见的 60 多个病症,将病因、证候、方药融为一体,有些病症前所未见,且创验方较多,堪称眼科佳作。该书中也选录了"玉翳遮睛""花翳白陷""患眼生翳""冰虾翳"等角膜疾病,论述了其辨证要点、病因、治则及选药。特别是集中论述了治疗角膜疾病的退翳药的性味及应用,如木贼、蒺藜、谷精草、草决明、石决明,青葙子、密蒙花、蝉蜕等,至今仍为治疗角膜疾病所沿用。

在这一时期,西方资本主义国家随着新兴资本主义的兴起,相继完成了产业革命,摧毁了封建主义势力,促进了社会进步和科技发展,各种新发现、新发明层出不穷,西医眼科学得到了飞速的发展。

就角膜病而言,德国医学家、生理学家和物理学家 Hermann von Helmholtz 继 1851 年发明眼科历史上划时代意义的检眼镜后,又于 1854 年发明了用角膜曲率计(又名角膜散光计)测定角膜弯曲度的方法,促进了眼屈光学的发展。

1911 年瑞典 Allvar Gullstrand. 发明裂隙灯显微镜,为角膜病的检查、诊断提供了一种更为客观的方法。

1940 年苏联 Vladimir Filatov. 创用尸体角膜行角膜移植术获得成功,为很多因角膜病致盲的患者带来了光明。

> 20 世纪 30 年代研制成的磺胺药物,20 世纪 40 年代发明的青霉素,以及以后不断涌现的各种抗生素,使许多过去难以治疗的传染性、细菌性角膜病得到有效遏制,已不再是失明的主要原因,随着肾上腺皮质激素类药物的应用,使角膜基质炎等有了新的治疗方法。

第二节　角膜病的现状

角膜病致盲(简称角膜盲)一直是一个非常严重的问题,尤其是在我国的边远、贫困山区,甚至由维生素 A 缺乏导致的角膜盲仍然可见。关于本病,中华人民共和国成立初期存在的问题仍然较多,如应用基础研究工作尚未明显形成规模或研究中心,研究的总体学术水平还不高,尤其在原始创新研究上存在明显不足,一些中医药的研究成果在国外有影响的眼科学刊物上发表较少,还没有形成我们在该领域的学术影响。我国目前角膜病的基础研究与发达国家仍存在较大差距,具体体现在缺乏系统性研究、研究经费有限、从事研究人员的素质与数量均不足等方面。我国角膜病基础研究主要是集中在感染性角膜病的发病机制、角膜营养不良的致病基因、角膜的组织工程、眼干燥症的发病机制、严重眼表化学伤的组织重建、眼表新生血管的发病机制与预防、移植排斥反应的治疗药物开发等方面。但自 1949 年中华人民共和国成立以来,党和政府十分重视人民卫生保健事业的发展,制定了一系列促进医药卫生事业发展的政策,使中医药与西医药得到了前所未有的发展,中、西医角膜病学也得以迅速成长。特别是 1978 年改革开放后中西医角膜病学研究的专业队伍不断壮大,学术水平不断提高,角膜病的基础与临床研究不断深入。

一、专业队伍不断壮大

中华人民共和国成立以来，很多中、西医院校相继建立，在各院校中设立了中医或西医眼科教研室，并把中医或西医眼科学作为临床医学专业的一门必修课。特别是近年来，部分中医院校设立了"中医五官专业"，并且在一些院校内设有眼科硕士、博士授位点，以培养高层次的中医或西医眼科专业人才。全国县级或县级以上医院内设有眼科门诊及病房，从而使从事中、西医眼科临床、教学、科研工作的专业人员大大增多，学历层次不断提高，有力地促进了中、西医眼科学的发展。由于角膜病是主要致盲性眼病之一，在防盲、治盲的工作中，受到广大眼科工作者的高度重视，有相当一部分眼科专业人员从事角膜病的临床、科研及教学工作，使角膜病学的专业队伍从无到有，并不断壮大。

二、学术水平不断提高

（一）学术机构的建立

随着角膜病学专业人才的增多，为了适应临床与科研的迅速发展，1978年成立了中华医学会眼科学分会角膜病学组，对全国角膜病学临床、学术、科研、教学工作的开展起着指导及协调作用，并且定期召开全国角膜病学术会议，从而促进了学术经验的交流，提高了学术水平。中医眼科界虽没有专门的角膜病学术机构，但角膜病学相关的临床、科研工作也并未间断，在中华中医药学会眼科分会及各省分会，中国中西医结合学会眼科专业委员会及各省分会的指导下，运用中医、中西医结合等方法对角膜病进行了深入的研究与探讨，积累了一系列有较高学术价值的临床经验与科研成果。

（二）眼科专著中相关论述增多

中华人民共和国成立以来，由于中医政策的落实，中医眼科迅速发展，中医眼科、中西医结合眼科专著的数量和质量超过历史上任何时代，1970年上海第一医学院眼耳鼻喉科医院编写的《眼科学》，里面有不少的中医眼科内容。近年来，一些大型中医眼科参考丛书不断涌现，如成都中医药大学主编的《中医眼科学》，唐由之、肖国士主编的《中医眼科全书》（第2版），李巧凤主编的《中西医临床眼科学》，陆绵绵主编的《中西医结合治疗眼病》，李传课主编的《中医眼科学》（第2版），张仁俊、徐锦堂主编《中西医角膜病学》，张仁俊、钟兴武、张铭连主编的《中西医眼科学》等，在这些教材与参考书中对角膜病都单独设章或对角膜病进行了中西医专门论述，总结了历代中医眼科有关角膜病学的学术精粹，系统阐述了角膜的解剖生理及角膜疾病的病因、病机、临床表现和治疗。这一时期，也出版了一些个人的眼科专著，如陆南山的《眼科临证录》、姚芳蔚的《姚和清眼科证治经验与医案》、庞赞襄的《中医眼科临床实践》、陈达夫的《中医眼科六经法要》等，既有临床经验的总结，又有治疗角膜病的临床经验及学术创新，极大地丰富和完善了中西医角膜病学的学术思想，促进了中西医结合角膜病学的发展。

随着医药卫生事业的发展，现代眼科学也取得了尤为显著的成就，先后出版了大量综合性眼科专著，如毕华德主编的《眼科手册》郭秉宽主编的《眼科学》、刘家琦主编的《实用眼科学》、李凤鸣主编的《眼科全书》，以及高等医药院校《眼科学》的各版教材等，其中角膜病也都单独设章，从现代医学角度系统阐述角膜的胚胎组织、解剖、生理，角膜病的病因、病理临床表现、检查及治疗等内容，大大丰富了角膜病学的理论知识与临床经验。

（三）眼科综合性期刊的发展

中华人民共和国成立以来，我国陆续创办了《中华眼科杂志》《眼科研究》《中国实用眼科杂志》《眼科新进展》《眼科学报》《中华眼外伤职业眼病杂志》《眼科》《中西医结合眼科杂志》《国外医学·眼科学分册》《中国中医眼科杂志》《国际眼科杂志》等十余种综合性眼科期刊，这些期刊为角膜病学术经验的交流与总结提供了一个良好的平台，全国从事角膜病学研究的眼科工作者能在各种眼科期刊上发表学术见解和经验总结，同时也能不断地从中汲取有关的新知识、新理论和新技术。

（四）角膜病学专业期刊及中西医角膜病专著的涌现

随着眼科学的发展和眼科学术水平的不断提高，有关眼科的学术期刊及专著进一步分化，出现了许多专业化程度更高的学术期刊与专著，角膜病学也出现了自己的专业期刊和专著，这标志着对角膜病有了更进一步的深入研究，角膜病学术水平有了更大的提高。

《角膜病杂志》，创刊于 1980 年，由河南省眼科研究所主办，该杂志介绍有关角膜病的基础、实验、临床研究、学术讨论、专题讲座，及时报道中西医防治角膜病的经验，科研进展，有关新技术、新方法及新器械的研究等，并反映国外有关角膜病的研究进展及学术动态。该杂志于 1983 年更名为《眼科研究》。

《角膜移植术》，王守敬、朱志忠、徐锦堂主编，1980 年由陕西科技出版社出版，本书是我国第一本角膜移植专著。

《角膜病学》，朱志忠、周道伐主编，1986 年由人民卫生出版社出版，本书系统介绍角膜病的基础、临床和手术治疗。

《角膜炎证治经验》，李传课编著，1990 年由人民卫生出版社出版，是一本全面总结中医药治疗角膜炎经验的著作。

《角膜接触镜》（第 2 版），谢培英编著，1991 年由人民卫生出版社出版，是关于角膜接触镜的专著。

《表面角膜镜片术》，陈家祺主编，1993 年由广东科技出版社出版，本书系统地介绍了表面角膜镜片术的历史、镜片的制作、保存，术前检查，手术方法及适应证。

《放射状角膜切开术的基础与临床》，王正祥编著，1993 年上海百花出版社出版，该书介绍了放射状角膜切开术。

《眼库》，李辰、李志杰、姚晓明主编，1998 年由广东科技出版社出版。该书介绍了世界各地眼库的概况、国内外角膜保存及与眼库相关领域的最新进展及研究成果。

《角膜移植学》，谢立信著，2000 年人民卫生出版社出版，本书结合作者自己的经验，较全面地介绍了角膜移植学的基础理论和临床知识。

《现代角膜移植及角膜激光手术》，孙秉基、贺焱主编，2000 年由天津科学技术出版社出版，该书参阅国内外文献，结合临床实，重点记述了现代角膜移植及角膜激光手术的最新进展、发展趋势。

《角结膜疾病学》，吴欣怡主编，2002 年由山东科学技术出版社出版，是一部较详细介绍眼表及角结膜疾病的专著。

《眼表疾病的基础理论与临床》，徐锦堂、孙秉基等主编，2002 年由天津科学技术出版社出版，本书介绍了角膜病的基础、一般检查，以及近年来新兴的角膜内皮镜、角膜测厚仪、角膜地形图仪等检查方法。

《中西医角膜病学》,张仁俊、徐锦堂主编,2004年由人民军医出版社出版,本书是中西医结合角膜病学专著,为我国中西医结合角膜病学的科研、临床、教学工作提供的理论指导和经验参考,对我国中西医结合眼科研究事业起到了积极的推动作用。

《角膜病学》,谢立信、史伟云著,2007年由人民卫生出版社出版,本书系统介绍了角膜基础知识、角膜检查、角膜疾病及常用角膜手术。

《角膜手术学》,史伟云著,2012年由人民卫生出版社出版,本书系统性介绍了角膜常用手术及注意事项。

《活体角膜激光共聚焦显微镜图谱》,孙旭光主编,2014年由人民军医出版社出版,本书系统性介绍了活体角膜激光共聚焦显微镜检查方法及注意事项。

《角膜塑形镜验配技术》,谢培英主编,2014年由人民卫生出版社出版,本书系统性了介绍角膜塑形镜验配技术的检查方法及注意事项。

《临床角膜病学》,谢立信著,2014年由人民卫生出版社出版,本书结合作者从事角膜病专业40余年的临床实践经验编写而成,较全面地介绍了我国角膜病学临床特点的诊疗技术。

《阿米巴性角膜炎诊断与治疗》,孙旭光、王智群主编,2015年由人民军医出版社出版,本书主要对阿米巴性角膜炎的诊治进行了总结。

《接触镜学》(第3版),吕帆主编,2017年由人民卫生出版社出版,本书系统性介绍接触镜配验方法及注意事项。

《角膜病图谱》(第2版),谢立信著,2017年由人民卫生出版社出版,本书涵盖了角膜常见病的图片。

《眼科临床指南解读:细菌性角膜炎》,孙旭光著,2017年由人民卫生出版社出版,本书主要了对细菌性角膜炎进行了详细解读。

《三维角膜地形图的临床应用》,陈跃国主编,2017年由人民卫生出版社出版,本书有针对性地介绍了三维角膜地形图,对圆锥角膜的诊断、角膜屈光手术的术前筛查等提供了有力依据。

《角膜接触镜验配技术》,黄小洁主编,2018年由中国轻工业出版社出版,本书全面介绍了角膜接触镜的验配和使用注意事项。

三、基础与临床研究不断深入

近年来,随着免疫学、分子生物学等基础学科向眼科学研究领域的不断渗透,各种新的诊断技术、治疗方法的出现和临床应用,以及众多从事角膜病基础和临床工作者的努力,使角膜病的研究在许多方面取得了突破性进展,阐明了一些角膜病的发病机制,对角膜病学的发展起到了积极的推动作用。

(一) 基础研究

目前,对角膜病的基础研究已经从细胞水平深入到分子水平,对一些角膜病的病因、发病机制有了更进一步的了解,如单纯疱疹性角膜炎(herpes simplex keratitis,HSK),通过研究发现该病是由单纯疱疹病毒(herpes simplex virus,HSV)潜伏于人体的三叉神经节及角膜内而发病,感染HSV后可因免疫状态的不同而有不同的临床表现,因此调节机体免疫功能可提高感染该病毒患者的治愈率。又如,通过研究发现,一些变性角膜病的发病机制是由于遗传或其他原因导致基因突变,基因位点出现异常引起的,对这些异常基因位点的发现及了解,将为今后基因治疗提供坚实的基础。如从细胞凋亡的角度来研究圆锥角膜、大泡性角膜病变、准分子激光屈光性角膜切削术,角膜上皮切除术等角膜疾病和手术,发现这些均能增加角膜基质细胞的凋亡,明确了某些角膜疾病的发病机制,为临床治疗提供了理论依据。再如,通过研究发现细胞因子及其受体是细胞生长分裂、移行的主要调节剂,细胞因子的表达程度将直接影响角膜与邻近各组织间的正常功能,目前已发现有许多角膜病都有细胞因子及生长因子表达的异常。

随着材料技术和生物学技术的发展,尤其是组织工程的出现,为研制一种与人体角膜差不多的生物组织工程角膜(活性人工角膜)奠定了基础,为角膜疾病的治疗提供了一种崭新的思路。

(二) 临床研究

随着对角膜病基础研究的不断深入,近年对角膜病的临床研究也取得了较大的发展,主要体现在检测手段的进步和治疗效果的提高。

由于角膜病学发展的需要,一些新的检测手段应运而生,如计算机辅助的角膜地形图分析检查系统和 Orbscan 测量仪,后者可以同时检测角膜前后表面的角膜曲率、角膜厚度,以及前房深度的新型光干涉测量仪器,并设有 LASIK(准分子激光原位角膜磨镶术)警示程序,当 LASIK 深度超过角膜总厚度 50% 时,仪器会示警。这些检测手段不仅有助于设计和选择角膜手术方案,提高显微角膜手术及眼前段手术的效果,而且还可根据角膜地形图的变化情况及早诊断角膜病,同时也可揭示某些角膜病的发病过程。角膜共聚焦显微镜是一种在活体细胞水平上观察角膜生理、病理变化的无创伤性检测仪器,对感染性角膜病的病原体的检测、准分子激光屈光手术后创口愈合的观察、角膜移植免疫排斥反应的研究均有重要意义。

角膜内皮显微镜能在大体上对角膜内皮进行检查,通过检查结果,对角膜内皮细胞进行定性与定量分析,用于评估某些疾病对角膜的损害程度,指导角膜接触镜的材质或配镜方式,指导前房内给药,评估并改善眼内手术技巧以及为穿透性角膜移植质量及供体材料等方面起重要的作用。这些先进的检测手段对进一步客观分析角膜病的解剖生理、病理变化,提高诊断准确率及分析发病机制,指导临床治疗,评价治疗效果等方面具有非常重要的意义。

随着检测手段的不断改进,角膜病的治疗方面也取得了较大的进步。

中西医结合眼科工作者总结历代医家对角膜病的治疗经验,集中对角膜炎的病因病机、病变特点、辨证分型、治法方药等方面进行了系统总结。对常见难治病种进行了深入的研究。在病因方面多为外邪入侵(以风热为主)、脏腑功能失调(以肝胆功能失调为主);在病机方面主要为腠理不密,招致外邪,体内积热,风热相搏而成;在病变特点上为星膜翳障(又提出动翳和静翳两种);在辨证分型上分为实证和虚证,实证以风邪侵袭(含风热、风寒、风湿)、内蕴实热或湿热(以肝胆为主)多见,虚证以肝肾亏虚、脾胃不足、气阴两虚为主。在治疗上以“实则祛其邪,虚则扶其正”为原则,退翳明目,控制发展,防止传变,促进早期愈合,并使翳变薄缩小。根据上述原则,确立治法为发散、清热、退翳、扶正等。由此可见,中医药治疗角膜疾病,特别是难治角膜病的辨证分型日趋规范化、标准化,组方日趋统一,并通过剂型改革,试制一些治疗角膜病中药滴眼液,用现代检查手段来指导治疗方法并评价治疗效果,通过全身与局部用药以提高疗效,丰富了角膜病学的学术内涵,向克服难治性角膜病迈进了一大步。

西医在治疗角膜病、眼库和屈光手术的临床教学等方面也取得了不少成就,尤其在对角膜病的手术治疗方面。由于手术显微镜及手术器械的不断改良、术式的不断改进及新的检测仪器的应用,使角膜手术的成功率大大提高,尤其是在角膜移植和屈光性角膜手术方面,因手术方法的不断改进及环孢素 A、FK506 等新的抗免疫排斥反应药物的出现,大大提高了角膜移植术的成功率,角膜移植术成为目前角膜病人复明的有效方法。

角膜的解剖特点使其成为眼屈光手术的焦点,屈光性角膜手术自开展以来,已取得了较大进展,现有多种手术方法,如放射状角膜切开术、表面角膜镜片术、角膜磨镶术、角膜松解切开术、放射状角膜切开术、准分子激光原位角膜磨镶术、全飞秒激光角膜屈光术等,为屈光不正患者恢复较好视力做出了较大的贡献。屈光手术的最新进展使得该领域成为眼科学发展的前沿,准分子激光和 LASIK(准分子激光原位角膜磨镶术)、技术的发展将不断提高屈光手术的安全性和有效性。

在西药治疗角膜病方面,由于近年来大量新的广谱、高效、低毒抗生素的不断涌现从而使细菌性角膜炎得到了有效的控制,发病率及并发症大大降低。眼部病毒感染相应成为目前临床上突出而又棘手的问题,近年来从选择性抗疱疹病毒药物的大量涌现,如阿昔洛韦、更昔洛韦等,具有高度选择性的抗病毒新药的问世,明显提高了单纯疱疹性角膜炎(单纯疱疹病毒性角膜炎)的治愈率。Austin,A 等学者在研究中指出感染染性角膜炎是全球视力损害和失明的主要原因,常常影响边缘化人群。正确诊断致病微生物是至关重要的,尽管培养仍然是主要的诊断工具,但最新技术,例如共聚焦显微镜,有助于诊断真菌和棘阿米巴原虫。即使对于难以用传统方法培养的有机物,新一代测序也具有早期准确诊断潜力。局部抗生素仍然是细菌性角膜炎的最佳治疗方法,最近的一篇综述指出,所有常用的局部用抗生素都是同样有效的。然而,角膜溶解,瘢痕和穿孔的继发症预后仍然不佳。旨在减少与角膜炎相关的免疫应答的辅助疗法包括局部皮质类固醇。大型随机对照类固醇激素治疗角膜溃疡试验发现,尽管类固醇总体上没有明显的改善,但对中央、深部或巨大非诺卡氏菌或经典的侵入性铜绿假单胞菌溃疡,基于视力低的患者,应用抗生素早期对患者似乎有益。由于 20 世纪 60 年代引入那他霉素局部治疗后没有新的治疗方法,真菌性溃疡的临床预后往往比细菌性溃疡更差。随机对照霉菌性溃疡治疗试验(MUTT)Ⅰ显示局部那他霉素治疗真菌性溃疡优于局部伏立康唑,特别是对于镰刀菌引起的溃疡。MUTT Ⅱ显示口服伏立康唑并不能改善整体预后,尽管对镰刀菌溃疡可能有一些作用。鉴于非严重不良事件增加,作者认为上述患者不推荐口服伏立康唑。病毒性角膜炎与细菌和真菌病例的不同之处在于它是经常发生并且在发达国家是常见的。疱疹性眼病研究(HEDS)Ⅰ显示局部皮质类固醇和口服阿昔洛韦治疗基质性角膜炎明显有益。HEDS Ⅱ显示口服阿昔洛韦可降低任何类型的单纯疱疹性角膜炎的复发率约一半。未来降低感染性角膜炎发病率的策略可能是多方面的,辅助疗法旨在改变对感染的免疫应答,以改善临床预后。HSK 反复发作是其致盲的主要原因,至今尚无有效的抗 HSK 复发药物。亢泽峰教授在通过文献研究和临床实践,认识到该病复发的主要病因是"伏邪内伤,新感即发",病机为邪热内伏,气虚邪留,因此以"扶正祛邪、益气托毒、明目退翳"为治法组方,治疗复发性 HSK,取得较好的抗 HSK 复发的临床效应。通过多年的临床观察及多中心、随机对照的前瞻性研究,证实该益气托毒方能够有效的治疗复发性 HSK,能够明显延长潜伏感染期降低复发率,能够减轻角膜病变程度与角膜组织的损害,缩短病程,提高视力。研究中应用益气托毒方(生黄芪、炒白术、防风、桂枝、蒲公英、金银花、密蒙花、蝉蜕、紫草、决明子、生姜、红枣)治疗能延缓 HSK 复发时间,现代药理学研究证明黄芪能激活机体免疫功能,诱生干扰素,从而有助于减少复发,方中黄芪、炒白术健脾益气,托毒外出补后天,合防风固卫表而御外邪,入桂枝而调和营卫,助阳制寒,金银花、紫草、蒲公英增清解之力,托毒祛邪,以达到"正气存内,邪不可干"之效,因此抗复发不仅要抑制潜伏在三叉神经节内的 HSV-1 再活化,更要重视提高机体的免疫功能,增强自身抗病毒和清除病毒的能力,而益气扶正中药有明显的免疫调节作用,通过激发体内的 CD4 淋巴细胞的活化,促进相关细胞因子 IL-18、IFN-γ 的分泌,调节机体的细胞免疫功能,阻抑眼部潜伏的 HSV-1 再活化等作用机制,起到良好的抗复发效应,从而提高整体临床疗效。随着现代研究的深入及其中医病证结合理论的完善,中医和西医结合会为本病的治疗提供新的亮点和希望。

第三节　角膜病的发展趋势

角膜病是当前最重要的致盲眼病之一,是我国的第二大致盲眼病,中国约有 300 万角膜盲患者,目前角膜移植是治疗的最主要方式,而最难解决的瓶颈问题是角膜供体严重不足。当角膜病变严重而导致视功能障碍时通过角膜移植可有效恢复视功能。角膜移植一直被认为是世界上最频繁的移植类型,据笔者所知,至今世界上还没有详尽的数据可表明角膜供给与需求之间的关系,而这样的数据对于地区、国家甚至全球战胜角膜病尤为重要。有国外学者对 2012 年 8 月—2013 年 8 月全球 148 个国家的角膜移植和眼库情况进行了调查,结果不容乐观,每 70 名需要角膜移植的患者中只有 1 名获得了角膜移植的机会,由此提出需要全球各国在角膜捐献方面做出更多的努力,同时应该加强生物角膜等方面的研发与推广。毕竟眼睛不是孤立的结构,而是与全身密切关联的感觉器官,全身生理状态影响视觉功能,眼病的发生、发展与全身系统的生理功能有着重要关联。20 世纪以来,由于自然科学、工业技术的飞速发展,眼科也有了突飞猛进的发展,眼科角膜疾病方面在已取得相当成就的基础上进一步提高,眼科角膜手术技术向显微手术技术发展,各种新药新术式的发明,使得过去的不治之症获得了治疗的机会。在角膜疾病的认知上,需要实现眼与全身整体与局部的统一,在策略上以患者为核心,在实践上将各种防治手段有机结合。中医传统整体观念的创新与革命,是角膜病诊治历程中从专科化向整体化发展的新阶段。在角膜病的认知上需要掌握最佳临床证据,在治疗上强调的不仅是给患者一个治疗的方法,还要包括预防、生活和心理的调节等相关的指导方案。在角膜病的研究基础上要扩展到对人体整体环境和遗传因素等方面的研究。

分子生物学、组织工程学、免疫学及其交叉学科的迅猛发展并引入眼科研究领域,必将在传统的角膜病诊断技术基础上发展出新的更快速、更准确的现代诊断技术。一方面,尽管我国眼科学在角膜的材料来源和临床科研方面做有了较大突破,但角膜供体来源不足仍将在一定时期内制约角膜病专科医生队伍的发展和壮大,而随着器官捐献相关法律的立法及国民意识的逐渐转变,可以获得的角膜供体将越来越多。另一方面,新型、高效的抗角膜移植排斥药物逐渐应用于临床,甚至随着基因工程和生物组织学工程的飞速发展,人工角膜移植术有望成为角膜盲有效、可行的手术途径,无抗原性的人造生物角膜也已应用于临床。但是人工角膜植入术仍是一项风险较大的手术。纵观我国角膜病近年来的中西医相关研究，尽管紧密关注国际动态，并且取得了一定成绩，但研究深度及独创性仍有待提高，许多临床研究缺乏多中心前瞻性对照研究。随着诸学科间的相互交叉和飞速发展，将对我们每一位眼科工作者的知识结构和科研工作提出更高要求。我们相信，在下一阶段，我国的角膜病研究不论是在中医方面还是在西医方面必将踏上一个新的台阶，为我国的医疗健康卫生事业发展做出更大的贡献。总之，当前中西医结合角膜病研究正在兴起，中医和西医相互取长补短，不久的将来相信会有新的突破。

（张仁俊　刘家琪　刘　健　亢泽峰）

第一节   我国角膜病患病率概况

我国因角膜病致盲的患者为 200 万 ~300 万,而且每年增加 10% 左右,角膜疾病问题日益突出,对角膜病的防治问题日益紧迫,故对角膜疾病的流行病学了解显得尤为重要。我国对角膜疾病的全国样本量的调查研究较少,多数研究是基于对医院就诊患者的调查。2009—2011 年,中国工程院咨询研究项目"中国感染性角膜病社会危害和干预策略研究"组织了全国感染性角膜病流行病学调查,该调查涉及 10 个省的 30 家三级甲等医院,数百名眼科专家参与,报道了多种角膜疾病的患病率及致盲率。该调查结果显示,我国角膜病患病率为 2.49%,角膜盲的患病率为 0.225%。按照当时我国 13.4 亿人口推算,我国角膜病患者达3 000 多万,角膜盲患者达 300 多万。以下是我国一些常见角膜疾病的发病率的统计。

一、感染性角膜病发病率

感染性角膜病是我国主要的致盲眼病之一,占角膜盲的首位,其总患病率为 0.192%。主要包括病毒性角膜炎、细菌性角膜炎、真菌性角膜炎、棘阿米巴角膜炎等。由于各种因素的影响,我国感染性角膜病的发病率在不同地区、不同人群存在很大差别,其患病率与患病人群的职业、知识水平、生活环境、医疗及卫生条件有极大的关系,尤其经济条件较差的农村或者郊区发病率较高,男性比女性多发。角膜外伤是本病主要危险因素,由眼外伤造成的感染性角膜疾病可高达 80%,眼外伤不仅破坏眼表的防御,而且会携带致病病原体,故感染性角膜病多发生于青壮年男性及从事农业生产者,同时由于该类人群自我防护意识较差,通过感染性角膜疾病致盲的概率也较高。其他危险因素还有糖皮质激素及抗生素的眼部不合理应用、角膜接触镜的配戴等。

目前国内外关于感染性角膜病的流行病学研究多以医院就诊患者为基础,一些以人群为基础的流行病学研究显示,病毒性角膜炎尤其是单纯疱疹性角膜炎是全球患病率最高的感染性角膜病,在我国人群中的发病率为 11/10 000。单纯疱疹性角膜炎病程迁延,易反复发作,是我国危害严重的感染性眼病之一。其发病多与机体免疫力下降,防御功能不足密切相关。

我国非病毒性角膜病发病率为 11/10 000~77.9/10 000。北京市眼科研究所眼微生物实验室检查结果显示,在角膜微生物感染中,细菌所致角膜炎占 40.09%,真菌所致角膜炎占

55.32%,棘阿米巴所致角膜炎占 4.59%。

真菌性角膜病是我国非病毒感染性角膜病的首位致盲疾病,其多发人群为农业劳动者。真菌性角膜病致病菌主要包括镰刀菌属、弯孢菌属、曲霉菌属、念珠菌属四大类,在我国主要以镰刀菌、曲霉菌最为常见,占致病菌种的 80%,而又以镰刀菌属最为常见,镰刀菌已成为我国首位的真菌致病菌。有研究表明,真菌性角膜疾病的首要危险因素为植物性角膜损伤。同时真菌性角膜病的发病还与季节存在相关性,有研究表明,真菌性角膜疾病多发生于 10—12 月,究其原因为此时气候适宜真菌生长,而且农忙季节角膜外伤的概率增加。

在我国细菌性角膜病发病率为 10/10 000~30/10 000,主要致病菌为铜绿假单胞菌、表皮葡萄球菌、金黄色葡萄球菌及肺炎链球菌。其中铜绿假单胞菌占致病菌的首位,但随着敏感抗生素的应用,铜绿假单胞菌引起的角膜病发病率呈下降趋势,表皮葡萄球菌引起的角膜病发病率呈上升趋势。研究表明,物理性损伤是细菌性角膜疾病的首要危险因素,我国细菌性角膜病的高发人群为户外劳动者,这与此类人群保护差、外伤概率高、接触病原菌机会多存在很大的关系。

我国棘阿米巴角膜病发病率目前尚无报道,在我国棘阿米巴角膜病发病主要与眼外伤有关,尤其泥土引起的眼外伤是棘阿米巴角膜疾病的首要危险因素。近年来,随着我国角膜接触镜的推广,配戴人数增加,我国阿米巴角膜炎的发病也在呈逐年递增状态。

二、免疫性角膜病发病率

在我国,春季角结膜炎是最常见的免疫性角膜病,多于春秋季发病,以 6~20 岁多见,其中 6~10 岁儿童发病率最高,男性发病率要高于女性,男女比例约为 3:1,可持续发病 8 年之久。春季角结膜炎的发病与气候存在很大关联,该病在天气温暖的季节高发,温热地区较寒冷地区发病率高。目前为止,我国还没有以人群为基础的发病率的研究报道。

蚕食性角膜溃疡是免疫性角膜病的典型代表,此病是由细胞免疫为主的自身免疫性疾病,也是非常棘手的致盲性眼病之一,但其发病率较低,比较罕见,文献报道在中国发病率为 3/10 000。该病分为两型:Ⅰ型(良性型)多发生于老年人,多为单眼发病,进展较缓慢,治疗效果较好;Ⅱ型(恶性型)多发生于青壮年,多为双眼发病,病情进展快,治疗效果差。

其他类型的免疫性角膜病由于发病率较低,我国目前没有确切发病率的统计,还有待于大样本病例的进一步研究。

三、角膜营养不良及角膜变性发病率

角膜营养不良多为遗传性疾病,其发病的报道多与家族相关,鲜有人群发病率的报道。少量文献报道我国上皮基底膜营养不良在人群中发病率约为 2%。

我国常见角膜变性疾病有角膜老年环、圆锥角膜、翼状胬肉等。

角膜老年环是角膜周边部基质内的类脂质沉着,是最常见的角膜混浊,是有遗传倾向的退行性角膜改变,多双眼发病,发生于 50 岁以上的人群,与高脂血症存在一定相关性,发病率在 20%~35% 之间,随年龄增长而增高,80 岁以上的老年人发病率可高达 100%。角膜老年环的发生一般不影响患者的视力,无需特殊治疗。

圆锥角膜是一种表现为局限性角膜圆锥样凸起伴角膜基质变薄的角膜变性性疾病。通常在青春期发病,其发病与遗传因素、长期配戴软性隐形眼镜存在一定的相关性,该病多双眼发病,进展迅速,一般至 40 岁左右病情渐趋稳定。有研究表明我国圆锥角膜在群体中的发病率为 1/10 000~5/10 000,在要求屈光手术的就诊患者中检出率最高。

翼状胬肉是我国常见的变性性角膜疾病,有研究表明,随着年龄的增长,其发病率呈增长趋势,农村发病率高于城市,男性发病率高于女性。我国不同地区翼状胬肉的发病率相差较大,其总体发病率为 9.9%。有研究显示北京市发病率为 3.8%,海南省发病率为 7.9%,新疆维吾尔自治区发病率为 12%,青海省发病率为 14.5%,河南省发病率为 17.9%,而在西藏自治区,翼状胬肉的发病率可高达 27.2%。引起翼状胬肉的首要环境危险因素是紫外线的照射,因此,高海拔地区发病率高于低海拔地区,农村户外工作人群发病率要高于城市人群。其他环境因素还包括粉尘、风沙、干燥、炎热等,非环境因素包括全身疾病、种族、文化程度等。总之胬肉的发病与多种因素相关,主要是这些危险因素导致了角膜缘干细胞屏障的受损。

四、眼干燥症

眼干燥症是我国常见的角膜疾病,是由于泪液的质、量或动力学异常引起的泪膜不稳定,从而导致眼部不适及视功能障碍的一类疾病。随着人们用眼习惯的变化,眼干燥症已成为影响人们生活质量的常见病。我国现有的流行病学研究显示,眼干燥症在我国的发病率为 21%~30%。研究表明,本病女性患病率高于男性,老年人患病率高于青年人。其发病与年龄、全身情况、环境、眼部疾病、眼部外用药物滥用、电子产品使用、角膜屈光手术等因素有关。一些气候干燥、阳光直射较多的地区发病率可高达 59%。

第二节 全球角膜病患病率概况

作为全球第四大致盲疾病,现在全球有 2 000 多万因角膜病致盲的患者,而且这个数据还在逐年增加。下面是世界范围内一些常见角膜疾病的发病率统计。

一、感染性角膜病发病率

感染性角膜病是世界范围内发病率最高的角膜病,其发病率为 0.36/10 000~79.9/10 000。保守估计每年约有 150 万新增单眼盲患者是由感染性角膜疾病引起的。其流行病学特征与自然环境、气候地理状况、人群、国家、地区,甚至发病时间都存在极大的相关性。研究表明感染性角膜疾病易发生于从事农业体力劳动的青壮年男性及患有基础病的老年患者,有研究表明,印度东部感染性角膜炎多见于 21~40 岁人群,角膜外伤、眼表疾病、角膜接触镜的配戴、全身疾病及眼部手术病史都是感染性角膜疾病的高危因素。

世界范围内以人群为基础的流行病学研究显示,病毒性角膜病是发达国家最主要的致盲感染性角膜病,年发病率为 2.07/10 000~3.15/10 000。其中最常见的为单纯疱疹性角膜炎,其全球发病率为 1 500 000/ 年,其中每年有 40 000 例严重的单眼视力受损或失明。流行病学研究显示,发达国家和地区非病毒性角膜病发病率为 0.36/10 000~1.10/10 000,而发展中国家非病毒性角膜病发病率为 11.3/10 000~77.9/10 000,在发展中国家,农业生产者及户外劳动者保护较差,易受伤,接触病原菌机会多,所以是患感染性角膜疾病的主要人群。

在发达国家,细菌是非病毒感染性角膜病最主要的致病微生物,其发病率无明确数据,非农业户外体力劳动者是其主要发病群体,其首位致病菌主要是凝固酶阴性葡萄球菌和铜绿假单胞菌。据文献报道,美国、英国、印度东部等国家细菌性角膜炎最常见的致病菌为金黄色葡萄球菌;铜绿假单胞菌在中国、加纳、马来西亚、泰国及美国佛罗里达州居致病菌的首位;而在少数地区,如印度南部、尼泊尔、巴西,肺炎链球菌是细菌性角膜疾病的首要致病菌。

在发展中国家真菌性角膜病最为常见,在发达国家和寒冷地区真菌性角膜病的主要致病菌为白念珠菌,而在发展中国家和热带、亚热带地区则为镰刀菌和曲霉菌。有文献报道,真菌性角膜炎的主要发病群体为农业体力劳动者,约占65%。真菌性角膜疾病发病多在秋季,印度新德里真菌性角膜炎多发生于9~10月,而中国北方地区多发生于7~9月,中国南方地区多发生于10~12月,原因是该季节气候温暖潮湿利于真菌生长,同时农忙收获季节增加了角膜植物外伤的机会,所以在收获季节是真菌性角膜疾病的高发季。

棘阿米巴角膜病的主要致病因素为角膜接触镜的配戴和眼部外伤。棘阿米巴角膜病发病率发达国家远高于发展中国家,这可能与发达国家角膜接触镜配戴率较高相关,国外报道85%棘阿米巴角膜疾病都是由配戴角膜接触镜污染引起的,有研究显示英格兰棘阿米巴角膜病发病率为1.13/1 000 000,而在角膜接触镜配戴者发病率为17.53/1 000 000。加拿大报道92.9%的棘阿米巴角膜炎的发病原因为配戴角膜接触镜,这可能与角膜接触镜接触污染水源、不洁保存及戴镜游泳等相关。而我国棘阿米巴角膜疾病主要的致病因素为外伤和水污染,近年来我国棘阿米巴角膜病发病率也呈上升趋势。

二、免疫性角膜病发病率

春季角结膜炎为常见的免疫性角膜病,多发生于20岁以下青少年,6~10岁发病率最高,男性多见,病程迁延,可持续数年之久。春季角结膜炎在全球范围均可发病,但在酷热干燥的地区发病率较高,以黑种人多见,在某些地区,其发病甚至可占到严重眼科疾病的3%,在热带地区,疾病的季节性不太明显;而在北欧和北美地区,其发生率大约为1/5 000,温暖湿润的气候使患病率增加,在温暖的季节其发病增加可能与变应原的相对浓度增高有关。

蚕食性角膜溃疡虽在世界各地均有发病,但其发病率较低,只在非洲南部、印度及远东地区较为多见,故无确切的数据报道,有研究表明,该病有色人种发病率要高于白种人,且黑种人发病较早。

其他类型的免疫性角膜病由于发病率较低,目前没有确切发病率的统计,还有待于大样本病例的进一步研究。

三、角膜营养不良及角膜变性发病率

角膜营养不良多为遗传性疾病,鲜有人群发病率的报道。据少量文献报道,中国上皮基底膜营养不良人群中发病率约为2%;胶滴状角膜营养不良多由日本报道,其他国家较少见,该病为中青年致盲的主要遗传性角膜病之一,其发病率为1/33 000,多发生于儿童时期,有研究表明该病发病率无性别差异,43%为近亲通婚后代。

角膜老年环在全球发病率为与我国大发病率大致相同,为20%~35%。其多发生于50岁以上的老年人,发病率随年龄增长而增高,80岁以上的老年人发病率可高达100%。

圆锥角膜世界发病率为0.000 3%~0.05%,其发病率与种族、地理位置及遗传因素密切相关,有研究报道,在欧美地区发病率为0.01%~0.05%,日本发病率为0.07%~0.08%,而我国发病率为0.01%~0.05%。

　　翼状胬肉是世界常见的角膜变性疾病,通过对 12 个国家和地区进行的流行病学研究发现,本病世界总体患病率为 10.2%,其中日本患病率最高,可达 30.8%;其次是巴巴多斯,为 20%;伊朗最低,为 1.4%;我国患病率为 9.9%。研究表明翼状胬肉的发病率随年龄增长而增高,随紫外线暴露的增高而增高,随海拔增高而增高,随纬度增高而降低,并且对燥热、粉尘风沙敏感。

四、眼干燥症

　　眼干燥症为世界范围内常见眼部疾病,与人们日常生活密切相关。目前世界范围内眼干燥症的发病率为 5.5%~33.7%。其流行病学特征显示:本病女性患病率高于男性,老年人患病率高于青壮年,亚洲人种患病率高于其他人种。亚洲地区发病率为 21%~30%,我国与亚洲其他国家发病率相似,高于欧美地区。根据 2011 年美国调查报告,在美国 50 岁以上的人口中有 491 万眼干燥症患者,其中男性 168 万,女性 323 万。本病危险因素主要包括年龄、女性、高海拔、糖尿病、翼状胬肉、空气污染、眼部外用药物滥用、使用视屏终端、角膜屈光手术、过敏性眼病和部分全身性疾病等。

（亢泽峰）

第一节　现代医学检查

角膜位于眼球的前面,占整个眼球壁的1/6,角膜的屈光占整个眼屈光的3/4。关于角膜检查的方法很多,包括常规检查和特殊检查。常规检查有一般光线及各种照明状态下的角膜检查、裂隙灯检查、角膜知觉检查、角膜厚度检查等,近年来由于计算机的应用及光学仪器的改进,使角膜常规检查手段有了惊人的进展,在仪器设备及获取数据精确度方面均较以前明显改善。特殊角膜检查主要包括角膜地形图检查、角膜内皮细胞检查、共聚焦显微镜检查。在角膜的微生物学及免疫学方面,除常规的细菌、真菌涂片培养,细菌培养加药物敏感试验外,随着分子生物学技术的进展,已将此技术应用于临床诊断感染性角膜病变,如应用PCR技术做感染性角膜病的病原学分类及诊断,不仅敏感性高,而且快速。在病毒学检查方面,除常规的病毒分离、培养外,近年来PCR技术也应用于临床早期,快速诊断病毒株,使临床可尽早根据病原学进行治疗。角膜表面印痕细胞学的出现及临床应用使对角膜表面上皮细胞的了解更加深入。

现代医学检查分两部分,即借助眼科相关仪器设备进行专科检查、角膜微生物学及检查。检查方法、临床应用等详见第二十一章角膜检查。

第二节　局部病变与全身整体证候相结合

辨证就是运用一定的方法,遵循中医的基本理论,对错综复杂的临床资料进行分析,找出病因,确定病性,落实病位,分析病机,掌握其疾病的本质,并依此而确定治法。这是辨证论治的首要环节,只有辨证明确,论治才有法有方。

眼科辨证主要以全身辨证和局部辨证为主,以八纲辨证、脏腑辨证、病因辨证、六经辨证、卫气营血辨证等相结合,结合眼部局部辨证,如五轮辨证、内外障辨证等,以眼部各种症状和肉眼可见的体征为依据,分析、归纳其发病机理的诊断方法。

眼科疾病有其特殊性:一是由于眼球结构独立,许多眼病缺乏相应的全身体征,临床常无证可辨;二是借助现代检查仪器,可以观察到眼部组织形态,为局部辨证提供大量客观、真实的信息。因此,眼局部辨证是对整体辨证的有效补充。

这些辨证方法各具特点,各有其运用范围。但由于这些辨证方法的相互联系和某些方

21

面的相互交错,因此,眼科辨证不能单一用局部辨证或全身辨证,必须从整体观念出发,局部辨证与整体辨证相结合,全面收集病情,然后对各个症状即体征进行分析与归纳,找出其间的内在联系,以判断疾病的病因、病位即其病变性质,抓住疾病的本质,得出正确的判断,为临床治疗提供可靠依据。

一、辨目痛

1. 风热初犯 翳障初起,眼痛较轻,伴恶寒发热,鼻塞流涕,咽痛尿黄,舌苔薄黄,脉浮数。

2. 风寒外袭 翳障初起,眼痛较轻,伴恶寒发热,鼻塞流清涕,喷嚏,咽不痛,尿清,舌苔薄白。

3. 外邪入里化热,阳明腑实翳障中期,眼内疼痛较重,或伴发热口渴,尿黄短少,大便秘结,舌苔黄厚,脉数。

4. 三焦热毒炽盛 翳障中期,眼内痛剧,彻夜不眠,发热,心烦口渴,尿黄便秘,舌红苔黄,脉数有力。

5. 邪毒外泄 翳障中期,眼内痛剧,若疼痛突然减轻,并有热泪感,多为角膜穿孔。

6. 肝血(阴)不足,目失濡养 翳障后期,眼内干涩作痛,伴舌红唇干,咽燥。

7. 其他 眼痛,涉及眉骨、前额作痛,为阳明经受邪;痛连颞侧,为少阳经受邪;痛连后脑颈项,为太阳经受邪;痛连头顶,为厥阴经受邪。

二、辨畏光流泪

中医认为畏光是风邪犯目的表现。畏光流泪较轻,为风邪初犯。畏光流泪剧烈,红赤疼痛显著,为肝胆火炽兼有风邪。流泪量多有黏手感,伴有白色分泌物,为湿邪偏盛。流泪夹有脓性分泌物,为热邪偏盛;若脓性分泌物呈黄绿色,为热毒炽盛。

三、辨视力障碍

角膜呈现针尖样细小散在性混浊,需用荧光素染色后在裂隙灯下才能察见者,对视力影响较小;溃疡呈片状,位于瞳孔中央者,可严重影响视力;溃疡位于瞳孔旁边者,视力影响相对较轻。溃疡重者,对视力影响亦大;溃疡轻者,视力影响相对较少。

四、辨目赤

结膜混合充血,点0.1%肾上腺素球结膜充血消失,主要见于结膜炎,多为外感风热或肺火上炎。

结膜混合充血,点0.1%肾上腺素球结膜充血不消失,即睫状充血。主要见于角膜炎、角膜溃疡、并发虹膜睫状体炎等病变,较轻者,为肝经风热,较重者为肝火炽盛。

结膜混合充血:为肺肝热盛;结膜混合充血较重为肝胆火毒炽盛;结膜混合充血严重伴球结膜水肿,为肝肺火毒兼夹风邪。

结膜充血,初起者为热邪较轻,日久者多为阴虚火旺。

角膜浅层新生血管,排列密集如膜状,逐渐包满整个角膜,甚至表面堆积如肉状,为肺肝热盛,热郁脉络,瘀热互结。

角膜深层新生血管,排列如梳,且深层呈现灰白混浊,多为肝胆热毒蕴结,气血瘀滞而成。

角膜水肿表面欠光滑,荧光素染色呈阳性,为肝经积热或虚中夹实。

角膜欠透明,表面不太光滑,并有少许毛细血管伸入于角膜内,荧光素染色呈弱阳性,,多为虚兼夹瘀滞。

五、辨翳膜

(一) 辨新翳

角膜水肿,表面混浊,边缘模糊,荧光素着色阳性,具有发展趋势或发展迅速者,再结合细菌、共聚焦显微镜检验结果,可判断属新翳。

角膜水肿,表面混浊如云雾状,或排列为树枝状,或为地图状,或向深层发展团聚圆盘状,荧光素着色阳性,再结合细菌、共聚焦显微镜检验结果,多为肺肝风热。

角膜水肿,表面混浊,边缘模糊,前房积脓,结膜混合充血,伴球结膜水肿,荧光素着色阳性,再结合细菌、共聚焦显微镜检验结果,尿黄便干,为肝胆实热兼阳明腑实。

角膜水肿,表面混浊,边缘模糊,角膜迅速溃烂,前房积脓,分泌物呈淡绿色,结膜混合充血,伴球结膜水肿,荧光素着色阳性,再结合细菌、共聚焦显微镜检验结果,头眼剧痛,为三焦热毒炽盛。

角膜水肿混浊,表面分泌物如豆腐渣堆积,边缘模糊,或边缘糜烂如虫蚀,结膜混合充血,眼分泌物黏腻,再结合细菌、共聚焦显微镜检验结果,为湿重于热,湿热蕴结。

角膜水肿混浊,双眼同时发生,结膜干燥欠光滑,不红不痛,只是畏光流泪,是为疳积上目,多为脾虚肝旺。

角膜水肿,溃烂面久不修复,荧光素着色弱阳性,再结合细菌、共聚焦显微镜检验结果,眼痛眼红等症较轻,为气虚邪留。

(二) 辨宿翳

角膜混浊,表面光滑,边缘清楚,基底干净,荧光素着色阴性,病理变化相对静止,均属宿翳。

瘢痕薄的称冰瑕翳,较厚的称云翳,更厚的称厚翳,与虹膜粘连的称斑脂翳,均是角膜疾患愈后结瘢而成。因炎性翳大多属热性病范围,热邪既可伤阴,亦可耗气,而瘢痕形成又是气滞血瘀之征,因此,本症往往为虚实夹杂的表现。

斑脂翳结成,呈局限性突起如螺旋尾之状,或有新生血管伸入,为肝气过亢,气体壅塞所致。

以上辨证,既有内在联系,又可兼夹出现,临证不可截然分开,须经荧光素染色,再结合细菌、共聚焦显微镜检验综合分析。有些局部症不典型的,还须依赖全身症状,做出正确的辨证。眼局部辨证是随着中医学的发展而不断充实、完善的,传统的五轮、八廓辨证,以及六经辨证等,均以中医基本理论为据,究其实质,只是藏象、经络、八纲、五行、卫气营血等辨证方法的发展和补充。从标本关系看,局部辨证属标,整体辨证为本,亦即《银海指南》所说的"轮为标、脏为本"的关系。局部辨证只是为整体辨证提供辨证依据,其和舌脉相结合,用中医的整体观念来认识疾病,往往能在"无证可辨"中找到新的辨证依据。因此,角膜病的辨证不能单一的局部辨证或全身辨证,需局部辨证与全身整体辨证相结合。

第三节　检查与辨证有机结合

"辨证"就是把四诊所收集的资料、症状和体征,通过分析、综合,辨清疾病的病因、性质、部位,以及邪正之间的关系,概括、判断为某种性质的证。论治,又称为"施治",即根据辨证的结果,确定相应的治疗方法。辨证之后针对病机和证候进行治疗,即所谓的"辨证论治"。辨证论治的过程,就是认识疾病和治疗疾病的过程。辨证和论治,是诊治疾病过程中相互联系不可分割的两个方面,是理论和实践相结合的体现,是理法方药在临床上的具体运用,是指导中医临床的基本原则。

角膜属风轮,在脏属肝,肝主风,故称风轮。因肝与胆相表里,所以,风轮疾病常责之于肝胆。其病多由肝经风热、外感六淫所致,或脏腑内损、肝胆失调引起,后者多为肝胆实火、肝胆湿热、肝阴不足等。加之角膜直接与外界接触,故其易受外伤。角膜与球结膜、巩膜相连,球结膜、巩膜属肺,角膜属肝,金克木,故角膜病还可因球结膜、巩膜等相邻组织病变失治而引起。此外,角膜之后为虹膜,角膜与虹膜之间充满房水,瞳孔位于虹膜中央,故当角膜疾病之病邪深入时,容易影响虹膜、房水,并波及瞳孔、睫状体。

角膜疾病的辨证多从肝胆着手,如角膜溃疡,病情轻者,多位肝经风热。角膜溃疡,溃烂深大者,多位肝胆实火;角膜炎,反复发作者,多肝阴不足。但也有兼夹其他脏腑病机者,故要全面辨证,不能仅责之于肝胆。中医治疗原则为早期多以祛风清热为主;中期常以清肝泻火、通腑泄热、清热利湿为主;后期常用退翳明目之法。

随着现代医学的不断发展,眼表检查的各种仪器设备,尤其是裂隙灯、角膜共聚焦显微镜、角膜地形图、角膜曲率计、角膜测厚仪、角膜印痕细胞等检查手段的引入与使用,使得我们对角膜病的认识更加细致深入,充分利用这些先进科技成果,为中医眼科现代化服务,进一步开展角膜病微观辨证研究,已在临床、科研、教学中得到广泛应用。通过裂隙灯等可对角膜进行清晰细致的观察,如何将六淫、气血津液学说,脏腑经络学说,五轮学说、四诊八纲学说与眼表部位相联系,总结角膜不同层次,不同病变部位、形态、程度以及不同病变阶段进行的分期分型与全身整体证候的相关性,这些均可以作为微观辨证的研究内容加以归纳总结、提高,甚至升华为理论,运用"证方对应"的方法,从相应药物、方剂的功能出发,根据药效学、药理学知识,找出相关证候及能够反映证候轻重的理化免疫学指标,从而有力地促进角膜病中西医结合诊疗水平的提高。

第四节　中西医结合对角膜病新的诊断思维模式

一、症、证相结合的研究

对角膜疾病的研究应建立"病 - 症 - 证"诊断思维模式,从而进行症、证演变规律研究。临床上中医辨病、辨证,通过四诊掌握患者临诊状态,采用八纲、脏腑、气血津液等理论进行证候诊断;西医辨病,通过临床检查和理化检验,分析病变的病理改变。辨病与辨证相结合,逐步形成以"病 - 病 - 症 - 证"为主导的多种诊断思维模式。所谓"病 - 病 - 症 - 证"是指由中医病名联系到可能是西医的哪些病,再根据这个假设进一步补充病史并做必要的检查和化验,综合全部结果,做出疾病诊断。分析就诊患者当时的症状,权衡主证、次证,结合舌诊脉诊写出证候诊断。每一种病都有其特定的临床表现(症状和体征)和病变的发展规律,在一定阶段中出现相似的症状,而这些症状正是中医证候诊断的依据,所以每一种病必然有其常见的证候,而每一种病的各证候之间有一定的内在联系和演变规律,症、证结合,取中西医诊断两者之长,既能宏观掌握患者全身情况,又能了解病变组织的微观病变。全面系统地认识所研究角膜的宏观证候变化及角膜组织微观改变,不但有利于准确地把握这些疾病本质,提高疗效,也是进一步展开角膜病微观辨证研究的基础。

二、西医诊断与中医疗效机制的研究

随着现代医学技术的发展,现代病因学、病理学取得相应成果,影像诊断、免疫及生化检验是研究疗效机制的主要手段,亦是探讨辨证客观化的主要指标。根据临床观察到的现象,尝试探讨中医证候与西医各项检查的相互关系,如某项或几项理化检查结果随主症的变化而变化,呈现某种相关性,经大量病例临床验证后,则这些项目可以作为证候表达的一个组成部分。笔者在研究复发性 HSK 时,从证候的病机分析中,根据中医有关理论提出前瞻性假设,即复发性的 HSK 与气虚有关,认为是伏邪正虚,遇感冒而发,应用补气、清热、抗病毒的中药,从提高机体免疫力的角度进行治疗,临床观察到较好疗效。说明辨证准确,运用"证方对应"的方法,从相应药物、方剂的功能出发,根据药效学、药理学知识,找出相关的"证"及能够反映证候轻重的理化免疫学指标,能够提高临床疗效。

三、角膜病的微观辨证

将角膜病变的微观改变纳入中医辨证范围,建立中西医角膜病诊断治疗模式,建立中西医结合疗效评价体系,发挥中医整体辨证论治特色。

1. 进行不同角膜病的分类和判定标准的制定 根据患者主诉症状,角膜不同层次、不同程度反应的微观病变,结合全身症状,应用八纲辨证来辨别虚、实、寒、热等不同类的证候类型。严格掌握纳入条件,根据各种检测指标与角膜改变是否密切,有规律的、特异性的指标可纳入判定标准。

2. 不同角膜疾病病因病机的现代科学阐述 依据不同角膜的发病特点、病因病机等,拟建立相应的病因学或病证结合的实验动物模型,并对此模型进行影像学、分子生物学、免疫学等方面的研究,并以上述结果分析和阐述其病因、病机,即角膜的本质,从而为临床服务。

3. 进行不同角膜疾病辨证诊断指标的临床流行病学研究。

4. 发挥中药特色,挖掘古方,结合现代研究,与临床对比研究,大量开发临床有效的眼科外治、内服中药。

(宋 柯 张仁俊 亢泽峰)

第四章 现代中药制剂在防治角膜病中的应用

第一节 中药防治角膜病的研究现状

角膜外露,易受外伤,是角膜遭受感染的诱因。角膜病中以角膜炎最为常见,角膜炎种类繁多,从病因分类有细菌性、病毒性、真菌性、免疫性四大类。角膜除易受感染之外,还受解剖组织关系的影响,结膜与巩膜的病变往往波及角膜,某些全身病变亦可通过免疫反应等途径导致角膜病。角膜本身无血管,代谢功能低,病后修复迟缓。角膜病的多元性和复杂性,使治疗甚为困难,目前中药从全身给药和局部外治两方面都取得了一定成效。

中医认为"肝开窍于目","肝藏血,目得血而能视",且经络上连目系,治疗上以祛邪、滋阴、疏肝、养血之法为主。中医通过辨证论治将本病大致分为3期:①早期为风热犯目,多以银翘散加减或柴葛解肌汤等清热祛风治疗。②中期为肝胆火炽,邪毒内盛,治疗多用龙胆泻肝汤加减等清肝泻火;若湿重于热,则以三仁汤加减以清热祛湿。③后期或复发者多属正虚邪留,多滋阴祛风、扶正祛邪、益气托毒,可用滋阴降火汤、知柏地黄丸或加减地黄丸、益气托毒方等扶助人体正气。另外各期均应注重明目退翳,用药如谷精草、密蒙花、蝉蜕等。

此外,角膜病还可选用具有中医特色的其他疗法,如中药熏蒸、离子导入、超声雾化、针灸疗法等。中药熏眼法是将中药液在熏蒸器内加热后直接上熏于眼部的一种中医传统外治法,起到局部热敷、畅达气血、疏邪导滞、促进受损角膜上皮修复的作用。超声雾化疗法是采用超声雾化泵将中药制成气雾微粒,在常温下直接作用于眼部病灶的一种治疗方法,其优点在于可增加局部作用时间和结膜囊有效药量,提高药物在眼部的生物利用度,加速愈合,减少复发,同时可缓解患眼疼痛。中药离子导入法是通过电极回流在病灶周围形成含有中药离子的局部电流场,使其经皮肤或黏膜进入人体,产生集中效应,增加局部药效。针灸疗法是在辨证基础上运用针刺手法对人体特定部位进行刺激,从而达到治疗疾病的目的,如风热上犯证针刺合谷、风池、太阳、睛明、少商以疏风散热;肝火炽盛型主泻行间、侠溪、太阳、合谷、曲池、睛明;阴虚邪留型针补睛明、承泣、球后、肝俞、肾俞、照海、太溪。

第二节 外用眼药穿透力和渗透压

外用眼药的穿透力和渗透压,是局部用药后影响药物在角膜组织吸收和分布的主要因素。

一、外用眼药的跨膜转运

在实际治疗中,少数药物在给药后可直接到达作用部位发挥药效(例如直接应用于炎症皮肤或黏膜的抗炎药、直接作用于血管对血压产生影响的药物以及静脉给药等),而大部分药物要发挥药效,必须通过一些过程,包括药物的吸收、分布以及药物从机体内的消除,最后药物作用消失。这些过程都是由下面一些药物转运机制完成的。

1. 水化扩散(aqueous diffusion) 药物通过水溶性通道,穿过上皮细胞膜和血管内皮细胞膜,进入血液循环。这种水化扩散方式可允许分子量为 2 万 ~3 万的药物通过,通常是由药物分子的浓度梯度差驱动。那些与血浆蛋白(如白蛋白)结合的药物分子,则不能通过这些水溶性通道。如果药物是带电荷的,那么药物的扩散速度和量将受到电场的影响。

2. 脂化扩散(lipid diffusion) 非极性分子和未解离分子型药物具有脂溶性,以简单扩散的方式通过类脂性生物膜,称脂化扩散。由于脂质屏障将机体分离为脂溶性和水溶性,因此一个药物的油、水分配系数决定着药物分子在水溶性介质和脂溶性介质之间运动的难易。对于弱酸或者弱碱性药物而言,两种介质间的相互转运取决于介质的 pH 值。

3. 特殊转运(special carriers) 一些分子量太大或者脂溶性太差的物质,如肽类、氨基酸、葡萄糖等,不能通过生物膜,需要一些特殊的载体协助,通过主动转运或者易化扩散方式进行跨膜转运,与被动转运不同,特殊转运具有饱和性和竞争性抑制特点。

4. 胞饮和胞裂外排(endocytosis and exocytosis) 一些大分子物质仅能通过胞饮作用进入细胞内,在这个过程中细胞的原生质伸出伪足,将细菌之类的固体物质包裹住,在细胞体内形成吞噬小体,与溶菌酶融合,破坏并消化细菌的胞膜。另外一些物质则与细胞膜形成小体,并在胞体内将这些物质释放入细胞质,铁离子和维生素 B_{12} 主要是通过这种方式转运。这个过程的逆过程是胞裂外排,负责将细胞内物质分泌转运出细胞外。许多神经递质贮存在神经末梢与胞膜相连的小体中,当神经冲动到达的时候,这些小体将内容物释放入细胞间隙。

二、影响药物跨膜转运的因素

1. 药物本身的结构和性质 影响药物跨膜转运的药物因素包括药物分子的大小和本身的 pK_a 值(即药物离子型浓度和分子型浓度相等时的 pH 值)。由于细胞膜的结构由脂质双层和亲水的糖脂类和糖蛋白组成,因此药物分子必须具备适当的亲脂性和亲水性,才容易通过细胞膜。游离型(分子型)药物脂溶性高,容易溶解在脂质中。解离型(离子型)药物极性强、水溶性高,容易溶解在水中。通过引入和去除化学基团而对药物的结构进行修饰,使药物具备适当的油水分配系数,可改进药物的吸收和组织分布。

另一方面,高脂溶性药物容易与血浆蛋白结合,形成大分子复合物,使得药物更难穿透细胞膜。因此适当的药物 pK_a 值对药物的跨膜转运是非常重要的。

2. 环境的 pH 值 弱酸、弱碱性药物的电离:药物以分子形式存在的时候,极性弱,脂溶性强,容易溶解在脂类物质中。当药物分子发生电离后,极性增加,脂溶性差,而容易溶解在水中。

对许多药物而言,一个弱酸被定义为一个能释放出质子的物质,而弱碱被定义为能够接受质子的物质。弱酸的质子化形式是具有更强的脂溶性,相反,弱碱的质子化形式具有较弱的脂溶性。一个药物在体内保持一种化学平衡状态,以分子形式或者离子形式存在的比例是由药物本身的性质(pK_a)和环境的 pH 值决定。符合 Henderson-Hasselbalch 公式:

$$Log [离子形式]/[分子形式]= pK_a - pH$$

弱酸性药物在酸性环境中,主要以分子形式存在,脂溶性高,容易穿透生物膜。相反,弱碱性药物在酸性环境中,主要以离子形式存在,脂溶性降低,难以穿透生物膜。

三、外用眼药对角膜的穿透力

眼科外用制剂用药后,药物必须与泪液混合后才能被吸收,药物在眼内的吸收分为角膜吸收和非角膜吸收两种过程。药物穿透眼角膜吸收是由角膜组织的结构和药物的性质决定的。

1. 角膜的组织结构和性质　角膜组织分为三层,上皮、基质和内皮层,上皮和内皮层具有丰富的脂质,基质层具有丰富的水溶性成分。所以非极性药物、脂溶性物质容易在上皮层和内皮层转运,而难以通过基质层;相反极性药物、水溶性物质容易在基质层转运,而难以通过上皮层和内皮层。

2. 角膜组织的完整性

(1)角膜损伤:除去角膜上皮细胞后,角膜失去其完整结构。大多数药物的角膜通透性和转运速率增加,特别是极性强、水溶性高的药物。局部麻醉(简称局麻)药布比卡因(butacaine)和普鲁卡因(procaine)都是高极性药物,在角膜擦伤后药物的通透量增加。丁卡因(tetracaine)分子结构中有一个极性基团和一个非极性基团,具有适中的油水分配系数,因此受影响较小。

大多数抗生素及其盐类都是水溶性大分子物质,角膜损伤时药物的通透性增加。这些抗生素有杆菌肽、氯霉素、多西环素、红霉素、庆大霉素、四环素、青霉素、多黏菌素和链霉素等。

糖皮质激素类抗炎药由于水溶性低,角膜上皮层对它们的屏障作用远不如对抗生素那么重要,除去上皮层仅轻度增加(有些不增加)其通透性。

(2)角膜病变:在各种动物实验性角膜病变造成角膜病理变化时,如角膜炎症、角膜溃疡、感染和碱烧伤,均可增加药物的通透性。其中有些情况可能是上皮屏障完全破坏之故。

(3)药物的结构和性质因素:小分子的水溶性物质和离子主要通过角膜上皮细胞间隙进入眼内,能够通过的分子直径为 10~25nm 大于此直径的药物对角膜的通透性受化学结构、理化性质、药物浓度以及溶媒特性(pH 值、渗透压与各种赋形剂)等因素的影响,而药物溶解度性质则起重要作用。非极性、脂溶性物质易于通过角膜。而对于大分子水溶性物质,完整的角膜几乎是一种不渗透的屏障。

脂溶性物质易于透过角膜上皮,但滴入结膜囊的药物,在其到达角膜之前,必须先克服一层水性泪膜,而完全脂溶性药物是难以通过泪膜的。因此对完整的角膜来说,具有理想通透性的药物应具有双相溶解性,既溶于水又溶于油,即有一个合适的油水分配系数(油和水中的溶解度之比)。角膜表面泪液的生理 pH 值为 7.2~7.4,这些生物碱有 35%~50% 为分子形式,与离子形式保存着动态化学平衡。未解离型分子迅速透过角膜上皮,为保持动态平衡,解离型药物不断转化为未解离型药物,使药物的未解离型与解离型始终保持一定的比例。未解离的药物在穿透角膜后,在基质层细胞的生理 pH 值情况下,又转化为解离型药物,通过内皮细胞的转运到达内皮细胞,此时再一次转变为未解离型游离碱。最后透过内皮细胞进入房水,如此循环,药物不断被吸收进入眼组织中。但是皮质激素的醇型结构与酯化物结构无法用其溶解性来判断它们的通透性,如于正常兔眼局部应用氢化可的松(分配系数 1.3,水中溶解度 30mg/ml)后,15 分钟最大房水浓度为 5.25mg/ml;在同样条件下,应用醋酸氢化可的松(分配系数 13,水中溶解度为前者的 1/10),获得的最大房水浓度为 1.4μg/ml。通过对药物化学结构进行修饰制成具有良好角膜穿透性的前体药物。前体药物透过角膜,进入角膜组织和其他眼组织,在一些酶的作用下,重新转化为原型药物而发挥作用,从而改变药物的角膜通透性和作用强度。

3. 眼科外用制剂的组方 一种药物的角膜穿透能力是相对恒定的,但如果组成一个合理的制剂处方,便可提高药物的生物利用度,即增加药物的角膜通透性。下列几种因素应加以考虑:

(1)pH 值:可解离的弱酸、弱碱药物,其角膜通透性取决于药物分子型与离子型的比例。虽然眼泪本身有一定的缓冲作用,但眼科外用制剂的 pH 值对这一比例的影响仍然很大。

由生物碱组成的眼用制剂,在 pH 值越低的时候,其离子型越多,药物制剂虽然稳定,但角膜通透性下降。当 pH 值增加的时候,药物在碱性环境中分子形式增加,药物易于穿透角膜,但药物制剂的稳定性下降,眼科外用制剂 pH 值的调整受两方面因素的限制:一是改变制剂的 pH 值,眼球能否适应这一变化;二是药物制剂的 pH 值发生改变对制剂中主药稳定性的影响。对药物在眼角膜的穿透性来讲,泪液 pH 值是影响的主要因素。

(2)浓度:药物在角膜的穿透,基本上是一种简单扩散过程。在一定范围内,增加药物的浓度可以增加药物的角膜转运量,但药物的生物利用度却并不增加。

(3)药物制剂中的附加剂

1)表面活性剂:滴眼剂中表面活性剂的作用一方面是增加药物在水中的溶解,另一方面可以改变皮肤或黏膜的通透性以增加药物吸收。表面活性剂由亲水和亲油基团组成。亲油基团插入角膜上皮细胞并与之结合,亲水基团插入水中和水分子结合,降低角膜的表面张力而增加药物的通透性。表面活性剂有三种类型:阳离子表面活性剂、阴离子表面活性剂和非离子表面活性剂。阳离子和阴离子表面活性剂具有较大的毒性和刺激性,因此,只有非离子表面活性剂适用于滴眼剂。

2)黏性基质:黏性基质可增加滴眼剂的黏度,延长药物在眼内的滞留时间,增加角膜对药物的吸收。常用的黏附剂有:甲基纤维素(MC)、羟丙基甲基纤维素(HPMC)、聚乙烯醇(PVA)、聚维酮(PVP)和聚丙烯酰酯(PPA)。

四、外用眼药的渗透压

生物膜(如人体的细胞膜或毛细血管壁)一般具有半透膜的性质,溶剂通过半透膜由低浓度溶液向高浓度溶液扩散的现象称为渗透,阻止渗透所需施加的额外压力即是渗透压。眼球能适应的渗透压范围相当于浓度为 0.6%~1.5% 的氯化钠溶液,超过 2% 时有明显的不适感。

1. 渗透压的调节 在临床用药实践中,溶液的等渗、低渗或高渗是以血浆总渗透压为标准。即溶液的渗透压与血浆总渗透压相等的溶液为等渗溶液,否则为低渗溶液或高渗溶液。在制作滴眼剂等药物制剂时必须考虑渗透压,特别是避免低渗溶液,以防溶血现象的发生。眼用制剂渗透压的高低对眼组织的影响很大,临床应用也有不同,通常利用等渗调节剂或渗透促进剂来调节。

(1)等渗调节剂:一般高渗的滴眼液可使外眼组织失去水分,使组织干燥而产生不适感,但临床上也用高渗滴眼液消除角膜水肿;低渗的滴眼液能使外眼组织细胞胀大,而产生刺激感。因此滴眼液应配制成等渗溶液。眼用溶液最常用的等渗调节剂为氯化钠、硼酸、葡萄糖、硼砂、氯化钾、甘油等。

(2)渗透促进剂:眼部给药量有限,且药物停留时间短,易流失,因而眼部用药生物利用度较低。为了提高生物利用度,常常需要使用渗透促进剂。眼渗透促进剂对刺激性要求较高。浓度为 0.5% 或更低浓度的聚乙烯醚非离子表面活性剂及烷基多糖能促进肽类药物的眼部吸收,且没有刺激性。烷基糖苷中,具有 12~14 碳链的麦芽糖衍生物作用最强。

渗透促进剂种类不同,增加药物眼内透过性的作用部位也有区别。例如乙二胺四乙酸(EDTA)、牛磺胆酸、癸酸以及皂苷都能够显著增大 β 受体拮抗药的角膜透过性,对结膜渗透也有一定促进作用。但角膜和结膜对吸收促进剂的反应不同,癸酸和皂苷对角膜的作用明显,而对结膜作用较弱;牛磺胆酸则对结膜作用比角膜强。

2. 渗透压调节的测定方法

渗透压摩尔浓度(mOsmol/kg)= [每千克溶剂中溶解的溶质克数 / 分子量]×n×1 000

公式中,n 为一个溶质分子溶解时形成的粒子数,在理想溶液中,例如葡萄糖 n=1,氯化钠或硫酸镁 n=2,氯化钙 n=3,枸橼酸钠 n=4。

临床应用中常用体积表示溶剂的单位,故渗透压摩尔浓度也可表示为:

渗透压摩尔浓度(mOsmol/L)= [每升溶剂中溶解溶质的克数 / 分子量]×n×1 000

(1)冰点降低法:纯液体的冰点为固液两相在一个大气压下达到平衡时的温度。溶液的冰点为在一个大气压下纯溶剂的固相与溶液的液相达平衡时的温度。溶剂中加入溶质后,冰点的下降值与溶质的浓度成比例。血浆的冰点为 –0.52℃,因此任何溶液,只要其冰点降低为 –0.52℃,即与血浆等渗。

(2)氯化钠等渗当量法:药物的氯化钠等渗当量即与 1g 药物呈等渗效应的氯化钠的量。例如盐酸吗啡的氯化钠等渗当量为 0.15,即 1g 的盐酸吗啡溶于溶液中,能产生与 0.15g 氯化钠相同的渗透压。

3. 等渗溶液与等张溶液 等渗溶液(iso-osmotic solution)是指渗透压与血浆渗透压相等的溶液,渗透压是溶液的依数性之一,可用人造的理想半透膜以物理化学试验方法求得,因而等渗是一个物理化学概念。然而,根据这个概念计算出某些药物如盐酸普鲁卡因、尿素、甘油等的等渗浓度,配制成等渗溶液,结果却发生不同程度的溶血,因而提出等张溶液的概念。等张溶液(isotonic solution)是指与红细胞张力相等的溶液,在等张溶液中既不发生红细胞体积改变,也不发生溶血,所以等张是一个生物学概念。

红细胞膜对于许多药物的水溶液来说可视为理想的半透膜,即它只能让溶剂分子出入,而不让溶质分子通过。因此,许多药物的等渗浓度与等张浓度相同或相近,如 0.9% 的氯化钠溶液,既是等渗溶液又是等张溶液。

但血红细胞的细胞膜不是对所有的药物都具有半透膜的性质,对盐酸普鲁卡因、甘油、尿素等药物而言,红细胞膜就不是理想的半透膜。这些溶质能自由地通过细胞膜,促使细胞膜外水分也进入细胞,使红细胞胀大,甚至破裂而引起溶血。但对眼细胞膜而言,硼酸具有半透膜性质,如 1.9% 的硼酸溶液,对眼来说既是等张溶液又是等渗溶液,但对血液却不是等张溶液,会引起溶血,这是因为硼酸可以自由通过红细胞扩散。这些药物一般加入适量氯化钠或葡萄糖,将药物浓度调节至等张浓度,即可避免溶血。例如 2.6% 的甘油溶液与 0.9% 的氯化钠溶液具有相同的渗透压,但是 2.6% 的甘油 100% 发生溶血,所以是等渗不等张的溶液。如果制成含 10% 甘油和 0.9% 氯化钠的复方甘油注射液,试验表明不产生溶血现象,红细胞也不胀大变形。因此,等渗和等张溶液的概念不同,等渗溶液不一定是等张溶液,等张溶液亦不一定是等渗溶液。

药物的等张浓度,可用溶血法测定。将人的红细胞放入各种不同浓度的氯化钠溶液中(0.36%~0.45%),则出现不同程度的溶血。同样,将人的红细胞放入某种药物不同浓度的溶液中,也将出现不同种度的溶血。将两种溶液的溶血情况比较,溶血情况相同者认为它们的渗透压也相同。

在新产品试制中,即使所配溶液为等渗溶液,为了用药安全,亦应进行溶血试验,必要时加入等张调节剂,以防止溶血。故明确等渗、等张概念及测定方法,对于确定合理处方,指导安全用药具有一定的实际意义。

第三节 角膜病药物的现代药动学研究

角膜病药物的现代药物代谢动力学(简称药动学)研究主要任务在于探讨药物在角膜组织及全身吸收、分布、代谢、排泄的动态变化规律及其体内时量 - 时效关系,并用数学函数加以定量描述。药动学研究一方面有助于揭示发挥药效的物质基础和作用机制,为角膜病的药物治疗提供理论依据;另一方面可以指导临床合理用药,为优化给药方案提供依据。

一、体内过程及其研究方法

1. 吸收　药物从用药部位进入血液循环的过程称为吸收。静脉注射因药物直接入血,不存在吸收过程。经口服给药、皮肤或黏膜的局部用药、肌内注射后,首先进入血液循环,然后随血液输送到眼部各组织。结膜及其深层血管可将药物输送到眼球表面;虹膜和睫状体的毛细血管将药物输送到房水;角巩膜缘毛细血管及房水中的药物,可扩散达到角膜。中药成分复杂,存在着可吸收部分和不可吸收部分,研究内容包括可吸收部分中有效成分的吸收量、吸收机制、吸收速率、生物利用度(bioavailability,F)及影响吸收的因素等。

中药一般经口服给药,胃肠道是主要的吸收部位,目前有多种测定胃肠道吸收的研究方法,包括在体肠回流法、在体肠灌流法、外翻肠囊法、肠襻法,分离肠黏膜法、Caco-2 细胞模型法等,这些方法的特点分别如下:

(1)在体肠回流法:主要用于中药有效成分单体的吸收研究。动物经麻醉后向肠腔插管,利用泵循环构成回路,使药物在肠腔内循环灌流,定时测定流出液中药物浓度的度化,求出药物的吸收量,同时通过肠系膜静脉取血,可测定吸收入血的药量。该方法可以在不同时间测定灌注液内药物的浓度变化,获知药物透过肠上皮细胞的吸收情况。如对川芎嗪吸收特性的研究结果表明,其在结肠以上部位吸收良好,吸收窗较长,这样有助于减少剂型设计的盲目性。但该方法容易将药物浓度变化误认为是药物吸收,且药物只能以液体进行实验,不适合用于缓释、控释制剂的研究。

(2)在体肠灌流法:本方法和在体肠回流法相似,是一种较好的研究肠吸收的方法,是目前运用最广泛的方法,国外采用较多的是单向灌流法,国内比较倾向于使用循环灌流法。利用本方法不仅可以判断药物吸收的方式,还可以求出药物吸收的动力学参数。

(3)外翻肠囊法:动物麻醉后取出肠段,外翻,置于营养液中,定时在肠管内外两侧取样。本法是一种简单有效的初步研究肠吸收的方法,也是用于研究生物膜转运机制的方法。该法的优点是可以测定药物透过肠壁的浓度,但无法计算较详尽的吸收动力学参数,并且肠囊在体外环境与体内环境有较大差异,因此不能仅以该方法判断药物的吸收情况。

(4)肠襻法:在体肠回流的基础上,增加肠系膜血管插管,收集血样。本方法操作简单,可分析药物吸收入血的情况,测定药物剩余量,但由于肠腔内容物存在,样品处理较复杂。所以不适合大规模的药物吸收研究。

(5)分离肠黏膜法:动物麻醉后取出肠管,分离肠黏膜并固定于扩散池上,用于分析药物透过上皮细胞的情况。该方法由于黏膜易破损,使分离操作困难,但干扰因素少,快速准确,精确度高,适用于进行吸收机制的分析。

(6)Caco-2 细胞模型法:本法是用于肠吸收研究的体外细胞模型,Caco-2 细胞的结构和生化作用类似于人小肠上皮癌细胞,可作为研究小肠表皮细胞药物转运和代谢的体外模型,也是目前研究药物吸收最适合的模型。该方法具有快速、便于大量筛选、易于控制、干扰小、可持续检测、规律性强、接近肠道环境等优点。但对供试样品的要求较高,不能代替整体动物实验。

2. 分布 药物通过一定的给药途径,可吸收成分进入血液循环后,随血液分散到机体各组织中,这一过程称为分布。中药首先分布于血流速率快的组织,然后分布到肌肉、皮肤或脂肪等血流速率慢的组织。不同的给药途径对药物在角膜分布有差别。滴眼剂在眼局部用药,药物主要分布在结膜、角膜、房水、虹膜及睫状体等眼前部组织。结膜下注射给药,在上述组织中可获得更高的浓度。全身给药后,药物随血流进入眼部各组织,血流丰富的组织可获得较高的药物浓度,如结膜、视网膜、脉络膜、虹膜、睫状体。中药的分布类型取决于中药的理化性质和生理因素,包括中药可吸收成分与血浆蛋白结合、与组织的亲和力、脂溶性及组织血流速率、生理屏障等因素。因此,中药研究还需对中药可吸收成分与血浆蛋白结合的情况、分布的速度与数量和分布范围、组织的亲和力、各种屏障效应等影响分布的诸多因素进行研究。

通过在给药后的吸收相、平衡相、分布相和消除相中测定动物各组织脏器的药物浓度,可以了解药物在体内的主要分布组织、浓集组织、蓄积时间长的组织和器官及在药效或毒性靶器官的分布情况,从而阐明药物的分布规律。如研究马钱子在体内的分布实验中,对小白鼠采用灌胃和腹腔注射两种方法,取不同时间的血液、心、肝、脾、肺、肾、脑、肌肉等组织和器官,采用双波长紫外分光光度法检测士的宁的含量,结果表明组织器官中士的宁的分布首位是心,其次为肾、肺、脑、肝、肌肉、脾,最后为血液。

3. 代谢 药物代谢又称药物的生物转化,是药物进入体内后,机体对药物加以转化处理的过程。代谢是药物从体内消除的主要方式之一。局部给药后药物在眼内代谢,全身给药后药物主要的代谢场所是肝脏,部分也可在消化道、肾、脾等部位被有关酶催化而结构发生变化,代谢方式主要包括Ⅰ相氧化、还原、水解和Ⅱ相结合反应。药物经代谢后,其代谢物药理活性变化较为复杂。主要有下列两种变化:一是代谢物活性降低,多数药物经代谢后活性降低或失活。二是转化成活性代谢物。对药物的代谢规律进行研究,有助于提高疗效,减少不良反应。研究方法包括体内代谢研究方法和体外代谢研究方法。

(1)体内代谢研究方法:中药给药后,可对整体动物的血、尿、粪或胆汁等体液或组织进行分析,一般先用高效液相色谱法,在样品广泛的色谱峰中寻找可能的代谢物,再用紫外线、红外线、质谱、磁共振等方法对有效成分的代谢物进行分析,阐明代谢物的结构,推断可能的代谢途径。

(2)体外代谢研究方法:与体内代谢研究相比,体外代谢研究有很多优点。一是可以排除体内研究时诸多因素的干扰,直接观察到代谢酶对底物的选择性代谢,为体内代谢研究提供依据。二是对于体内代谢转化率低,且缺乏灵敏检测方法的药物来说,体外代谢不失为一种很好的研究手段。三是具有快速简便的特点,适合于大批量中药化合物的药代动力学研究。四是不需要消耗大量的样品和实验动物,研究费用相对较低。但本方法也存在不足之处,如可能与体内代谢情况不完全一致,因此体外代谢研究无法代替体内代谢研究,两者相辅相成。肝脏是中药代谢的主要场所,涉及的代谢系统主要是细胞色素(cytochrome,Cyt) P450混合功能氧化酶系统。大多数药物的Ⅰ相和Ⅱ相代谢反应都是在肝药酶系统的参与下发生的,因此药物的体外代谢模型主要是以肝脏为基础,并以其特有的优势和特点在药物代谢的研究中得到广泛应用。常用的体外肝代谢模型包括肝微粒体体外温孵法、重组 P450 酶体外温孵法、肝细胞体外温孵法、离体肝灌流法、肝切片法等。

4. 排泄　药物在体内经吸收、分布、代谢后,最终以原形或代谢产物经不同途径排出体外,因而排泄的研究需要确定药物的主要排泄途径及其影响因素。研究内容包括尿、粪、胆汁排泄的比例及排泄速率、尿中原形活性成分或活性代谢物、有无肾小管主动分泌和被动再吸收、肾功能不全时对排泄的影响、经胆汁排泄的药物有无肝肠循环等。目前关于中药排泄的研究在中药整体研究中起着重要作用,如人口服麻黄汤煎液的结果表明,麻黄生物碱除一小部分的甲基麻黄碱以原形排泄外,麻黄碱、伪麻黄碱、甲基伪麻黄碱、去甲基麻黄碱则主要经代谢后从尿液排出。

中药在体内最终以原形物或代谢物从肾、胆汁、胃肠道等途径排出体外。故研究方法包括尿和粪便的排泄、胆汁排泄两部分。

(1)尿和粪便的排泄:中药肾排泄是体内排泄的最主要方式,粪便排泄是由胆汁排泄经肝肠循环后的剩余部分和经胃肠道排泄的总和。因此,收集一段时间的尿、粪便,测定其浓度,即可得中药从尿、粪便的排泄情况。

(2)胆汁排泄:动物麻醉后做胆管插管引流,待动物清醒后以各种途径给药,并以合适的时间间隔分段搜集胆汁,测定原形药物及其代谢物浓度,以此可获得中药从胆汁的排泄情况。

二、体内药量动态变化规律

中药在体内的吸收、分布、代谢、排泄使其可吸收成分在不同器官、组织、体液间的浓度不断发生变化,这些变化是一个随时间变化的动态过程。为描述这种动态变化,一般采用绘制曲线图,选择合适的动力学模型,建立数学方程,然后计算出药代动力学参数。药代动力学参数(pharmacokinetic parameter)是反映药物在体内动态变化规律的一些常数,如吸收、转运和消除速率常数(elimination rate constant,K_e)、表观分布容积(apparent volume of distribution,V_d)、消除半衰期($t_{1/2ke}$)等,通过这些参数来反映药物在体内的动力学特点及动态变化规律。药代动力学参数是临床制定合理给药方案的主要依据之一,根据其参数的特性,设计和制订安全有效的给药方案,包括给药剂量、给药间隔和最佳给药途径等;针对不同的生理病理状态,制订个体化给药方案,提高用药的安全有效性。此外,这些参数还有助于阐明中药作用的规律,了解中药在体内的作用和毒性产生的物质基础。

1. 中药时量关系   以时间为横坐标、药物的数量(如血中药量、血药浓度、累计尿药量)为纵坐标,绘制出反映中药时量关系的曲线,以阐明其体内过程的动态变化规律。对于可测定浓度的中药,多以血药或尿药数据进行研究,其中以血药浓度研究较多。此研究方法与西药药代动力学研究基本相似。首先获得药物浓度 - 时间数据,运用动力学分析方法(包括房室模型法和统计矩法),通过药代动力学计算机软件处理,定量计算出中药药动学参数。其基本参数有药峰时间(T_{max})、药峰浓度(C_{max})、V_d、K_e、消除半衰期($t_{1/2ke}$)、稳态血药浓度(steady-state concentration,C_{ss})等。这些参数的测定主要适用于单一成分的药代动力学研究。中药及其复方制剂的成分复杂,进入体内产生药效的成分可能多样,其体内的药代动力学特征也各不相同。因此,如何对中药及其复方中多种成分或"活性分子群"进行吸收、分布、代谢和排泄的分析,更科学地对中药复方进行药代动力学研究,正是目前探索的问题。如对三七总皂苷(panax notoginseng saponins,PNS)进行多效应成分的整合药代动力学研究,实验中给大鼠灌胃和注射 PNS 后,测定三七皂苷 R_1 和人参皂苷 Rg_1、Rd、Re 和 Rb_1 五种成分,以 AUC 作为权重系数,经校正后得到在大鼠体内的综合浓度,做出时量曲线,可以获得 PNS 相应的动力学参数。

2. 中药时效关系   药物的时效关系取决于时量关系,尤其是直接取决于药物作用靶部位的时量关系。对于单体药物而言,药代动力学研究多以检测血药浓度的经时变化(时量关系)为基本手段,由此间接推测药物的时效关系。但中药及其方剂目前还难以测定血药浓度,由于药物效应由药量决定,因而可以通过测定药理效应(包括药效和毒效)探求中药的时效关系,再间接推算药物的时量关系,从而进行中药的药代动力学研究。这种方法是我国学者提出的具有中药特色的"生物效应法"。

3. 中药时量关系和时效关系的联合研究   由于中药成分的复杂性,单独进行时量关系或时效关系研究,均难以全面合理地阐明中药复方的药代动力学规律,因此宜将这两种方法结合起来,建立中药中多种有效成分的药动学 - 药效学(pharmacokinetics-pharmacodynamics,PK-PD)同步分析的统一模型,探讨以血药浓度为指标的 PK 与以生物效应为指标的 PD 的相关性研究。PK-PD 模型将药物浓度、效应和时间结合起来,能更加全面地评价药物在体内的动力学过程和产生药理效应的动态变化规律,因此该模型正逐渐成为中药药动学研究的热点方法。

三、PK-PD 结合研究方法

药代动力学(pharmacokinetics,PK)和药效动力学(pharmacodynamics,PD)是按时间同步进行的两个密切关联的动力学过程,各有侧重,但在相当长的时间内对两者的研究是分别进行的,两者之间的内在联系被忽视,使得 PK-PD 的研究存在一定局限性。随着 PK 和 PD 研究的不断深入,人们逐渐意识到这一问题,进而提出了 PK-PD 模型,用于综合研究体内药物动力学过程与药效量化指标的动力学过程,将两种不同形式过程整合为统一体,其本质是一种药量与效应之间的转换过程。利用这一模型有助于全面、准确地了解药物效应随剂量（或浓度）及时间的变化规律。

近年来，随着人工神经网络及微透析技术的发展，PK-PD 模型的研究及其应用取得了较大进展，但仍然面临许多问题和挑战。首先是如何寻找和选择合适的药效指标来评价药物的疗效，因为许多药物的效应在体内是无法直接进行连续定量测定的，常常借助生物标志物来反映药物的效应，因此必须要明确这些生物标志物的变化与疾病的状态和进程之间的关联性，以便使研究更契合临床实际；其次是如何解决具有多靶点和 / 或多组分特性药物的PK-PD 结合研究。

在中药药动学研究中，由于化学成分非常复杂，以其中的一个或几个化学成分为检测指标，测得的药代动力学特征不一定能代表整个的体内过程。因此研究人员开始采用 PK-PD 模型进行中药药动学研究。如通过构建药动学网络和药效学网络在内的神经网络结构体系，以大鼠冠脉结扎引起的急性心肌缺血为病理模型，考察丹参素对肌钙蛋白 T（troponin T，TnT）、高半胱氨酸（homocysteine，Hcy）和还原型谷胱甘肽（glutathione，GSH）等指标的影响。此外，利用 PK-PD 结合体系，以物理刺激（明暗交替）诱导的失眠大鼠为病理模型，考察丹参对经肝药酶 CYP3A 代谢的药物——咪达唑仑药代动力学的影响。

由于现有的 PK-PD 模型只适用于作用机制明确且成分单一的化学药物，而中药发挥药效通常具有多组分和多靶点的特点，这极大地限制了 PK-PD 模型在中药药物代谢动力学研究中的应用。因此有必要开拓新的研究思路，提出并建立符合中药作用特点的 PK-PD 模型，这将有助于阐明中药作用的物质基础及其作用机制，为中药现代研究提供新理论和新方法。

四、影响药动学因素及合理应用

不同的药物具有不同的药代动力学特征，在一定条件下产生相应的药理效应，用于防治各种疾病。中药及其复方与机体、环境之间存在诸多复杂的因素，它们不仅在量上，而且在质上对中药药代动力学产生各种影响，从而导致中药药效与临床用药的差异。

1. 药物因素

（1）质量：中药的来源除部分人工制品外，绝大部分来自天然的植物、动物、矿物。就来源于植物的中药来说，从种子、种苗到药材、饮片，涉及种植、产地、采收、贮运、炮制等多个环节，采用的技术方法是否合宜，直接影响到中药饮片的质量。不同来源的中药，各种成分的含量难于一致，标准化的中药生产与控制技术体系亟待建立。中药复方由多味药物组成，有效成分更加复杂。中药及复方制剂的质量难于控制，因而对中药药动学的研究增加了难度和不可控性。

（2）剂型：中药剂型因素对于中药药动学具有重要影响。金元四大家之一的李东垣曾指出："汤者荡也，去大病用之；散者散也，去急病用之；丸者缓也，不能速去之，其用药之舒缓而治之意也。"对不同剂型的起效快慢与针对的病情做了形象概括。汤剂服后吸收快，剂量一般较大，可治疗"大病"；散剂要有溶解的过程，同时又比丸剂吸收快，可治疗"急病"；而丸剂在体内需要经历崩解、分散等过程，作用相对缓和。同一药物其剂型不同，中药药动学特征不同，药效也各异。

剂型因素对于中药复方制剂的生物利用度及疗效发挥同样起着极为重要的作用，因此在给定处方和用药目的条件下研究新药时，通过生物利用度的研究，可优选适宜剂型，从而发挥最佳疗效。如金银花、黄芩组成的复方中药制剂,以其主要有效成分绿原酸、黄芩苷为指标,测定生物利用度,发现口服液较片剂为优,故该复方中药制剂以选用口服液为宜。

(3)制剂工艺:不同的提取方法,所得中药有效成分的数量和质量都可能不同,甚至将有效成分完全丢失,而使制剂减效或无效。如丹参仅用水提醇沉法提取,有效成分丹参酮就大部分被丢失。中药制剂生产中干燥方式不同,制剂的质量和有效性也不一样。常压干燥时间较长,易导致有效成分过热破坏,应根据药物有效成分的性质选用喷雾干燥、减压干燥及冷冻干燥等方式。固体分散技术对于改进难溶性药物的生物利用度具有良好作用。将难溶性药物粉碎到一定程度,以无生理活性的水溶性物质作为载体,制成固体分散物,此时,载体可起增溶作用,既能阻止药物微粒的聚集,又能改善难溶性药物微粒的润湿性等。如将苏合香油、冰片与载体 PEG6000 制成"苏冰滴丸",具有崩解快、溶出时间短、剂量小、起效快的特点。

(4)配伍:中药通过配伍组成复方,是中医临床辨证论治的主要方式。中药复方所含成分复杂,各种成分之间可能在吸收、分布、代谢和排泄等环节发生相互作用,从而影响药效物质的生物利用度、改变分布特性等,最终导致药效作用强度甚至作用性质的变化。①在吸收方面:口服是中药最常用的给药途径,中药复方成分可能通过影响跨膜转运、胃肠道 pH 值、胃肠蠕动等影响药效成分的吸收。②在分布方面:中药"君臣佐使"配伍理论中的使药,其作用包括引经、调和两个方面。引经药"引经报使",能引导君药等直达病所,发挥疗效。已有较多资料显示,使药能影响其他药物的组织分布,或者增加靶器官中的有效药物浓度。③在代谢方面:最常见的是药物对代谢酶的诱导或抑制作用,现代研究认为,酶抑制作用导致的药物相互作用的临床意义远大于酶诱导作用。基于代谢相互作用机制的中药方剂配伍规律研究日益增多,尤其是对中药"十八反"配伍禁忌的研究。如乌头反半夏、贝母、白蔹,属配伍禁忌,若配伍使用,可能会造成毒副作用。经研究,参与大鼠体内乌头碱代谢的主要是肝微粒体 CYP3A 和 $CYP1A_{1/2}$;乌头与半夏合用可抑制大鼠 CYP1A2、$CYP3A_{1/2}$ 酶活性和 CYP1A2 蛋白质表达水平。④在排泄方面:有的药物可增加肾小球滤过率,或竞争性结合重吸收位点使重吸收减少,导致排泄增加;尿液 pH 值变化或者尿量变化,也可影响药物排泄。如雷公藤甲素和甘草配伍给药后,尿液和粪便排出总量比单独给药组增多,提示甘草可影响雷公藤甲素的体内代谢和排泄,可能是甘草对雷公藤甲素的减毒作用机制之一。

2. 机体因素　机体因素包括年龄、性别、心理因素、遗传因素等,对中药来说,更要关注疾病状态与证候变化。

(1)疾病状态:药物主要用于病理状态机体,通过研究病理状态下的药代动力学规律,可以为临床制订合理的给药方案提供依据。若决定药物体内过程的组织器官发生病变,则药物的体内代谢行为可能发生显著改变。如胃肠道疾病主要影响药物吸收,心血管疾病主要影响药物分布,肝脏疾病主要影响药物代谢,肾脏疾病主要影响药物排泄。

(2)证候:证候是对疾病状态下整体功能状态的抽象概括。同一中药或复方在不同证型上可能体内过程有别,疗效各异。如对不同证型患者予以口服自拟加味逍遥散,观察患者血清阿魏酸的 PK 参数,结果显示,脾虚证者的吸收速度常数和消除速度常数均下降,表观一级吸收速率常数升高;肝郁脾虚证者的吸收速度常数、消除速度常数和表观一级吸收速率常数均下降;胃实热证者的消除速度常数和表观一级吸收速率常数均升高。提示三种中医证型患者的吸收、分布和排泄 PK 特征存在差异。说明不同证型对药物的体内过程有不同的影响。

第四节　中药同时内服外用可提高临床疗效

某些角膜病西药治疗效果欠佳,如病毒性角膜炎,特别是对于迁延不愈和反复发作两大难题尚无有效对策,因而中药治疗角膜病的研究引起了广大医者的极大关注。目前临床研究表明中药同时内服外用可提高治疗角膜病的临床疗效。

一、中药内服法

1. 疏风清热法　本法应用辛凉发散、疏风解表药等组方,发挥疏风清热作用,单药如蔓荆子、菊花、薄荷、柴胡等,方剂有金液汤、驱风散热饮子、羌活胜风汤、银翘散等。用于治疗风热为患的眼病。外感风热常表现为发病突然,胞睑红肿,刺痒疼痛,羞明流泪,眼眵胶黏,白睛红赤、黑睛星翳、瞳神缩小、眉棱骨痛、目珠斜视等。全身可见恶风发热,口渴咽燥,舌质红苔薄黄,脉浮数等。也可用于撞击伤目、真睛破损等辨证为风热外袭的眼病。

2. 祛风散寒法　本法应用辛温解表药组方,发挥祛风散寒作用,单药如麻黄、桂枝、羌活、辛夷等,方剂有四味大发散、明目细辛汤、除风汤等。用于治疗风寒为患的眼病。外感风寒常表现为起病急,眼痛流泪,不能睁眼,泪液稀薄,眉棱骨痛等。全身可见恶寒重,发热轻,头痛,鼻塞流涕,舌质淡苔薄白,脉浮紧等。

3. 泻火解毒法　本法应用寒凉清热药组方,发挥清热泻火解毒作用,单药如金银花、连翘、黄连、黄芩等,方剂有黄连解毒汤、五味消毒饮、四妙勇安汤等。用于治疗火热毒邪所致的实热证眼病。火毒致病常表现为头目剧痛,畏光流泪,胞睑红肿,眵泪胶黏,溃烂生疮,结膜混合充血,黑睛溃陷,黄液上冲,瞳神紧小或散大,眼内出血,突然视物不见,目珠突起,转动受限等。全身可见口干口苦,烦热,口渴喜冷饮,便结溲黄,舌红苔黄,脉数等实热之证。泻火解毒药多为寒凉之品,运用本法时,当中病即止,以免损伤脾胃之气,使疾病缠绵难愈,如遇寒热错杂证或虚实夹杂证等,则当酌加祛风散寒、健脾和胃、益气养血之品。

4. 祛湿法　本法是用芳香化湿、淡渗利湿、祛风胜湿或温阳利水等药物组成方剂,单药如苍术、厚朴、藿香、佩兰等,方剂如三仁汤、二陈汤、五苓散、神效黄芪汤等。本法适用于湿邪外侵或湿浊内生所引起的眼病,临床常见胞睑水肿,睑重难睁,睑缘湿烂,胞内粟疮,白睛污黄,眵泪胶黏,黑睛雾状混浊色灰白,翳如虫蚀,视物变形,眼底可见渗出、水肿等。全身可见体倦身重,头重如裹,口不渴或渴不欲饮,胸闷食少,腹胀便溏,苔滑或厚腻,脉滑等。

5. 滋阴润燥法　本法用甘寒质润药物组方,发挥滋阴清热润燥作用,单药如沙参、麦冬、石斛、枸杞子等,方剂如养阴清肺汤、麦门冬汤、玉女煎等。用于治疗脏腑津亏液耗所致的阴虚燥热证眼病。燥证常表现为视物模糊,眼内干涩,白睛、黑睛干燥,甚则黑睛星翳,畏光。全身可见鼻咽干燥,干咳少痰,五心烦热,消渴,大便燥结,舌质红少苔,脉细等。

6. 益气养血法　本法用甘平性微温之补血与补气药物组方,共奏益气养血之功,单药如人参、西洋参、黄芪、当归等,常用方剂如四君子汤、四物汤、八珍汤、人参养荣汤等。用于治疗气血不足所致眼病,而兼有气血不足的全身症状者,如眼胞重坠、久视眼胀、黑睛陷翳日久不愈;或外观端好,目无神采,视物昏蒙,视盘苍白、视网膜出血、黄斑出血等。全身可见神疲乏力,少气懒言,纳呆,动则汗出,面色少华,心慌心悸,爪甲淡白,舌淡,脉虚等。

7. 益气升阳法　脾胃为气机升降之枢,健脾益气是关键,常用甘平性温和辛散微寒药物同用组方,发挥益气升阳作用,单药如黄芪、葛根、升麻、柴胡、防风等,常用方剂如补中益气汤、助阳和血补气汤、人参补胃汤等。用于治疗脾虚气弱,清阳不升所致的眼病。气虚下陷者常见胞睑下垂,视一为二,夜盲,视野缩小,青盲等。全身可见神疲乏力,头晕面白,脘腹坠胀,舌淡苔薄,脉弱等。也可用于眼外伤、眼球内异物由于眼压过低不能手术者。

8. 疏肝理气法　常用疏肝解郁、调理气机的药物组方,单药如柴胡、香附、青皮、佛手等,方剂如柴胡疏肝散、逍遥散、疏肝解郁益阴汤等。用于治疗肝气郁结而致气机不调的一切内外障眼病。肝气郁结常见眼胀痛、干涩,翳膜遮睛,目力减退或骤然丧失,或眼前黑影飘动等,全身可见情志抑郁或急躁,头晕目眩,胸胁胀闷,乳房胀痛,嗳气,月经不调,舌红苔微黄,脉弦等。

9. 补益肝肾法　肝肾不足,精血不足,不能上濡眼目而发病。常用单药如山萸肉、黄精、麦冬、枸杞子等,方剂如六味地黄丸、杞菊地黄丸、石斛夜光丸等。该法用于治疗肝肾不足的眼病。肝肾不足常见眼干涩不舒,哭而无泪或冷泪长流,白睛微赤,黑睛边缘陷翳或星点云翳时隐时现,外眼端好而视物昏蒙或入暮无所见。全身伴见头晕耳鸣,健忘,腰膝酸软,夜间口干,男子遗精,女子月经不调,舌红或淡,苔少,脉细无力等。

10. 平肝潜阳法　本法以重镇潜阳药物为主组方,发挥平肝潜阳作用,单药如石决明、珍珠母、赭石、钩藤等,常用方剂如天麻钩藤饮、镇肝熄风汤等。该法用于治疗肝阴不足,肝阳上亢所致的眼病。肝肾阴虚,阴不潜阳,肝阳上亢常见眼珠发胀,眼前黑花缭乱,视物昏蒙或突然视物不见,白睛溢血或眼内出血,瞳神散大,目珠偏视等。全身兼见头目眩晕,耳鸣耳聋,心悸失眠,烦躁易怒,面红赤,口咽干燥,舌红绛,苔少或无苔,脉弦细数等。

11. 益气托毒法　本法是在"伏邪"理论基础上,形成"扶正祛邪、益气托毒、退翳明目"的治则治法,改变传统以"清热解毒"为主的治疗思想,认为病毒性角膜炎发病的病因为"伏邪内伤,新感即发",《素问·评热病论》曰"邪之所凑,其气必虚",正虚邪留,邪热内伏,HSK复发是在邪侵正虚基础上,无力托邪外出,演变为正虚邪恋缠绵难愈的互患之势。该法常用于 HSK 后期或复发者,多属正虚邪留型。亢泽峰教授在"扶正祛邪"治则指导下遣方用药,形成益气托毒方,方中含黄芪、白术、防风、金银花、白及、蝉蜕等,祛邪与扶正同施,标本兼治,疗效显著,可缩短病程,降低复发率,减少复发次数,从而降低其致盲率。

此外,常用的还有软坚散结法、退翳明目法、止血法、活血化瘀法等。

二、中药外用法

1. 点眼药法　本法是将药物直接点于眼部,多用以消红肿、去眵泪、止痛痒、除翳膜、散大或缩小瞳孔。适用于外障眼病及部分内障眼病。常用的有滴眼液、眼药粉与眼药膏三种。

(1)滴滴眼液

方法:患者取卧位或坐位,令头部稍微仰起,双目上视,操作者一手用手指或棉签轻轻向下拉开下睑,另一只手将药水滴入结膜囊内。然后轻轻将上睑抬起,使药物充分均匀地分布于眼内,轻轻闭目 2~3 分钟即可。应用多种滴眼液时应间隔 10 分钟以上。

注意:勿将滴眼液直接滴在角膜上,以免引起角膜反射性闭眼而将药液挤出;药瓶头部勿触及胞睑的皮肤与睫毛,以免污染药液;滴药后需压迫泪囊区 3 分钟,以防药液流入鼻腔而经鼻黏膜吸收,引起中毒。

（2）点眼药粉

方法：以消毒眼用玻璃棒头部蘸生理盐水，再蘸药粉约半粒到一粒芝麻大小，用手指轻轻撑开上、下眼睑，一般将药物轻轻放置于大眦角处，令患者闭目，以有凉爽感为度。点毕，患者以手按鱼尾穴数次，以助气血流行，闭目数分钟后，渐渐放开。

注意：一次用药不可太多，否则容易引起刺激而带来不适，甚至出现红肿刺痛等反应。同时注意玻璃棒头部要光滑，点时不能触及黑睛，尤其是黑睛有新翳者，更应慎重。

（3）涂眼药膏

方法：将药膏挤出少许至眼内下穹窿结膜，轻轻拉提上睑后，令患者闭眼 3~5 分钟即可。如用玻璃棒取药，则嘱患者轻轻闭眼，将玻璃棒横向徐徐自外眦角方向抽出。

注意：当抽出玻璃棒时，切勿于黑睛表面擦过，以防擦伤黑睛。

2. 熏洗法　熏法是利用药液煮沸后的热气蒸腾上熏眼部的治法；洗法是将煎剂滤清后淋洗患眼的治法。一般多是先熏后洗，合称熏洗法。这种方法除利用药物的温热作用，使眼部气血流畅，能疏邪导滞外，尚可通过不同的药物，直接作用于眼部，达到疏通经络、退红消肿、收泪止痒等效果。适用于胞睑红肿、羞明涩痛和眵泪较多的外障眼病。

临床上可根据不同病情选择适当的药物煎成药液，也可将内服药渣再度水煎成熏洗剂。使用前，在煎药锅或盛药的器皿上放一盖板（硬纸板或薄木板均可）。盖上开一个洞，洞口大小与眼眶范围一样，双眼熏时可开两个相同的洞。药物煎成，用盖板覆盖在药锅或盛药的器皿口上，将患眼置于洞口熏之。如属胞睑疾患，闭目即可；如属眼珠上的疾患，则要频频瞬目，使药力达于病所。注意蒸汽温度要适宜，以免烫伤或不起作用。

洗眼时，可用消毒纱布或棉签清洗，亦可用消毒洗眼杯盛药液半杯，先俯首，使眼杯与眼窝缘紧紧相贴，然后仰首，并频频瞬目进行眼浴。每次 1~2 分钟。注意洗剂必须过滤，以免药渣入眼。

应用本法时一切器皿、纱布、棉球及手指必须消毒，尤其是黑睛有陷翳者，用洗法时更需慎重。眼部有新鲜出血或患有恶疮者忌用本法。

3. 敷法　敷法分热敷、冷敷、药物敷三种。具有消肿止痛、活血散结、清凉止血等作用。

（1）热敷：热敷具疏通经络、宣通气血、散瘀消肿止痛之功，适用于外障眼病伴有目赤肿痛者，亦可用于眼外伤 48 小时后的胞睑赤紫肿痛及较陈旧的白睛溢血、血灌瞳神者，一般分湿热敷和干热敷两种。

1）湿热敷法：先用抗生素眼膏涂于胞睑皮肤面上，呈薄薄一层，然后用消毒毛巾或纱布数层放于沸水内浸湿，取出后拧干，待温度适中时，即置于胞睑上，时时更换以保持温热。每次 20 分钟。注意不可太热，以免烫伤皮肤。

2）干热敷法：用热水袋或玻璃瓶装热水，外裹薄毛巾，置于胞睑上即可。亦可用生盐、葱白、生姜、艾叶、吴茱萸等温寒散邪药物炒热包布，趁热敷熨患眼或太阳穴等穴位。

脓成已局限的病灶和新出血的眼病忌用此法。

（2）冷敷：冷敷具有散热凉血、止血定痛之功。适用于胞睑外伤后 48 小时内的皮下出血肿胀，亦可用于眼部之赤肿痛甚者。一般用冷水毛巾或冰块装袋敷之。

（3）药物敷法：药物敷法是将药物捣烂或中成药敷于胞睑及其附近皮肤上的方法。适用于各种外障眼病，尤以眼睑疾患与外伤用之为多。

方法：先将药物研成细末，根据需要，选用水或茶水、蜜、人乳、姜汁、醋、胆汁、麻油、鸡蛋清等,将药末调成糊状,敷于胞睑之上,或敷于太阳穴、额部等处。如为新鲜带汁的药物,则洗净后捣烂,用纱布包后敷之,亦有用药物煎剂或盐水做湿热敷者。如用干药粉调成糊状敷眼,注意保持局部湿润。如为新鲜药物,则以做到清洁无变质、无刺激性、无毒性为要。

注意防止药物进入眼内,以免损伤眼珠。

此外,常用的还有冲洗法、眼部注射法等。

三、中药内服外用联合应用

中医治疗眼病遵循整体辨证与局部辨证相结合的原则,临床常用八纲辨证、病因辨证、脏腑辨证、精气血津液辨证及与其相对应的证候病机相结合拟定治法。内服法即通常指口服中药及中成药后从整体对机体偏性的纠正,但由于药物的生物利用度不同、血清蛋白结合率的影响、血-眼屏障的存在,房水中药物浓度比血清中低很多,对角膜病来说,往往达不到应有的治疗效果。而外用法即眼周围局部给药,药物的有效成分可直接作用于眼部,在角膜和房水有较高的药物浓度。临床上采用外用法与内服法联合治疗角膜病,可以迅速起效,眼部症状得到较好的缓解,疗效显著,值得推广。

通过药液熏蒸时要不断眨眼,得以暴露眼部病灶处,让药物直达病所,每次20分钟,若双眼患病,可双眼同时熏蒸,1日2次,7日为1个疗程。

(亢泽峰)

中西医结合治疗角膜病的原则 第五章

第一节　细菌性角膜炎的治疗

细菌性角膜炎对眼组织危害大,早期有效治疗至关重要,应寻找发病原因,积极去除病因。初诊的细菌性角膜炎应根据临床表现、溃疡形态给予广谱抗生素治疗,然后再根据细菌培养和药敏试验等实验室检查结果,及时调整选用敏感抗生素。值得注意的是,临床实践中发现一些药敏试验敏感的抗生素实际治疗效果并不理想,而一些相对不敏感的抗生素治疗效果却更为满意。这是因为抗生素的药效除了与对细菌的敏感性有关以外,使用剂型、浓度、组织穿透性、患者使用依从性也是重要的影响因素。病情控制后,局部应维持用药一段时间,防止复发,特别应注意铜绿假单胞菌性角膜溃疡的复发。

中药的作用在于祛风清热,解毒退翳,调整全身功能状态。可采取中西医结合的疗法,在积极控制感染、促进溃疡愈合、减少瘢痕形成的同时,可予辨证治疗。若伴睫状充血,角膜出现炎性浸润,边缘不清,表面污浊,舌红苔薄黄,脉浮数等风热壅盛表现者,可予新制柴连汤加减;若眼睑红肿痉挛,结膜充血、水肿,角膜溃疡凹陷深大,前房充满脓液,溃疡表面及结膜囊内分泌物呈黄绿色,可伴发热口渴,溲赤便秘,舌红苔黄厚,脉数有力等里热炽盛表现者,可予四顺清凉饮子加减;结膜充血不明显,角膜溃疡逐渐变浅,但迁延不愈合;常伴体倦便溏,舌红,脉细数,或舌淡脉弱等正虚邪留表现者,可予托里消毒散加减。可视病情选用鱼腥草滴眼液等滴眼,适当予药熏洗浴、湿热敷、敷贴疗法、针灸等辅助疗法。并发虹膜睫状体炎时,轻者可用短效散瞳剂复方托吡卡胺滴眼液,炎症强烈者可用1%的阿托品滴眼液或眼膏散瞳。胶原酶抑制剂可减轻角膜基质层胶原结构的破坏。药物治疗无效穿孔或行将穿孔者,应采取治疗性角膜移植术,清除病灶,术后维持药物治疗。

第二节　真菌性角膜炎的治疗

真菌性角膜炎临床治疗较棘手,一方面有时诊断比较困难,用共聚焦显微镜诊断明确后,及时首选用那他霉素滴眼液,但仍有部分患者病情不能控制,这可能和致病真菌侵袭力强、毒性、耐药性以及患者伴发的炎症反应强烈有关。真菌性角膜炎一旦确诊应采取中西医结合的方法积极治疗,在局部或全身使用抗真菌药物的同时,采用辨证论治,以清热利湿为基本大法,根据湿热的孰轻孰重而调整治法。若出现湿翳大片,表面如豆腐渣样堆积,结膜混合充血,畏光流泪,疼痛各症较轻,伴脘腹胀满,口淡纳呆,大便溏薄,舌苔厚腻而白,脉缓等湿重于热表现者,予三仁汤加减;若出现湿翳大片,粗糙干涩,色黄,表面如腐渣苔垢,前房积脓,量多黏稠,结膜混合充血严重,伴小便黄,便结,口苦,苔黄腻,脉濡数等热重于湿者,可予甘露消毒丹加减。也可配合中药熏洗等外治法。

配合复方两性霉素 B 滴眼液、那他霉素滴眼液点眼,并发虹膜睫状体炎时,应使用 1% 阿托品滴眼液或眼膏散瞳,不宜使用糖皮质激素。病情严重者在中西药物治疗的同时,应该根据病情的不同特点采取不同的手术治疗,包括清创术、结膜瓣遮盖术和角膜移植术。本病在病变局限时已得到控制者,可以获得较好的预后,若出现真菌侵入眼内导致真菌性眼内炎者,则预后非常差,甚至可能导致眼球摘除。

第三节 单纯疱疹性角膜炎的治疗

单纯疱疹性角膜炎目前尚无控制复发的特效药物,常反复发作,故对本病的治疗必须采取有效措施,可取中西医药之长,及时控制炎症,抑制病毒在角膜内的复制,防止并发症,减少瘢痕形成,增进视功能。

本病的治疗可合理选择抗病毒药及糖皮质激素、适时采用手术治疗,有利于缩短病程,防止并发症。中医药治疗单纯疱疹性角膜炎有肯定的疗效,能抗病毒,减轻症状,一定程度防止复发,减轻角膜瘢痕,提高视功能。故可在选择抗病毒药物及糖皮质激素的同时,结合中医辨证治疗。若出现角膜点状或树枝状混浊,结膜充血,畏光流泪,伴发热恶风,咽痛,小便黄,舌苔薄黄,脉浮数属风热上犯表现者,可予银翘散加减,并及时选用安西他滨、复方熊胆滴眼液;若出现角膜混浊扩大加深,眼睑红肿,结膜混合充血,畏光流泪,伴头痛,小便黄,口苦,苔黄,脉弦数等肝火炽盛表现,可予龙胆泻肝汤,随症加减;若角膜病灶色灰黄,反复发作,缠绵不愈,睑肿目赤,流泪疼痛,伴头重胸闷,小便黄,大便溏泻,口黏,舌红苔黄腻,脉濡属湿热蕴蒸表现者,可予三仁汤加减;若病情日久,迁延不愈,角膜病灶渐愈,结膜混合,羞明畏光流泪轻,干涩不适,伴舌红少津,脉细或数,证属阴虚邪留,可予加减地黄丸加减,配合用安西他滨滴眼液、重组人干扰素 α2b 滴眼液、复方熊胆滴眼液点眼。并发虹膜睫状体炎时,要及时使用阿托品滴眼液或眼膏散瞳。

第四节 免疫性角膜病的治疗

1. 春季角结膜炎 春季角结膜炎以眼奇痒难忍为特征,有一定周期发作性的特点,春夏天暖时发作,秋季寒冷时缓解,常时往复,故中医称"时复症"。目前没有根治的好办法。急性发作时应用糖皮质激素点眼,对于控制症状有一定效果,用药前要详细检查角膜情况,有角膜上皮缺损者慎用,一般疗程不宜超过 2 周。特别是要经常检查眼压,要慎防糖皮质激素性青光眼发生。临床证实中西医结合治疗过敏性角结膜炎有独到的疗效,尤其在控制疾病复发方面有较大的优势特色。中医认为本病病因为风邪侵袭,或脾胃蕴热、血虚生风,上壅于目,如果结合湿邪侵袭则病情多缠绵难愈。治法多结合全身辨证,标本兼治,采用扶正祛邪、疏风清热化湿中药口服。若眼内奇痒,灼热微痛,睑结膜颗粒累累,状如小卵石排列,遇风吹日晒或近火熏灼,症情加重。舌淡红,苔薄白或薄黄,脉浮或浮数,证属风热犯目,可予乌蛇汤合四物汤加减;若双眼奇痒难忍,泪热眵稠,睑沉重,球结膜微黄,色泽污秽,角巩膜缘处胶状隆起,或睑内面遍生颗粒,状如卵石排列,可兼见小便短涩,舌苔黄厚腻,脉滑数,为湿热夹风表现,可予防风通圣散加减;若双眼痒势较轻,时作时止,球结膜稍显污红,角巩缘处胶状隆起,角膜病变为浅层点状混浊,荧光素染色阳性,指甲不荣,夜寐多梦,舌淡苔白,脉弦细,为肝血不足,虚风内动,可予四物汤加减。同时也可配合中药熏洗、中药贴敷、超声雾化、针灸,并及时配合用庆大霉素双氯芬酸钠滴眼液、盐酸氮卓斯汀滴眼液、复方熊胆滴眼液治疗,对反复发作者可选用他克莫司滴眼液等滴眼,临床疗效显著。

2. 泡性角结膜炎　泡性角结膜炎现较少见,多发生于女性、儿童和青少年,特别是偏食和腺病体质者。本病是一种微生物蛋白质导致的迟发型免疫反应性炎症,与结核杆菌、金黄色葡萄球菌、白念珠菌及其他微生物有关。可予糖皮质激素局部滴眼,重症可予结膜下注射激素。结合中医辨证,患眼沙涩不适,流泪,结膜上有小泡样隆起,其周赤脉红丝相绕,兼见口渴鼻干,小便黄便秘,舌红苔黄,脉数有力,证属肺经燥热,可予泻白散加减;若隐涩微痛,眵泪不结,结膜上有小泡样颗粒隆起不甚高,周围血丝淡红,病久难愈或反复再发,兼干咳,五心烦热,便秘等,舌偏红,脉细,证属肺阴不足,可予养阴清肺汤加减,配合用庆大霉素双氯芬酸钠滴眼液、复方熊胆滴眼液滴眼。泡性结膜炎的预后比较好,有的经过 10~14 日可以自愈。此外还要加强营养、锻炼身体,以改善体质。

3. 束状角膜炎　束状角膜炎多见于小儿,常反复发作,愈后遗留瘢痕而影响视力。诊断明确者,可予糖皮质激素及链霉素或利福平滴眼液滴眼。束状角膜炎多因肝经积热,火郁风轮,气血失调,脉络瘀滞所致。或脾虚气弱,痰停气滞,痰气混结,郁于风轮。束状角膜炎患者大多素体虚弱,受邪发病,故多呈虚实夹杂表现。论治当辨明虚实主次,偏于实者以清肝为主,偏于虚者以调理脾胃为主。

4. 边缘性角膜溃疡　边缘性角膜溃疡绝大部分为外来因素所致,即感染性致病因子由外侵入角膜上皮细胞层而发生的炎症。边缘性角膜溃疡首先应对睑缘炎进行治疗,可用黄降汞眼膏或红霉素眼膏擦涂睑缘部,辅以抗生素滴眼液滴眼。角膜溃疡可使用地塞米松和抗生素滴眼液滴眼,全身辅以钙剂和维生素类药物应用。若结膜混合充血,畏光流泪,角膜边缘灰白色或淡黄色凹陷,2% 荧光素染色呈阳性,舌红苔黄,脉弦数,证属肝经风热者,可予栀子胜奇散加减;若结膜混合充血,畏光流泪,角膜边缘溃烂灰白或淡黄色,伴咽干口燥,舌红少津,脉细数,证属阴虚内热,可予滋阴退翳汤加减。可配合左氧氟沙星滴眼液、鱼腥草滴眼液滴眼。

5. 角膜基质炎　角膜基质炎是发生在角膜基质内的一种炎症,以胎传性梅毒感染引起的最为典型,常波及双眼,主要发生于少年,目前国内已极罕见。如诊断明确,病因治疗至关重要,应针对病因全身给予抗梅毒或抗结核治疗。再予以眼局部治疗,合理应用激素可减轻角膜基质和虹膜的炎症,联合中药辨证论治,有利于减轻症状,缩短病程,防止并发症。若角膜瘢痕形成导致视力障碍者,可予角膜移植。针对病因治疗的同时,可辨证治疗,审证求因。初期多由肝经风热引起,治宜疏风清热;后肝胆热毒日盛,治宜泻肝解毒;湿热内蕴者,治宜清热化湿;肺肾阴虚或病久不愈,阴虚火旺者,宜滋阴降火;脾气虚弱者,宜健脾益气。若角膜混浊不清,白睛抱轮红赤,眼内疼痛,羞明流泪,伴头痛,鼻塞流涕,舌红苔薄黄,脉浮数,证属肝经风热者,可予羌活胜风汤加减;若角膜深层混浊肿胀,赤脉贯布,赤白混杂,结膜混合充血或抱轮红赤,眼目刺痛,畏光流泪,伴性情急躁,口苦咽干,喜冷饮,便秘尿赤,舌红苔黄,脉弦数,证属肝胆热毒,可予银花解毒汤加减;若角膜深层混浊,肿胀增厚,抱轮红赤,畏光流泪,眼胀睑肿,伴头身重着,胸闷纳呆,舌红苔黄腻,脉濡数,证属湿热内蕴者,可予甘露消毒丹加减;若病情反复发作或日久不愈,干涩隐痛,抱轮微红,伴咽干口燥,形体瘦削,舌红少津,脉细数,属阴虚火炎,可予海藏地黄散加减;若角膜深层混浊,抱轮微红,日久不愈,伴面色萎黄,少气懒言,周身倦怠,纳少便溏,舌淡胖大,边有齿痕,苔薄白,脉细,证属脾气虚弱者,可予参苓白术散加减。可配合庆大霉素氟米龙滴眼液、双黄连滴眼液滴眼。

6. 蚕食性角膜溃疡　目前尚缺乏特别有效的治疗方法。治疗原则为对轻症者首先采取积极的药物治疗,而对疗效欠佳或重症患者采取手术治疗和药物治疗相结合。目前常用的治疗药物有抗炎药物、免疫抑制剂、胶原酶抑制剂等,控制病情进展,防止角膜穿孔,必要时行结膜切除、角膜板层移植术、穿透性角膜移植术等。这些治疗措施的目的是阻止溃疡的破坏过程、促进角膜表面的愈合和再上皮化或重建眼表。本病中西医结合治疗有一定疗效。辨治当先分虚实,或清或泻,或养或补。若出现结膜混合充血,畏光流泪,角膜四周骤起白翳,状如花瓣,或如鱼鳞,渐渐扩展,中间低陷,疼痛难睁,伴头胀痛不适,或见恶风发热,咽干咽痛,舌红苔薄黄,脉浮数,证属肺肝风热,可配合加味修肝散加减;若出现结膜混合充血,畏光流泪,角膜周边花翳蔓生,中间低陷,形如浅槽状,或如蚕蚀扩展,蔓延整个角膜水肿,角膜刺激症状明显,伴头目剧痛,烦躁口渴,溲黄便结,舌红苔黄,脉数,证属热炽腑实,可配合泻肝散加减;若出现结膜混合充血严重,畏光流泪,角膜周边花翳蔓生,中间低陷,形如浅槽状,或如蚕蚀扩展,蔓延整个角膜水肿,角膜刺激症状严重,可配合新制柴连汤。若出现角膜花翳色白而微黄,边缘糜烂,自四周起渐及中央,结膜混合充血,胞睑红肿,伴胸闷咳嗽,痰多黄稠,舌红苔黄腻,脉滑数,证属痰火蕴蒸,可配合治金煎加减;若出现角膜陷翳,病久迁延,状如蚕蚀,不断进展,目赤紫暗,眼痛剧烈,伴四肢厥冷,面色淡白无华,舌淡苔白滑或无苔,脉沉细,证属阳虚寒凝者,可予当归四逆汤加减;若出现角膜陷翳进展缓慢,白睛红赤不里,眼痛、流泪时轻时重,伴头晕目眩,舌淡少苔,脉细,证属阴血不足,可予养血祛风退翳汤加减。并及时配合庆大霉素双氯芬酸钠滴眼液、他克莫司滴眼液、散瞳剂等。

7. 硬化性角膜炎　目前尚无特效治疗,糖皮质激素可缓解症状,但难以达到根治的目的。临床应对因对症治疗,并发葡萄膜炎时应及时处理,待病情稳定后,如有青光眼可行抗青光眼手术。本病中西医结合有一定疗效。若出现白睛深层有单个或多个紫红色斑块,角膜出现舌状灰白色混浊,疼痛剧烈,羞明流泪,舌红苔黄,脉弦数,证属肺肝热毒,可予以还阴救苦汤加减;若出现白睛深部有斑块状结节隆起,角膜边缘舌状混浊,畏光流泪,伴头目疼痛,关节疼痛,肢体酸楚,舌质淡红,苔白滑,脉弦紧,证属风湿阻络,可予大秦艽汤加减;本病后期,巩膜深层紫红色斑块逐渐消退,渐变为青蓝,角膜舌状混浊渐成瓷白色;或病情时轻时重,反复发作,干涩明显。伴口咽干燥,或颧红耳赤,或干咳,舌淡红少苔,脉细数,证属阴虚邪留,可予滋阴地黄丸加减。

第五节　角膜翳的治疗

角膜翳,即角膜瘢痕,是指角膜因炎症、外伤、手术等病愈后遗留厚薄不等的不透明体。为角膜病愈合后的表现,前弹力层和基质层病愈后由成纤维细胞产生的瘢痕组织修复所致。角膜瘢痕因厚薄、部位的不同而对视力产生不同程度的影响,严重者可致失明。另外角膜愈合后所形成的瘢痕,抗张力不如正常角膜,一旦受到挫伤,容易从瘢痕处裂开。本病治疗的关键是早期对角膜创伤进行积极有效的治疗,合理应用生长因子,减少瘢痕的形成。中医中药治疗重点是位于视轴部冰瑕翳及云翳影响视力者,内服中药配合局部退翳中药点眼,可一定程度减轻宿翳。临床根据不同疾病的特点,积极治疗原发病。若角膜炎症已控制,荧光素染色阴性,新翳已退,宿翳形成,翳面光滑,边缘清楚,眼无红痛,可尽快应用拨云退翳丸(《普济方》)加减。另外,可适当外用消朦眼膏、八宝眼膏点眼。若程度严重者,需进行角膜移植。

第六节 其他角膜病的治疗

其他角膜病如:复发性上皮脱落、大泡性角膜病变、眼干燥症、角膜软化症、角膜营养不良及遗传性角膜病变等,以炎症为主时可按角膜炎进行辨证论治。局部刺激症状重,有畏光流泪,伴见畏寒、发热、舌红、苔薄黄、脉浮数,多为风热侵袭,以祛风清热为主,常选用羌活、荆芥、防风、白芷等药物;化脓性炎症时,红肿较甚,分泌物黏稠,全身可见里热症状者,以清热解毒、泻火为主,选用栀子、知母、石膏、金银花、蒲公英等;角膜混浊,少许瘢痕,需加活血化瘀药物,选用丹参、赤芍、归尾等。形成角膜瘢痕且无明显炎症时则按角膜瘢痕进行辨证论治,用药时重用退翳药,同时加用祛风发散药,此类角膜病变角膜营养状态不佳,因先天不足或后天失养所致,肾为先天之本,脾胃为后天之本,五轮学说认为角膜属于肝,故用药时要顾护脾胃,补益肝肾。伴有角膜炎症时,西医治疗宜寻找病因,查出病原,针对不同致病原因,经细菌培养、药物敏感试验选用行之有效的抗病毒、抗感染药物;炎症反应不明显或外界致病病原得到有效控制时,可酌情使用治疗性软角膜接触镜,有利于对角膜上皮的保护,减少外界刺激而促进上皮的修复;改善角膜营养可使用维生素类药物,局部使用小牛血去蛋白提取物眼用凝胶、玻璃钠滴眼液点眼,根据病情酌情行治疗性角膜移植或准分子激光治疗性角膜切削术(PTK)等。

(喻京生 张仁俊 颜家朝 朱定耀)

第六章

共聚焦显微镜、交联技术及基因疗法的应用

第一节　共聚焦显微镜现状与应用前景

一、活体共聚焦显微镜的应用现状

活体角膜共聚焦显微镜检查（invivo confocal microscopy，IVCCM）是一种非侵入性的成像工具，能够对活体的眼表组织结构进行无创、实时动态和四维（三维加时间）观察，并可观察各层组织之间的相互关系。共聚焦显微镜的主要优点是能够通过光学切片从选定的深度获取图像。

IVCCM 在过去几十年的临床工作中不断扩大应用范围，使眼表的许多感染性疾病、营养不良，甚至全身疾病的眼部特征均得到了广泛而深入的研究。一批具有重要临床指导意义的量化 IVCCM 参数，如细胞密度（上皮、角质形成细胞和内皮细胞）、基底神经丛密度、数量、长度、弯曲度和反射率以及前基质背散射等被眼科临床所接受和使用。通过这些研究使我们对眼表（尤其是角膜）的正常结构和异常表现有了更全面和深入的认识。

（一）共聚焦显微镜的工作原理

简而言之，共聚焦显微镜的基本原理是一个点光源聚焦在组织的一个点上，同时由在同一个平面的照相机成像，即"共聚焦"。这个过程将产生一个具有高分辨率但几乎肉眼无法看到的极小的物象。为了观察到这个物象，可以采用扫描的方法，即采用上千的同样细小的点光源照射小块组织，并将所形成的上千的极小物象重建，从而形成具有高分辨率的可视图像。由于角膜是透明的，白光和激光均可作为光源，并获得高分辨的活体组织像。其分辨率可达细胞水平，景深可达 $10\mu m$，横向分辨率可达 $1\mu m$，可视范围在 $300\mu m \times 220\mu m$。

（二）活体角膜共聚焦显微镜设备的发展现状

活体角膜共聚焦显微镜设备分为可见光和激光两大类。激光共聚焦显微镜的主要优点是能够连续地从角膜产生薄层图像。采用可见光的共聚焦显微镜受到后散射的影响较小。因此，在检测结膜、边缘角膜和角膜缘的浅表异常时最好选用激光共聚焦显微镜。

（三）角膜的共聚焦显微镜表现

1. 角膜上皮层　依据细胞形态的不同，角膜上皮又大致分为三层——表层细胞、翼状细胞和基底细胞。

表层细胞位于角膜上皮浅层，表层细胞呈多边形，直径 $40\sim50\mu m$，厚约 $5\mu m$。内有一小

而明亮的圆形细胞核，核周有低反射率的暗环，周围环绕着较深色的细胞质，细胞边界清晰。表层细胞的细胞质反射率变化巨大，分别代表了细胞处于的不同的过渡阶段。

翼状细胞位于角膜上皮中层，形态和大小多变，典型的细胞直径为 $30\sim45\mu m$。它们的特征是明亮的细胞边界和明亮的细胞核，内有很少有细胞器，通常看不到核仁。

基底细胞直径 $10\sim15\mu m$，有均匀明亮的细胞边界和黑暗的细胞质团，很难看到细胞核。

研究显示，糖尿病患者的角膜上皮层的基底细胞密度降低，光散射指数（组织反射率的定量指标）增加，反映了糖尿病患者基底膜的异常形态表现。

2. 前弹力层（Bowman 膜）　共聚焦显微镜下，前弹力层呈均质灰色，内有散在的串珠状的基底神经纤维穿过。共聚焦显微镜已被用于检测神经纤维的分布密度，但无法检测出神经纤维的直径或串珠密度。研究显示，糖尿病患者前弹力层的角膜神经纤维形态学发生了显著的改变，可以作为躯体神经病变严重程度的一项评判指标。

3. 角膜基质层　基质中的胶原纤维和间质形成灰色的无定形背景，角膜细胞直径 $5\sim30\mu m$。在灰色背景中角膜细胞核为高亮度，前基质层中的角膜细胞核为豆状，后部基质层中的角膜细胞核为椭圆状。角膜细胞质和细胞壁在灰色背景中无法辨别。前部角膜基质层中可见到神经纤维，直径 $4\sim8\mu m$。研究表明，糖尿病患者的角膜细胞数量没有显著改变，但基质神经明显增粗。

4. 后弹力层（Descemet's 膜）　后弹力层的共聚焦图像呈均质状，无细胞结构，年轻人该层较薄，随着年龄增加而变厚。

5. 角膜内皮层　该层厚度 $4\sim6\mu m$，内皮细胞为直径 $20\mu m$ 的六边形，细胞核很小，细胞质明亮均匀，细胞边界黑暗。研究显示，糖尿病患者的角膜内皮层损伤随着病情程度和时间的增长而增加，2 型和 1 型糖尿病患者角膜内皮细胞的平均细胞密度分别比同龄正常人降低了 5% 和 11%。

（四）活体角膜共聚焦显微镜在角膜厚度测量中的研究进展

共聚焦成像技术最重要的进展之一是共聚焦显微镜的"穿透聚焦"技术，又称为 Z 扫描模式。该技术可以应用在角膜厚度的测量中。Z 扫描轮廓曲线是通过以角膜测量深度为 X 轴，以该深度的图像亮度为 Y 轴绘制而成的。通过对高分辨率的图像进行分析，Z 扫描轮廓曲线可以精确地反映出不同角膜层面之间的距离。研究显示，这种技术可靠性很高，有望今后在临床上广泛推广。

（五）活体角膜共聚焦显微镜在临床中的应用

因为角膜共聚焦显微镜是一种非侵入性的活体角膜成像技术，所以已被广泛用于研究许多角膜疾病。活体角膜共聚焦显微镜可以做形态学的定性描述，也可以做病损的定量检测，如检测角膜神经、内皮细胞的形态和密度等，并形成活体角膜三维动力学图像，因此可以用于角膜损伤或感染的病情评估、角膜变性或营养不良的诊断，以及各种角膜疾病治疗前后随访管理。目前已经用于 Fuchs 内皮营养不良、糖尿病、眼干燥症（包括干燥综合征）、圆锥角膜、屈光术后角膜神经再生、角膜接触镜适配戴等多种临床工作。角膜共聚焦显微镜最新的应用是将其作为评估各种周围神经病病情的参考检查，或将其作为区别角膜水肿和角膜植片排异的手段，或将其作为角膜内皮分解症（无炎症细胞参与的内皮细胞数减少）的诊断依据。各个角膜层面的各种细胞（包括免疫细胞等）密度参数也均可通过角膜共聚焦显微镜获得，更多的应用与开发有待使用者的不断研究和开发。

1. 在感染性角膜炎方面的应用　角膜共聚焦显微镜在病理性角膜炎的病原微生物鉴别方面具有重要的临床意义,尤其是对棘阿米巴角膜炎、微孢子虫角膜炎、真菌性角膜炎、疱疹性角膜炎、接触镜相关细菌性角膜炎、结晶性角膜炎和混合细菌性角膜炎等的诊断具有重要价值。

2. 在角膜营养不良方面的应用　角膜共聚焦显微镜已经被用于 Fuchs 内皮营养不良、后部多形性角膜营养不良、ICE 综合征的诊断,也被用于各种前弹力层角膜营养不良的鉴别诊断。已有研究显示,角膜共聚焦显微镜对角膜细节的检测能力与病理学光镜检查相当。

3. 在屈光手术和角膜伤口愈合方面的应用　角膜共聚焦显微镜可以用于各种角膜屈光手术后角膜细胞密度、上皮下沉积物、基质改变和神经再生情况的定性和定量检测。有研究显示,LASIK 术后第 1 个月时角膜基质浅层神经的数量和密度下降了 90%,术后 6 个月时这些神经开始恢复,术后 6~12 个月时仍不到术前值的一半,术后 2~5 年时完全恢复,而这些神经的垂直走向与术前没有变化;准分子激光上皮下角膜磨镶术(laser subepithelial keratomileusis, LASEK)术后角膜基质神经再生速度比 LASIK 快,术后 6 个月未恢复到手术前水平。角膜共聚焦显微镜还可以活体观察角膜细胞、微生物、炎症细胞、上皮细胞的细节结构,来用于评估角膜愈合程度、长期手术效果稳定性和屈光手术后的并发症。

4. 在接触镜引起的角膜改变方面的应用　角膜共聚焦显微镜可以用于检测戴镜后角膜基质的慢性变化。研究发现,接触镜的物理性刺激会导致角膜细胞的畸形或凋亡,并释放侵袭性介质,导致角膜细胞的减少。一般认为,长期配戴接触镜会令角膜的敏感性下降,但多个角膜共聚焦显微镜研究显示,无论是长期戴镜还是短期戴镜,角膜中的神经纤维形态和分布均没有显著改变。还有一项研究显示,患有糖尿病的软性角膜接触镜配戴者的角膜内皮细胞的形态与没有糖尿病的配戴者之间没有明显差异。

5. 在角膜微沉积物方面的应用　角膜共聚焦显微镜可以用于对各种角膜微沉积物的鉴别,包括 Fabry 病、Wilson 病、高脂血症和长期角膜接触镜配戴引起的沉积物。也有研究将其用于检测胺碘酮副作用引起的角膜沉积物和屈光手术后角膜沉积物。

6. 角膜神经形态学　角膜共聚焦显微镜可以用于检测角膜基底层神经丛的神经纤维分布,具体有以下几个参数:

(1)角膜神经纤维密度(corneal nerve fiber density, CNFD):即每平方毫米面积上的主要神经纤维数目的总和。

(2)角膜神经纤维长度(corneal nerve fiber length, CNFL):即每平方毫米面积上所有神经纤维和其分支的长度总和。

(3)角膜神经分支密度(corneal nerve branch density, CNBD):即每平方毫米面积上主要神经纤维上产生的分支数目的总和。

(4)角膜神经纤维曲度(corneal nerve fiber tortuosity, CNFTo):即用数学公式计算得到的神经纤维弯曲度,用来反映神经纤维方向的变异性。

角膜共聚焦显微镜可用于提示糖尿病神经病变的发生,预测和监测糖尿病神经病变的进展,还可以可用于评估临床干预措施的疗效。

二、应用前景

截至目前,角膜共聚焦显微镜仅限于在眼科研究中心和较大的眼科诊疗机构使用,尚没有在各级医院的眼科广泛推广应用。计算机辅助的图像分析算法可以提高角膜形态学参数的准确性和重复性,实时三维重建也将为定量分析角膜组织和细胞结构提供更好的技术手段。此外,绘制整个角膜的成像技术无疑将提供完整的量化参考数据,将有助于获得更全面的角膜损伤、修复和疗效数据,也将加深角膜损伤的基本致病机制以及对组织损伤的免疫反应的深入理解。总之,未来的角膜共聚焦显微镜将具有巨大的应用前景。

第二节　免疫技术应用研究及发展趋势

免疫学技术现就免疫荧光技术、免疫层析技术、酶联免疫吸附测定、电化学免疫传感器、免疫磁珠分离技术及分子印迹技术等的应用研究发展趋势分别论述如下。

1. 免疫荧光技术　免疫荧光技术就是指用荧光色素对目标物标记后,再对其进行定性定量检测的一种实验技术。其基本原理就是抗体和抗原发生特异性结合后,使用荧光显微镜对待测物进行观察和鉴别。在临床应用中免疫荧光技术的作用方式主要有两种,一种是放射免疫分析法,另一种是时间分辨免疫荧光分析法。

2. 免疫层析技术　免疫层析技术是免疫学上用于检测分析的一种色谱分析方法。其利用的是抗原 - 抗体特异性吸附的原理,该技术操作简单,能够在较短的时间内对待测物进行检测。目前在免疫层析技术中,使用比较好的有胶体金免疫层析技术。

3. 酶联免疫吸附测定　酶联免疫吸附测定(ELISA)是把酶的高效催化作用与抗原抗体的特异性反应有机结合起来的一种新型的免疫检测技术,该方法既可以检测抗体,也可以检测抗原。其基本原理就是先用酶标记抗体,再进行抗原抗体反应,最后酶通过分解底物而显色,根据颜色的深浅来判断待检测的抗原和抗体的含量。ELISA 主要有两大类:传统 ELISA 方法和新型 ELISA 方法。ELISA 法具有操作简单、稳定性好、特异性高、可大批量检测样品等优点,因其检测成本较低,故比较适合现场检测。

4. 电化学免疫传感器　电化学免疫传感器是免疫传感器中种类最多、研究最早、也比较成熟的一种检测技术。它是将电化学技术与免疫检测技术相结合,用电化学信号来反映待检测物质的浓度,从而对待分析物进行分析测定的一种检测方法,它由换能器(基本电极)和分子识别物质(抗原、抗体)组成。因为其有不同的检测方式,故将电化学免疫传感器分为以下几种类型:阻抗型、电容型、电位型、电流型。

5. 免疫磁珠分离技术　免疫磁珠是一种既能结合活性蛋白(如抗原、抗体)又能被磁力所吸引的磁性微球,其表面包被了各种化学基团,以使得可以和别的物质发生结合。而免疫磁珠分离技术的基本原理就是将包被有抗体的磁珠与致病微生物(如抗原)结合,形成抗原抗体复合物,而包被有抗原的磁性微球就会因磁力的吸引而发生聚集,从而使得致病微生物与抗体形成的复合物与其他物质分开,以达到分离致病微生物的目的。

6. 分子印迹技术　分子印迹技术(molecular imprinting,MI)是一种模拟抗原抗体反应合成特异性选择识别位点的实验技术,其在色谱填料、固相萃取、模拟酶催化、有机合成、手性药物拆分、免疫传感器等领域有着重要的应用前景。例如,基于分子印迹技术的载药角膜接触镜可以极大地延长药物缓释时间和提高给药效率。然而,分子印迹技术也有一些缺陷,如在极性溶剂或水溶液中该技术依旧不能很好地应用。故该技术目前主要用于小分子化合物的检测,对生物大分子尤其是蛋白质的研究以及在医学诊断、临床检验等领域的应用相对较少。

第三节　交联技术在防治角膜病变中的应用现状与前景

交联是指为了提高胶原纤维的张力和稳定性而采取的一种使胶原分子内部以及胶原分子之间发生共价键结合的方法。通常情况下,交联可以在热量、辐射或压力下导致化学反应的发生,并最终改变分子的理化性质。交联技术在工业和生物工程等领域已被广泛使用,如:戊二醛交联制备心脏瓣膜、紫外线诱导的物理交联固化牙科填充材料和病理组织硬化等。根据交联的机制不同,可以分为物理交联、化学交联和光化学交联。近年来在眼科领域,紫外光 A 段(UVA)-核黄素交联术已开始被用于治疗圆锥角膜、大泡性角膜病变等一系列角膜疾病。交联术在防治角膜病变中的临床应用应用,详见第五十三章角膜胶原交联术。

第四节　基因疗法在角膜疾病防治中的应用

与传统治疗方法相比,基因疗法更能够从根源上解决问题。在过去的 20 年间,基因治疗在眼科领域取得了惊人的成功。尤其是视网膜色素上皮细胞的基因替代疗法在恢复 Leber 先天性黑矇患者视力方面取得了突破性进展,充分说明了基因疗法在预防和治疗眼病方面的潜力。

角膜是基因治疗的理想组织,因为它较容易获得,且具有相对的免疫赦免性。角膜是一种透明组织,没有血管,因此可以很容易地对其进行观察随访。因为角膜可以在培养基中长期保存,所以尤其适合采用体外基因治疗策略。目前已有多种体外基因干预的方法将基因运输到角膜组织中,如采用腺病毒、腺相关病毒(AAV)、逆转录病毒和慢病毒载体,或采用质粒 DNA、脂质、聚合物和纳米颗粒在内的非病毒载体,或采用各种物理技术,如局部给药、基因枪、电穿孔、基质内注射和离子导入等。然而这些技术的效果都不甚理想,每种都有其优点和缺点。

一、角膜的基因治疗工具

(一)病毒载体

病毒是应用最广泛的一种基因载体工具。在约 70% 的基因治疗临床研究中,病毒载体会被使用。研究证实,腺病毒(AV)、腺相关病毒(AAV)、逆转录病毒和慢病毒均能有效地将基因运输到角膜中。然而,这些病毒载体又有其各自的局限性。腺病毒和逆转录病毒适合在各种程度的角膜炎症反应时使用,可以在短时间内成功地将基因传递到处于分裂的角膜细胞中。然而,这两种载体能转染低分裂或非分裂的细胞,如角膜内皮细胞和角膜细胞。AAV 和缺陷型慢病毒载体能够转染慢分裂或不分裂的细胞,并且能够提供长期的转基因表达,可用于角膜细胞和内皮细胞的基因导入。然而,慢病毒载体来自马传染性贫血病毒和人类免疫缺陷病毒,因此人们不易接受将其作为病毒载体在人体上应用。AAV 因其效力和安全性而成为角膜基因治疗的良好选择。重组 AAV 载体在眼部基因治疗和恢复视力方面有很大的应用前景。

1. 腺病毒　目前,第三代 AV 载体能够携带更大的基因插入物,免疫源性较低,但需要辅助病毒。为了减少辅助病毒污染,需要使用 Cre/loxP 系统和经过重组酶稳定转染的 293 个细胞。这样可以使辅助病毒污染降率降低到 <0.01%。然而,由于临床上需要大剂量使用,因此辅助病毒污染的问题仍然需要引起关注。近年来,已有研究证实在巨细胞病毒即刻早期启动子(CMV)的控制下,AV 载体能成功将基因导入小鼠角膜基质和内皮细胞。但是由于 AV 载体提供转基因表达是短期的,尽管相对副作用较少,仍然限制了其在遗传基因缺陷性疾病的长期治疗中应用。

2. 腺相关病毒　在 110 种已知的血清型 AAV 中,迄今只有 1~10 种血清型用于基因治疗。AAV 载体在视网膜、角膜和许多体内的非眼部组织中具有较高的转导效率和长期转基因表达。传统 AAV 载体中以 AAV2 的应用最为广泛,相关研究也最为深入。近年来,研究发现 AAV 不同血清型的不同衣壳结构使每个血清型能够结合不同的细胞表面受体。例如,AAV 血清型 4、5 和 6 利用唾液酸,而 AAV 8 和 9 使用层粘连蛋白受体进入细胞。鉴于每种血清型 AAV 对各种细胞/组织都显示出独特的转导模式,从而产生了新一代的具有针对性的杂交 AAV 载体,即通过将 AAV1~9 的衣壳转移 AAV2 基因组,使其具有各种独特的转导功能。这些杂交载体 AAV2/1~9 在各种动物模型的眼部组织中显示出比 AAV2/2 更大的转导效率。值得注意的是,在使用各种杂交重组 AAV 载体进行的研究中,观察到在转导效率、组织偏好、首次转基因出现时间和持续时间方面存在很大差异。研究证实 AAV2/7 和 2/8 在视网膜和前房组织包括虹膜、小梁网和角膜中均具有优越的长期转导能力(最长可达 6 个月)。在角膜组织中,AAV2/6 的转导效率比 AAV2/8 或 AAV2/9 高 30~50 倍。此外一个重要的发现是,没有一种被测试的 AAV 血清型导致细胞明显死亡或细胞活力丧失,再次证明 AAV 载体对角膜是安全的。当然,以上发现需要对其在活体角膜的转导效果进行更深入的研究验证。

3. 逆转录病毒和慢病毒　近年来,对逆转录病毒和慢病毒的研发和检查也取得了一定的进展。逆转录病毒载体是通过删除逆转录病毒和慢病毒的大多数不需要的基因而产生的,这个降低复制风险的过程可以通过技术方法实现,以人类免疫缺陷病毒(HIV)为代表的慢病毒载体对组织细胞基因组的毒性影响似乎小于逆转录病毒。

(二)非病毒载体

在有些研究中,非病毒载体成功的用于将表达治疗性基因的质粒 DNA 引入靶细胞。非病毒载体由于毒性低、免疫原性和致病性,被认为比病毒载体更安全。此外,质粒载体具有更高的直接效益。然而,非病毒载体转染效率低是其一个重大的挑战。近年来,一些新的策略已经被开发出来。

1. 微注射技术　目前已经有一些研究通过微注射质粒的方法,成功将绿色荧光蛋白、白细胞介素 18、抗血管内皮生长因子受体、内皮抑素、基质金属蛋白酶 14、血管生成抑制蛋白导入到角膜的多种细胞中。针对角膜不同层的显微注射已经在眼部不同的解剖位置中进行,包括基质内、结膜下和直接进入前房等。基质内注射可能是治疗急性角膜疾病的合适方法,因为在基质内注射后角膜中即可检测到短期的基因表达。相反,结膜下注射显示出了长期稳定的转基因表达,并可能有助于避免眼内注射引起的眼内炎和白内障形成。

2. 电穿孔　电穿孔,又称基因电疗法或电渗透,是利用高强度电脉冲在细胞膜上形成瞬态孔隙并使基因导入,可以在培养的眼部组织和细胞中使用。其优点之一是可以将大的 DNA 结构运输到细胞中。目前关于电穿孔的研究报道还很少。有研究证实,电穿孔能够将外来基因导入角膜上皮细胞和角质细胞中。200V/cm 的电流不会引起外伤性损伤、角膜水肿或炎症,但转入基因的水平较低;较高的电流能够增强基因转入,但也导致相当大的角膜损伤。电流可以造成不可逆的组织损伤,包括热损伤和 Ca^{2+} 流入。最近的研究发现,离子电泳的基因导入效率更高,而离子电泳与电穿孔联合使用比两种方法单独使用更有效。

3. 声孔效应　声孔效应是利用超声波在质膜中产生孔隙,将 DNA 转入细胞核。该技术对转染离体和活体的细胞均有效,而其转染效率取决于超声处理的换能器频率、声压、输出强度和脉冲持续时间,以及微泡等对比剂的使用。靶向超声下的微泡破坏技术作为一种新型特异性基因转移方法具有很大研究和应用潜力,目前已成功用于离体人和大鼠视网膜色素上皮细胞(RPE)细胞的 AAV 基因转染。微气泡通常直径约 3μm,由一个装有气体核心的外壳组成。市场上可以买到的微气泡在外壳成分(如白蛋白、半乳糖、脂质、聚合物)和气体核心(如空气、全氟碳化合物、氮)上有所不同。微气泡的一个显著优势是,它们能对特定的目标区域起作用,但其确切的作用机制尚不清楚,推测可能是由于壳碎片诱导的细胞微孔、高速压力射流、热和自由基产生所带来的微环境变化导致。已有研究证实,超声和微泡可显著提高角膜细胞的转染效力,且未见组织损伤。然而,微泡使用的多重安全问题,包括血清中的不稳定性和人体白蛋白等成分的感染风险,限制了微泡的使用。

4. 基因枪　基因枪是一种弹道式基因转移方法,是利用微米大小的生物惰性重金属(金、银或钨)颗粒和机械或大型弹丸(向心力、磁或静电)快速轰击细胞/组织,使包裹了 DNA 的颗粒转移到细胞内。基因枪传递基因的效力取决于许多因素,如包裹了 DNA 的颗粒、温度、细胞的数量,力度等。目前已有用基因枪在角膜中成功传递基因的报道。

5. 可控性角膜脱水　在去除上皮细胞后,通过烘干器,控制角膜脱水可增加小鼠和兔角膜在体内和人角膜体外的载体吸收。当然,过度脱水可能会对角膜完整性造成负面影响。研究显示,在角膜干燥后 50 秒内检测到显著较高的转基因递送量,但角膜形态学有了一定变化;干燥 30 秒后也观察到高转基因递送,但不影响角膜形态学;干燥 10 秒或 20 秒后观察到了中度转基因递送,角膜形态学无改变。这项研究表明,控制角膜干燥可以调节角膜内的基因传递。

6. 激光　近期有研究报道了一种利用飞秒激光将基因导入猪角膜的基质袋技术。用飞秒激光制备了 110μm 深度的基质袋,并注射了表达 GFP 的慢病毒载体。载体应用 5 天后进行的角膜组织学检查显示,在角膜袋周围的细胞中有标记基因表达,并持续了 3 周。

7. 化学物质　数十种天然合成的化学物质被用于角膜细胞的基因导入,如;二烯丙基三甲基氯化铵(DOTMA)、二油酸磷脂酰乙醇酰胺(DOPE)、1,2-二烯丙基-3-三甲基铵-丙烷(DOTAP)、二甲基十八烷基溴化铵(DDAB)、3β-[N-(N',N'-二甲氨基乙烷)氨甲酰]胆固醇、N-甲基-4(二烯基)甲基吡啶氯化物等。

二、基因治疗在各种角膜病变中应用进展

基因疗法在治疗和预防角膜疾病和眼表疾病方面有很大的前景。在角膜基因治疗领域,基因治疗的重点是治疗常见的角膜疾病而不是治疗遗传缺陷。

(一)角膜移植排斥

角膜移植术目前用于治疗许多角膜疾病。尽管角膜具有免疫赦免,但免疫反应引起的角膜移植排斥反应仍然是失败的主要原因。基因治疗可以通过传递各种基因来调节体内细

胞运输、凋亡、血管生成和伤口愈合,从而提高同种异体移植物的存活率。

(二) 角膜瘢痕及伤口愈合

伤口愈合在维持角膜透明度和正常视力方面起着重要作用。目前基因治疗的一个主要目标是防止转化生长因子 -β(TGF-β)所致的角膜瘢痕和其他角膜疾病。核心蛋白聚糖(Decorin)是一种在角膜基质中表达的小的富含亮氨酸蛋白多糖家族的成员,在角膜的伤口愈合和结构支持中起着重要的作用。离体研究显示,人类角膜成纤维细胞表达的 Decorin 能显著抑制 TGF-β 引起的角膜细胞分化。此外,也有研究采用 AAV 介导的去修饰基因能有效减少体内角膜瘢痕形成。

(三) 角膜新生血管化

角膜缘角膜新生血管的萌发与炎症反应密切相关,是角膜同种异体排斥反应的主要危险因素。新血管的形成和回归的机制非常复杂,涉及细胞因子、生长因子和细胞类型。然而,血管内皮生长因子(VEGF)在新血管的发育过程中起着关键性的作用,这一点已被广泛接受。多项研究通过实验模型和以 VEGF 为靶点的不同转染基因来阻止角膜血管生成,取得了较好的结果。此外,使用内皮抑素的基因治疗策略在治疗角膜新生血管方面也显示出希望。内皮抑素是胶原蛋白ⅩⅧ的天然片段,可以阻断内皮细胞的黏附、迁移和增殖,抑制细胞凋亡。研究证实,经单次结膜下注射重组 AAV 导入内皮抑素能够对角膜血管生成有明显抑制作用。

(四) 其他角膜疾病

由眼部单纯疱疹病毒(HSV)感染引起的单纯疱疹病毒性角膜炎(HSK)是发达国家感染性失明的主要原因。许多研究的共同目标是开发一种使用基因转移技术的 HSV 角膜炎疫苗,使眼部抵抗 HSV 的能力加强。

(五) 未来发展前景

近年来,角膜基因治疗领域取得了长足的进展,但大部分的角膜基因治疗研究都是在动物身上完成的,临床研究很少,在临床应用于人类患者的基因治疗方面远远落后于视网膜。随着对分子机制和遗传及获得性角膜疾病过程的理解的加深,以基因为靶点的治疗正逐渐成为可能。我们看到,各种病毒载体和非病毒载体的检测和多种传递系统在各种角膜疾病模型中逐渐起到关键作用。因为多项角膜基因治疗新技术已经在动物模型(如兔、鼠等)中被证明是有效的,而这些动物模型在解剖学、伤口愈合反应和功能方面与人类角膜非常相似,因此,我们相信角膜基因治疗的未来是光明的。随着人类角膜疾病的动物模型的发现以及基因治疗方法与干细胞治疗和再生医学的结合,治疗角膜盲的方法很可能在未来成为现实。

(王萌萌 张铭连)

第七章

手术治疗角膜病发展趋势

第一节　角膜移植术发展现状和意义

按照手术方式分类,目前已经在临床上广泛开展的角膜移植手术主要有穿透性角膜移植术、板层角膜移植术、角膜内皮移植术三大类。经过近年来手术设备的革新和对手术机制的研究,各类手术在具体技术要点上又有了新的突破,无论在手术精准度方面,还是在降低并发症提高手术成功率方面均较以往有了大幅提升。本节重点介绍穿透性角膜移植术、板层角膜移植术和角膜内皮移植术在临床上的应用和新手术技术的进展。而组织工程学人工角膜、异种角膜移植、手术相关的新型药物等的研究进展,将在本书其他章节中单独介绍。

一、穿透性角膜移植术的发展现状

穿透性角膜移植(penetrating keratoplasty,PKP)是一种传统的角膜移植手术术式。PKP的手术适应证包括角膜瘢痕、角膜化学伤、角膜内皮细胞功能失代偿、与遗传有关的角膜病、角膜严重感染或穿孔,以及其他(如角膜破裂伤、角膜血染、角膜热灼伤)等。与其他角膜移植术相比,PKP手术创伤相对较大,容易导致术后植片排斥、屈光不正、角膜内皮失代偿及继发性青光眼等。2003年有学者报道了一种新的PKP方法,即将供体和受体角膜塑形成为能够相互嵌合的"高帽状"(或称为"按钮状""蘑菇状"),从而在提高了增加了植片力学稳定性的同时,增加了切口接触面积,较传统PKP能更早的达到拆线时间。该技术被称为高帽式穿透性角膜移植术(top-hat penetrating keratoplasty,TH-PKP)。近年来,较多临床研究将该手术进行了改良,产生了以下新的手术方式:

(一)飞秒激光塑形高帽状结构的穿透性角膜移植(femtosecond laser shaped penetrating keratoplasty of top-hat configuration,Fs-TH-PKP)

该手术方法利用飞秒激光制作TH-PKP手术切口,与以往TH-PKP手术相比,具有切口精度高、植片与受体对合严密的优点,有效地减少了手术源性散光并缩短了手术操作时间。Steinert等对比了传统PKP手术和Fs-TH-PKP手术伤口渗漏压及散光情况,发现Fs-TH-PKP具有较好的抗渗漏功能,但两组的散光度数则未见明显的统计学差异。在另一项研究中,Fs-TH-PKP术后1年随访时所有患者皆无手术并发症,术后各项指标均优于传统PKP,完全移除缝线平均时间为术后(7.0 ± 1.9)个月,术前最佳矫正视力从术前的指数至20/50,恢复到术后的20/400至20/25。Irit等在对比了传统PKP、TH-PKP及TH-PKP联合切口缘的纤维蛋白胶粘合之后,认为 TH-PKP 术后角膜比传统 PKP 术后角膜的生物力学强度更大,TH-PKP 联合切口缘的纤维蛋白胶粘合比其他手术更具保护移植角膜片的作用。此外,Irit 等进一步利用飞秒激光在供受体角膜上做出不同形状的角膜切口边缘,包括传统 PKP 的桶状切口边缘、TH-PKP 高帽状切口边缘、菌菇状切口边缘、锯齿状切口边缘、圣诞树状切口边缘等,并采用不同针数的间断缝合,发现 4 针间断缝合和 8 针间断缝合之间在术后角膜力学方面没有明显差异,而 16 针间断缝合的高帽状 TH-PKP 手术后的角膜力学稳定性最高,其次是菌菇状手术。

（二）手工式高帽状的穿透性角膜移植（manual top-hatwound configuration for penetrating keratoplasty,M-TH-PKP）

Irit 等认为虽然飞秒激光可以带来稳定、精确的手术术式,但手工制作的切口表面较粗糙,可促使切口周边恢复得更快、更好。因此,他们尝试采用手工制作切口的方式进行 TH-PKP 操作。Irit 等研究人员将患者分成 M-TH-PKP 与传统 PKP 两组,术后 1 年随访时,两组 BCVA、像差、散光、并发症发生率未见明显差异,完全移除拆线时间 M-TH-PKP 为（3.9 ± 1.5）个月较传统 PKP（9.7 ± 1.1）个月缩短,而在内皮细胞计数方面 TH-PKP（1 978 ± 277）个 /mm² 与传统 PKP（1 449 ± 516）个 /mm² 相比较高。由于 Irit 等研究的结果存在随访时间短、样本数小、选择性偏倚等缺点,需进一步观察以明确临床疗效。

（三）半高帽状的穿透性角膜移植术（half-top-hatpenetrating kemtoplasty,HTH-PKP）

虽然 TH-PKP 有许多优点,但并未被广泛使用,究其原因是在准备供体角膜与受体角膜上所需时间较长。此外,由于供体、受体的翼状大小多数是由术者手绘线标记,缺乏统一标准,因此难以评价手术效果。所以,有学者又提出了一种新的、较为简单的半高帽型穿透性角膜移植术。从本质上来讲,这种新式手术是围绕层状切口的优点进行设计,所以此式具有较好的抗渗漏作用,并提高了术后视觉质量与降低了伤口裂开的发生率。HTH-PKP 与高帽状 PKP 不同之处在于受体角膜的制作方式不同。HTH-PKP 供体的优势在于手术时供体角膜翼状可直接滑入受体角膜下,之后需要缝合固定。2008 年有学者首先报道了 10 例（10 只眼）HTH-PKP 的相关临床结果。随访至术后 3 个月时,患者裸眼视力为 20/200（范围为 20/80 到指数）,眼压为（18.2 ± 8.8）mmHg;OCT 显示所有患者翼状植片与供体后部角膜贴合良好;除了 1 例患者出现术后高眼压经过用药后稳定之外,余患者术中、术后未见明显手术并发症、排斥反应。所以,HTH-PKP 保留了 TH-PKP 的优点并且明显缩短了手术的准备时间。在术后疗效上,HTH-PKP 还具有良好的植片贴合特点。尽管如此,这种新的术式仍有待进一步临床研究以明确其疗效。

二、板层角膜移植术的发展现状

板层角膜移植术（LK）的目标是以局部或全板层角膜组织替换病变角膜组织。前板层角膜移植术（ALK）保留了角膜后基质。ALK 的优点包括减少内皮移植排斥的风险,保持角膜结构完整性,减少穿透性角膜移植在术中"开天窗"而引起的并发症风险。然而,对受者床和供体组织的手工剖开面之间可能会出现混浊和层间瘢痕,从而导致了患者的视觉质量的降低。最近,设备的改良、手术技术的提高和自动化治疗方式的应用已经使 ALK 的手术后疗效和视觉结果显著提高。当前研究的结果证实 ALK 的术后疗效与 PK 术后疗效相当。

（一）前板层角膜移植（anterior lamellar keratoplasty，ALK）

中、浅层角膜白斑，细菌、真菌或病毒感染以及外伤所致的后遗性瘢痕，如只限于浅、中层，多数病例预后良好。化学伤和热烧伤引起的角膜瘢痕常伴有较多新生血管，但只要将瘢痕及血管组织分离干净，同样可取得一定的光学效果。剖切过程中发现全层混浊，则改做穿透性角膜移植。

（二）深板层角膜移植（deep anterior lamellarkeratoplasty，DALK）

近年来随着手术技术的改良，采用空气泡角膜基质注射、生理盐水以及黏弹剂进行角膜基质与后弹力层分离的技术不断出现，使角膜基质的剖切层面可以接近后弹力层或完全暴露后弹力层，因此逐渐使 DALK 这一术式在角膜移植手术中比重不断增加。尤其是深板层角膜移植可以获得和 PK 相似的术后光学效果，加之 DALK 比 PK 对供体角膜材料的要求低，所以能极大缓解国内外普遍存在的对高质量新鲜角膜供体材料的需求压力。目前依据剖切深度可以将深板层角膜移植分为两种术式，一种为接近后弹力层的深板层角膜移植（predescemetic DALK，剖切深度达到角膜厚度的 95%）以及暴露后弹力层的深板层角膜移植（descemetic DALK，支持仅保留后弹力层）。

（三）后板层角膜移植（posterior lamellar keratoplasty，PLK）

现阶段，对与严重的角膜内皮失代偿如大泡性角膜病变患者，传统的穿透性角膜移植术是解除其症状和恢复其视力的主要手段。近年来一些学者提出了后板层角膜移植的概念，即保留患者自身角膜的前板层组织而仅置换后板层、Descemet's 膜和角膜内皮。2000 年 Busin 等首先报道了微型自动角膜板层刀对 7 名患有大泡性角膜病变的患者进行深板层角膜移植术的结果。此后陆续有新的手术方式推出，如深板层角膜内皮移植术（deep lamellar endothelial keratoplasty）、基于后弹力层植入的角膜内皮移植（descemet member endothelial keratoplasty）等。后板层角膜移植术仅置换病变的后板层，保留了前板层，既去除了病因又避免了对角膜前板层完整性的破坏。该手术的术后散光尤其是不规则散光较穿透性角膜移植少。

三、角膜内皮移植术的发展现状

角膜内皮移植术（endothelial keratoplasty，EK）在国际临床上的应用仅有不足 20 年的历史，但是这种新的手术方式一直在不断发展。目前主要包括以下几种术式：①手工取材的后弹力层撕除角膜内皮移植术（descemet stripping endothelial keratoplasty，DSEK）和自动角膜刀取材的后弹力层撕除角膜内皮移植术（descemet stripping automatic endothelial keratoplasty，DSAEK）；②后弹力层角膜内皮移植术（descemet membrane endothelial keratoplasty，DMEK）；③超薄植片 - 自动角膜刀取材的后弹力层撕除角膜内皮移植术（UT-descemet stripping automatic endothelial keratoplasty，UT-DSAEK）。这些术式的优缺点参见表7-1-1。

1. 国外 EK 的发展现状　EK 以其独特的优势在国外已经成为治疗角膜内皮病变的首选术式。目前在国外比较成熟的主流术式是 DSEK 和 DSAEK。其手术方法是在角膜缘部制备 5mm 左右的隧道切口，将病变的角膜内皮和后弹力层剥除，然后移植带有 150~200μm 后基质的内皮移植片，通过前房空气支撑植片与受者角膜的后表面贴附。这种手术会增加角膜的厚度，术后患眼会有轻度的远视。目前国外较新的术式是 DMEK，与 DSEK 相比，DMEK 仅移植带有健康内皮细胞的后弹力层，其手术厚度解剖结构更符合角膜的生理状态,但是手术难度大,主要体现在以下几点:①供体角膜后弹力层的取材比较困难,在取材过程中会损伤角膜内皮细胞;②移植片植入眼内后展开有一定的困难,移植片为薄膜状物,在前房内漂浮难以固定,术后更容易发生移植片脱位。因此 DMEK 在国外尚未普遍开展。

表 7-1-1　角膜内皮移植术(EK)不同术式的优点和缺点

术式	优点	缺点
手工取材的后弹力层撕除角膜内皮移植术(descemet stripping endothelial keratoplasty,DSEK)	①适用于所有角膜功能失代偿患者 ②与 PKP 相比,术后视力恢复快,视觉质量提高 ③术后角膜透明率高 ④角膜植片免疫排斥反应发生率低	①术后早期植片脱位率高 ②原发性供体衰竭发生率高于 PKP ③术后继发性青光眼的发生率高
自动角膜刀取材的后弹力层撕除角膜内皮移植术(descemet stripping automatic endothelial keratoplasty,DSAEK)	①适用于所有角膜内皮功能失代偿患者 ②术后早期植片脱位率相对较低 ③术后视力恢复快,视觉质量高 ④术后角膜植片透明率高	①原发性供体衰竭发生率高 ②术后继发性青光眼的发生率高
后弹力层角膜内皮移植术(descemet membrane endothelial keratoplasty,DMEK)	①术后视力恢复快,视觉质量高 ②术后角膜植片免疫排斥反应发生率高 ③角膜植片免疫排斥反应发生率低 ④术后继发性青光眼发生率低	①不适用于有眼部合并症患者 ②术后早期植片脱位率高 ③原发性供体衰竭发生率高
超薄植片-自动角膜刀取材的后弹力层撕除角膜内皮移植术(UT-descemet stripping automatic endothelial kerato-plasty,UT-DSAEK)	①适用于所有角膜内皮功能失代偿患者 ②术后早期植片脱位率相对较低 ③术后视力恢复快,视觉质量高 ④原发性供体衰竭发生率较低 ⑤术后角膜植片透明率高 ⑥角膜植片免疫排斥反应发生率低	

2. 国内 EK 的发展现状　中国开展 EK 的时间相对较晚。2005 年中山大学中山眼科中心在国内率先开展了深板层角膜内皮移植术,其后又开展了 DSEK;复旦大学附属眼耳鼻喉科医院在其后也相应开展了这两种手术术式。2007 年北京大学第三医院眼科中心在国内率先开展 DSAEK,利用自动角膜刀取材使手术创伤更小,移植片与植床之间的界面更加光滑。此后山东省眼科医院、浙江温州医学院附属眼视光医院、福建厦门大学附属厦门眼科中心等相继开展了 EK。

在我国,各种手术后角膜内皮失代偿往往是行 EK 的主要原因。而这类疾病的患眼常因为既往的外伤和手术导致眼内结构紊乱、结构不完整,使后期的 EK 变得异常复杂,很容易出现移植片植入困难和植片脱位等问题。同时,亚洲人眼前节容积小、前房浅,也增加了手术的难度。因此,在手术开展初期对于浅前房、虹膜条件差及眼前节不正常的患者应审慎选择 EK,尽量避免并发症的发生。

依据 2011 年的数据看,我国每年 EK 手术量仅为 200 例左右,要远远少于国外(同期美国每年 EK 的手术量在 14 000 例左右),分析有如下原因:①供体缺乏。中国角膜供体来源是影响 EK 顺利开展的首要原因。②医院缺乏开展 EK 的动力。开展 EK 所需的各种仪器设备和器械均为进口产品,价格昂贵,而国家对 EK 的收费尚无统一标准,只能按照普通角膜移植的费用收取,加上手术数量很少,无法为医院带来效益,大多数医院不会单纯从发展专业的角度来开展这项新技术。③操作要求高,技术培训欠缺。EK 作为一种全新的手术技术,需要一个新的学习过程,同时要求手术医师具有普通角膜移植手术技术,在 EK 失败后有能力改行穿透角膜移植术补救。因此,EK 手术早期应该在一些设备齐全、技术水平雄厚的大医院开展,待技术水平成熟后可通过举办培训班等方法在全国推广。

四、角膜移植术的临床意义

角膜病是我国仅次于白内障的第 2 位致盲眼病。由谢立信院士牵头的多中心流行病学调查结果显示,目前中国可能有单眼和双眼角膜盲患者 301.5 万。由于目前我国尚未对角膜捐献立法,加上受传统观念、风俗习惯的影响,我国的角膜捐献量远不能满足手术需求,且角膜供体紧缺的状况很难在短期内改善,2020 年以前,每年施行的角膜移植手术例数约为5 000 例。近年来,基于 PKP 改良的新术式,如 TH-PKP 等术式具有较佳的伤口对合、抗压等优势,但其缺点在于制备过程需吸压角膜、对角膜可能造成损伤。此外,由于这些术式出现时间较短,因此对于术后长期的最佳矫正视力、散光及长期预后等情况缺乏客观的文献依据,需要进一步提高样本量并长期观察研究才能明确手术疗效。

⬤ | 第二节　免疫学研究的发展现状

角膜移植手术是治疗各种中晚期角膜病变的重要治疗方法。尽管随着新技术、新材料的应用,角膜移植手术的成功率已经有了大幅提升,但在临床上由于各种免疫因素导致的角膜植片排异反应目前仍是导致移植失败的主要原因。对角膜免疫学的深入研究仍是当前提高角膜移植手术成功率的重要前提。免疫学研究认为,角膜植片的排斥需要三个过程:供体抗原的释放识别并被传输到淋巴组织、抗原被处理并产生特异性免疫细胞、机体通过细胞和体液免疫途径攻击移植片。

一、供体抗原的释放和排斥反应的启动

研究证实,HLA(人类白细胞抗原)抗原在角膜的上皮、基质和内皮层中均可表达,其中在角膜缘部的角膜上皮和角膜基质表达最明显。这些 HLA 抗原包括肽类抗原和非肽类抗原(脂类和糖类抗原)。此外,研究发现血型抗原在植片排斥中也起作用。

二、抗原提呈过程和淋巴系统

抗原提呈是引起免疫排斥的关键环节。正常角膜组织中并没有抗原提呈细胞(antigen-presenting cell,APC)的存在;角膜移植排斥的患者并不是全部出现新生血管,因此推断淋巴系统可能在角膜排斥反应的抗原提呈过程中具有重要作用。动物实验显示带角膜抗原的APC 主要聚集在同侧的颈部淋巴结中;切除动物双侧颈部淋巴结可以 100% 抑制角膜排斥发生,也可使 92% 高危角膜移植存活期延长,进一步印证了这种推断。

三、角膜排斥中的信号传导和共刺激途径

在角膜移植的急性排斥反应和加速性排斥反应中，$CD4^+T$ 细胞能够最早识别带有外源性 MHC 的供体角膜。识别并活化的 $CD4^+T$ 细胞分泌细胞因子，进而激活 $CD8^+$ 细胞和 B 细胞引起的免疫应答，最终将移植片排除。在这个过程中，T 细胞抗原受体（TCR）先与 APC 细胞表面的 MHC 类分子结合形成复体 TCR/MHC 对抗原进行识别，进而通过信号的传递使 $CD4^+T$ 淋巴细胞活化增殖并产生多种淋巴因子。在这些淋巴因子的作用下，$CD8^+T$ 淋巴细胞活化增殖并对角膜植片表现细胞毒性作用。实验已经证实，应用抗 CD4 单克隆抗体能够阻断 TCR/MHC 复合体的形成，进而显著延长角膜植片的存活。

常见的 T 淋巴细胞的活化过程，各级信号的传导和放大多数是通过 TCR/CD4 复合体共刺激途径完成的。共刺激信号首先由细胞表面分子 CD28 传导。CD28 分子有两个配体，分别是位于活化的 APC 细胞表面的 CD80 B7-1 和 CD86 B7-2。APC 与 CD28 的结合可使 T 细胞充分活化。若没有 CD28 参与，则会使 T 细胞无反应或凋亡，进而抑制角膜排斥反应。此外，活化的 T 淋巴表面表达的 CTLA-4、CD152 分子也可以与 CD80/CD86 结合，对 T 淋巴细胞发出负反馈信号产生抑制作用，进而使角膜植片的存活时间延长。

除了 TCR/CD4 复合体共刺激途径，研究发现 CD154/CD40L 复合体也能够引发共刺激途径。CD154 表达于活化 T 淋巴细胞表面，是 TNF 家族成员，可与 CD40 相结合。CD40 是 TNF 受体家族成员，表达于包括 APC 细胞的多种细胞表面。应用抗 CD40L 的单克隆抗体阻断 CD40/CD154 的相互作用也可使角膜植片存活时间延长。

四、ACAID 与角膜免疫耐受

目前认为角膜的免疫赦免已经超出了角膜的无血管因素而更与前房有关，因此称之为前房相关性免疫偏离（anterior-chamber-associated immunedeviation 简称 ACAID）。它主要表现为对抗原特异性的迟发性超敏反应的抑制、对补体结合抗体的抑制、对其他体液免疫的保留。ACAID 的发生与前房中的可溶性细胞成分有关。眼前节的正常结构及免疫微环境的存在是 ACAID 的前提。在这个被称为"压制迟发型超敏（delayed type hypersensitivity 简称 DTH）反应"的过程中，$CD4^+T$ 细胞和 CD1d 反应 NKT 细胞均参与其中。

（一）$CD4^+T$ 细胞在角膜免疫耐受中的作用

$CD4^+T$ 细胞受抗原刺激后可分化为 Th1 与 Th2 两个亚群，分别分泌不同的细胞因子。Th1 分泌 IL-2、IFN-γ 及 TNF-β 等，作用是介导引起角膜植片排斥的 DTH；Th2 分泌 IL-4、IL-10 及 IL-13 等，作用是对 Th1 细胞的作用进行调理和约束。

（二）CD1d 反应 NKT 细胞在角膜免疫耐受中的作用

角膜植片的长期存活需要 CD1d 反应 NKT 细胞的存在。CD1d 是表达于 APC 细胞表面的单一形态的、非 MHC 编码的、类 MHC 类分子的抗原提呈分子，NKT 细胞是同时表达 TCRαβ 链和 NK 表面标致的淋巴细胞。只有与 CD1d 分子结合的 NKT 细胞才能诱发免疫耐受的出现，表现为角膜移植术后植片长期存活者的 DTH 丧失和免疫球蛋白结合补体的能力丧失。须经荧光素染色，再结合细菌、共聚焦显微镜检验综合分析。

五、免疫学在抗角膜移植排斥策略中的应用和展望

随着研究的深入,目前已经有多种免疫学和分子生物学新型治疗途径在抗角膜移植排斥的临床实际中应用。

(一) 抗角膜移植排斥药物

目前应用于抗角膜移植排斥的药物主要有两大类:化学免疫抑制剂类药物和抗体类药物。

化学免疫抑制剂药物主要包括:①非特异性抗增殖类药物:代表药物为类固醇皮质激素;②抑制 IL-2 生成的药物:包括他克莫司;③抑制生长因子传递的药物:代表药物雷帕霉素;④特异性抑制淋巴细胞增殖的药物:代表药物吗替麦考酚酯(mycophenolatemofetil)。

抗体类药物包括:①针对细胞因子及其受体的生物制剂:抗 IL-2R 单克隆抗体、抗 IFN-γ 的单克隆抗体、TNF 的拮抗剂;② 抗黏附分子的单克隆抗体;③阻断共刺激信号的单克隆抗体和融合蛋白:CTLA4Ig、抗 CD154 单克隆抗体。抗体类免疫抑制剂以特定的免疫细胞表面结构为作用靶向,具有高度特异性,但单克隆抗体也存在一些问题,如首剂的过敏反应,受体产生针对治疗性抗体的抗体药代动力学等问题。

(二) 通过提高供受体组织相容性来减少或减轻角膜移植排斥

1. 通过术前组织配型来减少角膜移植排斥 尽管在大器官移植之前通常要进行组织配型来预测和避免排斥反应的发生,不同的研究对角膜移植术前是否有必要进行 MHC 配型仍存在争议。有研究发现术前进行了 ABO 抗原配型的角膜移植患者 3 年后发生排斥的概率为 16%,而未做 ABO 配型的排斥率为 30%。还有研究发现当 HLA 与次要组织相容性抗原不匹配时,发生的角膜移植排斥明显增高。但也有研究认为,尽管 HLA 配型可降低免疫排斥反应,而相同的 HLA 配型并不能有效阻止角膜内皮细胞的慢性丧失。此外,临床实际中很难寻找到与供体 HLA 配型一致的受体。

2. 通过降低供体移植物的抗原性来减少角膜移植排斥 理论上讲,如果能够降低 MHC 抗原的表达,就可以提高供受体的组织相容性,进而减少移植排斥。但目前所有研究均处于基础实验阶段。有研究将表达抗大鼠 MHC Ⅰ类抗原分子抗体的基因转入大鼠皮肤上皮细胞,发现对 MHC Ⅰ类抗原的表达产生了明显的抑制作用。另一项研究将表达受体 MHC Ⅰ类抗原分子的基因转入供体细胞内,发现可以使其免于受体 NK 细胞的攻击。

3. 基因治疗 在角膜上进行基因治疗时,可以在角膜移植前将经过修饰的目的基因通过病毒载体转染到角膜植片的内皮细胞,已达到表达目的基因、控制角膜免疫反应的目的。该技术尽管前景广阔,但目前均处于实验阶段,短期难以在临床上运用。此外,目的基因的获取及转染载体的安全性是仍是目前基因治疗技术需要解决的焦点性问题之一。

4. RNA 干扰技术(RNAi) RNA 干扰技术是通过人工合成的小分子干扰 RNA(siRNA)特异性地抑制、降解同源 mRNA 序列,有效阻止相应蛋白质的表达。体外合成的 siRNA 具有分子量小穿透力强的特点,其药代动力学特性与普通化学合成药物基本相同。动物研究已经证实,siRNA 可通过基因修饰下调移植物的内源性抗原达到抗移植排斥的目的。

5. 计算机辅助药物设计技术(computer-assisted drug disgn,CADD) 通过 CADD 设计出特殊构型的药物,使其可以在抗原的识别淋巴细胞的活化增殖过程中与细胞识别相关蛋白分子的某些结构相结合,进而阻断抗原识别信号的传递,以达到控制免疫过程的目的。已

经有研究基于 CD4 分子的 domain1 的 DOCK3.5 结构筛选出了几种小分子非肽类有机化合药物,在体外实验中能抑制 CD4 分子与 MHC 分子结合形成复合体,具有良好的抗排斥作用。

第三节 异种角膜临床应用研究前景

角膜移植是治疗角膜盲的有效方法。在美国及某些西方发达国家目前并不存在角膜供体材料紧缺问题,但中国、韩国和日本等亚洲国家对角膜供体材料的需求远远大于供给。要想从根本上解决角膜供体材料匮乏问题,就必须开辟角膜供体材料来源的新途径。随着对异种角膜之间排斥反应机制的研究深入,以猪角膜为代表的异种移植供体材料逐渐引起临床的关注,初步研究取得了喜人的效果。

一、代表性的异种角膜移植供体材料

尽管非人灵长类动物与人类的亲缘关系更为接近,而且已经有研究显示猿角膜作为移植供体取得了满意效果,但考虑到非人灵长类动物有限的繁殖能力、携带与人类共有的病原体(如人类免疫缺陷病毒等)、伦理学对使用灵长类动物的限制等,目前非人灵长类动物无法被广泛作为人类角膜供体来源。除了灵长类动物,与其他哺乳动物相比,人与猪的亲缘关系相对较近,猪的各脏器解剖结构与人类有许多相似之处。从伦理学上讲,用猪角膜给人移植也是一种可以接受的选择。从技术角度讲,由于角膜是免疫赦免组织,异种移植后不会迅速长入新生血管,移植后的最终结果要比其他系统器官移植好得多。随着基因工程技术的不断发展及完善,在经过有选择的基因修饰后猪角膜在抗免疫排斥反应方面可与人角膜媲美。因此猪有可能成为人异种角膜移植理想的供体源。

二、异种角膜移植的免疫排斥反应

角膜是一种无血管组织,且具有免疫赦免优势,因此在异种角膜移植中不会出现器官移植中常见的超急性免疫排斥反应(hyperacute rejection,HAR)。

1. 体液免疫 野生型猪角膜可表达一种猪抗人及灵长类天然抗体——$\alpha1,3$ 半乳糖基转移酶($\alpha1,3$ galactosyltransferase,αGal)。αGal 主要在角膜前基质层中大量表达,在角膜其他基质层和内皮层中也有表达。临床研究发现,角膜长有新生血管的患者或者有眼部炎症的患者在行野生型猪眼角膜移植手术后,人体产生的许多抗猪抗体,尤其是 αGal 抗体,会迅速接近移植片,使移植片的存活率下降。鉴于以上原因,目前已经有 αGal 基因敲除猪在异种角膜移植中应用,有望从根本上解决解决猪异种角膜移植体液免疫排斥反应中的 αGal 抗体问题。

2. 细胞免疫 无论是同种角膜移植还是异种角膜移植,造成免疫损伤的主要原因都是 $CD4^+$ 细胞,靶向为角膜的内皮细胞。此外,$CD8^+$T 细胞、自然杀伤 T 细胞和树突状细胞可能参与排斥反应。在异种角膜移植中,排斥反应主要受炎性细胞因子的介导,尤其是 IFN-γ,可经 $CD4^+$ 和 / 或 $CD8^+$T 细胞释放到移植片产生效应。此外,异种移植片发生排斥反应还明显与诱导型一氧化氮合酶(inducible nitric oxide synthase,iNOS)和一氧化氮(nitric oxide,NO)基因表达密切相关。

3. 免疫赦免 在眼内,角膜、前房、玻璃体腔和视网膜下层空间为免疫赦免区。在免

疫赦免区虽然主要组织相容性复合体抗原表达很弱,但是 Fas 配体(FasL,CD95L)、程序性死亡配体 1(programmed death ligand,PD-L1)、少量未成熟的抗原递呈细胞,免疫调节分子,如 IL-10、转化生长因子 -β(transformation growth factor-β,TGF-β)和房水中的补体调节蛋白(complement regulatory protein,CRP)等均有表达。与补体不同的是,以上分子具有高度种属特异性,从而加重了补体介导的损伤,因此抗体在角膜异种移植排斥反应中比角膜同种移植排斥反应中具有更重要作用。另外,对于患有圆锥角膜、角膜炎症、新生血管、眼外伤或感染等疾病的患者,由于炎症反应造成局部组织结构破坏,这些患者即使进行同种角膜移植也可能出现排斥反应,异种角膜移植将更是如此。

三、基因工程猪

2001 年,中国学者完成了世界上第一头 α-1,3- 半乳糖基转移酶基因敲除猪的构建。此后,针对不同的免疫排斥反应,又有多种基因工程猪构建成功,主要包括:①α-1,3- 半乳糖基转移酶基因敲除猪:此猪的角膜植片具有明显的抗超急性免疫排斥反应的能力。②可表达人补体调节蛋白的猪:所表达的补体调节蛋白包括衰变加速因子(decay-accelerating factor,DAF,又称 CD55)和膜复合因子蛋白(membrane cofactor protein,MCP,又称 CD46)等,能起到抗灵长类补体介导的损伤的保护作用。③细胞毒 T 淋巴细胞抗原 4 免疫球蛋白(cytotoxic T-lymphocyte antigen 4-Ig,CTLA4-Ig)基因工程猪:该猪对移植物局部产生的 T 淋巴细胞具有免疫抑制作用。④显性负 Ⅱ 类反式激活子基因(dominant-negative class Ⅱ transactivator gene)突变猪:该猪通过正向调节猪白细胞 Ⅱ 类抗原的表达,可促进受抑制血管内皮细胞的表达,从而减少灵长类动物 CD4$^+$T 细胞诱导的损伤。⑤“抗凝”“抗炎”和“抗凋亡”基因猪:例如组织因子通路抑制剂(tissue factor pathway inhibitor,TFPI)、CD46、血栓调节蛋白(thrombomodulin,TM)、人锌指蛋白 A20(human A20,hA20)基因和人血氧化酶 -1(human hemoxygenase-1,hHO-1)等。随着时间的推移,会有越来越多经过单基因或多基因改造的猪品种面世,这也使我们确信在不远的将来异种角膜移植将会更广泛地开展。

第四节　穿透性角膜移植联合手术的发展趋势

近年来,随着手术技术的进步和手术治愈率的提高,越来越多的角膜疾病通过角膜移植手术得到了有效的治疗。然而,对于一些合并其他眼病的复杂的、严重的角膜混浊性疾病而言,单纯采用传统的角膜移植手术往往是不够的,需要与眼科其他手术联合进行。例如,角膜混浊合并角膜缘干细胞缺乏、角膜混浊合并白内障、角膜混浊合并青光眼、角膜混浊合并视网膜脱离等。穿透性角膜移植联合手术尽管便捷高效,具有手术步骤简化、手术治疗时间缩短、炎症排异反应减少等优势,但对医生的手术技术要求更高,手术难度也较大。

一、穿透性角膜移植联合角膜缘移植术

对于同时存在的角膜缘干细胞缺乏症和角膜混浊,单纯采用穿透性角膜移植术或全层角膜缘成型术均不能彻底解决,以往常常需要将两种手术序贯进行,这种情况常发生在严重的眼部化学或热烧伤患者。有学者首次报道了一期穿透性角膜移植联合角膜缘移植术,手术取得了良好的效果。此后,这种穿透性角膜移植联合角膜环切术不断完善,并逐渐在临床

上使用。史伟云等比较了穿透性角膜移植(PK)联合同种异体角膜缘移植物(KLAL)移植术和角巩膜移植术对角膜缘干细胞缺乏症疗效的差异。穿透性角膜移植(PK)联合同种异体角膜缘移植物(KLAL)移植术的手术方法是:做全角膜缘切除后,采用穿透性角膜移植术(PK)联合同种异体角膜缘移植物(KLAL)移植术进行治疗。在术前不超过 3 天的时间内,以 2~3mm 巩膜缘的超大移植物作为供体移植物并储存在 Optisol 角膜培养基中;在 PK 过程中,从眼表广泛切除纤维组织,尽可能保留结膜;用直径 7.25~7.50mm 的 Hessburg-Barron 角膜环钻摘除中央角膜,并用 7.50~7.75mm 的角膜移植片替换,采用 10-0 尼龙缝线间断缝合;PK 结束后,手工切除供体角膜缘的剩余组织,将角膜缘移植物用 10-0 尼龙缝合线固定于供体眼上后,将受体结膜缝合在供体角膜缘上;手术结束时,角膜表面覆盖羊膜,用 10-0 尼龙缝线缝合固定;术后所有患者均行局部和系统免疫抑制治疗。这种联合手术的术后并发症(角膜上皮缺损、菌丝、缺氧)发生率明显低于角巩膜移植手术,术后 24 个月最佳矫正视力也优于角巩膜移植手术。

二、穿透性角膜移植联合白内障摘除人工晶体植入术

角膜混浊合并白内障者并不少见。以往多将角膜移植和白内障摘除手术分开进行。患者将承受两次手术的痛苦和较高的治疗成本,视力也不能尽快恢复。此外,如果在角膜移植前进行白内障手术,由于角膜病变的存在,白内障摘除时能见度差,影响手术操作;如果在角膜移植后进行白内障摘除,角膜内皮又会受到损害,有导致植片失代偿的危险。因此,目前多主张角膜移植与白内障摘除同时联合完成。如果视力有恢复的希望,且无虹膜萎缩所致的瞳孔散大或不可修复的虹膜大幅缺损,一般可以考虑同时植入后房型人工晶体。穿透性角膜移植联合白内障摘除人工晶体植入术适合各种原因导致的不可逆的角膜中央区混浊合并白内障者。但存在晶体脱位、晶体完全混浊、顽固性葡萄膜炎、青光眼、活动感染性角膜炎、眼前段严重的组织解剖结构的破坏(如不可修复的虹膜缺损)、伴斜视或严重弱视者不宜植入人工晶体。穿透性角膜移植联合白内障摘除人工晶体植入术的手术方法是:常规缝置 Flieringa 巩膜支撑环;植床的制作常用 7.0mm 直径以上的环钻直接钻穿至前房或钻切2/3 角膜深度后用刀片切穿角膜,再用剪刀完成植床,截囊或环形撕囊去除晶体前囊膜,娩出晶体核,注吸清除晶体皮质;也可以做囊内摘除,如果玻璃体脱出到前房,必须做开放式玻璃体前段切除,使虹膜面与瞳孔平面无玻璃体堵塞,植入人工晶体前先在囊袋内注入黏弹性物质,用无齿镊夹住人工晶体的光学部,把下袢放入囊袋内,然后将人工晶体旋入囊袋内,调整位置。如果后囊不完整,可以先在后囊穿孔处注入黏弹性物质阻压后方玻璃体后在植入。如果后囊破口较大,囊袋失去完整性时,可将人工晶体植入虹膜睫状沟,或放置前房型人工晶体;之后将少许黏弹剂注在人工晶体表面,以减少摩擦对角膜内皮的损害。制作供眼移植片的方法见穿透性角膜移植章节。植片一般比植床大 0.2~0.5mm,如果植入人工晶体通常加大 0.5mm,如果采用的是婴幼儿供眼植片不宜加大太多。圆锥角膜患者植片直径多采用与植床等大。

三、穿透性角膜移植联合虹膜成型术

角膜白斑合并虹膜前粘连,在穿透性角膜移植术中常常需要做部分虹膜切除。外伤或医源性瞳孔异常者均应行虹膜成形术,恢复正常或接近正常的圆形瞳孔。虹膜成形最好使

用10-0聚丙烯缝线,可抵御分解吸收。虹膜成形术后可恢复虹膜隔及其张力,预防虹膜松弛前移或前粘连,保持前房深度,防止继发青光眼。此外形成中央圆形瞳孔,可提供正常的光学通道,减少畏光,达到更好的光学效果。手术方法是:用无齿镊抓住虹膜瞳孔缘,用10-0聚丙烯缝线在近瞳孔缘虹膜括约肌处穿过做间断缝合,然后再于虹膜中腹全层间断缝合1~2针,周边部不需缝合,相当于周边虹膜切除。瞳孔上移者,如虹膜面有机化粘连可分离剪除,然后将两侧虹膜对齐间断缝合,并将6:00方位瞳孔缘向下剪开少许,修整形成中央瞳孔。

四、穿透性角膜移植联合抗青光眼手术(联合小梁切除术)

合并原发性青光眼的角膜盲,或者长期角膜瘘前房浅导致继发房角粘连眼压增高者可采用穿透性角膜移植联合抗青光眼手术。手术方法是:在鼻上或颞上方做以角膜缘为基底的结膜瓣,弧长10~12mm,宽7~8mm;在11:00或1:00方位,做长为4mm,宽为3.5mm的四方形巩膜瓣,为1~2巩膜厚度,向前做板层分离达角膜透明部分为止;选用适当大小的环钻,若是全眼球则从角膜上皮面钻取植片,若从保存的角膜取植片则把角膜放在植片刻切枕中,内皮面向上,用环钻刻取移植片;制作受眼角膜植床,环钻约比植片小0.2mm左右,钻切角膜2/3深度以上,勿直接钻穿前房;在巩膜瓣下切除含有小梁组织的角巩膜缘组织大小为2mm×1.5mm,并做周边巩膜切除;回复巩膜瓣,用10-0尼龙线两角各缝一针,及垂直于两边的切口各缝一针;完成小梁切除术后用尖刀片沿角膜环钻刀口处切穿角膜,再用角膜剪剪除受眼角膜组织片,制作植床;供眼植片放入植床,其余操作参见穿透性角膜移植章节。

五、临时人工角膜下的穿透性角膜移植联合玻璃体切割术

视网膜脱离或外伤性玻璃体积血与角膜混浊同时存在时,混浊的角膜妨碍了眼底的观察,影响了后段玻璃体手术及视网膜复位术的操作。1981年Landers等首次报道了临时人工角膜下玻璃体手术联合穿透性角膜移植术,为治疗同时累及眼前及眼后段的病变开辟了新途径。临时人工角膜是用聚甲基丙烯酸甲酯制作的光学螺旋体,镜柱的后曲率半径为7.8mm,与角膜前曲率半径一致,为平凹镜。在人工角膜的前表面圆周的周围有四个角,其长度延伸至角膜缘巩膜区,用于手术时缝合固定在角膜周边部,也使人工角膜在进行眼内手术时能维持一定的眼压,保证手术的顺利进行。人工角膜长度为5mm,它只能用于无晶体眼,直径有6.2mm、7.2mm、7.5mm及8.2mm多种。人工角膜的镜柱上刻有螺纹,使之能旋入眼角膜的环钻孔内。人工角膜缝合固定后,能抵抗60mmHg的眼内灌注压而不发生渗漏,为眼球后段手术提供了清晰的术野。手术方法是:根据角膜损伤及混浊程度选用适宜口径的人工角膜及角膜环钻,用环钻取下病变的角膜组织;移植床的环钻口径要比人工角膜镜柱口径小0.5mm,使镜柱与术眼角膜的结合达到水密状态;将人工角膜旋入患眼角膜植孔处,用5-0丝线缝合人工角膜的四个角或镜柱旁翼边的4个孔洞于患眼角膜缘邻近的浅层巩膜;在人工角膜下,在睫状体平坦部做三切口,用三通道玻璃体切割系统进行眼后段手术如眼内异物取出、清除玻璃体积血或增殖膜、视网膜切开、激光封闭裂孔、气液交换、硅油注入等操作;完成眼后段操作后,取出临时人工角膜,将角膜植片缝于植床上,在补充眼内填充剂,灌注液重建水性前房;术毕结膜下注射庆大霉素和地塞米松,绷带包扎双眼。完成眼后段操作后,取出临时人工角膜,将角膜植片缝于植床上,再补充注入眼内填充剂,灌注液重建水性前房。

其他穿透性角膜移植操作同其他章节。

六、穿透性角膜移植联合玻璃体切割、引流阀抗青光眼手术(前后段联合手术)

前后段联合手术的主要价值是避免多次手术。如果没有进行降眼压手术处理而单纯采用穿透性角膜移植联合玻璃体切割术,术后眼压失控的风险较大,在初始手术部位愈合之前可能需要立即进行第二次抗青光眼手术。如果先进行抗青光眼手术,随后的穿透性角膜移植联合玻璃体切割手术可能降低首次抗青光眼手术效果,甚至眼压升高。有研究者尝试一期同时联合进行三种手术。穿透性角膜移植联合玻璃体切割、引流阀抗青光眼手术的手术方法是:在颞上侧或颞下侧建立一个以穹窿为基础的结膜瓣;如果需要硅油填充时多选择颞下侧植入引流阀;做一个以角膜缘为基底的半厚巩膜瓣压痕(5mm×7mm)备用;在检测引流阀的通畅性后,将其放置在眼球筋膜鞘(Tenon 囊)筋膜下,在距颞上或颞下角膜缘后8~10mm 处用9-0尼龙缝合固定;引流阀的管部暂时放置在结膜瓣下;进行穿透性角膜移植、玻璃体切割手术;完成以上手术操作后,前房穿刺注入黏弹剂以防眼压突降;将引流阀管部在巩膜瓣下进入前房;此后步骤同一般引流阀植入术。研究结果显示,穿透性角膜移植联合玻璃体切割、引流阀抗青光眼手术的引流阀抗青光眼效果与单纯引流阀植入术的降压效果相同。

第五节　精准微创是角膜手术发展的必然趋势

角膜作为眼球屈光系统重要的组成部分,其规则性和透光性直接影响着眼球的光学成像质量,是眼睛发挥视觉功能的重要部件。如今的角膜疾病患者已经不再满足于切除病灶、减轻疼痛、维持眼球完整性等的基本治疗要求,越来越多的患者期望通过角膜手术获得继续从事社会劳动的有效视力。这对角膜手术提出了更高的要求。随着对角膜疾病发病机制的研究深入和各种新技术新设备的发展应用,尤其是各式激光在角膜手术中的应用,使精准、微创成为是角膜手术发展的必然趋势,也使术后眼睛获得良好的光学成像质量成为了现实。

一、外伤性或医源性角膜散光的矫正技术日趋精准微创

角膜外伤或角膜手术后散光绝大多数属于不规则散光。采用传统光学矫正往往难以取得较好的矫正效果。传统的光学诊断和治疗手段已经不能全面满足现代角膜疾病治疗的需要。电脑验光仪只能检测出视轴附近 3mm 范围的屈光度数,框架镜只能矫正精确度大于0.25D 的规则散光,角膜接触镜对于较大度数的角膜不规则散光的矫正效果大打折扣,人工晶体对于不规则散光的治疗也没有突破性进展。

如今,各种角膜像差仪、角膜地形图、角膜 OCT、角膜活体共聚焦显微镜等检查设备已经能够对角膜的前后表面形态、角膜容积、角膜显微结构精确评估。由于角膜前表面的屈光度最大,所以角膜前表面形态尤其重要,是影响角膜不规则散光大小的主要因素,也是矫正角膜散光的重要手术部位。加之准分子激光飞点扫描技术在眼科的应用,以及激光眼球多维追踪(目前最高为七维追踪)系统的不断提升,在角膜容积足够的前提下,可以有效地矫正不规则散光和其他类型的屈光不正,如果联合角膜移植术、人工晶体植入术等可以进一步扩大

角膜源性屈光不正的治疗范围。这种准分子角膜切削技术在屈光专业被称之为"增效手术"，即该手术增强了原屈光手术的视觉效果。具体手术方式多采用"角膜个体化切削模式"，包括角膜地形图引导的个体化切削模式、像差引导的个体化切削模式等。目前国内外对该"增效手术"均有较多报道，研究结果显示该手术能够有效矫正外伤性或医源性角膜散光并提高术后的裸眼视力。

二、角膜激光近视矫正手术日趋精准微创

从角膜激光近视矫正手术的发展史来看，精准微创在该类手术的发展具有重大意义。最早期的角膜放射状切开术（RK）无论从精确性还是创伤大小均与后来的激光近视矫正手术有很大差距。

激光近视矫正手术的角膜表层激光近视手术从最早的较大的创面准分子激光屈光性角膜切削术（photo refractive keratectomy，PRK），发展到准分子激光角膜上皮瓣下磨镶术（laser-assisted subepithelial keratomileusis，LASEK）和机械法准分子激光角膜上皮瓣下磨镶术（epipolis-laser in situ keratomileusis，Epi-LASIK），其分别在手术创面的恢复进程和操作的自动化有了提高。特别近年来的经上皮准分子激光角膜切削术（Trans-Epithelial photorefractive keratectomy，Trans-PRK 或 TPRK）更是具有手术全过程无接触、上皮层前弹力层的去除和基质层的屈光度矫正连续一体完成、不会引起眼内压的波动等优点，特别适合用于眼底情况较差的薄角膜患者，或作为首次角膜基质手术失败、医源性散光的"增效手术"矫正。

激光近视矫正手术的角膜板层激光近视手术最早的手术方式是 LASIK，需要用角膜板层刀制作角膜瓣。最早的角膜板层刀经历了手动、气动、电动等发展阶段，精准性逐步提高，所制作的角膜板层瓣向着均匀、完整、更薄的方向不断改进。如今较为成熟的前弹力层下激光角膜磨镶术的 OUP-SBK 刀（角膜板层刀）更是做到了厚度为 90mm（理论值）的角膜瓣。同时，随着飞秒激光技术的发展，飞秒激光辅助制瓣的 LASIK 手术（Fs-LASIK）是角膜瓣的厚度和直径可以根据需要随意调整，角膜瓣的边缘可以做出 60°~120° 的任意边切角，角膜瓣的内表面也更加均匀和平滑。近年来，飞秒激光微小切口基质透镜取出术（SMILE，俗称"全飞秒"）更是可以把角膜切口缩小到 2.0~4.0mm，从而使术后角膜的完整性和力学稳定性进一步提升。

三、飞秒激光辅助下的角膜移植术日趋精准微创

传统的角膜移植术，无论是穿透性角膜移植还是板层角膜移植，均是采用角膜环钻或角膜板层刀制作供受体角膜，其切口边缘只能做成垂直桶状。尽管有研究手工做出了菌菇状植片，但准确性仍然较差，难以做到精确标准化，因此影响了该技术的疗效评估和技术推广。利用飞秒激光制作供受体角膜，其切口边缘可以设计成"菌菇状""伞状""圣诞树状"，其切口直径、深度、角度、光滑度也更加精准和标准化，手术操作技术门槛进一步降低，更便于疗效评估和技术推广。

四、当前技术的局限性和其展望

尽管当前的技术比过去已有了巨大进步，但尚达不到"完美"。以上新技术均还有不足

之处有待改进。例如,过于复杂的角膜不规则散光尚不能通过准分子激光手术彻底消除,尤其是角膜厚度不足的患者,其矫正范围更是受到了限制;飞秒激光微小切口基质透镜取出术(SMILE)最大的不足是无法依据近视患者角膜的变化做到个体化手术;飞秒激光辅助下的角膜移植术无法用于角膜混浊较重、角膜濒临穿孔、眼表不规则、青光眼滤过泡和青光眼植入装置的眼睛等。总体而言,精准微创是角膜手术发展必由之路。尽管在这条道路上还有许多不成熟、不完美,但正是这些不成熟、不完美给医学科技工作者指明了方向,引领着他们向着更成熟、更完美的角膜手术技术不断迈进。

（王萌萌）

主要参考文献

1. 张仁俊,徐锦堂.中西医角膜病学[M].北京:人民军医出版社,2004.
2. 中华医学会眼科学会角膜病学组.感染性角膜病临床诊疗专家共识(2011年)[J].中华眼科杂志,2012,48(1):72-75.
3. 关瑞娟,亢泽峰,李凌,等.益气托毒中药减少单纯疱疹病毒性角膜炎复发的免疫机理研究[J].中国中医眼科杂志,2013,23(1):17-20.
4. 谢立信.临床角膜病学[M].北京:人民卫生出版社,2014.
5. 王小强.棘阿米巴角膜炎研究进展[J].中华实验眼科杂志,2014,32(12):1136-1139.
6. 益气解毒中药对复发性单纯疱疹病毒性角膜炎泪液中HSV-1再活化抑制作用的研究[J].中国实用眼科杂志,2014,32(4):466-470.
7. 张冰洁,孙恒,张远平等,角膜移植的研究进展[J].国际眼科杂志,2015,6(15):989-992.
8. 陈家祺,翟嘉洁,波士顿Ⅰ型人工角膜临床研究进展[J].国际眼科杂志,2015,15(1):1-5.
9. 何光明.眼科学领域发展态势分析[J].眼科前沿,2015,10(1):29-31.
10. 彭成.中药药理学[M].北京:中国中医药出版社,2016.
11. 陈泽秦.中药内服外用治疗春季角结膜炎60例临床观察[J].云南中医中药杂志,2017,38(1):32-33.
12. 丁银银,丁淑华.病毒性角膜炎的中医药治疗[J].吉林中医药,2012,32(4):362-363.
13. 关瑞娟,亢泽峰,李凌,等.益气解毒中药减少单纯疱疹病毒性角膜炎复发的免疫机理研究[J].中国中医眼科杂志,2013,23(1):17-20.
14. 亢泽峰,高健生,巢士俊,等.益气解毒方治疗复发性单纯疱疹病毒性角膜炎的临床观察[J].北京中医药大学学报,2004,27(1):74-76.

基础检查与诊断　　第二篇

第八章　角膜解剖组织学

第一节　角膜解剖

角膜（cornea）位于眼球的最前部，是极为光滑、有光泽、完全透明的纤维膜，构成眼球壁的前 1/6，质地坚韧和略有弹性，表面有一层泪膜附着。

一、角膜形态

角膜从前面看呈横椭圆形，从后面看呈圆形。这是由于其前表面的上、下角膜缘较两侧角膜缘宽所造成的。

二、角膜测量参数

1. 直径　新生儿阶段，角膜直径为 9.5~10mm，3 岁以上儿童其角膜直径已接近成人。孙世珉等用 Wissely 管型角膜计测量 2 261 人，其中男性 1 284 人，平均横径为 11.04mm，纵径为 10.13mm，女性 977 人，平均横径为 10.95mm，纵径为 10.08mm。如果角膜直径大于 13mm，认为是大角膜；婴儿角膜横径小于 9mm，成人角膜横径小于 10mm，则认为是小角膜。

2. 面积　角膜的表面积约为 138mm²，约占眼球总面积的 1/14，眼球表面的 1/3。

3. 曲率半径　角膜前表面的曲率半径为 7.7~7.8mm，后表面为 6.22~6.8mm。中央光学区（中央直径 4mm 区域）近似球形，其各点的曲率半径基本相等；边缘部角膜较为扁平，各点曲率半径也不相同。

4. 屈光力　角膜前表面的屈光力为 48.8D，后表面的屈光力为 –5.8D，其绝对屈光力（前后表面屈光力的代数和）为 43D，约占眼球总屈光力的 70%。通常情况下垂直子午线的角膜曲率大于水平子午线的角膜曲率，形成正常生理性角膜散光。

5. 厚度　角膜中央部较薄，平均厚度为 0.5mm，往周边逐渐增厚，角膜缘附近约为 0.7mm。3 岁以下的婴幼儿角膜稍厚于正常成人，6 岁以后角膜发育完全，其厚度与成年人近似。测量角膜厚度的仪器分为利用超声原理测量的仪器，如 A 超角膜测厚仪及超声生物显微镜，以及利用光学原理测量的仪器，包括 Orbscan-Ⅱ眼前节分析仪、Pentacam 眼前段分析仪、眼前节光学相干断层扫描仪、共聚焦显微镜、角膜内皮显微镜、Haag-Strelt 裂隙灯角膜厚度测量仪等。一项对 30 年间所有横断面和纵向角膜厚度的 meta 分析表明，婴儿期以后中央角膜厚度随年龄增长不会发生明显变化。对于近视屈光度与角膜厚度的关系，研究报道结果尚不一致,有研究显示随近视屈光度增加角膜厚度变薄,也有报道认为两者没有相关性。另外,长期配戴角膜接触镜会导致角膜变薄。

三、角膜缘

角膜缘是透明角膜与不透明巩膜的移行区,呈环形,围绕着角膜。其结构与角膜不同:①表面不平滑,有很多放射状突起;②没有前弹力层(Bowman's膜);③后弹力层(Descement's膜)逐渐消失;④具有血管和淋巴管;⑤可有色素沉着。角膜缘的前界起于角膜前弹力层的终末端,后界止于后弹力层的终末端,即前房角的前界Schwalbe线(虹膜突),如果将角膜缘后界向后移0.75mm,则前房角的小梁网和Schlemm管(巩膜静脉窦)等重要组织也包含在角膜缘的组织解剖范围内。在临床表现上,角膜缘区为棕灰色的过渡区域,水平方位平均宽度为1.5mm,垂直方位平均宽度为2mm。在解剖学上,该部位是非常重要的,包含角膜缘干细胞及常规房水流出途径的小梁网,也是部分免疫性疾病的病理激发部位。角膜缘是角膜、巩膜和球结膜的汇合处,与房角的滤帘Schlemm管等结构相毗邻,因此它是内眼手术切口的一个明显标记。

第二节　角膜组织学

角膜由前向后分为上皮层、前弹力层、基质层、后弹力层和内皮层5层,在其前表面有一层泪膜(图8-2-1),对于维持眼表的正常功能必不可少。

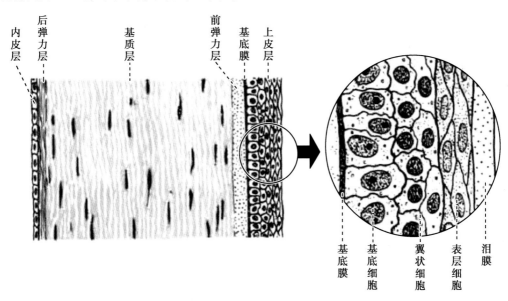

图8-2-1　角膜的解剖

一、泪膜

既往认为泪膜是一个包含脂质、水和黏蛋白的夹心层。现在新的学说认为泪膜主要组成部分为水合黏蛋白凝胶,中间的水层和最里面的黏蛋白层并非截然分开,而是相互融合,只不过黏蛋白的浓度梯度由里向外逐渐稀释,最外层为阻止泪液蒸发的脂质层(图8-2-2)。

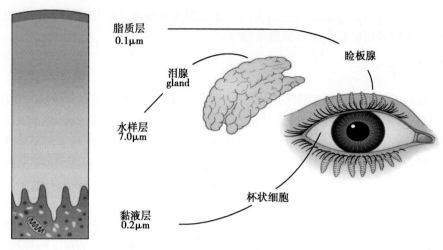

脂质层
0.1μm

泪腺
gland

睑板腺

水样层
7.0μm

杯状细胞

黏液层
0.2μm

图 8-2-2　泪膜的三层结构及成分来源

（一）脂质层（lipid layer）

该层厚 0.1μm，主要由上、下睑板腺（meibomian gland）所分泌，有些脂质来自睑缘的睑缘腺（zeis gland）和睫毛根部的睫毛腺（moll gland），包含极性脂质和非极性脂质。极性脂质与泪膜的水相接触，主要为神经酰胺、脑苷脂、磷脂。非极性脂质构成与空气的交界面，主要有胆固醇、甘油三酯、非酯化脂肪酸（游离脂肪酸）。脂质层的变化不依赖于下面的水层。它对着上、下睑板腺的开口处，不参与泪液从外眦向泪小点的流动。当闭睑时，脂质层在水层上面发生浓缩，而水层则维持原位。当开睑时，脂质层在水层上面扩散变薄，就像油在水面扩散那样，其扩散的速度大于开睑的速度，所以水层从不暴露于外界，这种现象可通过在裂隙灯上观察脂质层厚度变化来证实。

脂质层的主要功能是防止泪液的蒸发。由于脂质层比水层的张力大，也有防止泪液溢出睑缘和润滑之功能，特别是在干燥和气流较强的环境下。在睑板腺开口处的脂质可作为疏水屏障，防止泪液的溢出。有实验证实，泪膜如果缺乏脂质层，泪液蒸发将增加 17 倍，使泪膜迅速出现干斑或破裂。

（二）水样层（aqueous layer）

黏蛋白 / 水合凝胶层内的水样成分包括：蛋白质、电解质、氧气、葡萄糖。正常情况下，泪液中水分占 98%，由泪腺和副泪腺分泌，为角膜提供必要的养分和氧气，清除代谢废物和碎片。水溶液成分中包含有几种具有抗菌活性的蛋白质，还具有抗黏附和润滑的功能，保证蛋白和一些碎片不会黏附到角膜表面。40 岁以后，泪液产生的量不断下降，这可能是老年人易发生角膜感染和对接触镜耐受性差的原因。

（三）黏液层（mucous layer）

黏液层由上皮细胞表面糖被和一层泪液特异性的黏蛋白组成。泪液黏蛋白由结膜杯状细胞分泌。黏蛋白产生一个平滑的亲水性壁垒，对角膜上皮的湿润和保持眼球表面湿润至关重要。这些蛋白有效阻止了微生物、细胞碎片和炎细胞与上皮细胞黏附及相互作用。可以保护角膜上皮避免因反复眨眼带来的损伤，并且可以降低表面张力，使泪膜光滑均匀，保证了视觉质量。

二、上皮层和基底膜

角膜上皮是一种非角化鳞状上皮,厚约 50μm,占整个角膜厚度的 10%,由 5~7 层细胞组成,角膜周边部上皮增厚,细胞增加到 8~10 层。角膜上皮是机体所有鳞状上皮中排列最规整的。在形态上分为三型细胞:表层的鳞状细胞,中层的翼状细胞和基底层的柱状细胞。基底上皮细胞依附于紧邻前弹力层的上皮基底膜。应用前段光学相干断层成像技术测量正常人角膜及角膜缘上皮细胞层厚度的研究中发现,随年龄增长,旁中央角膜上皮及鼻侧和颞侧角膜缘上皮细胞层变薄,而中央角膜上皮层无明显变化。

(一) 表层

表层的上皮细胞呈六角形,分为两层,细胞长而细,长约 45μm,厚约 4μm,其细胞核扁平,长约 25μm。表层上有微绒毛和微皱褶,微绒毛高 0.5~1.0μm,粗约 0.5μm;微皱褶高 0.5μm,它们是表面上皮细胞正常结构的一部分,具有支撑和稳定泪膜的功能;同时,微皱褶增加了细胞膜表面积,提高从泪膜摄取氧气和营养的能力。

在扫描电镜下,表层上皮细胞有明暗两种,"明"细胞有较多的网状皱襞,是较年轻的细胞,而"暗"细胞表面皱褶较少,支撑泪膜能力差,为即将脱落的表层细胞。表层上皮细胞属于终末分化细胞,它们不再分裂,细胞器也比其他角膜上皮细胞少。眼睑平均每 7 秒眨眼一次,最表面的细胞在眨眼过程中脱落进泪膜。

表层细胞固有的连接复合体构成细胞之间的带状紧密连接,既能阻止物质从泪膜进入上皮细胞间隙,又能抵抗水分穿越上皮层。

(二) 中层

是翼状细胞层,为多角形,在角膜中央区有 2~3 层,在周边部变为 4~5 层。基底细胞进行有丝分裂向前移入翼状细胞层,翼状细胞的前面呈凸面,后面呈凹面,它向侧面延伸变细,形似翼状,与其相邻的细胞及基底细胞相连接,其间有许多的桥粒和缝隙连接。这些细胞呈现出介于基底细胞和表层细胞之间的半分化状态,很少进行细胞分裂,在向表层迁移的过程中形成终末分化的表层鳞状上皮细胞。

(三) 深层

为基底细胞层,是一单层柱状上皮细胞,后表面扁平,依赖半桥粒与基底膜附着。基底细胞是角膜上皮细胞中唯一具有分裂功能的细胞,是上皮的生发层。它有丰富的细胞器、线粒体、高尔基体、内质网和无数糖原颗粒,以及一个位于中心的核。其两侧细胞膜交错,形成黏着小带、桥粒和缝隙连接。

(四) 基底膜

角膜上皮基底膜由上皮基底细胞分泌产生,在电镜下可见呈现透明的前层和较致密的后层。出生时厚约 90nm,由Ⅳ型胶原纤维、层粘连蛋白、硫酸肝素和纤维连接蛋白组成,随年龄增长逐渐增厚。基底膜的重要作用是使细胞附着迁移和生长。45 岁以上成人,基底膜可见多层者,可能提示为细胞外伤的一种反应。基底膜增厚者与其深层的基质附着不够紧密,容易造成上皮脱落。基底膜缺乏时会造成上皮内生进入浅基质。在角膜上皮受损伤时,基底膜对于角膜上皮细胞间连接的重建有重要作用。在角膜缘区,上皮基底膜位于干细胞的下方,能调节生长因子和细胞活素,有助于调节干细胞的功能。Shams 等发现维生素 A 缺乏时,角膜上皮基底膜结构异常(层粘连蛋白少)是上皮疏松、附着异常及脱落的原因。

三、前弹力层

前弹力层又称 Bowman's 膜,在上皮基底膜或称基膜的下边,是一层胶原纤维膜。在光镜下,此层厚 10~16μm,被看作是相对的均一、无细胞的板片。在电镜下,Bowman's 膜是一个特殊层,而不是一个真正的膜,此层由胶原纤维组成,走行较乱,除了在其直径和走行上稍有不同外,在其他方面很像基质层。

前弹力层的前面是光滑的,与角膜上皮的基底膜相毗邻,其后面与基质层融合在一起。角膜周边部,前弹力膜变薄,纤维排列松散,逐渐与球结膜的胶原纤维相融合,因此在其周边有时可以见到细胞,甚至毛细血管。

前弹力层的胶原纤维是胚胎时期角膜上皮细胞分泌的产物,破坏之后不能再生。当角膜出现缺损时,上皮修复较快,在其表层形成一个凹面,或称角膜小面,这些小面逐渐被瘢痕组织填平,所以,临床上有角膜小面时角膜透明,到后期,角膜小面消失,表面变平整,此时反而混浊明显。

此膜有 70 个左右孔眼,无髓鞘的神经轴突经过这些孔眼到达上皮表面,成为上皮细胞间的神经末梢。

四、基质层

角膜基质层构成角膜的主要部分,厚约 500μm,占角膜厚度的 90%,由纤细的胶原纤维、角膜(基质)细胞及细胞外黏性物质所组成。

角膜基质是由 200~250 层胶原纤维板构成,成层交错排列,每层厚 1.52~2.5μm,每层纤维板是由许多平行排列的、直径一样的胶原纤维组成,板层间为糖胺聚糖,主要由硫酸角质素和硫酸软骨素组成,两者比例为 3∶1。胶原层呈矩形,相邻层的排列方向互相垂直,但前 1/3 部分胶原分布稍偏斜。胶原纤维以 Ⅰ 型为主,Ⅲ、Ⅴ、Ⅵ型也存在,角膜的透明性依赖于胶原纤维规则的半径以及胶原纤维之间的距离。基质层的后 2/3 胶原纤维排列比前 1/3 整齐,因此在临床上剥离板层角膜移植片时,浅层比深层剥离困难。

角膜(基质)细胞仅占角膜基质层总体积的 2%~3%,呈纺锤形,分布于基质纤维板之间(图 8-2-3),通常认为每 2~3 年更换一次。共聚焦显微镜研究表明,离前弹力层最近的浅基质层细胞密度最高,从前到后,其细胞密度逐渐降低。基质细胞具有分泌胶原和基质介质的功能,在静止状态下,处于低水平的分泌状态,但在发育和修复状态下,分泌和合成胶原与介质的能力增加,进入一种与成纤维细胞相似的状态。除此以外,尚可见到 Schwam 细胞。

五、后弹力层

后弹力层位于角膜基质层与内皮层之间,被认为是角膜内皮层的基底膜。分为前部带状层和后部非带状层两部分。前部带状层在妊娠 5 个月的胎儿时期就已经出现,为胎生层,其厚度终生保持不变,平均为 2~3μm,在横截面上呈带状外观。后部非带状层是出生以后由内皮细胞分泌形成的,随着年龄的增长厚度逐渐增加,约每 10 年增厚 2μm,到 80 岁时达到 10μm 以上,呈纤维性颗粒状外观,表面是均匀的。

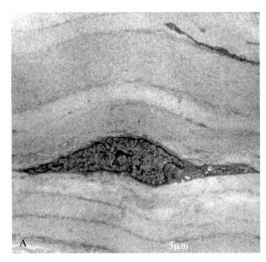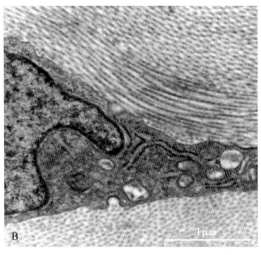

图 8-2-3　人角膜基质细胞及胶原纤维的透射电镜图片

A. 角膜基质细胞位于基质板层;B. 高倍镜显示角膜基质细胞与不同方向走行的胶原纤维的关系,在电镜下基质每一个切面均可见到纵切、斜切和横切的胶原纤维。它们互相平行,大小一致,间隔均等,其直径为32~36nm。在角膜边缘部,板层及其纤维走行变的不规则,纤维直径增大到 60~70nm,其间隙也变得不规则。

后弹力层破坏后,可以再生,如果后弹力层过度增生,形成小丘状,这些小丘状的斑点,当它们发生于老年人角膜周边时,被认为是生理性老年性改变,称 Hassall-Henle 小体;当发生在中心或轴心部分时,就被认为是异常,称滴状角膜。

在电镜下,后弹力膜是由极其纤细的胶原微丝所构成。

六、内皮层

角膜内皮为一单层细胞,大约由 50 万个六边形细胞所形成。细胞高 5μm,宽 18~20μm,平均细胞表面积约为 250μm^2,一面与后弹力层接触,另一面与房水接触。

内皮细胞一般不能再生,在出生时,角膜中央内皮细胞密度为 5 000/mm^2,随着年龄的增长而减少。5~20 岁快速下降至 3 500/mm^2,以后再缓慢下降,在衰老期细胞计数约为 2 500/mm^2。当内皮细胞损失之后,被其邻近细胞移行扩展而填充。年轻人细胞大小几乎一样,但随着年龄的增长,面积变大。丢失、死亡的内皮细胞由剩余的细胞变大或滑动来覆盖暴露的后弹力层。一般认为,当内皮细胞密度低于 400/mm^2 时,其物理性屏障功能失调,可以引起角膜水肿。外伤、炎症、人工晶体、眼内压增高均能加速内皮细胞的丧失。如果角膜捐献者内皮细胞的密度低于 1 500/mm^2,是不宜移植给其他人的。

相邻的内皮细胞间的连接依靠闭合斑(maculae occludens)、粘连斑(adherens)和闭锁小带(occluding zonle),没有桥粒连接。此外,尚有复杂的交错对插。细胞核位于细胞中央,椭圆形,直径约 7μm。内皮细胞的细胞质中具有丰富的细胞器,包含线粒体、光面和粗面内质网、高尔基体、游离核糖体等。线粒体内含有大量的组织氧化酶,此酶的含量反映内皮细胞的活性,细胞内的吞饮小泡,对内皮细胞主动运输水分有重要作用。广泛的胞质内质网,提示内皮细胞具有合成蛋白的能力,这对于新的后弹力层的持续合成是必不可少的。在内皮细胞的细胞质中,色素颗粒并非罕见,其色素颗粒系从房水中吞噬而来。

另外,内皮细胞前房侧的表面,还有微绒毛结构,每个细胞 20~30 根,宽 0.1~0.2μm,高

0.5~0.6μm，这些微绒毛浸泡于房水中，对调节角膜内水分与吸收营养物质有重要作用。

| 第三节 角膜的血管、淋巴及神经

一、血管

角膜本身没有血管，周围血管终止于角膜缘，形成丰富的血管丛，营养成分由此扩散入角膜。角膜血管来自睫状前动脉(ciliary anterior arterial)，睫状前动脉由眼动脉分出，共 7 支，通过眼球的 4 条直肌(外直肌 1 支，其余直肌各有 2 支)，行至距角膜缘 4~8mm 处发出分支，穿入巩膜，在巩膜静脉窦的后面穿入睫状体，并通过分支与虹膜动脉吻合，构成虹膜大环。没有穿过巩膜的睫状前动脉，继续在巩膜浅层前行并发出小支，成为结膜前动脉，与结膜后动脉分支(来自眼睑周边部动脉弓的上升支)吻合，于角巩膜缘处形成角巩膜血管网。如果在角膜的子午线上做一切面，血管网呈三角形，其尖端朝向 Bowman's 膜的止端，基底朝向结膜下疏松结缔组织和上巩膜组织。

二、淋巴

角膜没有真正的淋巴管，它的淋巴主要是依靠角膜下面的淋巴系统：①血管周围淋巴沟管(perivascular lymph channels)，位于静脉周围；②角膜缘部与血管无关的淋巴网，有的形成盲管，有的互相吻合；③结膜淋巴管，在角膜缘附近的表浅结膜淋巴管，常形成较大的吻合支，有的可伸入角膜。应用装有黄色滤光片的角膜裂隙灯显微镜检查或用亚甲蓝活体染色均可发现角膜缘部淋巴管的分布情况。

三、神经

(一) 感觉神经

角膜的感觉神经十分丰富，绝大部分来源于三叉神经的眼支，由眼支再分出睫状神经(ciliary nerves)，该神经在角膜缘之后不远的地方，自脉络膜上腔进入巩膜，发出细小分支，部分留在巩膜内部支配巩膜，主管巩膜的感觉。其余大部分继续前行，同时又互相吻合，最后形成 60~70 支较大分支，呈放射状延伸，在距角膜缘 0.3~0.5mm 处，这些神经分支失去髓鞘，成为透明轴索，只有很少分支，在进入角膜 0.3~0.5mm 后才脱去髓鞘。在基质层内神经纤维继续分支分成双叉、三叉或多叉，纤维之间交叉重叠，构成神经丛分布于角膜各层，角膜的浅层神经丛又称为角膜前基质神经丛，发出垂直小支穿过前弹力膜，并分成细纤维分布于基底上皮细胞和前弹力膜之间，形成上皮下层神经丛，上皮下层神经丛水平伸展成许多轴突分支，此类结构称为皮带状(leash)神经丛，此皮带状神经丛再垂直伸展形成无数轴突分支终端末梢，构成表层上皮细胞间神经丛(上皮内神经丛)，从周边到角膜中央神经末梢密度逐渐增多，所以角膜中央感觉特别敏感。部分角膜基质细胞被基质神经纤维支配，上皮基底细胞和翼状细胞直接受上皮神经纤维支配。相对较少的神经纤维被发现进入基质的后 1/3，分布于角膜基质深层的神经不穿过后弹力膜，内皮和后弹力层没有发现神经支配。因此，支配角膜的神经分布特点是，神经纤维穿过巩膜，通过角膜基质，穿过基底膜进入上皮，神经逐级分支变细，基本分为基质神经丛、上皮下神经丛和上皮内神经丛，三个神经丛之间互相形成网络。

角膜上皮细胞是人体最高密度神经支配的结构,其敏感性是皮肤的 300~600 倍、牙髓神经末梢的 20~40 倍。0.01mm^2 的角膜表面区域可能含有多达 100 个神经末梢,而角膜表面积接近 120mm^2,总共有 120 万个神经末梢。角膜神经末梢的密度在中央区最高,周边较少。角膜中央上皮基底细胞下层神经纤维的密度和分支数量与年龄存在负相关;45 岁以前神经密度和分支数量的变化很小,45 岁以后变化较大。

破坏三叉神经节或切断睫状神经时,角膜神经变性,角膜感觉消失,而破坏颈上神经节或切断眶下神经则没有改变,提示角膜神经主要是以来自三叉神经节的感觉神经支配。感觉神经与 P 物质(substance P,SP)有关,一般认为,SP 可能是一级感觉传入神经元的痛觉传递介质。研究发现,三叉神经节内约有 1/3 的神经细胞为 SP 荧光染色阳性,节后神经也发现 SP 阳性纤维,角膜可发现致密的 SP 阳性神经网。在电镜下,角膜感觉神经与无颗粒囊泡轴突有关。

（二）自主神经

交感神经与一些生物胺类物质有关,主要为儿茶酚胺(catecholamine,CA)和 5- 羟色胺(5-HT),CA 类化合物包括多巴胺(dopamine,DA)、去甲肾上腺素(noradrenaline,NA)和肾上腺素(adrenaline,A),外周以 NA 和 DA 为主。通过醛诱发荧光等技术发现,CA 荧光神经在角膜缘形成角膜周围神经丛,由此发出纤维束分支进入角膜,荧光神经常呈膨体状,角膜周围分布比中央多。角膜交感神经与小颗粒囊泡轴突有关。

副交感神经的神经递质为乙酰胆碱(acetylcholine,Ach),其特异性合成酶为胆碱乙酰化酶(choline acetylase,ChAc),水解酶为乙酰胆碱酯酶(acetylcholine esterase,AchE),因还无直接显示 Ach 的方法,一般通过 ChAc 和 AchE 间接反应副交感神经。角膜副交感神经与同时含无颗粒囊泡和大颗粒囊泡轴突有关。

实验发现,在破坏睫状神经节以后,这些无颗粒囊泡轴突逐渐消失,从另一侧面证实副交感神经纤维可能在角膜存在。

第九章 角膜生理学

第一节 化 学 成 分

一、水

角膜的含水量为 72%~82%，其含水量相对稳定，这对角膜的透明性及厚度的维持具有重要意义。

二、蛋白质

除水之外，另一个含量较多的成分是蛋白质，占 18%~20%（其中胶原蛋白约 15%，其他蛋白质约 5%）。将角膜组织浸泡在蒸馏水中，有一部分蛋白质可被浸出，称为可溶性蛋白。角膜可溶性蛋白一半以上在血浆内可以找到，包括白蛋白、γ 球蛋白、α 胎蛋白等。从临床角度来看，可溶性蛋白是很重要的，因为它们可能是角膜抗原的决定因素，与角膜移植的透明存活有着密切关系。人角膜内含有 Ⅰ、Ⅲ、Ⅳ、Ⅴ、Ⅵ、Ⅶ 型胶原，前弹力膜和基质层以 Ⅰ 型胶原为主，上皮细胞基底膜和后弹力膜以 Ⅳ 型胶原为主。角膜胶原中 Ⅰ、Ⅵ、Ⅲ、Ⅴ 型胶原分别约占 64%、25%、10%、1%，胚胎期角膜还含有 Ⅱ 型胶原。角膜细胞能分泌 Ⅰ 型胶原。其中 Ⅰ、Ⅱ、Ⅲ、Ⅴ、Ⅵ 型胶原是完整的胶原，在电镜下可见典型的胶原纤维束。Ⅳ 型胶原为非纤维胶原。

三、酶

角膜内含有各种酶，例如磷酸酯酶、淀粉酶、Na^+-K^+-ATP 酶、胆碱酯酶、胶原酶、α- 烯醇酶、细胞色素氧化酶、碳酸酐酶等，这些酶在上皮和内皮细胞内含量较基质内多，这也说明前者的代谢较后者旺盛。

四、氨基多糖

氨基多糖又称糖胺聚糖（GAG）、氨基葡聚糖、黏多糖等，存在于细胞外基质和胶原纤维间隙。它具有水合作用，吸收水分进入角膜，同时水分又可通过内皮细胞"泵"的作用，将水排出角膜外，使角膜的含水量恒定，处于一种相对脱水状态。硫酸化的 GAG 包括硫酸软骨素、硫酸皮肤素、硫酸角质素、硫酸肝素和硫酸乙酰肝素。角膜基质不包含透明质酸，而在角膜缘处向巩膜方向延伸，透明质酸浓度逐步增加。角膜中主要的 GAG 是硫酸角质素，在中央角膜也存在非硫酸化的软骨素成分,但越到周边,硫酸软骨素在 GAG 成分中占比例越高。角膜 GAG 在天然状态是以蛋白聚糖的形式存在,它有 3 种主要的形式:基膜糖、角膜素和骨甘氨酸。最近研究发现,只有基膜聚糖对于维持角膜透明性是必须的,而角膜素维持着整个角膜的整体厚度,骨甘氨酸也起到了一些相似的作用。若氨基多糖代谢发生障碍,可引起角膜混浊。斑状角膜营养不良认为是不能正常合成硫酸角质素所致。

五、无机盐

已经证实角膜含有各种无机盐类,如钠、钾、钙、镁和锌,同时也含有氯化物、乳酸盐、磷酸盐和硫酸盐等。

六、其他

除了上述物质之外,角膜还含有一些其他物质,如糖原、氨基酸(甘氨酸和羟脯氨酸含量较高)、抗坏血酸和脂质。在某些眼病和角膜营养不良时,脂质的含量明显增加。

第二节　营养和代谢

1. 营养来源　角膜的营养物质一般有 3 个来源:角膜周围毛细血管、泪液和房水。在三者中,房水是其主要来源,营养物质到达角膜之后,通过一系列的代谢过程,所取得的能量用来供给组织的正常需要,对角膜来说,主要是用来维持它的透明性和角膜的脱水状态。

2. 营养物质　葡萄糖和氧气是参与角膜代谢的主要物质。

3. 葡萄糖的代谢　角膜的葡萄糖大部分来自房水,仅有 10% 来自角膜缘血管网的扩散或来自泪液。在无氧的条件下,葡萄糖通过酵解生成乳酸和丙酮酸,小部分丙酮酸再经 Krebs 循环生成二氧化碳和水。在有氧的情况下,葡萄糖通过 Krebs 循环完全氧化,生成二氧化碳和水。前者 1mol 葡萄糖产生 2mol ATP,后者 1mol 葡萄糖完全氧化能够转化出 36mol ATP。

4. 能量储备　角膜以糖原形式储存葡萄糖于上皮细胞,其含量约为 2mg/g 角膜组织,当角膜外伤或手术后,组织需要更多的能量进行修复时,糖原即被分解,上皮内的葡萄糖可以通过戊糖支路进行代谢,它的代谢特点是形成 5- 磷酸核糖和还原型磷酸烟酰胺腺嘌呤二核苷酸(NADPH(干细胞璧氪)。在角膜内合成脂质时,需要戊糖支路形成 NADPH,而磷酸核糖可以形成核酸(DNA 和 RNA)。

5. 氧利用　角膜代谢所需的氧 80% 来自大气。睁眼时,泪液中的氧分压约为 155mmHg。当闭眼时,角膜缘毛细血管和睑结膜毛细血管是其主要供给来源。此时的氧分压约为 55mmHg。有国外学者发现当大气中氧分压(氧张力)为 11~19mmHg 时就足以使角膜不发生水肿;另有报道的数值较高,平均氧分压为 74mmHg 角膜才不发生水肿;一般认为角膜所需大气的氧分压为 55mmHg,个体之间有所差异。当长期配戴大而紧的接触镜时,由于缺氧,角膜可以出现水肿;如果在护目镜内(一种密闭的风镜)充满氮气,角膜也会出现水肿,这是由于在无氧的条件下,角膜上皮产生过量的乳酸,导致角膜基质肿胀和混浊。在正常情况下,角膜代谢产生乳酸,在缺氧状态下,乳酸产量增多。没有参与代谢的乳酸,大部分扩散到角膜前泪膜,小部分经内皮扩散到前房水。

6. 二氧化碳 角膜对二氧化碳具有高度的通透性,排泄主要通过角膜前表面向大气中直接扩散。与上皮相比,房水中含有较高浓度的二氧化碳,在非离子状态下,它是脂溶性的,故很容易由内向外扩散。

第三节 角膜的透明性

正常角膜是透明的,这一特性对角膜极其重要,一旦受到破坏,必将影响物体在视网膜上成像的清晰度。角膜的透明性除了有其特殊结构之外,还要有完整的上皮和内皮、电解质与渗透压的平衡、正常的代谢和正常眼内压以及眼球表面水分的正常蒸发。

一、特殊的角膜组织结构

角膜构造特殊,没有血管,没有色素,没有角化,并受泪膜的保护。基质占角膜90%,角膜基质内 I 型胶原纤维的规则排列在决定角膜透明性方面十分重要。1957 年,Maurice 首次提出了格子理论来阐明角膜的透明性,他认为胶原纤维的直径相等,而且排列成格子状,同时纤维与纤维的间隔距离小于一个光波长,角膜的透明性是由于"消相干涉"的发生,即光被相邻纤维以一种可预测且相反的方向散射,从而造成除主要视轴外的光线散射都被互相抵消。但是这一设想不适用于对前弹力层透光性的解释,因为此处的纤维排列不规则。其后有学者提出,在角膜内并不发生明显的光散射,因为纤维的直径不超过 30nm,纤维间距在 55nm 左右。只有当不同折射系数区域的距离大于 200nm 时,光散射才会发生,就像当角膜发生水肿的情况下。

二、上皮和内皮的完整性

当角膜上皮或内皮受到化学、物理或各种辐射性损伤时,角膜基质随之发生水肿。角膜上皮是角膜透光的第一道折射面。角膜光吸收的多数特性都发生在这一层,主要是一些短波长的光。但是,大多数的可见光都能穿透角膜上皮层。角膜上皮是液体转运的一个有效屏障,这种作用是通过广泛的紧密连接和紧密连接复合体而实现的。这些屏障的部位主要集中于表层上皮,通过紧密连接蛋白(claudin)的高表达而实现。任何上皮擦伤或缺损都能引起局限性的角膜水肿。所幸的是,角膜上皮再生很快,当上皮完全修复时,水肿很快消失。

内皮损伤后果严重,内皮细胞广泛性的破坏可以引起明显的、有时是永久性的水肿。白内障手术后发生的线状角膜混浊,一般认为是手术时对内皮机械性刺激或轻微的损伤所致,是一种短暂可逆性改变;当人工晶体植入手术时,如果不慎损伤角膜内皮过多,术后可发生大泡性角膜病变。将兔子角膜上皮全部除去,24 小时之内角膜厚度可以增加 200%;全部除去内皮,角膜厚度可以增加 500%,这说明内皮对保持角膜的脱水状态更为重要。

Harris 认为角膜水肿,内皮是其主要原因,当内皮受损后,内皮"钠泵"的作用失调,不能将基质内的水分泵入前房。正是由于这个原因,在进行穿透性角膜移植时,必须强调选择一个带有活的健康的内皮供片,它对术后移植片能否透明是非常重要的一个条件。

三、电解质与渗透压的平衡

在人体细胞外液与细胞内液里,电解质的分布有着显著的差别,细胞外液以 Na^+、Cl^- 和

HCO_3^- 等离子为主,而细胞内液则以 K^+、HPO_4^{2-} 与蛋白质等离子为主。由于 Na^+ 和 K^+ 两种阳离子不能自由透过细胞膜,是细胞膜两侧主要阳离子,而阴离子必须与相应的阳离子配对而同时存在,故 Na^+ 与 K^+ 虽只占离子总浓度的大约一半,但它们对于维护细胞膜两侧渗透压的平衡却起着决定性的作用。在细胞内外的 K^+ 与 Na^+ 分布的差异,是由于细胞能主动地把钠排出细胞外,同时将钾吸入细胞内,这种主动的转移,称为"钠泵",需要 ATP 供给能量。上皮和内皮这种"钠泵"的功能,对于维持角膜的脱水状态有一定的作用。当细胞膜内外的渗透压发生差异时,主要依靠水分的移动来调节和维持这种平衡关系。

将离体角膜置于等渗溶液中,可以发生水肿,提高溶液的渗透压,可以预防或减少角膜的水肿。在临床上,为了减轻角膜的水肿,有时向结膜囊内滴甘油,以增加角膜前泪膜的渗透压,可以使水肿的角膜得到暂时的透明,同样向前房内灌注高渗溶液,角膜也能脱水,水分丢失多少与灌注液的渗透压成正比,许多实验和临床现象都说明渗透压对于维持角膜处于脱水状态是一个不可缺少的因素。

在维持角膜透明方面,Ca^{2+} 的作用也不能忽视,当角膜保存在相当于房水成分的组织液中时,角膜可以较长时间地维持透明和正常厚度。若从组织液中除去 Ca^{2+},角膜基质就会出现水肿和不透明,这种现象被认为是角膜内皮细胞由于缺乏钙离子,细胞间连接复合体解离,通透性加强,角膜基质水肿。但是这种改变是可逆性的。当在组织液内加入 Ca^{2+} 时,内皮细胞间的连接复合体可以重新形成,基质水肿消失。因此,对于保持角膜透明和正常厚度,钙离子是不可缺少的,它对维持角膜内皮细胞的生理屏障功能也是一个不可缺少的因素。

四、正常的物质代谢

正常的物质代谢也是维持角膜透明的诸因素之一,碘乙酸盐(iodoacetate)是一种代谢毒物,它可以抑制角膜内的糖酵解和大部分氧化代谢过程,如将此药注射入兔子的前房内,由于上皮和内皮的代谢受到了抑制,角膜的水合作用将增加,使离子泵缺少维持其正常功能的 ATP,引起角膜的过分吸水。目前认为要想使离子泵发挥作用,除了 ATP 之外,还需要钠钾三磷酸腺苷酶(Na^+-K^+-ATP 酶)的存在,此酶能分解 ATP,产生能量,使阳离子得以转运。

角膜物质代谢也受温度的影响,当角膜处于低温时,由于代谢功能下降,角膜吸水,如果角膜尚储存有足够的葡萄糖,当角膜回到接近正常体温时,它能够重新脱水。来自眼库储存于低温(4℃)的角膜,均有轻度水肿,在移植之后,温度恢复到正常,植片厚度逐渐变薄,这是一种温度逆转现象,这一吸水和排水过程与角膜代谢活动密切相关。

五、眼球表面水分的蒸发

有国外学者曾在兔眼上进行了多次实验,研究了兔眼表面泪膜的蒸发,他计算出兔眼角膜表面水分的蒸发率为 60μl/h。另有报道,未被干扰的兔眼泪膜,其蒸发率为 6μl/h,当角膜的前表面被冲洗之后,其蒸发率为 100μl/h。通过水分的蒸发,泪液浓缩,其渗透压相对升高,高渗的泪膜能从角膜吸出水分,保持角膜的脱水状态和正常厚度。

六、眼内压

眼内压升高时房水循环障碍。房水中含氧量及营养物质减少,细胞内酶的活性受到影响,使细胞的正常代谢发生紊乱,功能障碍程度与眼内压值及持续时间密切相关。有学者报道,当眼内压在 65~75mmHg 时,持续 10 小时,内皮细胞在形态上出现明显改变:空泡增多,线粒体肿胀,细胞间隙扩大,细胞变形,甚至出现坏死和脱落,使过量房水进入角膜基质,引起基质水肿,角膜混浊,厚度增加。

眼内压升高,引起角膜水肿和增厚,这是临床医师所熟知的事,对于青光眼的诊断是一个重要体征。眼内压达 50mmHg 时,即可引起角膜水肿,如果时间不长,没有造成内皮细胞永久性和过多的损伤,当用药物或手术方法把眼内压下降到正常值时,角膜可恢复透明和正常厚度。

七、角膜的通透性

角膜的通透性不管从生理的角度还是从药物治疗的角度都有其重要的意义。正常角膜结构具有屏障作用,限制许多物质通过角膜进入眼内,但在正常状态下,角膜也允许一些小分子量的水溶性物质和离子通过角膜上皮细胞间隙进入眼内,能够通过的分子直径为 1.0~2.5nm,大于此直径的分子对角膜通透性受化学结构、理化性质、药物浓度、溶媒特性(pH 值、渗透压、赋形剂)等因素等的影响。

上皮和内皮细胞富含脂类,故脂溶性和非极性物质易于通过,而基质层则较易被水溶性及极性物质通过。滴入结膜囊内的药物,无论何种制剂,都要通过不同特性的障碍层。因此,理想药物应该具有双相溶解性,即水溶性和脂溶性。临床上常用的滴剂如毛果芸香碱、后马托品等均有解离型分子和未解离型分子,两者保持一定的动态平衡。在未解离前呈游离碱状态时具有脂溶性,易透过上皮,然后在基质内转化为解离型分子,经扩散抵达内皮细胞层,此时再转变为未解离型游离碱,通过内皮细胞进入前房。

角膜像其他生物膜一样,小分子量的水溶性物质和离子容易透过角膜上皮,渗透扩散入眼内,大的分子对角膜的渗透性受化学结构、物理性质、药液浓度以及 pH 值的影响。pH 值在 6.4~7.7 的范围内,不影响角膜上皮的渗透性,如果溶液在此范围之外,角膜的渗透压就要受到影响。有学者认为最适宜角膜上皮溶液的渗透压是 1.35% 氯化钠溶液,因为它接近于泪液的张力。

减少表面张力的物质能增加角膜的通透性,这种物质称为表面活性剂,它可能扰乱上皮屏障,使药物容易从上皮细胞间透过。增加药物的黏稠度或制成油膏,能延长药物与角膜表面接触的时间,也有利于药物的透过。

上皮层是角膜的屏障,一旦除去上皮或上皮发生炎症时,将增加许多药物的渗透能力。

在有炎症的角膜,即使上皮完整无缺,药物也能通过角膜进入前房。有害的酸性物质接触角膜时,组织蛋白凝固变性,形成一层凝固蛋白膜,阻碍有害的酸性物质继续入侵。但是当角膜暴露于强碱溶液时,它首先引起上皮水肿,继而脱落,上皮层的屏障失去作用,有害的碱性物质,可以继续渗入深层组织,造成严重的伤害。

第四节　角膜的水肿压

角膜有一种吸收水分进入基质的力量,这种力量实际上是一种负压,称为水肿压(swelling pressure)。角膜胶原纤维之间的黏多糖具有很强的亲水性,是水肿压的物质基础。内皮和上皮损伤时,基质胶原纤维之间的亲水性黏多糖便会吸入水分,使基质胶原纤维小板之间的距离增宽、角膜增厚。目前已测出人在正常角膜厚度的情况下,基质水肿压为 50~60mmHg。当角膜肿胀时,其水肿压降低;基质肿胀 50% 时,其水肿压下降至约 15mmHg,相当于正常值的 1/3。

角膜组织中水的含量常用水的重量来表示,也就是说,每克干角膜组织恢复到正常状态所需要的水分,称为含水量。在角膜表面有上皮细胞,内面有内皮细胞作为屏障,阻碍水的进入和移出,其目的是维持角膜的正常厚度和透明度,因此在角膜厚度和水合作用之间有一个线性关系。

第五节　角膜的神经和角膜知觉

角膜是人体上最敏感的区域,有丰富的神经末梢。除感觉神经外,近年来在角膜内还发现有交感神经和副交感神经存在。

角膜知觉(corneal sensation)有三种:冷热觉、痛觉和触觉(压觉),冷热觉是从结膜进入角膜的 Krause 终球所感受。应用局部麻醉剂时,痛觉和触觉先消失,冷热觉慢些,因此在它未被完全抑制之前,可以导致一种不愉快的冷的错觉。触觉和痛觉在角膜中心最敏感,可用角膜知觉计进行检查,检查仪由早期的毛发式、弹簧式、游丝式的角膜感觉仪发展到近代的气流式、电磁式、光电式角膜感觉仪。根据国外文献记载,在角膜中央其感觉阈值是 15mg,靠近角膜缘处增加到 31mg(主观阈值),而客观阈值为 34mg。中国人角膜的触觉似比国外记载敏感,有资料显示中央为(11.57 ± 4.17)mg,周边为(11.87 ± 4.68)~(15.42 ± 9.58)mg。

角膜知觉在早晨较低,晚上较高,其原因可能是经过一夜的眼睑闭合,或者是由于眼内压的变化,早晨角膜上皮常有极轻度的水肿所致。角膜的感觉随年龄而下降,角膜的刺激阈值在儿童时期为 10~15mg,60 岁为 40~50mg。女性比男性的角膜知觉稍敏感,但在月经期下降。噻吗洛尔使老年人角膜知觉阈值升高,但很快下降。而长期应用噻吗洛尔,角膜知觉减退,应用美替洛尔和吲哚洛尔与用噻吗洛尔的情况相似。角膜疾病可引起角膜知觉减退或消失,特别在单纯疱疹性角膜炎和带状疱疹病毒性角膜炎时;多种从角膜切口的内眼手术后,也影响角膜知觉;棘阿米巴原虫感染角膜后,沿角膜神经侵入,所以患者有眼部剧痛;穿透性角膜移植术后,角膜移植片的知觉,常常不能完全恢复。

角膜组织缺乏血管,它的营养和代谢与角膜神经有密切关系,三叉神经破坏后,角膜上皮通透性增加,创伤愈合能力下降。交感神经可使角膜上皮细胞内 β 肾上腺素能受体激活,使上皮细胞内环磷酸腺苷(cAMP)含量明显增加,进而增加上皮细胞对 Cl^- 的通透性。另外乙酰胆碱可以增加基底细胞对泪液中 Na^+ 的通透性。有研究报道,辣椒素(capsaicin)是红辣椒中含有的一种刺激性物质,可引起感觉神经元敏感性下降,进而延缓角膜伤口的修复。另外还发现,应用乙酰胆碱可以治疗神经麻痹性角膜炎。

第六节　角膜的细胞凋亡

细胞凋亡(apoptosis)是机体生长发育、细胞分化和病理状态中细胞自主性死亡的过程。体内一些不必要的甚至有害的细胞是通过自杀而自动消亡的。某些细胞往往在生长发育到某一阶段自动死去,而把生存所需的营养留给机体需要的细胞。这些细胞的死亡是由它内部某些特定基因所操纵。这一切都行之有序,受严格控制。因此,这种现象被称之为程序性细胞死亡。有学者用 TUNEL 标记的方法证实正常兔角膜上皮及生理性脱落的角膜上皮细胞均有典型的凋亡细胞表现。这些凋亡细胞早期,核内染色体 DNA 发生断裂。由于此种断裂发生于染色体间隔处,在检查 DNA 时可出现特征性的 DNA 梯度断片。凋亡后期,细胞出现明显的形态学改变,不同于细胞坏死(细胞与细胞器肿胀裂,早期细胞核无明显形态学变化),凋亡细胞的细胞皱缩,核深染,核染色质浓缩,细胞膜出现小泡现象,这些小泡逐渐脱落以致与细胞膜分离,形成所谓的凋亡小体,其中包含有浓缩的细胞核断片和细胞器。Glaso 等在对化学伤后角膜上皮细胞凋亡的研究中也观察到上述改变。在细胞凋亡的晚期,组织中凋亡的细胞和凋亡小体迅速地被巨噬细胞或周围其他细胞所吞噬消化,整个凋亡过程没有炎症反应发生,凋亡细胞邻近的其他细胞全无结构及功能的异常。在行将凋亡的细胞中,与细胞死亡有关的基因被启动,表现为一系列的 RNA 的转录和翻译。调节控制细胞凋亡的基因大致分为两类,即存活基因和致死基因。目前已知的存活基因有 *Bcl-2* 及属于 *Bcl-2* 家族的基因。其中包括 *Ced-9*、*Bcl-21*、*Bag*、*MCH* 和 *AL* 等;致死基因有 *ICE* 基因家族,一些致癌基因,如 *myc*、*p53*、*Rb* 以及 *Bcl-xS*、*Bax*、*Bad*。

第七节　角膜创伤的正常愈合及其影响因素

一、正常愈合

(一) 愈合特点

由于角膜本身固有的特性决定了其伤口愈合的特殊性,总结起来,有以下几点:

1. 不涉及角膜缘部的角膜擦伤、撕裂伤或锐器贯穿性伤口(葡萄膜组织嵌顿在伤口内者除外)愈合时,一般不经过肉芽组织形成阶段。

2. 单纯累及上皮层的创伤,如擦伤、撕脱伤或锐器划伤等,愈合时无血管长入,亦无纤维组织参与,仅为基底细胞的分裂增殖,以修复伤口,愈合后不留瘢痕,对角膜透明性影响很小。

3. 累及 Bowman's 膜和 / 或基质层的创伤,愈合时虽无血管长入,但有纤维组织参与,伤口将为纤维结缔组织所填充,角膜透明度受到不同程度的影响。前弹力层本身没有再生功能,修复后遗留薄翳;累及基质则角膜基质细胞会产生新的胶原和氨基多糖。新的胶原比正常的基质胶原直径大,与巩膜胶原直径相似。同时新形成的胶原纤维也缺乏胶原纤维的正常的拉伸强度。累及前 1/3 基质以上形成斑翳,累及 1/2 深层基质则形成白斑。

4. 较大范围的 Descemet's 膜前面组织裂开时,由于受到眼内压的影响,Descemet's 膜将向前膨隆,甚至膨出,伤口愈合将受到严重影响。

5. 后弹力层和内皮细胞受伤裂开后,由于后弹力层断端的收缩,致伤口扩大,前房水将进入角膜基质,后者因吸水而出现肿胀,此将对伤口的愈合产生不利影响。

6. 角膜的前后表面分别覆盖着上皮细胞和内皮细胞,它们对伤口的愈合起到一定的促进作用。

7. 角膜伤口内一旦有葡萄膜组织或其他眼内容物(如玻璃体、晶体、视网膜)嵌顿时,伤口的愈合过程及性质就会改变。

8. 角膜后裂开时,房水内的纤维素团块将堵塞在伤口内,对伤口的愈合起到一定的作用。

9. 角膜前部三角形缺损愈合较快,而后部的三角形裂开伤口愈合较慢,这是因为角膜上皮细胞生长迅速,12~24 小时内即可将角膜前部三角形缺损覆盖和填平,而内皮细胞移行和增生通常需要 3~4 天后才能形成连续的一层,将伤口覆盖起来,新的后弹力层的分泌(形成),要在内皮层修复 1 个月以后才逐渐开始。

（二）愈合过程

1. 上皮层及 Bowman's 膜的创口愈合　上皮层与 Bowman's 膜的连接并不是太牢固,由于 Bowman's 膜前面光滑,角膜上皮层易于从此膜上脱离。但角膜上皮的再生能力很强,动物实验中,如果将角膜上皮刮去,而不损伤角膜缘干细胞,在 2~3 天内,创面即被再生上皮细胞所覆盖。研究表明,此种情况下,角膜上皮细胞更新及再生的源泉是角膜缘的干细胞,后者分化增殖,使角膜上皮得以覆盖。若角膜缘损伤,则会出现上皮愈合障碍。

角膜上皮层受伤脱失,邻近的角膜上皮细胞变形、体积增大,开始以阿米巴样运动向创面移动,横过暴露的基底膜,形成新的单层上皮,覆盖缺损区。细胞的这种移动是由细胞间的肌动蛋白细丝起作用的。在基底膜上附着有纤维连接蛋白(fibronectin,FN),角膜上皮细胞表面有 FN 受体,该受体能够促进肌动蛋白与 FN 连接,另一方面,肌动蛋白细丝收缩,帮助细胞移动,覆盖缺损区。上皮生长因子(epidermal growth factor,EGF)可以促进角膜上皮、特别是基底细胞的大量增殖。上皮修复的初期,细胞排列不整齐,细胞间的结合也不紧密。虽然上皮细胞在伤后 24 小时即可分泌形成基底膜的物质,但在初期,基底膜并不完善,细胞间的连接还未牢固,因此,新生上皮层很容易剥脱或被水肿所分离。上皮缺损处及其附近由于上皮细胞移动而变薄,数周后,损伤附近的角膜上皮基底细胞分裂增殖,从而填平变薄区,恢复到正常的 5~6 层上皮细胞,而新生的上皮细胞层尚需数周才能牢固地与基底膜黏着。基底膜结构的正常是上皮细胞移动和黏着的重要条件之一,如果基底膜受损缺失,上皮修复速度将大大降低,有时会出现迁延不愈,甚至上皮化障碍。由于上皮可以再生,且愈合过程中无血管和纤维组织参与,所以,单纯上皮层创伤,其愈合后并不会留下瘢痕。

小面积的上皮缺损,可以在 24 小时内修复;面积较大时,所需时间较长。当包括角膜缘在内的整个角膜上皮被刮除后,如果无新生血管长入角膜,则结膜上皮可以通过结膜转向化而覆盖角膜,而成为角膜样上皮,后者亦不包含杯状细胞。这种角膜样上皮并非真正的角膜表型(corneal phenotype),其生理和生化功能并未完全转化。如果角膜上有新生血管长入,则结膜转向化就不可能进行,当然覆盖在角膜上面的上皮也就具有结膜的特点,杯状细胞仍然存在,并有分泌功能。

Bowman's 膜无再生能力,当它受外伤缺损时,开始将由上皮细胞向下生长填补,以后则由基质层内角膜细胞所分泌的胶原或由成纤维细胞所充填。所以,在创口愈合之后,多少要留下一些永久性的角膜混浊。

2. 基质层的愈合　一般情况下,角膜伤口为从前向后及 / 或沿角膜板层逐渐愈合。如果创口贯穿或基本贯穿基质层而尚未伤及后弹力层时,由于前弹力层的收缩,在角膜前部就形成一个三角形缺损,泪液即会通过伤口进入基质,致使基质纤维板层因吸收水分而肿胀,断端互相接触,愈合加速。

角膜损伤时,伤口局部组织变性和坏死。由角膜基质细胞分泌大量 FN 和来自角膜缘血管网的纤维蛋白及其他成分充填伤口。大量的纤维蛋白和 FN 可以起到黏附和支架作用,使增殖的成纤维细胞能够通过，同时，也有利于角膜上皮的迁徙，引导上皮细胞覆盖伤口缺损区。角膜基质伤口附近的角膜细胞，在受伤后几小时就表现为胞浆颗粒水肿、胞浆突延伸及核仁出现，此说明细胞内蛋白质合成增加。上述变化在 1 周内明显可见，并且引起角膜细胞的肥大、迁徙及变形，从而转化为成纤维细胞，参与伤口愈合过程。在伤口愈合期，角膜细胞和成纤维细胞可对降解损伤的黏蛋白和胶原起吞噬作用，伤口中的纤维蛋白聚积可提高细胞的吞噬功能。

角膜基质损伤，创口处及周围基质吸水肿胀和隆起；角膜上皮因分裂生长较快，常于2~3天内即可填满伤口。当损伤伤及角膜基质深层时，新生的角膜上皮可以长入基质伤口内，从而填塞伤口缝隙，并形成上皮细胞栓。待伤口内被新形成的胶原填塞后，后者可以将上皮栓推向表面，上皮层次也恢复正常。角膜缘部血管因受到创伤刺激而扩张，渗出和炎性细胞增加，以多形核白细胞和单核细胞为主，后两者随病情逐渐浸润至伤口处及其周围区域，释放酶类及活性因子，同时吞噬因损伤而死亡的角膜细胞和损伤了的基质胶原。伤后 1 周内，伤口附近基质内的糖蛋白及硫酸软骨素进入伤口内，近伤口区比远伤口区的糖蛋白浓度明显减少；伤后 2 周，伤口内有大量硫酸软骨素和糖蛋白，邻近组织内的糖蛋白已比正常组织的浓度高。随着时间的延长，糖蛋白合成率减低，但在瘢痕中和邻近基质中都增加。几年后糖蛋白的含量才趋于正常。

角膜细胞受到来自白细胞释放的活性因子的刺激而呈现活性，逐渐向伤口处聚集并转化为成纤维细胞，合成胶原纤维，以修补损伤组织，胶原组织逐渐填满缺损区，直至伤口愈合。在此期间，有一个重要的调节因子即为转化生长因子 β（TGF-β），可由损伤修复过程中的角膜细胞表达合成，并可控制细胞生长和分化，刺激角膜细胞外基质（extracellular matrix，ECM）的合成和不断沉积，从而加速损伤角膜基底膜和基质的重构和修复，促进角膜伤口的愈合。另外，角膜上皮细胞、内皮细胞和角膜基质细胞亦能分泌 FN，后者沉积于角膜伤口内，对于角膜伤口的愈合能起到促进作用。

机械性损伤如撕裂伤，角膜伤口常不整齐，甚至有组织缺损，所以愈合过程较慢，形成的瘢痕也较明显，愈合后常致局部变形，造成严重散光。如果撕裂伤造成角膜板层分离，常因裂伤上下组织表面的粗糙不平而致愈合后瘢痕明显。锐器所致的角膜伤口，如角膜环钻伤口，因组织对合整齐，故愈合较快，瘢痕也较轻。

3. 后弹力层及内皮细胞层的愈合　一般情况下，后弹力层的损伤往往伴随着内皮层的破坏。单纯后弹力层损伤而内皮层保持完好者极为少见，甚至是不可能的。后弹力层破裂后，断端因弹性而卷缩，形成后三角形伤口，房水进入基质而致基质水肿。通常情况下，后弹力层的修复要在内皮修复愈合 1 个月后才逐渐开始。新生的后弹力层较正常为薄，创口处的后弹力层断端常向前卷起，卷曲的后弹力层断端，可在后弹力层修复后终生残留。内皮的创伤修复主要是损伤附近正常的角膜内皮通过细胞体积增大和移行而遮盖内皮缺损区，修复时间因创面大小而不同。

二、影响因素

（一）损伤因素

1. 损伤部位　近角膜缘部位的伤口易于愈合，且常有新生血管的形成。

2. 损伤面积　面积较小的上皮缺损易于修复，一般能在 24 小时内愈合；较大面积

（≥1/4 象限）的上皮缺损，常需 2~3 天才能修复。

3. 损伤程度　伤口越大、越深，其愈合过程将越漫长，愈合后形成的瘢痕也将越加明显。

（二）缝线

缝线可引起局部组织的炎症反应，主要表现为淋巴细胞围绕缝线的炎症反应和成纤维细胞的增生。上述炎症反应以尼龙线引起者最轻，丝线和肠线反应较重。缝线愈粗，反应愈重。

（三）纤维连接蛋白

纤维连接蛋白（fibronectin，FN）是角膜上皮修复时存在于基底膜中的暂时成分，构成细胞附着和迁移的基础，增加上皮细胞和成纤维细胞的移行能力，从而促进角膜创伤的修复。另外，在缺乏基底膜的创面上，FN 可与基质胶原紧密结合，同时促使上皮细胞黏附于基质上，为上皮细胞的迅速移行、完成修复提供了不可缺少的条件。

（四）生长因子

近年来发现不少生物活性因子均可影响角膜伤口的愈合过程，现简述如下：

1. 表皮生长因子（epidermal growth factor，EGF）　具有刺激上皮增殖的作用，同时可使上皮细胞内 FN 合成增加；促进角膜基质层胶原合成和激活的基质细胞或成纤维细胞增殖；实验条件下可促进角膜内皮细胞的再生；能够增强角膜伤口的抗张力。EGF 并不能诱导角膜上皮细胞的黏附及移行。

2. 成纤维细胞生长因子（fibroblast growth factor，FGF）　其主要的生物效应有：

(1) 刺激角膜上皮细胞增殖移行，加速角膜上皮再生。

(2) 刺激角膜基质成纤维细胞增殖，改善角膜纤维板层的排列趋势。

(3) 实验条件下，促进实验兔角膜内皮细胞的修复。

3. 转化生长因子 -β（transforming growth factor-beta，TGF-β）　TGF-β 在角膜创伤（非化学性损伤）愈合过程中起到下列作用：

(1) 诱导角膜细胞和单核细胞向伤口处的趋化游走，这些细胞可转化为成纤维细胞，参与伤口的愈合。

(2) 促进成纤维细胞和上皮细胞分泌 FN、胶原和氨基多糖。

(3) 增加 Ⅰ、Ⅱ、Ⅳ 型胶原和 FN 的 mRNA 水平。

(4) 直接刺激 Ⅰ 型胶原启动子和 FN 启动子的活性。

(5) 增加细胞与细胞间质的相互作用。

(6) 促进 FN 和基质的黏附沉积。

(7) 对角膜上皮细胞的增殖具有修饰作用，可以避免上皮细胞过度增殖。

(8) 促进角膜新生血管的生长。

TGF-β 的上述作用，能加速损伤角膜基底膜和基质的重构和修复，促进角膜伤口的愈合。

4. 血小板源性生长因子（platelet derived growth factor，PDGF）　在角膜上皮中可以检测出 PDGF，大部分角膜细胞成分中均发现有 PDGF。PDGF 能改变角膜上皮细胞和内皮细胞的骨架，促进钙离子内流，同时可促进角膜上皮细胞和内皮细胞分裂、增殖，促进角膜上皮细胞、基质和内皮细胞伤口的愈合。

5. 角质细胞生长因子（keratinocyte growth factor，KGF）　在人角膜上皮细胞以及内皮细胞中均有 KGF mRNA 的表达，并具有 KGFR（角质细胞生长因子受体），KGFR 大多分布在角膜上皮细胞上。KGF 可以促进角膜上皮细胞与内皮细胞的分裂、增殖，但不促进成纤维细胞的增殖。

6. 肝细胞生长因子（hepatocyte growth factor，HGF）　Li 等发现 HGF 的 mRNA 存在于角膜上皮细胞、内皮细胞及成纤维细胞中，主要由成纤维细胞表达，而 HGFR 大多存在于角膜上皮细胞中。Nishimura 等通过实验发现体外 HGF 可以明显促进角膜细胞的增生。

除上述生长因子外，还有一些其他因子在角膜上皮细胞修复中发挥作用，如胰岛素样生长因子（IGF）、白细胞介素 -6（IL-6）和白细胞介素 -8（IL-8）等在上皮修复过程中也起一定作用。总之，角膜细胞中存在着一个自分泌和旁分泌的细胞因子网络，调节角膜细胞的生长和对创伤的反应。

（五）药物

局部滴用糖皮质激素可降低新鲜角膜伤口的抗张力，因为大量的糖皮质激素可以抑制角膜成纤维细胞的形成，延缓角膜创口的愈合；如用量较小，一般影响不大。抗病毒制剂如碘苷滴眼液，3% 三氟胸苷或 3% 阿糖胞苷滴眼液等常被列为促伤口愈合作用的药物，它们应用后可增强角膜伤口的抗张力强度，但它们是通过干扰 DNA 合成而抑制病毒复制，所以对上皮细胞代谢也产生影响，可引起上皮剥脱。局部滴用抗生素也可影响角膜上皮的覆盖率，头孢唑林、新霉素和多黏菌素 B 等能轻度延缓伤口愈合，氨基糖苷类抗生素可明显地降低伤口愈合率。麻黄素和肾上腺素抑制上皮细胞的有丝分裂，已被动物实验所证实。局部滴用表面麻醉剂如可卡因、丁卡因等，也可抑制角膜上皮的有丝分裂。

角膜生物化学　第十章

第一节　泪膜的结构和成分

泪膜是覆盖于角膜表面的一层泪液膜。整个泪膜的体积在 6~7μl 之间,更换速度为 2μl/min,80% 通过鼻泪管消失,10% 通过大气蒸发。

迄今,在泪膜中发现至少有 60 多种成分存在。其中脂质层主要由酯、三酰甘油、游离固醇、固醇酯和脂肪酸组成,泪液层含有水、葡萄糖、尿素、氨基酸、脂质、纤溶酶、溶菌酶、β- 溶素、免疫球蛋白和微量元素等,黏液层主要成分是各种分子量的糖蛋白,其中糖占 75%,蛋白占 20%。由泪腺分泌的至少有 20 种成分,如前白蛋白(prealbumin)、溶菌酶、乳铁蛋白和泪液特异性 IgA 等。前白蛋白可作为其他成分的转运载体。特异性的免疫球蛋白和非特异性免疫球蛋白(如乳铁蛋白)构成了防止外眼感染的第一道防线。下面重点介绍几种重要成分:

一、葡萄糖

曾一度认为角膜的葡萄糖是由泪膜供应,后来发现泪膜的葡萄糖浓度太低,不能满足角膜上皮代谢的需要。目前认为角膜的葡萄糖主要来自房水。Gassett 曾研究过高血糖和泪液葡萄糖浓度之间的关系,发现葡萄糖负载后 2 小时,96% 的糖尿病患者泪液的 Clinistix 试纸试验阳性,而正常人无此变化,提示泪液 Clinistix 试验是筛选糖尿病患者的简便方法。

二、氧气

来自泪膜的氧气是角膜氧气的主要来源。当睁眼时,泪膜可从大气中获取氧气,因此可维持 156mmHg(20.728kPa)的氧分压;当闭眼时,氧气可从结膜毛细血管床扩散到泪膜,可维持 55mmHg(7.315kPa)的氧分压。

三、溶菌酶及其他抗菌酶

1922 年,Fleming 首次报道泪液中含有溶菌酶。细胞的细胞壁主要是多糖组成,革兰氏阳性菌细胞壁的组成的肽聚糖占细胞壁干重的 50%~80%,革兰氏阴性菌细胞壁的肽聚糖占细胞壁干重的 1%~10%。肽聚糖的基本单位是 N- 乙酰葡萄糖胺和 N- 乙酰胞壁酸通过 β-1,4 键相连而成。溶菌酶通过水解 β-1,4 键,裂解细菌的细胞壁。它不仅能直接溶解革兰氏阳性菌,在补体作用下也能溶解革兰氏阴性菌,而且具有抗补体活性,调节免疫效应。因此,泪液溶菌酶是人眼免疫防御系统的重要组成部分。

泪液的溶菌酶浓度高于血液。摘除泪腺后,溶菌酶从泪液中消失,所以推测泪腺具有合成该酶的能力。Gillette 使用免疫组织化学技术,证实在主或副泪腺腺泡和腺管的上皮细胞中有溶菌酶的存在,而腺体间组织并不染色,这提示泪腺上皮细胞具有产生或至少有浓缩溶菌酶的能力。人泪液中溶菌酶含量与许多因素有关,泪液溶菌酶随着年龄的增长而增加,当到了 45 岁之后则开始下降,与性别无关;当发生反射性流泪、结膜感染、干燥性角结膜炎、感染性角膜溃疡(尤其是细菌性角膜溃疡)时,泪液的溶菌酶水平下降,全身应用皮质类固醇、葡萄糖、尿素和胰岛素时减少;饮水或全身用肾上腺素或组胺后增加;烟雾刺激后其活性降低。另外,目前已证实接触镜配戴者的溶菌酶水平高于正常对照组。

泪液中还具有其他抗菌特性的酶,如乳铁蛋白和 β- 溶素。乳铁蛋白是一种铁离子结合蛋白,最早在奶液中发现,由于阻止细菌和真菌对铁的利用而表现抗微生物活性。1966 年,Masson 首次在泪液中发现乳铁蛋白。它既能抑菌又能杀菌,与初级抗体应答、淋巴细胞增生、细胞因子产生、NK 细胞与补体活性的调节等作用相联系。因此,乳铁蛋白也是眼表重要的防御成分。β- 溶素是来自血小板的一种杀菌蛋白,泪液中含量高于血浆,分子量在 5~75kd 之间。它的主要作用是溶解细菌的细胞质膜,与溶菌酶起协同作用。

四、胱蛋白抑制剂

泪液中存在着一种十分重要的半胱氨酸蛋白酶抑制剂。蛋白酶常常是根据它们的催化剂来划分的。而丝氨酸蛋白酶、半胱氨酸蛋白酶、天冬氨酸蛋白酶、金属蛋白酶却是根据它们的识别位点来分类的。组织与体液中存在不同种类的内源性的蛋白酶抑制剂,它们调节蛋白质的代谢,保护泪液免受外来细菌或病毒蛋白的降解。人泪液与唾液中的胱蛋白抑制剂能与腺病毒的内肽酶相互作用,在一定程度上抑制腺病毒的感染。

第二节　物 质 代 谢

一、葡萄糖和糖原

葡萄糖和糖原是角膜细胞所需能量的最基本物质。角膜的葡萄糖大部分来自房水,仅有 10% 来自角膜缘血管网的扩散或来自泪液。除能得到游离的葡萄糖外,上皮细胞储存有大量的糖原。但在缺氧或创伤状态下,糖原可被裂解,这种储存迅速减少。这说明当游离的葡萄糖不能满足代谢需要时,就会动用糖原。

角膜葡萄糖的代谢是通过依赖氧的三羧酸循环(tricarboxylic acid cycle,TAC)和无氧糖酵解途径产生高能化合物三磷酸腺苷(ATP)。进入无氧糖酵解途径的葡萄糖可形成丙酮酸,丙酮酸即可通过 TAC 转变成 CO_2,也可通过乳酸脱氢酶转变成乳酸。角膜细胞对 CO_2 具有高度的通透性,内皮细胞具有活跃的碳酸酐酶系统,因此角膜中所产生的 CO_2 很容易被清除。相反,角膜上皮细胞的屏障性能阻止大量乳酸向泪液的转运,因此乳酸必须通过基质层和内皮细胞层扩散进入房水。当减少角膜氧供应和创伤时,丙酮酸进入 TAC 减少,乳酸产生量增加。角膜中乳酸浓度的增加可引起角膜上皮和基质层的水肿,另外,基质层的代谢性酸中毒也可引起角膜内皮细胞形态和功能的改变。上述变化可破坏角膜的光学性能。

除上述两个代谢途径外,角膜上皮还可利用其他代谢途径,其中磷酸戊糖途径的代谢过程在细胞质中完成,首先将 6- 磷酸葡萄糖转变成 5- 磷酸核酮糖,然后释放出 CO_2,形成还原型烟酰胺腺嘌呤二核苷酸磷酸(辅酶 II,NADPH)和高能化合物 ATP。该途径相当活跃。离体培养角膜上皮所使用葡萄糖的 35% 是通过该途径。角膜上皮细胞的另一条代谢途径是多元醇途径。通过此过程将葡萄糖转换成山梨醇和果糖(左旋糖)。在葡萄糖过量时,就会产生过量的山梨醇。这些多元醇本身并无毒性,但透过细胞膜很慢。生成过多可造成细胞内储积,从而导致渗透性细胞损害。已证实这种改变与糖尿病的晶体和神经异常有关,但与糖尿病角膜上皮异常改变的关系有待进一步研究。

角膜内皮的主要功能是维持角膜的去水合状态,通过泵 - 漏机制使角膜的水分维持稳定。使用糖酵解代谢阻断剂或除去氧气供应可抑制或停止内皮泵的去水合作用。因此,糖代谢对维持内皮细胞的正常功能起着至关重要的作用。对内皮细胞代谢产物和酶的分析结果表明,内皮细胞存在有糖酵解途径的酶,但其活性比上皮层低。同样,支路酶及其代谢产物也存在于内皮层,但水平比上皮层低,这提示内皮层支路代谢途径的活性比上皮弱。在人类这种代谢活动的低下可能与内皮层缺乏再生能力有关。内皮细胞能量的主要来源是来自房水的葡萄糖以及储存在内皮细胞内的糖原。葡萄糖从房水向内皮细胞转运的过程是一种加速过程,因为其转运的速度比单纯的弥散过程要快。

二、氧气

角膜上皮层的代谢需要氧气。在睁眼状态下其氧气来自大气层溶解在泪膜中的氧气;闭眼时,则由睑结膜血管弥散而来。因此,睁眼时泪膜的氧分压为 115mmHg,而闭眼时则下降到 55mmHg,这样低的氧分压可满足上皮层氧代谢的需求。与睡眠期间相比,睁眼时角膜的厚度将减少 5% 左右。这种差异起因于睁眼时泪液渗透压增加及其后来所造成的角膜脱水,而非起因于闭眼时泪膜氧浓度的下降。

角膜的氧代谢正常时,角膜通过葡萄糖的有氧氧化所获得的能量使角膜的"内皮泵"不断地将基质中的水分以主动运输的形式排入前房,使角膜含水量恒定保持在 78% 左右,因而维持了角膜的透明。缺氧时,葡萄糖以无氧酵解的方式代谢,一分子葡萄糖仅产生 2 分子 ATP 能量,由于能量不足,角膜的"内皮泵"无法将基质中的水分排入前房,终末代谢产物乳酸和 CO_2 在角膜组织中堆积,角膜内渗透压升高,内皮细胞间隙增大,房水逆向进入角膜使角结膜水肿,基质增厚,当基质中的水分达到一定程度时,基质层纤维层间发生光折射,角膜透明度下降。通常,在诱发角膜水肿之前,角膜可以耐受低达 25mmHg 的泪膜氧水平。

三、氨基酸和蛋白质

上皮细胞层更新非常快,需要大量的氨基酸合成蛋白质。这些氨基酸可能主要由房水供应,因为泪液中氨基酸浓度非常低,并且上皮层对泪液的氨基酸不具有通透性。因此,上皮层具有浓集和吸收来自后表面氨基酸的能力。

四、谷胱甘肽和维生素 C

有学者通过实验证实谷胱甘肽对于维持角膜内皮细胞的正常功能起着重要的作用,谷胱甘肽可通过谷胱甘肽过氧化物酶将还原型(GSH)转变成氧化型(GSSH),所以谷胱甘肽系统的一个重要作用可能是去除毒性过氧化物。通过辐射可在组织中产生过氧化物,特别是在氧气存在的情况下,一些细胞膜脂质可氧化成毒性过氧化物,谷胱甘肽还原酶可将 GSSH 转变成 GSH,这一过程需要 NADPH。所以,谷胱甘肽系统与磷酸己糖支路代谢有着密切的关系。谷胱甘肽系统也可能参与 ATP 酶活性的调节过程,因此,也参与内皮细胞的泵功能。角膜内皮细胞的谷胱甘肽大约 13% 以氧化形式存在,显然高于其他组织。内皮细胞谷胱甘肽系统的氧化还原状态可能与内皮细胞谷胱甘肽过氧化物酶 / 还原酶的高比率有关,反过来也提示谷胱甘肽与毒性过氧化物的清除有关。因此,在前房灌洗液中附加一定量的谷胱甘肽对于维持角膜内皮细胞的正常代谢具有一定的意义。

维生素 C 以高浓度存在于眼部的液体内。人眼房水中的浓度大约是血浆的 20 倍。存在于眼部的维生素 C 大多是还原型,因此,眼部维生素 C 的重要功能之一是通过清除由阳光辐射产生的自由基来防止光氧化损伤。在角膜胶原合成过程中,成纤维细胞摄取赖氨酸和脯氨酸,然后合成胶原肽链。而赖氨酸和脯氨酸的羟化过程必须有维生素 C 参与。已证实角膜内皮细胞对维生素 C 具有特殊的转运和代谢性能,并能将其释放于基质层中。

五、接触镜的影响

接触镜主要通过创伤和缺氧两个机制影响角膜的代谢。Burns 和 Roberts 通过在眼球表面置一无氧小房将缺氧与接触镜所造成的创伤分开来研究,发现这种创伤即使很轻微,也可引起上皮层水合状态的迅速增加。所造成的水肿是细胞内型,这表明是对上皮细胞的直接损害,而非对内皮细胞的损害。

配戴接触镜所继发的生物化学改变之一是糖原下降。例如,戴不透气的硬性接触镜,在 6 小时之内可使糖原减少到正常值的 40%,继而可伴随上皮缺损和溃疡的出现,因此这种下降不容忽视。接触镜导致糖原下降的机制尚不清楚。

接触镜可使上皮细胞的有丝分裂能力下降,从而影响创伤愈合的速度。其主要原因是缺氧。缺氧使 ATP 产量下降,以致不足以使细胞内的收缩蛋白参与细胞的迁移。另外,缺氧使上皮层乳酸产生增加,使细胞内外的 pH 值下降,从而影响细胞的许多功能,如糖酵解、膜离子转运和有丝分裂。因此,缺氧仍然是配戴接触镜的一个主要问题。

根据角膜的耗氧情况,配戴角膜接触镜者对接触镜的耐受程度主要取决于下述数种因素。对于日戴型不透氧硬性接触镜,其耐受程度与镜片的直径大小有关。对于小直径镜片,眼睑的瞬目动作将促进镜片下泪液的交换,使镜片周围富氧泪液进入镜片下。然而,对于较大直径长期配戴的软性接触镜,则具有足够的氧渗透性,可以满足角膜对氧气的需求。但是,在睡眠状态下,由于角膜表面氧张力下降,上述需求将得不到满足。长期配戴型接触镜对角膜的代谢也具有其他影响。最重要的影响是改变了角膜表面上皮的微环境,消除了正常的泪液蒸发、眼睑的机械性摩擦以及泪液成分的进入。最终导致角膜敏感度、葡萄糖用量、有丝分裂能力和上皮层耗氧量的下降。角膜上皮层是构成角膜抵御感染的主要屏障。因此,长期配戴接触镜将可能会消除这种屏障功能,从而促进角膜溃疡过程的发生和发展。

第三节　化学成分

角膜的主要组成成分有:水(78%)、胶原蛋白(15%)、其他蛋白(5%)、多糖类(1%)、盐类

(1%),本部分重点讨论胶原蛋白和蛋白多糖。

一、蛋白多糖

蛋白多糖(proteoglycan)是由很长的多糖链与一个很小的蛋白核心以共价键相连。它主要作为结构成分分布于软骨和结缔组织内。重要的蛋白多糖主要有硫酸软骨素(chondroitin sulfates)、硫酸皮肤素(dermatan sulfate)、硫酸角质素(keratan sulfate)、透明质酸和肝素。

在创伤愈合期间,角膜瘢痕组织中硫酸角质素与硫酸软骨素之间的量成比例下降,水分增加。混浊瘢痕组织中的蛋白多糖的大小明显大于正常非混浊角膜,这种体积的增加可能导致胶原纤维异常大的分离。随着瘢痕的逐渐消退,角膜的水合状态、蛋白多糖的类型及大小也趋于恢复正常。上述事实提示胶原纤维之间的距离是角膜透明的关键,蛋白多糖对于维持角膜的透明状态起着重要的作用。

生物化学和免疫组织化学研究证实了斑状角膜营养不良的病变:角膜合成硫酸软骨素基本正常,但不能正常合成硫酸角质素。蛋白多糖合成的缺陷也可能与圆锥角膜的发生有一定的关系。有人发现病变角膜组织中蛋白多糖的更新率发生了改变。使用电镜组织化学和X射线衍射技术发现蛋白多糖的分布异常,在胶原纤维之间和重叠区硫酸角质素减少。如果蛋白多糖和胶原纤维之间的相互连接对维持正常角膜的张力起着重要的作用,那么蛋白多糖造成的异常就可能阻碍这种连接,导致胶原纤维之间的疏松和滑脱,从而使基质层的胶原纤维伸张变薄。

二、胶原

1. 上皮基底膜　对上皮基底膜进行生化分析极其困难,原因是该组织的量非常少,培养的角膜上皮细胞可产生基底膜,其胶原为Ⅳ型。另外,层粘连蛋白(laminin)、硫酸乙酰肝素以及纤维连接蛋白(fibronectin)也是基底膜的组成成分。

2. 前弹力层　该层位于上皮层的下面,由胶原和基质组成,在某些种系动物无此层(如兔眼),在显微镜下该层与基质层界限分明,其胶原纤维比较短且排列紊乱,无细胞结构,其胶原类型的确切组成尚不清楚,但至少有Ⅰ型。

3. 基质层　角膜基质层的胶原纤维由Ⅰ型和少量其他类型的胶原组成,呈高度规则板层排列。其中胶原是一稳定的成分,很少进行更新,Ⅰ型胶原是基质层胶原纤维的主要组成成分。角膜细胞能分泌Ⅰ型胶原,但该型胶原比普通Ⅰ型胶原更容易发生糖基化。Ⅴ型胶原大约占10%,Ⅲ型胶原占1%~2%。胚胎期角膜还含有一些Ⅱ型胶原。

4. 后弹力层　后弹力层与内皮层相邻,据认为由内皮细胞所分泌,是内皮细胞的基底膜,此层组织量大且容易收集,比上皮基底膜容易进行生化分析。后弹力层的胶原富有大量的羟脯氨酸和糖类。其生化特征尚未完全确定,但大部分是Ⅳ型胶原。

第四节　胆碱和肾上腺素能系统

一、胆碱能系统

在角膜上皮层存在有高浓度的乙酰胆碱。乙酰胆碱合成和降解酶,这些化合物似乎并不是来源于神经系统。因为当支配角膜的三叉神经受到破坏后这些化合物仍然存在，并且在离体培养的细胞中也发现这些化合物的存在。另外，在培养的上皮细胞中也发现有毒蕈碱型胆碱能受体，并且发现它与该组织内的环磷酸鸟苷（cGMP）水平的控制有关。但是，在任何制备的标本中均未发现烟碱型受体的存在。胆碱能系统在上皮层的确切功能可能与控制上皮细胞的生长、创伤修复以及调节钠离子的通透性有关。

在牛角膜内皮细胞也发现有毒蕈碱型受体存在，并且调节着细胞内 cGMP 的水平。这些受体具有拟似剂或拮抗剂的竞争作用，如卡巴可（carbachol）或阿托品，也影响着细胞内 cGMP 的水平。在其他细胞中，cGMP 对细胞的增殖、死亡和液体转运起着一定的作用。上述作用对于角膜的生理功能极其重要。

二、肾上腺素能系统

在角膜上皮细胞表面存在有 β- 肾上腺素能受体，并且 β_2 亚型占优势。其生理功能主要与氯离子的转运和分泌、有丝分裂的抑制以及糖原合成酶的活性有关。第一信使化合物，如儿茶酚胺，通过 β 肾上腺素能受体而起作用，在细胞内产生第二信使环磷酸腺苷（cAMP）。反过来，cAMP 激活各种酶从而导致细胞的生物化学或生理反应。Walkenbach（1991）在角膜上皮细胞也发现有特异、可逆和高度亲和的 α_1- 肾上腺素能受体，其主要作用与细胞内磷酸肌醇的调节有关。

三、P 物质

除上述经典的神经介质外，角膜组织中可能还存在有某种或某些神经肽物质，这些物质可能对角膜的功能具有调节作用。然而，在人角膜中仅发现了 P 物质（substance P）。该物质是 Euler 在 1931 年从小肠中提取的一种十一碳肽。除角膜外在人眼的其他组织中也存在有 P 物质，如葡萄膜，其生理作用尚不完全清楚。将 P 物质注入前房可引起瞳孔缩小。另外，可使离体培养的视网膜组织发生磷酸肌醇的聚积。

第五节 维生素 A 与角膜

一、维生素 A 的来源和吸收

早在 1915 年证实维生素 A（又名视黄醇）是人体必需的营养成分，随后从鱼肝油中得到提纯。人类的主要来源是来自植物的 β 胡萝卜素和动物组织的维生素 A，β 胡萝卜素在大多数动物的肠黏膜内由 β 胡萝卜素加氧酶（β-carbtenedioxygenase）催化，氧化分裂为两分子视黄醇（retinol）后，与软脂酸化合成脂，经淋巴进入血液，再运送并储存于肝内。视黄醇在细胞内可转化形成视黄酸。

二、转运

软脂酸和视黄醇所形成的脂可以在肝脏中不断被水解和脂化。水解出的视黄醇与肝中合成的特定的转运蛋白——视黄醇结合蛋白（retinol binding protein，RBP）结合而被转运至血液。在血液中再与另外一种血浆蛋白——前白蛋白（prealbumin）结合，转运至靶组织。视黄醇脱离血浆结合蛋白后，即进入靶组织。视黄醇的供应对视觉系统起着非常重要的作用，但在眼中的释放、储存和转运机制仍不十分清楚。已证实哺乳动物眼组织能合成 RBP 和白蛋白，在视网膜节细胞、虹膜睫状体以及角膜的上皮和内皮细胞中发现有 RBP 和前白蛋白的免疫活性染色。最近，在视网膜色素上皮细胞内发现有合成 RBP 的 mRNA。这些结果提示，眼球可能具有自成一体的一套转运系统，但目前仍不能排除血液是 RBP 的另一个来源。

三、作用及机制

目前认为视黄醇同类固醇激素一样，进入细胞后和细胞内的特异性受体结合成一种活性复合物，后者进入细胞核调节基因表达而发挥代谢调节作用。在许多组织的细胞质中已发现有与视黄醇特异性的结合蛋白，包括角膜内皮细胞。维生素 A 的作用如下：

（一）维持角膜结膜上皮细胞的分化和完整性

维生素 A 在视觉中的作用已为人们所熟知，但维生素 A 在维持角膜和结膜完整性的作用尚不清楚。形态学研究表明缺乏维生素 A 动物的眼表面上皮增厚、角化以及结膜杯状细胞和细胞表面的微小皱褶消失。

有人用单细胞水平描述了角膜上皮细胞视黄醇 RBP 的结合部位，这表明角膜上皮细胞可聚集来自 RBP 的视黄醇，但未证实角膜上皮具有与视黄醇结合的性能。将角膜上皮刮除后，结膜上皮将发生一系列的形态转变，成为角膜样上皮，重新覆盖缺损区，同时伴随着杯状细胞的消失，我们将这一过程定义为结膜转分化（transdifferentiation）。以杯状细胞的数量作为转化程度的指标，发现这一过程可被维生素 A 所影响。如果在创伤愈合期间，有新生血管存在或诱导新生血管（有来自血液循环的维生素 A 供应）结膜转化就会被抑制或逆转。同样，局部使用视黄醇衍生物也可使正常无血管角膜的转化过程发生、停止或逆转。因此，与血管化的结膜相比，正常无血管角膜局部维生素 A 的适量供应是维持正常结膜转分化的必要条件。因此，在某些眼球表面疾病时，上皮细胞的分化异常可能与局部维生素 A 过度缺乏有关。已有局部使用全反型视黄酸逆转干眼状态的鳞状化生和改善临床症状的报道。维生素 A 缺乏可使结膜失去杯状细胞而发生角化，已证实杯状细胞的丢失先于临床病变的出现。结膜黏蛋白的生化改变更早于杯状细胞密度的改变。维生素 A 缺乏除引起结角膜角化和鳞状化生外，还可通过改变细胞之间的紧密连接结构而影响液体的转运。

（二）对角膜代谢的影响

维生素 A 进入角膜细胞后，在代谢过程中可能起着重要的作用，参与角膜合成糖蛋白的过程。它刺激葡萄糖和氨基葡萄糖掺入角膜上皮的一些糖蛋白。使用细胞培养技术，发现全反型视黄酸可诱导基质层成纤维细胞 DNA 合成增加，细胞由梭形转向圆扁平形。另外，维生素 A 对于维持角膜的能量代谢也起着一定的作用。1991 年 Hayashi 等使用磁共振技术发现维生素 A 缺乏时小鼠角膜的磷酸肌醇增高和磷酸甘油脂胆碱全部消失。

（三）加速创伤愈合

将 3H- 视黄醇注入前房后，可被角膜上皮和内皮细胞吸收，特别是正在移行覆盖创伤的细胞。维生素 A 可加速角膜上皮创伤的修复，视黄酸可刺激角膜上皮合成糖蛋白，从而为细胞移行提供黏附的基质。另外,局部使用视黄酸也可加速角膜内皮细胞的创伤修复。在其他类型的细胞上,维生素 A 类化合物对表皮生长因子(epidermal growth factor,EGF)的促有丝分裂作用与细胞表面 EGF 受体数量的增加有关。最近,发现该类物质也能诱导角膜内皮细胞表面 EGF 受体数量的增加。维生素 A 类化合物对 EGF 促进角膜创伤修复的增强效应,进一步强调了该类化合物在治疗角膜内皮细胞功能障碍和创伤过程中的治疗价值。

角膜病理学　第十一章

第一节　角膜损害

一、致伤因素

外界环境及体内代谢都是在不断地变化着,因而外界及体内有许多因素都可以造成角膜组织的损伤,可归纳为以下几类:

（一）物理因素

1. 机械性因素　是造成角膜损伤的重要原因,它常使角膜组织、细胞和分子空间结构及完整性和连续性遭到破坏。根据致伤物的性质、大小、形状,以及作用角膜时的速度和力度,可造成角膜的划伤、挫伤、破裂伤、穿通伤等。

2. 温度因素　机体内的生物化学过程都有适宜的阈值,超过或低于这种阈值必然影响或破坏其生物代谢,而造成细胞及组织的损伤。细胞及组织损伤的程度根据温度的高低及作用时间的长短而定。如高温可使蛋白变性,角膜烫伤或烧伤可造成角膜混浊,甚至角膜组织坏死,进而形成溃疡;极高温可使组织脱水甚至炭化;轻度烧伤组织可以修复或再生;低温可使组织、细胞代谢变慢,血循环减缓甚至收缩出现冻伤改变——渗出及水肿;深低温可使组织、细胞产生冰晶而使组织及细胞内外水分失衡以及结构受压,导致细胞坏死。

3. 电离辐射　辐射伤可使细胞内水分电离,产生自由基(如 H,OH),自由基可使细胞成分受损,特别是自由基可攻击膜结构使细胞结构遭到破坏。紫外线可使细胞核染色质浓缩而致细胞坏死脱落,引起电光性眼炎。大剂量辐射可直接损伤生物的大分子,使细胞变性、坏死。

4. 气压及压力因素　人体对高气压耐受力较强,但在高压力情况下,特别是高压氧(高压舱)下可见线粒体肿胀与脱嵴。当气压急剧降低时,可使在高压时溶于组织器官内的气体迅速逸出,造成组织损伤。急性高眼压常造成眼的灌注压降低,眼内组织缺血、缺氧,导致组织的能量代谢障碍。当眼压降低,血运恢复时又可产生大量的氧自由基,继续对眼组织造成损伤。

5. 其他因素　如暴露性角膜炎、角膜表层炎(如戴角膜接触镜等)、干燥性角膜结膜炎。

（二）化学因素

1. **酸烧伤**　角膜酸烧伤在临床上不少见。酸可使组织蛋白发生凝固，引起细胞变性、坏死。其损伤的程度与酸接触组织的时间及酸的种类和浓度有关。按焦痂的颜色大体可判断酸的种类，如黄色痂为硝酸烧伤，黑色痂或棕色痂为硫酸烧伤，白色痂或黄色痂为盐酸烧伤。酸烧伤使表层组织蛋白质凝固，可不同程度阻止酸向深部组织渗透，及时处理其预后较碱烧伤好。

2. **碱烧伤**　主要是碱离子与组织细胞中，特别是膜结构中的脂质发生皂化作用而溶解，亦可与蛋白质结合形成碱性蛋白化合物，继续对组织造成损伤，因而，碱烧伤的特点是其对组织的破坏作用是进行性的，即使清除表面的碱性物质，深层组织中的碱离子破坏细胞，细胞破裂后碱离子又释放出来，继续作用于深部组织细胞，这种破坏逐渐向深部组织渗透。因而，碱烧伤较酸烧伤预后差。角膜碱烧伤后易发生穿孔。

3. **其他因素**　营养及代谢，如老年角膜边缘脂质沉积形成老年环；维生素 A 缺乏时，可造成角膜软化等。

（三）生物因素

自然界存在有许多微生物，一般在角膜组织结构及功能完好的情况下不会致病。是否致病与细菌种类、生物学特性、机体免疫力以及角膜的状况有关。如角膜外伤后引起的棘阿米巴性角膜炎、铜绿假单胞菌性角膜溃疡；真菌感染引起角膜溃疡（镰刀菌、曲霉菌等）；机体免疫力低下时，潜伏于体内的病毒引起单纯疱疹性角膜炎；腺病毒Ⅲ及Ⅷ流行可致流行性结膜角膜炎等。

（四）免疫因素

目前已知许多角膜疾病都与免疫有密切关系。角膜除了自身的免疫学特点之外，它还与全身及其邻近组织的免疫有密切关系。目前研究发现，角膜中含有多种抗原成分，如组织相容性抗原、ABO 血型抗原、血源性抗原以及多种可溶性抗原。角膜上皮及内皮细胞的抗原性较强，基质的抗原性很弱。

组织相容性抗原包括主要组织相容性抗原及次要组织相容性抗原。主要组织相容性复合体（major histocompatibility complex, MHC）是与多种免疫现象有关的基因集中区域，具有高度的多态性，其编码的产物被称为 MHC 分子或 MHC 抗原。人类的 MHC 抗原被称为人类白细胞抗原（HLA），编码 HLA 的基因群被称为 HLA 复合体，它有三个基因区，即Ⅰ、Ⅱ、Ⅲ基因区。HLA-Ⅰ类抗原存在于角膜上皮、角膜实质及内皮细胞，从角膜缘朝向角膜中央区，其表达呈梯度下降的趋势。HLA-Ⅱ类抗原主要表达于角膜上皮和基质层的朗格汉斯细胞，这些细胞主要分布于角膜缘及周边角膜。次要组织相容性抗原是 Y 染色体编码的一种组织相容性抗原，它可引起较弱的免疫排斥反应。ABO 血型抗原存在于角膜上皮和内皮层，在角膜移植中具有免疫源性。ABO 血型抗原的配型可降低高危角膜移植排斥反应的发生率。

角膜免疫性疾病分为非自身免疫性、自身免疫性及抗感染性免疫。

1. **非自身免疫性角膜病**　非角膜自身因素与免疫系统间造成的疾病与临床上常见的四型变态反应之间存在一定的关系。变态反应又称超敏反应，是机体受同一抗原再次刺激后发生的一种表现为组织损伤或生理功能紊乱的特异性免疫反应。引起变态反应的抗原物质称变应原或过敏原。根据机体反应出现的速度、抗体的有无，分为速发型和迟发型两种。根据免疫病理机制,又将速发型免疫反应分为Ⅰ、Ⅱ、Ⅲ型,迟发型免疫反应称为Ⅳ型变态反应。

(1) Ⅰ型变态反应:为抗原与附着于肥大细胞或嗜碱性粒细胞表面的 IgE 结合后,细胞释放一系列中间介质,如组胺、缓慢反应物质等,引起机体急性过敏性反应。引起Ⅰ型变态反应的抗原主要有灰尘、花粉、毛发、尘螨及其排泄物、动物皮屑、羽毛、牛奶、鸡蛋、虫、鱼、虾、蟹贝、寄生虫、药物等。眼睑和结膜是Ⅰ型变态反应的好发部位,常累及角膜上皮。春季卡他性结膜炎并发的角膜上皮糜烂和剥脱即属此型。

(2) Ⅱ型变态反应:诱导Ⅱ型变态反应的抗原有 ABO 血型抗原、Rh 抗原、HLA 抗原、改变了的自身抗原、外源性抗原与正常组织细胞间的共同抗原,吸附在组织细胞上的外来抗原,参与Ⅱ型变态反应的抗体有 IgG1、IgG2、IgG3 和 IgM。边缘性角膜溃疡可能属于此型。

(3) Ⅲ型变态反应:又称免疫复合物变态反应。引起Ⅲ型变态反应的抗原有内源性抗原和外源性抗原两种,参与此型变态反应的抗体为 IgG、IgM 和 IgA。蚕食性角膜溃疡、巩膜炎和硬化性角膜炎即属此型。角膜的Ⅲ型变态反应疾病往往为自身免疫性疾病。

(4) Ⅳ型变态反应:又称迟发型变态反应,是由致敏 T 淋巴细胞与相应抗原结合引起,反应发生较迟缓,一般需要经过 24~72 小时。引起Ⅳ型变态反应的抗原主要为胞内寄生菌、某些病毒、寄生虫及一些化学物质,参与此型变态反应的细胞主要为 $CD4^+$ TDTH 细胞、$CD4^+$ CTL 细胞和 $CD8^+$ CTL 细胞。发生机制为 T 淋巴细胞直接破坏靶细胞或通过释放淋巴因子而导致的变态反应性炎症。角膜移植排斥反应属Ⅳ变态反应。

2. 自身免疫性角膜炎 在某些外因条件的影响下,诸如外伤、感染、手术等,使自身免疫反应增强到一定的程度,足以破坏自身组织而引起的疾病。目前公认的和常见的此类角膜病为蚕食性角膜溃疡,另外,泡性结膜角膜炎也与此免疫有关。

3. 角膜的抗感染免疫病理 微生物的致病作用,除本身的毒素直接对组织及细胞造成损伤以外,微生物的组成成分如细菌的膜、K 抗原、菌毛、葡萄球菌的 A 蛋白及链球菌的 M 蛋白,感染的细胞膜上的病毒抗原,真菌感染所产生的抗原均可引起细胞免疫而致细胞及组织的损伤。单纯疱疹病毒性角膜炎的免疫病理机制可能是一种免疫偏离现象(immune deviation),即局部免疫反应亢进,全身免疫反应正常或低下。

(五) 遗传因素

角膜病变中有一部分是因遗传异常(基因突变、染色体畸变)所致,通常为染色体异常(chromosomal disease)、单基因遗传病(monogenetic disease)、多基因遗传病(polygenetic disorder)。如先天性小角膜及大角膜、圆锥角膜等均具有显著的先天遗传学特征。然而,有些则是迟发性的,如 Reis-Bückers 环状营养不良、斑状角膜营养不良、先天性角膜内皮营养不良、前部镶嵌式角膜营养不良、Francois-Neetens 斑点状角膜营养不良、Fuchs 角膜内皮营养不良等。

(六) 全身疾病

如甲状腺相关性角膜病、糖尿病性角膜病变、酒渣鼻性角膜炎、角膜软化症等是属全身疾患的一部分。

二、损伤机制及转归

角膜损伤机制及转归见图 11-1-1。

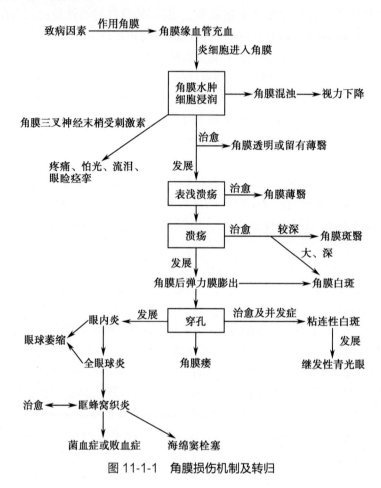

图 11-1-1　角膜损伤机制及转归

三、损伤的修复

1. 角膜上皮的再生　角膜上皮伤口的愈合过程涉及细胞的移动、细胞的增殖和细胞的黏附,是一个连续的、相互交叉的修复过程。角膜上皮细胞更新及再生的源泉是角膜缘的干细胞。当角膜上皮受损伤后,角膜缘及基底细胞分裂增殖,并向中心及向上移动。开始时先由增殖的单层细胞覆盖创面,然后细胞再逐渐向上分化为翼状细胞和表层细胞,直至上皮组织完全修复。若角膜缘损伤,则会出现上皮愈合障碍。

2. 角膜基质的愈合　角膜在受损 24 小时后,创面周围水肿、混浊,大部分创缘有上皮覆盖,周围组织有炎细胞(中性粒细胞、巨噬细胞)浸润,48 小时上皮覆盖创面,白细胞吞噬活跃。7 天伤口充满上皮细胞,形成大的上皮细胞栓,同时创缘的成纤维细胞增生,2 周后,伤口被纤维细胞填充,3~6 个月基质转为瘢痕组织而愈合。

3. 角膜内皮的修复　根据目前的研究,成人的角膜内皮细胞是不能再生的。当角膜内皮损伤后是通过其周围内皮细胞变大、移行并重新组合以填补修复创伤处。

第二节　角膜水肿

正常生理状态下角膜是透明的。角膜的透明性与下列因素密切相关:①角膜组织的特殊结构,是维持角膜透明的基础;②泪膜结构及成分的正常,保证了角膜不透水及角膜的正常生理代谢,以维持其正常组织结构;③基质层离子与水动力学维持平衡,是要依赖内皮细胞的泵功能来维持。因此,角膜始终处于相对脱水状态。

角膜上皮和/或基质中蓄积了过多的水分称为角膜水肿。角膜水合作用的调节受许多因素影响,这些异常的病理生理因素便是造成角膜水肿的原因。

一、基质水合作用的调节

基质水合作用(H)是指每克角膜基质干重组织中含有的水重(g),即 H= 水重(g)/干重组织(g)。人角膜在正常情况下 H 约为 3.5。用 H 的优点是水合作用的增减和角膜厚度之间始终成线性关系而易被临床检测,例如正常角膜含水量为 78%,而当角膜水肿,厚度增至 2 倍时,角膜的含水量为 87%;而用 H 表达,则由正常的 3.4 增至 6.8,恰好是原来的 2 倍。

角膜含水量受多种因素制约,其中影响最大的是角膜基质水肿压、上皮和内皮的屏障功能以及内皮层泵-漏机制。角膜表面的蒸发作用和眼内压的变动对角膜水肿的影响较小。

(一)基质水肿压

正常角膜厚度下,基质水肿压为 50~60mmHg。此值的维持有赖于基质水肿压与脱水机制的平衡,一旦出现创伤或疾病,角膜的脱水机制受影响,基质势必发生水肿。

(二)上皮和内皮屏障

上皮、基质和内皮的相对厚度比为 0.1:1.0:0.1,而对于离子扩散的相对阻力为 2 000:1.0:10.0,因此离子的运动受限于两层之间的基质,形成的渗透压使基质保持恒定的水分。虽然上皮具有相对的非渗透性质,但对于创伤、炎症产物、药物毒性和接触镜的长期配戴抵抗力相当脆弱。单层细胞的内皮虽较上皮易于渗透,而对于离子的阻力相当于基质层的 10 倍。在相邻的内皮细胞之间有连接复合体或缝隙连接,构成对溶质渗透的主要屏障。以无钙离子的培养基灌注,可导致这些连接复合体变性而致角膜水肿。

(三)内皮泵

内皮被认为是维持角膜相对脱水状态的主要因素。角膜内皮细胞分泌碳酸氢根(HCO_3^-)离子和钠离子至房水,离子的输送,带动了水的输出,这种主动性离子输出使角膜基质与房水两者之间产生渗透压的梯度,维持角膜基质不致水肿。正常内皮的泵率为 $6.7\mu l/(cm^2\cdot h)$,内皮泵的功能可随年龄的增长而降低,有报道称至 65 岁时降低 10%。临床角膜内皮镜的连续追踪观察表明,维持内皮生理功能的临界密度在 $400~700/mm^2$,低于这个密度角膜将出现水肿。

(四)角膜表面的蒸发作用

在两次眨眼动作之间,角膜表面有水分被蒸发,其蒸发率约为 $2.5\mu l/(cm^2\cdot h)$。戴软性接触镜时,这种水分的蒸发作用降低 80%,是为长期戴接触镜者缺氧和基质水肿的原因所在。内皮功能在临界状态的患者,这种表面的水分蒸发作用的影响很显著,通常表现为睡醒时角膜显得比较混浊水肿,下午或黄昏时肿胀减轻,这显然是由于眼睑闭合情况下泪膜因缺少蒸发而变得很低渗,继而影响水分的排除。事实上,在正常眼,水分的蒸发作用对角膜的相对脱水状态的维持无足轻重,况且健全的角膜有完好的神经支配,睁眼以后形成的泪膜相对高渗,可作为一种刺激,引发下一次眨眼动作重新使泪膜恢复至等渗状态。

（五）眼内压

在考虑角膜的液体动力学时不应忽视眼内压的作用,然而在正常眼中,眼压波动在 $10\sim21$ mmHg 之间,对角膜基质的厚度几乎没有影响,也不致产生上皮水肿。而当内皮功能低下时,眼内压则成为角膜上皮发生水肿的重要原因。

二、水肿类型

角膜水肿主要是指角膜基质及角膜上皮水肿。在多数情况下,角膜基质水肿先于角膜上皮水肿,但基质水肿在发展到上皮水肿以前,症状常常不明显。了解水肿的原因和发展规律,对于疾病的诊断和处理是非常重要的。

（一）基质水肿

早期表现为细胞外水肿,液体积聚于板层纤维之间。此时,板层纤维的直径仍近似正常。随着病变发展,板层纤维变粗,其间出现明显裂隙及颗粒状物质积聚,则令角膜变厚,透明度降低。裂隙灯下角膜变厚,但其前表面曲率半径不变,因此实际上肿胀只是向后部扩展,后弹力层皱褶及纹线状角膜混浊。慢性水肿的后期,基质层有不同程度的瘢痕形成。从机制上讲,基质水肿总是由于上皮或内皮功能不全引起,如果上皮损伤或缺损,泪液即被基质吸入,所以引起的水肿往往是中度的,或只是局限在上皮缺损处相对应的基质部位,而内皮损伤或功能不全,基质水肿的范围比较广泛,持续时间较长,是因为损伤或疾病给内皮带来两方面的后果,物理性屏障功能和内皮泵功能降低,两者的联合作用导致基质含水量增加和组织增厚。

（二）上皮水肿

上皮水肿可分为细胞间水肿和细胞内水肿两种类型。病理变化首先表现水分蓄积在细胞之间,特别在基底细胞之间,逐渐扩展至浅层上皮。进展期病例有典型上皮水疱,即所谓大泡性角膜病变。大泡破裂后,角膜神经相继暴露,引起剧烈疼痛。而细胞内水肿首先在细胞本身发生变形,导致阳离子泵的异常,例如不适当的接触镜的配戴,由于缺氧引起阳离子泵衰败和细胞肿胀,细胞间并无积液也没有大泡形成。

多数角膜上皮水肿的发生与内皮功能不全有关。降低的内皮泵总会引起不同程度的基质增厚,但不一定都引起上皮水肿。由于上皮水肿的病理机制有别于基质水肿,上皮水肿不但和内皮的功能有关,而且和眼内压关联。实际上,只有在眼内压超过内皮泵的情况下,液体才会在上皮内蓄积。鉴于上皮前部对水的向前移动有较大的阻力,致使液体主要堆积在上皮的后部和中部而造成上皮水肿的临床体征。这就能够解释有时候上皮水肿也能发生与内皮功能正常而眼压升高的情况,如急性闭角型青光眼;也可出现在内皮功能很差而眼内压正常的情况,如 Fuchs 角膜内皮营养不良;或者两种原因并存。在任何情况下,眼压是驱动力,比如在眼球痨时,眼压接近零,尽管内皮严重受损,仍然不会发生上皮水肿。

三、对视力的影响

角膜上皮及角膜基质水肿对视力的影响是有差别的,基质层中等程度的水肿在无上皮水肿时,对视力的影响不大。但是慢性水肿的情况是个例外,主要是基质层有瘢痕形成,加上后弹力膜皱褶引起的不规则散光,而致视力明显降低。相比之下,上皮水肿影响视力较早,患者会陈述有虹视现象或视力降低,客观检查时只能在裂隙灯下见有上皮水肿,这种早期影响视力的根源来自两个方面:上皮细胞之间的光散射增加和上皮表面微小的不规则,上皮表面由原来的光学光滑上皮转为有许多细小的不规则镶嵌构型表面,由于光线向不同方向发生折射,致使视网膜成像模糊,加上棱镜作用产生的彩色光线,患者的视力受损明显。

第三节 角膜炎症

大多数角膜疾患的病理过程都要经历炎症的基本病理变化,即变质(变性、坏死)、渗出和增生。根据病因的致病性质、强弱及病程的长短,决定其以某种病变为主。因为角膜没有血管,因而其新陈代谢比较缓慢,炎症反应也比较迟钝;再者角膜透明,是眼的主要屈光间质,故其轻微的病变,即可引起视力下降。

角膜组织由前向后分为上皮层、前弹力层、基质层、后弹力层和内皮层。角膜上皮有较强的再生能力,损伤后可完全修复,不留痕迹;角膜基质损伤后则由瘢痕组织修复,根据基质的损伤范围及深浅,分别留有角膜云翳、角膜斑翳或角膜白斑;成人角膜内皮组织没有再生能力,其修复方式是靠周围健康内皮细胞变大、移行来填补。

关于角膜炎的分类,尚无统一的标准。有的按层次分为深层和浅层;有的按部位分为中央部和边缘部;有的则根据病源分为外源性和内源性;有的按炎症性质分为化脓性、非化脓性。本文参照《眼科病理学》(1997年版)将角膜炎归为非溃疡性和溃疡性角膜炎两大类。

一、非溃疡性角膜炎

(一) 表层病变

表层角膜病变(superficial keratopathy)又称上皮和上皮下损害(epithelial and subepithelial lesions)。

(二) 病因

各种原因,如泪液异常、角膜暴露、免疫反应、营养不良、光损伤、机械性损伤(如异物、结石、倒睫、角膜接触镜等)、轻度化学伤、病毒感染、衣原体感染、局部或全身药物反应等均可引起角膜上皮的损伤、角膜上皮完整性遭受破坏,角膜上皮下水肿及细胞浸润。

(三) 病变形态

病变较轻者仅累及上皮表层,角膜上皮最表层细胞部分脱落或细胞间隙遭到破坏叫点状上皮糜烂;角膜表层的粗点状灰白色混浊叫表层点状角膜炎,是由表层和翼状细胞变性、脱落和细胞浸润所引起,基底细胞和基底膜一般不受侵犯。角膜上皮或上皮下形成水疱的状态为大泡性角膜病变;角膜上皮部分剥脱、呈卷丝状,一端附着在角膜表面,另一端游离的状态,称为丝状角膜病变;角膜上皮持续或反复出现上皮剥脱,形成缺损的状态称为持续性角膜上皮缺损。

(四) 损害部位

春季角结膜炎的 Trantas' 圆点灶性混浊见于上方角膜缘附近,类似的病变还见于上方缘部角结膜炎。丝状角膜病变可发生于角膜的任何部位,但以上方多见。持续性角膜上皮缺损多在角膜中央偏下方发生。

（五）基质病变

结膜和表层角膜感染扩展到基质或一些与免疫相关的基质病变（梅毒、结核），可引起非溃疡性角膜基质炎（nonulcerative stromal keratitis）。其特点是上皮可完整而受累基质水肿，严重的可发生后弹力层皱褶。

1. 病毒性基质炎 带状疱疹病毒及单纯疱疹病毒均可引起角膜基质炎，但它们所引起的病变及在机体内的传播各有所异。

（1）带状疱疹病毒性角膜炎：带状疱疹病毒侵犯三叉神经及分支，角膜炎、巩膜炎和虹膜睫状体炎是最常见的眼前节感染表现。角膜病变表现为较大的上皮下浸润灶（水肿、炎细胞浸润），多为圆形斑点状，偶有呈树枝状者。随炎症进展，病变可突破前弹力层到达深层基质，形成弥漫性角膜炎。严重者受累组织坏死形成角膜溃疡。患者角膜刺激症状（疼痛、畏光、流泪）较单纯疱疹性角膜炎为重。病变数月后消退，角膜留有薄翳，后期伴有角膜知觉减退或丧失。

（2）盘状角膜炎：在单纯疱疹病毒的上皮感染同时或之后发生，为一种亚急性或慢性坏死性炎症。病灶位于角膜中央呈盘状基质浸润。病变早期，主要表现为板层水肿。随病变进展，板层发生断裂，炎性肉芽肿形成，继而不规则胶原束沉积。这种病损愈合比较缓慢。

2. 梅毒性基质炎（syphilitic stromal keratitis） 我国较少见，但近年来有增加的趋势。90% 为先天性，双眼，5~25 岁发病；3% 为后天性，多为单眼，感染后 10 年发病。梅毒性角膜基质炎属一种变态反应性炎症，其病变主要是角膜基质广泛性浸润，病程长，但预后较好。

病理变化：整个角膜水肿增厚，中、深层基质弥漫性或局限性淋巴细胞浸润，板层分离、崩解、坏死，坏死区出现新生血管，多数炎症很快就集中于新生血管周围。偶尔，粟粒状梅毒瘤出现于基质深层、角膜缘组织及虹膜根部。最严重的病变是在角膜周边部的深层组织，后弹力层皱褶，甚至破裂，以致波及内皮层。其中最突出的是基质内新生血管，最后被瘢痕组织所取代。

3. Cogan 综合征（Cogan syndrome） 为一种原因不明的非梅毒性角膜基质炎，伴有前庭性听觉障碍，多为双侧性，多数病例为年轻人。起病突然，发作时有眩晕、耳鸣、神经性耳聋、眼刺激症状、角膜周围充血及视力减退。病变早期，角膜基质深层结节状或斑块状浸润，中央浓、边缘淡，角膜厚度增加 2~3 倍，并发轻度虹膜睫状体炎。后期有新生血管长入，病变常在数月后自动消退，常留有基质瘢痕。

4. 结核性基质炎（tuberculous stromal keratitis） 属一种变态反应性炎症。目前较少见，一般呈单眼发作，可与结核性巩膜炎或虹膜睫状体炎并发。病变多侵及中层及深层基质，多局限于一定的区域内，常在半侧角膜缘部，浸润形似结节，单个或多个，灰色或灰黄色三角形，基底在角膜缘部，可侵犯角膜 2~3mm，新生血管逐渐长入混浊区，形态如肾小球，角膜后沉淀物呈羊脂状。病程长，病变反复，留有角膜混浊。

5. 麻风性基质炎（leprotic stromal keratitis） 可由麻风杆菌直接引起角膜感染，或为眼睑和眼前节麻风病的并发症。病变为非溃疡、弥漫性角膜基质内麻风性肉芽肿，即组织细胞（泡沫细胞）和巨细胞（麻风球）及周边淋巴细胞浸润。

6. 寄生虫性基质炎（parasitic stromal keiatitis） 如旋盘尾丝虫，角膜各层均可见尾丝蚴。

变性的微丝蚴引起基质慢性非肉芽性炎症。长期病变可导致角膜缘部结膜肥厚,角膜周围出现色素沉着。

二、溃疡性角膜炎

(一) 边缘部溃疡

角膜缘及附近 1~2mm 范围内的角膜溃疡归属此类。病变开始于角膜缘部浸润,继而组织坏死脱落形成溃疡,并向角膜中央发展。可分为以下几类:

1. 卡他性或边缘性溃疡(catarrhal or marginal corneal ulcer)　被认为是组织对葡萄球菌毒素的过敏反应。常伴有睑结膜炎。典型病变表现为角膜缘有许多半月状排列的灰色浸润点,继而浸润点相互融合,形成角膜周边部溃疡。病变一般不累及角膜中央部。

2. 环形溃疡　溃疡绕角膜缘部呈环形。常伴发全身病,如结节性动脉周围炎、红斑狼疮、Wegener 肉芽肿。

3. Mooren 溃疡(Mooren's corneal ulcer)　亦称蚕食性角膜溃疡。本病为特发性非感染性角膜边缘性溃疡。临床上分为两型:①Ⅰ型,多发于老年人,单眼,对药物敏感;②Ⅱ型,多发于年轻人,双眼,顽固难治,预后差。病变是一种角膜组织进行性坏死伴慢性炎性改变。初期,角膜周边基质内出现浸润灶(多位于睑裂部),而后逐渐融合成潜行性溃疡。溃疡性病变一方面向角膜中央发展,一方面形成纤维血管性修复,最终侵蚀整个角膜,形成角膜瘢痕导致视力明显下降。

边缘部角膜溃疡的组织病理学特点:

(1)角膜上皮及前弹力层坏死,浅层基质内胶原纤维坏死,中性粒细胞、浆细胞、淋巴细胞浸润,胶原板层结构破坏。

(2)深部基质反应性成纤维细胞增生及巨细胞浸润。

(3)病变晚期血管性纤维组织修复。

(4)邻近结膜内可见淋巴细胞、浆细胞及嗜酸性粒细胞浸润。有些病变可累及巩膜。

(二) 中央部溃疡

角膜中央部溃疡多为上皮外伤后,病原体直接感染所致。常见的病原体有细菌、真菌、病毒及寄生虫。

1. 细菌性溃疡　常见的有革兰氏阳性球菌(肺炎双球菌、溶血性链球菌、葡萄球菌、淋球菌)、革兰氏阴性杆菌(铜绿假单胞菌、Petit 双杆菌、流感杆菌及大肠杆菌)。这些细菌感染的特点是多在角膜中央区,葡萄球菌和流感杆菌可引起角膜周边部溃疡。

组织病理学改变:

(1)进行性浸润期:角膜基质层内可见大量中性粒细胞和淋巴细胞浸润。临床上角膜出现黄白色混浊,表面上皮缺损及水肿。

(2)溃疡形成期:角膜基质大片组织坏死、脱落形成溃疡,溃疡底部及周边大量中性粒细胞浸润,邻近组织高度水肿。革兰氏染色可见菌群。临床上,眼睑亦可充血肿胀,虹膜及睫状体血管扩张、充血,前房积脓。患者常表现剧烈眼痛。如病变继续发展,溃疡向深部进展,可致后弹力层膨出或角膜穿孔。

(3)溃疡消退期:坏死组织被吞噬或脱落,溃疡境界变得较清楚。溃疡区开始出现新生血管及成纤维细胞。

(4)溃疡愈合期:溃疡边缘的上皮开始增生,上皮下缺损区被角膜细胞转化来的结缔组织纤维填补。溃疡愈合初期常伴有角膜水肿、新生血管及炎细胞浸润。晚期炎细胞和血管消退,形成深浅不一的角膜瘢痕。

2. **真菌性溃疡**　多发生在角膜植物性损伤后,少数病毒性角膜炎经抗生素或类固醇皮质激素治疗后亦可并发真菌性角膜溃疡。另外,全身免疫功能低下、糖尿病、长期青光眼或患有其他类型角膜病的患者均易发生真菌性角膜溃疡。

真菌角膜病变一般出现于外伤后24~48小时。大多数病变的临床特征为:

(1)初期,上皮及浅基质出现点状或粗颗粒状浸润,细胞反应较轻。

(2)上皮表面干燥、隆起、呈灰白色混浊。

(3)溃疡周围的角膜基质层内出现点状或卫星病灶。

(4)基质层浸润的周围可见纤细的羽毛状分支菌丝。

(5)溃疡周围出现一个完整或不完整的环状混浊区(称为 Wessely 免疫环)。

(6)通常伴有严重的虹膜睫状体反应和前房积脓。

(7)在感染角膜溃疡面上刮取坏死组织进行涂片检查,常可找到真菌菌丝。

溃疡愈合过程中可见新生血管长入;溃疡愈合后,角膜基质仍有浸润水肿,常需数月才能吸收。

3. **病毒性溃疡**　单纯疱疹病毒感染常不发生基质溃疡,但病毒性上皮感染继发细菌性角膜溃疡并不少见。此外,严重的单纯疱疹性角膜炎可发生基质溃疡,尤其是长期应用皮质激素者,免疫力低下的同时,成纤维细胞等组织修复力受到抑制,致使深部角膜溃疡形成,严重者后弹力膜膨出、前房积脓、穿孔,甚至混合感染。

4. **棘阿米巴性溃疡**　棘阿米巴(acanthamoeba)是阿米巴目中的一属,通常栖居于水、潮湿土壤及污物中,为人体机遇性寄生虫,可引起进行性溃疡性角膜炎。角膜感染初期累及上皮,伴有结膜充血和眼睑痉挛。当感染进展到基质时,可发生溃疡和疼痛性虹膜炎。在晚期病例可引起溃疡穿孔。临床诊断可通过角膜刮片及共聚焦显微镜检查或组织培养等方法检查出阿米巴包囊和滋养体。

(三) 后遗症

1. **角膜瘢痕**　角膜炎只累及角膜上皮者,预后不留任何痕迹;若病变侵犯角膜基质层,根据病变的深度、范围及病变吸收的情况,都会留有不同程度的角膜瘢痕(corneal scars)。较浅小病变在角膜上留有角膜云翳(nebula),较大的、较深的病变者留有角膜斑翳(macula)、角膜白斑(leukoma)。

2. **角膜扩张**　比较深的角膜溃疡有时瘢痕形成不全,该处变薄,不能抵抗正常眼压遂致向外突出,形成角膜扩张(keratectasia)。

3. **后弹力层膨出**　有时虽然角膜基质层均被破坏,但后弹力层由于抵抗力较强仍完整,正常眼内压力即推其向前,在临床上形成一个隆起的小泡,称为后弹力膜膨出。组织学检查见后弹力层变薄,其上常覆盖一薄层纤维蛋白性渗出物、少量新形成的组织细胞及角膜上皮,此处常看不到内皮。

4. **粘连性角膜白斑**　粘连性角膜白斑(adherent leukoma)是由致密的角膜瘢痕与粘连在其内表面的眼内组织构成,除先天者外,均为发生过某种角膜穿孔的证据。虹膜和部分晶体常粘连在瘢痕的后面;在无晶体眼,常与玻璃体发生粘连。

5. 角膜葡萄肿　角膜溃疡穿孔后虹膜脱出,遂有浆液性或纤维素性渗出物覆盖于虹膜表面,由于渗出物的机化和角膜的修复,最后形成瘢痕组织,脱出的虹膜永远固定于瘢痕内,小者为上述的粘连性角膜白斑,若瘢痕大而薄,虹膜粘连范围广泛,经受不起正常眼内压(或继发青光眼)的推力而向前突出,称为角膜葡萄肿(corneal staphyloma)。

第四节　角膜变性及营养不良

角膜变性(corneal degeneration)是一种常见的、继发于其他眼病或全身病变的角膜病。角膜营养不良(corneal dystrophy)则是一系列与家族遗传相关的原发性进行性角膜病变的总称。

一、角膜变性

参照文献将角膜变性归纳为:①老年性角膜变性;②物质沉积性角膜变性;③扩张性角膜变性;④其他角膜变性。

(一)老年性角膜变性

1. 角膜老年环　角膜老年环(arcus senilis)是最常见的角膜老年性改变,为老年性退行性变及周边角膜基质的类脂沉积。老年环的混浊区是由胆固醇、胆固醇酯、磷脂、中性甘油酯组成。脂质位于细胞外。在进展期,脂质沉积在基质层的板层之间。也可沉积在邻近角膜缘的巩膜组织,尤其是沉积在睫状体上方的巩膜组织。研究表明,脂质是从血管而来,脂质以低密度脂蛋白的形式穿出血管壁。角膜缘血管充血与否与老年环发展速度有密切关系。角膜环可因角膜新生血管而转变方向。老年环与角膜新生血管之间有一透明区,这可能是由于新生血管把其周围的脂质吸收了。单侧老年环,在未出现老年环的一侧,可能有颈动脉阻塞性疾患。

2. Vogt 白色角膜缘带　Vogt 白色角膜缘带(white limbal girdle of Vogt)是一种较为常见的老年性角膜变性。组织病理学表现为上皮下、前弹力层及基质浅层的透明样变性,有时伴有钙质沉着和上皮增生。

3. 角膜浅凹　角膜浅凹(corneal dellen),也叫作 Fuchs 小凹,它既可以是一种老年性变化,也可以继发于眼部异常。小凹可能只持续 24~48 小时。发病与下列因素相关:①老年性、边缘性角膜缘血管硬化;②角膜缘旁组织隆起和水肿(如巩膜炎、睑裂斑、翼状胬肉、角膜缘肿瘤等);③白内障手术;④长期配戴角膜接触镜;⑤眼睑闭合不全等。最常见于颞侧角膜周边部,与角膜缘平行的椭圆形或碟形浅凹。组织病理表现为角膜上皮、前弹力层、前部基质层变薄。

(二)物质沉积性角膜变性

1. 带状变性　角膜带状变性(band keratopathy)的特点为睑裂暴露部的角膜浅层嗜碱性颗粒及钙质沉着。病变开始于角膜鼻侧或颞侧周边部,鼻颞两侧病变逐渐沿水平方向发展,向角膜中央伸延并相互融合成带状。光镜下显示带状病变区的上皮下基底膜、前弹力层及基质浅层有嗜碱性颗粒及钙质沉着。常伴有上皮下纤维组织增生。相关病因有:①眼部慢性炎症,如葡萄膜炎、角膜基质炎及严重表浅性角膜炎等;②甲状旁腺功能亢进、结节病及其他全身疾病引起的高钙血症;③血磷升高而血钙正常,如慢性肾衰竭;④眼部长期接触汞制剂等,如使用含汞防腐剂的毛果芸香碱、眼内硅油、磷浓度高的黏弹剂;⑤遗传性疾病,如遗传性原发性角膜带状变性。

2. 脂肪变性　角膜脂肪变性(lipid corneal degeneration)又称为脂肪角膜症(lipid keratopathy),是一种角膜内脂肪沉着。病变分原发性与继发性两种,原发性很罕见,多为双侧性,被认为是老年环向角膜中央的扩展,扩展到视轴区可以引起视力下降;继发性多发生于引起角膜新生血管的疾病,包括角膜基质炎、外伤、角膜水肿、角膜溃疡等,常为单侧。病理特点为角膜基质层弥漫性灰黄色混浊,光镜下显示为基质层内弥漫性脂质沉着,沉着区在HE染色下呈柳叶状或不规则圆形空隙。

3. 淀粉样变性　角膜淀粉样变性(corneal amyloidisis)是因不正常细胞产生病理性蛋白,沉积在角膜组织内。病变分原发性与继发性两种。原发性病因不明,较少见。继发者多见。多与角膜营养不良、角膜瘢痕、沙眼、外伤、肿瘤、早产儿视网膜病变、慢性青光眼等有关。病理改变为类淀粉蛋白沉积于角膜基质深层及后弹力层之前。局部继发性角膜淀粉样变性,形态呈多样性,病变区呈黄白色外观,表面粗糙,微高出角膜面,常伴有角膜瘢痕及血管翳。

4. Kayser-Fleischer 环　简称 K-F 环,为靠近角膜缘位置的角膜后弹力层的金黄色或黄绿色铜颗粒沉着。主要见于 Wilson 病(肝 - 豆状核变性)及其他肝病引起的铜代谢障碍患者。沉积物为铜质。

(三) 扩张性角膜变性

1. Terrien 角膜边缘变性　Terrien 角膜边缘变性是一种双眼慢性、角膜边缘变薄,角膜基质层萎缩,同时伴有角膜新生血管翳,晚期可形成局限性角膜葡萄肿,最终导致角膜穿孔的慢性疾病。

(1)典型患者:具有以下特点:①角膜周边有灰白色浸润;②新生血管;③脂质沉积;④角膜变薄;⑤角膜沟;⑥角膜膨隆;⑦散光。

(2)非典型患者:①假性翼状胬肉;②复发性边缘性角膜炎;③中央角膜混浊变薄。

病理表现为角膜基质有胶原纤维变性。前弹力层断裂或缺失,角膜变薄区的后弹力层破裂,角膜变薄时,偶可见房水囊。脂质沉着由胆固醇结晶构成。散在炎症细胞,无明显浸润。

2. 圆锥角膜　圆锥角膜(keratoconus)为双眼进行性非炎症性角膜中央或旁中央变薄及非对称性角膜向前呈圆锥形突出,造成高度不规则近视散光和不同程度的视力损害。多在青春期或此期后开始发现,有家族遗传倾向。主要病理改变为角膜中央部变薄和突出,上皮发生基底膜破裂,前弹力层变厚和胶原纤维变性。前弹力层呈波浪状,并有许多裂隙,上述缺损被结缔组织所充填或长入上皮。后弹力层及附近基质有大量皱褶和弯曲,约 10% 的病例发生后弹力层破裂。

3. 边缘透明样变性　角膜边缘透明样变性(pellucid marginol corneal degeneration)为角膜下方周边部的非炎性变薄隆起,引起高度不规则散光和视力损害的疾病。属于角膜基质变性引发的角膜扩张,有人认为是一种变异型圆锥角膜。多在 20~40 岁发病,多为双眼角膜下方约 1~2mm 新月形基质变薄。少数后弹力层破裂,导致角膜水肿。

(四) 其他变性

1. 角膜白环　角膜白环(white ring in cornea)又称 Coats 角膜白环病,多为单侧性,临床不易被发现。病变多位于角膜下半部,环成椭圆形,或不完整的圆形。环内可见分散或融合的白色小点。角膜白环位于前弹力层或前基质层内。上皮层完整。组织病理研究表明，Coats角膜白环与外伤有关。组织化学分析提示此环为铁质，有可能是金属异物外伤后遗留。

2. 气候性微滴状角膜变性　气候性微滴状角膜变性（climatic droplet keratopathy）又称角膜球样变性、Bietti结节性角膜变性，Labrador角膜病变，类角质性角膜变性等。是一组与地理环境或气候条件相关的，获得性双侧角膜对称性退行性病变。多见于寒带和热带室外劳作者，成年男性多见。病变为透明或金黄色小球样物位于角膜上皮下、前弹力层内或浅基质层内。在疾病的进展期，角膜上皮也受累。组织化学分析表明，细胞外沉积的蛋白质复合物包括色氨酸、胱氨酸、半胱氨酸、酪氨酸等。沉积物的纤维蛋白染色为阳性。电子显微镜观察证实球样物的附近有异常的胶原纤维，与翼状胬肉和睑裂斑的弹性组织变性相同。

3. Salzmann结节状角膜变性　Salzmann结节状角膜变性是发生于角膜表层的结节性病变。以女性、双眼多见。被认为是一种角膜炎后的变性疾病。患者常有泡性角膜炎的病史，也可发生于春季角结膜炎、沙眼、麻疹、猩红热、角膜基质炎后。病理表现为玻璃样变的胶原纤维斑位于上皮层和前弹力层之间。结节病灶下方的前弹力层缺失，上方的上皮层萎缩或缺失。

4. 角膜蟹足肿　角膜蟹足肿（corneal keloid）临床极为罕见。病变为角膜上圆形或椭圆形隆起的斑块，表面粗糙、干燥，呈白色或微带粉红色，其间有丰富的小血管生长。前房扁平常伴有虹膜前粘连。镜下为杂乱的胶原纤维、血管、成纤维细胞、炎细胞及退化的前弹力层。若虹膜粘连于角膜后面，还可发现基质中有虹膜组织。

二、营养不良

角膜营养不良（corneal dystrophy）为一系列与家族遗传有关的原发性进行性角膜病变的总称。其共同点为：①原发于角膜，很少伴有其他眼部及全身病变；②多为常染色体显性遗传；③起病多在20岁以前；④多侵犯角膜中央，双眼对称；⑤病程缓慢；⑥多无新生血管生长；⑦药物治疗无效。

（一）上皮营养不良

1. Meesmann营养不良　Meesmann营养不良是一种多发于青少年的角膜上皮营养不良，双眼对称性发病，进展缓慢，为常染色体显性遗传。临床表现为角膜上皮层点状、水疱状、囊状、圆形或椭圆形混浊，中央部较周边部为多，中年后视力可能下降。病理改变为角膜上皮层失去正常极性，上皮层增厚、但也有变薄区，细胞肿胀，上皮层内有大小不等的囊腔，腔内有退变的细胞碎屑及固缩的细胞核，上皮细胞基底膜异常增厚且呈多板状、纤维状，并有指状突起伸入基底细胞层。

2. 上皮基底膜营养不良　角膜上皮基底膜营养不良（epithelial basement membrane dystrophy）根据其病变形态又被称为微囊状、地图 - 点状 - 指纹状营养不良（microcystic, map-dot-fingerprint dystrophy）。好发于30岁女性，双眼对称。临床上为反复发作性上皮糜烂，角膜上有小圆点状、小泡状、地图状、指纹状或网状混浊。病理改变：微囊状型的主要改变为上皮内有微囊肿并向上皮中层的异常伸入，囊内含有固缩的细胞核及细胞碎屑；地图状斑块病变是由于基底膜增厚，呈现多层的薄片状，基底膜上半桥粒消失，薄片状结构的相互联合而形成；指纹状线条病变是由上皮基底膜与前弹力层之间的纤维物质所构成。

（二）前弹力层营养不良

1. Reis-Bücklers营养不良 本病是一种较为严重的角膜前弹力层营养不良。自幼发病，男、女比例相等。临床表现为复发性角膜上皮糜烂，常引起阵发性疼痛及畏光流泪等症状。裂隙灯下见角膜中央部的前弹力层浅层出现线状及环状灰色混浊，表现为鱼网状或蜂窝状。主要病理改变为前弹力层缺失或变薄，被纤维细胞结缔组织膜及嗜伊红颗粒所代替，并突出到上皮细胞之间及浅层基质板层内。上皮细胞基底膜或为正常厚度，或局灶性缺失。晚期病例的角膜上皮细胞层厚薄不一，上皮细胞有退行性改变，细胞间与细胞内有水肿。

2. 前部镶嵌状角膜营养不良 前部镶嵌状角膜营养不良（anterior crocodile shagreen dystrophy）是临床上较少见的最轻型的一种前弹力层营养不良。双眼对称性发病，进展缓慢。裂隙灯下可见角膜中央区域呈现多角形灰白混浊，前弹力层破裂，病变区呈现鱼皮样外观。病变主要累及前弹力层，显示其破裂和消失。

（三）基质营养不良

1. 颗粒状角膜营养不良 颗粒状角膜营养不良（granular dystrophy）是一种双侧性常染色体显性遗传病，10岁以前发病。表现为角膜中央浅层基质灰白色颗粒状混浊，也呈现环形、弧形、面包屑状、带状或雪花状等形态。主要病理改变为角膜基质中有嗜酸性颗粒样物质积聚，电镜下见浅基质内有高电子密度的柱形结构在基质细胞间，未见到角膜基质细胞明显异常。基质内营养不良的改变可能发生在角膜基质内一种蛋白或脂质异常合成的过程，也可能发生在一些角膜基质细胞膜成分的改变。

2. 格子状角膜营养不良 格子状角膜营养不良（lattice dystrophy）是一种常染色体显性遗传病。10~20岁发病，双眼对称。表现为角膜中央部有透明而折光的格子状、条状或网状混浊。青年期出现周期性复发上皮糜烂。病理改变为角膜上皮不规则，上皮基底膜变性、增厚，缺少正常的桥粒结构，前弹力层变得厚薄不均。不同厚度的淀粉样变性的组织在角膜上皮基底膜和前弹力层之间，或镶嵌在角膜基质纤维中，使角膜板层纤维扭曲样改变。部分类型见淀粉样沉积物取代了角膜神经。

3. 斑块状角膜营养不良 斑块状角膜营养不良（macular corneal dystrophy）是同类病变中较为严重的一种常染色体隐性遗传病。约60%患者有家族史。双眼对称性发病。表现为10岁前角膜基质浅层中轴部出现不规则、边界不清的灰白色斑点状混浊，混浊斑点之间的角膜呈云雾状。随年龄增长混浊扩散至周边及基质深层，最终全层角膜混浊，后弹力层变浊，并突向前房形成滴状突。组织病理学表现为角膜上皮、上皮下、基质层间、角膜细胞及内皮细胞内的酸性黏多糖的积聚。另外还可见上皮基底膜变性和上皮的非特异性变化，前弹力层常被破坏，而被如基底膜样的玻璃状膜所替代。电镜下，角膜细胞内与胶原纤维之间出现空泡，有膜包绕或裸露，其内为中等电子密度、呈指纹状排列的细纤维状物，组织化学证实为酸性黏多糖。

4. 胶滴状角膜营养不良 胶滴状角膜营养不良（gelatinous drop-like corneal dystrophy）是同类病中最严重的一种。发病的家族多有近亲结婚史。多见于儿童，双眼发病。裂隙灯下病变区角膜表面粗糙不平，伴有密集的胶滴状的半球形隆起物，形态呈桑椹样或卵圆形的白色混浊，基质浅层也常出现类似的混浊病灶。病理改变为角膜上皮下有典型的淀粉样物质沉积，病变区前弹力层变性、有的消失。角膜上皮细胞层变薄，细胞变性萎缩、形态不规则，基底细胞及基质浅层不同程度水肿。

5. 中心性结晶状营养不良　中心性结晶状角膜营养不良（central crystalline dystrophy）为常染色体显性遗传病。幼儿出现角膜结晶样病变。角膜病变一般在 20~30 岁时发展到致密的老年环样混浊及角膜中央弥散性混浊,晚期相对稳定。本病有时可伴有高血脂及膝外翻。病理改变为角膜上皮增厚,角膜上皮基底膜被纤维组织替代,角膜浅基质有特殊的斜方形或小棱形空泡,空泡边缘有脂质膜包裹。

（四）内皮营养不良

1. Fuchs 营养不良　Fuchs 角膜营养不良（Fuchs corneal dystrophy）又称为 Fuchs 角膜内皮上皮复合型营养不良。本病多发于中年女性。临床表现为角膜中央部位后弹力层出现不规则的赘疣状突起(类似角膜滴斑状变性)。随年龄增长,病变向角膜周边部扩展。由于内皮细胞萎缩,生理性屏障功能障碍,继而发生角膜基质及角膜上皮水肿。患者出现视力下降、畏光、眼痛等症状。病理改变为角膜内皮细胞变性,水肿及数量减少;后弹力层为多层状,厚度为正常后弹力层的 3 倍。赘疣部分突入前房或留在增厚的后部胶原层内,内皮细胞层变薄,细胞核变大,尤其是在有赘疣的区域。电镜下可见角膜内皮细胞变性,细胞膜崩解,疣状物为受损内皮细胞的分泌或变性产物,没有内皮的区域存在大量胶原网状结构。

2. 先天性遗传性角膜内皮营养不良　先天性遗传性角膜内皮营养不良（congenital hereditary endothelial dystrophy）为常染色体显性或隐性遗传,比较少见,多发生于婴幼儿时期。临床为双眼角膜呈弥漫性、毛玻璃状混浊。患者早期即出现视力明显减退。病理改变为后弹力层弥漫性增厚,表面被一层纤维结缔组织膜覆盖,貌似双层后弹力层结构,角膜内皮细胞弥漫性缺失或被成纤维细胞样细胞替代。电镜下见纤维结缔组织膜由原纤维及少量基底膜物质组成。另外,角膜基质层水肿,板层纤维变粗,前弹力层部分消失及纤维化,上皮基底细胞层水肿。

3. 后部多型性角膜内皮营养不良　后部多型性角膜内皮营养不良（posterior polymorphous dystrophy）多数为常染色体显性或隐性遗传,多发生于儿童,发病较缓慢,病变晚期可出现视力减退。临床表现为角膜后表面呈现大量孤立性或融合性水疱,伴有后弹力层不规则增厚及角膜后表面带状混浊。重症病例可伴发上皮及基质层水肿,带状角膜病变,角膜上皮明显增厚。角膜内皮镜检查,可见在较为正常的内皮细胞之间分布有一些异常的内皮细胞群。少数病例因异常内皮延伸至小梁网及虹膜表面,从而导致虹膜周边部前粘连和继发性青光眼。病理改变为后弹力层不规则的疣状突起及角膜内皮细胞向上皮样细胞转化,其特征为:内皮细胞呈复层排列;细胞表面有许多微绒毛,半桥粒及张力微丝结构;角蛋白（keratin）呈阳性反应;细胞培养呈增殖性。

第五节　其他角膜病常见病理变化

一、先天畸形

先天性角膜畸形（congenital anomalies of cornea）包括无角膜或角膜发育异常,角膜大小、形态及曲度异常。

（一）无角膜

无角膜（absence of cornea）或角膜完全发育异常极为罕见。此类患者由于胚胎早期眼杯发育时,外胚叶表现异常的不下陷,导致外胚叶相关的结构发育异常,如角膜、前房及晶体均缺如,眼球为一囊泡,被巩膜样致密纤维组织包裹,内衬视网膜组织。该症通常为全身综合征的一部分,伴发头部发育异常,合并指(趾)畸形与泌尿生殖器异常。

（二）大角膜

大角膜(macrocornea)是指角膜直径超过 13mm,无进行性扩大,而眼压、眼底和视功能均属正常者。大角膜的发生可能与胚胎发育时视杯前末端前移,留下一个较大的空间让角膜发育,也可能与全身的胶原合成异常增多有关。

（三）小角膜

小角膜(microcornea)是指出生婴儿角膜横径小于 9mm,成人角膜横径小于 10mm,而不是全眼球小或伴有眼球的其他畸形者。可能是常染色显性或隐性遗传,显性遗传更常见。推测是在胚胎 5 个月时,角膜生长受到阻碍,也可能是视杯发育不均衡,留给正常角膜发育空间小造成的。

（四）扁平角膜

扁平角膜(cornea plana)是指角膜曲率低于正常,同时常伴有其他眼部先天性发育异常的疾病,通常把角膜曲率在 20~30D 之间的患者(正常为 43D)称为扁平角膜。本病系先天性,分为常染色体显性和隐性遗传两种方式,隐性遗传者有些家族调查有近亲结婚史,其临床表现常较严重。在胚胎发育的早期,角膜与巩膜的曲度是一致的,只是巩膜部分不透明而已。扁平角膜的形成,主要是在胚胎期 7~10 周时,角巩膜缘细胞没有正常发育,使角膜不能形成如钟表面一样镶嵌在巩膜内,没有角巩膜缘,角膜与巩膜之间没有特定的边界,最终发育成与巩膜一样的曲度。

（五）球形角膜

球形角膜(keratoglobus)是全角膜变薄、扩张的一种角膜病。是一种罕见的双眼病变,为常染色体隐性遗传。有研究表明球形角膜与圆锥角膜的发展有密切的关系,均表现为角膜变薄和扩张,而且病理特征也相似。

（六）后圆锥角膜

后圆锥角膜(posterior keratoconus)为非常罕见的非进行性角膜后表面异常,角膜中央区的后表面灶状或普遍变薄,尤其是角膜中央最显著,形成一规律性角膜后表面弧度增加,而角膜前表面正常。角膜基质可透明,也可混浊。角膜畸形可致不规则散光,视力均较差,病变为静止性。至今报道的病例均为女性,无遗传倾向,可能是在胚胎期由于某种原因所致的角膜发育中止。

（七）先天性角膜混浊

先天性角膜混浊(congenital corneal opacity)是指出生时单眼或者双眼角膜混浊,角膜失去正常透明性和形态,视力发育严重受损的一种角膜先天性疾患。是由于在胚胎发育过程中,外胚层和中胚层的发育异常所致,常伴有眼内其他组织的发育异常。

（八）先天性角膜白斑

先天性角膜白斑(congenital corneal leukoma)是指出生后就存在的角膜混浊性病变。多发生于角膜中央,有时也可发生于周边部。此病为胚胎期发炎所致的发育异常。临床 20% 为双眼患病,50% 左右伴有青光眼和白内障。

（九）先天性前葡萄肿

先天性前葡萄肿（congenital anterior staphyloma）极为少见。本病常在 Peter 综合征的基础上，因角膜组织薄弱，粘连的虹膜角膜组织向前膨出所致。也可能是胎儿期炎症的结果。少数患者有阳性家族史。单眼或双眼发病，表现为角膜混浊，有新生血管生长，向前隆起，突出于睑裂外。虹膜粘连于角膜后壁，部分色素透过混浊的角膜呈现蓝色。合并眼压升高，可发展为牛眼，患眼视力极差。

（十）先天性角膜巩膜化

先天性角膜巩膜化（congenital sclerocornea）是一种非进行性、非炎症的角膜巩膜化。即角膜周边部不透明，与其周围巩膜组织相融合，不能区分角膜缘边界。本病可能是胚胎期视杯前轴旁中胚叶发生畸变。病理学检查显示巩膜化角膜没有正常的角膜内皮细胞，巩膜化角膜组织内有血管生长。

（十一）角膜先天性混浊

1. 角膜前胎生环（anterior embryotoxon）　在角膜缘约 1mm 宽的混浊环，离角膜缘尚存有一透明带。混浊位于基质浅层及中层，临床与病理学上与老年环相同。所不同的是角膜前胎生环在出生时或出生后不久即出现，一般不波及角巩缘，有时可呈向心性混浊，其三角形尖端可达角膜中部，混浊环由多数小点组成，主要是细胞内类脂质物小滴。

2. 角膜后胎生环（posterior embryotoxon）　也称 Axenfeld 综合征，为房角 Schwalbe 环特别明显突出，呈发光的白色环，围绕部分或整个角膜缘。裂隙灯下可见角膜边缘深层有一半透明呈条纹状或网状的带，境界清楚；前房角镜下见此环位于小梁前并向前房隆起，此环为角膜后弹力层终止之处，其外即开始形成小梁组织。组织学检查为胶原和弹力纤维结构，其染色特性与小梁一致。本病有常染色体遗传倾向，多为单眼，常伴有多个梳状束从周边虹膜表面发出横过房角，附着于此环在角膜内面突起的嵴上。最突出的变化是中胚叶组织覆盖于前房角，有时还发现虹膜表面有中胚叶组织结构。

（十二）角膜皮样瘤

角膜皮样瘤（dermoid tumor of cornea）是球表迷芽瘤（choristoma）的一种，为胚胎期胚裂闭合过程中，表皮及其附件嵌入组织所形成。现认为此病是由于早期发育出现异常，引起视神经环与体表处外胚层间的中胚叶组织变形、转化的结果。多有遗传性。皮样瘤一般为光滑或凹凸不平的实性肿物，质硬或呈橡皮样，色白、黄或粉红。病理检查皮样瘤的结构与皮肤组织类似，为致密的结缔组织，表层为复层鳞状上皮所构成的表皮。可含有外胚叶的衍生物，如毛囊、皮脂腺和汗腺，表层细胞有角化，其下为脂肪、纤维样组织，个别病例瘤内有透明软骨或骨样组织。

二、与系统疾病相关的角膜病变

与系统疾病相关的角膜病变有糖尿病、高脂蛋白血症、痛风、甲状腺功能亢进、甲状旁腺功能亢进所致的角膜病变；营养缺乏所致的角膜病变，如维生素 A 缺乏所致的角膜软化症、脚气病（维生素 B_1 缺乏）所致的弥漫性浅层点状角膜炎；维生素 B_2 缺乏所致的酒渣鼻性角膜炎、坏血病（维生素 C 缺乏）所致的反复性角膜上皮脱落；Behcet 病、眼带状疱疹、角膜色素沉着等。

三、与眼综合征有关的角膜病变

与眼综合征有关的角膜病变有 Axenfeld-Rieger 综合征（ARS，又称前房劈裂综合征、角膜后胚胎环综合征）、Barre-Lieou 综合征（颈后交感神经综合征）、Cogan 综合征（间质角膜炎 - 眩晕 - 神经性耳聋综合征）、Anderson-Fabry 综合征（血管角质瘤综合征）、Francois 综合征（先天性白内障鸟脸畸形综合征）、Hunter 综合征（黏多糖贮积症）、Hurler 综合征（黏多糖贮积症Ⅰ型）、Maroteaux-Lamy 综合征（黏多糖贮积症Ⅵ型）、干燥综合征（Sjögren syndrome）、Vander Hoeve 综合征等所致的角膜病变。

角膜免疫学　第十二章

| 第一节　免疫球蛋白

在正常生理状态下,透明的角膜无产生免疫球蛋白(Ig)的浆细胞。但在正常角膜的基质层中存在一定浓度的Ig。目前认为,角膜基质层Ig的主要来源是通过角巩缘血管的渗透。角膜中的主要Ig是IgG,其次为IgA。角膜IgG的浓度与血清IgG的浓度相关。IgM存在于角膜周边区,而不存在于中央区。一般认为这与IgM较高的分子量(90万)难以发生扩散有关。因此,控制Ig在角膜内外扩散速率的因素在调节角膜组织的Ig谱带起着重要的作用。调节Ig在角膜内扩散速率的主要因素有:血浆Ig浓度、降解的代谢速度和分子扩散系数。应该注意的是,血浆Ig处于一种动态的平衡状态,常因各种免疫原刺激而不断地发生部分改变。在合成和降解之间存在一种连动性的周期。同样,角膜中的Ig也处于一种流动状态。随着血浆Ig的变化,角膜中也会出现微小的波动。但这种波动常因扩散过程而发生时间延搁。

IgG与基质成分,如带负电荷的糖胺聚糖(glycosaminoglycans,GAG)或蛋白多糖(proteoglycans,PG),之间的交互关系对Ig在不同眼组织内的分布也具有调节作用,包括角膜。带正电荷的IgG和带负电荷的血清白蛋白的不同分布模式提示了这种调节作用。带正电荷的IgG可以分布于整个周边和中央区角膜。相反,带负电荷的血清白蛋白主要集中于角膜周边部,而在角膜中央区则受到限制。在角膜基质中,负性的PG和GAG可能具有通过静电交互作用调节可溶性血浆蛋白在其中分布的作用。PG和GAG在角膜中具有许多重要的生理功能,如调节胶原纤维的组成、pH值和水肿特性。由于从中央到周边存在不同的负性硫酸化的GAG和PG分布,所以在角膜中央和周边形成了一种相应的负电荷浓度梯度。因此,角膜基质中的静电梯度可能间接调节了某些带正电荷的IgG在角膜中央和周边的分布。

其他的相关参数对循环性Ig向角膜的扩散,乃至在角膜的定位也起着一定的调节作用。例如,角膜的水和状态可以影响Ig在基质层的扩散速率。控制跨越内皮细胞层的房水液流的液体动力对角膜中Ig的分布可能具有加速扩散的作用。在许多水肿角膜的周边和中央区发生IgG的显著下降。相反,急性炎症将引起正常调控系统的改变,诱使血浆蛋白迅速进入角膜基质层。急性炎症期角膜的IgG谱带几乎与血浆相同。

有关IgG亚型在角膜中的分布仅进行了有限的研究。使用层析聚焦技术对眼库角膜组织的分析发现,IgG 亚类(IgG1~IgG4)在角膜中的谱带分布与正常血浆相似。其电泳迁移梯阶模式为 IgG1>IgG2>IgG3>IgG4。IgG1 含有最多的正电荷;而 IgG4 则含有最多的负电荷。

与角膜中央相比,在角膜周边部存在较多的 IgM 可能具有一定的免疫学意义。在初次接触抗原后,就会出现早期的 IgM 反应。IgM 抗体可以结合补体,并以较高的效率凝聚颗粒抗原,如红细胞和细菌。因为 IgM 是最有效的凝聚原和细胞毒免疫球蛋白,所以在角膜周边部的高浓度分布为入侵的病原体提供直接而初始的保护作用。然而,IgG 是血浆和角膜的主要免疫球蛋白,在抗微生物防御中可能起着更为重要的作用。在类风湿关节炎患者存在针对 IgG 的 IgM 抗体,即类风湿因子。IgG 和类风湿因子所形成的免疫复合物在类风湿关节炎的发病过程中可能起着重要的作用。可以推测,与角膜中央相比,周边角膜含有更多的类风湿因子。

第二节 补体成分

有关角膜中的补体成分业已进行了广泛的研究。溶血检测法证实角膜的补体成分具有相应的功能。一般认为,角膜基质层的补体主要来源于通过角巩缘血管的血浆渗透,而非局部合成。补体经典途径的第 1 个成分 C1,在血浆中是以三分子复合体的形式(C1q-C1r-C1s)而存在的。其分子量为 647kD。因此,较大的分子量可能限制了补体从血管网向角膜中央的扩散。C1 在周边和中央区比率为 5:1,而其他补体成分的比率则为 1.2:1。C1 在角膜周边的高比率在角膜周边性炎症和周边性溃疡的发生中起着重要的作用。因此,抗原 - 抗体复合物,无论是在角膜中形成的,还是来自泪液、房水或角膜缘血管网,在周边部比中央部都可能更有效地活化补体。

在角膜中央存在 C1,提示角膜具有产生 C1 的能力。在培养状态下,发现角膜成纤维细胞具有产生 C1 的能力,但不能产生 C2、C3、C4、C5、C6 和 C7。在正常角膜中所检测到的补体浓度一般为血浆值的 3.2%(C1)~27.8%(C2)。分子量是决定补体成分在角膜中分布的一个重要因素。C1 是补体中最大的成分,分子量为 647kD,在角膜中相对血清的活性最低。C2 和 C7,分子量最低,约 120kD,在角膜中相对血清的活性最高。在角膜中也发现存在补体替代途径的成分,如备解素和 B 因子。角膜的免疫性损伤或化学损伤可以产生补体来源的过敏毒素 C3a、C4a 和 C5a。

除去这些炎症介质外,在正常角膜中还存在有补体级联反应的调节性蛋白,H 因子(β-1H)、I 因子(C3b 灭活剂)和 C1 抑制剂。角膜中 C1 抑制剂和 C3b 灭活剂的生物活性接近于血清。在正常角膜中,这些补体抑制成分的浓度高于补体成分。其原因可能与补体抑制成分的分子量(大约为 100kD)低于其他补体成分有关。这些低分子抑制成分使非炎症角膜的补体活化趋势偏向抑制,特别是对于经典的补体活化途径。如前所述,C1 在角膜所有补体成分中的浓度最低,且中央区低于周边区。C1 和 C1 抑制成分在角膜中的比例倒置状态可能有利于补体经典途径的抑制而非活化。补体在角膜中的这种分布状态可能具有两方面的意义。一方面不利于需要激活补体的宿主防御机制;另一方面有利于抑制需要补体活化的具有破坏性的自身免疫过程。

衰变加速因子(decay-accelerating factor,DAF)是一种保护血细胞免受其表面自身补体活化而发生损伤的膜性调控蛋白。已发现 DAF 存在于泪液、结膜和角膜上皮层、角膜内皮层、小梁网、泪腺腺泡细胞和附近的腔隙。这些 DAF 的主要作用可能与防止在眼局部发生补体活化性损伤有关。在眼组织内还存在另外两种膜结合性补体调控蛋白：膜辅因子蛋白（membrane cofactor protein，MCP）和膜攻击复合物抑制蛋白（membrane attack complex inhibiting protein）。已发现这两种蛋白存在于角膜上皮层和基质层。因此，在角膜中存在有既能发挥重要保护作用又能促进组织损伤的可溶性分子。

有研究显示，补体在角膜对铜绿假单胞菌入侵的防御中可能起着重要的作用，发现补体去除小鼠的角膜溃疡比正常小鼠要严重，补体去除小鼠不能象正常小鼠一样清除假单胞菌的眼部感染。

第三节　免疫复合物

抗原进入免疫的机体后，可与相应的抗体结合形成免疫复合物。在某些条件下，所形成的免疫复合物未能被及时清除，则可能在局部沉积，激活补体，招致中性粒细胞的聚集，从而引起炎症反应造成组织破坏。上述抗原抗体反应也可发生在角膜组织。Wessely 在 1911 年首先描述了这一现象。他将蛋白抗原注入主动或被动免疫动物的角膜中，数周后即可在角膜周边部看到白色的混浊环，称为免疫环或 Wessely 环。后来，Morawieck 和 Breebaart 对免疫环现象分别做了详细的描述。该环主要由抗原抗体复合物（antigen-antibody complex）、补体和中性粒细胞所组成。

1956 年 Morawieck 首先使用兔模型研究了角膜中沉积免疫复合物的组织学改变。将抗原和抗血清分别注射至兔角膜基质层的相对位置，结果在抗原抗体相遇的最适位置形成沉淀混浊。光镜下见该线是由白细胞聚集形成，另外还有嗜酸性的无形物质。使用可的松并不能阻止沉淀的形成。电镜下显示与沉淀部位相对应的是电子致密物质。其中胶原纤维保持完整。但角膜细胞呈激活状态，表现为细胞变圆和粗面内质网增多，在这些细胞中发现有沉淀物的存在。单克隆抗体技术显示浸润的淋巴细胞为 Th 型，未发现 B 细胞和浆细胞。另外，在炎症反应期间发现有浸润细胞和眼组织表达的 II 类抗原增加，特别在角膜周边部。

许多角膜边缘性炎性疾病的发生与免疫复合物的形成有关。其中抗原既可以是内源性的，如 Mooren 溃疡，也可以是外源性的，如金黄色葡萄球菌感染引起的卡他性浸润。免疫复合物既可以通过角膜缘血管网循环至角膜，也可以在局部沉积形成。其他形式的免疫复合物偶尔在高 γ- 球蛋白血症患者中有之，在角膜的不同细胞层可看到凝聚的球蛋白，引起的角膜混浊有时需要进行角膜移植术。在 Mooren 溃疡患者中，不但在血清中发现有抗结膜和角膜上皮的循环性抗体，而且在溃疡附近还发现有结合结膜上皮的免疫球蛋白和补体。目前认为 Mooren 溃疡是针对角膜自身抗原的自身免疫性疾病。继发于全身胶原血管性疾病或其他疾病的边缘性角膜溃疡，可能是由于循环性免疫复合物在角膜缘血管网中沉积所造成。上述各种因素所形成的免疫复合物可激活补体，从而导致和 C3a、C4a、C5a 的产生。这些过敏毒素引起血管扩张、通透性增加和肥大细胞 / 嗜碱性粒细胞释放组胺。另外，C5a 对中性粒细胞有趋化作用。在上述一系列的过程中所释放的溶解酶和自由基可导致角膜细胞的裂解性破坏。

第四节 免疫活性细胞

在角膜中除存在体液免疫组分之外,还具有免疫系统的细胞成分。Langerhans 细胞(Langerhans Cell,LC)是眼免疫防御系统的关键成分。这些树枝状细胞携带 MHC-Ⅱ类抗原,在抗原的提呈和处理过程中起着关键性作用。该细胞在眼表面呈特殊的区域分布,在结膜和角膜缘密度最高,而在正常状态下角膜中央区域缺乏该细胞。研究显示,细胞因子,主要是 IL-1 和肿瘤坏死因子(tumor necrosis factor,TNF),能够诱导 LC 发生迁移。从角膜中消除 LC 具有重要的临床保护作用,因为它可减少因迟发型超敏反应所引起的潜在性损害。

除树枝状的 Langerhans 细胞外,在出生时正常的眼表面不存在任何免疫细胞。出生后,在正常结膜开始出现淋巴细胞。结膜具有特化的淋巴上皮细胞和类似肠道和呼吸道的黏膜相关淋巴组织(mucosal-associated lymphoid tissue),称为结膜相关淋巴组织(conjunctival-associated lymphoid tissue)。这种组织在眼表面免疫反应中的特殊作用还不清楚。另外,眼表面(特别是结膜)还具有大量的免疫性炎症细胞,包括多形核白细胞、T 细胞、B 细胞、浆细胞和肥大细胞等,尽管在外观上并不表现炎症反应外观。这提示,在眼表面存在着多种调节免疫性和炎症性反应的调控机制。

在人角膜的上皮层和基质层存在有 T 淋巴细胞和 B 淋巴细胞。这些细胞主要分布于血管化良好的角巩缘区,因此这些细胞可能是通过角巩缘血管网移行而来。在角膜的中央区也可观察到散在性淋巴细胞的分布。使用单克隆抗体和免疫组织化学技术,发现这些细胞主要是 CD4$^+$ 和 CD8$^+$ 细胞,且两者的细胞数量基本相等。这些细胞在角膜防御中的确切功能尚不清。

第五节 细 胞 因 子

许多细胞发生活化后,可产生多种多样的参与炎症、免疫、细胞生长、凋亡、分化和创伤修复的低分子量蛋白。这些蛋白被称为细胞因子(cytokine)。细胞因子的效应发生于细胞因子产生的部位。一般情况下,活化的细胞产生细胞因子仅维持数天之久,然而在某些慢性炎症中则可长时间产生。

表 12-5-1 所列举的细胞因子已在皮肤、黏膜和眼表面进行了许多研究工作。这些细胞因子在眼表面的免疫反应中起着重要的作用。事实上,当眼表面受到某些因素刺激后,眼表面细胞常常以动态的形式同时、交互产生许多细胞因子,并发挥了重要调控作用。因此,这些研究并不能完全阐明细胞因子的综合性交互作用。另外,对细胞因子的研究将为我们研究眼表面炎症的免疫发生机制提供某些线索。例如,角膜上皮受刺激后可产生大量的 IL-1,而 IL-1 又导致角巩缘 Langerhans 细胞向角膜中央的迁移。另外,使用单纯疱疹病毒感染角膜基质成纤维细胞可诱导其表达 IL-8 的 mRNA 或释放 IL-8 蛋白,这可能解释了单纯疱疹性角膜炎期间发生多形核白细胞浸润的原因。与此相反,在相同的状态下,角膜上皮则不能产生 IL-8 蛋白或表达 IL-8 的 mRNA。致炎性细胞因子,如 IL-1 和 TNF-α,可刺激角膜基质细胞产生 IL-6。

表 12-5-1　眼表面的正常细胞类型及其产生的细胞因子

细胞类型	细胞因子
结膜上皮细胞	IL-1、IL-6、IL-10
角膜上皮细胞	IL-1、IL-6、IL-10
Langerhans 细胞	IL-1
成纤维细胞	IL-1、IL-3、IL-6、IL-8、IL-10、IFN-γ
角膜基质层的角膜细胞	IL-1、IL-3、IL-6、IL-8、IL-10、IFN-γ
血管内皮细胞	IL-6、IL-8
神经元	P 物质
肥大细胞	IL-4、IL-6

　　大量的实验证据表明,细胞因子也可修饰角膜的其他重要功能,如创伤修复。有关细胞因子及其受体在维持角膜完整性和创伤修复过程中的作用一直得到眼科研究人员的关注。例如,IL-1β 在角膜创伤修复过程中可能起着重要的作用。开始有人认为,该细胞因子是由白细胞所产生,后来发现数种类型的细胞都可合成 IL-1β,包括角膜上皮细胞和角膜基质细胞。还有研究显示 IL-1β 是维持角膜自稳状态的关键介质之一。角膜创伤后,最重要的步骤之一是创伤周围细胞通过移行覆盖缺损区域。在该过程中细胞外基质和细胞因子两种因素起着至关重要的作用。最初,细胞外基质蛋白(如纤维连接蛋白和透明质酸)为上皮细胞迁移提供了一个暂时性的基质,随后趋化性介质引导角膜上皮的迁移。有研究表明,致炎性细胞因子如 IL-1、IL-6 和 TNF 可以显著增强角膜上皮细胞在纤维连接蛋白上的迁移能力。另外,IL-1β 可以增加细胞黏附分子的表达。角膜上皮细胞和基质细胞之间的交互关系在角膜创伤修复过程中起着重要的作用。其中,IL-1β 是协调角膜上皮细胞和基质细胞之间通讯的关键介质。业已证实,角膜创伤后角膜上皮细胞分泌 IL-1β 进入角膜基质层,触发基质细胞的凋亡。目前认为,凋亡是角膜创伤后导致前角膜基质细胞消失的主要原因。这些丢失的基质细胞将由剩余基质细胞的迁移所替代。在创伤修复反应期间,这些基质细胞发生活化并通过降解或合成胶原和其他成分来重塑角膜基质层。IL-1β 可以导致细胞外基质的降解,刺激金属蛋白酶的合成和分泌,特别是胶原酶和基质溶素,以降解胶原结构。在正常创伤修复期间存在适量的胶原裂解活性。然而,当胶原裂解活性发生失控时将可能会发生病理性结局,如角膜溃疡。总之,在角膜内存在复杂的细胞因子调节网络,以调节数种重要的功能环节。

　　正常眼表面的细胞是导致产生细胞因子网络的关键成分。当这些细胞受到刺激并释放细胞因子后,会触发广泛的效应程序。所分泌的细胞因子可影响周围的细胞,也可通过调控不同细胞黏附分子的表达吸引其他类型的细胞进入细胞因子所在区域。

　　许多研究人员在寻找眼表面存在的细胞因子的种类,而另外的研究人员则通过局部应用,或联合某些特殊的干预措施来研究这些细胞因子的功能。例如有人证实,角膜和结膜上皮可以产生 IL-1,而其他研究人员则发现,局部应用 IL-2 和 IL-8 可诱导角膜发生血管化。似乎有理由推测这些效应属细胞因子的直接效应。然而应注意到,局部所应用一种外源性细胞因子可能会上调和下调其他类型的细胞因子,有时所观察的效果是某一细胞因子的间接效应。因此,在获得确证性结论之前要进行更详细的研究工作。

除细胞因子外,还应考虑到其他控制眼表面炎症的相关机制。角膜的三个细胞层,无论是在细胞内还是细胞外基质,都含有 α-1 蛋白酶抑制剂,该蛋白酶是多形核白细胞弹性酶的主要抑制剂,可保护角膜以免发生伴随炎症反应的蛋白裂解性降解。已证实,角膜上皮细胞可以合成 α-1 蛋白酶抑制剂。在角膜和房水中也检测到该物质的存在。与此相反,角膜细胞合成和释放的 IL-1α 在介导胶原酶表达方面起着关键性的作用。而胶原酶则在角膜创伤的再铸型,以及角膜病期间角膜变薄或融解过程中起着重要的作用。

第六节 黏附分子

参与眼表面免疫和炎症反应的另一重要的分子群为黏附分子。黏附分子是由一组蛋白群所组成。根据结构和功能的不同可将其分为不同的种类。细胞间黏附分子 -1(intercellular adhesion molecule-1,ICAM-1)、血管细胞黏附分子(vascular cell adhesion molecule-1,VCAM-1)和血小板 - 内皮细胞黏附分子 -1 属于免疫球蛋白基因超家族成员。表达于白细胞的淋巴细胞功能相关抗原 -1(lymphocyte function-associated antigen-1,LFA-1)和表达于巨噬细胞、单核细胞的巨噬细胞相关凝集素属于 β2- 整合素家族成员。在中性粒细胞和单核细胞检测到的 E- 选择素属于凝集素 / 补体调节蛋白样细胞黏附分子家族。在眼表免疫和炎症反应过程中,黏附分子在下述两种情况下起着重要作用。

第一种情况是,淋巴细胞在眼表面的运输和再循环。这种情况可能发生于结膜相关的淋巴组织(conjunctiva-associated lymphoid tissue,CALT)内。黏附分子可使淋巴细胞持续归巢于黏膜部位,并通过特异性的受体 - 配体结合后溢出循环,然后迁移至 CALT、淋巴管,最终通过胸导管再次进入血流。

第二种情况是,再循环的淋巴细胞在 CALT 或眼表面识别由树枝状细胞提呈的抗原。树枝状细胞是迁移至继发性淋巴组织或局部淋巴结的表皮 Langerhans 细胞。在迁移期间,细胞表面 MHC-II 抗原和 ICAM-1 表达加强。ICAM-1 的表达增加了淋巴细胞和树枝状细胞之间的黏附。它们之间的黏附通过 ICAM-1 与表达于所有 T 细胞、B 细胞和单核 - 巨噬细胞的 LFA-1 之间发生受体 - 配体之间的结合。这种结合具有抗原特异性。然而,这种结合也可激活这些细胞释放许多细胞因子,如 IL-1、IL-4、IFN-γ 和 TNF-α。这些细胞因子反过来导致血管内皮细胞、上皮细胞、成纤维细胞、甚至角膜内皮细胞表达 ICAM-1,以及这些细胞分泌其他类型的细胞因子。因此,抗原的提呈触发了导致眼表面炎症反应的级联反应。

为了触发在角膜内发生细胞介导的炎症反应,需要一种非常协调的白细胞趋化过程。白细胞可以向角巩膜缘、脉络膜或角膜新生血管发生迁移,并跨越血管内皮细胞。这些细胞沿着趋化梯度可以穿过角膜致密的胶原基质和细胞外基质蛋白。为了引导这些白细胞的迁移,黏附分子将选择性表达于血管内皮细胞、角膜细胞和炎症细胞表面。在正常角膜组织仅表达少量的黏附分子,但在许多炎症状态下某些黏附分子则发生选择性表达升高。ICAM-1 主要表达于角巩膜缘血管的内皮细胞,但也低水平表达于角膜基质细胞和内皮细胞。ICAM-1 不仅在白细胞与血管内皮细胞之间的黏附过程中起着一定的作用,而且也参与淋巴细胞和

Langerhans 细胞的黏附。在受到细胞因子刺激后,角膜组织将表达 ICAM-1 分子。IL-1 和 TNF-α 可导致角膜内皮细胞表达 ICAM-1,而 γ- 干扰素则能诱导角膜基质细胞表达该种分子。正常角膜组织不表达 VCAM-1,但受致炎性细胞因子(如 IL-1、γ- 干扰素或 TNF-α)刺激后则可检测到该分子的存在。

(蒋丽琼　张仁俊　黄雄高)

第十三章 角膜缘干细胞及其临床意义

第一节 干 细 胞

干细胞(stem cells)即为起源细胞,是具有增殖和分化潜能的细胞,在成熟机体中占整个细胞群体的 0.5%~10%。干细胞是具多向潜能和自我更新特点的增殖速度较缓慢的细胞,具有极大的增殖潜力,细胞周期长,细胞分裂不对称。由于细胞质中的调节分化蛋白不均匀地分配,使得一个子细胞不可逆地走向分化的终端成为功能专一的分化细胞;另一个保持亲代的特征,仍作为干细胞保留下来。分化细胞的数目受分化前干细胞数目和分裂次数的调控。

一、干细胞的特征

1. 分化程度低 干细胞的细胞质处于原始状态而很少有分化产物。
2. 应激增殖 在组织创伤或发生疾病时,干细胞增殖力提高进而产生更多的终末细胞,补偿组织修复需要。
3. 有丝分裂度低 干细胞可连续分裂几代,也可在较长时间内处于静止状态。
4. 非对称性的 DNA 分离 干细胞分裂产生的子细胞只能在两种途径中选择:或保持亲代特征,仍作为干细胞;或不可逆地向终末分化。

二、干细胞检测

到目前尚未就成体干细胞的检测标准达成一致,常用用的检测方法如下:
1. 利用分子标记在活体组织中对细胞进行标记,然后确定它们所产生的特定细胞类型。
2. 将细胞从活体动物上分离出来,在对其进行细胞培养的过程中进行标记,之后将细胞移植入另一个动物体内,观察该细胞是否可以再生其来源组织。
3. 分离细胞,进行细胞培养,并对其分化进行控制,通常采用加入生长因子或向细胞内引入新基因的方法,进而观察细胞的分化方向。

第二节 角膜缘干细胞

角膜缘干细胞(cornea epithelium stem cells)是一种特殊类型细胞,在角膜上皮更新和创伤愈合中起重要作用。位于角膜和结膜、巩膜交界部分,与角膜鉴别的标志是 Descemet's 膜的终止处;与结膜的鉴别标志是不含杯状细胞。角膜缘干细胞的发现是近几十年来眼科学最重要的进展之一。角膜表面的正常与稳定对于保持角膜透明和维持其正常的生理功能极为重要,不仅是角膜和结膜之间的堤坝,而且是角膜上皮再生的来源。角膜缘干细胞缺陷,可导致一系列眼表反应,角膜上皮反复缺损、糜烂、溃疡、新生血管长入及假性胬肉形成,最终导致失明。角膜缘干细胞移植的临床应用,为我们最终有效的治疗眼表疾病,恢复患者视功能提供了一个新的治疗途径。

一、特点

除具备一般干细胞所具备的特点外,角膜缘干细胞还具备以下特点:

1. 角膜缘干细胞是一种基底细胞,位于角膜缘 Vogt 栅栏中。

2. 角膜缘分布中,上下方的干细胞较多,内外方位较少。

3. 角膜缘干细胞再生修复的角膜上皮细胞特点　形态上与角膜上皮细胞一致;其细胞表型介于角膜上皮和结膜上皮之间;运动形式有垂直向上和水平向心两种;高的增殖力最强。

二、细胞分离与纯化

1. 平面黏附分离法　根据不同人角膜缘上皮细胞黏附于Ⅳ型胶原的速率不同进行分离。该方法简单可行,但纯度有待提高。

2. 流式细胞术　先荧光标记角膜缘干细胞表面阳性细胞,再用流式细胞术将被标记细胞分选出来。由于角膜缘干细胞的各标记物均不具备足够的特异性,联合两种标记物的细胞分选可有效提高纯化程度。采用流式细胞术可以获得整合素 $\alpha6$ bri/CD71 dim 细胞亚群中富含角膜上皮的干细胞,可以作为纯化角膜缘干细胞的手段。流式细胞术也可以通过测量细胞大小和颗粒度对角膜缘干细胞进行识别和分选。

3. 悬浮离心法　不同浓度的硅石胶态悬浊液可将角膜缘组织细胞分成多个亚群,其中密度最大的亚群细胞中包含具有干细胞特性的细胞,该方法可以纯化角膜缘干细胞。该方法比较新,应用不太广泛,但不依赖特异性的分子标记物,易于与其他纯化方法相结合,具有很好的发展前景。

三、细胞培养及其评价

1. 组织块培养法　在无菌条件下环形剪取约 1mm 角膜缘组织,将其剪碎后放入 PBS 液(含青霉素和链霉素)中反复冲洗后接种于培养液中。此法的优点为操作步骤少,可有效地减少细胞被污染的机会,培养出的细胞生长旺盛,且具有体内生物学特性,缺点为获取细胞时间长,且只有近组织块周围的原始细胞具有一定的分化能力,而周边的细胞增殖分化能力均降低。

2. 细胞悬液法　即酶消化培养法,将取下的角膜缘组织经双抗水(含青霉素和链霉素)清洗后,胰蛋白酶及中性蛋白酶消化,分离角膜缘上皮细胞,加入培养液制成细胞悬液。胰蛋白酶及中性蛋白酶 Dispase Ⅱ 是常用的消化酶。胰蛋白酶会对细胞膜造成损害,且在消化过程中受浓度、作用时间等的影响,整个消化过程难以控制,获得的干细胞不纯。而中性蛋白酶 Dispase Ⅱ 对细胞膜损伤小,不受温度和 pH 值改变的影响,整个消化过程较易控制,获得的干细胞较纯。在消化过程中根据消化温度又可分为热消化法及冷消化法,热消化法为将角膜缘上皮组织置入消化酶中并经 37℃ 作用后离心,冷消化法为经 4℃ 冰箱消化。目前有实验研究采用 Dispase Ⅱ 4℃、胰蛋白酶 -EDTA 37℃ 冷热交替进行消化分离细胞并且未经过高速离心,获得的细胞进行培养也可获得所需的 LSCs(正常干细胞),这是一种新的 LSCs 体外培养的方法。有学者通过比较从细胞悬浮液和组织块法获得的 LSCs 进行原代培养后发现,细胞悬浮液所获得的 LSCs 生长出更大的细胞群。目前多用细胞悬液法对 LSCs 进行培养。

国内外目前用于 LSCs 移植所需要的干细胞多来自体外培养,用于 LSCs 体外培养的培养液有很多,基础培养液主要有 DMEM、DMEM/F12(1∶1)、M199 等,多数研究者采用 DMEM/F12(1∶1)作为基础培养液对 LSCs 进行体外培养。膜上皮细胞在 DMEM/F12 培养液中贴壁及繁殖能力最强,容易生长成片。经实验研究表明含胎牛血清的培养液因富含胎球蛋白培养效果优于小牛血清营养液,但由于血清成分不明确,并且增加了动物源性传播疾病的风险,对 LSCs 增殖及分化调节因素的研究难度较大。国内外研究人员提出以一种成分明确的物质替代血清可以解决以上问题,使得无血清培养方法被逐渐采用,同时在培养基中加入类似血清替代物如牛下丘脑垂体提取物(BPF)、B27 等物质,促进 LSCs 的生长,黄晓梅等经过实验证实在含 B27 的无血清培养基中培养的角膜上皮干细胞增殖活跃,并表现出与血清培养的 LSCs 相似的生长特性。国内外 LSCs 的培养液中常加入多种营养成分,其中神经生长因子、表皮生长因子、胰岛素等成分的添加均能促进 LSCs 体外的增殖。有研究表明 ROCKs(Rho 激酶)抑制剂中的 Y-27632 可促进角膜缘干细胞的增殖,并且可作为治疗 LSCs 缺乏症的新方法。

四、影响细胞增殖和分化调节的因素

角膜缘干细胞增殖分化受局部微环境调节,血清、各种细胞因子及基质细胞对其增殖分化均有调节作用。

1. 血清对角膜缘干细胞增殖分化调节　角膜缘上皮与血管化组织接近,其增殖分化受血清来源的因子的调控。血清中含有因子,可刺激角膜缘的原始细胞即干细胞克隆增殖。并且只有达一定浓度时,血清中的因子才能发挥刺激作用。

2. 视黄酸对角膜缘干细胞增殖分化调节　血清中含丰富的生长调控剂,包括促分裂原和生长抑制剂。视黄酸在血清中浓度 10^{-8}M,视黄醇即维生素 A,浓度为($1\sim3$)× 10^{-6}M。两者均为上皮细胞增殖分化的调节因子。研究表明,视黄酸对于未分化干细胞的分化具有选择作用。视黄酸刺激正常终末分化,抑制异常分化。视黄酸抑制细胞增殖,刺激分化的机制并不完全清楚,可能通过 TGF-β 实现。

3. 基质细胞对角膜缘干细胞增殖分化调节　一系列的研究已证明,骨髓中造血干细胞的增殖分化有极其微妙的调控机制,这种调节是在骨髓内局部微环境中进行运转的。在这种微环境中,基质或接触因子能够影响干细胞的作用。基质细胞有产生多种调节因子的潜力,同时又有多种细胞因子受体,能结合和聚集外来的因子于局部,造成不同因子的不同浓度分布区。

4. 细胞因子对角膜缘干细胞增殖分化调节　为保持角膜上皮在生理状态尤其是在应

激状态下的稳定性,需要两个相互重叠和互相补充的调节系统。一是基质细胞与干细胞的密切接触,另一个是细胞因子。表皮生长因子(EGF)、酸性成纤维细胞生长因子(aFGF)、碱性成纤维细胞生长因子(bFGF)、大量神经生长因子(NGF)对两种上皮均是有丝分裂源。许多生长调节细胞因子在控制上皮生长和分化中存在潜在交互作用。如 IL-1β 可通过 IL-1β~IL-1R 调节轴对许多细胞因子的作用进行调节。角膜缘区细胞因子种类繁多,各种因子调节角膜缘干细胞增殖分化机制复杂,尚待进一步研究。

第三节 角膜缘干细胞的临床意义

角膜上皮的完整性源于表层浅层上皮细胞的不断脱落、死亡,角膜缘基底层的干细胞增殖分化和取代脱落细胞的代谢过程,表现为角膜上皮细胞永不停止的垂直向上运动和水平向心运动,其启动源于角膜缘基底层的细胞增殖和分化。角膜缘干细胞缺失,可使角膜上皮增殖能力丧失,角膜缘屏障功能下降,导致持续性上皮糜烂、结膜长入和新生血管形成。

在一些角膜上皮异常愈合的病症中,人们常把注意力集中到缺损面积上,即终末分化细胞状态,而忽略了其根源在角膜缘干细胞障碍。干细胞对角膜创伤及透明性维持等方面都有重要作用。眼部的化学烧伤、手术创伤及药物毒性等各种原因导致的眼前节病变,尤其是角膜缘缺损后干细胞功能障碍,导致角膜上皮反复剥脱、角膜结膜上皮化、新生血管形成及角膜混浊等。

有学者认为,在正常生理条件下,角膜缘上皮的增殖压力具有抑制结膜上皮细胞长入并阻止角膜缘部源于结膜的血管长入。赵东卿等通过动物实验发现,角膜缘上皮移植的角膜上皮愈合快,极少有血管长入。

一、角膜上皮疾病

角膜上皮结构的完整性和功能正常,对角膜的透明性以及视觉质量的保持极其重要。因角膜上皮位于眼球的最前部表层,周围环境的任何不利因素均可影响角膜上皮的功能,故其极易受到损伤。同时,由于周围环境的不利因素众多,因此角膜上皮病变的病因多样,须综合考虑各种因素,包括原发于泪液、结膜、角膜神经、眼睑的问题以及药物所致问题。由于角膜上皮疾病治疗不当可导致角膜瘢痕形成,造成永久视力损伤,因此应对角膜上皮病变的正确诊断和及时治疗给予高度重视。

(一) 病因

可能引起角膜上皮病变的原因分为先天性和继发性两类。由于原发性角膜上皮病变和继发性角膜上皮病变在治疗方面完全不同,因此对于初诊患者,应正确区分原发性角膜上皮病变和继发性角膜上皮病变,以便及时给予对因治疗非常重要。

1. 原发性角膜上皮病变　最常见原发性角膜上皮病变是各种类型的角膜上皮基底膜和前弹力层营养不良以及某些角膜基质营养不良和内皮细胞营养不良。掌握其疾病特征有利于明确诊断,正确区分病因。例如角膜上皮基底膜营养不良的特征是常发生于儿童和少年,往往双眼同时发病,双眼角膜上皮病变形态相似,病变周围基本无浸润,虽然部分严重者可出现角膜上皮糜烂,但对症治疗后不易留下角膜瘢痕。格子状角膜基质营养不良是临床上最常发生角膜上皮糜烂的一类基质型营养不良。内皮细胞营养不良的早期可出现晨间上皮下水疱,到午后症状缓解或消失,及时检测内皮细胞密度,很容易鉴别诊断。

值得注意的是,因原发性角膜上皮病变的发病率相对较低,故临床往往对其重视不足,最易误诊为病毒性角膜炎进行治疗,不但无法治愈,还会加重病情。因此,对于反复发作的角膜上皮病变,在病因未明确前,不可轻易进行抗病毒等治疗,应考虑先对某些原发性角膜上皮病变进行相关基因检测,以明确诊断,指导治疗。

2. 继发性角膜上皮病变　对于继发性角膜上皮病变,病因诊断应给予重点关注。临床有多种疾病可造成继发性角膜上皮病变,包括结膜炎、睑缘炎、泪膜功能异常、医源性、角膜神经功能异常等。

(1)结膜炎:常见于感染性和免疫相关性角结膜炎。其中,新生儿淋球菌性结膜炎发病急、进展快,需要及时治疗,否则极易感染角膜,形成角膜溃疡,甚至发生眼内炎。对其治疗的关键是及时控制感染,保护角膜,防止出现角膜继发感染。病毒性角结膜炎往往在结膜炎性反应发生数天后,角膜上皮出现弥散的斑点状损伤,这时应鉴别病因是细菌感染还是病毒感染,以便给予截然不同的治疗。若病毒感染治疗不及时,可在角膜浅基质层留下钱币状角膜斑翳,持续数月甚至数年之久。此外,免疫相关性结膜炎,如春季角结膜炎,临床应充分关注睑结膜病变,上睑及穹窿部结膜巨大乳头增生,极易摩擦角膜上皮,发生中央角膜盾形溃疡。在治疗过程中若不及时处理结膜巨大乳头,角膜上皮问题则无法解决,角膜云翳的发生率很高。春季角结膜炎角膜缘型造成边缘角膜新生血管翳和相应的角膜上皮及浅基质混浊临床非常常见,单纯应用保护角膜上皮的药物,往往会加重病情。对于这些角膜上皮不好的患者,必须给予抗炎治疗,同时在密切观察下局部应用糖皮质激素眼用制剂会起到快速控制眼部炎性反应,促进角膜上皮修复的作用。春季角结膜炎病程较长、易复发,患者往往需长期应用抗过敏眼剂等药物。若用药过于频繁或不合理,药物本身及防腐剂也可导致角膜上皮损伤。

(2)睑缘炎:主要表现为睑缘炎、结膜炎,同时合并角膜上皮病变,当角膜发生病变时,原发的睑缘病变往往被忽略,而误诊为病毒性角膜炎等。蠕形螨性睑缘炎是较易导致角膜上皮病变的睑缘炎,临床上常忽视对睑缘炎的治疗,单纯治疗角膜炎的效果往往不好,反复发作可能造成角膜中央混浊和瘢痕形成。因此,治疗睑缘炎引起的角膜上皮病变,应重视对睑缘炎的治疗。

(3)泪膜功能异常:各种类型的眼干燥症均可导致角膜上皮病变,严重者可发生角膜表面上皮细胞角化,甚至出现角膜溃疡穿孔等。目前,临床已开始关注眼干燥症与角膜上皮病变的关系。但是,由于部分患者就诊时已出现角膜上皮病变,角膜刺激导致泪液增多,使临床医师容易忽略眼干燥症问题,因此建议对于怀疑眼干燥症、泪液量正常或多的角膜上皮病变患者,应行结膜虎红染色,同时还可做睑板腺的检查辅助眼干燥症的诊断。

(4)医源性因素:是目前常见而又易被忽视的一组造成角膜上皮病变的病因,包括手术源性和药物源性。内眼手术如白内障摘除联合 IOL(人工晶体)植入术后,因为患者年龄较大,且受到术前检查、术中操作、手术前后用药等多种因素影响,故术后医源性角膜上皮病变的发生率较高。因此内眼手术后发生的角膜上皮病变,应及时判断是否为医源性所致,否则误诊为角膜感染而进行治疗,会加重角膜创伤。近几年药物源性角膜上皮病变的发生率逐年上升,眼药使用不规范、药物本身及防腐剂等均可导致角膜上皮病变。药物源性角膜病变的临床表现多样,没有诊断的统一标准,难以进行统一化治疗。眼科医师在用药时不应仅关注药物的疗效,还应全面了解药品的特性,尤其不良反应;同时还须对患者眼表的整体情况进行综合考虑,尽可能避免在治疗中药物不良作用造成角膜出现新的损伤。常见的可引起角膜上皮毒性反应的药物包括抗病毒类滴眼剂,其是目前报道最多的引起药物源性角膜上皮病变的药物之一;而表面麻醉剂造成角膜上皮损伤的原因是角膜知觉消失、瞬目次数减少、反射性泪液分泌受到抑制、角膜细胞的呼吸及糖代谢受到抑制及上皮细胞的有丝分裂活动减少。由此可见,表面麻醉剂对角膜上皮的损伤较大,必须引起临床医师的高度重视。

临床医师应了解哪些是医源性角膜上皮病变的高危人群。青光眼患者需要长期局部应用药物,是医源性角膜上皮病变的高危人群。糖尿病患者易发生眼干燥症;受长期血糖浓度异常的影响,角膜上皮细胞增殖和修复能力下降,容易出现上皮脱失和愈合延迟;此外,糖尿病患者角膜上皮下神经纤维密度、神经纤维长度、神经分支密度均逐渐减少,感觉减退,因此内眼手术后易发生角膜上皮病变。若患者已出现糖尿病视网膜病变,则角膜上皮病变的发生率更高。因此,眼科手术医师在对医源性角膜上皮病变的高危人群行内眼手术时,应注意保护角膜上皮;若术后发生角膜上皮病变,应及时进行鉴别诊断,才不致误治。

(5)角膜神经功能异常:可导致角膜感觉减退,使角膜上皮基底膜形成稳固连接复合体的时间延长。临床多见于反复发作的单纯疱疹性角膜炎、糖尿病及面神经或三叉神经手术后患者。

(二) 分级

角膜上皮病变分为轻、中、重度。轻度是仅发生在角膜表层上皮的损伤和角膜上皮的点状脱失,为表层鳞状上皮缺损,其常在 24 小时内可自行修复。中度是未达到全层的角度上皮缺失,可见大范围角膜上皮脱失、糜烂融合成片,病变时间常在 48 时间以上,有时需要角膜缘干细胞分裂增殖和移行加以修复,需要依赖上皮基底膜的完整性。重度则是角膜上皮全层缺失、大范围缺损,甚至累及角膜基质,发生角膜溃疡,上皮修复时间常在 3 天以上,严重者可长达 2 周至 1 个月。角膜上皮病变程度分级不同,临床采取的治疗措施也不尽相同,此点应引起临床高度重视,只有针对病变程度给予恰当治疗,才能获得满意效果。此外,应尽可能在轻度和中度病变时给予及时和有效的治疗,否则发展到重度病变,往往易导致角膜瘢痕形成,造成不可逆性视力损伤。

(三) 诊断

角膜上皮病变应遵循基本原则,即主要依据病史和角膜上皮病变特征,同时提倡借助相应的辅助检查。荧光素钠染色和眼前节 OCT,这两项检查可直观显示角膜上皮层缺失的范围和程度,对判断角膜上皮病变的程度具有重要作用。可根据角膜上皮病变的程度不同,选择进行泪液分泌试验、泪膜破裂时间检测、睑板腺功能测定和睑缘综合检查等。还可借助共聚焦显微镜,观察病变角膜上皮的形态变化,角膜神经的密度、分布和形态变化等,这些变化对角膜上皮营养不良和神经相关病变的诊断具有重要意义。

(四) 治疗

角膜上皮病变也应遵循原则:①应尽可能寻找导致角膜上皮病变的病因或相关致病因素,并加以祛除,而后考虑应用保护角膜上皮的眼药。②应以局部治疗为主,有全身相关病史者可联合全身治疗。③应在病因治疗的同时应用促进角膜上皮修复的药物,包括人工泪液、角膜上皮生长因子和血清类制品。④因戴软性角膜绷带镜可加重角膜感染,尤其真菌性角膜炎早期,可导致感染迅速蔓延,因此对于非感染性角膜上皮病变者,可戴软性角膜绷带镜;而对于存在感染因素的角膜上皮病变患者,应在应用足量抗生素的基础上或感染已控制的情况下,行包扎或戴软性角膜绷带镜。⑤对于药物治疗时间大于 3 天而无效者,羊膜移植手术往往可以起到很好的促进角膜上皮愈合、减少角膜瘢痕形成的作用,临床医师可早做选择。对于神经相关的角膜上皮病变,则需要及时行睑裂缝合术。准分子激光治疗性角膜切削术能帮助重建良好的角膜上皮基底膜表面,促进新的角膜上皮修复和愈合,该手术可应用于角膜上皮营养不良所致的反复发作的角膜上皮糜烂等病变。⑥治疗药物源性角膜上皮病变,除了重视和提高诊断意识,更重要的是停用相关眼药。

二、角膜缘干细胞移植术

角膜缘干细胞移植是治疗角膜缘干细胞缺失的唯一有效方法。自从 1989 年 Kenyon 和 Tseng 第一次将角膜缘干细胞理论应用于临床,迄今已发展出多种角膜缘干细胞移植的术式。其处理方法的选择主要取决于角膜缘干细胞缺失是单侧还是双侧,是累及部分还是全部角膜缘。

(一) 分类

1. 自体结膜缘移植。

2. 异体角膜缘板层移植。

3. 体外培养干细胞构建组织工程角膜植片 体外培养干细胞构建组织工程角膜植片,然后移植到受体植床上修复组织,重建眼表,是治疗角膜缘干细胞缺失十分有前景的领域。干细胞来源于自体、异体角膜缘干细胞和口腔黏膜上皮。

(1)角膜缘干细胞植片:培养的角膜缘干细胞移植术首先由 Pelle 等于 1997 年提出,理论上该术式较其他手术方式具有明显的优势,即与自体角膜缘移植相比,取材少;与异体角膜缘移植相比,排斥反应发生率低。

(2)口腔黏膜上皮植片:培养的口腔黏膜上皮移植术首先由 Nakamura 于 2004 年提出,口腔黏膜上皮培养的优点有属于自体组织、无排斥危险、无需使用免疫抑制剂、比表皮角化细胞低分化的多、分裂速度快、角蛋白在口腔黏膜上皮细胞和角膜上皮细胞中均有表达。

尽管关于角膜缘干细胞移植的基础及临床研究成果令人振奋,但目前仍存在很多问题如角膜缘干细胞标志物尚不能完全确定、免疫排斥反应、干细胞培养技术等。另一个悬而未决的是植片移植到受体上后,角膜上皮细胞表型问题:在异体角膜缘干细胞移植的病例中,Shimazaki 等于 1999 年曾提到移植术后 1 年受体角膜上有供体来源的角膜上皮生长,在 2005 年 Eganh 等也在手术 1 年后的角膜上检测出供体来源的角膜上皮。而在培养的上皮植片移植后,关于上皮细胞表型问题,迄今未有确切的研究结果报道。因此,有研究者质疑,培养的角膜缘干细胞是否能在受体角膜上长期存活,它的存在与手术的长期效果是否有关,甚至提出培养的上皮植片仅起临时作用。所有这些问题均需进一步研究解决。

(二) 适应证

所有先天性缺陷或后天性角膜缘功能障碍所导致的眼表疾病均适用。如眼部化学烧伤或热烧伤、眼瘢痕性类天疱疮、初发或复发的翼状胬肉、蚕食性角膜溃疡、Stevens-Johnson 综合征、沙眼瘢痕期角膜血管翳、无虹膜和先天性周边角膜巩膜化所引起的角膜表层病变、持续性缺损、无菌性角膜溃疡、眼表肿瘤等。

(三) 禁忌证

未能控制的眼前部葡萄膜炎、青光眼、严重的眼干燥症、眼前部的急性炎症。

（四）供体选择

1. 自体角膜缘移植　单眼角膜广泛受损可以取材对侧健眼上方或下方角膜缘组织；双眼局限性角膜缘受损，可以从同侧眼未受损角膜缘取材，但务必有正常生物活性的角膜缘组织可取。

2. 异体角膜缘移植　供眼能够提供具有生物活性的角膜缘组织。

（五）术后并发症

1. 上皮生长迟缓　供体不理想，植床不平，植床覆盖不均匀，缝合技术失败及泪液功能障碍等。

2. 植片裂开。

3. 植片排斥反应。

4. 旧病复发。

（六）手术注意事项

1. 缝合时植片角膜缘与植床角膜缘吻合。

2. 植片过小不易缝合，且拦截周围结膜组织的作用减弱。

3. 供体组织的切取量不能大于角膜缘周长的 2/3 周，否则供眼会发生不可逆的异常变化。

三、培养角膜缘干细胞移植的研究进展

角膜病是我国第二大致盲性眼病，据统计全国有单眼和双眼角膜盲 400 万~500 万，其中由于各种原发性（如先天性无虹膜症）或继发性（如化学烧伤、热烧伤、严重微生物感染）等因素导致的角膜缘干细胞缺乏症（limbal stem cell defciency，LSCD）患者占相当比例。角膜缘干细胞的缺乏使角膜上皮失去再生和修复的能力，引起角膜结膜上皮化、新生血管长入、持续慢性炎症、反复的上皮缺损、基质瘢痕化以及角膜的自溶及溃疡，严重者可导致失明。对于部分角膜缘干细胞缺失的患者，可采用羊膜移植促进角膜上皮迁移到缺损区进行治疗，但对于全部角膜缘干细胞缺失的患者，则必须采用自体或异体角膜缘干细胞移植才能得到稳定的角膜上皮表型。目前已有的手术方式包括异体角膜缘板层移植、带角膜缘干细胞的自体结膜移植和亲属结膜移植。但对于较大范围的角膜缘干细胞缺失，手术常需要取较大的角膜缘组织，从健眼取材存在一定的风险。

体外培养的角膜缘上皮移植（cultured limbal epitheIial tmnsplantation，CLET）或口腔黏膜上皮移植（cultivated oral mucosal epithelial transplantation，COMET）是指在实验室中将人角膜缘或口腔黏膜上皮培养形成重组的上皮膜片，然后移植到自体或异体患者眼表，用于治疗角膜缘干细胞缺乏。其相对于传统的角膜缘干细胞移植，要求材料小，对供体自身造成的损伤轻，体外扩增允许小量材料治疗大范围干细胞缺损，避免了异体材料的免疫排斥，解决了双眼角膜缘干细胞全部缺失患者自体角膜缘无法取材的难题，成为治疗 LSCD 极具前景的技术，也是再生医学最早的成功实例之一。

虽然利用体外培养的干细胞移植治疗 LSCD 已有 20 余年的历史，但仍存在以下几个问题。

1. 角膜缘干细胞的基础研究　目前关于角膜缘干细胞的研究多是出于临床应用目的进行的试验性探索，而针对角膜缘干细胞生物学特性的基础研究仍很薄弱，如角膜缘干细胞

的特异性标志,角膜缘干细胞 niche(干细胞壁龛)的主要组成及其与干细胞间的相互作用,角膜缘干细胞抑制新生血管的调控机制,重组上皮膜片移植前的实时检测评价,体外培养的异体干细胞的免疫相容性等问题都有待深入的基础研究。

2. 干细胞移植前后的标准化操作和评价 干细胞培养需要严格的无菌环境、标准化的操作和产品,这都需要专业人员进行干细胞的培养、检测和鉴定,因此角膜缘干细胞的生产和移植最好集中在几个中心(细胞处理中心)进行操作。此外,目前已有的采用培养的干细胞临床移植治疗 LSCD 的报道,在病例选择、供体材料(自体或异体)、培养方法和判定移植效果方面使用的参考指标都各有不同,因此需要制定相对标准化的评价指标,以便更客观地评价角膜缘干细胞移植的效果,术后也需要考虑患者舒适度情况,这一点在多数研究中都未提到。

3. 移植供体角膜缘干细胞的转归 根据已有的研究报道,角膜缘组织移植和培养的干细胞移植对 LSCD 的治疗多数都有效,但多数检测过供体细胞转归的研究中,在术后较短时间内都未能检测到供体细胞的存在,这就重新考虑移植干细胞的主要作用,以及后期是否需要继续使用免疫抑制剂等问题。但 Rama 等研究发现,移植上皮片中干细胞的比例与移植效果相关,虽然没有供体细胞存在与否的直接证据,但也说明了重建后角膜上皮可能不是移植物、载体或手术刺激等原因引起的残存干细胞的再生,而是依赖于移植物中干细胞的长期存活和增生,中国台湾地区的学者通过角蛋白表达的差异,也证实了移植体外培养的口腔黏膜上皮可以在角膜表面持续存在。总之,考虑到临床伦理的问题,应进行动物干细胞移植治疗的实验,结合合适的示踪技术,对移植后干细胞的转归问题进行长期研究。

4. 双眼和伴有其他并发症的 LSCD 治疗 对于双眼 LSCD 的治疗有两种方案,一种是异体角膜缘组织或培养的角膜缘上皮细胞移植,术后使用免疫抑制剂;一种是培养的自体 COMET,但后者的临床效果不如角膜缘上皮细胞移植,也不清楚移植后的口腔黏膜上皮细胞是否能真正转化并长期维持角膜上皮表型。目前对于此类患者的治疗方案还需要进一步优化,寻找其他自体的可以替代角膜上皮的细胞尤为重要,已有采用骨髓或毛囊来源的干细胞进行眼表重建的报道。对于伴有持续炎症或眼睑、结膜功能异常的 LSCD 患者,常形成严重的睑球粘连或睑裂闭锁,同时伴有结膜异常导致的杯状细胞分泌功能障碍,可能影响干细胞移植的治疗效果,需要先行干细胞移植获得结膜囊成形和较稳定的眼表,为后期增视性角膜移植手术提供条件。

(刘延东 张 越 黄雄高)

角膜微生物学及检查　第十四章

第一节　病毒的检查

一、病毒学基本理论

病毒是一类不具有细胞结构的最小微生物,由核酸和蛋白质组成。核酸为其核心,其外包绕由蛋白质或多肽衣壳。病毒缺少代谢所需酶类及核糖体,因而借助宿主细胞的酶类及原料进行复制繁殖。病毒体积极小,在 20~300nm 之间,大多数 150nm 之下。

1. 病毒的基本结构

(1)核酸:病毒核酸所携带的遗传信息,决定了病毒的传染性、致病性及增殖等特性。核酸为病毒的核心,分为 DNA 和 RNA 两类。病毒核酸编码的蛋白质分为结构蛋白,如包膜、衣壳和非结构蛋白,如酶类和调控蛋白。

(2)衣壳:核酸外包围由蛋白质组成的衣壳,两者统称为核衣壳。蛋白质衣壳占病毒总重量的 70%。衣壳的功能为保护病毒核酸免遭环境中不利因素的破坏,并介导病毒核酸进入宿主细胞。衣壳有抗原性,是病毒的主要抗原成分,不同病毒衣壳所含壳粒数目不同,可作为鉴别和分类的依据之一。

病毒的形状同其衣壳的基本结构相关。正黏病毒,如流感病毒,衣壳为螺旋对称;球形病毒,如腺病毒,衣壳一般为二十面对称体;复杂形状的病毒,如噬菌体,壳体为复合对称。

(3)包膜:许多病毒的衣壳外有一层包膜,又称为包被或外膜,其主要构成成分为脂质、蛋白质和糖类,其中磷脂占 50%~60%,胆固醇占 20%~30%,还有少量甘油三酯。疱疹病毒的包膜还含有少量糖类。根据包膜的有无,分为有包膜病毒(疱疹病毒/流感病毒)和无包膜病毒(呼肠弧病毒)。包膜与病毒的吸附、感染密切相关。许多病毒包膜表面存在包膜突起,是病毒的主要抗原物质,可诱导机体产生保护性抗体。

2. 病毒的复制　从病毒感染宿主细胞开始,经过复制,最后从宿主细胞释放出成熟病毒的过程称为一个复制周期。分为吸附与穿入、脱壳、生物合成、组装成熟并释放四个步骤。

(1)吸附与穿入:病毒吸附到易感细胞的表面,是感染的首要条件。早期病毒与细胞之间通过随机碰撞或静电作用,发生可逆性结合。若宿主细胞表面具有特异性受体,则与相应的病毒发生不可逆性结合。如单纯疱疹病毒与细胞表面的硫酸类肝素及成纤维细胞因子受体结合。病毒吸附到宿主细胞膜后,无包膜病毒经过胞饮方式进入细胞,而有包膜病毒通过胞饮和融合两种方式进入宿主细胞。

(2)脱壳:病毒脱去蛋白衣壳后,释放出核酸才能发挥作用。不同类型病毒的脱壳过程不同,如痘苗病毒先在溶酶体酶作用下释放出部分核酸和蛋白质到细胞质中,然后在脱壳酶作用下使病毒DNA全部从衣壳中释放出来。病毒脱壳后既失去了完整的可见形态,同时也丧失了感染性而进入隐蔽期。

(3)生物合成:病毒利用宿主的生物合成作用,合成自己的所需物质。早期病毒复制合成所需的复制酶和抑制蛋白,后者可抑制宿主细胞的正常代谢,使细胞代谢有利于病毒的合成。晚期主要合成用来装配病毒壳粒的蛋白质和酶类以及病毒形态发生中需要的非结构蛋白。DNA病毒(痘病毒除外)的基因组在细胞核内复制,而大多数RNA病毒仍在细胞质内进行复制。

(4)组装成熟并释放:在宿主细胞内复制出的病毒核酸与新合成的结构蛋白,装配成完整的病毒颗粒并大量繁殖,最终导致宿主细胞被破坏死亡,把子代病毒释放到细胞外。无包膜病毒组装成核衣壳后即是成熟病毒体,有包膜病毒组装成核衣壳后以出芽的方式释放。一个宿主细胞可以产生约100 000个病毒壳粒,但只有1%~10%可能具有传染性,其余是由病毒基因组不完整或突变而产生的无感染性的缺陷病毒。

3. 病毒感染的致病机制 病毒可通过皮肤、黏膜、血液和胎盘等途径感染机体,然后病毒在敏感细胞内大量繁殖,造成细胞形态学改变,通过炎症反应和免疫反应致宿主细胞破坏,最后崩解死亡,称为细胞病理效应。这种改变主要是病毒大量繁殖,病毒壳粒物质堆积,代谢产物等造成细胞器的损伤所致。病毒主要通过以下几种方式影响细胞:

(1)溶细胞型感染:①细胞膜变化:病毒致细胞膜成分改变,或使细胞融合,细胞表面产生新的抗原成分;②病毒蛋白毒性作用:某些病毒衣壳蛋白具有直接杀伤宿主细胞效应,可能是造成细胞病变的主要原因;③影响细胞溶酶体:病毒感染后可导致细胞溶酶体破坏,释放出其内溶酶体酶,导致细胞自溶;④细胞器的改变:大部分病毒感染时宿主细胞有非特异性损伤作用,表现为细胞肿胀。

(2)非溶细胞型感染:①在宿主细胞内增殖的子代病毒以芽生的方式释放至细胞外虽然宿主细胞未被破坏,但其蛋白质合成受抑制;②病毒刺激细胞DNA合成,改变细胞生长方式和特性;③病毒的侵入导致细胞抗原特异性改变,引起一些自身免疫反应。

(3)染色体畸变:病毒核酸全部或部分同宿主细胞染色体融合,可造成某些染色体单体的断裂,还有的病毒核酸随细胞的分裂传给子代细胞,不破坏细胞,但可造成染色体畸变。

(4)潜伏感染:某些病毒(如单纯疱疹病毒)感染细胞后可在神经细胞内潜伏,当受到理化因素刺激时,再次活化导致感染。

4. 病毒感染的相关因素

(1)遗传因素:宿主的特异体质在对抗某些病毒感染过程中有重要作用。易感宿主细胞膜表面需有能够与病毒特异性吸附的相应受体存在。人类个体与易感病毒之间也有显著差异,这与遗传相关。

(2)宿主年龄和生理状态:机体对病毒的感受性与年龄相关。营养状态既影响免疫功能,也影响皮肤和黏膜的屏障功能。

(3)屏障功能:正常的皮肤黏膜是抵御病毒入侵的第一道防线。

(4)细胞作用:巨噬细胞对阻止病毒感染和促使感染的恢复有重要作用。自然杀伤细胞可杀伤许多被病毒感染的靶细胞。

（5）非特异性免疫：补体系统和干扰素能抑制某些病毒感染。

（6）特异性免疫：当机体受到感染后，IgG、IgM和IgA均不同程度对抗病毒，为体液免疫。细胞毒性T细胞、巨噬细胞和NK细胞及迟发型变态反应，组成细胞免疫。

二、病毒性角膜炎的常见致病病毒

引起病毒性角膜炎的常见病毒包括疱疹病毒（单纯疱疹病毒、水痘-带状疱疹病毒）、呼吸道病毒（腺病毒、风疹病毒）、肠道病毒（新型肠道病毒70型、柯萨奇病毒）、人类免疫缺陷病毒等。

1. 疱疹病毒（herpes viruses） 疱疹病毒是一群中等大小的双股DNA病毒，根据理化性质分为α、β、γ三个亚科：α疱疹病毒（如单纯疱疹病毒、水痘-带状疱疹病毒）增殖速度快，引起细胞病变。β疱疹病毒（如巨细胞病毒），生长周期长，感染细胞形成巨细胞。γ疱疹病毒（如EB病毒），感染的靶细胞是淋巴细胞，可引起淋巴细胞增生。疱疹病毒主要侵犯外胚层来源的组织，包括酵母、皮肤、黏膜和神经组织。

2. 单纯疱疹病毒（herpes simplex virus，HSV）

（1）HSV基本结构及分型：完整的HSV颗粒直径120~150nm，最外层是脂蛋白包膜，外壳表面是由162个微粒组成的20面体，内部是由盘绕成空心的DNA与穿过其中心的蛋白质组成的核心，DNA为双股线状，每股DNA由长、短两部分组成，以共价键链接，两部分的末端均有反向重复序列。因此每一条DNA可自行通过末端序列配对，形成环状结构，此结构与潜伏感染相关。HSV有两种血清型，Ⅰ和Ⅱ型，感染角膜的常为Ⅰ型病毒，而Ⅱ型感染主要累及生殖器等腰部以下皮肤黏膜。

（2）HSV感染的病理机制：以细胞免疫为主，体液免疫也参加。病变严重程度与病毒本身的毒力和宿主的免疫状态相关。HSV具有直接细胞损害作用。在HSV感染患者病变角膜中能够检测到特异性CD8$^+$和CD4$^+$T淋巴细胞，CD8$^+$T淋巴细胞能够调控HSV介导的机体免疫病理反应，降低免疫损伤，由CD4$^+$淋巴细胞介导的迟发型超敏反应则导致角膜内皮炎症和基质水肿。

HSV感染分为原发、潜伏和复发感染三类。

原发感染：多见于6个月以上婴幼儿，但80%~90%无症状，称为亚临床型。

潜伏感染：HSV原发感染后，绝大多数病毒很快被机体产生的特异性抗体和细胞免疫清楚，但如感染角膜，完整的病毒颗粒被三叉神经末梢吸附，核衣壳通过融合进入神经轴突，通过逆行的轴浆流被微管或膜结合细胞器运送至三叉神经节。但这些病毒以整合的形式存在于三叉神经节内，并不引起病理改变，当机体免疫力下降等状态，HSV在三叉神经节内活化，并沿神经轴浆运输至角膜，导致角膜炎症复发。HSV原发感染角膜后亦可以在基质或内皮细胞内潜伏。

HSV-1在三叉神经节内的潜伏感染一旦建立可以维持很长时间，甚至终生存在。有研究显示，提高HSV-1患者的细胞免疫水平对于防止潜伏病毒复发和HSK的临床治疗都具有重要意义。

谢立信院士在病毒性角膜炎潜伏、复发机制方面进行了一系列的探索研究，结果表明人三叉神经节细胞对HSV-1感染最敏感，HSV-1抗原可以在其细胞质及胞核中迅速出现，成纤维细胞和胶质细胞也有部分感染现象,提示三叉神经节细胞很可能是 HSV-1 主要的潜伏感染细胞。另外角膜细胞中对于感染的敏感性试验表明,角膜上皮细胞对感染最不敏感,内皮细胞次之,基质细胞最敏感,这与人角膜 3 种细胞的自然防御功能相吻合,同时解释了 HSK 患者在临床上深基质型多见的机制。这些结果初步证明了角膜是 HSV 除三叉神经外的另一个重要的潜伏感染基地,此理论为穿透性角膜移植手术治疗复发性单纯疱疹性角膜炎提供了理论依据。

复发感染:当受到外界因素刺激(如外伤、手术或者紫外线照射)或机体免疫功能下降时,潜伏在三叉神经节和角膜内的 HSV 可发生活化增殖,导致疾病复发。HSV 感染反复反复发作是角膜瘢痕形成的重要原因。

3. 水痘 - 带状疱疹病毒(varicella-zoster virus,VZV) VZV 仅有一种血清型。在儿童初次感染 VZV 引起水痘,而在成人则引起带状疱疹。VZV 颗粒直径 160~200nm,为 20 面体。人是 VZV 的唯一自然宿主,皮肤是病毒的主要靶细胞,带状疱疹仅发生在过去有水痘病史的人,儿童水痘痊愈后,病毒能长时间潜伏于骨髓后根神经节或颅神经的感觉神经节中。中年后,自身免疫功能下降时,病毒可活化,疱疹沿感觉神经支配的皮肤分布,串联成带状。另外一侧三叉神经眼支分布区域出现皮肤带状疱疹常并发角膜炎症。

4. 呼吸道病毒

(1)腺病毒:腺病毒是一群分布广泛,能侵入呼吸道、结膜、角膜、淋巴细胞、胃肠道的病原体。腺病毒为双股 DNA 无包膜病毒,直径 70~90nm,20 面体主体对称。分为 47 种血清型,眼部感染以第 8 型为主。腺病毒主要通过呼吸道、结膜或胃肠道黏膜引起急性结膜炎或流行性角结膜炎。

(2)风疹病毒:风疹病毒属于披膜病毒科,直径 50~70nm,为单股 RNA 病毒。只有一个血清型。风疹病毒只对人类致病,可引起风疹。该病毒有很强的致畸作用,在妊娠期中(4 个月内)如感染风疹病毒,病毒可经过胎盘感染胎儿,引起先天性风疹综合征。眼部表现有先天性白内障、先天性青光眼、小眼球、先天性角膜混浊等。

5. 肠道病毒 新型肠道病毒 70 型(enterovirus type 70,EV70)属于微小 RNA 病毒科,直径 22~30nm,为单股 RNA 病毒,蛋白外壳呈对称 20 面体,无包膜。该病毒耐酸、耐乙醚、耐碘苷,能够用 75% 乙醇进行消毒。EV70 是急性出血性结膜炎的病原体,发病潜伏期短、起病急、病程短。

柯萨奇病毒,直径约 28nm,分为 A、B 两组,A 组的 24 型(CA24)也是出血性结膜炎的重要致病原。CA24 属于微小 RNA 病毒科,生物学特性同 EV70,较易分离。

6. 人类免疫缺陷病毒(human immunodeficiency virus,HIV)

(1)HIV 基本结构:呈球形或椭圆形,直径 83~120nm,单股 RNA,是一种逆转录病毒,分 HIV-1 和 HIV-2 两种。

(2)HIV 的致病性与免疫性:HIV 感染后导致以 T 辅助淋巴细胞缺损为中心的严重免疫缺陷,临床表现复杂。

(3)传染源和传播途径:性行为传播、母婴(经胎盘、围产期及母乳)传播、血液传播。

(4)感染过程:HIV 初次感染后,便大量复制和扩散,称为原发感染的急性期,持续 1~2 周后进入无症状的潜伏期。随着感染时间延长,HIV 重新大量复制并造成免疫系统的进行性损害,继而出现全身淋巴结肿大等艾滋病相关综合征。

（5）免疫损害：主要为有选择性地侵犯 CD4$^+$T 淋巴细胞及有 CD4 受体表达的其他淋巴细胞。

（6）合并感染与肿瘤：HIV 患者抗感染能力显著下降，一些对机体无明显致病作用的病毒（如巨细胞病毒）、细菌（如鸟 - 胞内分枝杆菌）、真菌（如白念珠菌），可造成艾滋病患者的致死性感染。眼科常见的为巨细胞病毒性坏死性视网膜炎和真菌性角膜炎。部分患者还可并发卡波西肉瘤和恶性淋巴瘤。

三、病毒学检查

（一）直接镜检

1. 病毒包涵体检测　可通过直接刮取病变区上皮置于载玻片上、Giemsa 染色、Papanicolaou 染色、高倍或油镜检测等方法。单纯疱疹病毒、带状疱疹病毒在感染细胞核内为嗜酸性包涵体；巨细胞病毒在细胞核内为嗜酸性包涵体，在细胞质内为嗜碱性包涵体；腺病毒在胞核内早期为酸性，晚期为嗜碱性包涵体。

2. 病毒抗原检测（荧光抗体检测）

（1）直接荧光抗体染色：标本用冷丙酮固定后直接加标记荧光素的抗体，荧光显微镜下观察，常用于单纯疱疹病毒、腺病毒的检测。

（2）间接荧光抗体检测：用荧光素标记的抗免疫球蛋白的抗体检测病毒抗原。先在标本上滴加已知抗体，洗涤后再滴加结合有荧光素的抗免疫球蛋白抗体。洗涤后镜检。用于多种病毒抗原的检测，敏感性较直接法高，荧光强度高。

3. 单克隆抗体染色法　应用制备好的单克隆抗体检测试剂盒，特异性强，无交叉反应，对单纯疱疹病毒、腺病毒特异性、敏感性强。

4. 电子显微镜检测

（1）直接电镜检测：取标本放在支持膜铜丝上，负染色后电镜下观察病毒形态特征。病变组织可固定，超薄切片后行透射电镜检查。

（2）免疫电镜检测：将病毒标本制成悬液，加入特异性抗体，使标本中的病毒颗粒聚集成团。再用电镜观察，可提高检出率。

（二）病毒分离和培养

1. 标本采集　无菌棉拭子蘸 Hank 缓冲液，自下穹窿或角膜病灶处擦拭，或用刀片刮取组织的 Hank 液内，或抽取房水或玻璃体液 0.1~0.2ml 送检。标本当天接种，或放置在 4℃冰箱中待用，或放置在 –20℃以下环境中长期保存。应进行除菌处理，把标本放入含有青、链霉素 Hank 液内，在 4℃冰箱过夜，离心后取上清液作为接种标本。可在眼部病灶处刮片、涂片及直接镜检。

2. 细胞培养　细胞培养为病毒分离、繁殖、鉴定的常用方法，常用的细胞培养有原代培养，如人胚肾细胞、兔肾细胞。

一倍体细胞培养，如人胚肺二倍体细胞。

传代细胞，如 Hela 细胞、Vero 细胞等。

常用的分离病毒的细胞选择：单纯疱疹病毒 -RK、HDF 细胞，水痘 - 带状疱疹病毒 -HDDF、Hep-2 细胞，巨细胞病毒 -HDF 细胞，腺病毒 -Hep-2 细胞。

不同的病毒对细胞的敏感性不同，造成的病变也不同。如疱疹病毒感染的细胞呈圆形增大,细胞多融合成多核巨细胞;腺病毒感染的细胞变圆,融合成葡萄串状。此外还可通过观察红细胞吸附、干扰现象、空斑形成等识别病毒增殖。最后还要对所分离的病毒进行鉴定,包括血清学试验及电子显微镜等鉴定病毒形态。

（三）检测病毒核酸

随着分子生物学,特别是核酸杂交技术的发展,检测病毒特异性核酸在病毒感染的快速诊断中提供了更为精确和敏感的手段。原理为根据核酸互补的特异性制备探针,将探针与待测标本中的核酸序列进行杂交,然后对杂交后的探针进行测定以了解病毒基因组的存在与否。目前常用的核酸杂交技术有斑点分子杂交法、Southern 印迹法、原为分子杂交法、Northern 印迹法及多聚酶链反应（polymerase chain reaction,PCR）。其中 PCR 为近来发展起来的一种生物高新技术,为目前最常用的增强检测信号的核酸扩增技术。其原理类似于 DNA 在体内复制的过程,在待扩增 DNA 片段的两侧设计两个人工合成的寡聚核苷酸引物,经过反复扩增靶序列可以放大上万倍。不过 PCR 的不足之处为,如有产生交叉污染,有造成假阳性的可能,需预先测定探针的效果等。因此需结合临床与其他检测方法,以提高诊断准确性。大量研究表明,对可疑单纯疱疹性角膜炎的病例可进行泪液或角膜上皮单纯疱疹病毒 DNA 的 PCR 检测,此方法快速、敏感、准确,不仅可对单纯疱疹性角膜炎进行早期、快速的诊断,还可对复发及疗效进行监测,是一种实用的诊断方法。

（四）血清学检查

血清学检查主要是检测患者血清中抗病毒的特异性抗体。一般情况下,需要急性期和恢复期双份血清,通过比较抗体滴度证实近期受到病毒感染。恢复期血清抗体滴度比急性期上升 4 倍以上有诊断意义。但在眼科的病毒感染性眼病诊断中应用较少,阳性率低。常用的有中和试验、补体结合试验、血凝抑制试验等。

1. 中和试验　特异性抗体与相应病毒抗原作用后,使病毒不能吸附敏感细胞或抑制其进入细胞而中和其感染性。能抑制细胞病变的血清最高稀释度即中和抗体滴度。

2. 血凝抑制试验　某些病毒,如腺病毒、痘病毒能使红细胞凝集,此作用可被相应抗体抑制,因此可用来检测抗体滴度。

3. 免疫荧光技术及酶联免疫吸附测定　原理同前病毒抗原的检测。

第二节　细菌的检查

一、细菌的一般特征

细菌是一类原核细胞型微生物。其结构简单,包括细胞壁、细胞膜、细胞质、核质、核蛋白体、质粒等为细菌的基本结构,荚膜、鞭毛等仅为某些细菌所特有。根据外形分为球菌、杆菌和螺旋菌三类。其中球菌依排列方式又可分为双球菌、链球菌和葡萄球菌。各类细菌的代谢特点不同,按其对氧气的需要,可分为专性厌氧菌和兼性厌氧菌。按革兰氏染色情况,分为革兰氏阳性菌和革兰氏阴性菌。革兰氏阳性菌染色为紫色,细胞壁厚、肽聚糖多,并含有大量磷壁酸。革兰氏阴性菌染色为红色,细胞壁薄,肽聚糖少,无磷壁酸,另有脂蛋白和脂多糖。细菌代谢活跃,大多数细菌20分钟可繁殖一代,代谢类型多,适应能力强,在自然界中无处不在。细菌一般以二分裂的形式进行无性繁殖。细菌的繁殖遵循四个周期进行:迟缓期、对数期、稳定期和衰亡期。细菌在对数期生长繁殖最快,代谢最旺盛,对药物也最敏感。在正常人的体表和开放性腔道中均有正常菌群定居。在眼表,由于泪液的冲刷和杀菌作用,结膜囊内只有少量的表皮葡萄球菌、棒状杆菌,在角膜上皮屏障功能受损的情况下,如外伤、异物剔除、配戴角膜接触镜等,为细菌的定植感染创造条件。不同类型细菌,毒力不同,感染后的临床特点也不同。

1. 葡萄球菌 分为 3 种,即致病性金黄色葡萄球菌、表皮葡萄球菌和腐生葡萄球菌。其中金黄色葡萄球菌为主要致病菌,随着广谱抗生素的应用,金黄色葡萄球菌性角膜炎的发生率大大降低,而血浆凝固酶阴性的葡萄球菌和表皮葡萄球菌性角膜炎的发病率明显增加。金黄色葡萄球菌产生纤溶酶、透明质酸酶、溶血素、肠毒素等,可使纤维蛋白沉积,局部毛细血管栓塞,缺血坏死,形成局限化脓性感染。临床上,金黄色葡萄球菌性角膜溃疡,常发病急,来势凶猛,溃疡和炎性浸润不但向四周扩大,还向深层侵犯,由于细菌毒素不断渗入前房,刺激虹膜和睫状体,造成瞳孔缩小,伴有前房积脓的发生。

2. 链球菌 革兰氏染色阴性,致病性主要以 A 群链球菌(亦称化脓性链球菌)和肺炎链球菌为主。链球菌具有较强的侵袭力,并可产生多种外毒素和胞外酶造成角膜的多种病变。

3. 铜绿假单胞菌 为单个、成对或短链状排列,偶有鞭毛,运动活泼,无芽孢,革兰氏染色阴性。铜绿假单胞菌产生的内毒素具有很高的毒力,产生的溶蛋白酶可溶解角膜胶原蛋白使角膜在短时间内溶解、穿孔。临床上所见的铜绿假单胞菌性角膜溃疡,潜伏期很短,往往 1~2 日炎症已蔓延至整个角膜,故应进行抢救性治疗,包括有效抗生素和必要时行角膜移植手术。

二、标本的采集和运送

正确的标本采集和运送是保证病原菌成功检出的关键。采集角膜标本时,先行结膜囊表面麻醉,分开上下眼睑,用灭菌小棉棒先拭去溃疡表面附着的分泌物和坏死物,用拭子前端轻轻捻转涂拭溃疡基底部及其进行缘。或用眼科手术用小刀片与角膜呈 45° 角轻轻刮取溃疡基底部及其进行缘。在此过程中应遵循以下原则:

1. 操作要保持无菌,避免标本被杂菌污染,取材前用的表面麻醉(简称表麻)药、取材时用的拭子或刀片要经消毒灭菌。

2. 取材部位要恰当,取材前应先去除角膜溃疡表面的分泌物和坏死物。

3. 取材应在使用抗菌药物之前进行。

4. 标本必须新鲜,取材后尽快送检。远程送检途中,大多数细菌标本需冷藏。厌氧菌暴露在空气下数小时即死亡,因此厌氧菌需在无氧条件下保存和送检。

三、细菌的形态学观察

通过直接涂片镜检的方法,可检出在形态学与染色性上具有特征性的病原菌,有助于病原的初步诊断或确诊。涂片制作方法:标本采集后立即涂于清洁载玻片上,稍干后即火焰固定或用甲醇、甲醛、95% 乙醇等固定 5~10 分钟,进行各种染色。

1. 革兰氏染色所有的细菌都可分为革兰氏染色阳性和阴性两大类,此两类各有针对性的敏感药物,因此革兰氏染色既是细菌分类的标记,也是选择敏感药物的指标,因此细菌标本常规行革兰氏染色。革兰氏阳性菌染成紫色,革兰氏阴性菌染成红色,菌龄衰老的革兰氏阳性菌也可染成红色。

2. 抗酸染色是细菌染色性的另一种标记,只有分枝杆菌属细菌是抗酸染色阳性。

3. Giemsa 染色可检出衣原体、立克次体或螺旋体,固定液选用纯甲醇。

4. 吖啶橙染色需用荧光显微镜观察,比革兰氏染色敏感,多用于细菌量较少时。

5. 其他芽孢染色、负染色荚膜显示法等。

除了染色性以外,细菌的大小、形状、排列、有无荚膜、鞭毛、芽孢等的特征也是辨别细菌种类的重要依据。

四、细菌的培养和鉴定

在对细菌进行免疫学、致病性、药物敏感等特性进行诊断之前必须先经分离培养获得纯菌种。除梅毒螺旋体等少数菌种以外,大多数细菌都可在人工培养基上生长。不同细菌的适宜生长条件不同,这些条件包括气体环境、温度、培养基的成分、pH 值等。多数细菌可在普通营养肉汤或营养琼脂上生长,有些细菌,如奈瑟菌属、棒状杆菌等要求较苛刻,要添加血液成分氨基酸、维生素、微量元素等。培养厌氧菌需在厌氧罐或厌氧箱中进行,淋球菌的初次分离宜用 CO_2 培养箱。大多数细菌最适宜的培养温度为 37℃,通常经 16~24 小时可见到细菌生长。获得分离培养的细菌后常辅以镜检,并和原检样镜检的结果相对照,以获得更准确的结果。

对分离培养的待检细菌需进行鉴定。通常采用以下方法进行鉴定:

1. 培养特性

(1)液体培养的特性:细菌在液体培养基内生长,可使培养基出现混浊或沉淀,有的形成菌膜,菌膜的厚薄、表面光滑或皱褶等均可协助诊断。

(2)半固体培养的特性:半固体培养基做穿刺培养可观察细菌有无动力。半固体培养基也可用作鉴定厌氧菌的生化试验用培养基。

(3)固体培养的特性:用于分离培养和菌落形态观察的培养基主要是各种组成成分的平板培养基。菌落的形态、性质、颜色、是否形成向培养基扩散的水溶性色素、溶血性及气味等均是鉴别细菌的重要特性。例如葡萄球菌在普通营养琼脂培养基上 37℃,培养 18~24 小时,可形成菌落,菌落呈圆形、凸起、光滑、边缘整齐、金黄色,大肠杆菌的菌落则呈粉红色,且有异臭味。

2. 生化试验 在普通液体培养基内加底物或指示剂可作为生化实验用培养基。生化试验主要包括糖代谢试验、蛋白质代谢试验、盐类利用试验和呼吸酶类试验等,这些生化试验可以协助对细菌进行鉴定。

3. 血清学试验 利用含已知特异性抗体的诊断免疫血清鉴定未知细菌,常用的方法是玻片凝集试验,数分钟内即可获得结果。

不同细菌对抗生素的敏感性不同。在细菌耐药性日益严重的情况下,对分离的菌株进行药物敏感试验显得越来越重要。常用的方法有纸贴法:将含有一定量抗生素的纸片贴附在接种了被检细菌的固体培养基上,培养过夜。纸片上的药物向四周扩散,如被检细菌对此药物敏感,则细菌生长受到抑制,在纸片周围形成抑菌圈,根据抑菌圈的有无和大小可判别细菌对此药是敏感、中度敏感或耐药。

4. 细菌抗原成分的检测 在临床上待检标本细菌的检出率并不高,这与多种因素有

关,如取标本前曾使用抗生素等。在这种情况下,通过检测病原菌的抗原成分可协助诊断。常用的方法有以下几种:

(1)免疫标记技术:此技术用荧光素标记各种细菌的特异性抗体,用此抗体与待检标本行抗原抗体反应,放在荧光显微镜下观察受荧光光源激发发光的细菌形态。酶联免疫检测技术也广泛应用于细菌学诊断。

(2)凝集反应和沉淀反应:可用于检测待检标本中的可溶性抗原或多糖等,以协助诊断。

5. PCR 检测细菌核酸　随着分子生物学的发展,PCR 已越来越多地应用在微生物病原学检测中。如前所述,PCR 技术可将含量极微的 DNA 样品在数小时内使特定序列的拷贝扩增百万倍,进而可用于分子杂交和序列测定。PCR 技术特别适用于以下情况:①不能在人工培养基上生长的细菌,如麻风杆菌、衣原体、立克次体、苍白密螺旋体等。②营养要求高、不易培养的细菌,如淋球菌、支原体等。③生长缓慢的细菌,如结核杆菌。④难以鉴定的细菌,如某些厌氧菌。⑤从混合标本(多种细菌或一种细菌的不同类型)中鉴定病原菌。

6. 血清学方法检测抗体　感染病原菌后,机体免疫系统受抗原物质刺激而产生相应抗体,这些特异性抗体存在于血清中,含量随病程而增高。如患者急性期与恢复期或前后间隔1~2 周的双份血清标本的抗体效价升高 4 倍或 4 倍以上,则具有诊断意义。细菌性角膜溃疡为局部组织受累,较少引起全身反应。但一些特殊细菌感染常伴有身体其他部位的感染,如淋病,血清抗体滴度可能发生变化。常用的血清学诊断方法有试管凝集试验、间接血凝试验、补体结合试验和中和试验等。

第三节　真菌的检查

一、真菌的一般特征

真菌是微生物中的一个大类,是一种真核细胞微生物,细胞结构完整,有细胞壁和完整的核。自然界真菌的种类有 10 万种以上,其中对人类有致病性的仅几百种,而引起常见真菌病的仅十几种。近年来,随着广谱抗生素、免疫抑制剂、类固醇激素的大量应用,放射治疗、器官移植、导管插管的发展和应用,以及人类免疫缺陷病毒感染者的增多,造成人体免疫力低下,使真菌病的发病率有明显上升的趋势,且使原来不致病的真菌转为致病性真菌。与细菌相比,真菌的大小结构和化学组成均有很大差异,真菌比细菌大几倍至几十倍,用普通光学显微镜放大 100~500 倍即可看清。真菌在生长、发育过程中,表现出多种形态特征,主要为营养体(或菌体)和由营养体转变成的繁殖体。真菌按形态分有单细胞和多细胞两类。单细胞真菌呈圆形或卵圆形,如酵母菌。多细胞真菌呈丝状,分枝交织成丝状体,称为丝状菌,又称霉菌,其结构分菌丝和孢子(繁殖体)两部分。许多真菌在不同的生长条件下可以发生两种形态的转变。按感染部位,真菌可分为深部感染真菌和浅部感染真菌。浅部真菌包括毛癣菌属、小孢子菌属和表皮癣菌属,引起皮肤、黏膜及皮下组织的浅部真菌病。深部真菌则是指浅部真菌以外可引起机体各部位、各系统疾病的一群深在性真菌,种类较多。引起角膜溃疡的真菌多为深部真菌。真菌通过黏附、入侵,以及产物抑制机体正常免疫反应的方面致病。真菌感染角膜的途径有 3 种:外源性感染、眼附属器感染的蔓延和内源性感染。正常结膜囊内真菌培养的阳性率高达 27%,但不发病。只有长期使用抗生素使结膜囊内菌群失调、长期应用糖皮质激素使局部体抗力下降,或者外伤等情况下,才引起真菌性角膜炎。真菌性角膜炎的主要致病菌,国外报告主要是白念珠菌、曲霉菌和其他丝状真菌,而国内对真菌性角膜炎培养和菌种鉴定结果,主要是镰刀菌属 70%、曲霉菌属 10%、白念珠菌 5%,及其他 15%。引起真菌性角膜炎的常见真菌为丝状真菌,包括镰刀菌、曲霉菌和青霉菌属,酵母菌以白念珠菌常见。因此,我国真菌性角膜炎的首位致病菌为镰刀菌属。临床上检查真菌多通过形态学观察,包括涂片及培养。此外也有用酶联免疫技术检测真菌抗原或抗体,作为辅助检查。近年来有许多学者应用分子生物学技术快速诊断真菌感染并进行分型鉴定,获得较好的结果。

二、标本采集

方法基本同细菌检查,但应注意以下几点:由于真菌性角膜溃疡侵犯角膜深层,表浅角膜多为坏死组织,因此行角膜刮片时要先去除表浅坏死组织,刮片不能太浅,但要避免刮穿角膜。如涂片和培养均为阴性,则最好行角膜活检。

三、涂片检查

涂片后光学显微镜或荧光显微镜下直接观察真菌是早期诊断真菌性角膜炎的重要方法,尤其是在应用了抗生素后,培养结果往往呈阴性,涂片镜检常可获得阳性结果。常用的染色方法有以下几种:

1. 氢氧化钾染色 用 10%~20% 氢氧化钾溶解角膜刮片,湿片不固定,光学显微镜下直接观察,刮片中的杂质被氢氧化钾溶解而显示菌丝,镜下真菌透明,此法简单而实用。加入亮绿、亚甲蓝或甲基绿复染可增加对比度。如刮片中混有较多上皮细胞而影响菌丝的观察,可使用含 40% 二甲基亚枫的混合液染色。

2. 六甲烯四胺银(GMS)染色 其原理为用铬酸氧化真菌多糖为醛,还原六甲烯四胺银成为可见的金属银。用亮绿复染可增加对比度。镜下真菌细胞壁及中隔染为黑色。此法在病理组织切片和角膜刮片中显示真菌的效果均佳,是检查真菌的常用染色方法。

3. 荧光染色法 常用的染料有吖啶橙和二苯乙烯类荧光增白剂(CFW)。吖啶橙染色可避免将棉花纤维等植物性纤维误认为是菌丝,荧光显微镜下丝状真菌呈亮绿色,类酵母菌、假菌丝呈红橙色、核绿色。此法常用作真菌性角膜炎的快速诊断。CFW 染色剂可使真菌显示出强烈发亮的淡绿色,对所有真菌均显示良好,而且既可用于角膜刮片和活检,也可用于冷冻切片和石蜡切片。

4. 其他 过碘酸希夫(PAS)染色用于病理切片中真菌的染色,镜下真菌染为红色。Giemsa 染色下真菌染为紫色或红色,胞壁、中隔及死亡菌丝不着色。

四、培养和鉴定

绝大多数真菌对营养要求不高,最常用的培养基为沙保琼脂培养基(含 4% 葡萄糖 10% 蛋白胨,pH 值 4.0~6.0),此外还有土豆葡萄糖培养基及察氏培养基。在适当的湿度与温度下,真菌生长繁殖力很强。浅部真菌适合的培养温度为 22~28℃,1~2 周出现典型的菌落。深部真菌的培养条件与细菌类似,生长较快,3~4 天即可长出菌落。角膜刮取物的真菌培养较慢,可在培养基内加入适量抗生素抑制细菌生长,防止污染。真菌菌落的形态大致分酵母型菌落、类酵母型菌落及丝状菌落三类。眼科致角膜溃疡的真菌一般形成后两种菌落:类酵母菌属菌落,如念珠菌属,外观与一般细菌菌落类似,菌细胞出芽繁殖后,小芽发育延长但不从母细胞上脱落,从而形成假菌丝。丝状菌落,由管状、分枝的多细胞真菌的菌丝组成,部分菌丝向空中生长,部分伸入培养基内。菌落形态各异,并能显示多种颜色。在培养过程中根据生长速度,菌落特征,菌丝、孢子或菌细胞的形态等鉴别真菌的类别,除此之外一些理化特性,如发酵试验、同化试验等也可协助诊断。以下举两种常见的导致真菌性角膜溃疡的真菌的培养特性:

1. 白念珠菌　在沙保(沙氏)培养基上生长良好。在沙氏液体培养基中,30℃培养1天,管底生长,镜检细胞呈球形,短卵圆形。在沙氏琼脂培养基上,30℃划线培养1天即有小菌落生长,菌落为奶油色,闪光,或呈蜡状,柔软、光滑。在米粉吐温80琼脂培养基上可形成丰富的假菌丝及真菌丝。菌丝中间或顶端常有大而薄的圆形、梨形或瓶形细胞,它们可发展成厚膜孢子,有助于鉴别。此外还可使多种糖发酵。

2. 曲霉菌属　包括烟曲霉、黄曲霉及黑曲霉等。鉴定时以察氏培养基为标准,培养温度般为28~30℃,时间10~14天。其共同的特征为:营养菌丝体由具有横膈的分枝菌丝构成,从菌丝转化形成厚壁而膨大的足细胞,在其垂直方向生出直立的分生孢子梗。曲霉菌的菌落颜色多样,而且较稳定,是分类的主要依据之一。如烟曲霉呈暗烟绿色,老后变得更深,分生孢子梗短、光滑,常带绿。此真菌嗜高温,45℃或更高温生长旺盛。黄曲霉菌落初带黄色,然后变成黄绿色,老后变暗,平坦或有放射状皱纹。黑曲霉菌菌落生长较局限,菌丝初为白色,厚绒状,继而黑色

五、分子生物学分型

对于真菌感染,传统的诊断及分类方法是根据真菌的形态学及细胞生理生化,常出现假阴性。近年来分子生物学的发展为真菌的快速诊断及分型提供了新的手段。

按DNA碱基组成比例分类研究发现,同类真菌核中DNA具有一定的核酸序列同源性及基因大小相似性,因此有学者提出按DNA碱基组成比例,即(G+Cmol%)作为真菌分类与鉴定的依据。例如念珠菌属的(G+Cmol%)均值为43.7,其中白念珠菌为5.5~35.1,而曲霉菌属均值为53.5,镰刀菌属为52.0。

以DNA-DNA或DNA-rRNA间同源性分类近年的研究发现,应用分子杂交技术对不同菌属间DNA-DNA或DNA-rRNA间同源性程度分析真菌类别,其结果可靠。通常用易于提取DNA片段的菌作杂交以鉴定其同源性。如杂交率高达80%,则说明是同一真菌,若低于20%,则基本无关系,若介于65%~80%之间则说明为同一菌属的不同菌种。在进行分子杂交时,还可应用限制性核酸内切酶消化染色体DNA再进行电泳分析,按相同重复序列的多少进行分类的依据。

六、其他

近年来,有研究应用共聚焦显微镜对真菌性角膜炎进行活体检测,结果显示对临床确诊为真菌性角膜炎的病例,共聚焦显微镜的确诊率高达96.9%,表明共聚焦显微镜检查是一种快速、有效和无损害的活体检查手段。

第四节 衣原体的检查

一、衣原体的一般特征

衣原体是一大类与革兰氏阴性菌有密切关系的专性真核细胞内寄生的原核微生物。以前曾认为是病毒,但由于其具有许多细菌的特点,目前归属于细菌中独立的生物群。其特点为:含有 DNA 和 RNA 两种核酸;缺乏肽聚糖构成的细胞壁;具有代谢作用的一些酶类,但缺乏代谢所需能量的来源,因此必须依赖宿主细胞提供;具有专性细胞内寄生性,以二分裂方式繁殖,并有独特的细胞周期;多种抗生素可抑制其生长。衣原体在形态和结构上与革兰氏阴性菌很相似,有外膜和内膜之分,其外膜主要由外膜蛋白和脂多糖(LPS)构成。由于 LPS 是目前唯一证明存在于被感染的宿主细胞膜表面的衣原体成分,因而长期应用于血清学诊断上衣原体属分为沙眼衣原体、鹦鹉热衣原体和肺炎衣原体三个种。沙眼衣原体有沙眼亚种、性病淋巴肉芽肿衣原体亚种及鼠肺炎衣原体亚种。沙眼亚种下又可分为 15 个血清型。其中 A、B、Ba、C 血清型为沙眼衣原体。D~K 血清型为包涵体结膜炎衣原体。

当衣原体在宿主细胞内繁殖时,有其独特的发育周期,为一复杂的两相生活环。具有感染性的颗粒称原体,呈球形,小而致密,直径 0.2~0.4μm,普通光学显微镜下勉强可见。有繁殖能力的颗粒谓始体,也呈球形,但较原体大,直径 0.6~1.0μm,内无致密的核质,而有纤细的网状结构。在衣原体的发育周期中,原体在细胞外,具有高度感染性。当其与易感细胞接触时,以吞饮方式进入细胞内,由宿主细胞膜包围原体而形成空泡,在空泡内的原体增大而发育成始体。始体在空泡内以二分裂的形式繁殖而形成众多的子代原体,并由此构成各种形态的包涵体,并将细胞核挤压到一边。完全成熟的子代衣原体从宿主细胞内释放出来,再感染其他宿主细胞,开始新的发育周期。每个发育周期需 24~40 小时。

由沙眼衣原体中沙眼亚种导致的沙眼是发展中国家致盲病因的首位,主要经眼-眼或眼手眼途径传播。其原发感染并不引起或仅引起轻微组织损伤,但再次感染会迅速引发剧烈的炎症反应,导致组织损伤和瘢痕形成。而自然感染沙眼衣原体后,对再次感染仅有微弱的保护作用,且维持时间很短,因此多次反复或持续性感染是引起沙眼的重要原因。衣原体对低温的抵抗力很强,但对热敏感,0.5% 的石炭酸和 75% 的乙醇杀灭力也很强。

二、涂片染色检查

沙眼急性期患者可在眼表面麻醉后行穹窿部及睑结膜刮片,甲醇固定,染色后检查上皮细胞内的包涵体。常用的染色方法有:

1. Giemsa 染色 原体 Giemsa 染色呈紫红色或红色细小粒状,而始体染色呈蓝色斑点状,因此,衣原体不同发育时期 Giemsa 染色略有不同。包涵体初期为始体型包涵体,染色为蓝色斑点,外有空泡环绕,位于细胞质周边部。随着始体分裂繁殖,包涵体增大,移近核的一侧,在蓝色斑点中出现细小红染的原体颗粒,此时为始体、原体混合型包涵体。包涵体继续增大成熟,包涵体泡内充满大小一致的红色沙样颗粒,为原体型包涵体。此方法特异性强,结果确实,但敏感性较差。

2. Lugol 染色 成熟的沙眼包涵体内基质含有代谢合成的糖原,可被 Lugol 碘液染为褐色,背景为淡黄色。由于此法仅能查见含有糖原的包涵体,因此敏感性较 Giemsa 染色差,常用于快速筛查。

3. 吖啶橙染色 荧光显微镜下包涵体呈橙红色荧光,而上皮细胞、白细胞核为淡绿色,细胞质不着色或淡绿色。

三、分离和培养

衣原体包涵体最早于 1907 年被发现,但直至 1956 年才由我国学者汤飞凡、张晓楼等首先用鸡胚分离到衣原体,以后才发展成细胞培养法。

1. 标本的采集和处理 结膜囊表面麻醉下,用无菌狭长盖玻片刮取睑结膜滤泡,置于盛有蔗糖磷酸盐缓冲液的小瓶内,如不立即使用则置于 –20℃冰箱内保存。使用前复温,加入链霉素 200pg/ml、万古霉素 100pg/ml,置于 4℃冰箱内过夜备用。链霉素可抑制杂菌的生长而提高分离率。

2. 鸡胚分离培养 取 7~8 日胚龄的鸡胚,用 8 号针头吸取含待测标本的缓冲液 0.25ml 接种至卵黄囊内,35℃温箱培养,2 日后死亡及 9 日后仍存活者,予以解剖,收集卵黄囊膜并制成涂片,Giemsa 染色,油镜观察,如在涂片中发现紫红色细颗粒者为阳性。

3. 细胞分离培养 可选用 McCoy、HeLa-229、FL、HL 等对衣原体敏感的长成单层的细胞。载体可用玻璃小瓶或塑料培养板,在其底部可预置适当大小的盖玻片。接种上述标本后,1 800~3 000rpm 离心 1 小时,促进原体进入细胞。吸附 1 小时,弃上清,加入含放线菌酮 0.5pg/ml 的 1640 培养液,35℃二氧化碳温箱培养,48~72 小时后取出盖玻片,漂洗、固定、染色、观察。离心及使用放线菌酮处理细胞是增加衣原体感染宿主细胞的最常用措施,除此以外,还可使用聚阴离子肝素、硫酸葡聚糖、X 线照射等处理宿主细胞。某些标本接种细胞的盲传培养可提高分离率。细胞培养法的敏感性为 80%~90%,特异性为 100%,是诊断衣原体感染最为可靠的方法及评价其他实验室方法的金标准。但细胞培养法技术复杂,要求条件高,需时长,一般不作为常规临床检查方法。

四、检测方法

1. 检测抗原

(1)免疫荧光技术:用荧光素标记的抗衣原体的抗体与结膜刮片孵育,荧光显微镜下观察,寻找原体或始体颗粒。用多克隆荧光抗体可诊断衣原体感染,用单克隆荧光抗体可直接定型。其敏感性为 70%~80%,特异性约 80%。

(2)酶联免疫吸附测定:检测方法同病毒检查一节中的相关内容。所用抗体多为衣原体属脂多糖单克隆或多克隆抗体,特异性强,简单快速。此法检测结膜刮片中的衣原体需 2~3 小时,敏感性 62%~98%,特异性达 92%~98%。

2. 检测核酸

(1)荧光素 -DNA 结合染色法:双苯咪唑化合物 H33258 能特异性地与衣原体 DNA 结合,形成荧光复合物,荧光显微镜下观察染色结果,可早期诊断沙眼衣原体。

(2)核酸杂交技术:根据衣原体染色体和质粒的 DNA 序列设计探针,通过核酸杂交技术可检测到沙眼衣原体,其敏感性较高。通过 PCR 扩增技术,扩增沙眼衣原体特异性核酸序列,再进行核酸杂交,其敏感性大大提高,并高于其他非培养法及培养法。用于选择 PCR 引物的衣原体 DNA 有 16SrRNA、7.5kb 质粒及 MOMP 基因。除了 PCR 技术外,连接酶链反应是另一种新的常用的基因扩增技术。

(3) 限制性酶切片段长度多态性分析法(RFLP):细菌染色体 DNA RFLP 是细菌基因的重要特征。利用 RFLP,结合 PCR 技术,可直接从临床标本中鉴定已知的沙眼衣原体,并可区分 15 个血清型,因此可用来检测混合血清型感染,适用于对不同类型的沙眼衣原体作流行病学分型研究。

3. 检测抗体　Wang 等创建的微量免疫荧光技术是检测衣原体抗体较佳的方法。此法可以检测 IgG、IgM 和 IgA 抗体。不仅适用于血清学检查,而且可以测定泪液中的抗体。此法操作简便,可作为流行病学调查,不过检查主观性较强。除此之外,微量免疫荧光技术还可用作衣原体的血清学分型试验,操作十分简便。

第五节　螺旋体的检查

一、螺旋体的一般特征

螺旋体是一类细长柔软、呈波状或螺旋状、运动活泼、多数较细菌大的单细胞原核细胞型微生物,在生物学上介于细菌与原虫之间。螺旋体具有与细菌相似的细胞壁,内含脂多糖和胞壁酸,以二分裂形式繁殖,对抗生素敏感。螺旋体与原虫相似之处是体外无菌毛,可借助胞壁与胞膜之间轴丝的收缩与弯曲而自由活动。在分类学上由于其较接近细菌的特征,而归属于细菌的范畴,为专性厌氧菌。螺旋体广泛地分布在自然界,但仅少数对人或动物有致病力。能引起角膜炎的螺旋体有梅毒螺旋体及伯氏包柔螺旋体。

梅毒螺旋体因其致密、透明、不易着色而又称为苍白螺旋体或苍白密螺旋体。梅毒螺旋体形体细长且两端尖细,大小为(3~15)μm × (0.1~0.3)μm,致密而规则,因此一般染料不易着色。菌体表面有荚膜样物质,其化学成分为脂多糖。梅毒螺旋体对冷、热及干燥均十分敏感,一般的化学消毒剂均可将其杀灭。梅毒螺旋体无外毒素,含有的脂多糖并不具有内毒素作用,因此其致病机制不明。自然情况下,梅毒螺旋体只感染人,故人是梅毒的唯一传染源。由于感染方式的不同,梅毒分先天性和后天性两种。梅毒螺旋体侵犯全身多种器官和组织而表现为全身性疾病。在眼部的表现也多种多样,在角膜,先天性和后天性梅毒均可发生间质性角膜炎。感染梅毒螺旋体后,初期即可出现免疫反应。体液免疫仅具有部分保护作用,不能阻止其发生血源性扩散。细胞介导的迟发型变态反应的水平高低决定梅毒疾病的发展过程。感染梅毒螺旋体后,机体可产生两种抗体,一类为非特异性抗体,不具保护作用,又称反应素。另一类是针对梅毒螺旋体的特异性抗体,主要是 IgM 及少量的 IgG 和 IgA。由于梅毒螺旋体的培养困难,因此,针对血清抗体的血清学检查在梅毒的诊断及跟踪中特别重要。

另一种引起间质性角膜炎的螺旋体为伯氏包柔螺旋体,或称伯氏疏螺旋体,因其引起莱姆病亦称莱姆病螺旋体。此螺旋体是疏螺旋体中最长的和最细的,其大小为(20~30)μm × (0.2~0.3)μm,运动活泼。引起的疾病称莱姆病,该病的发生是由于带螺旋体的蜱叮咬人所致。螺旋体经血及淋巴播散至皮肤、神经系统、心脏、关节及眼等处,导致多脏器疾病,在眼部所引起的病变也多种多样。

二、梅毒螺旋体的检查

1. 形态学观察　取梅毒患者硬性下疳、梅毒疹的渗出物或局部淋巴组织的抽取液,墨汁染色湿片在暗视野下检查螺旋体,有运动活泼的密螺旋体有助于诊断。也可采用 Fontana 镀银染色,菌体变粗易于查见,光学显微镜下呈棕褐色。

2. 分离及培养　梅毒螺旋体的培养十分困难,在含有白蛋白、胰蛋白胨盐、胱胺酸等的厌氧培养基中,25℃下能维持 4~7 日。采用棉尾兔单层上皮细胞在微氧条件下可保持毒力。接种在兔睾丸内可存活,但毒力丧失。

3. 检测非特异性抗体　由于梅毒螺旋体的分离和培养十分困难,因此目前诊断梅毒感染多依赖血清学检查,了解患者血清特异性抗体或非特异性抗体的水平。非特异性抗体是梅毒螺旋体破坏人体组织过程中释放的物质,不具备保护作用,称反应素。因此检测非特异性抗体的试验又称反应素试验,是用牛心类脂作为抗原,加入适量胆固醇和卵磷脂以提高灵敏度,检测患者血清中的反应素。其检测方法包括补体结合试验和絮状沉淀试验。前者因操作繁琐,结果不可靠而基本被淘汰。后者包括:性病研究实验室试验(VDRL)、不加热血清反应素试验(USR)及快速血清反应素试验(RPR)。各种方法操作简单,VDRL 法结果准确性高,为最常用的方法;USR 敏感性高而特异性较低;而 RPR 方法肉眼即可分辨结果。

4. 检测特异性抗体　是用梅毒螺旋体作为抗原,检测患者血清中梅毒螺旋体特异性抗体,包括 IgM 及少量的 IgG 和 IgA。常用的方法有以下几种:

(1)螺旋体制动试验:检测患者血清内是否有可使梅毒螺旋体活动受到抑制的抗体。此方法特异性高而敏感性低。

(2)荧光螺旋体抗体吸收试验:为间接免疫荧光试验。将患者的血清与涂在玻片上的灭活螺旋体共同孵育,再加入荧光素标记的抗人梅毒螺旋体抗体,荧光显微镜下观察,有荧光者为阳性,敏感性很高。常在试验前在患者血清内加入适量 Reiter 螺旋体超声波裂解物以去除可能存在的交叉反应性抗体,使此方法的特异性大大提高。

(3)螺旋体血凝试验:先用梅毒螺旋体 Nichols 株的超声裂解物致敏红细胞,与经 Reiter 螺旋体超声波裂解物去除交叉反应性抗体的患者血清反应,凝血板上观察血凝情况,操作简单、结果准确,是常用的方法之一。

(4)其他:如酶联免疫吸附测定。上述方法难以鉴别母亲体液免疫反应和特异性反应,而免疫印迹法恰好适用于检测婴儿血清内特异性梅毒螺旋体抗体 IgM,诊断新生儿梅毒非特异性梅毒螺旋体抗原试验的敏感性和特异性均低,但可监测疗效。特异性梅毒螺旋体抗原试验的准确性虽高,但为永久阳性。因此,对于可疑患者应同时做两类检查。

5. 聚合酶链反应　常用来扩增以作为检测梅毒螺旋体的目的基因有 *TmpA* 基因、*tpp*47 基因、*tpf*-1 或 *tpf*2 基因及 *bmp* 基因等。在诊断先天性梅毒和神经梅毒中有一定优越性。

三、伯氏疏螺旋体的检查

1. 形态学观察　取患者结膜囊分泌物涂片,Giemsa 染色,暗视野下观察。伯氏疏螺旋体十分细长,两端直而尖,近端有 4~8 根鞭毛,扭曲、翻转,运动活跃。直接涂片镜检法阳性率低。

2. 分离及培养　常用含兔血清、牛血清的固体培养基培养,可形成菌落。分离后用单克隆抗体鉴定。此方法需时长,一般不做常规临床检查方法。

3. 检测抗体　通过血清学方法检测患者血清内的特异性抗体是诊断莱姆病的常用方法。一般在发病后数周内进行检测,阳性率高。常用的方法有以下几种:

(1)表面免疫荧光测定:用于检测患者血清内的伯氏疏螺旋体 IgG 抗体,采用间接免疫荧光技术,方法基本同前述。

(2)酶联免疫吸附测定:用超声波处理的伯氏疏螺旋体作为抗原,包被于固相支持物上(通常为微孔培养板),检测患者血清内的 IgM 抗体。

(3)免疫印迹技术:先将已知伯氏疏螺旋体蛋白在 SDS- 聚丙烯酰胺凝胶上电泳,接着转印到硝酸纤维素膜上,再与患者血清孵育,再与碱性磷酸酶标记的抗人免疫球蛋白反应,显色。此方法结果特异性高,有助于排除酶联免疫吸附测定产生的假阳性。

4. 检测抗原　由于伯氏疏螺旋体感染后抗体出现较迟,因此血清学检查不适用于早期诊断。直接检测结膜囊分泌物或其他分泌物及体液中的抗原有助于此病的早期诊断。常用的方法包括印迹酶联免疫吸附测定和聚合酶链反应。前者将标本包被于固相支持物上,加入伯氏疏螺旋体抗体及酶标二抗,直接检测伯氏疏螺旋体抗原。后者直接检测伯氏疏螺旋体 DNA。

第六节　棘阿米巴的检查

一、棘阿米巴的一般特征

引起人棘阿米巴性角膜炎的棘阿米巴属为自生生活阿米巴,其中较多见的为卡氏棘阿米巴。棘阿米巴多生活在污水和土壤中,生活史有滋养体和包囊 2 个阶段。在适宜环境下滋养体呈长椭圆形,$10\sim40\mu m$,体表伸出多个棘状伪足,无鞭毛,活动迟缓。细胞质细颗粒状,外浆透明。胞核一个,核仁圆形,大而致密。核仁与核膜之间有透明晕。滋养体以细菌为食物,需氧代谢,二分裂繁殖。当环境不适宜时,滋养体脱水变小,分泌生成厚的囊壁,形成圆形或椭圆形包囊,大小为 $10\sim25\mu m$。包囊囊壁双层,外层稍皱缩,内层光滑,多边形或星形,核同滋养体。包囊抵抗力强,20℃干燥情况下可存活 1 年,适宜环境下再恢复滋养体形态。包囊可被空气、尘土或蝇类等携带传播,免疫力低下时侵入人体。当角膜受外伤,以及戴接触镜导致角膜轻微外伤情况下,接触了污染棘阿米巴的水源或污物后,棘阿米巴即通过上皮缺损处侵入角膜而致病。角膜接触镜的护理液及生理盐水开启后长期使用也易污染棘阿米巴。因此,近年来随着角膜接触镜的普及和推广,棘阿米巴性角膜炎的发生率有上升趋势。

二、检查方法

1. 标本的采集　角膜刮片的方法同细菌及真菌检查。反复涂片、培养检查为阴性时可考虑浅层角膜切除或用 1.0~1.5mm 环钻行角膜活检。

2. 二苯乙烯类荧光增白剂(CFW)染色　CFW 为荧光染料,可将棘阿米巴包囊的细胞壁染为发亮的苹果绿色。当用 Evans 蓝复染后,滋养体呈棕红色。但单核细胞和变性的上皮细胞也染为棕红色,应予以鉴别。

3. 其他染色　Hemacolor 染色下,可查见棘阿米巴原虫和包囊,细胞质呈淡紫色,囊壁呈深紫色。Giemsa、Wright、HE 染色或氢氧化钾湿片在光学显微镜下可检查到滋养体及包囊。不过 Giemsa 染色下棘阿米巴与巨核细胞、单核细胞和变性的上皮细胞类似,需用其他染色法加以鉴别。

4. 免疫荧光技术 用兔抗棘阿米巴血清与角膜组织病理切片孵育,同时用相同滴度的正常兔血清作为阴性对照,然后与二抗(异硫氰酸盐山羊抗兔 IgG)孵育,荧光显微镜下观察,阳性者为棘阿米巴感染。

5. 培养 取材方法同细菌及真菌检查。怀疑棘阿米巴感染的角膜接触镜配戴患者,所用的接触镜护理液等用品也一并培养。培养棘阿米巴常用非营养培养基,表面覆以活的或加热灭活的大肠杆菌菌液,以促进棘阿米巴的生长,也可用 Klebsiella 杆菌代替大肠杆菌。接种标本后湿房密封培养,2~5 天后镜检原虫滋养体、包囊。棘阿米巴也可在血琼脂、巧克力琼脂等培养基中生长,25℃或 37℃下,斜照法见培养基表面有波浪形印迹,可能有棘阿米巴存在。

6. 其他检查方法 近年来有报道,通过激光共聚焦显微镜在活体角膜组织中检查棘阿米巴包囊而确诊阿米巴性角膜炎。此方法无创,阳性率高。

（原　越　黄雄高）

第十五章　角膜病遗传学基础

遗传性疾病简称遗传病（genetic disease or inherited disease）是指因生殖细胞或受精卵的遗传物质（实质是基因）在数量、结构或功能上发生改变所导致的疾病。遗传物质存在于细胞的结构单位（如细胞核和线粒体）中，是决定特定性状的基因，其载体为染色体。绝大多数的遗传病是由于细胞核内的遗传物质发生改变而产生，少数遗传病是因线粒体内遗传物质上的编码基因发生改变而导致母系遗传的线粒体病。因此，遗传物质的改变，包括基因突变和染色体畸变是遗传病发生的物质基础和根源，也是与其他疾病相区别的基本特点。某些遗传性状受一对基因控制，这些性状的遗传就称为单基因遗传（single gene inheritance）或孟德尔式遗传（Mendelian inheritance）。受一对基因影响而发生的疾病称为单基因病（monogenic disease，single gene disease）。由于单基因可位于常染色体上或性染色体上，故又分为常染色体显性、隐性与性染色体显性、隐性遗传。

第一节　常染色体显性遗传病

某种遗传性状或致病基因位于第 1~22 对常染色体上，等位基因呈杂合体（Aa）时即可表现出遗传性状或致病者，此种遗传方式称为常染色体显性遗传。由此种遗传方式所致的疾病称为常染色体显性遗传病（autosomal dominant inheritance，AD）。由于人类的致病基因最初都是由正常基因（野生型基因）突变而来，故其频率很低，多介于 0.01~0.001。因此，常染色体显性遗传病患者常为杂合（Aa）的基因型，很少见到纯合（AA）基因型患者，因其往往是致死的，不能生存。

一、主要特点

1. 常见婚配类型　杂合子（Aa）患者与正常人（aa）间的婚配。子代中将有 1/2 的个体为该病的患者，1/2 为正常人。

2. 典型系谱特征

（1）患者双亲中一方患病，致病基因是由患病亲代而来。

（2）患者同胞中有 1/2 将会发病，而且男女患病机会均等。

（3）患者子代中将有 1/2 患病，即患者每生育一次，都有 1/2 的风险出生该病患儿。

（4）连续遗传，即在一家中可连续几代出现该病患者。

3. 确定条件　在临床上,有垂直传代史的常为显性遗传。但要确定为常染色体显性遗传,则应具备:

(1)连续传代 3 代以上。

(2)男女两性均有发病(以与 Y 连锁遗传相区别)。

(3)有男性 - 男性的传代(以与性显性遗传相区别)。

在理论上,显性遗传病的杂合子均表现为病态,但实际上,有些杂合子也可能不呈现疾病,即基因型有病者并不一定有疾病表现,出现病变的百分率用外显率(penetrance)表示。各种显性遗传病的外显率是不等的,较高的如先天性白内障、格子状角膜营养不良等的外显率可达 80%~100%。较低的如先天性眼组织缺损等外显率在 50% 以下。有些杂合子本人虽无病态,但仍可把病变基因传给下一代,因此,其子代仍可发病。这时,在家系调查中就可能发现在 3 代中,第 1 代与第 3 代中均有患者,而第 2 代中却无人发病,称为跳代(skipped generation)。

遗传病中还存在着表现度(expressivity)的问题,即具有相同基因型的杂合子,虽然都发病,但发病的严重程度和表现形式却有所不同。例如成骨不全症,完整的表现为蓝巩膜、脆骨与耳聋。但在同一家族中,有人具有三种表现、有人只具有其中两种表现,有些人甚至只有一种表现。

二、常见角膜病

(一)先天性角膜葡萄肿(congenital corneal staphyloma)

1. 常染色体显性遗传或常染色体隐性遗传。

2. 临床表现:双眼或单眼受累,角膜混浊、隆起,严重者可突出于睑裂之外,若合并眼压增高可发展成为牛眼,视功能严重受损甚至完全丧失。

(二)先天性角膜白斑(congenital corneal leucoma)

1. 常染色体显性遗传或常染色体隐性遗传。以散发病例多见。

2. 病理改变　外胚叶或中胚叶的发育异常,导致病变区的角膜后弹力层及内皮层出现缺损。

3. 临床表现　单眼或双眼发病,角膜中央或周边部灰白色混浊,常合并有虹膜前粘连、虹膜缺损、瞳孔残膜或小眼球等,视力因角膜白斑的大小和部位而有不同程度的减退。

(三)小角膜(microcornea)

1. 通常是指出生婴儿角膜小于 9mm,成人角膜小于 10m,而不是全眼球小或伴有眼球的其他畸形者。

2. 常染色体显性遗传是本病的主要遗传方式,但也有部分为常染色体隐性遗传。

3. 临床表现　角膜直径小,但眼球大小和眼的组织结构等基本正常。因为先天性角膜的曲率常较小、扁平,即使早期未发生闭角型青光眼,但随后高眼压及闭角型青光眼的发病率仍较高。据统计,成年时有 20% 患者发生闭角型青光眼。另外先天性小角膜常伴有先天性角膜新生血管和先天性白内障和视神经发育不良等。

(四)环状角膜皮样瘤综合征(ring dermoid syndrome)

1. 常染色体显性遗传或常染色体隐性遗传。

2. 临床表现　双眼受累,儿童期发病。肿瘤略呈黄色,质硬呈橡皮样,表面可有长短不一的毛发,并可逐渐增大,围绕角膜缘 360° 生长而呈环状。肿瘤可向角膜和结膜扩展,使角膜透明区变小,角巩膜缘界限不清,并可引起角膜散光、弱视和继发性斜视等。

3. 组织病理学 肿瘤为眼表迷芽瘤的一种类型。

(五) Meesmann 上皮性角膜营养不良(Meesmann epithelial corneal dystrophy)

1. 常染色体显性遗传,发病率低。

2. 临床表现 常发生青少年,双眼对称。以刺激性不适症状开始,但病情进展缓慢。裂隙灯下可见双眼角膜上皮层有多发性细小点状灰白色混浊或细小的圆形透明囊泡,以睑裂部位的角膜多见,也可遍布全角膜,但混浊之间的角膜上皮仍正常。部分囊泡可在角膜表面自行破裂,引起畏光、流泪和疼痛等眼部刺激症状,视力很少受损至严重的程度。随着角膜上皮的修复,症状可消失。晚期由于反复发生角膜上皮糜烂,形成角膜瘢痕,导致视力受损。

3. 组织病理 光镜显示上皮层和 Bowman 膜增厚,电镜显示上皮细胞基底层的细胞质内有一特殊的特异物质聚集,微囊内充满碎屑。

(六) 上皮基底膜营养不良(epithelial basement membrane dystrophy)

1. 常染色体显性遗传或常染色体隐性遗传。基因位点:5q31。由于大多数病例没有记录遗传,因此又被认为是退行性的或继发于创伤。

2. 前部角膜营养不良中最常见的一种疾病,又称为 Cogan 微囊肿性角膜营养不良或地图状 - 点状 - 指纹状角膜营养不良或营养不良性复发性角膜上皮糜烂。

3. 临床表现 多在儿童期发病,女性较多,常为双侧性,但至中年后可逐渐减轻,多无眼部外伤史。其临床特点为反复发作性角膜上皮糜烂所引起的畏光、流泪、眼睑痉挛等刺激症状。主要表现为患者在早晨醒来时有双眼异物感不适,揉眼后加重。轻者可在 12~24 小时内随着上皮的愈合而症状消失,严重时因大片上皮糜烂而出现畏光、流泪、眼痛、眼睑痉挛和视物模糊,持续数日后缓解。如此反复发作可持续数月或数年。裂隙灯检查除可见不规则的污浊上皮糜烂外,角膜上皮层呈现边缘清晰的灰色斑块(地图状),后照法检查可见有很多微小的白色油滴状囊泡或灰色折光的指纹状细条。

(七) 上皮下黏液性角膜营养不良

1. 常染色体显性遗传最有可能,但不排除 X 连锁遗传。

2. 临床表现 儿童发病,弥漫性双侧上皮下混浊,中央最密集,反复性角膜糜烂角膜刺激症状,进入青春期视力逐渐丧失。

(八) Reis-Bucklers 角膜营养不良

1. 常染色体显性遗传,*TGFBI* 基因变异。

2. 临床特点 多在儿童期发病,双眼对称。有反复发作的角膜上皮脱落伴眼痛、畏光、异物感等症状。角膜知觉和视力明显减退。裂隙灯检查可见角膜中央部前弹力层及基质浅层有线状及环状灰白色混浊,相互交织呈网状或环状。严重时可蔓延至角膜周边部,并引起角膜基质层的弥漫性雾状混浊,但基质深层及内皮层正常。

3. 病理检查 角膜前弹力层广泛破坏,并被纤维 - 细胞性结缔组织取代。电镜下证实纤维组织由胶原与高电子密度的微小纤丝所构成,细胞为成纤维样细胞。同时,上皮细胞亦有水肿、变性。在前弹力层缺失区,上皮细胞基底膜亦消失。

(九) 前部镶嵌式角膜营养不良(anterior mosaic corneal dystrophy)

1. 常染色体显性遗传或常染色体隐性遗传。

2. 临床表现 发病较晚,视力常不受影响或仅轻度减退。自觉症状不明显,角膜感觉亦正常。裂隙灯下可见双眼角膜中央前弹力层有多发性灰色多角形或圆形混浊,混浊间角膜仍正常,犹如鳄鱼皮的镶嵌状图案。

（十）斑点状角膜营养不良（Francois-Neetens speckled or flecked corneal dystrophy）

1. 常染色体显性遗传。基因位点:2q34。PIKFYVE 基因变异。

2. 临床表现 角膜基质层内多个散在的微小白色斑点,形状多样,从半圆形到花环样、曲线状或点状,边缘清晰,混浊间的角膜正常。病损为静止性,可见于任何年龄,无刺激症状,视力与角膜感觉亦正常。

3. 病理检查 角膜细胞有空泡或板层小体,组织化学研究证实混浊物为氨基葡萄糖与脂质。透射电镜下显示细胞外有空泡,一些空泡含有原纤维粒物质和电子反差强的沉积物。

（十一）颗粒型角膜营养不良（granular corneal dystrophy）

本病有两种临床类型:Ⅰ型和Ⅱ型,其中Ⅰ型占60%。两型均为常染色体显性遗传,GFBI 变异,基因位点 5q31 外显率为 97%。

1. 临床表现

（1）Ⅰ型多在童年开始发病,青春期后症状明显。临床特征为双眼角膜中央部位的实质层内有许多边界清楚、点状或线状的灰白色混浊颗粒。早期混浊位于实质浅层,随着年龄的增长可逐渐向深部及周边部实质层扩展。但距角膜缘 2~3mm 内的周边部角膜通常透明,且混浊颗粒间的角膜也保持透明。故患者通常可保留有一定程度的有用视力。但到 30~40 岁后,混浊病变之间原透明处开始变得混浊,略呈毛玻璃状,视力亦开始减退,严重者可降至 0.1 以下。病变发展过程中可反复发生角膜上皮糜烂而出现畏光、流泪及异物感。

（2）Ⅱ型特点为发病较晚,多在青少年时期发病。首发症状为视物模糊,病程中一般无角膜上皮糜烂。基质层混浊斑点较大,但数量较少。随着病程的进展,混浊点可缓慢增大,但数目不再增加。晚期视力一般保持在 0.3 以上。基因证实纯合子角膜混浊灶表现得更为密集和相对融合。

2. 组织病理学 角膜基质层内有境界清楚、大小不一的颗粒状嗜酸性沉着物,尤以基质浅层明显。电镜检查可见上皮下、基质浅层板层间及角膜细胞质内出现高电子密度的不规则杆状或薄板状沉着物,周围有管状微丝围绕。组织化学染色证实此类物质为非胶原蛋白,内含酪氨酸、色氨酸及精氨酸等,磷脂胆碱和磷脂类含量亦较高。说明此种营养不良可能是蛋白或磷脂合成异常所致。

3. 注意 角膜损伤会导致颗粒状角膜营养不良病情加剧,加速混浊。因此,禁忌行激光原位角膜磨镶术,屈光性角膜切削术和激光辅助原位上皮角膜磨镶术。

（十二）格子状角膜营养不良（lattice corneal dystrophy）

1. 目前本病已发现有Ⅰ型、Ⅱ型、Ⅲ型、ⅢA 型、Ⅳ型、Ⅰ/ⅢA 型六个临床类型,除Ⅲ型为常染色体隐性遗传外,其余均为常染色体显性遗传。其中Ⅰ型（经典型）临床较常见,TGFBI 变异,基因位点 5q31 外显率可达 100%。

2. 临床表现

（1）Ⅰ型多在 10 岁前发病,病情进展缓慢。患者常因复发性上皮糜烂而出现反复发作的眼痛、畏光、流泪和异物感等刺激症状。视力呈进行性减退。角膜改变早期为中央部角膜实质浅层条状混浊,呈分支状。以后这些条状混浊逐渐扩展增粗,并纵横交错形成网格状。

早期混浊间的角膜仍保持透明,随着病情的进展,可形成中央弥漫性混浊,掩盖原有的网格状病变,仅在混浊边缘部可见格状条索。

(2) Ⅱ型为家族性淀粉样变性,多在 20 岁以后发病。其角膜网格状病变较细而稀少,视力损害亦较轻。患者除角膜病变外,还同时伴有全身淀粉样变性的表现如进行性脑神经及周围神经麻痹、皮肤干痒、眼睑皮肤松弛等。

(3) Ⅲ型和ⅢA 型发病亦较晚,病程中多无复发性角膜上皮糜烂,角膜网格状病变较粗大,但视力损害较轻。

(4) Ⅳ型属于不典型性格子状角膜营养不良,其临床特点为角膜混浊位于深部基质层。

(5) Ⅰ/ⅢA 是介于Ⅰ型和ⅢA 型之间的一种特殊类型 LCD,又称中间型 LCD。此型不同于 LCDI 型,常是中年发病,起病年龄在 40 岁左右。角膜基质层的中部至后部可见到粗大的网格状线条,随病情发展,上皮下可有半透明的团块状沉积物。

(十三) Schnyder 角膜营养不良(Schnyder corneal dystrophy,SCD)

1. 常染色体显性遗传。基因位点:1p36.1-*UBIAD1* 基因变异。

2. 幼年发病,双眼对称受累,病情随年龄进展缓慢。

3. 临床表现:早期自觉症状不明显,随着年龄的增长出现视力下降(明视力下降为主),眩光,角膜感觉下降。体征是早期角膜中央部有一黄白色盘状或环状混浊,上皮下晶体,20 岁之后出现类脂环,40 岁全角膜雾状混浊。

4. 本病曾被称为 Schnyder 结晶角膜营养不良(SCCD),但只有 50% 的患者表现出角膜晶体。因此,SCD 应该是首选名称。

5. 家系成员可能患有高脂蛋白血症(Ⅱa,Ⅲ或Ⅳ型)。

6. 光学显微镜:在基底上皮细胞,Bowman 层和基质细胞内外,为酯化和非酯化的磷脂和胆固醇异常沉积。

(十四) 角膜后弹力层前营养不良(pre-descemets dystrophy)

1. 常染色体显性遗传。

2. 一般无明显自觉症状,视力亦不受影响。患者多在 30~70 岁发病,临床表现可分为四种类型:① Descemet's 膜前的病变:最常见,表现为角膜中央部 Descemet's 膜前的基质内有环形或弥漫性混浊,其形态可为环状、星状逗点状或蠕虫状,有时混浊可呈多彩性;②基质中层和深层的多形性病变:为点状和丝状的灰白色灶性混浊;③角膜粉屑状病变,表现为角膜基质深层有细小的粉屑样混浊点;④与鱼鳞病和弹性假黄瘤有关的 Descemet's 膜前病变。病理检查证实,Descemet's 膜前的某些基质细胞内含有 PAS 阳性物质和脂质。中性脂肪和磷脂在这些部位的积聚提示此病可能与老化有关。

(十五) 遗传性多形性后部角膜营养不良(hereditary posterior polymorphous corneal dystrophy)

1. 遗传 常染色体显性遗传。变异基因,*PPCD1*:未知;*PPCD2*:*COL8A2*;*PPCD3*:*ZEB1*。

2. 先天发病,亦可在幼年期发病。双眼受累,但常不对称。

3. 临床表现 早期一般无明显症状,大多数病例视力亦无受累。裂隙灯检查可见角膜后部 Descemet's 膜凹陷,有成簇聚集的小囊泡和多形性混浊,伴有基质深层的混浊。用后部照明法检查某些病例的角膜后部犹如橘皮样外观。严重者可发生基质层和上皮层水肿。晚期可出现视力减退。

4. 角膜内皮镜检查可见病损处内皮细胞呈多形性且边界不清,数目明显降低并有黑区形成。病理检查可见 Descemet's 膜增厚并有断裂,但最具特征性的改变为内皮细胞层出现异常的内皮细胞孤岛,其上的内皮细胞发生上皮细胞样改变,呈复层鳞状有微绒毛和桥粒连接等。Hogan 和 Bietti 曾报道了另外四种病理改变:①基质深层的结节;②基质深层的环形嵴;③角膜深板层的灰色雾状混浊;④角膜滴状赘疣。

（十六）Fuchs 角膜内皮细胞营养不良（Fuchs endothelial dystrophy of the cornea）

1. 遗传基础是复杂和异质的,表现出可变的表达性和不完全的外显率。

2. 本病发病较晚,多见于老年人,女性较男性多见。

3. 常双眼发病,但多不对称。病程进展极其缓慢,可达 10~20 年,甚至更长。

4. 依其病程可分为 3 期。Ⅰ期病变局限于内皮及后弹力膜,患者无自觉症状,仅在体检时偶被发现。裂隙灯检查可见角膜中央部后表面出现尘埃状的色素小点和多个细小的、向后突起的滴状赘疣,略带青铜色。Descemet's 膜呈局灶性增厚并有皱褶。角膜内皮镜检查可见正常镶嵌的内皮细胞之间出现黑区。随着病情的进展,滴状赘疣可逐渐增多,并互相融合向周边部扩展,累及全角膜内皮。Ⅱ期为角膜内皮生物泵功能失代偿期。此期角膜内皮细胞密度显著减小。临床主要表现为患者视力减退,出现眼痛并进行性加剧。裂隙灯检查可见角膜水肿,角膜厚度增加并呈毛玻璃状。若角膜上皮发生水肿,可出现小水疱,进而融合形成大泡样病变,大泡破裂后可引起剧烈的眼痛。Ⅲ期为瘢痕形成期由于角膜长期水肿,上皮下结缔组织增生导致瘢痕形成。此期角膜水肿逐渐减退,眼痛减轻,但视力已严重受损。

（十七）滴状角膜营养不良（cornea guttata）

1. 临床表现　无明显自觉症状,视力亦不受影响。双眼对称发病,早期角膜中央区后表面略呈金黄色,后期呈铜粉末样外观。裂隙灯检查用镜面反光照射法可见角膜中央后表面有散在的类似于 Drusen 的细小滴状疣,较晚期的病例角膜后表面呈"铁钻状",并有散在性色素小点。角膜内皮镜检查可见内皮细胞大小和形态不规则,但角膜厚度和内皮细胞计数基本正常。

2. 病理检查　滴状疣为异常的内皮细胞产生的胶原在 Descemet's 膜后表面呈灶性堆积所致。有人认为该病可能为 Fuchs 角膜内皮细胞营养不良的前驱期。

第二节　常染色体隐性遗传病

一、遗传方式

控制某种遗传性状或致病的基因位于第 1~22 对常染色体上,如果遗传方式是隐性的,即只有其等位基因呈纯合体（aa）时方可表现出遗传性状或致病,而杂合（Aa）状态时不发病,但可将携带的致病基因向后代传递,此种遗传方式称为常染色体隐性遗传（autosomal recessive inheritance,AR）。由此种遗传方式所致的疾病称为常染色体隐性遗传病。带有隐性致病基因而不发病的个体称为致病基因携带者（carrier）。

二、常见角膜病

（一）扁平角膜（cornea plana）

1. 通常把角膜曲率在 20~30D 之间的患者（正常为 43D）称为扁平角膜。常染色体隐性遗传。发病率很低。

2. 扁平角膜的形成,主要是在胎胚的 7~10 周时,角巩缘这个特定的解剖区域没有发育最终形成角巩缘这个解剖结构。角膜与巩膜间没有特定的边界,最终发育成与巩膜一样的曲度。

3. 临床表现 扁平角膜通常与先天性巩膜化角膜或小角膜相伴。也常与眼及全身性先天性疾病相伴,如先天性白内障、眼前或后段发育不良等。由于浅前房或房角发育不良,高眼压、青光眼的发生率相当高。

（二）胶滴状角膜营养不良（gelatinous droplike corneal dystrophy）

1. 常染色体隐性遗传,*TACSTD2* 基因突变所致。

2. 多见于儿童期,常双眼发病,但病程进展可不一致。患者常在儿童期因角膜上皮剥脱而出现轻、中度畏光、流泪等眼部刺激症状及结膜充血体征,并伴有视力明显减退,易被误诊为角膜炎。裂隙灯检查可见角膜中央区表面粗糙不平,上皮下有密集的乳白色胶滴状半球形隆起性混浊,呈桑椹样或鹅卵石样外观。晚期基质浅层亦可受累,但周边部角膜透明,少数患者可伴有白内障。可在病灶切除,角膜移植术后几年内复发。

（三）斑状角膜营养不良（macular corneal dystrophy,MCD）

1. 最严重的角膜基质层营养不良,又称 Groenouw Ⅱ 型角膜营养不良。

2. 常染色体隐性遗传。*CHST6* 基因变异,基因位点 16q22。

3. 临床表现 童年发病,双眼对称,病情进展缓慢,但视力呈进行性减退。患者有时发生角膜上皮糜烂,但因角膜知觉减退,异物感和疼痛并不明显。裂隙灯检查可见角膜中央弥漫性混浊,混浊区内基质浅层有多个散在性分布的白色致密混浊斑,其形态不一,大小不等。随着病情的进展,混浊向周边和深层扩展,20 岁左右即可累及全角膜,而且混浊程度加重,致使角膜表面不平整,Descemet's 膜混浊并出现滴状赘疣,实质层变薄,从而导致视力严重损害。呈薄雾状或毛玻璃状外观。

4. 光学显微镜 前弹力层中断,糖胺聚糖（GAG）在整个角膜基质中弥漫性地在细胞内和细胞外积聚。并涉及后弹力膜和内皮。

（四）先天性遗传性内皮营养不良症（CHED）

1. 遗传:常染色体隐性遗传。基因位点:20p13,*SLC4A11* 基因变异。

2. 先天性疾病,双眼发病,但通常是不对称的,病程相对静止。

3. 临床表现 症状表现为视力模糊,常伴有眼球震颤。角膜弥漫性雾状混浊,水肿增厚(可以是正常厚度的 2~3 倍)。罕见的继发性上皮下带状角膜病变。眼压很少升高。内皮细胞计数显著降低。

4. 光学显微镜 弥漫性上皮和间质水肿,Bowman 层缺陷,内皮细胞变性萎缩退化,Descemet's 膜增厚。

◉ 第三节　X 连锁隐性遗传病

一、遗传方式与持点

控制一种疾病的致病基因位于 X 染色体上,如果遗传方式是隐性的,即只有其等位基因呈纯合体(aa)时方可发病,而杂合(Aa)状态时不发病,但为携带者,此种遗传方式称为 X 连锁隐性遗传。由此种遗传方式所致的疾病称为 X 连锁隐性遗传病(X-linked recessive inheritance, XR)。

由于女性细胞中具有两条 X 染色体,在杂合状态(Aa)时不发病,仅为携带者。而男性细胞中只有一条 X 染色体,Y 染色体较小,与 X 染色体无相应的等位基因,只有成对的等位基因中的一个基因故称为半合子(hemizygote)。因此,男性不可能有纯合体,尽管致病基因是隐性的,但只要男性有一致病基因呈半合子时即可发病,而女性必须纯合才能发病,故人群中男性患者多于女性患者。因此,男性的发病率即为致病基因频率,而女性的发病率则为致病基因的乘方。如果男性的发病率为 1/100,女性的发病率即为 1/10 000,携带者频率为 1/50。例如人检谱类的红绿色盲为一种 X 连锁隐性遗传病,在我国人群中,男性的发病率为 7%,女性的发病率则仅有 0.49%。

二、常见角膜病

(一) 大角膜(megalocornea)

1. 大角膜是指角膜水平直径大于 13mm 以上,但眼压、眼底及视功能正常。

2. X 连锁隐性遗传性疾病,其致病基因定位于 Xq21.3~q22。也有少数呈常染色体显性遗传或常染色体隐性遗传。

3. 临床表现　一般以男性多见,双眼发病。临床表现为出生时角膜水平直径大于 13mm,为静止性,以后不再发展。角膜完全透明,厚度正常,角膜缘结构正常,常有屈光不正,但矫正视力良好,可伴有虹膜萎缩、虹膜震颤、小瞳孔、先天性白内障等。

(二) 角膜皮样囊肿(dermoids of cornea)

1. 典型 X 连锁隐性遗传　在 CND 基因与 DXS43 之间未发现有重组,后者定位 Xp22.2~ p22.1。

2. 组织病理　混浊是由于角膜皮样囊肿。即为上皮覆盖的不正常中胚层组织。

(三) X 连锁内皮角膜营养不良(XECD)

1. 遗传 X 染色体显性。基因位点 Xq25,基因未知。

2. 先天性发病。

3. 临床表现　男性:先天性角膜雾状混浊,乳白色外观,可能并发眼球震颤。继发性上皮下角膜病变伴有月球陨石样内皮细胞改变。女性:只有月球陨石坑样的内皮细胞变化。男性经常视力模糊,女性无症状。

4. 光学显微镜　上皮和 Bowman 层不规则变薄。前间质不规则排列的胶原薄片。后弹力膜不规则增厚。内皮细胞丧失或非典型外观。

在一定的条件下,多基因遗传病的发病是由较多的微效基因的累加作用超过阈值所致般而言,一个家庭中患病的人数越多,其双亲所携带的易患基因的数量越多,其再次生育的再发风险相应增高。另一方面,多基因遗传病中微效基因的累加效应还与病情的严重程度有关。病情越重的患者必然带有越多的易患基因,其双亲也带有较多的易患基因,所以,再次生育时再发的风险也相应地增高。有些多基因遗传病的群体发病率存在着性别的差异,这是因为不同性别的易患性阈值高低不同,发病率低的性别由于其阈值高,故群体中超过阈值的个体少,以至患者也少。然而,一旦发病,则这些已发病的该性别的患者易患性必然很高,这表明他们带有更多的致病基因,因此,他们亲属的发病风险也相应增高。

由于多基因遗传病的病因较为复杂,近年来对其易感基因的定位和遗传分析是目前研究的热点。国内外研究者采用多种方法,包括连锁分析、受累同胞分析和受累家系成员分析、关联研究及动物模型的多基因分析等取得了一些进展,并使多基因遗传病易感基因的定位和克隆得以开展,从而为多基因遗传病的基因诊断和基因治疗提供了新的希望。

第四节　遗传病的诊断与治疗原则

一、诊断

遗传病的诊断是遗传病治疗、预防、再发风险估计和产前诊断的基础。遗传病的诊断与其他疾病的诊断有所不同,除了采用一般疾病的诊断手段(如询问病史、了解症状和体征的一般检查及辅助检查等)外,还要根据不同种类的遗传病,采用遗传学的特殊诊断方法和手段,如系谱分析、细胞遗传学检查、酶与蛋白质分析和基因诊断等。根据遗传病的诊断时期不同,遗传病的诊断可以分为三种,即:①临床诊断;②症状前诊断;③产前诊断等。

二、治疗原则

由于遗传病的发病机制不同,治疗方法也各不一样。通常只是改善患者的临床症状,尚无有效的根治方法。随着人们对遗传病发病机制认识的不断深入和分子生物学技术的发展,使临床检测技术进一步提高,人们可以对某些遗传病做出早期诊断,从而能在遗传病发病之前就采取有效措施以减轻、甚至消除某些遗传病的临床症状。近年来,基因治疗的研究已经取得了些突破性的进展,并正在逐步进入临床实验阶段,为彻底根治遗传病带来了希望。

遗传病的治疗主要可分为:外科治疗、药物及饮食疗法、基因治疗等三大类。

近年来,由于一些实用的多基因遗传数学模式的相继建立和电子计算机的普及,使多基因遗传病再发风险率的估计更为准确。同时,随着对多基因遗传基础中主基因(mayor gene)的研究逐步深入,相信在不久的将来,对多基因遗传病再发风险率的估计必将会有较大的突破。

(王兴荣　原　越　黄雄高)

中医对角膜的认识 第十六章

第一节　角膜的解剖、病理生理及病机

　　角膜中医称黑睛,位于眼珠前方,呈圆形,周边有白睛环绕,本身晶莹清澈,无色透明,由后方之黄仁颜色衬托而呈黑色故名。早在《圣济总录》中即称黑睛。如该书在"蟹目"中云:"甚则黑睛上生黑珠子,如蟹目状。"黑睛又名黑珠、黑仁、黑眼、乌珠、乌睛、青睛、青轮,也有称为神珠的。

　　黑睛为肝之精腾所结,在五轮中属风轮,内应于肝木,是保证神光发越的重要组织,若有外邪侵袭,则易生星点翳膜,阻碍神光发越而影响视力。黑睛是眼珠外壳中的一部分,同样有卫护珠内组织的作用,特别是有包卫涵养瞳神之功,如受外物撞刺,易伤瞳神,故《证治准绳》说:"风轮有包卫涵养瞳神之功,风轮有损,瞳神不久留矣。"因此,《外台秘要》强调:"黑睛水膜只有一重,不可轻触,致败俄倾,深可慎之。"黑睛因晶莹清彻,望之毫无微细血络,其清气之升运,多靠白睛紧密相邻。一旦发生病变,即可相互影响。

　　黑睛在脏属肝,肝主筋,筋之精为黑眼,从生理上看,黑睛确是名符其实筋之精,黑睛的主要组织是角膜基质,占角膜90%的基质层中多达100~200层纤维板平行排列而成,但从病理上看,该区域的病变,历来具有发展快,变证多,反应强烈的特点,与"风"者善行数变的特征相似,肝在六气中主风,所以称为风轮。

第二节　主　要　病　证

一、感染性

　　感染性角膜病的主要病证有:

　　1. 肝经风热证　角膜表层受伤,风热邪毒乘隙而入,致角膜成点片混浊,因风热壅盛,邪毒结聚,病变有向纵深发展之势,角膜出现溃烂面,边界不清,表面粗糙不平,肺肝风热偏盛时,视力下降,球结膜充血、疼痛,怕光,流泪。风热上犯,清阳受扰,气血运行受阻,故出现眼胀头痛。舌红、苔薄黄、脉浮数为风热在表之象。

　　2. 肝胆火炽证　由肝经风热发展而来,因肝胆火炽,邪毒炽盛,上炎于目,角膜溃烂成片状缺损,色如凝脂,阳明为目下网,阳明热炽,神水受灼。肝胆火盛、气血为热壅,气因热滞

而致视力下降,眼睑红肿痉挛,球结膜混合充血,房水混浊或前房积脓。角膜后 KP,舌红,苔黄,脉弦数伴口苦溺赤。

3. 热盛腑实证　本证是在肝胆热毒炽盛的基础上因治疗不当而导致阳明腑实,腑气不通,大便硬结,热毒无从下泄,致火毒上燔,角膜受灼,脓液内聚。角膜溃烂面,逐渐加深加宽,前房积脓急猛增加,尿黄便结,舌红,苔黄腻,脉数有力。

4. 气虚邪留证　素体虚弱、气血不足或过用寒凉攻伐,损伤正气,正虚无力抗邪,故而导致角膜溃烂面难以平复,其他症状较轻,便溏体倦、舌淡脉细。

5. 阴虚邪恋证　素体阴虚或火热伤阴,无力抗邪,故而角膜溃烂面经久未愈,角膜结膜干燥,结膜充血较轻。口燥咽干,舌红,苔少,脉细数。

二、免疫性

免疫性角膜病的主要病证有:

1. 肝经风热证　肝经风热,上扰双目,侵袭角膜,角膜属肝,肝主风木,与风气相通,风热之邪外袭,循肝经上犯,故角膜混浊不清。风热扰动血脉,则抱轮红赤。经气不利则头目疼痛,肢节疼痛。肺气失宣则鼻塞流涕,舌红,苔薄黄,脉浮数。

2. 肝胆热毒证　肝胆热毒炽盛,攻击角膜,故见角膜混浊肿胀。毒火侵犯目络,热瘀互结,气血涌动,则白睛红赤,新生赤脉贯入角膜,使赤白混杂。肝火上冲,则性情急躁。热伤阴液,则口苦咽干,便秘尿赤,舌红,苔黄,脉弦数。

3. 风湿热盛证　风湿热邪壅滞目窍,围攻角膜而生翳,湿热聚而成形,瘀阻气血,使气轮环生胶样隆起,肉轮内睑见红赤颗粒胶着。合邪致病则症重,又湿性重着,故奇痒难忍,畏光眵黏,头目沉重,湿热本由脾胃中生,故见中焦诸证,胸闷纳呆,头重痛,口中干苦不欲饮,大便黏腻不畅,舌红,苔黄腻,脉滑数。

4. 痰饮犯肺证　风寒伤肺,肺失肃降,津液不行,凝结成痰,停聚于目窍,故见上睑内淡红色颗粒或角膜外缘隆起,眵泪冷黏,胞睑肿胀虚浮;寒主收引,痰阻目络,角膜失于气血温煦卫护故而生翳;气血涩滞,则生目痒;风寒外束,则畏寒恶风,背冷肢凉,喜热饮,舌苔白滑,脉浮。

5. 热炽腑实证　肺肝积热与外邪相结,致脏腑热炽,成腑实之候,毒邪逆而上攻,故头目剧痛,灼蚀角膜,则花翳蔓生。烦躁口渴,溲黄便结,舌红,苔黄,脉数。

6. 阴虚火炎证　邪毒久伏,或素体肺肾阴亏,复感毒热之邪,气阴耗伤,正不胜邪,故反复发作或日久不愈。阴不养目,虚火上炎,则干涩隐痛,抱轮微红,阴液不足,形体不充,则咽干口燥,行见瘦削。舌红少津,脉细数。

三、变性性

变性性角膜病的主要病证有:

1. 肝肾阴虚证　年老体弱,阴精亏虚,水不涵木,故生偃月侵睛。肾主骨生髓充于脑,肝肾阴虚,髓海不足,骨失所养,故腰膝酸软,头晕目眩。舌红少苔,脉细。

2. 肝血不足证　肝血不足,角膜失养则混浊生翳,血虚不能上荣于面,故面色无华,睑内色淡。目得血而能视,血液不足,故久视疲劳,面色无华,舌淡,脉细。

3. 痰火阻络证　年轻患者,恣酒食燥,过食肥甘,痰浊内生,痰郁生热,上壅清窍,瘀阻脉络,清阳不升,故头重而眩,偃月侵睛。痰热阻滞中焦,故食少胸满。舌苔黄腻,脉滑。

四、遗传性

遗传性角膜病的主要病证有:

1. 肾精不足证　多由禀赋不足,先天元气不充,或后天失养,精气不能上荣于目,则角膜失养,由清莹透亮变混而不清,五迟,早衰,齿松,耳鸣健忘。

2. 肝肾阴虚证　肝肾阴亏,不能上荣于面,故头晕目眩,角膜混浊而视物不清,耳鸣,健忘;阴亏则虚阳偏亢,虚火内扰,故见失眠,口干咽燥,阴精亏少,则腰膝酸软。舌红少苔,脉细而数。

第三节　分　类

一、炎症

1. 春季角膜炎属中医的时复症和痒如虫行症的范畴。是一种变态反应性角结膜炎,特点为再发性很强的季节性疾病,每于春夏天热时发病,至秋冬天寒时症状减轻或消失,自觉奇痒难熬。现代中医亦称时复目痒。

2. 泡性及束状角膜炎中医称金疳。是指角膜上出现灰白颗粒样突起,且在成束赤脉追随牵绊,色红如赤小豆的眼病。

3. 边缘性角膜溃疡属中医的星月翳蚀的范畴。本病多见于老年人,表现为角膜边缘部位发生灰白色或淡黄色溃陷,可形成月牙形。溃陷表面与角膜边缘之间被一条正常角膜所隔开,溃陷一般不伤及瞳神部位,在血丝的入侵下,逐渐形成瘢痕障迹。

4. 角膜基质炎　中医称混睛障、又名气翳。是指角膜深层呈现一片灰白色翳障,混浊不清,漫掩角膜,障碍视力的眼病,往往需经数月治疗,方能逐渐痊愈,常留瘢痕翳障而影响视力。

5. 蚕食性角膜溃疡　中医称花翳白陷。是指角膜聚生白翳,四周高起,中间低陷,形如花瓣的眼病,又名目生花翳,是一种边缘性、渐进性的角膜疾病,多见于壮年人或老年人,常为单眼发病,也可双眼先后发病,相隔时间可达数年之久。眼疼痛剧烈,顽固难愈。花翳可侵蚀整个角膜,形成广泛瘢痕翳障,严重影响视力。

6. 硬化性角膜炎　中医称白膜侵睛。是指病发巩膜而侵及角膜的眼病。火疳(巩膜炎)反复发作或坏死性火疳重症,热邪侵及黑睛深层,造成角膜边际发生淡白舌形混浊,尖端向中央,其色初呈灰白或灰黄,以后逐渐变浅蓝或白色,终则呈瓷白色,而黑睛边缘参差不齐。

7. 点状上皮角膜炎属中医的白涩症范畴。本病例是指白睛无红赤疼痛,而自觉眼内干涩灼热不适的病症,因不红不肿,而沙涩不爽谓之涩,故称之为白涩症。

8. Dimmer 钱状角膜炎　中医称为水晶障翳症。是指角膜生翳,如水晶样、钱状,数目5~15 个,直径 0.2~2mm 混浊区,多发于秋季,农民常见。

9. 丝状角膜炎属中医白涩症、神水将枯的范畴。本病是指角膜表面有细丝状或水滴状物,伴异物感,眼痛的眼病。

10. 单纯疱疹性角膜炎　中医称聚星障。是指角膜生多个星翳,或联缀,或团聚,伴有羞明流泪,沙涩疼痛的病症。临床较为常见,多感冒后发生,常单眼为患,亦可以双眼同时或先后发生。一般角膜不化脓,不穿孔,但易反复发作,病程较长。

11. 细菌性角膜炎 中医称凝脂翳。是指角膜生翳,状如凝脂,多伴有前房积脓的急重眼病。任何年龄,任何季节均可发病,但以夏季收割季节多见,年老体弱又有漏睛(慢性泪囊炎)者易患。若不及时治疗或处理不当,可致角膜溃破,黄仁绽出,形成蟹睛,或角膜溃漏,形成正漏,或邪毒入眼,而致眼内化脓,眼珠萎陷等恶候,视力严重障碍,甚至失明。

12. 真菌性角膜炎 中医称湿翳。是指因湿邪所致角膜翳障,多见于夏秋收割季节,农业劳动者发病占大多数。一旦发病,则病程长,可反复发作,临床表现复杂,诊断与治疗均难。常伴有前房积脓,甚至角膜穿孔,并发白内障,青光眼,导致失明。

13. 衣原体性角膜炎及沙眼角膜血管翳 中医有赤膜下垂、垂帘障、垂帘膜、彩云捧日、血翳包睛等症名。赤膜下垂是赤脉密集如膜,从黑睛上缘向黑睛中央而言。又名垂帘翳。大多双眼发病,多见于成年人,治不及时,可发展成彩云捧日,血翳包睛,严重影响视力。

二、非炎症

1. 角膜老年环 中医称偃月障、偃月侵眼。指风轮上部与气轮交界处,渐生灰白色翳膜,状如新月的病症。多见于老年人,双眼发病,病变进展相当缓慢。治疗难以消退,不碍视力。

2. 角膜软化症 中医称疳眼上目。指小儿因肝积伤眼,初为雀目,继则角膜生翳,甚则溃陷的病症。

3. 角膜脂肪变性 中医属于垂帘障症范畴。

三、瘢痕

角膜瘢痕在中医中属于宿翳范畴,包括冰瑕翳、云翳、厚翳与斑脂翳等。凡黑睛混浊,表面光滑,边缘清晰,无发展趋势,不伴有赤痛流泪等症状者,均属角膜瘢痕。

近代临床以宿翳厚薄浓淡程度,分为以下三种:若翳色淡薄如浮云,如轻烟淡雾,仔细查看,或用电筒斜照察看,隐隐可见者,称为云翳;若翳厚色白如瓷,一望即知者,则称为白斑;介于两者之间者,称为斑翳。

宿翳为新翳愈后或外伤后未能全部消退而遗留的瘢痕。如在新翳过渡期间,抓紧时机,及时治疗,内服外点,尚能退之些许,甚至可以大部去除,日久气血已定,则药物难以奏效。尤以白斑为甚。正如《审视瑶函》云:"白者怕光滑如磁,故沉涩光滑者,医必难愈"。

宿翳对视力的影响程度如何,主要看翳的部位而定,大小厚薄其次,翳遮瞳孔,阻挡神光不能发越,视力可明显减退,翳在角膜边缘,虽略大而厚,对视力也无多大影响。《审视瑶函》云:"翳怕光滑,星怕在瞳神"。

1. 角膜瘢痕性混浊 中医称静翳、宿翳。凡角膜混浊,表面光滑,边缘清晰,无发展趋势,不伴有赤痛流泪等症状者,属宿翳范畴,如冰瑕翳、云翳、厚翳与斑脂翳等,均属此类。

2. 角膜云翳 中医称冰瑕翳。指角膜上翳菲薄,如冰上之瑕,在集光灯下方能察见者,为冰瑕翳。

3. 角膜斑翳　中医称云翳。指翳稍厚,似淡烟,如浮云,在自然光线下可见者,为云翳。

4. 角膜白斑　中医称厚翳。指翳较厚,色白光滑如瓷,一望则见者为厚翳。

5. 粘连性角膜白斑　中医称斑脂翳、钉翳。指翳与虹膜粘连,其色白中带棕黑,或有细小赤脉牵绊,瞳孔欠圆,为斑脂翳。

（田庆梅　张仁俊）

第十七章　角膜病与全身整体观

第一节　"五脏一体"与角膜

眼与脏腑有着密切的关系。《灵枢·大惑论》说："五脏六腑之精气,皆上注于目而为之精。精之窠为眼,骨之精为瞳子,筋之精为黑眼,血之精为络,其窠气之精为白眼,肌肉之精为约束,裹撷筋骨血气之精而与脉并为系,上属于脑,后出于项中。"眼之所以能明视万物,辨五色,有赖于五脏六腑的精气上行灌输。精气是人体活动的主要因素,眼也是依靠精气的充养,才能神光充沛,视觉正常。

筋为精为黑睛,所谓"筋之精"是因肝主筋,肝血充盈,才能养筋,故肝之阴血又称为"筋之精"。角膜需赖肝之阴血的濡养,方能发挥正常功能。

由于眼与脏腑有密切的关联,角膜病变治疗上,既要重视局部病灶的治疗,更应重视调整内部脏腑,尤其是肝胆的功能。

第二节　"天人合一"与角膜

"天人相应"是中医特有的理论,也是整体观中的重要内容之一。它强调人和自然环境是一个有机的整体,人体感应于自然,又受自然界的制约,并对自然界的变化形成相应的调节和适应能力。不同的自然环境下,疾病发生、发展变化规律各有不同,所以对人体的生理特点及病理变化规律的认识,必须结合其所处的自然环境来研究。诊疗疾病必须根据不同的时间、地域和个体的具体情况而采取不同的方法。

在中医的理论中,眼睛有着极其重要的作用。《素问·脉要精微论》记载"夫精明五色者,气之华也",认为眼睛和人体精气的盛衰有着密切的关系。中医又认为"五脏六腑之精气,皆上于注于目而为之精,精之窠为眼",也说明了眼的功能与全身脏腑经络的关系。角膜作为人体眼睛的一部分,其疾病的发生和变化也必然受到大自然的影响。天人相应理论对角膜病的防病有重要指导意义。

第三节　五轮学说与角膜

五轮学说,是依据五行学说的理论以及眼与脏腑密切相关的观点,将眼部组织由外向内划分为肉轮、血轮、气轮、风轮及水轮五个部分,分别与内在的脏腑相应,并运用脏腑五行学说,借以说明眼的解剖、生理、病理,指导眼病的诊断与治疗的一种学说。所谓"轮",是喻眼珠如车轮圆转灵活之意。在现存医籍中,以《太平圣惠方》记载的五轮学说最早。

角膜在五轮中属风轮(指角膜)。位于眼球前部中央,质地透明而坚韧为光线进入眼内的必由之路,并有保护瞳孔及其他眼内组织的作用。角膜在脏属肝,肝主风,故称风轮,因肝与胆相表里,所以,风轮疾病,常责之于肝胆。此外,角膜后方与虹膜相邻,两者之间有一间隙(前房),其中充满透明的房水。虹膜中间有一个圆开的孔,即瞳孔,故角膜疾病病邪深入时,容易影响虹膜、房水,波及虹膜、睫状体。

第四节　八廓学说与角膜

八廓学说是将外眼划分为8个部位(或方位),定以廓名,分属内在脏腑,借以廓位脉络血丝的变化,以解释病理和指导辨证论治。

历代对八廓的命名繁多,一般多用八卦或自然界八种物质或按脏腑功能来命名。即乾、天、传导廓,坎、水、津液廓,艮、山、会阴廓,震、雷、关泉廓,巽、风、养化廓,离、火、抱阳廓,坤、地、水谷廓,兑、泽、清净廓。称之为廓,系取如城廓护卫之意。

历代对八廓的位置,内应脏腑,以及临床意义等,历来各家说法不一。《医宗金鉴》认为,眼科皆以五轮属脏,配五行;八廓属脏腑,配八卦,遂使脏腑混淆,无所适从。夫五轮既属脏,八廓自应属腑。

根据《医宗金鉴·眼科心法》所载,八廓分属于六腑和命门、包络。即:水廓位于水轮——瞳孔,属膀胱,与肾相表里,故轮主脏为肾病,廓主腑为膀胱病;风廓位于风轮——角膜,属胆,与肝相表里,故轮主脏为肝病,廓主腑为胆病;天廓位于气轮——白睛,属大肠,与肺相表里,故轮主脏为肺病,廓主腑为大肠病;地廓位于肉轮——上下睑,属胃,与脾相表里,故轮主脏为脾病,廓主腑为胃病;火廓位于血轮(内眦上方)属小肠,与心相表里,故轮主脏为心病,廓主腑为小肠病;此外,雷廓、泽廓和山廓,亦均位于血轮(雷廓在内眦下方,属命门;泽廓在外眦下方,属三焦;山廓在外眦上方,属包络),因此三者,均为相火,当禀命于心火,故皆附于血轮。

古人认为验廓之病,与轮不同,如《审视瑶函》指出,轮以通部形色为证,而廓惟以轮上血脉丝络为凭,或粗细连断,或乱直赤紫,起于何位,侵犯何廓.以辨何脏何腑之一受病。

但是,历代医家对于八廓的理论颇不一致,在临证又极少应用,故仅作参考,留待进一步探索研究。

第五节　五行学说与角膜

五行学说是古代自然哲学,在中医学上主要以五行配五脏为中心,即肝木、心火、脾土、肺金、肾水。其基本内容包括:①在以五脏为中心的基础上,通过经络以联系全身,说明人体的整体性,并通过自然现象的观察与医学实践联系到五方,四时等,说明人体与自然界的统一性。②以五行配五轮,五轮中,角膜属风轮,在脏属肝主筋,肝与胆相表里,医疗实践证明,肝火上炎,肝经风热的患者,易引起角膜病变,采用清肝泻火,疏肝清热法的方药或针灸肝经穴位,能收到较好的效果。③用五行的相生、相克和相侮、相乘等理论以阐述五脏之间的相互依存、相互制约的关系,与阴阳学说贯通一起,可以阐述防治疾病的道理。如先有结膜充血,而后出现角膜炎,兼有鼻燥气热,口渴欲饮,脉弦数等证,可辨证为肺火炽盛,侵犯肝经,即属金克木之候。临床上急性结膜炎并发浅点状角膜炎而有上述症状者,可用清金抑木之法,以泻肺饮治疗。如重症角膜炎导致结膜充血水肿,为木火刑金,可用佐金平木法,以泻白散加减治之。

第六节　六经学说与角膜

六经指太阳、阳明、少阳、太阴、少阴、厥阴。六经学说是根据六经所系脏腑的病理变化和六经经络循行途径所出现的病变来诊治疾病的学术理论,是对经络学说及藏象学说的概括。

《灵枢·本脏》说:"经脉者,所以行血气而营阴阳。"经脉运行全身气血,在人体起着沟通表里上下,联络脏腑器官的作用。《灵枢·口问》说:"目者,宗脉之所聚也。"《灵枢·邪气脏腑病形》说:"十二经脉,三百六十五络,其血气皆上于面而走空窍,其精阳气上走于目而为睛。"这些都说明了眼与脏腑之间,靠经络的连接贯通,保持着有机的联系,是经络不断地输送气血,才维持了眼的视觉功能。

由于经脉周密地分布在眼的周围,源源不断地输送气血,保证了眼与脏腑在物质上和功能上的密切联系。因此,一旦经脉失调,就会引起眼部病证。《医宗金鉴·眼科心法要诀》说:"外邪乘虚而入,入项属太阳,入面属阳明,入颊属少阳,各随其经之系,上头人脑中,而为患于目焉。"这又从病理方面反映了眼与十二经脉的关系。根据眼与经脉在生理和病理上的关系,可以指导临床分经辨证。

眼科六经学说的内容包括:太阳目病、阳明目病、少阳目病、太阴目病、少阴目病及厥阴目病。其中病邪客于厥阴,病变部位多在角膜、虹膜及葡萄膜。如:眼胀痛,角膜破损,溃烂及生翳,角膜葡萄肿疼痛,兼有头顶痛,口苦,舌红,脉弦,属厥阴里实热证,可用石决明散加减治疗。妇女经前眼痛欲裂,或角膜生翳,口中酸涩,巅顶痛,舌红,苔薄黄,脉细弦,属厥阴里虚证,可用丹栀逍遥散加减治疗。

第七节　津液学说与角膜

津液包括体内各种正常水液。它布散于全身,主要起到滋润、濡养作用,并对维持人体水火、阴阳平衡具有重要意义。眼之所以能够明视万物,也离不开五脏六腑源源不断地上渗津液滋润、濡养,以及维持阴阳平衡。津液滋润、濡养眼部,并维持眼珠圆润明澈。津液有所不调,则可引起眼部发病。津液失调,主要为如下三种:

1. 津液亏虚　津液亏虚,则目窍失养。在眼外,可致泪液减少,目中干涩不爽,结膜表面不莹润,角膜暗淡失泽,甚至灰白混浊,眼球转动涩滞不灵。在眼内,多致房水耗涩,不能涵养眼内组织,导致视物昏蒙,或目无所见。若津液亏耗太甚,还可引起眼球向眶内退陷。

2. 水液停滞　津液运行障碍,则停聚为水。在眼外,如脾失健运,或肾阳不足,水湿上泛于目,则眼睑浮肿;肺失宣降,水液滞留结膜,则结膜水肿,甚至胀起如鱼瞟。在眼内,肺、脾、肾三脏所致水液停滞,俱能引起眼底水肿。黄斑水肿常与脾湿有关,视乳头及其附近视网膜水肿往往与肾水有关。若大量水液积聚于视网膜之下,还可导致视网膜脱离。

3. 痰湿积聚 痰由湿聚。水液停滞体内,遇寒邪凝聚或火热煎熬,则可变生为痰。和瘀血一样,痰既是病理产物,又为致病因素。痰壅眼睑,则睑生痰核。若痰郁生热、化火、动风,上壅目窍,则可暴发绿风内障。痰浊停滞眼内,可见黄斑或视网膜出现渗出。顽痰与瘀血搏结,可为眼底增殖性病变,亦可致眼球突起,或发为眼部肿瘤。风痰攻冲眼带,还可见眼珠偏斜,转动受限,视一为二,麻痹性斜视等。

(田庆梅 张有花)

第十八章 角膜病病因病机

导致人体发生疾病的原因,称之为病因,又称作"致病因素"、"病原"(古作"病源")、"病邪"。疾病是人体在一定条件下,由致病因素所引起的有一定表现形式的病理,包括发病形式、病机、发展规律和转归的一种完整的过程。疾病病因作用于人体之后,导致机体的生理状态被破坏,产生了形态、功能、代谢的某些失调、障碍或损害。换言之,病因是指能破坏人体生理动态平衡而引起疾病的特定因素。病因包括六淫、疫疠、七情、饮食、劳倦、外伤,以及痰饮、瘀血、结石等。

病因包括致病原因和条件两方面的因素,两者在疾病发生中所起的作用不尽相同。致病原因是指那些能引起疾病,并且赋予该疾病特征性的各种因素。条件是除原因以外,与病因同时存在的促进疾病发生发展的有关因素。病因学说,就是研究致病因素及其性质、致病特点和临床表现的学说。根据邪正交争的理论,中医学认为,无论外感六淫,还是内伤七情、饮食劳逸,在正气旺盛,生理功能正常的情况下,不会导致人体发病。只有在正气虚弱,人体功能活动不能适应诸因素的变化时,才会成为致病因素,使人发病。

角膜病的致病因素比较广泛,常见的角膜病致病因素包括六淫、七情、饮食、劳倦、外伤、药物过敏、先天遗传等。其中六淫是最常见的致病因素,但六淫能否侵入机体,能否发病,主要取决于机体的内在因素,凡机体强壮,脏腑功能正常,邪气即不易侵入;若机体不健,脏腑功能失常,正气虚弱,邪气则易乘虚而入。《灵枢·百病始生》曰"风雨寒热,不得虚,邪不能独伤人",《素问·评热论》亦曰"邪之所凑,其气必虚",均说明了外因是通过内因而起作用的。

病机,指疾病发生、发展及其变化的机制,又称病理,包括病因、病性、证候、脏腑气血虚实的变化及其机制,它揭示了疾病发生、发展与变化、转归的本质特点及其基本规律。中医学认为,疾病的发生、发展和变化,与患病机体的体质强弱和致病邪气的性质密切相关。病邪作用于人体,人体正气奋起而抗邪,引起了正邪相争。斗争的结果,邪气对人体的损害居于主导地位,破坏了人体阴阳的相对平衡,或使脏腑气机升降失常,或使气血功能紊乱,并进而影响全身脏腑组织器官的生理活动,从而产生了一系列的病理变化。

角膜病的病机是指角膜病发生发展与变化的机制。角膜病的发生发展,由于受致病因素的种类、致病邪气的强弱以及体质的强弱等多方面的影响,其病机变化也是多种多样的,但主要不外阴阳、脏腑、气血、津液等的功能失调。

病因与病机,两者的关系是非常密切的。如阴阳脏腑失调时,最易导致外邪入侵;相反,外邪侵入又可引起脏腑及阴阳失调。两者共同作用,促进了角膜病的发生与发展。现将角膜病常见的病因病机概括于下。

第一节　风热入侵

风为春季的主气,在一年二十四个节气中,大寒、立春、雨水、惊蛰四个节气为风气主令。因风为木气而通于肝,故又称春季为风木当令的季节。风虽为春季的主气,但终岁常在,四时皆有。故风邪引起的疾病虽以春季为多,但不限于春季,其他季节均可发生。风邪入侵,多系气候变化无常,寒温失调,腠理失密,从外入侵,或从口鼻而入,或直接侵犯眼部引起。

风为阳邪,是六淫之首,百病之长,其性轻扬向上,易犯机体上部,故《素问·太阴阳明论》曰:"伤于风者,上先受之。"头为诸阳之首,眼为清阳之窍,角膜又位于眼球表面,直接与外界接触,更易受风邪侵犯。此外,风邪常夹他邪为患,如风与热合,风与湿合等。热亦为阳邪,其性上炎,容易上攻头目,引发目疾。如热邪蒸灼目窍,角膜受灼,产生翳障等眼病。

风与热复合致病,在角膜病中最为常见。元代倪维德在《原机启微》中专为风热病机立论,称为"风热不制之病",指出"翳如云雾,翳如丝线,翳如秤星者,或一点、或三四点而至数十点",均是风热不制引起。明代王肯堂在《证治准绳》中则进一步高度概括为"膜者,风热重则有之",可见风热致病在角膜病病因病机中占有十分重要的地位。

风热外侵,来势急骤,发展迅速,变化多端。其致病特点,大抵表现为起病突然,白睛红赤或抱轮红赤,角膜出现点状、条状、丝状、树枝状或星状翳障,形状虽然不一,但均以部位表浅为特点;有畏光流泪等眼部刺激症状以及头痛鼻塞等外感诸症,就是风热犯目的征象。五轮学说认为,根据角膜病发病顺序不同,可协助判断病因:如因白睛浅层红赤出现角膜浅层星点障者,多称为肺肝风热;因角膜翳障引起白睛红赤者,多称为肝经风热。

另有时行疫毒,能引起眼病的广泛流行及迅速传染,如天行赤眼暴翳等,这种疫毒病邪,常有明显的季节性,多在久旱、久雨或气候骤变等特殊情况下发生。审症求因时可参考风热致病特点。

第二节　风寒外袭

寒为冬季的主气,包括小雪、大雪、冬至、小寒四个节气,为冬令主气。寒为水气而通于肾,故称冬季为寒水当令的季节。因冬为寒气当令,故冬季多寒病,但也可见于其他季节。由于气温骤降,防寒保温不够,人体亦易感受寒邪而为病。寒邪的性质和致病特征:寒邪以寒冷、凝滞、收引为基本特征。

寒易伤阳:寒为阴气的表现,其性属阴,故寒为阴邪。阳气本可以制阴,但阴寒偏盛,则阳气不仅不足以祛除寒邪,反为阴寒所侮,故云"阴盛则寒","阴盛则阳病"。所以寒邪最易损伤人体阳气。阳气受损,失于温煦之功,故全身或局部可出现明显的寒象。如寒邪束表,卫阳郁遏,则现恶寒、发热、无汗等,称之为"伤寒"。若寒邪直中于里,损伤脏腑阳气者,谓之为"中寒"。如伤及脾胃,则纳运升降失常,以致吐泻清稀,脘腹冷痛;肺脾受寒,则宣肃运化失职,表现为咳嗽喘促,痰液清稀或水肿;寒伤脾肾,则温运气化失职,表现为畏寒肢冷、腰脊冷痛、尿清便溏、水肿腹水等;若心肾阳虚,寒邪直中少阴,则可见恶寒蜷卧、手足厥冷、下利清谷、精神萎靡、脉微细等。

寒性凝滞:凝滞,即凝结阻滞之谓。人身气血津液的运行,赖阳气的温煦推动,才能畅通无阻。寒邪侵入人体,经脉气血失于阳气温煦,易使气血凝结阻滞,涩滞不通,不通则痛,故疼痛是寒邪致病的重要特征。因寒而痛,其痛得温则减,逢寒增剧,得温则气升血散,气血运行无阻,故疼痛缓解或减轻。寒胜必痛,但痛非必寒。由于寒邪侵犯的部位不同,所以病状各异。若寒客肌表,凝滞经脉,则头身肢节剧痛;若寒邪直中于里,气机阻滞,则胸、脘、腹冷痛或绞痛。

寒性收引:收引,即收缩牵引之意。寒性收引是指寒邪具有收引拘急之特性。"寒则气收"。寒邪侵袭人体,可使气机收敛,腠理闭塞,经络筋脉收缩而挛急;若寒客经络关节,则筋脉收缩拘急,以致拘挛作痛、屈伸不利或冷厥不仁;若寒邪侵袭肌表,则毛窍收缩,卫阳闭郁,故发热恶寒而无汗。

寒邪为病,其致病特征是:寒为阴邪,易伤阳气,故寒邪致病,全身或局部有明显的寒象。寒胜则痛,所以疼痛为寒证的重要特征之一。因寒则气收,故其病有毛窍闭塞、气血收敛、筋脉拘急的特珏,表现为无汗、拘急疼痛或屈伸不利等。

寒邪致病角膜病的特点为眼睑血凝紫胀,角膜炎初起,角膜病变表浅,结膜稍充血,畏光流泪,泪液清稀量多,无脓性分泌物,或伴有恶寒发热,头痛身痛,鼻塞喷嚏,或畏寒,脉浮紧等全身症状。临床上多见于病毒性角膜炎及其他非化脓性角膜炎的早期。

风寒与风热,因均以风邪为主导,故其致病特点有相似之处,如起病急骤、翳角膜病变表浅、畏光流泪,兼外感症状等。其区别要点在于一是兼寒,一是夹热。风寒者,一般恶寒重、发热轻,或畏寒无热,咽不痛,尿不黄,舌苔薄白,脉浮紧等;风热者,恶寒轻,发热重,可见咽痛,尿黄,舌苔薄黄,脉浮数等。

第三节 火热上攻

火热之邪旺于夏季,包括春分、清明、谷雨、立夏四个节气,为火气主令。因夏季主火,故火与心气相应。但是火并不象暑那样具有明显的季节性,也不受季节气候的限制。

火为六淫之一,火与热性质相同,只是程度不同,火为热之极,热为火所渐。火热为病,常为感受火热之邪,如日光暴晒,围炉取火,久处烟火等所致;或外邪入里化火,或五志化火,或嗜食辛辣炙煿而成。

火为阳邪,其性炎上,主升主动,容易上攻头目,引发目疾。其致病特点为来势凶猛、发展迅速、病情重、反应剧烈等。火热之邪最易伤津灼液,蓄毒化脓,生风动血,表现为结膜充血显,角膜溃陷,表面污浊,基底不净,边缘肥厚,病变脆嫩,前房积脓,疼痛剧烈,泪热如汤,眵黄量多,发热口渴,舌红苔黄,脉数大等。

火热炽盛,蕴结成毒,称为火毒,其致病特点除上述症状外,还有如,结膜混合充血严重,前房积脓量多,角膜溃陷深大,迅速溃破穿孔,眵泪量多,色呈黄绿,甚至脓攻全珠等一派火毒之象。

五轮学说认为角膜属风轮,内应于肝,肝与胆相表里,故临床上常辨证为肝胆火炽或肝胆热毒;若涉及多个脏腑,则又称之为三焦火炽或三焦热毒。

第四节 湿热熏灼

湿为长夏主气。包括大暑、立秋、处暑、白露四个节气,为湿气主令。湿与脾土相应。夏秋之交,湿热熏蒸,水气上腾,湿气最盛,故一年之中长夏多湿病。湿亦可因涉水淋雨、居处伤湿,或以水为事。湿邪为患,四季均可发病,且其伤人缓慢难察。

湿的性质和致病特征:湿为阴邪,阻碍气机,易伤阳气,其性重浊黏滞、趋下。

湿为阴邪,易阻气机,损伤阳气:湿性类水,水属于阴,故湿为阴邪。湿邪侵及人体,留滞于脏腑经络,最易阻滞气机,从而使气机升降失常。胸胁为气机升降之道路,湿阻胸膈,气机不畅则胸闷;湿困脾胃,使脾胃纳运失职,升降失常,故现纳谷不香、不思饮食、脘痞腹胀、便溏不爽、小便短涩之候。由于湿为阴邪,阴胜则阳病,故湿邪为害,易伤阳气。脾主运化水湿,且为阴土,喜燥而恶湿,对湿邪又有特殊的易感性,所以脾具有运湿而恶湿的特性。因此,湿邪侵袭人体,必困于脾,使脾阳不振,运化无权,水湿停聚,发为泄泻、水肿、小便短少等症。"湿胜则阳微",因湿为阴邪,易于损伤人体阳气,由湿邪郁遏使阳气不伸者,当用化气利湿通利小便的方法,使气机通畅,水道通调,则湿邪可从小便而去,湿去则阳气自通。

湿性重浊:湿为重浊有质之邪。所谓"重",即沉重、重着之意。故湿邪致病,其临床症状有沉重的特性,如头重身困、四肢酸楚沉重等。若湿邪外袭肌表,湿浊困遏,清阳不能伸展,则头昏沉重,状如裹束;如湿滞经络关节,阳气布达受阻,则可见肌肤不仁、关节疼痛重着等。所谓"浊",即秽浊垢腻之意。故湿邪为患,易于出现排泄物和分泌物秽浊不清的现象。如湿浊在上则面垢、眵多;湿滞大肠,则大便溏泻、下痢脓血黏液;湿气下注,则小便混浊、妇女黄白带下过多;湿邪浸淫肌肤,则疮疡、湿疹、脓水秽浊等。

湿性黏滞:"黏",即黏腻;"滞",即停滞。所谓黏滞是指湿邪致病具有黏腻停滞的特性。这种特性主要表现在两个方面:一是症状的黏滞性。即湿病症状多黏滞而不爽,如大便黏腻不爽,小便涩滞不畅,以及分泌物黏浊和舌苔黏腻等。二是病程的缠绵性。因湿性黏滞,蕴蒸不化,胶着难解,故起病缓慢隐袭,病程较长,往往反复发作或缠绵难愈。如湿温,它是一种由湿热病邪所引起的外感热病。由于湿邪性质的特异性,在疾病的传变过程中,表现出起病缓、传变慢、病程长、难速愈的明显特征。他如湿疹、湿痹(着痹)等,亦因其湿而不易速愈。

湿性趋下:水性就下,湿类于水,其质重浊,故湿邪有下趋之势,易于伤及人体下部。其病多见下部的症状,如水肿多以下肢较为明显。他如带下、小便混浊、泄泻、下痢等,亦多由湿邪下注所致。但是,湿邪浸淫,上下内外,无处不到,非独侵袭人体下部。《素问·太阴阳明论》所谓"伤于湿者,下先受之",只是说明湿性趋下,易侵阴位,为其特性之一而已。

湿有内外之分,外湿多为气候潮湿,涉水淋雨,久居湿地等,是外在湿邪侵袭人体引起;内湿多由脾胃虚弱,或饮食无节,饥饱无常,脾气受损,运湿失职;或嗜食肥甘生冷,湿从内生。外湿与内湿常相互影响,如外湿入侵,可郁困脾阳;脾阳不振,运化失常,又易导致外湿侵入,角膜病的发生,更多的是内生之湿邪。

因湿郁过久,常可化热;或先有湿邪,又感热邪,湿热相兼,形成湿热熏灼的病因病机。湿热致角膜病的临床表现为角膜溃烂,角膜溃烂面如腐渣,似牙膏,色白浊,结膜混合充血,眼睑水肿,眵泪黏腻,迁延不愈,反复发作,伴有头重肢困,苔腻,大便溏等症状。

第五节　阴阳失调

阴阳失调,是机体阴阳消长失去平衡的统称,是指机体在疾病过程中,由于致病因素的作用,导致机体的阴阳消长失去相对的平衡,所出现的阴不制阳、阳不制阴的病理变化。阴阳失调又是脏腑、经络、气血、营卫等相互关系失调,以及表里出入、上下升降等气机运动失常的概括。由于六淫、七情、饮食、劳倦等各种致病因素作用于人体,也必须通过机体内部的阴阳失调,才能形成疾病,所以,阴阳失调又是疾病发生、发展变化的内在根据。

阴阳失调的病理变化,其主要表现,不外阴阳盛衰、阴阳互损、阴阳格拒、阴阳转化以及阴阳亡失等几个方面,其中阴阳偏盛偏衰则是各种疾病最基本的病理变化,这种变化通过疾病性质的寒热而表现出来。

阴阳学说认为人体与与自然环境的整体统一和机体内环境的平衡协调,是人体赖以生存的基础。"阴平阳秘"即阴阳的平衡协调,是角膜生理的基础。这种平衡协调的关系一旦受到破坏,使阴阳失去平衡,角膜病便由此而发生。因此,角膜病的发生取决于两方面的因素:一是邪气,所谓邪气就是各种致病因素的总称。二是正气,正气泛指人体的抗病能力。

临床上阳邪所致角膜病,如风、火、热之邪侵及角膜可造成眼内阳气盛而出现角膜星点翳膜,结膜混合充血,伴口渴、便秘、脉数等症状,其性质属热,所谓"阳盛则热"。如机体阴液不足,出现眼内干涩,角膜干燥,五心烦热,口舌干燥,皮肤干燥,脉细数等症状。其性质亦属热,所以称为"阴虚则热"。

阴邪所致角膜病,如寒、湿之邪侵及角膜可造成眼内阴气偏盛出现角膜冷翳、角膜水肿,伴畏寒发热等症状,其性质属寒,所谓"阴盛则寒"。还有如机体阳气虚弱,可出现角膜溃烂面久不修复,面色苍白、神疲、脉微等症状。其性质亦属寒,所以称"阳虚则寒"。

第六节　脏腑失调

脏腑病机是疾病在其发生、发展过程中,脏腑的正常生理功能发生失调的内在机理。任何疾病的发生,无论是外感还是内伤,都势必导致生理功能紊乱而脏腑阴阳气血失调。因此,脏腑失调的病机,在病机理论中占有重要的地位,是辨证论治的主要理论依据。

疾病既已发生,则患病机体势必出现一系列的病理变化及临床表现。一般来说,这些病理和临床表现反映出人体发生疾病时的邪正盛衰、阴阳失调、气血失调以及升降失常等变化。但若要确切判明病变的部位、性质及对机体功能活动的影响,则必须将病机分析落实到脏腑上,才能保证其具有较强的针对性。

对于角膜病,五脏六腑之精气皆上注于目。若饮食不节,劳倦过度,七情过激,失血过多,外邪入侵等,均可致脏腑功能失调,产生角膜病变。其中脾胃湿热、肝胆火炽等已如前述,常见的还有以下几种:

1. 肝经郁热　多因情志不舒,肝气郁结,疏泄失职或郁久化火,气火上逆,则目珠胀痛,视力下降,常伴有口苦、胁痛、月经不调、脉弦等症状,可见于女性经期角膜炎。

2. 肝阳上亢　多因情志过激,或烟酒刺激等,使肝之用阳太过,亢扰于上,则可见角膜气翳,甚或瞳孔散大及眼球转动欠佳等。常伴有眩晕耳鸣,头目胀痛,急躁易怒,面赤口苦,舌红,脉弦有力等症状。

3. 脾肺气虚　多因肺病日久,脾胃失调,中气不足,目失濡养,无力抗邪,致角膜翳障久陷不敛,日久不愈,伴有眼睑无力、气短乏力、肢体倦怠、面色㿠白及舌淡脉弱的症状。临床常见于角膜炎后期及年老体弱者。

4. 肝肾阴虚　多因肝肾阴液亏少,目失濡养,导致角膜干燥生翳,目珠涩痛,头昏耳鸣等症。若阴虚不能制火,虚火上炎,导致角膜混浊如星似点,日久不愈,赤脉稀疏,时隐时现,同时伴有颧红耳赤,口干咽燥,舌红无苔,脉细数等全身症状。临症多见于角膜炎后期。

第七节　气血津液失调

人体之气,就生命形成而论,"生之来谓之精",有了精才能形成不断发生升降出入的气化作用的机体,则精在气先,气由精化。其中,先天之精可化为先天之气;后天之精所化之气与肺吸人的自然界的清气相合而为后天之气。先天之气与后天之气相合而为人体一身之气。

血,即血液,是循行于脉中的富有营养的红色的液态物质,是构成人体和维持人体生命活动的基本物质之一。血主于心,藏于肝,统于脾,布于肺,根于肾,有规律地循行脉管之中,在脉内营运不息,充分发挥灌溉一身的生理效应。

津液是人体一切正常水液的总称。津液包括各脏腑组织的正常体液和正常的分泌物,胃液、肠液、唾液、关节液等,习惯上也包括代谢产物中的尿、汗、泪等,故曰"汗与小便,皆可谓之津液,其实皆水也"(《读医随笔·气血精神论》)。津液以水分为主体,含有大量营养物质,是构成人体和维持人体生命活动的基本物质。"人禀阴阳二气以生,有清有浊。阳之清者为元气。阳之浊者为火;阴之清者为津液,阴之浊者即为痰"(《罗氏会约医镜》)。

气血津液是人体生命活动的物质基础,又是脏腑功能活动的产物,因而气血津液功能的正常与否,也能反映脏腑的情况。人体病理变化无不涉及气血津液,角膜病与气血津液功能失调亦至为密切。常见的气血津液失调所致的角膜病的病机有如下几条:

1. 气虚气陷　气虚是指元气不足,全身或某些脏腑功能衰退的病理变化。气虚主要表现为元气不足,脏腑功能活动减退,以及机体抗病能力下降等方面,其形成的主要原因多是先天不足,或后天失养,或肺脾肾功能失调,也可因劳伤过度、久病耗伤、年老体弱所致。气虚多见于慢性疾患、老年患者、营养缺乏、疾病恢复期以及体质衰弱等病变。其临床表现以少气懒言、疲倦乏力、脉细软无力等症为重要特点。

(1)气虚:各脏腑气虚的特点,多与其生理功能有关,如肺气虚的特点是"主气"的功能衰退;心气虚的特点是"主血脉"和"藏神"的功能衰退;脾胃气虚的特点是"腐熟水谷"和"运化精微"的功能衰退以及中气下陷等;肾气虚的特点是"藏精""生髓""气化""封藏"以及"纳气"等功能的衰退等。

(2)气陷:气陷为气虚病机之一,是以气的升举无力,应升反降为主要特征的一种病理变化。气陷多因气虚进一步发展而来。脾宜升则健,脾气虚,易导致气陷,常称"中气下陷"。机体内脏位置的相对恒定,全赖于气的正常升降出入运动。所以,在气虚而升举力量减弱的情况下,就会引起某些内脏的下垂,如胃下垂、肾下垂、子宫脱垂、脱肛等,还可伴见腰腹胀满重坠、便意频频,以及短气乏力、语声低微、脉弱无力等症。

在角膜表现为角膜溃烂面,久不修复;软化溃烂等。全身常见少气懒言,形寒肢冷,舌淡而胖,脉弱无力等。

2. 气滞气逆

(1)气滞:气滞是指某些脏腑经络或局部气机郁滞的病理变化。气滞主要是由于情志内郁,或痰、湿、食、积、瘀血等阻滞,以及外伤侵袭、用力努伤、跌仆闪挫等因素,使气机阻滞而不畅,从而导致某些脏腑经络的功能失调或障碍所致,以闷胀、疼痛为其临床特点。由于人体气机升降多与肝主疏泄、肺主宣降、脾主升清、胃主降浊,以及肠主泌别传导功能有关,故气滞多与这些脏腑功能失调有关。气行则血行,气滞则血瘀;气行水亦行,气滞则水停。所以气滞可以引起血瘀、水停,形成瘀血、痰饮、水肿等病理变化。

(2)气逆:气逆是气机逆乱、失常之统称。气逆,主要指气机上逆,是气机升降失常,脏腑之气逆乱的一种病理变化。气逆多由情志所伤,或因饮食寒温不适,或因痰浊壅阻等所致。气逆最常见于肺、胃和肝等脏腑。肺以清肃下降为顺,若肺气逆,则肺失肃降,发为咳逆上气;胃气宜降则和,若胃气逆,则胃失和降,发为恶心、呕吐、嗳气、呃逆;肝主升发,若肝气逆,则升发太过,发为头痛胀,面红目赤而易怒。由于肝为刚脏,主动主升,且又为藏血之脏,因此,在肝气上逆时,甚则可导致血随气逆,或为咯血、吐血,或壅遏清窍而致昏厥。一般地说,气逆于上,以实为主,但也有因虚而气上逆者。如肺虚而失肃降或肾不纳气,都可导致肺气上逆;胃虚失降也能导致胃气上逆等,属因虚而气逆。

气滞气逆导致角膜病变如外邪犯肺,肺失宣降,甚至气逆于上,角膜星点翳起。或情志不舒,肝郁气滞,气火上逆,而致目珠胀痛,黑睛翳障,瞳神散大等。

3. 血虚 血虚是指血液不足,濡养功能减退的一种病理变化。其形成的原因:一是失血过多,如吐血、衄血、月经过多,外伤出血等使体内血液大量丧失,而新血又不能及时生成和补充;二是血液生化不足,脾胃为气血生化之源,脾胃虚弱,化源不足,导致生成血液的物质减少,或化生血液的功能减弱;三是久病不愈,慢性消耗等因素而致营血暗耗;四是瘀血阻滞,瘀血不去则新血不生等,最终导致全身血虚。

血是维持人体生命活动的重要物质之一,对人体具有营养作用。因此,血液虚亏不能营养脏腑组织,必然导致全身或局部失于营养,生理功能逐渐减退等病理变化。其临床表现以眩晕,面色不华,唇、舌、爪甲淡白无华为重要特征。

在角膜表现为眼内干涩,角膜星点混浊,久病不愈,不耐久视等。全身症状可见面色苍白,唇舌无华,头昏,脉细等。

4. 血热 血热是指血分有热,血行加速甚则瘀阻的一种病理变化。血热多由外感热邪侵袭机体,或外感寒邪入里化热,伤及血分以及情志郁结,郁久化火,火热内生,伤及血分所致。由于血得温则行,故在血热的情况下,血液运行加速,甚则灼伤脉络,迫血妄行,邪热又可煎熬阴血和津液,所以,血热的病理变化,以既有热象,又有耗血、动血及伤阴为其特征。

角膜病多因外感邪热或脏腑郁热侵入血分所致,血得热则血流涌急,在眼可见结膜混合充血,角膜溃烂。

5. 血瘀 血瘀是指瘀血内阻,血行不畅的一种病理变化。气滞而致血行受阻,或气虚而血运迟缓,或痰浊阻于脉络,或寒邪入血,血寒而凝,或邪热入血,煎熬血液等,均足以形成血瘀,甚则血液瘀结而成瘀血。所以,瘀血是血瘀的病理产物,而在瘀血形成之后,又可阻于脉络,而成为血瘀的一种原因。

血瘀的病机主要是血行不畅。瘀血阻滞在脏腑、经络等某一局部时,则发为疼痛,痛有定处,得寒温而不减,甚则可形成肿块,称之为症。同时,可伴见面目黧黑、肌肤甲错、唇舌紫暗以及瘀斑、红缕等血行迟缓和血液瘀滞的现象。血瘀反过来又可加剧气机的郁滞,从而形成气滞导致血瘀、血瘀导致气滞的恶性循环。由于血瘀与气虚、气滞、血寒、血热等病理上相互影响,所以血除有寒热之别外,常常出现血瘀兼气虚、血瘀兼气滞、血瘀兼血虚等病理改变。

角膜病多因外伤、出血、久病、寒凝、气滞、气虚等所致。如邪毒入营,或气滞不能行血,气虚无力行血,外伤瘀血未清等。角膜病表现为角膜血染,胬肉侵睛,眼痛剧烈等。

6. 津液亏损　津液亏损多因燥热之邪耗伤津液,或大汗、失血、吐泻不止,丢失津液所致。角膜病表现为干涩畏光,暗淡失泽,甚至呈灰白色混浊,全身可见口燥咽干,大便秘结,舌燥脉涩等症。津液亏损,是指津液在数量上的亏少,进而导致内则脏腑,外而孔窍、皮毛,失其濡润滋养作用,因之产生一系列干燥失润的病理变化。津液不足多由燥热之邪或五志之火,或高热、多汗、吐泻、多尿、失血,或过用辛燥之剂等引起津液耗伤所致。

津液亏损的病理变化,由于津液亏损程度不同,而有伤津和伤阴之分。津和液,在性状、分布部位、生理功能等方面均有所不同,因而津液不足的病机及临床表现,也存在着一定的差异。津较清稀,流动性较大,内则充盈血脉,润泽脏腑,外则达于皮毛和孔窍,易于耗散,也易于补充。如炎夏而多汗,或因高热而口渴引饮;气候干燥季节,常见口、鼻、皮肤干燥;大吐、大泻、多尿时所出现的目陷、螺瘪,甚则转筋等,均属于以伤津为主的临床表现。液较稠厚,流动性较小,是以濡养脏腑,充养骨髓、脑髓、脊髓,滑利关节为主,一般不易损耗,一旦亏损则亦不易迅速补充。如热病后期或久病伤阴,所见到的舌光红无苔或少苔,唇舌干燥而不引饮,形瘦肉脱,皮肤毛发枯槁,甚则疲困、手足震颤蠕动等,均属于阴液枯涸以及动风的临床表现。

津液亏损致角膜病多表现为畏光流泪,角膜欠光泽,甚至角膜呈灰白色混浊,全身可见口燥咽干,大便秘结,舌燥脉涩等症。

7. 水液停滞　津液的输布和排泄,是津液代谢中的两个重要环节。津液的输布和排泄的功能障碍,虽然各有不同,但其结果都能导致津液在体内不正常的停滞,成为内生水湿、痰饮等病理产物的根本原因。津液的输布障碍,是指津液得不到正常输布,导致津液在体内环流迟缓,或在体内某一局部发生潴留,因而津液不化,水湿内生,酿成痰饮的一种病理变化。导致津液输布障碍的原因很多,涉及肺的宣发和肃降、脾的运化和散精、肝的疏泄条达和三焦的水道是否通利等各个方面,但其中最主要的是脾的运化功能障碍。

津液的排泄障碍,主要是指津液转化为汗液和尿液的功能减退,而致水液潴留,上下溢于肌肤而为水肿的一种病理变化。津液化为汗液,主要是肺的宣发功能;津液化为尿液,主要是肾的蒸腾气化功能。肺肾的功能减弱,虽然均可引起水液潴留,发为水肿,但是肾的蒸腾气化则起着主宰排泄的作用。

水液停滞致角膜病表现为角膜水肿,角膜混浊,全身可见肢体、皮下水肿,小便不利等症。多因肺、脾、肾三脏功能失调,三焦气化不利,膀胱开阖失司所致。

第八节　饮食失调

饮食是健康的基本条件。饮食所化生的水谷精微是化生气血,维持人体生长、发育,完成各种生理功能,保证生命生存和健康的基本条件。正常饮食,是人体维持生命活动之气血阴阳的主要来源之一,但饮食失宜,常是导致许多疾病的原因。饮食物主要依靠脾胃消化吸收,如饮食失宜,首先可以损伤脾胃,导致脾胃的腐熟、运化功能失常,引起消化功能障碍;其次,还能生热、生痰、生湿,产生种种病变,成为疾病发生的一个重要原因。

饮食失调包括饥饱无度、饮食不洁、饮食偏嗜等。饮食失调能导致疾病的发生,为内伤病的主要致病因素之一。

一、饮食不节

饮食贵在有节。进食定量、定时谓之饮食有节。

1. 饥饱失常　饮食应以适量为宜,过饥过饱均可发生疾病。明显低于本人的适度的饮食量,称为过饥;明显超过本人的适度的饮食量,称为过饱。过饥,则摄食不足,化源缺乏,终致气血衰少。气血不足,则形体消瘦,正气虚弱,免疫力降低易于继发其他病症。反之,暴饮暴食,过饱,超过脾胃的消化、吸收功能,可导致饮食阻滞,出现脘腹胀满、嗳腐泛酸、厌食、吐泻等食伤脾胃之病。故有"饮食自倍,肠胃乃伤"之说。

饥饱失常,在小儿尤为多见,因其脾胃较成人为弱,食滞日久,可以郁而化热;伤于生冷寒凉,又可以聚湿、生痰。婴幼儿食滞日久还可以出现手足心热、心烦易哭、脘腹胀满、面黄肌瘦等症,称之为"疳积"。成人如果久食过量,还常阻滞肠胃经脉的气血运行,发生下利、便血、痔疮等。过食肥甘厚味,易于化生内热,甚至引起痈疽疮毒等。

总之,不宜极饥而食,食不可过饱;不宜极渴而饮,饮不可过多。饮食过多,则生积聚;渴饮过多,则聚湿生痰。此外,在疾病过程中,饮食不节还能改变病情,故有"食复"之说,如在热性病中,疾病初愈,脾胃尚虚,饮食过量或吃不易消化的食物,常常导致食滞化热,与余热相合,使热邪久羁而引起疾病复发或迁延时日。

2. 饮食无时　按固定时间,有规律地进食,可以保证消化、吸收功能有节奏地进行活动,脾胃则可协调配合,有张有弛,水谷精微化生有序,并有条不紊地输布全身。自古以来,就有一日三餐"早饭宜好,午饭宜饱,晚饭宜少"之说。若饮食无时,亦可损伤脾胃,而变生他病。

二、饮食偏嗜

饮食结构合理,五味调和,寒热适中,无所偏嗜,才能使人体获得各种需要的营养。若饮食偏嗜或膳食结构失宜,或饮食过寒过热,或饮食五味有所偏嗜,可导致阴阳失调,或某些营养缺乏而发生疾病。

1. 种类偏嗜　饮食种类合理搭配,膳食结构合理,才能获得充足的营养,以满足生命活动的需要。人的膳食结构应该谷、肉、果、菜齐全,且以谷类为主,肉类为副,蔬菜为充,水果为助,调配合理,根据需要,兼而取之,才有益于健康。若结构不适,调配不宜,有所偏嗜,则味有所偏,脏有偏胜,从而导致脏腑功能紊乱。如过嗜酵酿之晶,则导致水饮积聚;过嗜瓜果乳酥,则水湿内生,发为肿满泻利。

2. 寒热偏嗜　饮食宜寒温适中,否则多食生冷寒凉,可损伤脾胃阳气,寒湿内生,发生腹痛泄泻等症。偏食辛温燥热,可使胃肠积热,出现口渴、腹满胀痛、便秘,或酿成痔疮。

3. 五味偏嗜　人的精神气血,都由五味资生。五味与五脏,各有其亲和性,如酸入肝,苦入心,甘入脾,辛入肺,咸入肾。如果长期嗜好某种食物,就会使该脏腑功能偏盛偏衰,久之可以按五脏间相克关系传变,损伤他脏而发生疾病。如多食咸味的东西,会使血脉凝滞,面色失去光泽;多食苦味的东西,会使皮肤干燥而毫毛脱落;多食辛味的东西,会使筋脉拘急而爪甲枯槁;多食酸味的东西,会使皮肉坚厚皱缩,口唇干薄而掀起;多食甘味的东西,则骨骼疼痛而头发脱落。此外,嗜好太过,可致营养不全,缺乏某些必要的营养,而殃及脏腑为病。例如脚气病、夜盲症、瘿瘤等都是五味偏嗜的结果。所以,饮食五味应当适宜,平时饮食不要偏嗜,病时应注意饮食宜忌,食与病变相宜,能辅助治疗,促进疾病好转,反之,疾病就会加重。只有"谨和五味"才能"长有天命"。

三、饮食不洁

进食不洁,会引起多种胃肠道疾病,出现腹痛、吐泻、痢疾等;或引起寄生虫病,如蛔虫、蛲虫、寸白虫等,临床表现为腹痛、嗜食异物、面黄肌瘦等症。若蛔虫窜进胆道,还可出现上腹部剧痛、时发时止、吐蛔,四肢厥冷的蛔厥证。若进食腐败变质有毒食物,可致食物中毒,常出现腹痛、吐泻,重者可出现昏迷或死亡。

在角膜病方面,饮食失调,首先可以损伤脾胃,导致脾胃的腐熟、运化功能失常,引起消化功能障碍;其次还能生热、生痰、生湿,产生种种病变,直接或间接影响至眼导致角膜病,产生或实或虚的角膜病。如脾胃功能减退,运化失司,饮食精微不能吸收和输布,目失濡养,可产生疳疾上目的角膜软化症;如嗜食辛辣刺激,致脾胃运化失司,酿成湿热,湿热上承,蒸灼目窍,又可招致角膜溃烂,如真菌性角膜炎等。

第九节　先天及衰老因素

一、先天因素

先天因素,又称禀赋,是指小儿出生以前在母体内所禀受的一切特征。中医学所说的先天因素,既包括父母双方所赋予的遗传性,又包括子代在母体内发育过程中的营养状态,以及母体在此期间所给予的种种影响。同时,父方的元气盛衰、营养状况、生活方式、精神因素等都直接影响着"父精"的质量,从而也会影响到子代禀赋的强弱。

现代遗传学认为,遗传是生物按照亲代所经过的发育途径和方式,产生与亲代相似后代的过程,是遗传物质从上代传给下代的现象。在人类是通过生殖细胞的物质与信息的传递,将亲代的个体体质特征传给子代的过程。在遗传过程中,由于内外环境的影响而造成结构与功能上的差异,即生物个体之间的差异称之为变异。遗传中有变异,变异中有遗传,两者既是矛盾对立的,又是统一不可分割的。中医学的先天因素涵盖了这两方面的内容。

胎儿在母体孕育过程中,须赖母体精血源源不断地滋养,才能正常生长发育;若胎孕失常,胎儿失养,有可能演变成与生俱来的先天性眼病。常见因素有:因母体怀孕期间,身体羸弱,精血亏虚,使胎乏滋养而致先天禀赋不足;因孕妇不善调摄,饮食偏嗜,寒热不节,复感外邪,累及胎儿;因孕期七情内伤,或房室不节,致阴血暗耗,虚损胎儿。常见的先天性角膜病有无角膜、大角膜、小角膜、扁平角膜、球形角膜、圆锥角膜、先天性角膜白斑、先天性角膜葡萄肿、先天性角膜巩膜化、角膜营养不良、皮样畸胎瘤等。

二、衰老因素

衰，衰弱，衰退之谓。老，年纪大，与"少"相对。引申为衰，与"壮"相对。衰老，老而且衰之义，是指随着年龄的增长，机体各脏腑组织器官功能全面地逐渐降低的过程。《灵枢·天年》云："五十岁，肝气始衰，肝叶始薄，胆汁始灭，目始不明。"说明人到一定的年龄，随着年龄增长而出现衰老征象，眼睛亦然，由于年老体衰，肝肾亏虚，精血不足，不能上荣于目。如因年老体衰致气血虚损、脏腑功能不足可见角膜老年环；若角膜环见于中青年者，多为高脂血症的一种表现。

第十节　外伤及药物因素

角膜位于眼球的前部，暴露于外，直接与外界接触，不仅易被邪毒侵袭，而且易被外物损伤。角膜伤轻则角膜上皮损伤，重则异物穿透角膜、巩膜等，而使通光受阻，视力下降。常见的有以下几种：

一、外伤因素

1. 异物入目　如尘埃、砂土等随风吹入眼内，或金属碎屑、玻璃细渣、麦芒、谷壳等溅入眼内，或细小昆虫飞扑入眼等。这类细小异物黏附于角膜表面可致涩痛流泪，不能睁眼。

2. 撞击伤目　多因眼部受钝力损伤，常由球类、拳掌、棍棒等击伤，或碰撞、跌仆所伤，根据撞击的部位和程度不同而表现各异。常见的眼睑红肿、球结膜出血、角巩膜破裂、瞳孔散大、晶体脱位混浊、视网膜脱离、眼眶骨伤等。

3. 刺击伤目　多因眼部受锐器所伤，如竹木签、刀剪之类穿通眼球引起，亦可由锐小的物体弹射或爆炸之碎片飞溅入目，导致角膜划伤。

4. 烧灼伤目　包括烫伤和烧伤。烫伤多由高温的水、蒸气、油及溶化的金属物质等造成；烧伤多由火焰，或石灰、氨水、酸、碱等化学物质引起；此外紫外线、红外线等射线也能烧伤角膜导致病变。

二、药物因素

目前，眼科局部药品制剂种类繁多，药物对眼部组织潜在损害也逐渐突显出来。与其他眼组织相比，局部应用药物可使角膜和结膜出现显著的短时高浓度，导致其细胞功能损伤，同时广泛使用的防腐剂和赋形剂也起到协同损害作用。因此，要对药物的毒性有清晰的认识，避免产生药源性角膜损害。

1. 造成眼表上皮损伤　主要有：①抗真菌药物如两性霉素 B、益康唑、克霉唑、咪康唑等；②抗病毒药物特别是非选择性的碘苷、阿糖腺苷、安西他滨等；③抗生素类，其中氨基糖苷类药物在眼用抗生素中对角结膜上皮损害作用最大，其毒性大小依次为：庆大霉素 > 新霉素 > 妥布霉素；④表面麻醉剂如利多卡因、可卡因、丁卡因等；⑤非甾体抗炎药；⑥青光眼用药如肾上腺素及其左旋异构体、β 受体阻滞剂；⑦各种类型的防腐剂包括氯苄烷铵、三氯叔丁醇、山梨酸、氯己定等。

2. 抑制角膜基质细胞活性、延迟基质愈合　碘苷、阿糖腺苷和安西他滨均表现出延迟角膜基质愈合的作用。氟喹诺酮类药物对角膜基质细胞增殖有一定的抑制,其中环丙沙星抑增殖作用最强。地塞米松溶液可减慢角膜基质中角蛋白的硫基化,降低角膜移植术后创口的张力强度。麻醉剂中的丁卡因和普鲁卡因对角基质细胞有较明显的毒性作用,而且和浓度以及接触时间成正相关。

3. 药物在角膜中蓄积引起沉淀或色素沉着　长期使用环丙沙星者可能在角膜基质药物结晶沉积,甚至在上皮缺损区形成和基质紧密结合的药物性白斑,严重影响视力。磺胺类制剂长期用药,可在睑结膜下形成药物性结石,甚至在角膜基质层形成药物性白斑。硝酸银局部使用可在角膜后弹力层中产生灰黄色银沉淀。肾上腺素类制剂使用时间超过 1 年以上能出现结膜色素沉着,角膜上皮缺损时,色素也可沉积于角膜前弹力层和基质。硫柳汞也可引起角结膜色素沉着。

4. 降低角膜敏感性　如 β 受体阻滞剂、高浓度(30%)的磺胺制剂等。

5. 角膜内皮损害　角膜内皮位于角膜最内层,上皮和基质的屏障作用使其受药物损伤的可能性较小。但在短期、频繁、高浓度用药,同时角膜上皮和基质受损的情况下,这种风险增加,毒性较大的药物不慎进入前房,将导致无法挽回的损失。因此临床眼科医生要重视药物眼局部使用的毒性,在选择药物时,根据疾病种类、眼部微环境、药物特性和毒副作用等综合考虑。

(1)局部频繁使用具有上皮毒性药物可使角膜、结膜出现显著的短时药物高浓度,导致上皮损伤,当角膜缘干细胞异常或角膜上皮功能障碍时,这一毒害作用对脆弱的上皮将是致命的打击,削弱其眼表第一屏障作用。因此角膜上皮存在复发性糜烂、点状角膜炎/溃疡时,避免一切不必要的用药,以加速创伤愈合,可能的情况下,应替代使用无防腐剂药物,如油膏或外科配制无菌载体。

(2)基质细胞在角膜创伤愈合过程中起重要作用,某些药物会抑制基质细胞增殖活性,影响病程预后。所以眼化学伤、角膜溃疡、角膜手术后,慎用影响创伤愈合的药物。

(3)泪液功能异常以及严重眼干燥症患者,因其眼表缺乏泪液对药物浓度的稀释和冲刷作用,频繁和长时间局部用药易造成累积细胞毒效应,现在广泛使用的药物赋形剂增加了这一风险。选择药物时需格外谨慎,避免导致医源性角结膜疾患。

（王慧娟　张仁俊）

第十九章　角膜病辨证

角膜位居眼球的正前方，质地透明，表面光滑，是重要的屈光间质。其保持透明状态、维持正常功能的重要性是不言而喻的。角膜是机体神经末梢分布密度最高的器官之一，因此角膜的炎症大多伴有畏光、流泪、眼睑痉挛等症状。中医学称角膜为黑睛、黑眼、乌睛、乌珠、青睛、黑仁、黑珠、神珠等。

角膜疾病的致病因素，以六淫外袭、脾气虚弱、痰湿积滞、虚火上炎为多见，其证候特点起病急、发展快、外观症状显露、自觉症状明显，多邪实有余之证，以实证、热证常见。角膜疾病是眼科临床的常见疾病，失治误治可致病情发展，甚至引起角膜穿孔、前房积脓等恶候，是致盲的常见病因。角膜属表，由于外用药可直达病所而发挥较好的作用，因此外用药在角膜病的治疗中起着举足轻重的作用，但是外用眼药过多易产生角膜毒性等不良影响，同时新一代抗生素的滥用可引起细菌耐药性增加，类固醇皮质激素类药物的应用也容易导致微生物感染、病情反复等，这也是全球性的眼科难题，因此应用中药辨证论治调整机体的内在平衡在角膜病的治疗中有重要意义。

辨，就是分析、辨认、区别；证，就是指疾病的证候。辨证，就是分析、辨别疾病的证候，就是认识疾病，对疾病做出诊断。中医辨证，就是应用阴阳五行、脏腑经络、气血津液、病因病机等基本理论，在整体观念的指导下，对由四诊所取得的临床资料，进行分析，找出病因，确定病性，落实病位，分析病机，掌握其疾病的本质，并依此而确定治法。辨证论治是中医学理论及临床治疗的主要特色，辨证是辨证论治的首要环节，只有辨证明确，论治才有法有方。

眼球是人体的一部分，是人体一个很小的器官，具有一定的特殊性；许多眼病常常没有明显的全身证候，许多眼病常为双眼发病或单眼发病，但两眼病情进展并不完全一致。中医临床有时感到无证可辨，或辨证分型难以反映病变的改变。由于眼科治疗较重视局部用药，因此，数百年来，在中医基础理论和中医眼科理论的指导下，经过历代医家的长期实践和反复摸索，眼科辨证一直向着局部化微观化的方向进展。在中医的辨证学领域里，为了适应各科临床的需要，在不同时期，不同条件下，逐步形成和发展了八纲、六淫、脏腑、六经、卫气营血、三焦、气血、津液、五轮、八廓等辨证方法。这些辨证方法各具特点，各有运用范围。但由于这些辨证方法的相互联系和某些方面的相互交错，在角膜炎性疾病中，都可以加以运用。现将这些辨证方法在角膜炎辨证中的综合运用介绍于下：

第一节 五轮辨证

《灵枢·大惑论》曰:"五脏六腑之精气,皆上注于目而为之精。精之窠为眼,骨之精为瞳子,筋之精为黑眼,血之精为络,其窠气之精为白眼,肌肉之精为约束,裹撷筋骨血气之精而与脉并为系,上属于脑,后出于项中。目者,五脏六腑之精也。"古人根据这段经文将眼部分属五脏,配合五行、五色等,从而衍化为五轮学说。五轮分属五脏,五脏有病必表现于五轮。五轮部位若出现病变,则相应的五脏也必然有病。五轮属标,五脏属本,轮脏相应;轮之有病,多由脏腑功能失调所致。在临床上,运用五轮理论,通过观察各轮外显症状,去推断相应脏腑内蕴病变的方法,实际上是一球种从眼局部进行脏腑辨证的方法。

五轮学说,是依据五行学说的理论以及眼与脏腑密切相关的观点,将眼部组织由外向内,划分为肉轮、血轮、气轮、风轮及水轮五个部分,分别与内在的脏腑相应,并运用脏腑五行学说,借以说明眼的解剖、生理、病理,指导眼病的诊断与治疗的一种学说。所谓轮,是喻眼珠如车轮圆转灵活之意。

眼科局部辨证法中首推五轮辨证。五轮辨证是眼科最常用的特殊辨证方法,最早记载于《太平圣惠方·眼论》。中医眼科在《黄帝内经》的理论指导下,将眼局部由外至内分为胞睑、两眦、白睛、黑睛和瞳神等五部分,分别内应于脾、心、肺、肝、肾五脏,命名为肉轮、血轮、气轮、风轮、水轮,总称五轮。借以说明眼的解剖、生理、病理及与脏腑的关系,并应用于指导临床辨证论治的理论,即五轮学说。五轮辨证就是应用五轮理论,通过观察各轮外显症状,去推断相应脏腑内蕴病变的方法。五轮本身在辨证中主要起确定病位的作用,临证时尚需与八纲、病因、气血津液等辨证方法结合应用。五轮辨证是眼科局部辨证中一种独特的方法,它是将肉轮、血轮、气轮、风轮、水轮五轮部位所出现的病证,按照脏腑分属进行病机分析的一种辨证方法,也是以八纲、病因、脏腑等辨证方法作为基础的。

角膜在五轮中属风轮(指角膜),即黑睛,位于眼球前部中央,质地透明,无血管,有弹性,为光线进入眼内的必由之路,并有保护瞳神及其他眼内组织的作用。角膜在脏属肝,肝主风,故称风轮,因肝与胆相表里,所以,风轮疾病,常责之于肝胆二脏。此外,角膜后方与虹膜相邻,两者之间有一间隙(解剖学称为前房),其中充满透明的房水。虹膜中间有一个圆开的孔,即瞳孔,故角膜疾病病邪深入时,容易影响虹膜,房水,波及虹膜。

1. 辨黑睛赤脉 黑睛浅层赤脉,排列密集如赤膜状,逐渐包满整个角膜,甚至表面堆积如肉状,多为肺肝热盛,热郁脉络,瘀热互结。角膜深层出现赤膜,排列如梳,且深层呈现舌形混浊,多为肝胆热毒蕴结,气血瘀滞;角膜出现灰白色颗粒,赤脉成束追随,直达角膜浅层,多为肝经积热或虚中夹实。

2. 辨黑睛生翳 症见角膜混浊,遮挡视力。翳有新翳、宿翳之分,新翳色白浸润,边缘不清,向周边和深部发展,伴目赤疼痛,畏光流泪,眼睑痉挛,常见于角膜炎、角膜溃疡。角膜初生星翳,多为外感风邪;翳大浮嫩或有溃陷,多为肝火炽盛;角膜混浊,翳漫黑睛,或兼有血丝深入,多为肝胆湿热,兼有瘀滞;翳久不敛,或时隐时现,多为肝阴不足,或气血不足。

3. 辨黑睛形状改变 角膜形状大小异常,或比正常小,或比正常大,多为先天异常所致;角膜广泛突起,或局部突起如螺旋尾状,多为肝气过亢,气机壅塞所致。角膜溃疡,且有灰白分泌物,角膜实质层水肿、浸润,角膜后壁沉着物,前房混浊,虹膜肿胀,瞳孔缩小及睫状体压痛,都为肝胆湿热之象。风轮疾患大都凶险,必须抓住时机,辨证明确,用药恰当及时,必要时中西药并用,方可收到良好的效果。

◉ | 第二节 八 纲 辨 证

八纲为《黄帝内经》的基本辨证思想,《黄帝内经》时期,中医学的理论体系还处于初期基本架构阶段,阴阳五行学说对医学的影响非常显著,医家的讨论热点较集中于认识疾病的基本方法论方面,故在《黄帝内经》中有关阴、阳、表、里、寒、热、虚、实的论述内容十分丰富。八纲,即阴阳、表里、寒热、虚实八个纲领。八纲辨证,是指运用八纲对四诊所收集的各种病情资料,进行分析、归纳,从而辨别疾病现阶段病变部位的浅深、疾病性质的寒热、邪正斗争的盛衰和病证类别的阴阳的方法。八纲,是从各种具体证的个性中抽象出来的带有普遍规律的纲领。表里,是用以辨别疾病病位浅深的纲领;寒热虚实,是用以辨别疾病性质的基本纲领;阴阳,是区分疾病类别、归纳证的总纲,并可用来概括表里寒热虚实六纲。通过八纲辨证,可找出疾病的关键所在,掌握其要领,确定其类型,推断其趋势,为临床治疗指出方向。

八纲辨证是辨证的纲领,起着提纲挈领的作用,是对两千多年中医临床经验的高度总结。它是通过四诊掌握辨证资料之后,根据病位的深浅、病邪的性质及盛衰、人体正气的强弱等加以综合分析,从四个角度归纳证候,从而为论治提供依据的辨证方法。对于任何证候,从病位来说,总离不开表里;从病性上来说,总离不开寒热;从邪正盛衰的关系来说,主要表现为虚与实;从总的疾病证候来说,可分为阴与阳。阴阳则统摄六纲,为八纲之总纲。由于八纲辨证具有高度的概括性,包含了其他多种辨证方法的共同特点,是其他辨证方法的基础,在临床诊断疾病过程中确实发挥了执简驭繁、提纲挈领的作用。

1. 风热犯目　角膜浅层翳障,畏日羞明;或兼咽痛鼻塞,舌质红苔薄黄,脉浮数。《证治准绳》曰:"翳膜者,风热重则有之",临床上白睛红赤引起角膜翳障者,称之为肺肝风热;若角膜翳障引起白睛发红者,称之为肝经风热。因病变性质属热属阳,昼日属阳,阳与阳合,睁则疼痛流泪等症状加重,为避免光线刺激,则必然出现畏日羞明、眼睑难睁,这也是风热的表现。临床上不论何种翳障,何种眼病,哪个阶段,只要畏光流泪与眼红症状同时存在,则说明风热之邪未除。咽痛鼻塞,脉浮数,为风热在卫表之征,偏表。

2. 实热攻目　角膜溃疡,瞳孔缩小,眼部红赤肿胀,剧烈疼痛,或舌质红,苔黄,脉数有力。实热攻目是眼病中的常见证型,多因感受阳热之邪,或外邪入里化热,或五志化火,或素食辛热引起。因火热燔灼炎上,来势又急,故不论何种实热性眼病,总以来势猛、发展快、病情重、反应强烈为特点。火热蒸灼角膜,致角膜溃疡等,总有向四周和深层发展之势,甚则迅速发展,出现角膜穿孔,虹膜脱出,成角膜葡萄肿恶候,属于肝胆实火。舌质红,苔黄,脉数有力,为实热之征,偏里。

3. 湿热侵目　角膜溃烂,眼睑糜烂红赤,睑内粟疮累累结膜黄浊,全身可见头身困重,胸闷不舒,舌质红,苔黄腻,脉濡数等症。多因湿热外侵,或嗜食肥甘酒酪,脾胃失调,致生湿邪,湿郁化热,湿热互结,常见真菌性角膜炎、睑缘炎,湿热蒸灼角膜,结膜水肿、伴混合充血它的表现是翳黄滞,表面如腐渣样堆积。因湿性黏滞,故病程长,缠绵难愈为这些病的共同特点。湿郁清阳,阻滞气机,故头身困重,胸闷不舒。舌质红,苔黄腻,脉濡数为湿热的表现。

🔷 | 第三节　六 淫 辨 证

八纲辨证,属于辨证的纲领。虽然能为治疗指出一个方向,但并不具体。因此,临床还要通过其他的辨证方法进一步辨别疾病的病因,病机,以及病位的脏腑、经络,在气、在血等,从而得到具体的诊断,确定相应的治法。黑睛疾病最常见的外感病因为外感六淫。清·顾锡在《银海指南·六气总论》中援引《素问·天元纪大论》经文并加以阐述曰:"天有五行御五位,以生寒暑燥湿风火,是为六气。当其位则正,过则淫。人有犯其邪者,皆能为目患。风则流泪赤肿,寒则血凝紫胀,暑则红赤昏花,湿则沿烂成癣,燥则紧涩眵结,火则红肿壅痛。"可见六淫邪气均可致眼病发生,故此处单列一节以具体说明。

六淫,即风、寒、暑、湿、燥、火(热)、六种外感病邪的统称,它既是致病的外因,又是证候归类的一种方式。眼部六淫为病辨证特点是侧重局部证候,结合全身其他表现,探求病因病机,然后确立治则治法,即"六淫辨证"。六淫辨证,是根据六淫的致病特点,对四诊所收集的各种病情资料进行分析、归纳,辨别疾病当前病理本质是否存在着六淫病证的辨证方法。六淫病证的发生,多与季节气候和居住环境有关。如春季多风病,夏季多暑病,长夏多湿病,秋季多燥病,冬季多寒病。久居湿地易患湿病,高温环境作业又常有燥热为病等。六淫病证的发生是因外邪侵入而致,各病证既可单独存在,又可相互兼夹,还可在一定条件下发生转化。

1. 风热外侵　风为阳邪,其性开泄,易袭阳位,善行而数变,常兼夹其他邪气为患。风为百病之长,其性轻扬向上,易犯上窍。《素问·太阴阳明论》曰:"伤于风者,上先受之。"目为清窍,居于头面,角膜又位于眼球表面,直接与外界接触,更易受风邪侵袭。热亦为阳邪,其性炎上,易上犯清空,蒸灼目窍,致角膜受灼,翳膜骤生。若"盖运气自霜降以后,春分以前,正属太阳寒水用事,设触冒严寒,即伤膀胱寒水之经,头疼腰强,发热恶寒,因循不治,传变多端,上乘空窍,发为眼病,冷泪翳障,视物昏花,兼风则迎风流泪,云翳满遮,若过用寒凉,遏抑阳气,不免星障凝滞矣。然此属外寒所致"。

2. 湿热侵袭　若其人久居湿地、涉水淋雨、汗后湿衣,以致外湿侵袭,湿性重浊黏腻,易滞气机、困脾阳,常致病情缠绵难愈,湿郁过久,常可化热,湿热相兼为患;或初发时即为湿热合邪;或湿与风、热邪气相合为患,致湿热熏蒸角膜,导致角膜疾病的产生。"若脾胃虚弱,肺无禀受而气道不通,由是四海闭塞,三焦不泻,日久熏蒸,郁为湿病。然此为内伤之湿。若外感之症,在天有雨露霜雾之湿,在地有沮洳潮瘴之湿,饮食有酒浆之湿,衣被有汗液之湿,阳盛则火旺,湿且化热,阴盛则水旺,湿又化寒,风可祛湿,湿更挟风,燥可除湿,湿还胜燥,内因外因,随经触发,上攻头目,症现各殊,肝经湿则多星障,角膜混浊。"湿邪所致眼病主要有酸胀重坠,湿痒糜烂,头重如裹,阴天酸重而胀,胞睑沉重,睁眼无力等症。见于角膜慢性浅层浸润病变之血管翳,角膜实质层病变之水肿,角膜后壁形成之羊脂状沉淀物。

3. 燥邪为患　燥邪有温燥和凉燥之分。温燥多见于初秋之季,气候尚热,余暑未消,燥热侵犯肺卫,在干燥津伤的基础上,又可见发热微恶风寒,有汗,咽喉疼痛,舌边尖红,脉浮数等风热表证之象。凉燥多见于深秋季节,气候既凉,气寒而燥,人体感受凉燥,除了干燥的表现外,还可见恶寒发热,无汗,头痛,脉浮紧等表寒证候。燥伤阴液,常见眼睑皮肤干裂、轻度充血、干痒,结膜欠光滑等。外燥致病可见全身证候:恶寒发热,头痛无汗,口鼻干燥,咽干痛,干咳无痰,鼻塞唇燥,心烦口渴,苔薄白质红,脉浮数或涩等。眼部证候:结膜充血,角膜溃疡,眵多泪涌,视物模糊。内燥致病可见全身证候:心悸盗汗,眩晕咽干,唇裂,鼻干热,皮肤干燥,毛发憔悴无光泽,潮热盗汗,心烦失眠,渴饮善饥,大便干燥,泪少,舌红少津无苔,脉数或涩等。眼部证候:结膜干燥,角膜暗淡无光,入夜目盲。

角膜感染、外伤、物理化刺激等所致的炎症,可造成脉络瘀阻、血瘀生热、热极动风,常表现为火热毒邪所致的组织坏死、溃烂的严重疾患,为风轮火证。风寒暑湿燥火六淫为病辨证,为眼科所常用,然而也不能单独对待,应与其他辨证合参进行。

第四节 脏腑辨证

脏腑辨证,是根据脏腑的生理功能及病理特点,对四诊所收集的各种病情资料,进行分析、归纳,辨别疾病所在的脏腑部位以及病性的一种辨证方法。脏腑辨证作为病位辨证的方法之一,其重点是辨别疾病所在的脏腑部位。脏腑辨证是脏腑病理变化反映于外的客观征象,脏腑辨证的过程,首先是辨明脏腑病位,由于各脏腑的生理功能不同,疾病过程中所表现的症状、体征也各不相同。

眼与脏腑有着密切的关系。《灵枢·大惑论》说:"五脏六腑之精气皆上注于目而为之精,精之窠为眼,骨之精为瞳子,筋之精为黑眼,血之精为络,其窠气之精为白眼,肌肉之精为约束,裹撷筋骨血气之精而与脉并为系,上属于脑,后出于项中。"眼之所以能明视万物,辨五色,有赖于五脏六腑的精气上行灌输。精气是人体活动的主要因素,眼也是依靠精气的充养,才能神光充沛,视觉正常。

《素问·五脏生成》及《素问·脉要精微论》说"诸血者皆属于心","心之合脉也","诸脉者,皆属于目",由此可知,心主全身血脉,脉中之血受心气推动,循环全身,上输于目,目受血养,才能维持视觉。肝开窍于目,《素问·金匮真言论》在论述五脏应四时,同气相求,各有所归时说:"东方青色,入通于肝,开窍于目,藏精于肝",指出目为肝与外界相通的窍道。所以,肝所受藏的精微物质,也能源源不断地输送至眼,使眼受到滋养,从而维持其视觉功能。肝与胆脏腑相合,互为表里。肝之余气溢入于胆,聚而生精,乃为胆汁。胆汁于眼,十分重要。脾主运化水谷,为气血生化之源。《素问·玉机真脏论》在论及脾之虚实时说:"其不及,则令人九窍不通",脾虚能致眼病。脾者诸阴之首也,目者血脉之宗也,故脾虚则五脏之精气皆失所司,不能归明于目矣。故眼赖脾之精气供养。目得清阳之气的温养则视物清明。目得血能视,而血液之所以运行于眼络之中不致外溢,有赖脾气的统摄。李东垣《脾胃论》说:"九窍者,五脏主之,五脏皆得胃气乃能通利。"由此可见胃气于眼之重要。

筋之精为角膜,所谓"筋之精"是因肝主筋,肝血充盈,才能养筋,故肝之阴血又称为"筋之精"。角膜需赖肝之阴血的濡养,方能发挥正常功能。由于眼与脏腑有密切的关联,角膜病变治疗上,既要重视局部病灶的治疗,更应重视调整内部脏腑,尤其是肝胆的功能。

第五节 自觉症状辨证

角膜病最常见的自觉症状,主要有眼痛、羞明、眵泪、干涩和视力障碍。

一、辨眼痛

眼痛为眼科常见症状,一般来说角膜病眼痛常为涩痛、碜痛、灼痛、磨痛、刺痛,多属阳。暴痛属实,久痛属虚;时发时止者属虚,持续疼痛属实;午后至午夜作痛为阴盛,午夜至午前作痛为阳盛;赤痛难忍为火邪实,隐隐作痛为精气虚;痛而喜温属寒,痛而喜冷属热;痛而喜按为正虚,痛而拒按为实邪;痛连颞颥,为少阳经受邪;痛连巅顶后项,属太阳经受邪;痛连前额鼻齿,为阳明经受邪。

风热初犯角膜炎初起,眼痛较轻,伴恶寒发热,鼻塞流涕,咽痛尿黄,舌苔薄黄,脉浮数。

风寒外袭角膜炎初起,眼痛较轻,伴恶寒发热,鼻塞流清涕,喷嚏,咽不痛,尿清,舌苔薄白。

外邪入里化热,阳明腑实角膜炎中期,眼内疼痛较重,或伴发热口渴,尿黄短少,大便秘结,舌苔黄厚,脉数。

三焦热毒炽盛角膜炎中期,眼内痛剧,彻夜不眠,发热,心烦口渴,尿黄便秘,舌红苔黄,脉数有力。

邪毒外泄角膜炎中期,眼内痛剧,若疼痛突然减轻,并有热泪感,多为角膜穿孔。

肝血(阴)不足,目失濡养角膜炎后期,眼内干涩作痛,伴舌红唇干,咽燥。

其他目痛及头,涉及眉骨前额作痛,为阳明经受邪;痛连颞侧,为少阳经受邪;痛连后脑颈项,为太阳经受邪;痛连头顶,为厥阴经受邪。

二、辨羞明眵泪

中医认为羞明是风邪犯目的表现。

羞明而伴干涩不适、无红肿者,多为阴亏血少所致。羞明伴赤肿痒痛流泪,多为风热或肝火所致。

羞明眵泪较轻,为风邪初犯。

羞明眵泪剧烈,红赤疼痛显著,为肝胆火炽兼有风邪。

眵泪量多有粘手感,伴有白色分泌物,为湿邪偏盛。

眵泪夹有脓性分泌物,为热邪偏盛;若脓性分泌物呈黄绿色,为热毒炽盛。

三、辨视力障碍

视物不清,伴结膜充血或角膜混浊,属外感风热或肝胆火炽。角膜呈现针尖样细小星翳,需用荧光素染色后在裂隙灯下才能察见者,对视力影响较小。翳呈片状。位于瞳孔中央者,可严重影响视力;翳位于瞳孔边旁者。视力影响相对较轻。混浊面厚者,对视力影响亦重;混浊面薄者,视力影响相对较轻。

第六节　他觉症状辨证

他觉症状主要指医师检查所获得的客观症状,主要有红赤、翳障等。

一、辨红赤

结膜浅层红赤,越近白睛周边越明显,颜色鲜红,其血络位于浅层,推之可移动,为球结膜充血,多为外感风热或肺火上炎。

角膜缘发红,颜色紫暗,其血络位于深层,推之不能移动,为睫状充血。较轻者为肝经风热,较重者为肝火炽盛。

结膜红赤与抱轮红赤同时存在,为混合性充血,为肺肝热盛;混赤显著为肝胆火毒炽盛;混赤显著而兼有壅肿,即球结膜水肿,为肝肺火毒兼夹风邪。

局限性抱轮红赤,初起者为热邪较轻,日久者多为阴虚火旺。

角膜浅层新生赤脉,排列密集如膜状,逐渐包满整个角膜,甚至表面堆积如肉状,为肺肝热盛,热郁脉络,瘀热互结。《审视瑶函·外障》按赤脉来源方向辨经络,指出"赤脉翳初从上而下者,属太阳,从下而上者或从内眦出外者,皆属阳明;从外眦入内者,为少阳半表半里"。

角膜深层新生赤脉,排列如梳,且深层呈现灰白翳障,多为肝胆热毒蕴结,气血瘀滞而成。

角膜出现灰白色颗粒,赤脉成束追随,直达角膜浅层,为肝经积热或虚中夹实。

角膜炎后期,赤脉细小稀疏,伸入翳障中间,多为阴虚兼夹瘀滞。

二、辨炎性翳障

翳指黑睛和晶珠的病变,此讨论为黑睛的病变。黑睛病变有新翳和宿翳之别。

角膜混浊,表面污浊,边缘模糊,基底不净,荧光素着色阳性,具有发展趋势或发展迅速者,均属炎性翳障,又称新翳。

翳色灰白,形如秤星,散在为云雾状,或排列为树枝状,或为地图状,或向深层发展团聚圆盘状,多为肺肝风热。

翳色灰黄,如凝脂样肥浮脆嫩,迅速发展,黄液上冲,结膜混合充血,甚则球结膜水肿,尿黄便干,为肝胆实热兼阳明腑实。

翳色淡绿,角膜迅速溃烂,黄液量多,遮掩瞳神,混合充血,球结膜水肿,头目剧痛,为三焦热毒炽盛。

翳色白浊表面如豆腐渣堆积,或边缘糜烂如虫蚀,眵泪黏腻,混合充血,为湿重于热,湿热蕴结。

翳色灰暗,双眼同时发生,白睛枯涩,不红不痛,只是羞明,是为疳积上目,多为脾虚肝旺。

翳陷不起,久不愈复,眼痛眼红等症较轻,为气虚邪留。

三、辨瘢痕翳障

角膜混浊,表面光滑,边缘清楚,基底干净,荧光素着色阴性,病理变化相对静止的,均属瘢痕翳障,又称宿翳。

瘢痕菲薄的称冰瑕翳,较厚的称云翳,更厚的称厚翳,与虹膜粘连的称斑脂翳,均是角膜疾患愈后结瘢而成。因炎性翳障大多属热性病范围,热邪既可伤阴,亦可耗气;瘢痕形成,又是气滞血瘀之征。因此,本症往往为虚实夹杂的表现。

斑脂翳结成,呈局限性突起如螺旋尾之状,或有新生血管伸入,为肝气过亢,气体壅塞所致。

以上辨证,既有内在联系,又可兼夹出现,临证不可截然分开,须综合分析。有些局部症状不典型的,还须依赖全身症状,做出正确的辨证。

(褚文丽　亢泽峰)

中西医常用角膜病名词、专业术语（相似）对照

第二十章

第一节　解剖生理、病理名称对照

一、解剖生理名称对照

角膜中医称为"黑睛"。位于眼球前极中央,透明,表面光滑,是眼球屈光介质之一。

二、病理名称对照

1. 结膜充血中医称白睛红赤。指白睛发红,四周较重,近黑睛缘较轻,赤丝鲜红,状如树枝,推之可移。
2. 睫状充血中医称抱轮红赤。指环抱角膜发红,颜色紫暗,赤丝模糊,推之不移。
3. 混合充血中医称结膜混合充血。指白睛红赤、抱轮红赤兼而有之。

第二节　病因病机名词对照

角膜病的致病因素是比较广泛的,诸如六淫、七情、饮食、劳倦、外伤、药物过敏、先天遗传等均可引起。其中六淫是最常见的,但六淫能否侵入机体,能否发病,主要取决于机体的内在因素,凡机体强壮,脏腑功能正常,邪气即不易侵入;若机体不健,脏腑功能失常,正气虚弱,邪气最易乘虚袭人。《灵枢·百病始生》说"风雨寒热,不得虚,邪不能独伤人",《素问·评热论》也说"邪之所凑,其气必虚",都说明了外因是通过内因而起作用的。

病机是指角膜病发展变化的机制。角膜病的发生发展,由于受致病的因素、感染的轻重、体质的强弱等多方面的影响,其病机变化也是多种多样的,但主要不外脏腑、经络、气血、津液等组织的功能失调,其中以脏腑功能失调为主。

病因与病机,两者的关系是非常密切的。如脏腑经络失调时,最易导致外邪入侵;相反,外邪侵入又可引起脏腑经络失调。两者共同作用,促进了角膜病的发生与发展。现将角膜病常见的病因病机概括于下。

一、风热入侵

风邪入侵,多系气候变化无常,寒温失调,腠理失密,从外入侵;或从口鼻而入;或直接侵

犯眼部引起。

风为阳邪，是六淫之首，百病之长；其性轻扬向上，易犯机体上部，故《素问·太阴阳明论》说"伤于风者，上先受之"。眼为清窍，居于头面，角膜又位于眼球表面，直接与外界接触，更易受风邪侵犯。

热亦为阳邪，其性上炎，蒸灼目窍，角膜受灼，易生翳膜。

风与热复合致病，在角膜病中最为常见。《原机启微》专为风热病机立论，称为风热不制之病，指出"翳如云雾，翳如丝缕，翳如秤星者，或一点、或三四点而至数十点"，均是风热不制引起。《证治准绳·杂病》则进一步高度概括为"翳膜者，风热重则有之"，可见风热在角膜病学中占有十分重要的地位。

风热外侵，来势急骤，发展迅速，变化多端。其致病特点，大抵表现为起初突然，白睛红赤或抱轮红赤，角膜出现点状、条状、丝状、树枝状或星状翳障，形状虽然不一，但均以部位表浅为特点，有畏光流泪及头痛鼻塞诸症，有眼部刺激症状者，就是风热犯目的征象。但是，在临床上，若因白睛浅层红赤出现角膜浅层星点翳障的，称为肺肝风热；若角膜翳障引起白睛红赤的，称为肝经风热。

另有时行疫毒，能引起眼病广泛流行，迅速传染，如天行赤眼暴翳等，这种疫毒病邪，常有明显的季节性，多在久旱或久雨、气候变化特殊情况下发生。审证求因时可参考风热致病特点。

二、风寒外袭

风寒外袭，常见于素体阳气偏虚的患者，多系气候寒冷，未能御寒；或汗后受凉；或冒风霜，寒从外入，因寒为阴邪，易伤阳气，易遏卫阳，滞经络，凝气血，故其致病特点为眼睑血凝紫胀，角膜翳障初起，翳位表浅，目稍红，畏光流泪，泪液清稀，量多，无脓性分泌物，或伴有恶寒发热，头痛身痛，鼻塞喷嚏，口不干，苔不黄，舌不红，脉不当数等，临床上并不多见，主要见于病毒性角膜炎及其他非化脓性角膜炎的早期。

风寒与风热，因均以风邪为主导，故其致病特点有相同之处，如起病急骤、翳位表浅、畏光流泪等。其区别要点在于一是兼寒，一是夹热。风寒者，一般恶寒重，发热轻，咽不痛，尿不黄，舌苔薄白，脉浮紧；风热者，恶寒轻，发热重，咽痛，尿黄，舌苔薄黄，脉浮数。

三、火热上攻

火为六淫之一，火与热性质相同，只是程度不同，火为热之极，热为火之渐。火热为病，常为感受风热之邪，或外邪入里化热，或五志化火，或素食辛热炙煿而成。

火性炎上，燔灼急迫，来势急猛，耗津灼液，蓄毒化脓，生风动血。其致病特点，来势猛，发展快，病情重，反应剧烈。表现为角膜溃陷，表面污浊，基底不净，边缘肥厚，病变脆嫩，黄液上冲，目赤显著，疼痛剧烈，泪热如汤，眵黄量多，发热口渴诸症。

火热炽盛，蕴结成毒，称为火毒，其致病特点，除上述症状外，结膜混合充血、水肿，前房积脓量多，角膜溃陷深大，迅速溃破穿孔，眵泪量多，色呈黄绿，甚至脓攻全珠等一派火毒之象。

因角膜属风轮，内应于肝，肝与胆相表里，故临床上常称之为肝胆火炽或肝胆热毒；若涉及多个脏腑，则又称为三焦火炽或三焦热毒。

四、湿热熏灼

其人久居湿地,涉水淋雨,汗后湿衣,以致外湿入侵;或饮食无节,饥饱失常,脾气受损,运湿失职;或嗜食肥甘,生冷滞腻,湿从内生。外湿与内湿常相互影响,如外湿入侵,可郁困脾阳;脾阳不振,运化失常,又易导致外湿侵入,角膜病的发生,更多的是内生之湿邪。

湿为阴邪,性黏腻,质重浊,滞气机,困脾阳。故其致病特点,起病慢,来势缓,病程长,缠绵难愈。因湿郁过久,常可化热,或先有湿邪,又感热邪,湿热相兼,形成湿热熏灼的病因病机。表现为角膜生翳,翳障角膜面分泌物污腻如腐渣,似牙膏,色白浊,结膜混合充血,眼睑水肿,眵泪黏腻,迁延不愈,反复发作,头重肢困等症。因湿热的产生,与脾胃功能失调密切相关,故临床上常称为脾胃湿热。

五、阴阳失调

阴阳学说认为人体与自然环境的整体统一和机体内环境的平衡协调,是人体赖以生存的基础。"阴平阳秘"即阴阳的平衡协调,是角膜生理的基础。这种平衡协调关系一旦受到破坏,使阴阳失去平衡,角膜病变便由此而发生。因此,角膜病变的发生取决于两方面的因素:一是邪气,所谓邪气就是各种致病因素的总称。二是正气,正气泛指人体抗病能力。邪气有阴邪(如寒邪、湿邪)和阳邪(如六淫中的风邪、火邪)之分,正气又有阴精和阳气之别。

角膜病的发生发展过程也就是邪正斗争导致阴阳失调,而出现各种各样的病机变化。无论是外感或内伤的病机变化规律,不外于阴阳的偏盛或偏衰。

1. 阴阳偏盛　即阴盛或阳盛,是属于阴阳任何一方高于正常水平的病变。

(1)阳盛则热:阳盛的病机变化中阳邪亢盛的热证。阳邪所致角膜病,如风、火、热之邪侵及角膜可造成眼内阳气盛出现角膜星点翳膜,结膜混合充血,伴口渴、便秘、脉数等症状,其性质属热,所以说"阳盛则热"。

(2)阴盛则寒:阴盛是病机变化中阴邪亢盛的寒证,阴邪所致角膜病,如寒、湿之邪侵及角膜可造成眼内阴气偏盛出现角膜混浊伴水肿,兼畏寒发热等症状,其性质属寒,所以说阴盛则寒。

2. 阴阳偏衰　阴阳偏衰即阴虚与阳虚,是属于任何一方低于正常水平的病变。

(1)阳虚则寒:阳虚是人体阳气虚损。根据阴阳动态平衡的原理,阴或阳任何一方的不足,必须导致另一方相对的偏盛。阳虚不能制约阴,则阴相对的偏盛而出现寒象。如机体阳气虚弱,可出现角膜翳陷不敛,面色苍白、神疲、脉微等症状。其性质亦属寒,所以称"阳虚则寒"。

(2)阴虚则热:阴虚是人体的阴液不足,阴虚不能制约阳,则阳相对偏亢而出现热象。如眼内干涩,角膜干燥,五心烦热,口舌干燥,皮肤干燥,脉细数等症状。其性质亦属热,所以称"阴虚则热"。临床上还可见阳损及阴、阴损及阳、阴阳俱损等。

六、气血失调

气和血是人体生命活动的物质基础,又是脏腑功能活动的产物,因而气血功能的正常与否,也能反映脏腑的情况。人体病理变化无不涉及气血,同样,角膜病与气血功能失调亦至为密切。因此,有必要分析气血失调所致角膜病变的病机。

1. 气虚气陷　多因劳伤过度或久病失养而耗伤元气,以致气机衰惫,不能敷布精微,充沛五脏,上荣于目,或卫外不固、统摄、温煦失职等。在角膜表现为角膜翳陷,久不平复;角膜生翳或糜烂,甚或软化破溃等。全身常见少气懒言,形寒肢冷,舌淡而胖,脉弱无力等。

2. 气滞气逆　多为痰湿停聚,食滞不化,情志郁结,或感受外邪所引起之脏腑经络气机阻滞,运行不畅,升降失常等,皆可导致角膜病变。如外邪犯肺,肺失宣降,甚至气逆于上,角膜星点翳起。情志不舒,肝郁气滞或气火上逆,而致角膜气混、瞳神散大等。

3. 血虚　主要是失血过多或化生不足所致。在角膜表现为眼内干涩,角膜星点翳障,不耐久视等。全身症状可见面色苍白,唇舌无华,头昏,脉细等。

4. 血热　有虚实之分。实证多由外感邪热或脏腑郁热侵入血分所致。血得热则血流涌急,在眼可见白睛红赤,角膜生翳。虚证多由肝肾阴亏,虚火上炎所致。虚火入于血分,可见白睛微红,角膜生翳,日久不敛。

5. 血瘀　凡邪毒入营,或气滞不能行血,气虚无力行血、外伤以及瘀血未清等,均可成为引起血瘀的原因。角膜病变表现为角膜血染,胬肉侵睛,眼痛剧烈等。

七、脏腑失调

五脏六腑之精气皆上注于目。若饮食不节,劳倦过度,七情过激,失血过多,外邪入侵等,均可致脏腑功能失调,产生角膜病变。其中肝胆火炽,脾肺实热等已如前述,常见的还有以下几种:

1. 肝经郁热　肝气郁结,疏泄失职或久郁化火,气火上逆,则可见经期角膜炎,目珠胀痛,视力下降。常伴月经不调,舌苔薄黄,脉弦。

2. 肝阳上亢　多由情志过急,或因酒刺激等。使肝之用阳太过,亢扰于上,则可见角膜气翳,甚或瞳神散大以及目珠呆定于一侧。常伴眩晕耳鸣,头目胀痛,急躁易怒,面赤口苦,舌红,脉弦有力。

3. 脾胃气虚　中气不足,目失濡养,无力抗邪,可致角膜翳障久陷不敛,日久失愈,眼睑无力,肢体倦怠,面色㿠白,舌淡脉弱诸症。临床常见于角膜炎后期。

4. 肝肾阴虚　肝肾阴液亏少,目失濡养,可致角膜干燥生翳,眼内干涩,头昏耳鸣症。若阴虚火能制火,虚火上炎,可致角膜翳障如星似点,日久不愈,赤脉稀疏,时隐时现,颧红耳赤,咽干唇燥,舌红无苔,脉细数等症。临床也多见于角膜炎后期。

八、饮食失调

饮食是维持人体生命的基本物质。正常的饮食自然能营养机体。若饮食失调,无规律,不节制,暴饮暴食,或嗜食肥甘炙煿,或饮酒过度,或过食生冷,或偏食忌口,或食物不洁等,都可损伤脾胃,通过脾胃的生理病理变化,直接或间接影响至角膜,产生虚性或实性的角膜病变,如脾胃功能减退,运化失司,饮食精微不能吸收和输布,目失营养,可产生疳疾上目的角膜软化症;若辛热伤脾,酿成湿热,湿热上承,蒸灼目窍,又可招致角膜湿翳(真菌性角膜炎)。

九、外伤及其他

角膜位于眼球的前部,暴露于外,直接与外界接触,不仅易被邪毒侵袭,而且易被外物损伤,轻者如沙尘、小虫碎屑进入眼目,重者如跌仆、碰撞、钝挫、锐器刺入、爆炸、电击以及烫伤、化学腐蚀、辐射日照伤等。黑睛伤轻则生翳,重则邪毒异物穿入损害虹膜、晶体等,而使通光受阻,目视不明。

另外,由于先天禀赋不足,如与生俱来的无角膜、大角膜、小角膜、扁平角膜、球形角膜、圆锥角膜、先天性角膜白斑、先天性角膜葡萄肿、先天性角膜巩膜化、角膜前胎生环、角膜后胎生环、皮样畸胎瘤等,多为遗传或先天发育不良而成。因年老体衰致气血虚损、脏腑功能不足可见角膜老年环,若角膜环见于中青年者,多为高脂血症的一种表现。

第三节 病名对照

中医眼科与西医眼科分属两种理论体系,所以其医学名词多不相同。中医角膜病的命名,多从症状而定,中医的一种眼病,往往是西医的某种眼病或多种眼病的症状之一。而西医的一种眼病,也往往包含中医几种眼病。中医眼病症状的名词繁多,同一症状可有不同的名词,且有不少症状名词又是病名。中医对角膜病的病名、症状的命名历代均不统一,甚至同一时代各医家的命名也不尽相同(表20-3-1)。以上种种,往往造成初学者迷惑,并影响医学交流。为利于学习,利于中医眼科角膜病研究进展及名词术语统一规范,利于中西医结合,试把中医眼科角膜病学名词作归纳对照。但应指出,这里的"对照",只能是中医某病、某症状相当于西医某病、某症状之意,而不能划等号。

表 20-3-1　中西医角膜病病名对照

中医病名	西医病名	中医病名	西医病名
木疳症	泡性角膜炎	斑脂翳	粘连性角膜白斑
混睛障	角膜基质炎	白涩症	浅层点状上皮角膜炎
花翳白陷	蚕食性角膜溃疡、边缘性角膜溃疡、病毒性角膜溃疡	正漏	角膜瘘
凝脂翳	匐行性角膜溃疡、肺炎链球菌性角膜炎	蟹睛症	角膜穿孔伴虹膜脱出
凝脂翳	铜绿假单胞菌性角膜溃疡	旋螺尖起	角膜葡萄肿
聚星障	单纯疱疹性角膜炎	风轮赤豆	束状角膜炎
湿翳	真菌性角膜溃疡	垂帘障症	角膜脂肪变性
突起睛高	全眼球炎、眶蜂窝织炎、海绵窦血栓	黑睛如珠	角膜溃疡伴角膜后弹力层膨出
赤膜下垂	沙眼角膜血管翳	黄液上冲	前房积脓
血翳包睛	沙眼全角膜血管翳	偃月侵眼	角膜老年环
疳积雀目	角膜软化症	星月翳蚀	边缘性角膜变溃疡
白膜侵睛	硬化性角膜炎	天行赤眼暴翳	流行性角结膜炎
新翳	角膜炎性混浊	神水将枯	干燥综合征
宿翳	角膜瘢痕	暴露赤眼生翳	暴露性角结膜炎
冰瑕翳	角膜云翳	时复症	春季角结膜炎
云翳	角膜斑翳	水晶障翳症	Dimmer 钱状角膜炎
厚翳	角膜白斑		

1. 角膜炎性混浊　中医称动翳、新翳。凡病属初起,黑睛某处混浊,色多灰白,表面粗糙,轻浅浮嫩,边缘模糊,具有向周围与纵深发展的趋势,并伴有不同程度的目赤疼痛,畏光流泪等症状者,统属新翳范畴。如病毒性角膜炎、角膜溃疡病等均属此类。

2. 春季角结膜炎　属中医的时复症和痒如虫行症的范畴。是一种变态反应性角结膜炎,特点为再发性很强的季节性疾病,每于春夏天热时发病,至秋冬天寒时症状减轻或消失,自觉奇痒难熬。现代中医亦称春夏奇痒症。

3. 泡性及束状角膜炎　属中医风轮赤豆、木疳的范畴。是指角膜上出现灰白颗粒样突起,且在成束赤脉追随牵绊,色红如赤小豆的眼病。

4. 边缘性角膜溃疡　属中医的星月翳蚀的范畴。本病多见于老年人,表现为角膜边缘部位发生灰白色或淡黄色溃陷,可形成月牙形。溃陷表面与角膜边缘之间被一条正常角膜所隔开,溃陷一般不伤及瞳神部位,在血丝的入侵下,逐渐形成瘢痕障翳。

5. 角膜基质炎　属中医混睛障的范畴。是指角膜深层呈现一片灰白色翳障,混浊不清,漫掩角膜,障碍视力的眼病,往往需经数月治疗,方能逐渐痊愈,常留瘢痕翳障而影响视力。

6. 蚕食性角膜溃疡　属中医称花翳白陷的范畴。陷。是指角膜聚生白翳,四周高起,中间低陷,形如花瓣的眼病,又名目生花翳,是一种边缘性、渐进性的角膜疾病,多见于壮年人或老年人,常为单眼发病,也可双眼先后发病,相隔时间可达数年之久。眼疼痛剧烈,顽固难愈。花翳可侵蚀整个角膜,形成广泛瘢痕翳障,严重影响视力。

7. 硬化性角膜炎　属中医称白膜侵睛。是指病发巩膜而侵及角膜的眼病。火疳(巩膜炎)反复发作或坏死性火疳重症,热邪侵及角膜的范畴。造成角膜边际发生淡白舌形混浊,尖端朝向中央,其色初呈灰白或灰黄,以后逐渐变浅蓝或白色,终则呈瓷白色,而黑睛边缘参差不齐。

8. 点状上皮角膜炎　属中医的白涩症的范畴。本病例是指白睛无红赤疼痛,而自觉眼内干涩灼热不适的病症,因不红不肿,而沙涩不爽谓之涩,故称之为白涩症。

9. Dimmer钱状角膜炎　属中医水晶障翳症的范畴。是指角膜生翳,如水晶样、钱状,数目5~15个,直径0.2~2mm混浊区,多发于秋季,农民常见。

10. 干燥综合征　属中医神水将枯的范畴。本病是指泪液减少,甚至枯竭,致使角膜、结膜无泪液润泽,干燥失润,甚至角膜混浊的眼病。患者除了眼干涩,磨痛畏光,视力下降,同时还伴有口鼻干燥,唾液减少。

11. 单纯疱疹性角膜炎　属中医聚星障的范畴。是指角膜生多个星翳,或联缀,或团聚,伴有羞明流泪,沙涩疼痛的病症。临床较为常见,多感冒后发生,常单眼为患,亦可以双眼同时或先后发生。一般不化脓,不穿孔,但易反复发作,病程较长。

12. 细菌性角膜炎　属中医凝脂翳的范畴。是指角膜生翳,状如凝脂,多伴有黄液上冲的急重眼病。任何年龄,任何季节均可发病,但以夏季收割季节多见,年老体弱又有漏睛(慢性泪囊炎)者易患。若不及时治疗或处理不当,可致角膜溃破,黄仁绽出,形成蟹睛,或角膜溃漏,形成正漏,或邪毒入眼,而致眼内化脓,眼珠萎陷等恶候,视力严重障碍,甚至失明。

13. 真菌性角膜炎　属中医湿翳的范畴。是指因湿邪所致角膜翳障,多见于夏秋收割季节,农业劳动者发病占大多数。一旦发病,则病程长,可反复发作,临床表现复杂,诊断与治疗均难。常伴有黄液上冲,甚至角膜穿孔,并发白内障、青光眼,导致失明。

14. 衣原体性角膜炎及沙眼角膜血管翳　属中医有赤膜下垂、垂帘障、垂帘膜、彩云捧日、血翳包睛的范畴。赤膜下垂是赤脉密集如膜,从黑睛上缘向黑睛中央而言。又名垂帘翳。大多双眼发病,多见于成年人,治不及时,可发展成彩云捧日,血翳包睛,严重影响视力。

15. 角膜瘢痕性混浊　属中医静翳、宿翳的范畴。凡角膜混浊,表面光滑,边缘清晰,无发展趋势,不伴有赤痛流泪等症状者,属宿翳范畴,如冰瑕翳、云翳、厚翳与斑脂翳等,均属此类。

16. 角膜云翳　属中医冰瑕翳的范畴。指角膜上翳菲薄,如冰上之瑕,在集光灯下方能察见者,为冰瑕翳。

17. 角膜斑翳　属中医云的范畴。指翳稍厚,似淡烟,如浮云,在自然光线下可见者,为云翳。

18. 角膜白斑　属中医厚翳的范畴。指翳较厚,色白光滑如瓷,一望则见者为厚翳。

19. 粘连性角膜白斑　中医称斑脂翳、钉翳。指翳与黄仁粘连,其色白中带棕黑,或有细小赤脉牵伴,瞳神欹侧不圆,为斑脂翳。

20. 角膜瘘　属中医正漏、黑睛漏。指角膜中间有细小漏口,神水不断渗出的病症。多因凝脂翳、花翳白陷等角膜病变,致角膜的范畴。溃破,疮口难敛,神水常流而成。

21. 虹膜脱出　属中医蟹睛的范畴。指角膜溃破,黄仁自溃口绽出,状如蟹眼的病症。

22. 角膜老年环　属中医偃月障、偃月侵眼的范畴。指风轮上部与气轮交界处,渐生灰白色翳膜,状如新月的病症。多见于老年人,双眼发病,病变进展相当缓慢。治疗难以消退,不碍视力。

23. 角膜葡萄肿　属中医旋螺尖起的范畴。指角膜溃烂穿孔,致使其角膜瘢痕向外膨隆。因其夹杂有虹膜组织而呈紫黑色隆起,状如葡萄,故称角膜角膜葡萄肿。

24. 前房积脓　属中医黄液上冲、黄膜上冲的范畴。指角膜与虹膜之间,积有脓液,色黄而向上漫增的病症。

25. 角膜软化症　属中医疳积上目、肝虚雀目的范畴。指小儿因疳积伤眼,初为雀目,继则角膜生翳,甚则溃陷的病症。

◉｜第四节　专业术语对照

神光:目中自然能视之精华。

视觉:光作用于视觉器官,使其感受器细胞兴奋,其信息经视神经系统加工后产生的感觉。

眦:上下眼睑相连接的部位。

泪:泪腺分泌的液体。

目系:视神经及其球后血管组织。

膜:从白睛或角膜边缘起薄膜一片,或白或赤,渐渐向角膜中央方向蔓延的表现。

赤膜:赤丝密集的膜。

睑黡:眼无他病,仅眼睑周围皮肤呈暗黑色的表现。

瞳神欹侧:瞳神失去正圆形状,变形偏斜于某一侧的表现。

瞳神散大:又称"辘轳展开"。瞳孔散开,大于常人而不能敛聚的表现。

珠中气动:视瞳神深处,有气一道,隐隐袅袅而动,状若明镜远照,似一缕清烟的表现。

眇目:单眼丧失视力或一只眼异常小的表现。

（喻京生　张仁俊　颜家朝　朱定耀）

角膜检查 第二十一章

角膜位于眼球的前面,占整个眼球的1/6,它的屈光占整个眼屈光的3/4。关于角膜检查的方法很多,包括常规及特殊检查。常规的检查有裂隙灯检查、角膜知觉检查、角膜厚度检查等,近年来由于计算机的应用及光学仪器的改进,使角膜常规的检查手段已发生了惊人的进展,在仪器设备及获取数据精确度方面均较以前明显改善。特殊的角膜检查主要包括角膜地形图检查、角膜内皮细胞检查、共聚焦显微镜检查。在角膜的微生物学及免疫学方面,除常规的细菌、真菌涂片培养,细菌培养加药物敏感试验外,随着分子生物学技术的进展,已将此技术应用于临床诊断感染性角膜病变,如应用PCR技术做感染性角膜病的病原学分类及诊断,不仅敏感性高,而且快速。在病毒学检查方面,除常规的病毒分离、培养外,近年来PCR技术也应用于临床早期,快速诊断病毒株,使临床可尽早根据病原学进行治疗。角膜表面印痕细胞学的出现及临床应用已使对角膜表面上皮细胞的了解更加深入。

第一节 裂隙灯生物显微镜检查

裂隙灯生物显微镜检查是角膜的最基本检查方法,它可对角膜病变进行准确的识别和定位。因此熟练掌握各种裂隙灯照射方法对角膜病变的观察十分重要。

一、常用检查方法

1. 直接焦点照射法 是最基本的方法。此方法将裂隙灯光线的焦点与显微镜的焦点调节到完全一致,将裂隙调至最窄,以30°~50°投射到角膜上,可获得一透明平行六面体光学切面,通过变换焦点位置,可观察到角膜细微病变的位置和层次。

2. 弥散光线照射法 将裂隙充分开大,使光线弥散投射至角膜上。因光线不聚焦,因此不能观察角膜的细微病变,但可大体、全面地观察整个角膜,仍是角膜检查必不可少的检查方法。

3. 后部反光照射法 为彻照法在裂隙灯检查法上的应用,即借后部反射的光线观察角膜病变。检查时将光线的焦点调至虹膜或晶体上,将显微镜焦点调至角膜上,利用后部反射的光线,可清楚地观察到角膜上皮水肿、大泡、内皮水肿、角膜新生血管、瘢痕、角膜后沉着物等

4. 角巩膜缘分光照射法 利用光线通过透明组织发生折射的原理,将裂隙光线照射在

角巩膜缘上,可使整个角膜缘呈现一明亮的光晕,如角膜存在薄翳、细小异物等细微改变则可观察到灰白色遮光物。

5. 镜面反光照射法 由于角膜的上皮面和内皮面均如镜面般光滑,因此利用角膜表面所形成的光亮镜面反光区,可观察到角膜内皮细胞。其方法为:嘱被检者向正前方注视,将裂隙光自颞侧照射在角膜上。此时出现一平行六面体光学切面,在颞侧则出现一小长方形的发亮反光区,即为镜面反射区,将裂隙灯光线向颞侧移动,使六面体切面的内皮层移至镜面反射像的前方,使两者重合,此时即可看到蜂窝状的角膜内皮细胞。

6. 间接照射法 此法将光线聚焦在被检查组织的旁侧,利用光线在组织内的分散、折射和反射,观察被照射处旁边的组织。其特点是光线的焦点和显微镜的焦点不一致。藉此方法可观察到角膜细小异物、深层血管等。

在检查过程中,结合多种检查方法,通过上下左右移动光线、改变光线的明暗、改变显微镜的焦点等方法将有助于角膜细微病变的发现。

二、裂隙灯下表现

1. 泪膜 泪膜为一透明薄膜,随瞬目而不停更新。荧光素染色下,泪膜在角膜表面呈均一绿色。眼干燥症患者其泪河线变窄,不连续,泪膜不稳定,表现为泪膜破裂时间缩短(<10 秒)。

2. 角膜上皮层 内皮功能不良时可能出现角膜上皮的水肿,表现为细小水疱,表面粗糙,严重时出现大泡,呈半球状透明水疱,破裂后可被荧光素着染。当上皮受理化损伤或感染时上皮可剥脱,荧光素染色阳性,轻者点状,重者片状。眼干燥症、长期包眼及某些慢性炎症的患者上皮可出现卷丝,呈白色卷曲的细丝,一端连于角膜上皮。多种角结膜炎可致上皮下浸润,为细小尘状至粗大灰白点状浸润。

3. 角膜前弹力层 当角膜受外伤、炎症或低眼压时,前弹力层可出现放射状皱褶。药物、圆锥角膜、金属沉着症等前弹力层可有特异性的色素沉着有助于诊断。

4. 角膜基质层 占整个角膜厚度的 90%,正常角膜因其板层纤维排列整齐,无血管,并呈脱水状态而透明,当出现基质内水肿、炎症浸润、板层纤维排列紊乱、瘢痕化、新生血管长入等情况时,基质即丧失其透明性而出现混浊。基质水肿时厚度增加、混浊、前房内结构不清楚,记录时可用正常角膜厚度(CT)的倍数表示。角膜基质的浸润表明存在炎症或变性,形态多种多样,对疾病的鉴别诊断尤为重要。基质的瘢痕依程度不同可分为云翳、斑翳及白斑,可伴有色素沉着或钙质沉着。基质内新生血管的出现则表明基质炎症的存在,其来源于睫状血管系统,表现为毛刷状,分支不多,与角膜表层的新生血管不同。一些角膜病伴有角膜厚度的减小,伴或不伴透明度的改变,如圆锥角膜、Ferritin's 边缘角膜变性、病毒性角膜炎等。

5. 角膜后弹力层 在光学切面上后弹力层为最后的一条光带。内眼手术、角膜的水肿、炎症外伤等可引起后弹力层皱褶,呈平行的双条亮线,两端相连呈梭形。后弹力层较基质的强度大,当角膜溃烂或溶解至后弹力层时,后弹力层可保持完整,在眼内压的作用下向前局限膨隆而呈透亮水滴状,光学切面下为一隆起弧形亮线。急性角膜扩张,如急性圆锥角膜、挫伤后,后弹力层可能发生断裂,角膜急性水肿,直接焦点照明下见角膜后壁有纤细透明的线条,形态不规则,即为破裂处。一些内眼手术,如人工晶体植入可发生后弹力层撕脱,一端游离于房水中。一些变性性疾病可出现特异性后弹力层色素沉着,如肝豆状核变性患者角膜后弹力层的 Kayser-Fleischer 环。

6. 内皮　裂隙灯镜面反光法可观察到角膜内皮细胞边界、形态、大小等,但不及内皮显微镜清晰。一些内皮疾病,如病毒性角膜内皮炎通过直接焦点法可观察到内皮粗糙、混浊,有的疾病可出现后膜形成。

7. 角膜弯曲度　正常角膜为均一弧形弯曲,圆锥角膜则呈锥状向前隆起,瘢痕、手术缝线等则可使局部角膜变平。

第二节　知 觉 检 查

角膜内有密集的三叉神经末梢分布,因此感觉十分敏锐。角膜知觉是人体最敏锐的防御反射之一,此反射弧中的任何环节发生异常,如角膜病变、三叉神经功能减退等都可能引起角膜知觉的异常。正常角膜有温觉、触觉(压觉)及痛觉,临床上所检查的角膜知觉一般为触觉及痛觉。

一、检查方法

角膜知觉检查的方法有许多,有接触式检查或非接触式检查、定性检查或定量检查。以下列举了临床上常用的几种检查方法。

1. 棉丝检查法　此法为定性检查角膜知觉。检查时取一消毒棉签,抽出一棉丝,一端搓尖,用此尖端从被检眼一侧轻触角膜,如立即出现瞬目动作则表明角膜知觉基本正常;如反应迟钝,则表明角膜知觉下降;如不出现瞬目,则表明角膜知觉麻痹。此方法检查结果十分粗略,但简便实用。

2. 接触式角膜知觉仪　目前临床上应用十分广泛的一种接触式角膜知觉仪 Cochet-Bonnet。此仪器采用耐理化因素的尼龙线为刺激源,尼龙线越长,越易弯曲,对角膜施加的压力越小,测出的角膜知觉阈值越低。直径 0.008mm 的尼龙线可产生 $2\sim90mg/0.005mm^2$ 的压力,0.12mm 的尼龙线可产生 $11\sim200mg/0.011\ 3mm^2$ 的压力,尼龙线的末端刚好刺激一个感觉神经单位。如在红外线下观察,检查可在全黑条件进行,从而避免光刺激的影响。检查时可采用坐位或卧位,采用坐位进行检查时嘱患者向前注视,检查者移动刺激源使其垂直触及角膜,调节刺激源长度,直至刺激源开始弯曲,记录所施加的压力。此方法简单,但易受患者头位的影响。卧位检查时,嘱患者仰卧,向上注视,用手持式仪器进行检查,结果不易受头位影响。角膜知觉常以阈值的高低表示,临床上以压力或压强来记录。检查时要特别注意避免人为角膜划伤及医源性角膜感染的发生。1988 年,我国学者杨朝忠等对 Cochet-Bonnet 角膜知觉仪进行了改进,采用双套管螺旋推进式结构,通过调节尼龙线游离端的长度,对角膜知觉进行检查,获得国人角膜知觉阈值的正常值,中央角膜(直径 5mm 以内)的平均值为 $(0.62\pm0.31)\,g/mm^2$,周边角膜的平均值为 $(1.12\pm0.35)\,g/mm^2$。

3. 光电磁式角膜知觉仪　此仪器也属接触式角膜知觉仪的一种,所不同的是刺激源不是尼龙线或金属线等物。此装置采用铜线线圈电流计,角膜测定针的刺激与线圈的旋转成正比调节电流强度即可改变施加于角膜上的压力。其结果不受空气湿度、温度等的影响,是一种较为先进的角膜知觉仪。

4. 非接触式角膜知觉仪　由于接触式角膜知觉仪存在引起角膜损伤、继发感染或交叉感染的危险性,因此许多学者一直在探索非接触式角膜知觉仪的研制。杨朝忠 1998 年报道了其研制的非接触式角膜知觉仪,其刺激源采用喷射出的经滤过、消毒的气体,检查时嘱患者向前注视,检查者用左手分开被检者上下眼睑,右手调节手柄,控制气流大小,以被检者开始感觉到气流时的压力为角膜阈值。采用此方法所得的正常人角膜知觉阈值为:中央角膜的平均值为 $0.95g/mm^2$,周边角膜的平均值为 $1.12g/mm^2$,说明角膜对气压的刺激十分敏感。行此方法检查时应注意检查环境保持安静、无风,检查距离要统一。

二、知觉检查的意义

许多生理及病理的因素均可影响到角膜知觉。了解这些因素对解释一些临床现象及一些疾病的诊断有很大帮助。

1. 生理因素　角膜不同部位知觉的阈值不同,如前所述,中央角膜阈值低,而周边角膜阈值高。研究还表明随年龄增加,角膜的知觉也逐渐减退。在一天当中,清晨的敏感度最低,而傍晚最高。虹膜颜色深者敏感度较低。此外内分泌和代谢也可能影响角膜知觉,如雌激素水平高,则角膜敏感性降低。

2. 病理因素　最常见的引起角膜知觉减退的角膜病是单纯疱疹性角膜炎,并成为此病的重要临床特征之一,患者角膜知觉的减退常累及全角膜,且恢复缓慢而困难,可能与病毒长期潜伏在三叉神经节有关。细菌性角膜炎患者的角膜敏感性往往升高,但范围较局限。手术引起角膜知觉减退是显而易见的,如各种角膜缘切口的手术、角膜移植手术,恢复需 1 年以上。近年来屈光性角膜手术,尤其是 LASIK 手术在我国广泛开展,许多患者术后主诉眼干,其中十分重要的原因即为手术切断了角膜基质层神经所致。一般来说 PRK 手术角膜知觉的恢复至少需 6 个月,而 LASIK 手术则需 1 个月。长期配戴角膜接触镜也可导致角膜知觉的下降,这可能与角膜水肿有关。此外,许多眼部药物也可导致角膜知觉下降,其中最常见的是抗青光眼药噻吗洛尔。相关研究表明糖尿病患者外周神经病变、糖尿病病程、糖尿病血糖控制情况、糖尿病视网膜病变的严重程度可能与角膜知觉减退相关。

第三节　泪液相关检查

一、泪膜破裂时间

泪膜的稳定性的检测,需用泪膜破裂时间(BUT)来衡量,BUT 是指荧光素钠滴入结膜囊后一次瞬目至泪膜出现干斑所需的时间。

检查方法:

1. 受检查结膜囊内滴荧光素钠 1 滴。

2. 裂隙灯检查,用窄光钴蓝光观察角膜前泪液膜。

3. 荧光素染色的泪膜表面出现黑洞或干斑,表示泪膜破裂。

4. 瞬目至出现干斑的时间为泪膜破裂时间。

正常人为 15~45 秒,小于 10 秒为泪膜不稳定,当瞬目后泪液膜不能完整遮满角膜,此种情况 BUT 为零。各种眼干燥症患者 BUT 值均低,某些能导致结膜杯状细胞破坏,干扰黏蛋白和角膜上皮细胞正常代谢的疾病,BUT 值也会降低。

二、泪液分泌试验

分为基础泪液分泌试验(Schirmer Ⅰ test,S Ⅰ t)、反射泪液分泌试验(Schirmer Ⅱ test,S Ⅱ t)

1. Schirmer 试验Ⅰ　基础泪液分泌试验,为测泪液分泌总量实验。

方法:用宽 5mm,长 35mm 的滤纸条,一端在 5mm 处做折痕后,将其放入下穹窿中外 1/3 处,余部绕睑缘垂下。受检者轻轻闭眼,5 分钟后取下滤纸条,在滤纸湿润前端划印标记,记录浸润部分长度。正常滤纸条湿润长度在 10~30mm 为正常,小于 10mm 表示基础分泌和反射分泌减退,水性泪液不足,它必须与泪膜破裂时间(BUT)结合,才具有高敏感性和特异性。另外,若试验受检者坐在暗室,滴表面麻醉滴眼液于结膜囊的下穹窿,30 秒后进行 Schirmer 试验Ⅰ,能排除光和滤纸刺激因素而测得基础泪液分泌量。正常不低于 10mm。

2. Schirmer 试验Ⅱ　反射泪液分泌试验,检查反射性分泌有无缺陷。

方法:滴表面麻醉滴眼液于下穹窿后 30 秒,放置滤纸。用棉签或毛笔刺激鼻中甲,2 分钟后测量滤纸湿润长度。滤纸湿长大于 10mm,反射性泪液分泌正常,反之,则为周围反射分泌消失。

第四节　角膜染色检查

一、荧光素染色法

荧光素染色是角膜检查中最常用的染色方法,常用的浓度为 1%~2%。检查时滴少量染料于结膜囊内,生理盐水或抗生素滴眼液冲洗,裂隙灯钻蓝光下观察,绿色着染表明角膜上皮细胞之间不连续。因此角膜上皮剥脱或角膜溃疡染为鲜艳的绿色,基质可有渗染。若检查角膜是否有穿孔,则将荧光素滴于角膜上缘,不稀释,轻压角膜,如有被冲淡的染料沿角膜表面向下流动,则称溪流试验阳性,表明有角膜瘘存在。

二、玫瑰红染色法

检查干燥失活的上皮细胞及上皮细胞是否有黏蛋白覆盖常用 1% 的玫瑰红染色(亦称虎红染色或孟加拉红染色),此染料有一定的刺激性,点用前最好先行表面麻醉。由于眼干燥症引起的角膜上皮干燥可被染为细小红点。

第五节　角膜结膜印痕细胞学检查

印痕细胞学(impression cytology)检查法于 1977 年由 Egbert 首先报道。目前已广泛应用诊断角膜上皮性病变及其他眼表性疾病,其基本方法是采用醋酸纤维膜获取角膜表层上皮样本,采用常规染色或特殊免疫组织化学方可以法对细胞学形态,一些特殊细胞因子或生长因子及其受体进行观察,以了解角膜表层细胞的病理改变及病理生理改变。

1. 印痕细胞采取法　表面麻醉后嘱患者向前或向取材部位相反方向注视,用醋酸纤维膜轻轻压向角膜,取下醋酸纤维膜后滴抗生素滴眼液,于 12 小时内染色或贮存于 -80℃低温冰箱待染色。

2. 标本染色及结果观察　取下之印痕细胞可行常规的 HE 染色观察细胞的形态、细胞核的形态、核 / 胞质的比例,还可根据特殊需要作免疫组织化学检查。一些标本也可用 Elisa 法或 Western 法检查一些蛋白的表达。HE 染色或免疫组织化学染色后的标本在显微镜下观察结果,根据染色的强、弱,有无染色,细胞的大小,核与胞质的比例,细胞的形态等来判断细胞的功能。通过检测一些细胞因子及其受体,生长因子及其受体的表达可了解一些眼表疾病的原因及程度,印痕细胞学不仅已成为临床诊断的重要方法,而且在揭示一些疾病的病因方面有重要的价值。

一、印痕细胞学检测角膜上皮和结膜杯状细胞

人类结膜杯状细胞的密度以鼻侧睑结膜为最高,依次递减为颞侧睑结膜、穹窿结膜睑裂部、球结膜。一般认为球结膜中杯状细胞密度小于 350 个 /mm^2 时即提示眼表异常。如眼化学伤,干燥性角结膜炎等患者,不仅杯状细胞减少,结膜上皮细胞扩大,扁平化,核固缩。

眼干燥症患者眼表上皮细胞鳞状上皮化生。结合免疫组织化学检测上皮细胞的细胞因子(如 IL-1),生长因子及其受体(如 EGFR、ErbB2、ErbB3)的表达,发现眼表上皮细胞以上皮细胞因子及生长因子受体表达程度与眼干燥症患者的病变程度相关。

角膜缘干细胞是角膜上皮细胞的来源,同时它可阻止结膜上皮向角膜上皮生长,如果角膜缘干细胞缺乏或功能障碍,则结膜上皮可向角膜上皮生长,而角膜表面一旦发现有杯状细胞存在,则表示角膜结膜化开始,杯状细胞数量可间接反应结膜化的程度。

二、印痕细胞测病毒抗原

HSK 患者行印迹后,采用免疫组化法,可测定病毒抗原的存在。

三、印痕细胞学检测 CD4 和 CD8 淋巴细胞

可用于监测角膜移植术后免疫状态。

第六节　角膜曲率及厚度检查

一、角膜曲率计检查方法

角膜曲率计检查通过计算距角膜中央 1.5mm,相距 90° 的四个点的距离来定量测量角膜曲率,从其设计原理可以看出其仅检查角膜中央 3mm 区域内角膜的屈光状态。其最大曲率与最少曲率的轴互相垂直,因而它不能详细、正确地反映角膜表面的形态。屈光力正常范围:40~46D。

二、超声角膜厚度检查法

由于光学角膜厚度测量存在其固有的缺点,因此目前临床上角膜厚度的测量已逐渐被超声测厚取代。超声波角膜厚度测量的重复性好,结果精确、客观,可检查角膜多个方位,且不受被检查者的眼位的影响,因此超声测厚已成为角膜检查中十分重要的检查项目。

其检查原理是利用超声波脉冲从角膜后面反射回来的时间进行角膜厚度的测定。

检查方法为:患者接受表面麻醉,一般取仰卧位,试机,嘱被检者向上注视,检查者一手分开被检者的上下眼睑,一手持超声手柄,将探头垂直压向患者角膜,测量各点的角膜厚度。检查时需注意探头要与角膜被检点切线保持垂直,压力适中,过大则测量结果可能偏小,压力过小则不显示结果。与其他接触式角膜检查仪器一样,要注意探头的清洁和消毒,以防交叉感染和继发感染。目前已有许多关于正常人角膜厚度的研究报道,其结果略有差异。中央角膜的厚度测量值在 0.48~0.54mm 之间,周边角膜较厚,平均为(0.66 ± 0.76)mm。

第七节　角膜形态检查

角膜形态的检查方法有多种,最常用的定性方法是 Placido 盘检查法,最常用的定量方法是角膜曲率计检查法,计算机辅助的角膜镜摄影是至今为止最详细及能定量反映全角膜形态的检查方法。

一、计算机辅助角膜镜摄影检查法

计算机辅助的角膜镜摄影是将投射于角膜的角膜镜同心圆影像摄影后,用计算机对影像进行分析的检查方法。它可提供角膜表面 5 000~8 000 个数据供分析,为了使临床应用方便,目前已将颜色应用引入角膜地形图分析(即彩色色码图),通过颜色可以直观地显示出角膜表面的屈光情况,不同的颜色在不同的等级有其相对应的屈光度,热颜色(如红色、橙色、黄色)表示角膜屈光力高;冷颜色(如蓝色、绿色)表示角膜的屈光力较低,正常角膜彩色色码图从中央到角膜缘颜色由热颜色逐渐变化到冷颜色,在彩色色码图中,常用两个颜色等级来描述角膜的形态。

(一) 绝对等级

绝对等级(absolute scale)的设计为,将角膜分为 9~100D 中不同的 26 种颜色,每一种颜色代表一个固定的屈光度范围。35~50D 之间,每级的屈光度差为 1.5D,在 9~35D 及 50~100D,每级的屈光度差为 5D。此等级常用于比较不同角膜的屈光状态或比较同一角膜各个不同时期的屈光变化。

(二) 标化等级

标化等级(normalized scale)的设计为,将每个角膜的屈光度范围分为 11 个相等的屈光度等级,每一等级用一种颜色表示。标化等级图在不同的角膜,各等级之间的差值不完全相同,且同一种颜色在不同的角膜可能代表不同的屈光度。标化等级主要用于发现角膜表面的微小不规则变化。在描述角膜表面的规则性方面常用两个指数:

1. 表面不对称指数　角膜表面不对称指数(surface asymmetry index,SAI)是角膜中央相距 180° 子午线相应点的角膜屈光力差的加权总和。正常角膜的 SAI 小于 0.5,当角膜呈高度不对称性时(如圆锥角膜),SAI 可达到 5 以上,另外 SAI 与角膜最好预测矫正视力(potential visual acuity,PVA)密切相关,SAI 值小,则 PVA 好,反之,SAI 值大 PVA 差。SAI 值的检测在临床上有很多用途。

(1) SAI 值可以帮助判断检查过程中是否按正规操作,如对于一个正常角膜,检测后 SAI 值高,可能为检查错误所致,应进行复查。

(2) SAI 值可以帮助早期诊断某些引起角膜表面不对称性改变的角膜病,如圆锥角膜早期患者,戴硬性角膜接触镜也可达到 1.0 的矫正视力,但它的 SAI 值与正常可获得 1.0 矫正视力的角膜有明显的统计学差异,因此提示 SAI 值的升高也可能是早期圆锥角膜的诊断依据。

(3)SAI 值可以定量地了解角膜屈光性手术对角膜表面不规则性的影响,并对角膜屈光手术进行评价。

(4)由于 SAI 值与 PVA 密切相关,因此通过测量患者的角膜地形图的 SAI 值,可以帮助判断患者视力不良原因是角膜源性的还是非角膜源性的。如 SAI 值低,角膜预测视力好,表示患者视力不良原因是由于晶体、视网膜、黄斑或眼屈光等病变引起,此在角膜手术尤其具有较大的意义。

2. 表面规则指数(SRI) SRI 主要反映角膜瞳孔区的规则性,即角膜光学区的光学质量,已证明它与 PVA 有很好的相关性($r=0.79$,$P<0.000\ 05$,$n=31$),在正常角膜 SRI 很低,如 SRI 高则表示角膜光学质量不佳,但在极少数患者,也会出现 SRI 与 PVA 不相符合的情况原因尚需进一步研究,SRI 值在临床和研究中有很重要的作用。

二、角膜地形图

(一)正常形态特征

正常角膜为一复杂的非对称的非球形形态,在同一子午线,在角膜中央两侧径线曲率半径的变化率不同,不同个体的角膜中央曲率、角膜曲率由中央到角膜缘的变化率也不相同。正常角膜一般由角膜中央到周边的曲率半径逐渐加大,谓正形态因素(positive shape factor)。相反则谓负形态因素(negative shape factor),主要见于放射状切开术后及 PRK 与 LASIK 术后角膜。

正常角膜呈以下三种形态;①角膜屈光度由中央到角膜缘逐渐减少,但减少程度在各个角膜及同一个体各径线不同;②角膜中央较扁平,旁中央角膜屈光度较角膜中央大,近角膜缘最扁平;③角膜屈光度在角膜中央最大,旁中央较大,中央与旁中央相接处较小。其中以第 1 种形态占绝大多数,第 2 种及第 3 种形态的角膜较小。

角膜是一连续的透明结构,为便于临床应用及地形图分析,临床上常将角膜分为中央区、周边区及角膜缘。正常角膜 Placido 盘检查呈规则的同心圆影像,用计算机辅助的角膜摄影检查,正常角膜呈比较均匀的颜色改变,角膜中央屈光度大,周边屈光度小,绝对等级图颜色范围约 2~5 种,根据角膜中央颜色图形可将正常角膜图形分为五种;①圆形(22.6%);②椭圆形(20.8%);③规则蝴蝶结形(17.5%);④不规则蝴蝶结形(32.1%);⑤不规则形(7.1%)。中国人正常角膜中央曲率为 43.45 ± 1.47D,直径为 3mm、5mm、7mm 处角膜屈光度平均为 43.45 ± 1.37D、43.16 ± 1.42D、42.84 ± 1.45D,角膜中央与角膜缘屈光度差值平均为 1.78 ± 0.89D,角膜中央与旁中央屈光度差值平均为 0.65 ± 0.47D。Bogan 等所测量的角膜中央屈光度为 43.97 ± 1.54D,绝大多数散光均呈"循规性","逆规性散光"较少,角膜顶点与视轴常在不同位置,且各个个体角膜顶点的位置不同,60% 个体角膜顶点位置在视轴 0.5mm 以内。一般来说,角膜地形相对较稳定,以维持正常的视功能,但在正常的生理及解剖条件下,角膜地形图也随着眼睑的压力、时间、泪液张力、激素水平等的改变而周期性波动。

(二)临床应用

1. 角膜移植术后角膜地形图变化 角膜移植(板层角膜移植及穿透性角膜移植)手术改变了角膜表面的形态,因而患者手术前后的角膜地形发生较大的变化,板层角膜移植手术由于角膜的后表面无明显变化,因而整个角膜地形变化较穿透性角膜移植小。穿透性角膜移植手术后地形与供体角膜前表面形态,植片大小,植片与植孔大小的差值有明显关系,如正常成年人供体移植到成年人受体,则角膜前表面形态变化小一些,当将新生儿供体移植到成年人受体则角膜前表面明显变陡。在角膜移植术后早期,由于泪膜未形成,当用 Placido 盘检查时影像呈不规则形,难以了解角膜表面形态,角膜曲率计检查也难以获得准确数据,用计算机辅助的角膜镜摄影可定量的显示角膜表面形态变化,术后早期由于创口水肿及愈合等因素,角膜散光常有变化,一般术后 1 年左右散光稳定,术后 3 个月拆线可改变散光的轴及量,因此早期应用地形图仪检查角膜,可以帮助选择性拆除角膜移植缝线,从而最大限度地减少术后散光。角膜地形检查在角膜移植术后散光矫正手术亦非常有帮助,它可帮助设计手术方案及手术量。使手术效果达到最佳。

2. 准分子激光角膜成形切削术后角膜地形变化　准分子激光角膜成形切削术(又称 PRK)手术后角膜中央区的切削区的角膜屈光力减少,减少的程度与所需矫正的屈光度基本相应,但由于 PMMA 板与角膜组织不同,在按 PMMA 板调节切削时,可发现部分病例早期角膜中央屈光度减少程度较所矫正的屈光度大。PRK 手术仅切角膜中央区,因而术后角膜屈光力改变主要位于所切削的中央区,周边屈光力无改变,术后的角膜地形常呈四种形态:①规则形;②半月形;③钥匙孔形(keyhole);④岛形(central island)。规则形及半月形术后视力较好岛形术后视力提高不理想,随着时间延长,岛形角膜地形逐渐减少,岛形角膜地形与 PRK 手术时水化及冲击波等因素有关。PRK 手术后用计算机辅助的角膜镜摄影检查发现,SRI 与术后视力有明确的相关关系,它可以帮助估计术后不规则散光。切削偏离中心(decentration)是 PRK 手术需十分重视的问题,大多数统计资料显示,PRK 手术切削偏离中心约 0.3mm,矫正的度数越高,偏离中心的程度愈大,偏离中心愈多则所引起的散光亦愈明显。准分子激光原位角膜磨削术(又称 LASIK)术后角膜地形图变化与 PRK 基本相同。

3. 放射状角膜切开术后角膜地形图变化　放射状角膜切开术(radial keratotomy,RK)使角膜中央变扁平而达到矫正近视的目的,RK 术后角膜普遍变扁平,以角膜中央区变扁平更明显,角膜周边区稍变扁平,角膜缘区变化较少,整个角膜呈负球形形态。角膜中央扁平区的基本图形有圆形或椭圆形,哑铃状或带状,各种形态的矫正量不同,以圆形或椭圆形矫正量大。手术效果最明显区域位于距角膜光学中心 1.3~1.5mm 部位,角膜镜摄影检查第 20 环以外的手术效应基本消失。RK 手术前患者角膜形态对角膜手术矫正效果有较大影响,角膜中央与角膜缘屈光力相差较大的角膜,接受同样量的 RK 手术,其矫正量大。相反,角膜中央与角膜缘屈光力相差较少的角膜,其矫正量较少,因而术前仔细研究角膜的形态及角膜曲率由中央到角膜缘曲率的变化对设计手术方案及提高手术矫正效果有极大的帮助。同时术前角膜地形检查在 RK 联合散光手术的设计中具有十分重要的作用,它可以帮助决定散光量及手术量。另外术前常规检查可以帮助筛选早期圆锥角膜患者。用计算机辅助的角膜镜摄影观察 RK 术后患者的屈光变化也有助于解释术后患者出现的主觉症状,如昼夜视力波动是由于角膜各部位屈光度降低量不同而引起。PK 手术目前已较少开展。

4. 角膜地形图在散光手术中的应用　角膜散光手术主要包括角膜松解切开术(corneal relaxing incision)及楔状角膜切除术(corneal wedge resection)。角膜松解切开术主要用于治疗 6D 以下角膜散光,手术在屈光度较高径线进行,引起切开处径线角膜变扁平及与之相垂直径线变凸。角膜楔状切除术主要用于治疗 6D 以上角膜散光,手术在屈光力较低径线进行,引起手术径线角膜变陡及与之相垂直径线变扁平。Placido 盘可定性地区别角膜屈光力大及屈光力小径线,影像环垂直径线角膜屈光力低,影像环横径角膜屈光力高。角膜曲率计可以定量地检查角膜中央区的散光情况,但由于设计上的缺点,角膜曲率计只能测定角膜中央 3mm 处相距 90° 的四点的屈光力,且两条径线垂直。在许多病例,角膜最大屈光力径线与角膜最小屈光力径线并不垂直,且在同一子午线,以角膜为中心,在中心两侧相距 180° 径线的屈光力不呈对称分布,例如垂直径线角膜屈光力大,但 90° 径线与 270° 径线的屈光力并不呈对称,可能屈光力大范围主要位于 90° 径线角膜,而 270° 径线角膜屈光力正常或明显较 90° 径线少,用角膜曲率计检查就不能区分角膜散光的详细分布,因而如按角膜曲率计设计这种病例手术,则可能在 90° 径线欠矫。计算机辅助的角膜镜摄影可以详细地提供角膜屈光力的分布情况,用其设计手术可以大大地提高手术的矫正效果。当角膜散光呈对称分布即角膜呈对称蝴蝶结形地形图,手术在相距 180° 方向两侧同时进行,手术量也一致。当角膜散光呈不对称分布,即角膜呈不对称蝴蝶结形地形图,在相距 180° 方向两侧手术量应根据散光量不同而不同,在一些极不对称蝴蝶形地形图,手术仅在散光的象限进行,计算机辅助的角膜镜摄影还帮助术者确定手术量和切口与角膜中心位置,使手术更精确,同时也提高矫正的预测性。

5. 圆锥角膜的筛查和早期诊断　有助于采取及时适当的治疗,避免对圆锥角膜患者进行准分子激光角膜屈光手术;同时了解病变在角膜上的分布规律,可指导硬性角膜接触镜的验配。角膜圆锥的早期诊断标准:①两眼角膜中央屈光力的差值 ≥ 2.50D;②角膜屈光力最大一环与屈光力最小一环的差值 ≥ 4.50D;③角膜中央屈光力 ≥ 47D;④模拟角膜曲率计读数差值 ≥ 4.50D;⑤角膜下方与上方平均屈光力的差值 ≥ 1.0D。上述任何两项或两项以上发现异常即应定期随访,如有进展则可以诊断。角膜表面规则性指数值和角膜表面非对称性指数值是圆锥角膜早期诊断的敏感指标。若角膜地形图显示角膜表面规则性指数值和角膜表面非对称性指数值 >0.5,并且患者从未进行任何角膜手术,排除角膜瘢痕导致的角膜不规则因素,高度怀疑圆锥角膜;若角膜表面规则性指数和角膜表面非对称性指数值 >1,则圆锥角膜的可能性更大。角膜地形图是多年来诊断圆锥角膜的主要辅助方法。

三、角膜光学相干断层扫描技术检查

光学相干断层扫描技术(optical coherence tomography,OCT)是一种利用光的干涉原理来成像眼部结构的方法,首先用于眼轴长度的测量,而眼前节 OCT(anterior segment optical coherence tomography,AS-OCT)的诞生使 OCT 在眼前节组织结构的测量和成像成为可能,AS-OCT 的检查为非接触式方式,能提供眼前节组织的横断面成像,其特点是快捷、分辨率高,并能够定量进行分析,目前 OCT 已经进入到频域时代,扫描速度和精度分别约为时域 OCT 的 13 倍和 4 倍。

1. 角膜结构测量方面的应用

(1)圆锥角膜:利用 OCT 测量的角膜中央厚度、局部角膜厚度和不同径线上角膜厚度的差值对早期圆锥角膜进行诊断和评估,以避免角膜地形图检查的一些影响因素,如泪膜破裂、配戴角膜接触镜引起的角膜变形等。

(2)眼干燥症:OCT 能克服入射光在眼前节组织结构发生散射及吸收等不足,可定量测量泪膜厚度、泪河高度及面积等指标,协助临床工作者观察眼干燥症患者泪液分泌状态、泪

膜稳定性,为评估眼干燥症严重程度、治疗效果提供客观的评估依据。

(3)角膜病:OCT组织分辨率高,可对角膜5个层次结构高分辨成像,并定量测量包括角膜内皮层在内的各层组织厚度值。其同时可用于各类角膜疾病的病理生理组织结构高清成像,如不同类型的角膜炎、圆锥角膜、角膜外伤、化学烧伤以及代谢相关角膜病变等症。OCT轴向分辨率高达1~4μm,可对12mm区域内角膜上皮层及前弹力层等细微结构进行高分辨成像,在临床角膜疾病诊治过程中,它可协助临床工作者制定治疗或手术方案,监测治疗或术后角膜愈合情况,且检查结果不受角膜接触镜的影响,可重复性较好。

2. OCT可用于准分子激光角膜原位磨镶术(laser insitu keratomileusis,LASIK)术前及术后角膜厚度及曲率的测量。以往的测量方法是应用角膜曲率计测量角膜前表面,从而得到准确的角膜屈光力,后表面屈光力则通过固定的角膜屈光指数来计算,这可能会导致一些错误。AS-OCT可以通过轮廓线来定位角膜前后表面及测量角膜厚度,比角膜曲率计测量角膜曲率更加准确。

第八节　角膜内皮细胞检查

角膜内皮是维持角膜透明最为重要的结构,角膜内皮的失代偿将导致角膜不可逆性水肿,因此是否能最大限度地保护好内皮已成为评价各种内眼手术质量的一个重要指标,因而术前、术后内皮细胞的检查对了解角膜内皮细胞的功能显得十分重要。裂隙灯显微镜中的镜面反光照射法可粗略地检查角膜内皮细胞的形态,然而,要全面了解角膜细胞的形态和密度等则需通过角膜内皮反射显微镜(简称角膜内皮镜)检查。角膜内皮镜利用镜面反射原理观察角膜内皮的细胞形态和密度,通过连接计算机,还可计算出内皮细胞的大小、变异度等指标。

一、内皮镜检查方法

内皮镜检查方法角膜内皮镜一般分为接触式和非接触式,两者各有其优点,临床上均有应用,所检查的均为角膜中央内皮。

1. 非接触式角膜内皮镜　此仪器包括照明装置和显微检查光学系统。检查时患者取坐位,注视仪器上的固视目标,检查者将光线照射在角膜中央,调节焦点,可看见一圆形较亮的反光区(角膜上皮面反射)及其下的大小相同的较暗的圆形反光区(角膜内皮面反射),在此暗反光区内即可见呈蜂窝状排列的角膜内皮细胞。拍摄照片后,底片冲洗,照片放大100倍,在指定的面积框内计算角膜内皮数。此方法不接触角膜,因此对于儿童、老人、角膜手术后不久的患者及角膜有感染灶的患者特别适合。尽管放大倍数较低,图像分辨率较差,但基本能满足临床需要。

2. 接触式角膜内皮镜　其照明装置和显微检查光学系统与非接触式角膜内皮镜基本相同,不同之处是在物镜前面再加一个与压平眼压计的压平镜类似的锥形玻璃压平角膜。检查时对被检眼表面麻醉,被检的中央角膜被压平,因此焦点不易移动,所得图像较清晰,分辨率高,而且视野较大,观察的范围较广。

3. 共聚焦显微镜　也可用于检查角膜内皮,方法见第21章第9节,所获取的图像与接触式角膜内皮镜相似。

二、检查结果分析

角膜内皮镜检查主要是观察角膜中央的内皮,最基本的指标是内皮细胞密度,单位是个 / mm^2,对角膜内皮镜所获得的照片,可通过人工计算一定面积内的细胞数,从而推断出细胞密度,此外还可以从照片上直接观察角膜内皮的形态、大小及是否存在暗区或其他异常结构

目前许多角膜内皮镜都连接计算机,通过相应的软件,可对所得角膜内皮图像进行进一步分析,除了内皮细胞密度以外,细胞面积变异系数、细胞平均面积、六边形细胞比例等也是了解内皮功能的重要指标。

1. 正常角膜内皮细胞　人的正常角膜内皮细胞为六边形,边界清晰、大小均等、排列整齐,呈蜂窝状紧密镶嵌排列。人的正常角膜内皮细胞密度随年龄增长逐渐下降,10 岁以前最高,20~50 岁相对稳定,60 岁以后明显下降。正常人在 30 岁以前,平均角膜内皮细胞密度为 3 000~4 000 个 /mm^2,31~40 岁约为 3 000/mm^2 左右,40~50 岁为 2 800 个 /mm^2 左右,51~60 岁为 2 600 个 /mm^2 左右,61~80 岁为 2 160~2 400 个 /mm^2。60 岁以后内皮细胞形态也可能发生一定改变,如细胞面积增大,出现多形性,细胞大小不等,六边形细胞比例下降等,有时还可出现暗区,即局部内皮细胞缺失,但并不严重。

2. 异常改变及常见原因　内皮细胞的"泵"功能对维持角膜相对脱水状态从而保持透明起着至关重要的作用。婴幼儿的角膜内皮细胞能进行有丝分裂,成年后不再进行有丝分裂,损伤后只能靠周围的内皮细胞代偿性移行过来补充,如损伤超过其代偿能力则发生角膜水肿大泡性角膜病变。一般认为维持正常角膜内皮屏障功能所需的最低角膜内皮细胞密度为 2 800 个 /mm^2,如术前检查角膜内皮细胞密度低于 2 800 个 /mm^2,则内眼手术需十分谨慎。内皮功能异常,除了表现在细胞密度的降低以外,定量分析结果还可发现细胞的平均面积增大,细胞面积变异系数增大,六边形细胞所占比例降低,形态学上可发现大小不等、多形性细胞增多,细胞之间出现暗区(即内皮细胞缺失),大的可成片,有时可发现滴状角膜,虹膜角膜内皮细胞综合征可发现内皮细胞呈银沫样改变。发生内皮细胞失代偿后内皮细胞照相常模糊一片,难以分辨细胞结构。内皮细胞十分娇嫩,许多因素都可导致内皮细胞受损减少。常见的因素如下:

(1)炎症:眼内炎性物质的作用可使内皮细胞受损,一些严重的化脓性眼内炎的患者常出现角膜的水肿。研究发现眼内炎症越严重,持续时间越长,对内皮细胞的损害就越严重。

(2)外伤:不论是挫伤还是穿孔伤,均可引起内皮细胞的损伤,尤以钝挫伤为严重。

(3)手术:手术对内皮细胞的损伤包括手术器械、灌注液冲洗、超声能量等引起的机械性损伤、热损伤,各种灌注液的毒性作用也不容忽视。

(4)高眼压:长期高眼压可导致内皮细胞受损,如内皮细胞丢失过多失代偿,即使眼压降至正常,角膜也可能难以恢复透明。

(5)角膜接触镜:长期配戴角膜接触镜可导致组织慢性缺氧,酸中毒,导致内皮细胞损伤。因此在对此类患者进行内眼手术前需加以注意。

第九节　共聚焦显微镜的应用

共聚焦显微镜(confocal microscopy)它因聚光镜的焦点与物镜的焦点在同一点而得名。

以激光为光源,具有高分辨率(1μm)、高清晰度的优点,通过连续共焦扫描,可以清晰获取活体角膜各层组织和细胞的图像,使眼科医师可以在活体上直接观察到角结膜及其众多疾病的组织细胞学变化。通过对角结膜组织无创、实时的观察,不仅能从近细胞水平来深入认识疾病,进一步探讨疾病的病理机制,而且可以帮助医师动态观察疾病的发展和转归,指导临床治疗及方案调整,为角膜疾病的诊断与治疗及临床与基础研究的深入提供了帮助。

一、正常角膜组织的动态学特征

(一) 角膜上皮细胞层

上皮细胞层由浅至深,可观察到 3 种角膜细胞(图 21-9-1)。

1. 表层细胞　细胞直径为 50~90μm,扁平状,细胞壁高反光,细胞质多为亮灰或暗灰,细胞核居中、较小、低反光、圆形,细胞核中央为高反光。

2. 翼状细胞　多边形,胞体较表层上皮细胞小,排列紧密,细胞边界呈高反光,细胞体低反光,大小形状基本一致,细胞核一般难以见到。

3. 基底细胞　为明暗相间的多边形细胞,胞体小,密集排列,细胞边界高反光,细胞质为亮灰或低反光,细胞核不可见。

(二) 角膜前弹力层

前弹力层位于上皮细胞层与基质层之间,表现为无细胞成分的中度反光、暗反光界面,其前界面可见高反光的串珠样上皮下神经纤维丛(图 21-9-2)。

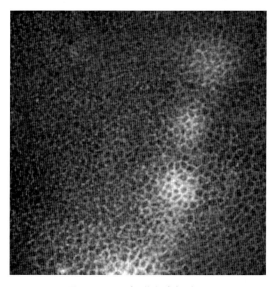

图 21-9-1　角膜上皮细胞层

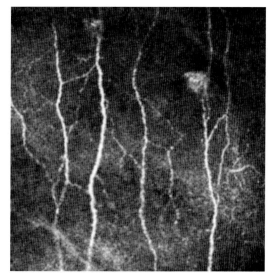

图 21-9-2　角膜上皮下神经纤维丛

(三) 角膜上皮下神经纤维丛

上皮下神经纤维丛位于基底上皮细胞与前弹力层之间,表现为均一、高反光串珠样或线状结构,可见 Y 形分叉和 H 形神经纤维束连接。

(四) 角膜基质层

角膜胶原纤维和无定形基质不显示影像,形成无特征的暗反光背景,在此背景下可见长圆形的角膜细胞核。前部基质角膜细胞密度较高,后部基质角膜细胞密度较低,且较前部基质细胞核大而扁平。在角膜基质前部和中部可观察到基质神经,较上皮细胞层下神经纤维粗且反光高,方向不一,而且周边角膜基质内神经较中央区基质内神经粗大,分叉较多。中央区后部基质内通常观察不到基质神经(图21-9-3)。

（五）朗格汉斯细胞

上皮基底细胞层和前弹力层间可见散在高反光树突状细胞,细胞形态多样。正常角膜中央区极少见到活化的朗格汉斯细胞。炎症刺激后细胞活化可见到多树突的朗格汉斯细胞,形态各异,有时局部可互相连接成网状。

（六）角膜后弹力层

角膜后弹力层同前弹力层一样为无特征性均质结构,多在从后基质到内皮细胞的扫描中出现,表现为无细胞结构的均质中反光结构,厚度8~10μm。

（七）角膜内皮层

共聚焦显微镜下角膜内皮细胞为排列规则的5~7边形细胞,大小一致,边界清楚,细胞边界低反光,细胞质高反光,部分细胞可见细胞核,位于中央,呈圆点状低反光(图21-9-4)。

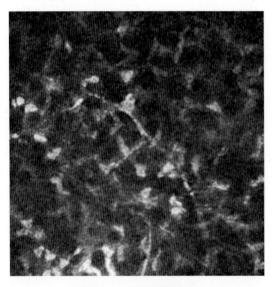

图21-9-3　角膜基质层

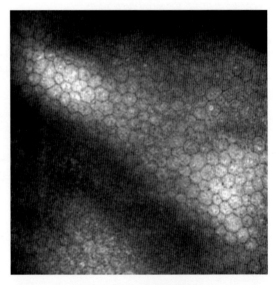

图21-9-4　角膜内皮层

二、临床应用

（一）角膜病诊断

共聚焦显微镜在角膜病,尤其是感染性角膜病的诊断中有较大的意义,一般来说,细菌性、真菌性、阿米巴性角膜炎需要做培养才能明确诊断,但培养所需时间长。临床应用已发现共聚焦显微镜可在活体水平检测出真菌及阿米巴病原体从而可以达到早期对因治疗感染性角膜炎的目的。为角膜疾病的诊断与治疗及临床与基础研究的深入提供了利器

1. 真菌性角膜炎　共聚焦显微镜可见纵横交错的高反光的真菌菌丝,不同致病菌种属,其菌丝的形态可能不同,部分菌丝可见分隔和分支。治疗后,菌丝的数量会明显减少,并可见肿胀增粗的菌丝。真菌菌丝是诊断和鉴别真菌性角膜炎感染菌属的主要依据,角膜共聚焦显

微镜可在活体提供有用的相关信息,为真菌性角膜炎的早期诊断和治疗提供可靠依据。

2. 棘阿米巴角膜炎　共聚焦显微镜下可显示阿米巴的形态结构,包囊表现为 10~25μm 大小的圆形高反光双囊壁结构。包囊可单独、成对、成串或成簇排列,包囊周围常无或较少有炎细胞的浸润;阿米巴滋养体较少见,表现为不规则高反光结构,可见到伪足,滋养体内可见高密度细胞核。治疗后阿米巴包囊数量减少,体积变小,呈皱缩状。

3. 单纯疱疹性角膜炎

(1)上皮细胞:细胞肿胀,疏松且反光增强,细胞间出现裂隙,其间可见多量炎细胞。重的患者上皮细胞间出现水疱或大泡,呈边界清楚的低密度反光区,周边细胞大小不一。

(2)前弹力层:可见大量活化朗格汉斯细胞聚集。神经纤维变细密度明显下降,甚至消失。

(3)基质细胞:细胞活化,细胞肿胀,反光增强,核反光模糊,基质间可见多量炎细胞。复发或病情迁延患者,基质内可见片状不规则高反光松针样瘢痕形成,并可见新生血管形成。

(4)角膜内皮:细胞不同程度的肿胀,失去多边形结构,边界模糊,细胞核增大。内皮细胞间可见大小不一,形态各异的角膜后沉积物,可表现为细胞间扁平的树突状高反光结构,附于内皮细胞后表面;或边界光滑的圆球形结构;或形态各异,边界不光滑或"海胆样"高反光结构。这些结构可出现在角膜内皮间,导致内皮细胞出现缺损区;角膜后沉积物还可相互融合或连接成网状。患者恢复期,角膜后沉积物逐渐被吸收,内皮细胞重新覆盖缺损区,形态也逐渐恢复正常。

4. 细菌性角膜炎　主要表现为溃疡区和溃疡区边缘大量的炎细胞浸润,溃疡区组织结构不清,溃疡边缘角膜组织水肿。

5. 角膜变性及营养不良　可观察到规则或不规则形状的高反光沉积物,根据沉积物定位病变层次,指导临床诊疗。

6. 眼干燥症　眼干燥症患者干燥斑处有角膜局部上皮细胞缺损,反光极强,细胞间隙增宽。角膜上皮下神经纤维出现分支紊乱、异常走行弯曲,神经纤维不均匀增粗、增生。上皮层朗格汉斯细胞平均密度增加,且细胞突起呈树枝状,数量较多、长度较长。

7. 其他　共聚焦显微镜也可用于观察圆锥角膜、角膜屈光手术、免疫性角膜病等疾病的发展和转归,指导临床治疗及方案调整。

(二)角膜移植免疫排斥反应的诊断

在角膜移植后的免疫排斥反应早期(2~3 周),可见渗入角膜基质层的白细胞,大部分围绕在缝线周围(提示缝线是造成免疫排斥反应的主要因素之一,也告诫临床医师,在许可的情况下早期间断拆线),并伴有周围基质细胞的减少。还观察到早期进入角膜新生血管内流动的红、白细胞附着在血管壁,实时(20 分钟)记录示白细胞在血管壁蠕动,最终移行到角膜基质,稍后在血管内、角膜基质内同时见到这些白细胞。在明显的角膜排斥反应,角膜内浸润的白细胞的大小、形态及光对细胞的衍射特征,角膜基质细胞形态、密度的改变均能在共聚焦显微镜下观察到。浸润的多核白细胞直径 6~8pm,角膜基质细胞核的直径则为 10~30gm,白细胞的反光比角膜基质细胞亮,易于辨认。在角膜基质细胞转变为成纤维细胞的过程中,形态发生了改变,密度增加,细胞质的量也增多,此时更易与浸润的白细胞相区别,变化的角膜基质细胞拉长的过程与静止的角膜基质细胞长椭圆形明显不同。这提示在角膜移植免疫排斥反应时,出现角膜移植片的混浊,是由于白细胞的浸润,加上角膜基质细胞的变性所致,这也为临床上对免疫排斥反应的诊断提供了病理学基础。

(三) 角膜屈光手术的应用

准分子激光角膜切削术准分子激光角膜切削术是近年来广泛开展的一种治疗近视的手术,主要包括 PRK、LASIK 及 LASEK,同时它也是一种特别的角膜细胞损伤愈合的过程,共聚焦显微镜的出现可详细地观察其角膜创面的愈合过程。用共聚焦显微镜对术后 6 周的角膜进行观察,见角膜基质细胞反光增强,不规则分布和凸起,核拉长,并逐渐转变为成纤维细胞,最终为瘢痕样改变。在切削区的角膜基底部,通过测共聚焦显微镜 Z 轴的深度可判断瘢痕大约为 20μm。

屈光手术可直接损伤角膜神经,可通过共聚焦角膜显微镜观察不同屈光手术后角膜神经的修复情况。LASIK 术后,上皮下神经纤维再生均始自切口外神经断端,并逐渐向角膜中央延伸;此外,部分患者的再生上皮下神经纤维还可来自深层基质神经,后者出现位置既可以在角膜周边,也可以在角膜中央。LASIK 角膜瓣蒂内上皮下神经纤维密度也较术前明显降低,纤维变细,部分纤维连续性中断,术后 3 个月仍未达到术前水平,提示由于切断了其下方角膜基质神经,对角膜瓣蒂内神经也可造成不同程度的间接影响。

共聚焦显微镜可对手术并发症如切口对合欠佳,角膜瓣层间异物,角膜瓣下上皮内生等进行直观成像,指导诊疗。

(四) 糖尿病周围神经病变

糖尿病患者角膜神经纤维的改变与周围神经病变程度具有关性,因此可以通过观察角膜神经纤维的变化,评估糖尿病周围神经病变的病理改变。共聚焦显微镜可见角膜上皮下神经的神经参数,包括神经纤维密度、神经分支密度、角膜神经纤维长度明显降低。

(李从心 张仁俊 黄雄高)

主要参考文献

1. 张仁俊,徐锦堂. 中西医角膜病学[M]. 北京:人民军医出版社,2004.
2. 彭清华. 中西医结合眼科学[M]. 中国中医药出版社,2010.
3. 庞辰久,荆洋,李金,等. 后部多形性角膜营养不良的临床观察[J]. 中华眼科杂志,2011,47(1):17-21.
4. 谢立信,周庆军. 干细胞移植与角膜功能重建的研究进展及其存在的问题[J]. 中华实验眼科杂志,2011,29(50):385-388.
5. 陈岩. 角膜缘干细胞的识别与分离研究进展[J]. 中华实验研究杂志,2011,29(1):82-87.
6. 唐由之,肖国士. 中医眼科全书[M].2 版. 北京:人民卫生出版社,2011.
7. 李德新,刘艳池. 中医基础理论[M].2 版. 北京:人民卫生出版社,2011.
8. 庞赞襄. 中医眼科验案精选[M]. 人民卫生出版社,2012.
9. 蔡素萍. 从分子水平认识角膜营养不良的分类方法[J]. 中华实验眼科杂志,2013,31(2):204-208.
10. 张鹏. 光学相干断层扫描技术在眼前节结构应用的新进展[J]. 中华实验眼科杂志,2014,32(4):380-384.
11. 孙旭光. 活体角膜激光共聚焦显微镜图谱[M]. 北京:人民军医出版社,2014.
12. 谢立信. 临床角膜病学[M]. 北京:人民卫生出版社,2014.
13. 朱志忠. 眼表病诊疗策略与技术[M]. 北京:北京科学技术出版社,2016.
14. 周双双,谭钢,邵毅,等. 超高分辨率光学相干断层扫描在眼前节的应用进展[J]. 眼科新进展,2018,38(1):93-97.

角膜病常用中西药物、方剂、食疗方　　第三篇

第二十二章　角膜病常用中西药药理

第一节　角膜病中药临床疗效与给药途径及药理研究

一、中药在角膜病的临床疗效

中医药治疗角膜病临床作用显著。临床表明，中医药治疗角膜病具有减轻患者全身症状、缩短病程、减少并发症、降低复发率、降低药物毒副作用等独特临床效果。

中医治疗角膜疾病采用全身辨证与局部用药相结合，内服、外用等多种给药途径，充分发挥中药抗病毒、抗炎、增强免疫力等作用。近几十年来，我国对于中医药治疗角膜病进行了大量的临床疗效观察及研究。如在细菌性角膜炎的治疗过程中，某些患者使用抗生素实际疗效并不理想，而配合祛风清热之中药，可有效控制感染，促进溃疡愈合，减少瘢痕形成；真菌性角膜炎临床诊断困难，治疗较棘手，虽及时应用抗真菌药物，但仍有部分患者病情不能控制，予清热利湿之中药，可有效减轻患者羞明流泪、疼痛等症状；单纯疱疹性角膜炎目前尚无控制复发的特效药物，常反复发作，予中药治疗，能有效控制炎症，抑制病毒在角膜内的复制，防止并发症，从而减少复发，保护视功能；春季角结膜炎周期性发作，易反复，急性发作时首选糖皮质激素，但糖皮质激素如长期不规范使用易导致激素性青光眼的发生。临床证实，在辨证论治的指导下，选方遣药，配合中药治疗本病有独到的疗效，尤其在控制疾病复发方面有较大的优势和特色。

二、中药剂型与角膜病给药途径

中药剂型和给药途径也会影响临床疗效。临床用药应根据病情需要、药物特点、剂型特点来选择药物的剂型和给药途径。中药常用的几类剂型，如丸剂、片剂、汤剂、散剂、注射剂、气雾剂等在眼科中也多有应用。其中丸类药剂的吸收较散剂、汤剂等缓慢，奏效也更迟缓。李杲曰：汤者荡也，去大病用之；散者散也，去急病用之；丸者缓也，舒缓而治之也。散类固体制剂服用后较丸类药剂容易分散、溶解，故吸收较丸类药剂迅速。汤类水溶性制剂是以水为溶媒制成的口服液体制剂，可直接被胃肠黏膜吸收，不经过崩解、分散、溶解等过程，因而较丸散类固体制剂吸收快，奏效速，疗效也高。一般来说，慢性久病宜服丸、散或膏煎剂，急性新病宜服汤剂。另外，汤剂多将群药同煎，不是单味中药的化学成分的简单相加。药物在煎煮过程中，各种成分之间还进行及其复杂的化学反应，直到形成一个稳定的化学系统。近年来国家组织研制的中药免煎颗粒,因为具有服用简便携带方便的优点,也在眼科临床上得以使用,但是其疗效否能等同于以传统煎煮方法制成的汤剂还有待进一步研究和临床验证。眼科临床常用点、洗、熏、敷、熨等方法治疗眼疾,方法是选用不同辅料(水、茶水、蜜、乳汁醋、麻油、鸡蛋清等)将药物制成水、散、膏、锭等不同剂型。此类治疗外用点眼的制剂可发挥局部集中治疗的作用,如拨云锭滴眼液、熊胆滴眼液、拨云眼膏、鱼腥草滴眼液、板蓝根滴眼液、双黄连滴眼液等用于治疗各种角膜炎、结膜炎。近年来,研究探索新的眼部给药系统,如能减慢角膜前药物流失及增加和角膜接触时间的药物载体(凝胶、脂质体、高分子聚合物等)的研究,目前莪术油毫微囊滴眼液、丹参壳聚糖眼用凝胶、粉防己碱眼用凝胶剂等成果已处于国家专利阶段,这些借助新型眼部给药系统的药物将为中药在眼科的使用开拓更为广阔的前景。

给药途径也是影响药物临床效应的因素之一。由于机体的不同组织对药物的吸收性能存在差异,药物在不同组织中的分布、消除也不一样,因此,给药途径不同,会影响药物的吸收剂量、速度和作用强度,中药新剂型研究和广大眼科医生的经验研究,为中药在眼科的应用开拓了广阔前景。传统给药途径以口服为主,此外,点眼、熏蒸、导入、肌内注射、静脉滴注、穴位贴敷、穴位注射等多种途径给药方法在眼科广泛使用。局部点眼,经眼结膜给药,可在局部形成较高浓度,作用集中。注射给药吸收快、奏效快,肌内神经末梢分布较少,肌内注射刺激性小,注射方便;穴位注射是特殊的肌内注射,除药物被吸收发挥作用外,药物通过对特定穴位的刺激,可产生特殊疗效。静脉注射因不需要经过吸收阶段,药物可直接进入血流而达到全身,故奏效尤为迅速。为了使药物缓缓进入血流,以便较长时间维持药物在血中的浓度,可采用静脉滴入法。

三、角膜病相关的中药药理研究

对于角膜病的中药药理研究,可以从临床疗效观察、临床药理学研究和实验药理学研究等方向着手。目前仍然是以单味药为主,且多为粗制剂。如已筛选出如鱼腥草、金银花、薄荷、蒲公英、紫草、贯众等多种抗单纯疱疹病毒作用的中药。此外,对角膜病有效复方的研究有待加强,对中医眼科中经典方剂从分子生物学水平进行中药有效成分的药理学研究将是角膜病中药实验药理学研究的方向之一。

1. 部分中药治疗角膜疾病的药理研究

(1)鱼腥草:药理研究表明鱼腥草能增强白细胞吞噬能力,有提高机体免疫力等功能。从单味中草药鱼腥草中提取有效成分制成50%鱼腥草滴眼液治疗实验性单纯疱疹性角膜炎,并设立阿昔洛韦对照组,大量临床试验论证其疗效确切,通过对比表明鱼腥草滴眼液具有一定抗病毒性,对实验性单纯疱疹性角膜炎有明显的疗效。

(2)板蓝根:板蓝根具有抗病原微生物作用,对各种 G^+、G^- 及病毒均有抑制作用。板蓝根的抑菌有效成分初步认为是色胺酮及一些吲哚类衍生物,其中所含嘌呤、嘧啶及吲哚成分很可能有干扰单纯疱疹病毒 DNA 合成作用。板蓝根具有增强免疫功能,认为可能与提高红细胞免疫黏附功能有关。

(3)银黄注射液:主要成分是金银花和黄芪提取物。研究发现金银花含环己六醇、木犀草黄素、皂苷、鞣酸等成分,有抗菌、收敛和利尿作用,抗菌谱广。对流感病毒、多种细菌有较强抑制作用。黄芩含黄芩素、黄芩苷、鞣酸等成分,有抗炎、抗变态反应作用。金银花、黄芩对单纯疱疹病毒均有抑制作用。

（4）黄芪：黄芪能增强吞噬细胞吞噬功能，促进抗体合成及淋巴母细胞转化，激活细胞的免疫功能，从而提高机体抗病毒能力，提高疗效，降低角膜炎的复发率。

（5）熊胆：有抗炎与抑菌作用，熊胆滴眼液对铜绿假单胞菌、金黄色葡萄球菌有较强的抑菌、杀菌作用；抗病毒作用，对疱疹病毒作用更明显；有镇痛止痒作用；熊胆滴眼液滴眼后，眼球结膜血流速度有所加快，血管管径有所增加。

（6）黄连：本品含小檗碱 7%~9%，其他为黄连碱、甲基黄连碱及棕榈碱等，具有广谱抗菌作用，对多种球菌、杆菌均有明显的抑制作用。对部分真菌、病毒及人类免疫缺陷病毒、螺旋体有抑制作用。同时还具有抗氧化，治疗溃疡、肿瘤、心律失常，利胆，降血压，降血糖，降血脂，预防动脉硬化等功效。此药为角膜炎性疾病的首选药。

（7）蜂蜜：以炼蜜为基质制成点眼膏是中医传统制剂上的一大特色，受历代医家重视。现代药理研究表明其蜂蜜有促进实验动物小肠推进运动的作用，能显著缩短排便时间；对体液免疫功能具有增强作用；对多种细菌有抑杀作用。蜂蜜能够加速角膜上皮细胞移行以修复角膜上皮缺损，并加强网状上皮细胞吞噬能力，其所含的葡萄糖能为糖代谢提供能量，所含的酶对角膜溃疡有修复作用。

2. 部分中药复方加减方治疗角膜疾病的药理研究

（1）新制柴连汤加减：本方为祛风清热泻肝之良方。其中柴胡、防风、荆芥、蔓荆子祛风散邪止痛，黄连、黄芩、栀子、龙胆清肝泻火退赤，赤芍配木通清热活血、退赤止痛，甘草清热和中。药理研究表明，柴胡、木通、蒲公英、紫草、栀子有抑制单纯疱疹病毒作用。蒲公英有调节机体免疫力的功效。方中诸药合用，有消炎、抑制病毒、调节机体反应性、改善局部血液循环、促进水肿和浸润渗出吸收、防止复发的作用。

（2）龙胆泻肝汤：主要用于肝胆火炽型角膜疾病（如边缘性角膜炎），有免疫调节、抗炎、抗病毒作用，可增强机体非特异性免疫，提高细胞免疫和体液免疫。适当剂量的龙胆泻肝汤可提高 T 细胞 CD4$^+$ 百分率、抑制 CD8$^+$ 百分率，提高脾指数，增强系统免疫功能。

（3）托里消毒散：托里消毒散中黄芪对肺炎双球菌、溶血性链球菌、志贺痢疾杆菌、病毒等均有明显抑制作用；并可提高机体免疫力，扩张血管，改善微循环，促进组织再生；还具有镇静、止汗、强心、利尿、保肝、降血糖、收缩子宫等功效。茯苓对金黄色葡萄球菌、大肠杆菌、变色杆菌均有抑制作用，可提高人体免疫功能，还具有降眼压、降血糖、镇静等功效。

（4）菊花决明散：本方中具有清热解表作用的退翳明目药大多能够直接抑制细菌、真菌和病毒生长，有抗菌、抗病毒的作用。还可以对机体进行调整，达到消除和缓解炎症的作用，并能减轻炎症反应，降低炎症时血管的通透性，减少炎性渗出造成的水肿，减少肉芽的形成，促进炎症的吸收。有报道还可以治疗角膜移植免疫排斥反应。药理研究显示可以提高调节性 T 细胞功能，抑制 Fas 阳性细胞的浸润，达到减轻免疫排斥反应的作用。

（5）三仁汤：常用于湿热内蕴之角膜病。药理研究表明本方能够调节免疫功能、调节内分泌功能、抗内毒素、调节水通道蛋白、调节胃肠分泌功能等作用。在改善机体的湿偏盛及湿热俱胜状态（即亚健康状态）中发挥了重要的作用，但这些并不意味着三仁汤可以像西药那样靶向性很强，而是广泛针对机体的功能性改变，双向调节体内微环境，使之趋向正常，而达到改善症状或治疗疾病的目的。

第二节　角膜病西药药理学

一、西药在防治角膜病的基本作用

1. 兴奋性的改变　药物作用是在机体原有生理、生化功能的基础上产生的(不产生新的功能)。凡能使机体功能增强的称为兴奋作用,反之则称为抑制作用。例如毛果芸香碱兴奋睫状肌而使之收缩,阿托品抑制睫状肌而使其松弛;又如催眠药可降低机体中枢神经系统的兴奋性而使人入睡,咖啡因则可提高其兴奋性而有使人精神振奋的作用。

2. 新陈代谢的变化　有些药物作用是通过改变机体的新陈代谢而发生的。如乙酰唑胺等碳酸酐酶抑制药,通过抑制碳酸酐酶来影响房水的正常代谢过程,使房水生成减少,降低眼压,从而治疗青光眼;毒扁豆碱的作用主要是可逆性地和胆碱酯酶结合,使此酶不再能水解乙酰胆碱,致使体内乙酰胆碱暂时积聚,表现为乙酰胆碱样作用从而引起缩瞳、降眼压。

3. 杀灭或抑制病原微生物　有一些药物对宿主无明显毒性,但却能通过干扰病原体的代谢而抑制其生长繁殖,从而有利于机体发挥抗病功能,以达到消灭或排出病原体的目的。如细菌、真菌、衣原体、病毒等感染性眼病的药物治疗过程就是此原理。

二、西药在角膜的穿透性应用研究价值

药物的角膜通透性即局部或系统用药后药物在角膜组织的吸收和分布。

1. 药物的跨膜转运　在实际治疗中,每一种药物要发挥药效,除少数情况药物在给药后可直接到达作用部位发挥作用外,大部分药物是通过口服给药。此时药物要到达其作用部位(如脑部、眼部、心脏等)发挥作用,则必须通过一些过程,包括药物的吸收、分布,最后药物从机体内消除,药物作用消失。这些过程都是由下面一些药物转运机制完成的。

(1)水化扩散(aqueous diffusion):药物通过水溶性通道,穿过上皮细胞膜和血管内皮细胞膜,进入血液循环。这种水化扩散方式可允许分子量为2万~3万的药物通过,通常是由药物分子的浓度梯度差驱动。那些与血浆蛋白(如白蛋白)结合的药物分子,则不能通过这些水溶性通道。如果药物是带电的,那么药物的扩散速度和量将受到电场的影响。

(2)脂化扩散(lipid diffusion):非极性分子和未解离分子型药物具有脂溶性,以简单扩散的方式通过类脂性生物膜,称脂化扩散。由于脂质屏障分离机体水溶性,因此一个药物的油、水分配系数决定着药物分子在水溶性介质和脂溶性介质之间运动的难易。对于弱酸或者弱碱性药物而言,两种介质间的相互转运取决于介质的 pH 值。

(3)特殊转运(special carriers):一些分子量太大或者脂溶性太差的物质,如肽类、氨基酸、葡萄糖等,不能被动通过生物膜,需要一些特殊的载体协助,通过主动转运或者易化扩散方式进行跨膜转运。与被动转运不同,特殊转运具有饱和性和竞争性抑制特点。

(4)胞饮和胞裂外排(endocytosis and exocytosis):一些大分子物质因体积太大,仅能通过胞饮(endocytosis)作用进入细胞内。在这个过程中细胞的原生质伸出伪足,将细菌等固体物质包裹住,在细胞体内形成吞噬小体,由溶菌酶与之融合,破坏并消化细菌的胞膜。另外一些物质则与细胞膜形成小体,并在胞体内将这些物质释放入细胞质中,铁离子和维生素B_{12}主要是通过这种方式转运。这个过程的逆过程是胞裂外排(exocytosis),负责将细胞内物

质分泌转运出细胞外。许多神经递质贮存在神经末梢与胞膜相连的小体中,当神经冲动到达的时候,这些小体将内容物释放入细胞间隙。

2. 影响药物跨膜转运的因素

(1) 药物本身的结构和性质:决定药物跨膜作用的药物因素包括药物分子的大小和本身的 pK_a 值(即药物离子型浓度和分子型浓度相等时的 pH 值)。由于细胞膜的结构由脂质双层和亲水的糖脂类和糖蛋白组成,因此药物分子必须具备适当的亲脂性和亲水性,才容易通过细胞膜。游离型(分子型)药物脂溶性高,容易溶解在脂质中。解离型(离子型)药物极性强水溶性高,容易溶解在水中。通过化学基团引入和去除而对药物的结构进行修饰,使药物具备适当的油水分配系数,可改进药物的吸收和组织分布。药物以分子形式存在的时候,极性弱,脂溶性强,容易溶解在脂类物质中。当药物分子发生电离后,极性增加,脂溶性差,而容易溶解在水中。适当的药物 pK_a 值对药物的跨膜转运是非常重要的。

(2) 环境的 pH 值:药物以分子形式存在的时候,极性弱,脂溶性强,容易溶解在脂类物质中。当药物分子发生电离后,极性增加,脂溶性差,而容易溶解在水中。

对许多药物而言,弱酸被定义为能释放出质子的物质。例如,阿司匹林以下列方式进行解离:

$$C_8H_7O_2COOH \Longrightarrow C_8H_7O_2COO^- + H^+$$
$$\text{分子形式} \qquad \text{离子形式} \quad \text{质子}$$

反之,弱碱被定义为能够接受质子的物质。例如抗疟药乙氨嘧啶的解离:

$$C_{12}H_{11}CIH_3NH_3 \Longrightarrow C_{12}H_{11}CIH_3NH_2 + H^+$$
$$\text{乙氨嘧啶盐(离子)} \quad \text{乙氨嘧啶(分子)} \quad \text{质子}$$

弱酸的质子化形式是具有更强的脂溶性,相反,弱碱的质子化形式具有较弱的脂溶性。一个药物在体内保持一种化学平衡状态,以分子形式或者离子形式存在的比例是由药物本身的性质(pK_a)和环境的 pH 值决定的。

弱酸性药物在酸性环境中,主要以分子形式存在,脂溶性高,容易穿透生物膜。相反弱碱性药物在酸性环境中,主要以离子形式存在,脂溶性降低,难以穿透生物膜。

3. 药物对角膜的穿透性

(1) 局部用药:眼科外用制剂用药后,液体制剂必须与泪液混合后,然后才能被吸收,药物在眼内的吸收分为角膜吸收和非角膜吸收两种过程。药物穿透眼角膜吸收是由角膜组织的结构和药物的性质决定的。

1) 角膜的组织结构和性质:角膜组织分为五层,上皮细胞层、前弹力层、基质层、后弹力层和内皮细胞层,上皮和内皮层具有丰富的脂质,基质层具有丰富的水溶性成分。所以非极性药物、脂溶性物质容易在上皮层和内皮层转运,而难以通过基质层;相反,极性药物、水溶性物质容易在基质层转运,而难以通过上皮层和内皮层。

2) 角膜组织的完整性

① 角膜损伤:除去角膜上皮细胞后,角膜失去其完整结构。大多数药物的角膜通透性和转运速率增加。特别是极性强,水溶性高的药物。局部麻醉药布比卡因(bupivacaine)和普鲁卡因(procaine)都是高极性药物,在角膜擦伤后药物的通透量增加。丁卡因(tetracaine)分子结构中有一个极性基团和一个非极性基团,具有适中的油水分配系数,因此受影响较小。大多数抗生素及其盐类都是水溶性大分子物质,角膜损伤时药物的通透性增加。这些抗生

素包括杆菌肽、氯霉素、多西环素、红霉素、庆大霉素、四环素、青霉素、多黏菌素和链霉素等。糖皮质激素类抗炎药，由于水溶性低，角膜上皮层对它们的屏障作用远不如抗生素那么重要，除去上皮层仅轻度增加(有些不增加)其通透性。

②角膜病变：在各种动物实验性角膜病变造成角膜病理变化时，如炎症、溃疡、感染和碱烧伤，均可增加药物的通透性。其中有些情况，可能是上皮屏障完全破坏之故。对炎症或烧伤的角膜，能增加通透性的糖皮质激素有：可的松、醋酸可的松、地塞米松、氟化可的松、氢化可的松、醋酸氢化可的松等。醋酸氟化可的松对碱烧伤角膜的通透能力略有下降。

③药物的结构和性质因素：小分子的水溶性物质和离子主要通过角膜上皮细胞间隙进入眼内，能够通过的分子直径为 1~2.5nm。大于此直径的药物对角膜的通透性受化学结构、理化性质、药物浓度以及溶媒特性(pH 值、渗透压、与各种赋形剂)等因素的影响，而药物溶解度性质则起重要作用。非极性、脂溶性物质易于通过角膜。而对于大分子水溶性物质，完整的角膜几乎是一种不渗透的屏障。

脂溶性物质易于透过角膜上皮，但滴入结膜囊的药物，在其到达角膜之前，必须先克服一层水性泪膜，而完全脂溶性药物是难以通过泪膜的。因此对完整的角膜来说，具有理想通透性的药物应具有双相溶解性，既溶于水又溶于油，即有一个合适的油水分配系数(油和水中的溶解度之比)。角膜表面泪液的生理 pH 值为 7.2~7.4，这些生物碱有 35%~50% 为分子形式，与离子形式保存着动态化学平衡。未解离型分子迅速透过角膜上皮，为保持动态平衡，解离型药物不断转化为未解离型药物，使药物的未解离型与解离型始终保持一定的比例。未解离的药物在穿透角膜后，在基质层细胞的生理 pH 值情况下，又转化为解离型药物，通过内皮细胞的转运到达内皮细胞，此时再一次转变为未解离型游离碱。最后透过内皮细胞进入房水。如此循环，药物不断被吸收进入眼组织中。但是皮质激素的醇型结构与脂化物结构(醋酸盐)无法用其溶解性来判断它们的通透性。如局部应用氢化可的松(分配系数 1.3，水中溶解度 30mg/ml)于正常兔眼后，15 分钟最大房水浓度为 5.25mg/ml；在同样条件下，应用醋酸氢化可的松(分配系数 13，水中溶解度为前者的 1/10)，获得的最大房水浓度为 1.4μg/ml。通过对药物化学结构进行修饰制成具有良好角膜穿透性的前体药物。前体药物透过角膜，进入角膜组织和其他眼组织，在一些酶的作用下，重新转化为原型药物而发挥作用，从而改变药物的角膜通透性和作用强度。

3)眼科外用制剂的组方：一种药物的角膜穿透能力是相对恒定的，但如果组成一个合理的制剂处方，便可提高药物的生物利用度，即增加药物的角膜通透性。下列几种因素应加以考虑：

① pH 值：可解离的弱酸、弱碱药物，其角膜通透性取决于药物分子型与离子型的比例。虽然眼泪本身有一定的缓冲作用，但眼科外用制剂的 pH 对这一比例的影响仍然很大。由生物碱组成的眼用制剂，在 pH 值越低的时候，其离子型越多，药物制剂虽然稳定，但角膜通透性下降。当 pH 值增加的时候，药物在碱性环境中分子形式增加，药物易于穿透角膜，但药物制剂的稳定性下降。眼科外用制剂 pH 值的调整受两方面因素的限制：一是改变制剂的 pH 值，眼睛能否适应这一变化；二是药物制剂的 pH 值发生改变对制剂中主药稳定性的影响。对药物在眼角膜的穿透性来讲，泪液 pH 值是影响的主要因素。

②浓度：药物在角膜的穿透，基本上是一种简单扩散过程。在一定范围内，增加药物的浓度可以增加药物的角膜转运量，但药物的生物利用度却并不增加。

③药物制剂中的附加剂

a)表面活性剂：滴眼剂中表面活性剂的作用一方面是增加药物在水中的溶解，另一方面,可以改变皮肤或黏膜的通透性以增加药物吸收。表面活性剂由亲水和亲油基团组成。亲油基团插入角膜上皮细胞并与之结合在一起,亲水基团插入水中和水分子结合在一起,降低角膜的表面张力而增加药物的通透性。表面活性剂有三种类型:阳离子表面活性剂、阴离子表面活性剂和非离子表面活性剂。以阳离子表面活性剂的作用最强,如 0.03% 的苯扎氯铵和 0.01% 的苯扎溴铵可大大提高滴眼剂的角膜通透性。非离子表面活性剂甲基纤维素是一个由长链纤维素组成的缩聚物,使用 0.5% 的甲基纤维素可增加毛果芸香碱和盐酸四环素的角膜通透性。

这主要有两方面的原因:其一是甲基纤维素本身的表面活性作用;其二是甲基纤维素可以增加溶液的黏度,延长药物在角膜的滞留时间,增加药物的吸收。阳离子和阴离子表面活性剂具有较大的毒性和刺激性,因此,只有非离子表面活性剂适用于滴眼剂。

b)黏性基质:黏性基质可增加滴眼剂的黏度,延长药物在眼内的滞留时间,增加角膜对药物的吸收。常用的黏附剂有:甲基纤维素(MC)、羟丙基甲基纤维素(HPMC)、聚乙烯醇(PVA)、聚维酮(PVF)和聚丙烯酰胺(PPA)。

4. 全身用药　药物经静脉注射、口服给药、肌内注射后,首先进入血液循环,然后随血液输送到眼部各组织。结膜及其深层血管可将药物输送到眼球表面;虹膜和睫状体的毛细血管将药物输送到房水;角巩膜缘毛细血管及房水中的药物,可扩散达到角膜。全身用药后药物在角膜内通透性由下列因素决定:

(1)药物的生物利用度(bioavailability):药物的生物利用度是反映所给药物与进入患者体内循环的药量的比例。除静脉注射外,其他途径(口服、肌内注射)给药后进入体内的药物量都涉及药物的生物利用度问题。药物吸收快,可在体内产生一个较高的血药峰浓度,血浆和眼组织之间形成一个较大的浓度差,有利于药物向角膜内转运。药物吸收得越完全,进入体内的药量越多,可以有足够的药物透过角膜,达到有效治疗浓度。

(2)药物与血浆蛋白的结合:药物吸收后进入血液循环以游离形式和结合形式暂时存在于血液中。游离药物可进一步向组织和器官分布。结合型药物主要是与血浆蛋白(主要是白蛋白)结合形成大分子复合物,与血中的游离型药物处于一种暂时的动态平衡之中。药物与血浆蛋白结合的程度常用血浆蛋白结合率(PPBR)表示。脂溶性高、极性低的药物与血浆蛋白的结合率高,脂溶性低、极性强的药物与血浆蛋白的结合率就低。PPBR 低的药物其血中药量占总药量的比例也低。相反,PPBR 高的药物,血中药量占总药量也高。

药物与血浆蛋白结合具有以下意义:

1)药物难于通过毛细血管壁进入外周组织和靶器官:药物与血浆蛋白结合形成的大分子复合物难以通过毛细血管壁。一般来讲,PPBR 越高的药物,游离药物就越少,向外周组织中分布的药物就越少。

2)药物在血浆内的暂储形式:结合型药物与游离型药物在血中处在一个动态平衡之中。当游离型药物不断向组织和靶器官转运后,血中浓度下降,两者的平衡被打破,结合型药物就会向游离型药物转化。最终药物会全部转化为游离型而进入组织和靶器官。

3)结合型药物不易被消除:药物与血浆蛋白结合成大分子复合物,一方面限制其从肾小球滤出,从而减少和延缓了药物从肾脏的消除;另一方面药物的生物转化或代谢过程是由微粒体酶和非微粒体酶催化的,反应速率与游离型药物浓度呈函数关系,结合型药物可暂时不被代谢。

4)不同药物可竞争性与血浆蛋白结合,产生置换作用:与血浆蛋白同一结合位点结合的两种或两种以上药物合用,有可能发生竞争性置换作用,结果造成被置换药物的游离浓度升高,是否药效增加或出现毒性作用视被置换药物的性质而定。如果被置换的药物是高血浆蛋白结合率的药物(PPBR 为 90%~99%),血浆中游离药物浓度将成倍增加,导致不良反应产生;如果被置换的药物血浆蛋白结合率低(PPBR<80%),即使发生置换作用,游离药物浓度增加也不会太高,因此临床意义并不重要。药物 PPBR 的高低取决于血浆蛋白的浓度、蛋白分子表面的药物结合位点数、药物与血浆蛋白的亲和力、药物的血浆浓度、血液的 pH 值。

同一种药物,新生儿血浆蛋白的浓度较低,药物的 PPBR 血浆蛋白结合率较低。一般来讲,老年人的 PPBR 较年轻人低,因为老年人的血浆蛋白浓度下降之故。老年人长期卧床、肝硬化、烧伤、大手术后、营养不良、糖尿病等患者白蛋白浓度下降,药物的 PPBR 下降。在精神类疾病、肌肉性疾病、休克及使用汞利尿剂时血浆白蛋白浓度增高,药物的 PPBR 也增高。不同药物与血浆蛋白的亲和力不同,PPBR 也不同。

总之,在临床联合用药中,应考虑到药物之间的此类作用,也应根据患者的年龄、生理病理特点进行合理用药,避免药物毒性和不良反应的发生。

三、药物在角膜的分布情况

无论是局部给药还是全身给药进行角膜病的治疗,药物都必须能够很好地分布到角膜组织中去,才能充分发挥其治疗作用。药物在角膜及眼内其他组织的分布与下列因素有关:

(一)给药途径

不同的给药途径对药物在角膜分布有差别。滴眼剂在眼局部用药,药物主要分布在结膜、角膜、房水、虹膜及睫状体等眼前部组织。结膜下注射给药,在上述组织中可获得更高的浓度。全身给药后,药物随血流进入眼部各组织,血流丰富的组织可获得较高的药物浓度,如结膜、视网膜、脉络膜、虹膜、睫状体。

(二)组织血流量

药物全身给药后,在组织中分布的多少,与眼部各个组织的血流量密切相关。药物随血液首先到达眼部血流丰富的组织,视网膜组织中药物的分布量最多。角膜无血管组织,全身用药并不能提高药物在角膜组织的浓度,角膜只能借助于角巩膜缘毛细血管中药物的扩散来吸收药物。

(三)药物的性质

无论是局部用药还是全身用药,药物的脂溶性越高、分子量越小、极性越弱的药物,就越容易穿透毛细血管和组织细胞间的生物膜进入眼组织,并在眼组织中形成有效的治疗浓度。大分子药物只有在外用或局部注射应用时才能形成有效治疗浓度。

第三节 角膜病抗生素的合理应用

一、角膜病抗生素的选择

抗生素的选择一般可从下述四方面考虑。

(一)病原微生物

药物治疗眼部感染性疾病成功的首要因素在于对感染性质的准确诊断、分离病原菌、做药敏测定,然后选用最敏感的抗菌药物进行治疗。但在临床实践中有时不易做到,须凭经验进行治疗。对轻度眼部感染,如大多数结膜炎,无须做细菌培养和药敏测定,一般凭临床经验给予抗菌药物治疗,在实验室结果出来之前感染就已痊愈;但对于严重的眼部感染,如角膜溃疡和眼内感染等,细菌培养又往往获阴性结果,因此仍须凭临床经验进行治疗。有两个指征可供借鉴:①致病菌引起感染疾患的性质和部位,如睑缘炎、睑腺炎、眼睑脓肿、泪囊炎等大多数由金黄色葡萄球菌引起;角膜溃疡和全眼球炎则主要可能由铜绿假单胞菌所致,其次是葡萄球菌和其他革兰氏阴性菌。在眼部细菌感染的病原菌中,革兰氏阳性菌以葡萄球菌为主,其次是链球菌、肺炎球菌等。革兰氏阴性杆菌则以铜绿假单胞菌多见,其次为变形杆菌和大肠埃希菌等。②患者的临床反应,如一种抗菌药物足量用药 3~5 日后仍无明显临床症状改善,则应考虑改用另一种抗菌药物进行治疗,以免贻误病情。

（二）药物的抗菌作用

选用抗菌药物时必须了解所用药物的抗菌谱及其抗菌作用特点,以便选择相应的有效药物。对病原菌不明的感染应采用广谱抗菌药或抗菌药物的联合应用进行治疗。

1. 抗生素后效应（post-antibiotic-effect,PAE）　细菌与抗生素短暂接触后,在抗生素被清除后,细菌生长仍受抑制的现象。各种抗生素（β- 内酰胺类、氨基糖苷类、大环内酯类、氟喹诺酮类等）对多数细菌（葡萄球菌、肠球菌、淋球菌、大肠埃希菌、铜绿假单胞菌、结核杆菌、真菌等）,多能产生 PAE。

PAE 的临床意义:各种抗生素的 PAE 呈浓度依赖性,即药物浓度越大,PAE 越长。同时,PAE 也与细菌暴露于抗菌药物的时间成正比。因此,减少给药次数,增大单次给药剂量,取代传统给药方案,可获得相同甚至更佳疗效,还可减少毒副作用,同时降低患者费用。

2. 细菌对抗菌药物的耐药性　随着抗菌药物在临床上的广泛应用,细菌常会出现耐药性,造成临床治疗中的困难。因此,在选择用药时应充分考虑细菌对药物的敏感性。

（三）药物的眼内通透性及给药途径

1. 眼内通透性　选用的药物应在感染部位达到有效治疗浓度,并存留一定时间,才能发挥抗菌效能。血 - 眼屏障和角膜上皮的存在使抗菌药物在眼内的应用具有一定特殊性。为此,必须熟悉各种药物的眼内通透性,以便准确选用有效的药物和恰当的给药途径,从而保证在感染局部可达到有效的治疗浓度。

2. 给药途径　对外眼感染应采用透性较差的药物,配成溶液或眼膏点眼,即达治疗目的;对眼内感染则须选用透性较好的药物点眼,并配合结膜下注射。严重感染患者更须用多种给药途径进行治疗,如全身用药、结膜下注射和局部滴眼同时应用。必要时须做前房内注射或玻璃体内注射。

（四）抗菌药物的不良反应

选用抗菌药物治疗眼部感染性疾病时,还应充分考虑各种药物可能出现的各种不良反应。应该清醒地认识到,由于滥用抗菌药物而产生的不良反应的结果,有时甚至比眼部感染本身更严重。

1. 全身应用　全身应用抗菌药物所致的主要不良反应常见以下类型:青霉素类、链霉素、头孢菌素类可导致过敏反应;两性霉素 B、多黏菌素可致高度肾脏损害;卡那霉素、庆大霉素、链霉素、头孢菌素类可致中度肾脏损害;红霉素、磺胺类、四环素类、利福平、两性霉素 B 可致肝脏损害;氯霉素、磺胺类、两性霉素 B 可致造血系统功能损害;链霉素、卡那霉素、庆大霉素、妥布霉素、阿米卡星可致脑神经损害；多黏菌素类、两性霉素 B 可致血栓性静脉炎；红霉素、四环素类、磺胺类可致胃肠道反应；四环素类、氯霉素、广谱青霉素、第三代头孢菌素、氨基糖苷类可致双重感染。

2. 局部应用

(1)过敏反应：局部应用青霉素类和磺胺类等药物易引起局部及全身的过敏反应。

(2)二重感染：长期应用广谱抗菌药物滴眼能导致角膜真菌或病毒感染。

(3)角膜毒性：现有的抗菌滴眼液大多浓度较高，一方面具有高度的抗菌活性，另一方面则对角膜产生不同程度的毒性，造成角膜上皮点状着色，从而延缓角膜创伤愈合等。

(4)视网膜毒性：氨基糖苷类抗生素玻璃体内注射时可引起不同程度的视网膜毒性。

(5)全身毒性：氯霉素滴眼液(或眼膏)点眼可引起人体造血系统功能的损害。

二、抗生素的分类与联合应用

(一)抗生素的分类

角膜病治疗常用抗生素可分为以下类型：青霉素类、头孢菌素类、大环内酯类、氨基糖苷类、多黏菌素类、利福平、氯霉素、四环素类、林可霉素、克林霉素、喹诺酮类及磺胺类等。

青霉素类抗生素是最常用的抗生素，包括天然青霉素、口服不耐酶青霉素、耐青霉素酶青霉素、广谱青霉素和抗阴性杆菌青霉素五类。天然青霉素(青霉素 G)用于敏感菌所致的眼部感染，至今仍是最有效的药物之一。耐酶青霉素常用药物如苯唑西林(oxacillin)、氯唑西林(cloxacillin)、双氯西林(dicloxacillin)、氟氯西林(flucloxacillin)。本类新青霉素的抗菌谱及对于耐药性金黄色葡萄球菌的作用基本相似。与青霉素 G 一样，主要用于革兰氏阳性菌感染，其中尤以甲型链球菌和肺炎球菌效果最好，但抗菌效能不如青霉素 G。氨苄西林类青霉素耐酸能口服，但不耐酶。属本类的有氨苄西林、阿莫西林、海他西林和匹氨西林、巴坎西林。对革兰氏阳性和阴性菌均有效。对革兰氏阳性菌和革兰氏阴性球菌的使用不亚于青霉素 G，但对耐药性金葡菌无效；对革兰氏阴性杆菌的作用与氯霉素相似，但不如阿米卡星、庆大霉素和多黏菌素；革兰氏阳性杆菌中以伤寒、痢疾、流感、百日咳及布氏等杆菌较敏感，对 B 型流感杆菌和铜绿假单胞菌无效。新青霉素除具有广谱抗菌活性外，主要特点是对铜绿假单胞菌和吲哚阳性变形杆菌作用较强。

头孢菌素(又称先锋霉素)是一类半合成 β 内酰胺类抗生素。具有抗菌作用强、抗菌谱广、对酸和 β- 内酰胺酶较稳定、毒性小、过敏反应发生率较青霉素低等优点。抗菌作用机制与青霉素类基本相同。根据它们的抗菌谱及对革兰氏阳性菌和阴性菌的抗菌活性不同，可分为四代。

第 1 代目前常用的有：头孢氨苄(先锋霉素Ⅳ)、头孢唑林(先锋霉素Ⅴ)、头孢拉啶(先锋Ⅶ)、头孢羟氨苄等。主要对革兰氏阳性球菌，如溶血性链球菌、肺炎球菌、金葡菌等有很强的抗菌活性。对肠球菌无效，对大肠杆菌、肺炎杆菌和奇异变形杆菌虽有效，但目前大多已具耐药性。

常用第 2 代头孢菌素有：头孢孟多、头孢西丁、头孢克洛、头孢呋辛、头孢呋辛酯、氯碳头孢、头孢噻肟和头孢美唑等。对革兰氏阴性杆菌抗菌作用及对 β- 内酰胺酶的稳定性均较第 1 代强；对革兰氏阳性球菌包括对产酶耐药的金黄色葡萄球菌仍有较强活性，虽不如第一代头孢菌素有效但比第 3 代强；对厌氧菌有一定作用，个别品种有较强作用；对铜绿假单胞菌无效;肾脏毒性较第1代要低。

第3代头孢菌素主要有头孢哌酮、头孢曲松、头孢他啶、头孢噻肟、头孢唑肟、头孢甲肟、头孢磺啶、头孢克肟、头孢妥仑匹酯、头孢地嗪等。对革兰氏阳性球菌的抗菌活性不如前1、2代,但对肠道革兰氏阴性杆菌有较强的抗菌活力,对细菌产生的广谱β内酰胺酶稳定,即使是对多种抗生素产生耐药的菌株亦有效。对铜绿假单胞菌有较强抗菌效能是本类药物的显著特点,头孢地嗪抗菌作用与其他抗菌药物相似,且本药对机体免疫有调节作用,对免疫功能低下的患者可望获得抗菌与提高免疫功能的双重作用。

第4代头孢类包括头孢吡肟、头孢吡罗。第4代头孢与Ⅰ类β-内酰胺酶(染色体介导的头孢菌素酶)亲和力弱,对革兰氏阴性杆菌外膜穿透力较强。对Ⅰ类酶比第3代头孢菌素稳定,因此对产Ⅰ类酶的阴性杆菌如肠杆菌属杆菌、弗劳地枸橼酸杆菌、沙雷菌属、摩氏摩根杆菌及铜绿假单胞菌均具有较强作用。

大环内酯类抗生素是由链霉菌产生的一类弱碱性抗生素,具有大环内酯结构,主要对革兰氏阳性菌有较强的抗菌作用,属窄谱抗生素。其中包括红霉素及其新型衍生物罗红霉素、克拉霉素、阿奇霉素、麦迪霉素、柱晶白霉素、竹桃霉素、螺旋霉素和乙酰螺旋霉素等。其中,红霉素抗菌谱与青霉素G相仿,对各种革兰氏阳性菌有强大抗菌作用,尤其对耐药性(耐青霉素和四环素)金黄色葡萄球菌有效。对沙眼衣原体亦有较强抑制作用。其他大环内酯类抗生素抗菌谱与红霉素相似。

氨基糖苷类为广谱抗生素,为临床用来控制阴性杆菌,包括铜绿假单胞菌及甲氧西林敏感的金黄色葡萄球菌感染常用抗生素之一。常用药物有链霉素、庆大霉素、新霉素、妥布霉素、耐替米星、依替米星与阿米卡星。具有共同的作用特点:①对革兰氏阴性杆菌的抗菌作用突出,低浓度抑菌高浓度杀菌;对革兰氏阳性菌亦有不同程度的抑菌作用;②口服难吸收,仅用于肠道消毒;治疗全身感染必须注射给药;③主要毒性是对第八对脑神经和肾脏的损害;④本类抗生素间有一定的交叉耐药性。其中,庆大霉素抗菌谱较广,革兰氏阴性菌中对大肠杆菌、肺炎杆菌、变形杆菌、铜绿假单胞菌、沙门菌属、痢疾杆菌等都有良好的抗菌作用;革兰氏阳性菌中,对葡萄球菌较敏感,对肺炎球菌和链球菌无效。本品与青霉素类、头孢菌素类、四环素以及甲氧苄氨嘧啶联合应用有协同作用。阿米卡星(丁胺卡那霉素)具有广谱抗菌作用,主要对金黄色葡萄球菌、肠道杆菌类和铜绿假单胞菌有效。特别是对庆大霉素耐药的大肠杆菌、铜绿假单胞菌等菌株,使用本品仍敏感。妥布霉素抗铜绿假单胞菌作用强,为庆大霉素的2~4倍,也比多黏菌素B有效,对庆大霉素耐药的铜绿假单胞菌本品仍敏感。对金黄色葡萄球菌的活性与庆大霉素相同。奈替米星是半合成水溶性氨基苷类抗生素,其耳毒性、肾毒性为常用氨基苷类抗生素中最低的一个。抗菌谱与庆大霉素相似,对革兰氏阴性菌有很强的抗菌活性,抗铜绿假单胞菌活性弱于妥布霉素。对革兰氏阳性球菌如金黄色葡萄球菌及表皮葡萄球菌也有效,对链球菌、肠球菌、肺炎球菌作用弱。

多黏菌素类常用多黏菌素B和多黏菌素E也称黏菌素,对几乎全部革兰氏阴性杆菌都有高度的抗菌作用,是最有效的抗铜绿假单胞菌抗生素之一,细菌对多黏菌素一般不易产生耐药性。

四环素类包括天然四环素类及半合成四环素类。天然四环素常用的有金霉素、四环素和土霉素。其抗菌谱广,对多数革兰氏阳性和阴性细菌、立克次体、支原体、衣原体、螺旋体及放线菌等均有效,其中以革兰氏阳性菌作用较强。但本类药物在使用中容易产生耐药性,临床疗效欠佳。除抗菌作用外,本类药物还有抑制胶原酶的作用。本类有美他环素、多西环素和米诺环素等,以多西环素常用。多西环素的抗菌谱与四环素相似,但抗菌作用要强2~10倍。对土霉素、四环素耐药的金黄色葡萄球菌仍有效。

氯霉素抗菌谱与四环素相似。对革兰氏阴性杆菌和球菌作用较强,对伤寒杆菌有特效。此外对立克次体和沙眼衣原体亦有效。

利福平系一广谱抗生素,对多种革兰氏阳性菌、革兰氏阴性菌、沙眼衣原体和某些病毒均有较强的抑制作用。革兰氏阳性菌中以对金黄色葡萄球菌、链球菌、肺炎球菌等作用较强,革兰氏阴性杆菌中对结核杆菌最敏感,抗菌效能与异烟肼相似。高浓度能抑制腺病毒、天花病毒等。对沙眼衣原体高度敏感,是目前抗沙眼药物中作用最强者。细菌对利福平易产生耐药性。

林可霉素和克林霉素两者抗菌谱与红霉素类同。对革兰氏阳性菌敏感,对革兰氏阴性菌几乎无效。克林霉素的作用强于林可霉素,抗菌谱亦稍广。

喹诺酮类药物是萘啶酸的衍生物。早期的喹诺酮类药物萘啶酸、恶喹酸在体内不能达到一个有效的血药浓度水平,这些药物通常只用于下泌尿道感染,很快被淘汰。后来对萘啶酸结构进行改造,衍生出第2代喹诺酮药物吡哌酸(PPA)。第3代喹诺酮类药物也称作氟喹诺酮类,包括诺氟沙星、环丙沙星、氧氟沙星、依诺沙星、洛美沙星、培氟沙星、司帕沙星等,临床常用第3代药物。其中,诺氟沙星又称氟哌酸,具有广谱抗菌作用。对大多数革兰氏阳性菌和革兰氏阴性菌都有较强的抗菌作用,特别是对包括铜绿假单胞菌在内的革兰氏阴性杆菌,抗菌活性较庆大霉素和妥布霉素强。同时对沙眼衣原体也有效。对β内酰胺及萘啶酸耐药的菌株,对本药也敏感。氧氟沙星抗菌活性较诺氟沙星、依诺沙星强,但弱于环丙沙星。对铜绿假单胞菌和沙眼衣原体也有抗菌作用,对结核杆菌亦有一定的作用。环丙沙星抗菌谱与诺氟沙星相似,体外抗菌活性为喹诺酮类药物中最强者。

磺胺类药物是人工合成的抗菌药,具有抗菌谱广、可口服、使用方便、体内分布广泛、化学性质稳定等优点。磺胺药可分为肠道感染用药、全身用药和局部用药。全身应用时,根据药物在体内半衰期的长短又可分为短效(<10小时),包括磺胺噻唑(ST)、磺胺异恶唑(SIZ)和磺胺二甲嘧啶(SM2);中效(10~20小时),包括磺胺甲基异恶唑(SMZ)、磺胺嘧啶(SD);以及长效(>20小时),包括2-磺胺-5-甲基氧嘧啶(SMD)、磺胺甲氧嗪(SMP)、4-磺胺-6-甲氧嘧啶(SMM)、2-磺胺-3-甲氧吡嗪(SMPZ)和4-磺胺-5,6-二甲氧嘧啶(SDM)。其抗菌谱广,对大多数革兰氏阳性菌和革兰氏阴性菌有抑制作用。对沙眼衣原体、放线菌和疟原虫同样有效,各种磺胺药物的抗菌谱基本一致,只是在作用强度上存在差异。

(二)抗生素的联合应用

1. 抗菌药物间的联合应用

(1)联合用药的目的

1)治疗细菌混合感染在某些感染疾病中,常含有两种或两种以上的致病菌。联合应用抗菌药物可扩大抗菌范围,进行有效的治疗。如用多黏菌素B或黏菌素(1 000μg/ml)、杆菌肽(1 000pg/ml)和新霉素(5mg/ml)配成的抗生素合剂治疗革兰氏阳性和革兰氏阴性细菌混合感染获得良好效果。

2)延缓或减少耐药菌株的产生。抗结核药如链霉素、异烟肼、利福平、对氨基水杨酸等,如2种甚至3种药物合用,可延迟或减少耐药菌株的产生。

3）用于治疗病原菌不明的严重角膜溃疡等,细菌培养往往阴性,此时抗菌药物联合应用最普遍。

2. 联合用药后药物作用　可能发生药物作用增强、相加、无关和拮抗四种关系。目前可将抗菌药物依作用性质分为四类:

(1)繁殖期杀菌剂:如青霉素类、头孢菌素类等。

(2)静止期杀菌剂:如氨基糖苷类、多黏菌素类等,不论是处于静止状态或在生长繁殖中的敏感细菌均有杀灭作用。

(3)速效抑菌药:如四环素类、氯霉素、大环内酯类等。

(4)慢效抑菌药:如磺胺类等。

第一类和第二类都是杀菌药,合用常可获得增强作用,例如青霉素和链霉素合用、多黏菌素类和青霉素或氨基糖苷类合用,均可增强它们的疗效;第一类和第三类合用则可能降低抗菌活性,如青霉素类与氯霉素或四环素类合用时,由于第三类药物使蛋白质合成迅速被抑制,细菌处于静止状态,致使青霉素(繁殖期杀菌药)干扰细胞壁合成,导致细胞壁缺损的作用不能充分发挥,故降低青霉素抗菌活性;第二类和第三类合用常可使抗菌活性获得增强或相加作用,一般不产生拮抗作用;第三类和第四类合用,由于都是抑菌药,一般可获相加作用;第四类慢效抑菌药与第一类速效杀菌药合用一般无重大影响。

3. 抗菌药物与糖皮质激素等抗炎药物的联合应用　在细菌感染性眼病的治疗中,大多数学者认为:对轻度的外眼感染(如细菌性角膜炎)单独应用抗菌药物即能有效地控制感染,无须加用激素治疗;对严重的细菌性角膜炎,若在高效抗菌药物应用的同时,适当配合皮质激素治疗,则有利于限制炎症反应所致的眼组织损伤,对加速治愈过程、保护有用视力是十分有益的;对于原因不明或耐药菌株的感染,则在查明病原菌和做出药敏试验前不宜加用激素;但在做治疗性穿透角膜移植前,任何形式的角膜感染均可应用激素。手术清除感染病原菌,术前、术后应用激素(同时配合有效抗菌药物治疗)的目的,在于减轻术后的炎症反应,有利于角膜移植术的成功。

目前已有多种抗菌药物与糖皮质激素配伍的复方滴眼剂用于眼科临床。如妥布霉素+地塞米松、妥布霉素+氟米龙、新霉素+地塞米松、新霉素+多黏菌素B+泼尼松龙、庆大霉素+泼尼松龙、庆大霉素+氟米龙(磺胺醋酰钠+泼尼松龙、氧氟沙星(或环丙沙星)+地塞米松(或氢化可的松或泼尼松龙)等。这些复方滴眼剂的优点是:在严重细菌感染性眼病的治疗中能抗菌、消炎,加速治愈过程,保护有用视力;在眼科术后应用则还有消除术后炎症、预防术后感染的功效。但其缺点也很突出,比如能诱发感染,延缓创伤愈合,升高眼压和引起晶体混浊等。因此必须权衡利弊,谨慎使用,更不能长期滥用。一般在应用2~3周后即应逐渐减量停用。在使用过程中须密切观察患者眼压,若患者眼压超过基线眼压5mmHg以上,则预示患者可能是对糖皮质激素升压反应的高敏者,有诱发激素性青光眼的危险。

为避免糖皮质激素对眼的各种不良反应,有学者将抗生素与非甾体抗炎药相配伍组成复方滴眼剂用于眼科临床。如庆大霉素+双氯芬酸钠,妥布霉素+双氯芬酸钠等。此复方滴眼剂可以免除升高眼压和引起晶体混浊的不良反应,但仍有诱发感染和延缓创伤愈合的缺点。

氟喹诺酮类不宜与非甾体抗炎药合用,因氟喹诺酮类有兴奋中枢等不良反应,非甾体抗炎药可加剧中枢兴奋作用,特别是对儿童,甚者可致惊厥。

三、中西药物防治角膜病的有机配合

目前许多角膜疾病尚缺乏有效的方法根治,或是治疗过程中易并发诸多并发症。临床实践表明,中西药物有机配合,其临床疗效显著,可大大缩短病程,减少药物所致不良反应。

如目前西医治疗病毒性角膜炎常用抗病毒滴眼液联合抗生素滴眼液。但单纯采用西药治疗,往往不能取得理想的治疗效果。临床实践证明,中医辨证论治联合抗病毒滴眼液,注重辨证与辨病相结合,相对于单一的西药治疗可起到协调作用,显著提高治疗效果。中医学认为,病毒性角膜炎属"聚星障""混睛障""花翳白陷"等范畴,起病初期是由于风寒或风热之邪外侵,上犯于目,外邪入里,引动肝经伏火,致黑睛混浊生翳,若病情发展,肝胆火盛,热毒入里,会导致黑睛混浊加重,病久则正虚,致黑睛翳障反复发作。治疗时,可针对病因,根据不同病程的不同表现,采取相应的中药进行治疗。初期以疏风清热法为主,可予金银花等清热解毒、疏散风热,连翘等清热解毒、消肿散结,以辛散表邪,清热解毒;配合清热燥湿、凉血、解毒类中药。中期风热引动肝经伏热,肝火上犯又挟外邪,因此在疏散风热的同时要并用清肝泻火之法,可加龙胆等清热燥湿、泻肝胆之火。晚期容易成阴虚邪恋之势,故需应用退翳明目、滋阴降火之法。单纯西医治疗往往是从局部着手,忽略了全身状况的改善。中医治疗则本着整体观念,从病因入手,根据四诊八纲、辨证论治,不同的证候及病因,给予不同的治疗,并结合局部西药抗病毒治疗,标本兼治,可提高疗效,缩短病程,防止复发,保护视功能,体现了中西医结合的优势。

真菌性角膜溃疡患者治疗难度较大,并且预后差。若临床上针对此类患者处理不及时或者手段不当,均存在较高的致盲风险。关于抗真菌药物与中医药联合应用、手术治疗与中医药联合应用的报道均比较多,其应用价值也得到一致肯定。在中西医联合治疗中常用的中药方剂有龙胆泻肝汤、茵陈蒿汤等,均可达到祛湿化浊、清心明目的功效,辅助西医常规治疗可达到理想的成效。随着中医理论和技术的推广应用,中西医结合治疗已经成为真菌性角膜溃疡患者的治疗趋势。真菌性角膜溃疡常用抗真菌药物治疗,但是对于药物疗效不明显致病情继续恶化、感染复发的病例,需要及时进行外科处理,考虑实施角膜移植、羊膜移植和结膜移植手术治疗,才有完全治愈的希望。中医学理论主张针对该病患者需要实施芳香化浊之法,才能实现祛邪除湿、降火明目的功效。遵循辨证施治的原则,辅助西医常规治疗可达到通补兼施、标本兼顾的理想成效。

近年来,由于广泛应用抗生素和糖皮质激素,单纯疱疹性角膜炎发病率明显上升。单用西药难控制由于病毒抗原致使的免疫性炎症反应,耐药性较大且复发率高。而采用中西医结合治疗,可明显发挥中医整体与局部辨证,以及根据病因病机辨证相结合的优势。中医学认为该病病因病机主要与风热外袭、火热上攻以及脏腑功能失调相关,故而治疗应以疏风清热平肝为主。两者结合治疗可明显提高患者视力、减轻患者角膜云翳程度、缩短治疗时间,中西医结合治疗中未见明显不良反应,提示两者结合治疗用药安全可靠;中西医结合治疗后随访 6 个月复发率显著低于单用西药治疗,提示两者结合治疗可明显降低复发率。

四、中西药物对角膜相互作用及代谢影响

中西药物联用的目的是取两者之长,补两者之短,随着中西医结合的逐渐发展,中药与西药并用在临床中应用十分广泛。药物的相互作用指的是同时或先后通过一种或多种给药

方式应用两种及两种以上药物,进而提高药物的效果。在临床中利用药物之间的相互作用不但能够达到提高疗效的目的,并可应用于解救药物中毒,防止耐药性发生。中西药物配伍的本质属于药理配伍,主要指的是药理作用发生拮抗、协同或相加等作用。中西药合用产生的作用与西药之间的相互作用具有一致性,均可产生拮抗作用或协同作用,其中协同作用是临床药物治疗所追求的。临床表明,角膜病的治疗,采取中西药物合治,其临床疗效显著。

中西药物联合使用可相互协调,增强药效,例如广谱抗菌增效剂和香连丸连用可以强化其抗菌活性。

另外,中西药物合用也可以达到减少用药剂量,缩短疗程的目的。联合用药以后,因药物疗效增强,一般药物即可减少。

药物及其代谢产物主要经肾脏排出体外,排泄方式为肾小球滤过,肾小管细胞对滤过液中药物的重吸收和肾小管细胞对药物的主动排泌,而肾小管内尿液的酸碱度对药物的解离有明显的影响,可影响药物的重吸收。许多中药制剂可酸化或碱化肾小管内尿液,从而影响西药的解离度,使其重吸收增加或减少,排泄减慢或加快。酸性中药如硼砂、乌梅、山楂、女贞子、山茱萸、五味子等可酸化尿液,增加酸性西药呋喃妥因、阿司匹林、水杨酸钠、吲哚美辛、磺胺、青霉素、苯巴比妥等在肾小管的重吸收,提高血药浓度,增强疗效;磺胺类与碱性中药同服,可防止在尿中形成结晶,降低结晶尿形成;含有硼砂的中成药也可碱化尿液,增加酸性西药的排泄,减少其重吸收,降低疗效。

第四节　中西药物对角膜的不良反应

药物作用具有两重性,即药物的治疗作用和不良反应。药物对角膜的不良反应包括全身用药和局部用药后药物对角膜的不良反应。因为眼部一些组织的丰富血流和色素细胞,使得某些药物在这些组织过度浓集而造成意外伤害,因此全身给药不仅要考虑到副作用、毒性反应、后遗反应、过敏反应、特异质反应等系统性不良反应外,还要注意对眼组织的不良反应。

一、全身用药

糖皮质激素的毒副作用,长期大量使用糖皮质激素,无论是口服还是静脉注射给药,均可产生眼部不良反应。主要包括延缓角膜创伤愈合,诱发角膜感染(细菌性、病毒性、或真菌性感染)和加剧角膜溃疡。糖皮质激素还可产生激素性青光眼、白内障、眼球突出、葡萄膜炎、黄斑水肿、眼睑皮炎和眼干燥症。

非甾体抗炎药(NSAID)对角膜的毒性,一些 NSAID 对角膜可能有毒,尤其是在反复和大剂量使用的时候。由美国青光眼协会和眼矫形外科协会进行的一个调查发现:至少有2 000 例发生与 NSAID 有关的角膜毒性,这些 NSAID 主要涉及双氯芬酸钠肠溶片和酮咯酸。

有学者研究了六种 NSAID 滴眼剂对兔眼上皮细胞的影响。所有的 NSAID 都可引起角膜上皮细胞细胞膜和绒毛膜的改变,甚至是表皮脱落和表皮细胞坏死。细胞损害的程度与滴眼剂的活性成分以及溶液的 pH 值有关,尤其是所用防腐剂的类型更为重要。

角膜色素沉淀及其他损害,很多药物全身用药时会发生角膜色素沉淀,药物不同其发生率也不同,这一不良反应多是可逆的,停止用药或采取适当的处理即可恢复。

胺碘酮是发生眼部不良反应最多见的药物,其不良反应的症状包括:患者自觉视力模糊,但检查视力并无视力减退;眼部异物感 8.3%、流泪 10%、色视 5%,角膜、球结膜和眼睑皮肤均发现程度不同的棕色粉末样(碘化物)沉积。其中有 1/3~1/2 患者发生色素沉积,呈条状或放射状,与药量和用药时间有关。停药后沉积物可逐渐消失,用 1% 甲基纤维素钠可改善不适感,并使沉积物减少。

长春新碱(Vinblastine)引起角膜损伤的报道目前很少。患者表现为急性角膜病变,伴随视力下降,紧接着发生眼干燥症,最后是角膜上皮下损伤。这种情况下使用类固醇激素治疗无效。

氯喹及其同系物可致角膜病,与长期大量用药有关。角膜病变仅限于角膜上皮细胞,在该处有高浓度的药物蓄积,产生角膜色素沉积和神经肌肉相关的视力模棚。应用裂隙灯检查,在角膜上见有弥散性散在的点状混浊,有时在角膜中心下部呈条状混浊,在基质见有黄绿色的线条。角膜有改变的患者中,伴视力下降的不到 50%,最常见的症状是在光线周围有晕环,并出现畏光。角膜病的发生率为 30%~70%,在用药 1~2 个月后出现,停止治疗后角膜病常常是可逆的。

二、局部用药

局部用药主要是使用滴眼剂。滴眼剂的组成除主药外,还有很多附加剂,主要有防腐剂、调节 pH 值的化合物、调节滴眼剂黏度的黏附剂(黏性基质)、助溶剂、抗氧化剂以及眼科药物新剂型使用的新型材料(眼用脂质体和亲水软镜药物释放系统)等。

主药对眼睛的不良反应,由药物本身的性质决定,全身用药出现的不良反应在局部应用时仍可出现。浓度过高、高渗透压会对眼睛产生刺激症状。

目前常用滴眼剂中的大多数防腐剂多为表面活性剂,短期内都可对角膜、结膜等表皮组织产生强烈的病理和炎症改变,包括上皮组织改变、在结膜基质或上皮组织内和边缘出现不同程度的角质化和炎症浸润。虽然这些结果是来自动物实验,但对那些已有眼表疾病或长期使用滴眼剂治疗的患者将会产生较强的毒性反应。

含药物的水凝胶镜具有药物储库效应,是增加药物进入角膜的重要输送手段;同时延长了药物和镜片与角膜的接触时间,从而增加了药物的毒副作用。借助水凝胶镜作为给药手段时,会对眨眼机制产生不良反应,对泪液的产生机制也会造成不良反应,导致眼干燥症。

喹诺酮类药物局部使用治疗细菌性角膜炎时,最常见的是环丙沙星引起的角膜白色结晶性沉淀,发生率为 13%~42%。氧氟沙星不存在上述不良反应,而其他喹诺酮类药物也很少有这样的不良反应。在老年人和具有类风湿关节炎的患者中,使用喹诺酮类药物治疗细菌性角膜炎时容易出现角膜穿孔,使用常规的抗生素联合治疗相对安全。

克拉霉素局部使用治疗角膜炎时,可发生克拉霉素在角膜上皮下沉淀,但停药后可消失。

拉坦前列素是一种新降眼压药,用 0.005% 的溶液滴眼,每日 1 次,可诱发点状角膜上皮细胞糜烂。

局部用药对全身的不良反应:滴眼剂滴眼后,一部分药物通过角膜或非角膜途径吸收进入眼组织中;另一部分药物则通过结膜、鼻腔和黏膜途径进入体循环,产生一系列不良反应。主要包括对心血管系统、神经系统、消化系统、呼吸系统和内分泌系统的影响。

三、药源性角膜病的预防和处理

药源性角膜病变是指眼部局部及全身用药导致的眼角膜病变,也称为毒性角膜病变。它的临床表现可分为轻、中、重度三种,轻度为角膜上皮点状糜烂;中度为角膜知觉减退、上皮受损和角膜基质水肿浸润;重度则为角膜溃疡、前房积脓,以及内皮细胞损伤等。

容易导致药源性角膜病变的局部用药物主要有抗生素、抗病毒药、糖皮质激素和免疫抑制剂、局部麻醉剂、非甾体类药物和防腐剂等。与其他科室相似,当前医院眼科用的抗生素量也比较大。常用的局部抗菌药有氨基糖苷类、喹诺酮类、氯霉素、多黏菌素类、大环内酯类等。其中,氨基糖苷类抗生素与抑制细胞蛋白质合成有关,可导致角膜上皮剥脱,形成角膜浅表溃疡,是最易产生眼局部病变的抗生素。在这类抗生素中,以庆大霉素的毒性最强,其次是新霉素、卡那霉素和丁氨卡那霉素等。

反复结膜下注射庆大霉素可引起结膜水肿和小血管闭塞,临床上结膜下连续注射庆大霉素 2 万 U 1 周以上,相当多的患者可出现球结膜水肿和结膜下浆液性渗出;新霉素对角膜上皮有损害,其毒性随用药时间延长而逐步增加;氟喹诺酮类对角膜基质细胞、上皮细胞的增殖有抑制作用,主要通过抑制细胞 DNA 螺旋酶和拓扑酶活性发挥作用;氯霉素则导致角膜上皮点状糜烂、脱落和角膜微绒毛损伤。

防腐剂(如新洁尔灭、硫柳汞等)在应用初期使角膜细胞收缩,中期使细胞分裂受到抑制,影响组织愈合,在晚期则导致细胞破坏或凋亡。

在解释药源性角膜病变的发病机制时,不同药物引起病变的机制不同,目前知道的主要有三种机制。①药物的直接毒性作用,如药物直接抑制蛋白质、核酸合成;②破坏细胞膜或细胞间连接;③破坏细胞外基质的合成等。这种药物呈现出剂量依赖型细胞毒性作用,其毒性与药物浓度和作用时间正相关。有的是药物毒性的间接作用,如药物导致泪膜形成不稳定或成分改变,使泪腺功能受影响,从而影响上皮细胞再生微环境。还有,药物引起的变态反应也是导致角膜病变的原因之一。临床上以 Ⅰ、Ⅲ 型变态反应多见,表现为角膜上皮下点状浸润、基质环状角膜浸润和局部的变性。

药源性角膜病变具有隐蔽性和普遍性,往往在治疗原有眼部疾病时发生,其临床表现呈多样性,还没有实验室特异性检查指标。因此,目前对药源性角膜病变的临床诊断主要根据病史、临床症状、用药史以及用微生物学检查来排除感染等方法来进行。在临床上,还应该注意此病变与细菌性角膜炎、病毒性角膜炎、单胞病毒角膜炎和阿米巴性角膜炎的鉴别诊断。

对药源性角膜病变的治疗应遵循三条原则:①停止原局部用药;②保护角膜,减少损伤;③促进角膜生长修复。

（喻京生　张仁俊　颜家朝　朱定耀）

角膜病常用中药　第二十三章

中医药学对角膜疾病的治疗,千百年来积累了丰富的经验,我们临床筛选出颇为有效的中药 80 味,按照药物的主要功效分为:清热、发散、利水、理血、补益、退翳、其他药七大类,至于药物临床应用,现代研究侧重于角膜病内服药方面论述,角膜外用药详见第四章的相关论述,其他功效不再赘述。

第一节　清热解毒药

此类药药效主要以清热解毒为主,适用于各类角膜炎的急、慢性炎症期。本类药性多寒凉,故脾虚者忌用,若确需使用,应谨慎行之,急则治其标,中病即止,不宜久服。

黄　　连

清热解毒,消肿退赤:常与黄芩、栀子、柴胡等配伍,治疗各类化脓性角膜溃疡进行期,并伴有虹膜刺激症状,如新制柴连汤。

解毒消肿:常与栀子、黄芩、桑白皮等配伍,治疗角膜溃疡所致的前房积脓,如四顺清凉饮子。

清热退赤:常与赤芍、黄芩、大黄等配伍,治疗前房积血,如泻心汤。

药理作用:黄连具有广谱抗菌作用,对多种球菌、杆菌均有明显的抑制作用。对部分真菌、病毒、螺旋体、原虫也有抑制作用。还具有降血压、松弛血管平滑肌等功效。此药为角膜炎性疾病首选药。

常用代表方:四顺清凉饮子,药用当归、龙胆、黄芩、桑白皮、生地黄、赤芍、枳壳、防风、川芎、羌活、木贼、柴胡、黄连、车前子、熟大黄、炙甘草,适用于各类化脓性角膜溃疡进行期。

黄　　芩

清热燥湿解毒:常与金银花、连翘、龙胆等配伍,治疗各类角膜炎所致的眼睑痉挛,角膜混浊、水肿、溃烂,如四顺清凉饮子。

燥湿退翳:常与柴胡、栀子、龙胆等配伍,治疗急、慢性虹膜睫状体炎所致的角膜后 KP、房水闪辉阳性,如龙胆泻肝汤。

清热燥湿,退目赤肿:常与栀子、木通、大黄等配伍,用于各类化脓性角膜溃疡所致的前房积脓、角膜葡萄肿,如黄芩汤。

药理作用:黄芩具有广谱抗菌作用,对大多数革兰氏阳性、阴性菌及部分病毒、真菌均有抑制杀灭作用。还具有解热、降血压、利尿、利胆、镇静、降低毛细血管通透性,以及抑制肠道蠕动等功效。

常用代表方:黄芩汤,药用生石膏、黄芩、黄连、木通、柴胡、赤芍、地骨皮、栀子、玉竹、大黄、甘草,适用于角膜溃疡伴虹膜睫状体炎所致角膜后 KP,前房房水混浊、渗出,前房积脓等病症。

黄　柏

清热燥湿,明目止泪:常与苦参、栀子等配伍,治疗化脓性角膜溃疡,尤其是真菌性角膜溃疡,如甘露消毒丹。

清热燥湿,泻火解毒:常与黄芩、黄连、生地黄、知母等配伍,用于角膜溃疡、前葡萄膜炎的治疗,如抑阳酒连散。

药理作用:黄柏抗菌谱和抗菌效力与黄连相似,对实验性真菌性角膜炎有明显抑制作用,还具有降血压、利胆、清热等功效。

常用代表方:知柏地黄丸,药用熟地黄、怀山药、知母、山萸肉、泽泻、牡丹皮、茯苓、知母、黄柏,适用于角膜炎伴慢性虹膜睫状体炎、全葡萄膜炎中晚期康复治疗。

金　银　花

清热解毒,疏散风热:常与蒲公英、野菊花、黄连等配伍,治疗各类化脓性角膜溃疡,常与蒲公英、野菊花、黄连等配伍,如银花复明汤加减。常与连翘、栀子、菊花等配伍,治疗病毒性角膜炎,如疏风清肝汤。常与苦参、黄芩等配伍,治疗真菌性角膜溃疡,如甘露消毒丹加减。

药理作用:金银花具有较强的广谱抗菌作用,疗效确切。并有抗病毒、抗真菌的作用,对于真菌性角膜溃疡,配合苦参、黄芩等中药治疗疗效可靠。同时也可用于蚕食性角膜溃疡。还具有解热、抗炎、降低胆固醇等功效。

常用代表方:银花复明汤,药用金银花、蒲公英、天花粉、蔓荆子、生地黄、大黄、玄明粉、枳壳、木通、桑白皮、黄芩、知母、黄连、龙胆、甘草。适用于化脓性角膜溃疡伴前房积脓兼有便秘者。

连　翘

清热解毒退赤:常与板蓝根、紫草、大青叶等配伍,治疗病毒性角膜炎,如银翘散加减。常与牛蒡子、薄荷、黄芩等配伍,治疗化脓性角膜溃疡,常与牛蒡子、薄荷、黄芩等配伍,如散热消毒饮子。

清热解毒,退赤散结:常与薄荷、桑叶、菊花等配伍治疗角膜炎所致角膜后 KP 或房水闪辉阳性,如桑菊饮。

药理作用:连翘具有广谱的抗菌作用,特别是对金黄色葡萄球菌有很强的抑制作用,对病毒、真菌也有一定的抑制作用,还具有抗炎、利尿、降血压等功效。

常用代表方:银翘散加减,药用金银花、大青叶、板蓝根、连翘、桔梗、淡竹叶、荆芥、牛蒡子、芦根、紫草、淡豆豉、甘草,适用于病毒性角膜炎。

蒲　公　英

清热解毒,利湿退赤:常与紫花地丁、野菊花等配伍,治疗化脓性角膜溃疡伴前房积脓,如五味消毒饮。常与党参、黄芩、栀子等配伍,治疗真菌性角膜溃疡,如甘露消毒丹加减。

药理作用:对金黄色葡萄球菌,溶血性链球菌有较强的抑制作用。还具有抗病毒、抗真菌、利胆、护肝、利尿、健胃、激发机体免疫功能等功效。

常用代表方：五味消毒饮,药用金银花、野菊花、蒲公英、紫花地丁、紫背天葵,适用于化脓性角膜溃疡伴前房积脓。

紫 花 地 丁

退目赤肿：常与金银花、黄芩、蒲公英等配伍,用于角膜炎所致的前房积脓,如龙胆泻肝汤加减。

清热解毒：常与柴胡、青葙子、栀子等配伍,用于化脓性角膜溃疡,如五味消毒饮。

药理作用：对金黄色葡萄球菌、肺炎球菌等均有抑制作用。还具有消肿之功效。

常用代表方：五味消毒饮,详见蒲公英常用代表方。

大 青 叶

清热解毒：常与茵陈、黄芩、金银花等配伍,用于带状疱疹性角膜炎,如清脾除湿汤。

退赤消肿：常与犀角(现用水牛角代)、栀子、大黄等配伍,用于角膜溃疡伴前房积脓,如犀角大黄汤。

药理作用：对革兰氏阳性和阴性细菌都有抑制作用,抗病毒作用较强,还具有解热、抗炎等功效。

常用代表方：清脾除湿汤,药用茵陈、大青叶、栀子、黄芩、泽泻、菊花、连翘、金银花、紫花地丁、甘草,适用于带状疱疹性角膜炎,角膜点状混浊,疼痛剧烈的患者。

板 蓝 根

清热解毒：常与金银花、防风、连翘等配伍,用于角膜病毒或细菌感染后,如祛风解毒汤。

凉血止血：常与生地黄、川芎、赤芍等配伍,用于球结膜或前房出血,如四物汤加减。

药理作用：对革兰氏阳性和阴性细菌有抑制作用,还具有抗病毒及增强免疫功能和ADP诱导的血小板聚集有一定的抑制功效。

常用代表方：祛风解毒汤,药用板蓝根、大青叶、防风、桑叶、菊花、金银花、连翘、山楂、荆芥、薄荷、甘草,适用于带状疱疹性角膜炎早期。

鱼 腥 草

解毒消痈：常与夏枯草、连翘、栀子等药配伍,用于化脓性角膜溃疡,如清肝汤加减。

清热排脓：常与金银花、黄芩、夏枯草等配伍,用于细菌所致全眼炎,如眼珠灌脓方加减。

清热消肿：常与钩藤、黄芩、连翘等配伍,用于因角结膜炎所致眼睑红肿、痉挛,如钩藤饮加减。

药理作用：对革兰氏阳性及阴性细菌均有不同程度抑制作用,还具有提高免疫力、消炎、利尿、止血、镇痛、镇咳等功效。

常用代表方：眼珠灌脓方加减：鱼腥草、金银花、黄芩、夏枯草、天花粉、大黄、瓜蒌子、枳实、玄明粉、栀子、淡竹叶。适用于角膜溃疡所致前房积脓者。

红 藤

清热解毒排脓：常与蒲公英、败酱草、金银花等配伍,用于角膜溃疡伴前房积脓,如银花解毒汤加减。

活血止痛：常与连翘、牡丹皮、赤芍等配伍,用于角膜水肿,角膜后KP,前房房水混浊、渗出等现象,如龙胆汤加减。

药理作用：对金黄色葡萄球菌及乙型链球菌等均有较强的抑制作用,还具有消炎、祛湿痹之功效。

常用代表方:银花解毒汤加减,药用红藤、金银花、连翘、知母、野菊花、黄芩、大黄、栀子、白芷、玄明粉、黄连、甘草,适用于角膜溃疡伴前房积脓。

龙　胆

清热消赤止泪:常与栀子、柴胡、蔓荆子等配伍,用于化脓性角膜溃疡,如新制柴连汤。

清热泻火:常与黄芩、苦参、栀子等配伍,用于真菌性角膜溃疡,如龙胆泻肝汤加减。

泻火消赤:常与黄芩、楮实子、茺蔚子等配伍,用于急、慢性葡萄膜炎,如龙胆驻景各半方。

药理作用:对铜绿假单胞菌、变形杆菌、伤寒杆菌、痢疾杆菌等及金黄色葡萄球菌均有一定的抑制作用,还具有解热、镇静、降血压、助消化、利尿、利胆、保肝、降低谷丙转氨酶等功效。

常用代表方:新制柴连汤,药用柴胡、赤芍、蔓荆子、栀子、防风、荆芥、龙胆、黄连、黄芩、甘草,适用于化脓性角膜溃疡。

知　母

清热泻火:常与茺蔚子、黄芩、麦门冬等配伍,用于匐行性角膜溃疡(前房积脓性角膜溃疡)、急性虹膜睫状体炎,如通脾泻胃汤。

消退目赤:常与黄柏、地黄、牡丹皮等配伍,用于慢性虹膜睫状体炎,如知柏地黄汤。

药理作用:对葡萄球菌、溶血性链球菌、肺炎双球菌、铜绿假单胞菌均有较强的抑制作用,含有皮质类固醇,故可增强人体单核巨噬细胞的吞噬功能,还具有清热、利尿、降血压等功效。

常用代表方:通脾泻胃汤,药用茺蔚子、防风、麦门冬、天门冬、大黄、知母、黄芩、玄参。适用于匐行性角膜溃疡(前房积脓性角膜溃疡)、急性虹膜睫状体炎。

石　膏

清热泻火:常与麻黄、牛蒡子、玄参等配伍,用于流行性角结膜炎,如麻杏甘石汤加减。

退赤明目:常与茺蔚子、黄芩、大黄等配伍,用于角膜溃疡伴前房积脓,并有大便秘结者,如通脾泻胃汤。

药理作用:具有解热、镇静、镇痉、消炎等功效。

常用代表方:麻杏甘石汤,药用生石膏、牛蒡子、玄参、麻黄、杏仁、甘草,适用于流行性角结膜炎。

栀　子

清热泻火:常与柴胡、板蓝根、大青叶等配伍,用于病毒性角膜炎,如新制柴连汤。

清肝明目:常与龙胆、蒲公英、大黄等配伍,用于化脓性角膜溃疡伴前房积脓,如龙胆泻肝汤。

药理作用:对单纯疱疹病毒、金黄色葡萄球菌、脑膜炎双球菌等均有抑制作用,还具有解热、镇痛、镇静、降血压等功效。

常用代表方:新制柴连汤,详见龙胆常用代表方。

天 花 粉

清热生津,解毒排脓:常与黄芪、黄芩、连翘等配伍,用于化脓性角膜溃疡、眼睑痉挛、溃疡面不断扩大加深伴前房积脓者,如黄连天花粉汤加减。

清热解毒:常与板蓝根、黄芩、柴胡等配伍,用于病毒性角膜炎,如新制柴连汤加减。

药理作用:对溶血性链球菌、肺炎双球菌、单纯疱疹病毒均有抑制作用,而且对人类免疫缺陷病毒所引起的角膜病有一定疗效,还具有解渴、降血压、清肺、引产等功效。

常用代表方:黄连天花粉丸加减,药用天花粉、金银花、黄芩、连翘、黄柏、野菊花、黄芪、栀子、黄连、甘草,适用于化脓性角膜溃疡,眼睑痉挛,溃疡面不断扩大加深并伴前房积脓者。

夏 枯 草

清肝降火:常与连翘、蝉蜕、生地黄等配伍用,用于疱疹性角结膜炎,如养肝清热汤加减。

明目止泪:常与龙胆、黄芩、栀子等配伍,用于虹膜睫状体炎,如龙胆泻肝汤加减。

药理作用:对葡萄球菌、结核杆菌、铜绿假单胞菌均有明显抑制作用,还具有降血压、利尿等功效。

常用代表方:养肝清热汤加减,药用夏枯草、生地黄、枸杞子、连翘、柴胡、蝉蜕、白芍、当归、甘草,适用于疱疹性角结膜炎。

大 黄

清火退赤:常与金银花、黄芩、蒲公英等配伍,用于化脓性角膜溃疡,如银花解毒汤加减。

退赤排脓:常与夏枯草、生石膏、黄芩等配伍,用于角膜溃疡伴前房积脓,如眼珠灌脓方(《中医眼科学讲义》)。

清热通便:用于前房积血,常与当归、红花、苏木等配伍,如大黄当归散。

药理作用:对葡萄球菌、肺炎双球菌、流感病毒均有抑制作用,还具有保肝、利胆、止血、降血压、降胆固醇等功效。孕妇忌用。

常用代表方:眼珠灌脓方加减,药用大黄、金银花、生石膏、枳实、瓜蒌仁、栀子仁、夏枯草、天花粉、淡竹叶,适用于角膜溃疡伴前房积脓。

淡 竹 叶

清热退赤:常与金银花、板蓝根、连翘等配伍,用于病毒性角膜炎,如银翘散加减。

除烦止泪:常与生地黄、木通、栀子等配伍用,用于翼状胬肉活动期,如泻心汤。

药理作用:对金黄色葡萄球菌和铜绿假单胞菌有抑制作用,还具有解热、利尿的功效。

常用代表方:银翘散,药用金银花、芦根、板蓝根、连翘、薄荷、荆芥、牛蒡子、桔梗、紫草、淡竹叶、甘草,适用于病毒性角膜炎。

生 地 黄

清热凉血,养阴生津:常与栀子、木通、知母等配伍,用于慢性卡他性角结膜炎,如导赤散。

凉血止血:用于角膜血染,常与生蒲黄、牡丹皮、荆芥炭等配伍,如生蒲黄汤。

药理作用:具有抗炎作用,并对皮肤真菌有抑制作用,还具有强心、利尿、降血糖、促进血液凝固等功效。

常用代表方:导赤散,药用生地黄、木通、栀子、黄柏、知母、竹叶、灯心草、甘草,适用于慢性卡他性角结膜炎。

紫 草

清热凉血:常与板蓝根、连翘、牛蒡子等配伍,用于病毒性角膜炎,如紫草消毒饮加减。

化瘀明目:常与黄芩、黄连、连翘等配伍,用于化脓性角膜溃疡,如普济消毒饮加减。

药理作用:对金黄色葡萄球菌、大肠杆菌、伤寒杆菌、痢疾杆菌、铜绿假单胞菌、单纯疱疹病毒及某些真菌均有明显抑制作用,还具有解热,消炎、降血压、兴奋呼吸、抗绒毛膜上皮癌等功效。

常用代表方:紫草消毒饮加减,药用紫草、板蓝根、牛蒡子、连翘、黄芩、山豆根、荆芥、甘草,适用于病毒性角膜炎。

第二节　祛风散热药

本类药物多属辛、苦,温,以祛风解毒、疏散风热、平肝明目、消肿退翳为主,适用于各类角膜炎伴红肿疼痛、角膜刺激症状明显者,但需注意因时、因地、因人而异,严格掌握剂量,宜轻不宜重。本类药物发汗作用强,婴幼儿及体虚者慎用。

荆　芥

祛风退翳:常与木贼、防风、黄芩等配伍,用于单纯性角膜溃疡,如荆防菊花散。

清热解毒:常与金银花、连翘、薄荷等配伍,用于流行性角结膜炎,如银翘散。

药理作用:对金黄色葡萄球菌、铜绿假单胞菌、结核杆菌均有抑制作用。还具有解热、镇痛、消炎等功效。

常用代表方:荆防菊花散加减,药用荆芥、野菊花、防风、木通、木贼、黄芩、甘草,适用于单纯性角膜溃疡。

防　风

祛风发表:常与荆芥、羌活、柴胡等配伍,用于病毒性角膜炎早期,如荆防败毒散。

胜湿止痒:常与荆芥、薄荷、川芎等配伍,用于春季角结膜炎,如驱风一字散。

收泪消肿:常与黄连、黄芩、连翘等配伍,角膜炎伴有眼睑红肿痉挛,如散热消毒饮子。

药理作用:对金黄色葡萄球菌、溶血性链球菌、铜绿假单胞菌、病毒等均不同程度抑制作用,还具有解热、解痉、发汗、镇痛、止痒、利尿等功效。

常用代表方:荆防败毒散加减,药用板蓝根、金银花、荆芥、防风、羌活、独活、柴胡、前胡、桔梗、枳壳、茯苓、川芎、甘草,适用于病毒性角膜炎早期。

羌　活

消肿退赤:常与防风、连翘、板蓝根等配伍,用于病毒性角膜炎,如羌活胜风汤。

祛风解毒:常与金银花、土茯苓、连翘等配伍,用于电光性眼炎,如银翘散加减。

药理作用:对皮肤真菌、布氏杆菌、病毒等均有抑制作用,还具有消炎、解热、止痛等功效。

常用代表方:羌活胜风汤加减,药用金银花、板蓝根、羌活、防风、连翘、荆芥、柴胡、黄芩、白芷、白术、桔梗、甘草,适用病毒性角膜炎早期。

细　辛

解毒散寒:常与黄芩、生地黄、夏枯草等配伍,用于角膜溃疡红肿疼痛,日久难愈者,如红肿翳障方。

祛风开窍:常与白芷、川芎、荆芥等配伍,用于风寒感冒所致的结、角膜炎,如川芎茶调散。

药理作用:对革兰阳性球菌有抑制作用,还具有强心、止痛、升血压、松弛平滑肌等功效。本品有一定毒性,大剂量可致呼吸麻痹而死亡,须注意用量。

常用代表方:红肿翳障方,药用夏枯草、黄芩、生地黄、赤芍、密蒙花、白芷、石决明、赤石脂、焦白术、川芎、甘草、细辛。

<h1 style="text-align:center">白　芷</h1>

退赤止痛:用于流行性出血性角结膜炎,常与桑白皮、黄芩、连翘等配伍,如泻肺饮。

祛风解毒:用于病毒所致的角膜炎,常与细辛、羌活、防风等配伍,如八味大发散。

药理作用:对大肠杆菌、痢疾杆菌、伤寒杆菌、副伤寒杆菌、铜绿假单胞菌、霍乱弧菌、真菌等均有一定抑制作用,还具有扩张冠状血管、升高血压等功效。本品大剂量可引起强直性间隙性痉挛。

常用代表方:泻肺散,药用黄芩、当归、桔梗、麻黄、枳壳、白芷、秦皮、菊花、旋覆花、生地黄、防风、玄参、栀子、地骨皮、甘草,适用于流行性角结膜炎。

<h1 style="text-align:center">藁　本</h1>

解毒散寒:常与苍术、柴胡、黄芪等配伍,用于角膜溃疡后期,其溃疡面难以恢复者,如柴胡复生汤加减。

祛风止痛:常与羌活、防风、板蓝根等配伍,用于病毒性角膜炎伴头痛者,或与羌活芎藁汤加减。

药理作用:挥发油对流感病毒有抑制作用。煎剂对多种致病性皮肤真菌有抑制作用。还具有解热、抗炎、镇静、镇痛等功效。

常用代表方:柴胡复生汤加减,药用黄芪、山药、柴胡、苍术、茯苓、黄芩、白芍、薄荷、桔梗、羌活、独活、蔓荆子、藁本、川芎、白芷、甘草,适用于角膜溃疡后期其溃疡面难以恢复者。

<h1 style="text-align:center">麻　黄</h1>

解毒发汗:常与细辛、藁本、连翘等配伍,用于流行性角结膜炎初期伴怕冷发热者,如四味大发散加减。

散邪明目:常与防风、杏仁、板蓝根等配伍,用于病毒性角膜炎伴怕冷发热者,如麻杏甘石汤加减。

药理作用:挥发油对流感病毒、葡萄球菌、链球菌等均有抑制作用,并能使血压升高、并对中枢神经系统有明显的作用,可引起兴奋、失眠、不安等作用,因其有散大瞳孔作用,故青光眼患者忌用,本品还具有退热消肿、宣肺止咳等功效。

常用代表方:四味大发散加减,药用板蓝根、麻黄、藁本、防风、黄芩、连翘、蔓荆子、甘草,适用于流行性角结膜炎初期伴发热怕冷者。

<h1 style="text-align:center">桂　枝</h1>

发汗解表:常与白芍、石决明、蒺藜等配伍,用于角膜炎疼痛、怕光、涕泪交流者,如桂枝汤加减。

消肿退赤:常与柴胡、黄芩、防风等配伍,用于大泡性角膜病变睑状充血明显、角膜刺激症状较重者,如龙胆泻肝汤加减。

药理作用:对葡萄球菌、伤寒杆菌、流感病毒等均有抑制作用,还具有解热、解痉、止痛、利尿、抗过敏等功效。

常用代表方:桂枝汤加减,药用桂枝、白芍、石决明、蒺藜、炙甘草、生姜、大枣,适用于角膜炎早期角膜刺激症状明显,伴涕泪交流的患者。

<h1 style="text-align:center">薄　荷</h1>

发散风热:常与金银花、连翘、板蓝根等配伍,用于病毒性角膜炎伴发热者,如银翘散加减。

疏肝明目:常与桑叶、菊花、连翘等配伍,用于浅点状角膜溃疡,如桑菊饮加减。

药理作用:对病毒、葡萄球菌、链球菌、铜绿假单胞菌等均有抑制作用,还具有消炎、止痛、止痒等功效。

常用代表方:银翘散加减,药用金银花、板蓝根、黄芩、连翘、荆芥、薄荷、芦根、淡竹叶、淡豆豉、甘草,适用于病毒性角膜炎伴发热者。

菊　花

疏散风热:常与黄连、防风、谷精草等配伍,用于化脓性角膜溃疡(早期),如除风明目汤。

平肝明目:常与金银花、连翘、防风等配伍,用于病毒性角膜炎(早期),如疏风清肝汤。

药理作用:对金黄色葡萄球菌、多种致病杆菌及部分病毒均有抑制作用,还具有解热、消炎、降血压、扩张冠状动脉、增加血流量、兴奋视觉细胞等功效。

常用代表方:除风明目汤,药用菊花、谷精草、防风、桑白皮、赤茯苓、生地黄、赤芍、归尾、大黄、黄连、甘草、细辛,适用于化脓性角膜溃疡早期。

桑　叶

疏风清热:常与谷精草、蒺藜、钩藤等配伍,用于病毒性角膜炎伴发热者,如桑菊退翳散。

平肝明目:常与菊花、连翘、芦根等配伍,用于流行性角结膜炎,如桑菊饮。

药理作用:鲜桑叶对葡萄球菌、链球菌等多种致病菌有抑制作用,还具有止血、止咳、降血压、降血糖等功效。

常用代表方:桑菊退翳散,药用谷精草、钩藤、桑叶、菊花、蝉蜕、蒺藜,适用于病毒性角膜炎伴发热者。

牛　蒡　子

消肿明目:常与大青叶、金银花、紫草等配伍,用于病毒性角膜炎伴感染,如牛蒡芩连汤加减。

散风清热:常与连翘、黄芩、薄荷等配伍,用于流行性角结膜炎,如驱风散热饮子加减。

药理作用:对金黄色葡萄球菌、病毒、皮肤真菌及部分癌细胞有抑制作用。还具有解热、透疹、利尿等功效。

常用代表方:牛蒡芩连汤加减,药用大青叶、金银花、生石膏、牛蒡子、黄芩、桔梗、荆芥、防风、羌活、连翘、大黄、紫草、甘草,适用于病毒性角膜炎所致眼睑红肿、痉挛、溃疡成片、混合性感染患者。

升　麻

解毒明目:常与黄芩、牛蒡子、蝉蜕等配伍,对于麻疹、水痘后所致的角膜炎,如消毒保目汤。

清热升清:常与防风、白芍、黄芪等配伍,用于高热后所致的角膜炎,如升阳泄阴汤。

药理作用:对结核杆菌、葡萄球菌、卡他球菌有中度抗菌作用,还具有抗炎、镇痛、抗惊厥、降血压、减慢心率等功效。

常用代表方:消毒保目汤,药用连翘、牛蒡子、桔梗、柴胡、荆芥、防风、黄芩、薄荷、栀子、蝉蜕、升麻、赤芍、甘草、灯心草,适用于麻疹、水痘后,余毒未尽而致眼睑红肿痉挛、结膜混合充血、角膜混浊水肿、溃烂伴头痛发热的患者。

柴　胡

和解退热:常与羌活、防风、板蓝根等配伍,用于病毒性角膜炎,如羌活胜风汤加减。

疏肝明目:常与党参、黄芪、山药等配伍,用于角膜溃疡久未修复者,如益气聪明汤加减。

药理作用:抗病毒作用较强,对肝脏疾病、消化道溃疡、青光眼术后浅前房的治疗均有一定疗效,还具有调节免疫、降低胆固醇、镇痉、镇痛、镇咳、抗炎等功效。

常用代表方:羌活胜风汤加减,药用板蓝根、金银花、柴胡、黄芩、白术、荆芥、枳壳、羌活、防风、独活、前胡、薄荷、桔梗、白芷、甘草,适用于病毒性角膜炎。

前　胡

清热退赤:常与黄柏、黄芩、知母等配伍,用于各类角膜炎所致的急性虹膜睫状体炎,如抑阳酒连散。

解表散寒:常与柴胡、防风、板蓝根等配伍,用于病毒性角膜炎,如羌活胜风汤加减。

药理作用:有抗菌、抗病毒、抗真菌等作用,还具有祛痰、镇痛,增加冠状动脉血流量等功效。

常用代表方:抑阳酒连散,药用生地黄、独活、黄柏、防风、知母、蔓荆子、前胡、羌活、寒水石、黄芩、栀子、白芷、黄连、甘草,适用于各类角膜炎所致眼睑红肿、结膜混合充血及急性虹膜睫状体炎患者。

第三节　除湿利水药

本类药物多属甘、淡、辛,温,功效以清热利尿、行气燥湿、消肿明目为主,适用于角膜炎伴角膜水肿,房水混浊及真菌性、梅毒性角膜炎,但因本类药利水渗湿,易耗伤津液,不可久服,特别是阴亏津少、体弱肾虚者应慎用或忌用。

茯　苓

安神明目:常与柴胡、防风、白芍等配伍,用于角膜溃疡面经久难愈者,如补肝饮。

利水渗湿:常与黄芩、连翘、泽泻等配伍,用于角结膜炎而致眼睑红肿、球结膜充血、水肿,如五苓散加减。

药理作用:对金黄色葡萄球菌、大肠杆菌、变色杆菌均有抑制作用,并可提高人体免疫功能,还具有降眼压、降血糖、镇静等功效。

常用代表方:补肝饮,药用怀山药、柴胡、防风、白芍、菊花、熟地黄、茯苓、柏仁、枸杞子、甘草,适用于角膜溃疡面经久难愈的患者。

薏苡仁

利水渗湿:常与杏仁、白豆蔻、半夏等配伍,用于真菌性角膜溃疡、角膜实质炎,如三仁汤。

清热排脓:常与苇茎、冬瓜仁、桃仁等配伍,用于化脓性角膜溃疡进行期伴前房积脓或人工晶体前膜形成等,如千金苇茎汤。

药理作用:煎剂对癌细胞有抑制作用,还具有解热、镇静、镇痛功效,并可降低血清钙、血糖,减轻横纹肌痉挛及兴奋子宫等功效。

常用代表方:三仁汤,药用薏苡仁、苦杏仁、白豆蔻、厚朴、通草、竹叶、半夏,适用于真菌性角膜溃疡、角膜实质炎伴虹膜睫状体炎的患者。

猪　苓

利水渗湿:常与栀子、狗脊、萹蓄等配伍,用于角膜炎伴急性虹膜睫状体炎,如猪苓散。

消肿止痛:常与苍术、陈皮、牛膝等配伍,用于角膜混浊水肿,如苍术散。

药理作用:对金黄色葡萄球菌、大肠杆菌有抑制作用,还具有抗肿瘤、抗肝炎、降血糖、通淋、止带、止泻等功效。

常用代表方:猪苓散,药用猪苓、木通、大黄、栀子、狗脊、滑石、萹蓄、苍术、车前子,适用于角膜炎所致前房内布满细胞、房水闪辉阳性的急性虹膜睫状体炎患者。

泽　泻

利水消肿:常与黄芩、柴胡、龙胆等配伍,用于角膜炎所致的角膜水肿、前房布满炎性细胞、房水闪辉阳性,如龙胆泻肝汤。

养阴明目:常与知母、黄柏、生地黄等配伍,用于角膜炎所致的亚急性虹膜睫状体炎,如知柏地黄丸。

药理作用:它对金黄色葡萄球菌、肺炎双球菌及结核杆菌均有抑制作用,还具有降血压、降血糖、降胆固醇、预防脂肪肝等功效。

常用代表方:龙胆泻肝汤,详见龙胆常用代表方。

车　前　子

利水渗湿:常与谷精草、蝉蜕、蒺藜等配伍,用于水痘、麻疹后伴角膜炎,如车前子饮。

清肝明目:常与龙胆、黄芩、菊花等配伍,用于单纯性角膜炎,如车前饮。

药理作用:对各种杆菌和葡萄球菌均有抑制作用。还具有祛痰、镇咳、缓泻、降血压、治疗溃疡病及肠炎等功效。

常用代表方:车前子饮加减,药用车前子、谷精草、石决明、蝉蜕、菊花、蒺藜、绿豆,适用于水痘、麻疹后伴发的球结膜混合充血,角膜混浊、水肿、溃烂者。

苍　术

芳香燥湿:常与蝉蜕、茯苓、木贼等配伍,用于水痘、麻疹并发角膜炎,如苍术散。

健脾明目:常与苦参、猪苓、黄芩等配伍,用于真菌性角膜溃疡,如猪苓汤加减。

药理作用:本品用于烟熏消毒时,对结核、铜绿假单胞菌、葡萄球菌、病毒均有明显抑制作用,还具有祛风湿、镇静等功效。

常用代表方:苍术散,药用谷精草、生石膏、苍术、槐花、防风、葛根、藁本、枸杞子、黄芩、蒺藜、菊花、蝉蜕、木贼、没药、川芎、甘草,适用于水痘、麻疹并发角膜炎。

茵　陈

利胆退黄:常与木贼、蔓荆子、蒺藜等配伍,用于角膜炎伴眼睑红肿,如茵陈蒿散。

清利湿热:常与黄芩、石斛、麦冬等配伍,用于高热后体虚所致的角膜炎,如甘露饮。

药理作用:对结核、大肠、痢疾杆菌、葡萄球菌等均有抑制作用,还具有利尿、保肝、降血压、降血脂等功效。

常用代表方:茵陈蒿散,药用茵陈、荆芥、羌活、木贼、旋覆花、蔓荆子、苍术、蒺藜、石决明、决明子、川芎、甘草,适用于角膜炎伴眼睑痉挛、红肿疼痛者。

◉ | 第四节　活血化瘀药

本类药物多属辛、苦、甘、寒,以活血化瘀、行气止痛、退赤明目为主,适用于各类角膜炎伴前房积脓、久翳不退及角膜外伤、前房积血等。本类药推动血行,量少行血,量大则破血,应在用量上斟酌,妇女经期慎用,孕妇忌用。

桃　仁

活血祛瘀:常与苇茎、冬瓜仁、薏苡仁等配伍,用于化脓性角膜溃疡伴前房积脓,如苇茎汤加减。

退赤明目:常与当归尾、蒺藜、蝉蜕等配伍,用于角膜溃疡伴疼痛、眼睑痉挛,如洗肝汤。

药理作用:能改善脑部血液循环,并对子宫有收缩作用,还具有润肠、镇静、镇咳、抗炎、抗肿瘤等功效。

常用代表方:苇茎汤加减,药用鱼腥草、金银花、苇茎、薏苡仁、桃仁、冬瓜仁。适用于化脓性角膜溃疡伴前房积脓的患者。

红　花

退翳明目:常与郁金、连翘、黄连等配伍,用于流行性角结膜炎后期,角膜翳难退者,如红花退翳散。

活血祛瘀:常与赤芍、连翘、紫草等配伍,用于水痘、麻疹所致的角膜炎,如加味红花散。

药理作用:有改善组织缺血、缺氧,改善微循环,解除睫状肌痉挛及眼科术后(外伤)炎性反应,还具有抑制血小板聚集和增加纤溶、兴奋子宫、降血脂等功效。

常用代表方:红花退翳散,药用红花、蝉蜕、郁金、玄参、桔梗、木贼、葶苈子、薄荷、连翘、车前子、黄连,适用于流行性角膜炎后期,结膜混合充血久而不消,角膜翳难退者。

三　七

活血化瘀:常与桃仁、红花、当归等配伍,用于外伤所致前房积血,如血府逐瘀汤加减。

止痛明目:常与石决明、黄连、密蒙花等配伍,用于各类角膜炎久翳不退者,如神效散加减。

药理作用:可治疗视神经萎缩、冠心病、溃疡病及止血、化瘀等作用,还具有止痛、保肝、抗衰老、抗肿瘤、增强肾上腺皮质功能、调节新陈代谢等功效。

常用代表方:神效散加减,药用石决明、密蒙花、谷精草、车前子、黄连、三七,适用各类角膜炎后期、结膜充血、角膜严重水肿、翳膜不退者。

川　芎

祛风止痛:常与蝉蜕、蛇蜕、苍术等配伍,用于久病体虚所致的角膜溃疡,如圣饼子。

活血行气:常与石决明、生地黄、黄芩等配伍,用于角膜溃疡早期,如红肿翳障方。

药理作用:具有扩张血管,改善微循环,增加冠状动脉血流量,抑制血小板聚集,预防血栓形成,体外实验对大肠杆菌、痢疾杆菌、变形杆菌、铜绿假单胞菌、伤寒杆菌、副伤寒杆菌及某些致病的真菌均有抑制作用,还具有降血压、镇静、止痛、提高免疫力、抗癌、抗辐射等功效。

常用代表方:圣饼子加减,药用苍术、藁本、川芎、香附、花椒、蝉蜕、蛇蜕、薄荷、蒺藜、炙甘草,适用于久病体虚所致眼睑红肿、疼痛、畏光、流泪、结膜混合充血、角膜水肿点状混浊溃烂的患者。

郁　金

疏肝解郁:常与红花、黄连、土茯苓等配伍,用于深层角膜炎,如解毒活血汤加减。

活血止痛:常与藿香、茵陈、决明了等配伍,用于真菌性角膜溃疡,如甘露消毒丹加减。

药理作用:能影响胆汁分泌和排泄,降低冠状动脉内膜斑块形成和脂质沉着,还具有行气化瘀、利尿保肝等功效。

常用代表方:解毒活血汤,药用紫花地丁、土茯苓、郁金、生地黄、赤芍、当归尾、川芎、红花、桃仁、黄连、黄芩、甘草,适用于角膜基质炎伴疼痛、畏光流泪、结膜混合充血较甚者。

乳　香

活血化瘀:常与防风、荆芥、谷精草等配伍,用于角膜溃疡,如乳香散加减。

行气止痛:常与桃仁、红花、当归等配伍,用于外伤性前房积血,眼部胀痛较剧者如血府逐瘀汤加减。

药理作用:对结核病有效,还具有消炎、消肿、去腐生肌等功效。

常用代表方:乳香散加减,药用防风、荆芥、谷精草、蝉蜕、天麻、蔓荆子、川芎、白芷、羌活、黄芩、金银花、郁金、乳香、没药、细辛、甘草,适用于各类角膜炎伴眼睑痉挛、红肿疼痛、角膜刺激症状明显者。

没　药

散血明目:常与血竭、大黄、芒硝等配伍,用于外伤性前房积血,如没药散加减。

活血止痛:常与金银花、白芷、连翘等配伍,用于泪囊炎伴化脓性角膜溃疡者,如止痛没药散加减。

药理作用:对多种致病真菌及结核杆菌均有抑制作用,还具有消炎、防腐、收敛、消肿、生肌、降血脂等功效。

常用代表方:没药散加减,药用血竭、丹参、夏枯草、生地黄、大黄、芒硝、三七、没药。适用于外伤性前房积血疼痛剧烈者。

丹　参

散瘀消肿:常与当归、红花、黄芩等配伍,用于角膜血管翳,如归芍红花散加减。

止血明目:常与桃仁、红花、郁金等配伍,用于外伤性前房积血,如桃红四物汤加减。

药理作用:能扩张周围血管,改善微循环,增加冠状动脉血流量,改善心肌缺血。并对结核杆菌、大肠杆菌、葡萄球菌及某些致病真菌等均有抑制作用,还具有降血压、降血糖、保肝、增强免疫、抗肿瘤、镇痛、镇静等功效。

常用代表方:归芍红花散加减,药用丹参、生地黄、当归、赤芍、红花、黄芩、连翘、防风、大黄、栀子、甘草,适用于沙眼并发角膜血管翳。

蒲　黄

止血明目:常与墨旱莲、丹参、郁金等配伍,对于外伤性前房积血(早期),如生蒲黄汤加减。

行血祛瘀:常与黄连、红花、蝉蜕等配伍,用于角膜血管翳,如破血红花散加减。

药理作用:能缩短凝血时间,增加血小板,对子宫有兴奋作用,使子宫收缩力加强,还具有消炎、利尿、抗结核、降血压、改善微循环、增加冠状动脉血流量等功效。

常用代表方:生蒲黄汤加减,药用生蒲黄、墨旱莲、侧柏叶、丹参、牡丹皮、郁金、荆芥炭、生地黄、三七、川芎,适用于外伤性前房积血。

苏　木

消肿止痛:常与当归、防风、蒺藜等配伍,用于非化脓性角膜溃疡,如洗肝散。

行血散瘀:常与黄芩、红花、苍术等配伍,用于内眼手术后所致前房积血,如防风散结汤。

药理作用:对金黄色葡萄球菌、伤寒杆菌、溶血性链球菌、肺炎球菌等均有抑制作用。还具有镇静催眠等功效,大剂量可致麻醉甚至致死等副作用。

常用代表方:洗肝散,药用当归尾、川芎、防风、生地黄、红花、苏木、野菊花、蒺藜、蝉蜕、羌活、木贼、赤芍、薄荷、甘草,适用于蚕食性角膜溃疡、边缘性角膜溃疡等非化脓性角膜溃疡进行期。

香 附

疏肝理气:常与柴胡、石决明、白芍等配伍,用于角膜炎后期,如柴胡疏肝散加减。

止泪退翳:常与当归、红花、木贼等配伍,用于女性经期所患角结膜炎,如调经散加减。

药理作用:对真菌有抑制作用,还具有健肾、消食、调经止痛等功效。

常用代表方:柴胡疏肝散加减,药用柴胡、香附、石决明、谷精草、白芍、川芎、枳壳,适用于角膜后期体虚精神差,情绪不佳者。

第五节　补中益气药

本类药多属甘,温,以补中益气、扶正祛邪、养阴生津、退翳明目为主,适用于各类角膜炎后期及病毒性角膜炎、角膜上皮病、角膜营养不良等,但需顾护脾胃,适当配伍健脾消食药,以促进运化。虚实夹杂者宜攻补兼施,以防闭门留寇。

人 参

大补元气:常与黄芪、蒺藜、黄芩等配伍,用于角膜溃疡后期,如人参汤加减。

扶正祛邪:常与漏芦、黄芩、防风等配伍,用于泪囊炎伴角膜炎,如人参漏芦散加减。

药理作用:能调节神经功能,增强机体免疫力,促进蛋白合成,并有强心、抗休克、改善微循环等作用,还具有降血糖、降血脂、利尿、抗癌等功效。

常用代表方:人参汤加减,药用人参、黄芪、蒺藜、茯苓、五味子、桔梗、玄参、黄芩、知母、车前子、大黄,适用于角膜溃疡后期、溃疡面日久难以修复者。

黄 芪

补气明目:常与山药、牡丹皮、麦冬等配伍,用于大泡性角膜病变、点状上皮角膜炎,如角膜上皮方。

益卫固表:常与防风、白术、板蓝根等配伍,用于病毒性角膜炎,如玉屏风散加减。

药理作用:对肺炎双球菌、溶血性链球菌、志贺痢疾杆菌、病毒等均有明显抑制作用,并可提高机体免疫力、扩张血管,改善微循环,促进组织再生等作用,还具有镇静、止汗、强心、利尿、保肝、降血糖、收缩子宫等功效。

常用代表方:角膜上皮方,药用黄芪、山药、防风、白术、石决明、决明子、牡丹皮、生地黄、麦冬,适用于大泡性角膜病变、点状上皮角膜炎等角膜上皮恢复欠佳的病变。

白 术

健脾益气:常与黄芪、党参、山药等配伍,用于角膜上皮糜烂,如补中益气汤加减。

固表明目:常与黄芪、防风、板蓝根等配伍,用于病毒性角膜炎恢复期,如玉屏风散加减。

药理作用:有提高机体免疫力和抗凝血等作用,促进抗体形成,对继发性免疫缺陷性眼病有治疗作用,还具有利尿、抗肿瘤、降血糖、护肝等功效。

常用代表方:补中益气汤加减,药用黄芪、当归、党参、熟地黄、白术、山药、柴胡、升麻、土茯苓、茯苓、泽泻、甘草。适用于角膜混浊、上皮脱落或溃疡日久而不愈及大泡性角膜病变等。

当　归

补血明目：常与白芍、熟地黄、大枣等配伍，用于蚕食性角膜溃疡后期，如当归补血汤加减。

活血通络：常与龙胆、赤芍、黄芩等配伍，用于角膜血管翳，如当归龙胆汤。

药理作用：对子宫具有兴奋与抑制的"双向性"作用，并能降血压，对痢疾杆菌、溶血性链球菌等有抑制作用，还具有治疗维生素 E 缺乏、利尿、护肝、抗血栓等功效。

常用代表方：当归补血汤，药用当归、川芎、白芍、防风、郁金、车前子、羌活、桂枝、薄荷、木贼、蝉蜕、半夏、香附、黄芩、石决明、决明子、甘草、细辛，适用于蚕食性角膜溃疡后期、体虚的患者。

白　芍

养血柔肝止痛：常与当归、阿胶、石决明等配伍，用于角膜葡萄肿后期，如白芍柔肝汤。

养阴明目：常与丹皮、玄参、麦冬等配伍，用于角膜干燥症，如养阴清肺汤。

药理作用：能扩张冠状动脉，能缩短出凝血时间、炒炭后止血作用更强，对白喉杆菌、痢疾杆菌、大肠杆菌、铜绿假单胞菌、结核杆菌、金黄色葡萄球菌、溶血性链球菌、肺炎双球菌及多种致病性皮肤真菌、疱疹病毒有不同程度的抑制作用，还具有镇静、镇痛、利尿、抗惊厥、降血压、扩张冠脉等功效。

常用代表方：白芍柔肝汤，药用石决明、白芍、生地黄、酸枣仁、炒阿胶。适用于角膜葡萄肿。

麦　冬

清热明目：常与生地黄、黄芩、茵陈等配伍，用于真菌性角膜溃疡，如甘露饮加减。

润肺养阴：常与沙参、玉竹、石斛等配伍，用于干燥性角结膜炎，如沙参麦冬汤加减。

药理作用：对葡萄球菌、大肠杆菌、伤寒杆菌有较强的抑制作用，还具有提高机体免疫力的功效。

常用代表方：甘露饮加减，药用茵陈、茯苓、薏苡仁、泽泻、麦冬、天冬、藿香、苍术、厚朴、陈皮、黄芩、防风、羌活，适用于真菌性角膜溃疡。

山　药

养阴健脾：常与太子参、黄芪、当归等配伍，用于角膜溃疡久而不愈，如经验方加减。

消翳明目：常与枸杞子、菊花、熟地黄等配伍，用于干燥性角结膜炎，如杞菊地黄丸加减。

药理作用：具有降血糖的作用，还可治疗慢性肠炎、慢性支气管炎、慢性肾炎等。

常用代表方：经验方加减，药用太子参、黄芪、当归、白芍、山药、金银花、谷精草、蒲公英、生地黄、麦冬，适用于角膜溃疡久而不愈，创面不收复，体虚乏力的患者。

黄　精

补肾润肺：常与蒺藜、旋覆花、谷精草等配伍，用于角膜翳，如补肝散。

退翳明目：常与板蓝根、黄芪、防风等配伍，用于单纯疱疹性角膜炎，如玉屏风散加减。

药理作用：对单纯疱疹病毒、金黄色葡萄球菌、伤寒杆菌、痢疾杆菌等多种致病菌有不同程度抑制作用，还具有降血压、降血糖、防治动脉硬化、延缓组织细胞衰老等功效。

常用代表方：补肝散加减，药用黄精、蒺藜、白芍、杏仁、车前子、旋覆花、太子参、黄芪、谷精草、五味子、蛤粉。适用于角膜溃疡后期所致的新角膜翳。

冬 虫 夏 草

退翳明目：常与黄芪、白术、决明子等配伍，用于抑制角膜移植术后的排斥反应，如二决玉屏风散加减。

药理作用:对结核杆菌、肺炎双球菌及链球菌等均有抑制作用,还具有提高免疫力、降血压、降胆固醇、抑制血栓形成、镇静、祛痰平喘、抗癌、抗炎、抗病毒等功效。

常用代表方:二决玉屏风散加减,药用黄芪、冬虫夏草、白术、防风、石决明、决明子、蝉蜕、蛇蜕,适用于抑制角膜移植术后的排斥反应。

枸 杞 子

滋补肝胃:常与菊花、巴戟天、肉苁蓉等配伍,用于化脓性泪囊炎伴角膜溃疡,如菊睛丸加减。

明目退翳:常与菊花、熟地黄、山萸肉等配伍,用于干燥性角结膜炎,如杞菊地黄丸。

药理作用:能提高机体免疫力,增强抗病能力,促进造血功能等作用,还具有降血糖、降血压、保护肝脏等功效。

常用代表方:菊睛丸加减,药用枸杞子、金银花、蒲公英、野菊花、熟地黄、山药、茯苓、巴戟天、五味子、肉苁蓉、甘草,适用于泪囊炎伴化脓性角膜溃疡者。

玉 竹

明目止泪:常与防风、秦皮、野菊花等配伍,用于角膜炎,如防风丸。

滋养肺胃:常与麦冬、大黄、玄参等配伍,用于外伤性前房积血,如麦门冬散。

药理作用:有强心、升血压、改善心肌缺血、类似肾上腺皮质激素样作用,还具有降血糖、降血脂的功效。

常用代表方:防风丸加减,药用防风、秦皮、金银花、蒲公英、玉竹、赤芍、车前子、泽泻、川芎、栀子、茯苓、野菊花、羚羊角,适用于角膜炎。

第六节 退翳明目药

本类药多属苦、甘、咸、寒,以疏风散热、退翳明目、清热平肝为主,适用于各类角膜炎及角膜上皮病、角膜外伤等所致的新老角膜翳。本类药的应用变化多端,贵在把握好时机,正确辨证,及时用药,可收到较好的疗效。

石 决 明

退翳去障:常与白芍、钩藤、女贞子等配伍,用于大泡性角膜病变中后期,如石决明散加减。

清肝明目:常与夏枯草、生龙骨、生牡蛎等配伍,用于角膜薄翳,如平肝清火汤加减。

药理作用:对金黄色葡萄球菌、大肠杆菌、铜绿假单胞菌均有抑制作用,并可中和胃酸,促进新陈代谢的作用,还具有清热镇静、降血压等功效。

常用代表方:石决明散加减,药用石决明、磁石、白芍、生地黄、熟地黄、女贞子、钩藤、羌活、牛膝、甘草,适用于大泡性角膜病变中后期,角膜混浊如雾状,时发大泡。

蝉 蜕

明目退翳:常与蒺藜,防风、决明子等配伍,用于蚕食性角膜溃疡,如蝉花散加减。

疏风散热:常与谷精草、桑叶、蒺藜等配伍,用于病毒性角膜炎,如桑菊退翳散。

药理作用:具有解热镇静、抗惊厥等作用,还具有促进角膜混浊吸收的功效。

常用代表方:蝉花散加减,药用金银花、蝉蜕、菊花、蒺藜、防风、决明子、羌活、栀子、赤芍、川芎、黄芩、蔓荆子、甘草,适用于蚕食性角膜溃疡早期。

蛇 蜕

疏风散热:常与蝉蜕、石决明、蒺藜等配伍,用于新老角膜翳,如蝉花无比散。

明目退翳:常与蝉蜕、蒺藜、谷精草等配伍,用于病毒性角膜炎残留的角膜翳,如聚星决明散。

药理作用:对腮腺炎、乳腺炎有确切的治疗效果,还具有祛风、定惊、止痒等功效。

常用代表方:蝉花无比散,如蒺藜、羌活、防风、川芎、赤芍、当归、茯苓、苍术、石决明、蝉蜕、蛇蜕、炙甘草,适用于新老角膜翳。

木 贼

疏风散热:常与谷精草、牙皂、石菖蒲等配伍,用于老角膜翳,如开窍散云汤。

退翳明目:常与枸杞子、荆芥、苍术等配伍,用于角膜新翳,如木贼散。

药理作用:有降血压、利尿、消炎、止血、减慢心率的作用,还具有收敛的功效。

常用代表方:开窍散云汤,药用赤芍、当归、石菖蒲、玄参、谷精草、牙皂、木贼、菊花、川芎、甘草,适用于陈旧性角膜翳。

谷 精 草

退翳明目:常与决明子、龙胆、金银花等配伍,用于疱疹性角膜炎,如谷精草汤加减。

疏散风热:常与羌活、防风、菊花等配伍,用于暴露性角膜炎,如谷精散加减。

药理作用:本品对铜绿假单胞菌、大肠杆菌、肺炎球菌、皮肤真菌有抑制作用,还具有抑制角膜免疫沉集物、促进混浊吸收的功效。

常用代表方:谷精草汤加减,药用谷精草、龙胆、决明子、牛蒡子、荆芥、白芍、菊花、桔梗,适用于疱疹性角膜炎。

密 蒙 花

清热养肝:常与羌活、蒺藜、木贼等配伍应用,用于角膜炎进行期,如密蒙花散。

明目退翳:常与栀子、谷精草、黄芩等配伍,用于沙眼角膜血管翳,如栀子胜奇散。

药理作用:具有降低皮肤黏膜毛细血管的通透性和脆性的作用,还具有抗炎、解痉、利尿等功效。

常用代表方:密蒙花散,药用密蒙花、蒺藜、羌活、菊花、木贼、石决明、蔓荆子,适用于角膜炎早期进行期。

蒺 藜

祛风明目:常与白僵蚕、天南星、防风等配伍,用于翼状胬肉,如白蒺藜散。

平肝疏肝:常与密蒙花、木贼、石决明等配伍,用于角膜薄翳,如密蒙花散。

药理作用:对金黄色葡萄球菌、大肠杆菌等均有抑制作用,还具有降血压、利尿的功效。

常用代表方:白蒺藜散,药用防风、菊花、蒺藜、僵蚕、天南星,适用于翼状胬肉活动期。

青 葙 子

清肝泻火:常与栀子、黄芩、秦皮等配伍,用于单纯性角膜溃疡,如青葙子汤。

退翳明目:常与石决明、羌活、栀子等配伍,用于角膜溃疡进行期,如密蒙花散。

药理作用:对铜绿假单胞菌有抑制作用,还具有降血压、扩血管、扩瞳等功效。

常用代表方:青葙子汤,药用青葙子、薤仁、玉竹、茯苓、车前子、秦皮、秦艽、菊花、黄芩、栀子、黄连、甘草,适用于单纯角膜溃疡。

茺　蔚　子

活血祛瘀：常与石膏、知母、黄芩等配伍，用于各类化脓性角膜溃疡伴前房积脓，如通脾泻胃汤。

凉肝明目：常与枸杞子、菟丝子、楮实子等配伍，用于结膜干燥症，如驻景丸。

药理作用：具有降血压、升血糖、散瞳等作用，还具有激发视细胞的功效。

常用代表方：通脾泻胃汤，药用茺蔚子、防风、知母、石膏、黄芩、栀子、玄参、大黄，适用于铜绿假单胞菌性角膜溃疡、匐行性角膜溃疡、真菌性角膜溃疡、化脓性角膜溃疡并发前房积脓的患者。

地　　龙

清热利尿：常与当归、赤芍、红花等配伍，用于眼外伤，如归芍红花散加减。

消肿止痛：常与桃仁、红花、当归等配伍，用于前房积血，如血府逐瘀汤加减。

药理作用：具有镇静、抗惊厥、抗组胺、平喘等作用，还具有解痉、降血压、利小便等功效。

常用代表方：归芍红花散加减，药用当归、赤芍、红花、大黄、黄芩、防风、生地黄、地龙、甘草，适用于角膜外伤伴感染。

夜　明　砂

清热消疳：常与谷精草、木贼草、苍术等配伍，用于角膜软化症，如夜明汤加减。

退翳明目：常与谷精草、蛤壳粉、蝉蜕等配伍，用于角膜薄翳，如退翳散。

药理作用：本品含甲种维生素物质，配合其他消疳药治疗儿童疳积有效，还具有消瘀等功效。

常用代表方：夜明散加减，药用猪肝、谷精草、木贼、苍术、夜明砂、珍珠粉，适用于角膜软化症。

菟　丝　子

壮阳益阴：常与枸杞子、人参、谷精草等配伍，用于久而不愈的角膜炎，如补肾丸加减。

养肝明目：常与五味子、车前子等配伍，用于结膜干燥症后期，如驻景丸加减。

药理作用：有降血压、增强机体免疫力等功效。

常用代表方：补肾丸加减，药用枸杞子、菟丝子、五味子、熟地黄、覆盆子、楮实子、车前子、肉苁蓉、沉香、谷精草、金银花，适用于久而不愈的角膜炎。

楮　实　子

清肝退翳：常与柴胡、蝉蜕、女贞子等配伍，用于角膜翳，如补肾开郁丸加减。

补气明目：常与蒺藜、熟地黄、枸杞子等配伍，用于肾虚所致角膜病等，如滋肾地黄丸加减。

药理作用：用于肾炎、肝硬化所致的水肿，还具有抗阳痿、补虚劳、壮筋骨等功效。

常用代表方：补肾开郁丸加减，药用生地黄、当归、木贼、蝉蜕、天冬、楮实子、菟丝子、柴胡、熟地黄、女贞子、谷精草，适用于各类角膜翳。

石　　斛

养阴生津：常与生地黄、防风、谷精草等配合，用于角膜溃疡后期，如地黄丸。

清热明目：常与生地黄、麦冬、天花粉等配伍，用于角结膜干燥症，如杞菊地黄丸加减。

药理作用：具有解热镇痛、助消化、增强代谢、抗衰老的作用，还具有降血糖的功效。

常用代表方：地黄丸，药用生地黄、熟地黄、石斛、谷精草、防风、枳壳、牛膝、杏仁，适用于角膜炎后期。

第七节 其 他 药

桔 梗

宣肺化痰：常与桑白皮、黄芩、地骨皮等配伍，用于角膜边缘变性，如泻肺汤加减。

明目止痛：常与蒺藜、石决明、蝉蜕等配伍，用于角膜血管翳，如退翳散。

药理作用：对于表皮癣菌有抑制作用，还具有解痉、镇痛、镇静、降血压、降血糖等功效。

常用代表方：泻肺汤加减，药用桔梗、桑白皮、地骨皮、黄芩、知母、黄柏、甘草，适用于角膜边缘变性所致的青年环、老年环等。

（喻京生　张仁俊　颜家朝　赵 凡）

角膜病常用中草药注射液及中成药 第二十四章

第一节 中草药注射液

热毒宁注射液

【成分】青蒿、金银花、栀子。

【药理】

1. 解热作用 对大肠杆菌引起大鼠发热,三联疫苗引起家兔发热均有明显的解热作用。

2. 抗病毒作用 对流感病毒 H1N1、H3N2、H5N1,呼吸道合胞病毒,鼻病毒,柯萨奇病毒,肠道病毒等具有灭活作用。

3. 抗炎作用 对内毒素 LPS 等诱导的巨噬细胞释放的多种炎症介质具有抑制作用。

4. 抑菌作用 对金黄色葡萄球菌、克雷伯菌、表皮葡萄球菌有较强的抑菌作用。

【适应证】功效清热、疏风、解毒。用于外感风热所致的感冒、咳嗽,症见高热、微恶风寒、头痛身痛、咳嗽、痰黄之上呼吸道感染、急性支气管炎等。

【眼科临床应用】

1. 单纯疱疹性角膜炎、流行性角膜结膜炎等病毒所致的眼科疾病。

2. 可用于眼病患者伴发的上述全身性疾病。

【用法用量】静脉滴注,成人剂量:一次 20ml,以 5% 葡萄糖注射液或 0.9% 氯化钠注射液 250ml 稀释后使用,滴速为每分钟 30~60 滴,一日 1 次。上呼吸道感染患者疗程为 3 日,急性气管或支气管炎患者疗程为 5 日或遵医嘱。儿童剂量:3~5 岁最高剂量不超过 10ml,以 5% 葡萄糖注射液或 0.9% 氯化钠注射液 50~100ml 稀释后静脉滴注,滴速为每分钟 30~40 滴,一日 1 次;6~10 岁一次 10ml,以 5% 葡萄糖注射液或 0.9% 氯化钠注射液 100~200ml 稀释后静脉滴注,滴速为每分钟 30~60 滴,一日 1 次;11~13 岁,一次 15ml,以 5% 葡萄糖注射液或 0.9% 氯化钠注射液 200~250ml 稀释后静脉滴注,滴速为每分钟 30~60 滴,一日 1 次;14~17 岁,一次 20ml,以 5% 葡萄糖注射液或 0.9% 氯化钠注射液 250ml 稀释后静脉滴注,滴速为每分钟 30~60 滴,一日 1 次或遵医嘱。

【不良反应】偶见有全身发红、瘙痒或皮疹等过敏反应。

【注意事项】对本品过敏者禁用。本品使用后需用 5% 葡萄糖注射液或 0.9% 氯化钠注射液冲洗输液管后,方可使用第二种药物。

【药物相互作用】本品与青霉素类、氨基糖苷类和大环内酯类等药物配伍使用时可产生混浊或沉淀。如确需联合使用其他药物,先用 5% 葡萄糖注射液或 0.9% 氯化钠注射液(50ml 以上)冲洗输液器,或更换新的输液器,并应保持一定的时间间隔,以免药物相互作用产生不良反应。

银黄注射液

【成分】金银花、黄芩。

【药理】

1. 抗菌作用 研究显示银黄注射液使感染金黄色葡萄球菌、肺炎链球菌的小鼠死亡率显著降低($P<0.01$),静脉注射比肌内注射效果好。表明银黄注射液有体内抗菌作用,对金黄色葡萄球菌、肺炎链球菌作用优于对铜绿假单胞菌、流感杆菌作用。

2. 抗病毒作用 研究表明银黄注射液在体内抗流感病毒鼠肺适应株(FMI)作用强且与利巴韦林相当,抗单纯疱疹病毒作用虽弱,但优于利巴韦林;静脉注射比肌内注射效果好。

【适应证】清热,解毒,利咽。用于风热犯肺而致发热、咳嗽,咽痛等症,上呼吸道感染,急性扁桃体炎,咽炎见上述证候者皆可用之。

【眼科临床应用】

1. 树枝状角膜炎等眼科疾病。

2. 可用于眼病患者伴发的上述全身性疾病。

【用法用量】肌内注射,一次 2~4ml,一日 1~2 次。

【不良反应】

1. 可见腹痛、恶心、呕吐等消化系统反应。

2. 偶见过敏反应,极少数病例出现过敏性休克。

【注意事项】过敏体质患者,临床应用时加强用药监护。

【药物相互作用】本品与青霉素类、氨基糖苷类和大环内酯类等药物配伍使用时可产生混浊或沉淀。如确需联合使用其他药物,先用 5% 葡萄糖注射液或 0.9% 氯化钠注射液(50ml 以上)冲洗输液器,或更换新的输液器,并应保持一定的时间间隔,以免药物相互作用产生不良反应。

清开灵注射液

【成分】胆酸、珍珠母、猪去氧胆酸、栀子、水牛角、板蓝根、黄芩苷、金银花。

【药理】

1. 解热作用 能抑制细菌内毒素和内生致热原引起的家兔发热反应。

2. 保护脑组织作用 能延长易感型自发性高血压大鼠的生存期和卒中后的存活时间,促进脑出血灶的吸收。能改善自体血凝块致脑血肿家兔的血气异常,降低血 - 脑脊液屏障通透性,促进脑组织内血肿的吸收。本品可抑制神经细胞凋亡的发生,减少凋亡及坏死细胞。

3. 抗肝损伤作用 能明显缩小四氯化碳致肝损伤大鼠的肝细胞变性和坏死范围,增加肝细胞内 RNA 和蛋白质的含量,增强肝细胞线粒体上的氧化还原酶的活性。

【适应证】用于外感风热时毒,火毒内盛所致的高热不退,烦躁不安,咽喉肿痛,舌质红绛,苔黄,脉数者;上呼吸道感染、病毒性感冒、急性化脓性扁桃体炎、急性咽炎、急性气管炎、高热。

【眼科临床应用】

1. 单纯疱疹性角膜炎、流行性角膜结膜炎等病毒所致的眼科疾病。

2. 可用于眼病患者伴发的上述全身性疾病。

【用法用量】肌内注射,一日 2~4ml。重症患者静脉滴注,一日 20~40ml,以 10% 葡萄糖注射液 200ml 或氯化钠注射液 100ml 稀释后使用。

【不良反应】尚不明确。

【注意事项】

1. 过敏体质者慎用。

2. 孕妇慎用。

3. 有表证恶寒发热者慎用。

4. 合并有心脑血管、肝、肾和造血系统等严重原发性疾病者请咨询医师是否可使用本品。

5. 儿童、哺乳期妇女、年老体弱者应在医师指导下使用。

6. 本品如产生沉淀或混浊时不得使用。如经 10% 葡萄糖或生理盐水注射液稀释后,出现混浊亦不得使用。

【药物相互作用】本品与不能与硫酸庆大霉素、青霉素 G 钾、肾上腺素、乳糖酸红霉素、多巴胺、洛贝林、硫酸美芬丁胺等药物配伍使用。

鱼腥草注射液

【成分】鲜鱼腥草。

【药理】

1. 抗菌作用 合成鱼腥草素对多种革兰氏阳性和阴性细菌都具有较明显的抑菌作用。以金黄色葡萄球菌及其耐青霉素株、肺炎双球菌、甲型链球菌、流感杆菌等为敏感;对卡那球菌、伤寒杆菌次之;对大肠杆菌、铜绿假单胞菌及痢疾杆菌不甚敏感。合成鱼腥草素对较多真菌(如白念珠菌、新型隐球菌、孢子丝菌、曲菌、着色霉菌等)有明显抑制作用。合成鱼腥草素对结核杆菌、钩端螺旋体有较强的抑制作用。

2. 抗病毒作用 鱼腥草制剂对病毒有抑制作用,能延缓埃可病毒(ECHO11)的致细胞病变的作用;鱼腥草的非挥发物部分对流感病毒实验感染小鼠有明显预防作用。

3. 其他作用 鱼腥草尚有增强机体免疫功能,抗炎、镇痛、镇静、抗惊、利尿等作用。

【适应证】清热,解毒,利湿。用于肺脓肿、痰热咳嗽、白带、尿路感染、痈疖。

【眼科临床应用】

1. 治疗病毒性角膜病变、单纯疱疹性角膜炎、流行性角结膜炎、急性卡他性结膜炎、霉菌性角结膜炎、睑腺炎。

2. 用于围手术期术后治疗。

3. 可用于眼病患者伴发的上述全身性疾病。

【用法用量】静脉滴注,一次 20~100ml,用 5%~10% 葡萄糖注射液稀释后应用,或遵医嘱。

【不良反应】偶见过敏反应。

【注意事项】

1. 忌辛辣、刺激、油腻食物。

2. 本品不宜与其他药物在同一容器内混合使用。

3. 本品是中药制剂，保存不当可能影响产品质量。使用前必须对光检查，如发现药液出现混浊、沉淀、变色、漏气或瓶身细微破裂者，均不能使用。

4. 如出现不良反应，遵医嘱。

【药物相互作用】尚无本品与其他药物配合应用的系统研究资料。

板蓝根冻干粉针剂

【成分】板蓝根。

【药理】

1. 抗病毒作用　实验表明，板蓝根对肝炎病毒（HBA 及 HAV）、甲型流感病毒、乙型流感病毒、腮腺炎病毒、乙型脑炎病毒、烟草花叶病毒（TMV）均有抑制作用。研究认为，板蓝根有一定的抗 CVB3 病毒及心肌细胞保护作用。

2. 抗菌消炎作用　实验证明，板蓝根对革兰氏阳性和阴性杆菌都有抑制作用；板蓝根水浸液对金黄色葡萄球菌、表皮葡萄球菌、枯草杆菌、八联球菌、大肠杆菌、伤寒杆菌、甲型链球菌、肺炎双球菌、流感杆菌、脑膜炎双球菌均有抑制作用。

3. 具有免疫增强等作用。

4. 抗癌作用。

【适应证】清热解毒，凉血利咽，消肿。用于扁桃体炎、腮腺炎、咽喉肿痛；防治传染性肝炎、小儿麻疹等。

【眼科临床应用】

1. 单纯疱疹性角膜炎，流行性角膜结膜炎等病毒所致的眼科疾病。

2. 可用于眼病患者伴发的上述全身性疾病。

【用法用量】肌内注射，一次 2ml，一日 1 次。

【不良反应】偶见过敏性休克、过敏性皮疹、上消化道出血、泌尿系统损害和多发性肉芽肿、肾脏损害。

【注意事项】

1. 不可与碱性药物混用。

2. 对本品过敏者慎用。

【药物相互作用】尚不明确。

穿琥宁注射液

【成分】穿琥宁。

【药理】

1. 本品对细菌内毒素引起发热的家兔有较强的解热作用，能促进发热的消退，作用迅速并可维持 4 小时以上。

2. 本品有较好的抗炎作用，能对抗由二甲苯或组胺所引起毛细血管壁通透性增高，并对肾上腺素急性肺水肿有明显对抗作用。

3. 本品能缩短戊巴比妥钠引起的白鼠睡眠潜伏期，延长其睡眠时间，还能加强阈下量的戊巴比妥钠作用，引起小白鼠睡眠，该实验结果提示本品有明显的镇静作用。

【适应证】用于病毒性肺炎、病毒性上呼吸道感染等。

【眼科临床应用】

1. 单纯疱疹性角膜炎、流行性角膜结膜炎等病毒所致的眼科疾病。

2. 可用于眼病患者伴发的上述全身性疾病。

【用法用量】肌内注射：成人一次 40~80mg。一日 1~2 次。静脉滴注：成人一日 400~800mg，用适量氯化钠注射液分二次稀释后静脉滴注，每次不得超过 400mg。

【不良反应】静脉滴注后可发生过敏性休克、血小板减少，也可发生皮肤过敏（如药疹等）、小儿腹泻、肝功能损害、血管刺激疼痛、胃肠不适、呼吸困难、寒战、发热等。

【注意事项】

1. 本品忌与酸、碱性药物或含有亚硫酸氢钠，焦亚硫酸钠为抗氧剂的药物配伍。

2. 用药过程应定期检查血象，发现血小板减少应及时停药，并给予相应处理。

3. 药物性状改变时禁用。

【药物相互作用】尚不明确。

黄芪注射液

【成分】黄芪。

【药理】对心脏有正性肌力作用，增强心肌收缩力，增加冠状血管血流量，保护心肌细胞，改善心血管功能。

【适应证】益气养元，扶正祛邪，养心通脉，健脾利湿。用于心气虚损、血脉瘀阻之病毒性心肌炎、心功能不全及脾虚湿困之肝炎。

【眼科临床应用】

1. 单纯疱疹性角膜炎、流行性角膜结膜炎等病毒所致的眼科疾病。

2. 适用于全身有心气虚损、血脉瘀阻症状者。

【用法用量】肌内注射，一次 2~4ml，一日 1~2 次。静脉滴注，一次 10~20ml，一日 1 次，或遵医嘱。

【不良反应】

1. 过敏反应　常见药物热、药疹、注射部位红肿等；罕见急性过敏反应、过敏性休克等严重不良反应。

2. 呼吸系统　常见喉头水肿、呼吸困难、哮喘、胸闷。

3. 循环系统　偶见低血压迟发型静脉炎；罕见快速心房颤动。

4. 消化系统　偶肝功能损害、呕吐、腹泻。

5. 其他　偶见剧烈头痛、肾功能损害；罕见溶血性贫血；有报道静脉滴注本品致热原反应。

【注意事项】

1. 服药期间忌食生冷食物，忌烟、酒、浓茶，宜进食营养丰富而易消化吸收的食物，饮食有节。

2. 保持精神舒畅，劳逸适度。忌过度思虑，避免恼怒、惊恐等不良情绪。

3. 严格按照本品适应证使用。黄芪补气升阳，易于助火，有热象者以及表实邪盛，气滞湿阻，食积内停，阴虚阳亢，痈疽初起或溃后热毒尚盛等证忌用。

4. 适宜单独使用，不能与其他药物在同一容器中混合使用。谨慎联合用药，如确需联合使用其他药物时，应谨慎考虑与中药注射剂的间隔时间以及药物相互作用等问题。

5. 本品是纯中药制剂，保存不当可能影响产品质量。发现药液出现混浊、沉淀、变色或瓶身有漏气，裂纹等现象时不能使用。如经葡萄糖或氯化钠注射液稀释后出现混浊、沉淀、变色亦不得使用。

6. 务必加强全程用药监护和安全性监测,密切观察用药反应,特别是开始 30 分钟。发现异常,立即停药。

7. 对孕妇、哺乳期妇女的安全性尚未确立,请谨慎使用。儿童用药应严格按千克体重计算。

8. 对老人、儿童、心脏严重疾患、肝肾功能异常患者等特殊人群和初次使用的患者应慎重使用。如确需使用,应减量或遵医嘱。

9. 本品与氯霉素存在配伍禁忌。本品不能与青霉素类高敏类药物、头孢类合并使用,禁止与抗生素类联合使用。

10. 静脉滴注时,必须稀释以后使用。严格控制滴注速度和用药剂量。建议滴速小于40滴 /min,一般控制在 15~30 滴 /min。根据患者年龄、病情、体征等从低剂量开始,缓慢滴入。首次用药,宜选用小剂量,慢速滴注。

11. 输液时可选用 0.9% 氯化钠注射液(pH 值接近)配伍使用,且应现配现用。用药前仔细询问患者有无过敏史。

12. 禁止使用静脉推注的方法给药。

13. 建议 1 个疗程不宜大于 2 周,坚持中病即止,防止长期用药。对长期使用的在每疗程间要有一定的时间间隔。

【药物相互作用】尚无本品与其他药物相互作用的信息。

第二节　中　成　药

龙胆泻肝丸

【成分】龙胆、柴胡、黄芩、栀子(炒)、泽泻、木通、车前子(盐炒)、当归(酒炒)、地黄、炙甘草。

【药理】本品具有抗炎、镇痛、保肝、利胆、免疫调节抗病毒与抑菌作用,动物实验表明本品对金黄色葡萄球菌有一定抑制作用,对大鼠足肿有抑制作用,并具有抗过敏和促进体液免疫作用。

【功效】清肝胆,利湿热。

【适应证】用于肝胆湿热,头晕目赤,耳鸣耳聋,胁痛口苦,尿赤,湿热带下。

【眼科临床应用】角膜炎、角膜溃疡、葡萄膜炎、甲状腺相关眼病、眶内炎性假瘤等眼病,证属肝胆湿热者。

【用法用量】口服。每次 3~6g,每日 2 次。

牛黄解毒丸

【成分】人工牛黄、雄黄、石膏、大黄、黄芩、桔梗、冰片、甘草。

【药理】尚不明确。

【功效】泻火解毒。

【适应证】用于火热内盛所致的咽喉肿痛,牙龈肿痛,口舌生疮,目赤肿痛。

【眼科临床应用】用于结膜炎、角膜炎、睑腺炎、泪腺炎等眼病的治疗。

【用法用量】口服。大蜜丸一次 1 丸,一日 2~3 次。

三　黄　片

【成分】大黄、盐酸小檗碱、黄芩浸膏。

【药理】尚不明确。

【功效】清热解毒,泻火通便。

【适应证】用于三焦热盛所致的目赤肿痛、口鼻生疮、咽喉肿痛、牙龈肿痛、心烦口渴、尿黄便秘。

【眼科临床应用】用于睑板腺囊肿、泪囊炎、角膜炎、结膜炎等眼病,证属三焦热盛者。

【用法用量】口服。每次 4 片,每日 2 次,小儿酌减。

苦参总碱片

【成分】苦参总碱。

【药理】具有抗病毒、抗细菌、抗皮肤真菌、抗阿米巴原虫、抗滴虫等作用。

【功效】清热祛湿。

【适应证】用于慢性乙型肝炎的治疗。

【眼科临床应用】有学者将其制成苦参碱滴眼液用于细菌性及病毒性角膜结膜炎,有一定的治疗效果。

【用法用量】口服。每次 0.2g,每日 3 次,必要时可每次服 0.3g。

板蓝根颗粒

【成分】板蓝根。

【药理】有抗菌、抗病毒、抗钩端螺旋体,调节机体免疫功能的作用。

【功效】清热解毒,凉血利咽。

【适应证】用于肺胃热盛所致的咽喉肿痛、口咽干燥;急性扁桃体炎见上述证候者。

【眼科临床应用】用于病毒性角膜炎、病毒性结膜炎、病毒性葡萄膜炎、急性视网膜坏死综合征等眼病的治疗。

【用法用量】口服。每次 3~6g,每日 3 次。

玉屏风颗粒

【成分】黄芪、防风、白术(麸炒)。

【药理】有增强机体免疫功能和抗变态反应等作用。

【功效】益气,固表,止汗。

【适应证】用于表虚不固,自汗恶风,或体虚易感风邪者。

【眼科临床应用】春季结膜炎、单纯疱疹性角膜炎、角膜溃疡的辅助治疗。

【用法用量】口服。颗粒每次 5g,每日 3 次。

熊　胆　丸

【成分】龙胆、泽泻(盐制)、地黄、当归、栀子、菊花、车前子(盐制)、决明子、柴胡、防风、黄芩、木贼、黄连、薄荷脑、大黄、冰片、熊胆。辅料为淀粉。

【药理】尚不明确。

【功效】清热散风,止痛退翳。

【适应证】用于风热或肝经湿热引起的目赤肿痛,畏光多泪。

【眼科临床应用】

1. 用于急性睑腺炎证属肝经湿热蕴结者。

2. 用于外感风热引起的急性细菌性结膜炎。

3. 有用于年龄相关性白内障的临床报道。

【用法用量】口服。每次 4 粒,每日 2 次。

黄连羊肝丸

【成分】黄连、胡黄连、黄芩、黄柏、龙胆、柴胡、青皮(醋炒)、木贼、密蒙花、茺蔚子、决明子(炒)、石决明(煅)、夜明砂、鲜羊肝。辅料为赋形剂蜂蜜。

【药理】尚未检索到相关的研究文献。

【功效】泻火明目。

【适应证】用于肝火旺盛耳赤肿痛,视物昏蒙,畏光流泪。

【眼科临床应用】

1. 用于热证的蒸发过强性眼干燥症、肝火上炎所致的翼状胬肉,球后视神经炎视神经萎缩。

2. 用于病毒性角膜炎卡他性结膜炎,证属肝火旺盛者。

【用法用量】口服。每次 1 丸,每日 1 次或 2 次。

除翳明目片

【成分】夏枯草、青葙子、密蒙花、栀子、菊花、赤芍、牡丹皮、防风、川芎、牛蒡子、薄荷、木贼等。

【药理】尚不明确。

【功效】清热泻火,祛风退翳。

【适应证】用于风火上扰,目赤肿痛,眼生星翳,畏光流泪等眼病的治疗。

【眼科临床应用】用于单纯疱疹性角膜炎的治疗。

【用法用量】口服。每次 5 片,每日 3 次。

明目蒺藜丸

【成分】黄连、川芎、白芷、蒺藜(盐水炙)、地黄、荆芥、旋覆花、菊花、薄荷、蔓荆子(微炒)、黄柏、连翘、密蒙花、防风、赤芍、栀子(姜水炙)、当归、甘草、决明子(炒)、黄芩、蝉蜕、石决明、木贼。

【药理】尚不明确。

【功效】清热散风明目退翳。

【适应证】用于上焦火盛引起的暴发火眼,角膜障翳,畏光多眵,睑边赤烂,红肿痛痒,迎风流泪。

【眼科临床应用】

1. 用于急性卡他性结膜炎、流行性角膜结膜炎。

2. 用于单纯性角膜溃疡、匐行性角膜溃疡,证属风热上扰者。

3. 用于鳞屑性睑缘炎、化脓性睑缘炎、眼睑湿疹。

【用法用量】口服。每次 9g,每日 2 次。

角膜病常用西药

第二十五章

第一节　抗　生　素

一、青霉素类

青霉素类抗生素是最常用的抗生素,包括天然青霉素、口服不耐酶青霉素、耐青霉素酶青霉素、广谱青霉素和抗阴性杆菌青霉素五类。

青　霉　素
penicillin

【药理】青霉素对溶血性链球菌属、肺炎链球菌和不产青霉素酶的葡萄球菌具有良好抗菌作用,对肠球菌有中等度抗菌作用,对梭状芽孢杆菌属、消化链球菌厌氧菌及产黑色素拟杆菌等具有良好抗菌作用。青霉素通过抑制细菌细胞壁合成而发挥杀菌作用。

【适应证】适用于敏感细菌所致各种感染,如脓肿、菌血症、肺炎和心内膜炎等。

【眼科临床应用】治疗敏感菌所致的眼部感染,至今仍是最有效的药物之一。如用于眼眶感染、眼内感染及眼球穿通伤的全身治疗和预防(可加用链霉素)。

【用法用量】本品常用于肌内注射或静脉滴注。肌内注射成人用量每日量为80万~320万U,儿童每日量为3万~5万U/kg,分为2~4次给药。静脉滴注适用于重病,如感染性心内膜炎、化脓性脑膜炎患者,成人每日量为240万~2 000万U,儿童每日量为20万~40万U/kg,分为4~6次加少量输液中间歇快速静脉滴注。静脉应用的青霉素浓度一般为1万~4万U/ml。

【不良反应】毒性一般很小,主要为变态反应,如皮疹、哮喘、药物热、血管神经性水肿及过敏性休克等。肌内注射偶可致周围神经炎。大剂量静脉给药可发生抽搐等神经系统反应。

【禁忌证】有青霉素类药物过敏史或青霉素皮肤试验阳性者禁用。

【注意事项】

1. 应用本品前需详细询问药物过敏史并进行青霉素皮肤试验。

2. 对一种青霉素过敏者可能对其他青霉素类药物也过敏。

3. 青霉素水溶液在室温不稳定,因此应用本品须新鲜配制。

4. 大剂量使用本品应定期检测电解质。

氨 苄 西 林
ampicillin

【药理】本类新青霉素对革兰氏阳性和阴性菌均有效。对革兰氏阳性菌和革兰氏阴性球菌的使用不亚于青霉素 G,但对耐药性金黄色葡萄球菌无效;对革兰氏阴性杆菌的作用与氯霉素相似;革兰氏阳性杆菌中以伤寒、痢疾、流感、百日咳及布氏等杆菌较敏感,对 B 型流感杆菌和铜绿假单胞菌无效。

【适应证】适用于敏感细菌所致各种感染,如脓肿、菌血症、肺炎和心内膜炎等。

【眼科临床应用】治疗敏感菌所致的各种眼部感染。

【用法用量】氨苄西林成人每次口服 50~100mg,4 次 /d;每次结膜下注射 50~100mg。

【不良反应】氨苄西林的特点是皮疹发生率高(约 77%),口服有胃肠道不适、腹泻等。肌内注射局部疼痛显著。与青霉素 G 有交叉过敏反应。

【禁忌证】有青霉素类药物过敏史或青霉素皮肤试验阳性者禁用。

【注意事项】

1. 应用本品前需详细询问药物过敏史并进行青霉素皮肤试验。

2. 对一种青霉素过敏者可能对其他青霉素类药物也过敏。

3. 青霉素水溶液在室温不稳定,因此应用本品须新鲜配制。

4. 大剂量使用本品应定期检测电解质。

美 洛 西 林
mezlocillin

【药理】对铜绿假单胞菌、大肠埃希菌、肺炎杆菌、变形杆菌、肠杆菌属、枸橼酸杆菌、沙雷菌属、不动杆菌属以及对青霉素敏感的革兰氏阳性球菌均有抑菌作用,大剂量有杀菌作用。对大肠埃希菌、肠杆菌属、肺炎杆菌、枸橼酸杆菌、沙雷菌属以及不动杆菌属等的抗菌活性强于羧苄西林、氨苄西林;对吲哚阳性变形杆菌、铜绿假单胞菌的抗菌活性强于羧苄西林和磺苄西林;对革兰氏阳性菌如金黄色葡萄球菌的抗菌活性与羧苄西林相似,而对粪链球菌的抗菌活性比羧苄西林、磺苄西林优越。对脆弱拟杆菌等大多数厌氧菌具有较好抗菌作用。

【适应证】临床上用于敏感菌引起的呼吸道感染、尿路感染,敏感菌引起的脓毒症,心内膜炎,脑膜炎,腹膜炎,下呼吸道感染,胃肠道(包括沙门菌)感染,胆道感染,肾及输尿管尿路感染。

【眼科临床应用】治疗敏感菌所致的各种眼部感染。

【用法用量】成人剂量为每日 2~6g,肌内注射或静脉注射。儿童剂量按体重 0.1~0.2g/kg。

【不良反应】副反应少见,偶有皮疹、发热、恶心、腹胀、软便、腹泻、转氨酶升高等。过敏如皮疹、瘙痒。罕见出血时间长、紫癜或黏膜出血、白细胞减少或粒细胞缺乏症、贫血或血小板减少症。大部分副反应在给药过程中发生,程度较轻,不影响继续用药,重者停药后上述症状迅速减轻或消失。少数病例可出现血清氨基转移酶、碱性磷酸酶升高嗜酸性粒细胞一过性增多。中性粒细胞减少、低钾血症等极为罕见。

【禁忌证】对青霉素类抗生素过敏者禁用。

【注意事项】用药前须做青霉素皮肤试验,阳性者禁用。交叉过敏反应:对一种青霉素类抗生素过敏者可能对其他青霉素类抗生素也过敏,也可对青霉胺或头孢菌素类过敏。肾功能减退患者应适当降低用量。

阿 帕 西 林
apalcillin

【药理】阿帕西林为一广谱的半合成青霉素。抗菌谱比氨苄青霉素和羧苄青霉素钠宽，且作用强。其作用谱包括革兰氏阳性菌、沙门菌属、志贺菌属、梭状芽孢杆菌属、奈瑟菌体重要重属、梭杆菌属、大肠杆菌、肺炎杆菌、奇异变形杆菌和铜绿假单胞菌。对本品的耐药菌有脆弱拟杆菌和耐氨苄青霉素的流感嗜血杆菌。对铜绿假单胞菌，本品的最低抑制浓度（MIC）为苄青霉素钠的 143%~333%。这是由于它有良好的亲和力和细胞穿透力，并可抑制 β - 内酰胺酶。

【适应证】临床可用于敏感革兰氏阳性或阴性菌感染，如呼吸道、尿路、胆道、妇科感染，也可用于术后感染和五官科感染，均有较好疗效。

【眼科临床应用】治疗敏感菌所致的眼部感染。

【用法用量】注射给药，成人和 10 岁以上儿童 3 次 /d，每次 2~3g；儿童按 60~220mg/(kg·d) 计算，分 3~4 次使用。

【不良反应】有轻度或暂时性粒细胞减少少数患者可出现暂时性血清转氨酶升高肾功能不全者可引起出血、紫癜，剂量过大时水钠潴留。其他参见青霉素 G 不良反应，面部潮红、发热、头痛、过敏、腹泻、恶心、血压下降、碱性磷酸酶和转氨酶增高。

【禁忌证】青霉素过敏者忌用

【注意事项】因可能发生过敏反应，所以对青霉素过敏者禁用。因对妊娠和哺乳期妇女使用尚无足够经验，故也应慎用。使用时肝酶浓度必须控制。Coombs 试验会出现假阳性结果。阿帕西林的半衰期为 47 小时。过敏反应较多见。用前应做青霉素应试。临床应用中应考虑钠输入量。

磺 苄 西 林
sulbenicillin

【药理】其作用机制与其他青霉素类和头孢菌素类等 β - 内酰胺抗生素相似，系通过干扰细菌细胞壁的合成而产生抗菌作用。磺苄西林抗菌谱广，对铜绿假单胞菌、变形杆菌、流感杆菌、肠杆菌等革兰氏阴性菌，葡萄球菌属、链球菌属等革兰氏阳性菌具抗菌活性；对厌氧杆菌拟杆菌属也具活性；对耐青霉素 G 的葡萄球菌属，大肠杆菌产生的青霉素酶比羧苄西林、氨苄西林稳定。其抗菌作用机制与其他青霉素类药相似，系通过与细菌青霉素结合蛋白（PBPs）结合，干扰细菌细胞壁的合成而起抗菌作用。

【适应证】磺苄西林临床上主要用于铜绿假单胞菌、变形杆菌、大肠杆菌等敏感菌引起的感染：如呼吸系统感染，如急性或慢性支气管炎、支气管扩张、支气管肺炎、肺炎等；腹腔感染，如腹膜炎、胆囊炎、胆管炎等；泌尿系统感染；妇产科感染；浅表性化脓性疾病，如毛囊炎、蜂窝组织炎、扁桃体炎、术后创口感染、外伤性或烧伤性感染等；败血症。

【眼科临床应用】治疗敏感菌所致的各种眼部感染。

【用法及用量】静脉注射：一般感染：每克磺苄西林用 20ml 注射用水或葡萄糖注射液溶解，每日 2~4g，分 2~4 次静脉注射。铜绿假单胞菌和变形杆菌引起的严重感染：每日 4~8g，分 2~4 次静脉注射。

静脉滴注：一般感染：每日 4~8g，每 5g 溶于 5% 葡萄糖或氯化钠注射液 100~500ml 中，滴注 1~2 小时。儿童：①肌内注射：每天 40~80mg/kg，分 2~4 次给予；②静脉给药：每天

40~80mg/kg,分2~4次静脉滴注或静脉注射。

【不良反应】主要为皮疹、变态反应、肌内注射部位疼痛、丙氨酸氨基转移酶升高及胃肠道反应等。可有轻度或暂时性粒细胞减少,少数患者可出现暂时性血清转氨酶升高,肾功能不全者可引起出血、紫癜,剂量过大时可致电解质失衡水钠潴留,其他参见青霉素G。

【禁忌证】有青霉素类药物过敏史或青霉素皮肤试验阳性者禁用。

【注意事项】使用该品前需详细询问药物过敏史并进行青霉素皮肤试验,呈阳性反应者禁用。对一种青霉素过敏者可能对其他青霉素类药物、青霉胺过敏,有青霉素过敏性休克史者5%~7%可能存在对头孢菌素类药物交叉过敏。

二、头孢菌素类

头孢菌素(又称先锋霉素)是一类半合成内酰胺类抗生素。具有抗菌作用强、抗菌谱广,对酸和β-内酰胺酶较稳定,毒性小、过敏反应发生率较青霉素低等优点。抗菌作用机制与青霉素类基本相同。根据它们的抗菌谱及对革兰氏阳性菌和阴性菌的抗菌活性不同,可分为四代。

头孢氨苄
cefalexin

【药理】第1代头孢菌素主要对革兰氏阳性球菌,如溶血性链球菌、肺炎球菌、金黄色葡萄球菌等有很强的抗菌活性。对肠球菌无效,对大肠杆菌、肺炎杆菌和奇异变形杆菌虽有效,但目前大多已具耐药性。

【适应证】主要用于治疗耐药性金黄色葡萄球菌、溶血性链球菌、肺炎球菌及一些革兰氏阴性杆菌所致的眼部感染。青霉素过敏患者常可用本代头孢菌素。

【眼科临床应用】治疗敏感菌所致的各种眼部感染。

【用法用量】头孢氨苄口服成人每次0.5~1g/次,4次/d;头孢唑林肌内注射或静脉注射1~2g/d,病情严重者酌情增至3~5g,结膜下注射50mg;头孢拉啶注射成人2~4g/d,病情严重可增至150mg/kg,口服1~2g/d。

【不良反应】本代头孢菌素毒性较低。头孢唑林尚可引起暂时性SGOT、SGPT或碱性磷酸酶升高。头孢氨苄口服常见的副作用有胃肠道症状,如腹泻、恶心、呕吐等。头孢拉啶的不良反应常见为胃肠道不良反应,偶有血清尿素氮升高或转氨酶升高。

【禁忌证】对头孢菌素过敏者及有青霉素过敏性休克或即刻反应史者禁用。

【注意事项】在应用该品前须详细询问患者对头孢菌素类、青霉素类及其他药物过敏史,有青霉素类药物过敏性休克史者不可应用该品,其他患者应用该品时必须注意头孢菌素类与青霉素类存在交叉过敏反应的机会有5%~7%,需在严密观察下慎用。一旦发生过敏反应,立即停用药物。如发生过敏性休克,须立即就地抢救,包括保持气道通畅、吸氧和肾上腺素、糖皮质激素的应用等措施。

头孢克洛
cefaclor

【药理】第2代头孢菌素对革兰氏阴性杆菌抗菌作用及对β-内酰胺酶的稳定性均较第1代强;对革兰氏阳性球菌包括对产酶耐药的金黄色葡萄球菌仍有较强活性,虽不如第一代头孢菌素有效但比第3代强;对厌氧菌有一定作用,个别品种有较强作用;对铜绿假单胞菌无效;肾脏毒性较第 1 代要低。

【适应证】头孢克洛主要适用于敏感菌所致的急性咽炎、急性扁桃体炎、中耳炎、支气管炎、肺炎等呼吸道感染、皮肤软组织感染和尿路感染等。

【眼科临床应用】主要用于治疗革兰氏阴性杆菌、厌氧菌及敏感阳性菌所致的外眼感染和全眼球炎。

【用法用量】成人:每次 250mg,每 8 小时 1 次,重症感染或敏感性较差的细菌引起的感染,剂量可加倍,但每天剂量不超过 4g。肾功能不全时剂量:肾功能轻度不全者可不减量,肾功能中度和重度减退者的剂量应分别减为正常剂量的 1/2 和 1/4。儿童:常用量为每天 20mg/kg,分 3 次(每 8 小时 1 次)给药,重症感染可按每天 40mg/kg 给药,但每天总量不宜超过 1g。

【不良反应】对青霉素有时有交叉变态反应,对青霉素过敏者慎用。本品毒性小,对肝、肾一般无损害,但肾功能不全者应减量。一般有胃肠道反应及皮肤过敏,肌内注射时可有局部疼痛。长期使用,可导致菌群失调。

【禁忌证】对头孢克洛及其他头孢菌素类药过敏者禁用。

【注意事项】

1. 腹泻、胃部不适、食欲缺乏、嗳气等胃肠道症状较多见,但程度均较轻。

2. 血清病样反应较其他口服抗生素多见(儿童尤其常见),典型症状包括皮肤反应(皮疹、瘙痒)和关节痛。

3. 长期应用可致菌群失调,还可引起继发性感染。

4. 本药可通过胎盘,孕妇不宜应用。。

头 孢 硫 脒
cefathiamidine

【药理】本品对革兰氏阳性菌及部分阴性菌有抗菌活性,对革兰氏阳性球菌的作用尤强。本品体外抗菌活性试验表明:对肺炎球菌、化脓性链球菌、金黄色葡萄球菌(MSSA 菌株)、表皮葡萄球菌(MSSE 菌株)和卡他布兰汉菌有较强的抗菌活性。本品作用机制为抑制敏感菌的细胞壁合成,而产生杀菌作用。

【适应证】用于敏感菌所引起呼吸系统、肝胆系统、五官、尿路感染及心内膜炎、败血症。

【眼科临床应用】主要用于治疗革兰氏阴性杆菌、厌氧菌及敏感阳性菌所致的外眼感染和全眼球炎。

【用法用量】肌内注射或静脉注射。临用前加灭菌注射用水或氯化钠注射液适量溶解,再用生理盐水或 5% 葡萄糖注射液 250ml 稀释。药液宜现用现配,配制后不宜久置。肌内注射:成人每次 0.5~1.0g,一日 4 次;小儿按体重一日 50~100mg/kg,分 3~4 次给药。静脉注射:一次 2g,一日 2~4 次,小儿按体重一日 50~100mg/kg,分 2~4 次给药。

【不良反应】主要不良反应荨麻疹、哮喘、皮肤瘙痒,寒战高热、血管神经性水肿等。偶见治疗后血尿素氮、谷丙转氨酶、碱性磷酸酶升高。少数患者用药后可能出现中性粒细胞减少,念珠菌、葡萄球菌等二重感染。

【禁忌证】

1. 对头孢菌素或青霉素过敏者禁用。

2. 对甲氧苄啶过敏者禁用。

3. 新生儿、早产儿禁用。

4. 严重肝肾疾病患者禁用。

5. 血液病患者禁用。

【注意事项】

1. 应用该品前须详细询问头孢菌素类及青霉素类的药物过敏史,对一种头孢菌素或头霉素(cephamycin)过敏者对其他头孢菌素或头霉素也可能过敏。对青霉素类、青霉素衍生物或青霉胺过敏者也可能对头孢菌素或头霉素过敏。

2. 对青霉素过敏患者应用该品时应根据患者情况充分权衡利弊后决定。有青霉素过敏性休克或即刻反应者,不宜再选用头孢菌素类。

3. 有胃肠道疾病史者,特别是溃疡性结肠炎、局限性肠炎或抗生素相关性结肠炎(头孢菌素类很少产生伪膜性结肠炎)者应慎用。

4. 肾功能减退患者应用该品须适当减量。

头孢呋辛钠
cefuroxime sodium

【药理】本品为第二代头孢菌素类抗生素。对革兰氏阳性球菌的抗菌活性与第一代头孢菌素相似或略差,但对葡萄球菌和革兰氏阴性杆菌产生的 β 内酰胺酶相当稳定。耐甲氧西林葡萄球菌、肠球菌属和李斯特菌属耐药,其他阳性球菌(包括厌氧球菌)对本品均敏感。对金黄色葡萄球菌的抗菌活性较头孢唑林为差,1~2mg/L 可分别抑制对青霉素敏感和耐药的全部金黄色葡萄球菌。对流感嗜血杆菌有较强抗菌活性,大肠埃希菌、奇异变形杆菌等可对本品敏感;吲哚阳性变形杆菌、枸橼酸菌属和不动杆菌属对本品的敏感性差,沙雷菌属大多耐药,铜绿假单胞菌、弯曲杆菌属和脆弱拟杆菌对本品耐药。其作用机制为与细菌细胞膜上的青霉素结合蛋白(PBPs)结合,使转肽酶酰化,抑制细菌中隔和细胞壁的合成,影响细胞壁黏肽成分的交叉连结,使细胞分裂和生长受到抑制,细菌形态变长,最后溶解和死亡。

【适应证】用于敏感菌所致的以下病症:

1. 呼吸道感染 急、慢性支气管炎,感染性支气管扩张症,细菌性肺炎,肺脓肿和术后胸腔感染。

2. 耳、鼻、喉科感染 鼻窦炎、扁桃体炎、咽炎。

3. 泌尿道感染 急、慢性肾盂肾炎,膀胱炎及无症状的菌尿症。

4. 皮肤和软组织感染 蜂窝织炎、丹毒、腹膜炎及创伤感染。

5. 骨和关节感染 骨髓炎及脓毒性关节炎。

6. 产科和妇科感染 盆腔炎。

7. 淋病 尤其适用于不宜用青霉素治疗者。

8. 其他感染 包括败血症及脑膜炎;腹部骨盆及矫形外科手术;心脏、肺部、食管及血管手术;全关节置换手术中预防感染。

【眼科临床应用】敏感菌所致的眼部感染。

【用法用量】肌内注射、静脉注射或静脉滴注。

1. 肌内注射 0.25g 注射用头孢呋辛钠加 1ml 注射用水或 0.75g 注射用头孢呋辛钠加 3ml 注射用水,轻轻摇匀使成为不透明的混悬液。

2. 静脉注射　0.25g 注射用头孢呋辛钠最少加 2ml 注射用水或 0.75g 注射用头孢呋辛钠最少加 6ml 注射用水,使溶解成黄色的澄清溶液。

3. 静脉滴注　可将 15g 注射用头孢呋辛钠溶于 50ml 注射用水中或与大多数常用的静脉注射液配伍(氨基糖苷类除外)。一般或中度感染:一次 0.75g,一日 3 次,肌内或静脉注射。重症感染:剂量加倍,一次 15g,一日 3 次,静脉滴注 20~30 分钟。婴儿和儿童按体重一日 30~100mg/kg,分 3~4 次给药。

【不良反应】

1. 偶见皮疹及血清氨基转移酶升高,停药后症状消失。

2. 与青霉素有交叉过敏反应。

3. 据文献报道,长期使用本品可导致非敏感菌的增殖,胃肠失调,包括治疗中、后期甚少出现的假膜性结肠炎。

4. 罕见短暂性的血红蛋白浓度降低、嗜酸性粒细胞增多、白细胞和嗜中性粒细胞减少,停药后症状消失。

5. 肌内注射时,注射部位会有暂时的疼痛,剂量较大时尤其如此。

【禁忌证】对头孢菌素类药物过敏者禁用本品。

【注意事项】

1. 交叉过敏反应　对一种头孢菌素过敏者对其他头孢菌素也可能过敏。对青霉素类、青霉素衍生物或青霉胺过敏者也可能对头孢菌素过敏。

2. 对青霉素过敏患者应用本品时应根据患者情况充分权衡利弊后决定。有青霉素过敏性休克或即刻反应者,不宜再选用头孢菌素类。

3. 有胃肠道疾病史者,特别是溃疡性结肠炎、局限性肠炎或抗生素相关性结肠炎(头孢菌素类很少产生伪膜性结肠炎)者,和有肾功能减退者应慎用。

4. 如溶液发生混浊或有沉淀不能使用。

5. 不同浓度的溶液可呈微黄色至琥珀色,本品粉末、悬液和溶液在不同的存放条件下颜色可变深,但不影响其效价。

6. 对诊断的干扰　应用本品患者的抗球蛋白(Coombs)试验(直接)可出现阳性;本品可致高铁氰化物血糖试验呈假阴性。

头 孢 美 唑
cefmetazole

【药理】

1. 抗菌作用

(1)头孢美唑钠对 β - 内酰胺酶的抵抗性高,因此对 β - 内酰胺酶产生菌也有同于非产生 β - 内酰胺酶的敏感菌的很强抗菌力。

(2)对金黄色葡萄球菌、大肠杆菌、肺炎杆菌、吲哚阴性变形杆菌有卓越抗菌力,而且通常对其他头孢菌素类及青霉素类抗生素不敏感的吲哚阳性变形杆菌也有很强抗菌力。另外,对类杆菌、消化球菌及消化链球菌等厌氧菌也显示卓越抗菌作用。

2. 作用机制　强力抑制增殖期细菌的细胞壁合成,而发挥杀菌性作用。

(1)幼年大鼠皮下给药实验,有睾丸萎缩、抑制精子形成作用的报告。

(2)使用本剂时,定期检查肝功能、肾功能和血液等为宜。

(3)用小鼠、家兔、豚鼠探讨了本品的抗原性,其结果与其他头孢菌素类抗生素同样,所有动物的抗原性均较弱,与头孢唑林、头孢噻吩的被动皮肤过敏反应的交叉性也较弱。另外,库姆斯氏阳性反应较头孢噻吩明显减弱。

【适应证】金黄色葡萄球菌、大肠杆菌、肺炎杆菌、变形杆菌(吲哚阳性及阴性)类杆菌属、消化球菌及消化链球菌属中,对本品敏感菌引起的下述感染症:败血症;支气管炎、支气管扩张症伴感染、肺炎、慢性呼吸道疾患继发感染、肺化脓症(肺脓肿)、脓胸;胆管炎、胆囊炎;腹膜炎;肾盂肾炎、膀胱炎;前庭大腺炎、子宫内感染、子宫附件炎、子宫旁组织炎;颌骨周围蜂窝织炎、颌炎。

【眼科临床应用】治疗敏感菌所致的眼部感染。

【用法用量】通常成人一日 1~2g,分 2 次静脉注射或静脉滴注。通常小儿一日 25~100mg/kg,分 2~4 次静脉注射或者静脉滴注。另外,难治性或严重感染症,可随症状用至 1 日量成人 4g,小儿增至 150mg/kg,分 2~4 次给药。静脉注射时,本剂 1g 溶于灭菌注射用水、生理盐水或葡萄糖注射液 10ml 中,缓慢注入。另外,本剂可加入补液中静脉滴注。溶解静脉滴注剂(100ml)时,不得用注射用蒸馏水溶解(因溶液不呈等张)。

【不良反应】

1. 恶心、呕吐和腹泻等胃肠道反应多,偶见过敏性休克。

2. 急性肾功能衰竭。

3. 粒细胞缺乏症及溶血性贫血。

4. 间质性肺炎及 PIE 综合征。

5. 其他副作用　皮肤黏膜眼综合征。

【禁忌证】对本剂成分有休克既往史患者不得用药。对本剂成分或头孢烯类抗生素有过敏症既往史患者原则上不得不用药时慎用。

【注意事项】

慎重用药(下述患者应慎重用药):①对青霉素类抗生素有过敏症即往史者。②本人或双亲、弟兄有易引起支气管哮喘、皮疹、寻麻疹等过敏症状体质患者。③经口摄食不足者或非经口维持营养者、全身状态不良患者(通过摄食不能补充维生素 K 的患者,会出现维生素 K 缺乏症状)。

头 孢 曲 松
ceftriaxone

【药理】抗菌谱与头孢噻肟钠相仿。对大肠杆菌、肺炎杆菌、吲哚阳性变形杆菌、流感杆菌、沙雷杆菌、脑膜炎球菌、淋球菌有强大作用;肺炎球菌、链球菌及金黄色葡萄球菌对本品中度敏感;对铜绿假单胞菌有一定作用肠球菌、耐甲氧西林葡萄球菌和多数脆弱拟杆菌对本品耐药。

【适应证】治疗革兰氏阴性杆菌、厌氧菌所致的外眼感染包括角膜溃疡和全眼球炎。

【眼科临床应用】治疗敏感菌所致的眼部感染。

【用法用量】肌内注射或静脉注射 1g/ 次,1 次 /d。

【不良反应】过敏反应的主要症状是皮疹、瘙痒,对青霉素过敏者慎用。注射部位反应,如静脉炎和疼痛等。

【禁忌证】对头孢菌素过敏者禁用。

【注意事项】对青霉素过敏者慎用。严重肝肾功能不全者慎用。青少年、儿童使用本品，偶可致胆结石，但停药后可消失。在新生儿中，使用本品后的 48 小时内不得使用含钙溶液。本品不能加入含有钙的溶液中使用。头孢曲松禁用于正在或准备接受含钙的静脉注射用产品的新生儿。

头 孢 他 啶
ceftazidine

【药理】对革兰氏阴性杆菌产生的广谱 β - 内酰胺酶高度稳定；对革兰氏阴性杆菌抗菌作用强，明显超过第一代和第二代头孢菌素；但对革兰氏阳性球菌抗菌作用不如第一代和部分第二代头孢菌素。头孢他啶为目前临床应用的活性较高的头孢菌素类药。其对铜绿假单胞菌的体外作用稍弱于某些氟喹诺酮类药物，但远较哌拉西林、阿帕西林、阿洛西林、羧苄西林等为强，亦优于庆大霉霉素和阿米卡星，与妥布霉素相仿或略优。头孢他啶对铜绿假单胞菌等假单胞菌属、大肠杆菌、克雷伯菌属、吲哚阳性及阴性变形杆菌、普鲁威登菌、沙门菌属、沙雷菌属和志贺菌属等以及小肠结肠炎耶尔森菌等革兰氏阴性杆菌具高度抗菌活性；部分枸橼酸菌属、流感杆菌、卡他莫拉菌和奈瑟菌属、葡萄球菌和链球菌属也对头孢他啶敏感。

【适应证】呼吸道感染，泌尿、生殖系统感染，腹内感染，皮肤及皮肤软组织感染，其他严重感染等。

【眼科临床应用】治疗敏感菌所致的眼部感染。

【用法用量】成人肌内注射：轻至中度感染：每次剂量 0.5~1g，每 12 小时 1 次。重度感染并伴有免疫功能缺陷者（包括中性粒细胞减少者）：每次剂量可酌情递增至 2g，每 8~12 小时 1 次。儿童静脉给药：新生儿（出生体重大于 2kg）：日龄不超过 7 日者，每 8 小时 30mg/kg，超过 7 日者，每 8 小时 50mg/kg。儿童：每日剂量 50~150mg/kg；分 3 次用药，每日极量为 6g。

【不良反应】过敏反应以皮疹、荨麻疹、红斑、药物热、支气管痉挛和血清病等过敏反应多见，少见过敏性休克症状。消化道反应少数患者有恶心、呕吐、食欲下降、腹痛、腹泻、胀气、味觉障碍等胃肠道症状。

【禁忌证】对该品或其他头孢菌素类药物过敏的患者禁用。有黄疸的新生儿或有黄疸严重倾向的新生儿禁用。

【注意事项】对青霉素类抗生素药过敏的患者慎用；孕妇、早产儿、新生儿的用药安全性尚未确定，故孕妇、哺乳期妇女应慎用；严重肝功能衰竭伴肾功能不全者慎用；高度过敏性体质、高龄体弱患者慎用。

头 孢 噻 利
cefoselis

【药理】本品抗菌谱广，包括革兰氏阳性菌和革兰氏阴性菌。尤其是革兰氏阳性菌中包括葡萄球菌属（对 MRSA 疗效差）、肺炎球菌、链球菌、革兰氏阴性菌中包括假单胞菌属、大肠菌、克雷伯菌、肠杆菌属、沙雷氏菌属、变形杆菌属、摩根氏菌属、普罗威登斯菌属，除对流感菌有强抗菌作用外，对厌氧革兰氏阳性菌消化链球菌属、厌氧革兰氏阴性类杆菌属也具抗菌力。其作用机制为阻碍细菌细胞壁的合成。

【适应证】适用于由葡萄糖球菌、链球菌、肺炎球菌、消化链球菌属、大肠菌、克雷伯菌属、肠杆菌属、沙雷氏菌属、变形杆菌属、摩根氏菌属、普罗威登斯菌属、假单胞菌属、流感菌、类杆菌属等对头孢噻利敏感菌引起的中度以上症状的感染。

【眼科临床应用】治疗敏感菌所致的眼部感染。

【用法用量】通常,成人用量为硫酸头孢噻利每天 1~2g,分 2 次使用,0.5~1 小时内静脉注射。根据年龄、症状适量增减,对重症、难治愈的感染可增量至 1 日 4g。1 小时以上静脉注射。

【不良反应】毒性一般很小,主要为变态反应,如皮疹、哮喘、药物热、血管神经性水肿及过敏性休克等。肌内注射偶可致周围神经炎。大剂量静脉给药可发生抽搐等神经系统反应。

【禁忌证】对本制剂的成分有过敏史的患者。

【注意事项】采用输液泵恒速静脉滴注,滴速不得过快;对肾功能障碍的患者,由于易产生持续高血药浓度,从而导致痉挛,意识障碍等中枢神经症状,应根据肾功能障碍的程度减小剂量,加大给药间隔时间。

三、碳青霉烯类和其他 β - 内酰胺类

头孢曲松钠 - 舒巴坦钠
ceftriaxone sodium and sulbactam sodium

【药理】头孢曲松钠为长效、广谱抗生素,对革兰氏阳性菌有中度的抗菌作用,对革兰氏阴性菌的作用强。本品与头孢曲松不同的是加了 β - 内酰胺酶抑制药(舒巴坦钠),保护头孢曲松不受 β - 内酰胺酶破坏,抑制耐药菌株,增强杀菌作用。抗菌谱参见头孢曲松钠。

【适应证】本品用于敏感菌所致的下呼吸道、尿路、胆道、腹腔、盆腔、皮肤软组织以及骨和关节等感染,还用于败血症和脑膜炎。

【眼科临床应用】治疗敏感菌所致的眼部感染。

【用法用量】肌内注射或静脉注射。成人:一般感染每日 1.5~3g,严重感染每日最高剂量不超过 6g。儿童:用量按成人 1/2 量给药。12 岁以上儿童按成人剂量。

【不良反应】本品不良反应少而轻。少数患者可致氨基转移酶升高、尿素氮升高和蛋白尿、白细胞或血小板减少、药疹、药物热、嗜酸性粒细胞增高等;肌内注射偶可引起局部疼痛,静脉注射少数患者可引起静脉炎;长期用药可致二重感染。

【禁忌证】对头孢菌素过敏者及有青霉素过敏性休克或即刻反应史者禁用本品。

【注意事项】

1. 对头孢菌素类、青霉素类药物过敏者禁用;

2. 交叉过敏反应　对一种头孢菌素或青霉素过敏者对其他头孢菌素或青霉素也可能过敏;

3. 对严重肝肾功能损害或肝硬化者应慎用。本品可通过胎盘进入胎儿,也可进入母乳,因此孕妇或乳妇应用本品应权衡利弊。有黄疸的新生儿或有黄疸严重倾向的新生儿应慎用本品。

舒 他 西 林
sultamicillin

【药理】舒巴坦 / 氨苄西林是由属于 β - 内酰胺类抗生素的氨苄西林和属于 β - 内酰胺酶抑制剂的舒巴坦共同组成的混合物,重量(效价)比为 1 : 2,临床上供注射用药。舒他西林

组分之一氨苄西林为半合成的广谱青霉素,属氨基青霉素类。其抗菌作用机制与青霉素相同,系通过与细菌主要青霉素结合蛋白(PBPs)结合,干扰细菌细胞壁的合成而起抗菌作用,其作用特点是广谱,不耐青霉素酶。舒巴坦/氨苄西林对包括产酶菌株在内的葡萄球菌、链球菌属、肺炎球菌、肠杆菌属、流感杆菌、卡他莫拉菌、大肠杆菌、克雷伯菌属、奇异变形杆菌、普通变形杆菌、淋球菌、梭杆菌属、消化球菌属、消化链球菌属及包括脆弱拟杆菌在内的拟杆菌属均具抗菌活性。舒他西林对铜绿假单胞菌、枸橼酸杆菌、普罗威登菌、肠杆菌属、莫根菌属和沙雷菌属无作用。

【适应证】

1. 舒他西林适用于敏感菌引起的下列系统感染:

(1)呼吸系统感染:如鼻窦炎、中耳炎与扁桃体炎等上呼吸道感染;细菌性肺炎、支气管炎等下呼吸道感染。

(2)腹腔内感染:如腹膜炎、胆管炎、胆囊炎等。

(3)泌尿生殖系统感染:如尿路感染、肾盂肾炎、膀胱炎、子宫内膜炎、盆腔炎等(包括淋病)。

(4)皮肤、软组织感染。

(5)骨、关节感染。

(6)其他严重感染:如细菌性败血症。

2. 舒他西林也用于初期使用氨苄西林/舒巴坦肌内注射或静脉注射患者的后期维持治疗。

【眼科临床应用】治疗敏感菌所致的眼部感染。

【用法用量】

1. 成人用量

(1)口服每次 0.75~1.5g,每天 2~4 次。每天最大剂量不超过 6g。

(2)静脉给药:每次 1.5~3g,每天 2~4 次。每天最大剂量不超过 12g(其中舒巴坦每天剂量最高不超过 4g)。

2. 儿童静脉给药 每天 100~200mg/kg,分次给药。

3. 肾功能不全时剂量 肾功能不全者须根据血浆肌酐清除率调整剂量。

(1)血浆肌酐清除率大于或等于每分钟 30ml 者,其半衰期为 1 小时,给药间期应调整为每 6~8 小时 1 次。

(2)血浆肌酐清除率为每分钟 15~29ml 者,其半衰期为 5 小时,给药间期应调整为每 12 小时 1 次。

(3)血浆肌酐清除率为每分钟 5~14ml 者,其半衰期为 9 小时,给药间期应调整为每 24 小时 1 次。

【不良反应】使用舒他西林发生不良反应者低于 10%,其中仅因严重不良反应而需停止治疗。

1. 肌内注射或静脉给药时致注射部位疼痛较为多见,约占 36%。

2. 皮疹发生率较其他青霉素高,占 1%~6%。偶可发生剥脱性皮炎、过敏性休克。

3. 偶有腹泻、恶心等胃肠道症状。

4. 消化系统反应(呕吐、腹泻等)、血液系统反应(贫血、血小板减少等)以及皮疹、转氨酶暂时升高等。

5. 发生不敏感微生物包括真菌的二重感染时，应停药并适当更换药物治疗。

6. 定期检查肝、肾、造血系统功能。

【禁忌证】

1. 青霉素皮试阳性反应者、对本品及其他青霉素类药物过敏者禁用。

2. 传染性单核细胞增多症、巨细胞病毒感染、淋巴细胞白血病、淋巴瘤患者禁用。

【注意事项】

1. 患者每次开始服用本品前，必须先进行青霉素皮试。

2. 对头孢菌素类药物过敏者及有哮喘、湿疹、花粉过敏、荨麻疹等过敏性疾病史者慎用。

3. 本品与其他青霉素类药物之间有交叉过敏性。

4. 肾功能减退者应根据血浆肌酐清除率调整剂量或给药间期。

5. 对怀疑为伴梅毒损害之淋病患者，在使用本品前应进行暗视野检查。

6. 长期或大剂量服用本品者，应定期检查肝、肾、造血系统功能和检测血清钾或钠。

7. 对实验室检查指标的干扰：①硫酸铜法尿糖试验可呈假阳性，但葡萄糖酶试验法不受影响；②可使血清丙氨酸氨基转移酶或门冬氨酸氨基转移酶测定值升高。

四、氨基糖苷类

氨基糖苷类为广谱抗生素，为临床用来控制阴性杆菌，包括铜绿假单胞菌及甲氧西林敏感的金黄色葡萄球菌感染常用抗生素之一。常用药物有链霉素、庆大霉素、新霉素、妥布霉素、耐替米星、依替米星与阿米卡星。具有共同的作用特点：①对革兰氏阴性杆菌的抗菌作用突出，低浓度抑菌高浓度杀菌；对革兰氏阳性菌亦有不同程度的抑菌作用；②口服难吸收，仅用于肠道消毒；治疗全身感染必须注射给药；③主要毒性是对第八对脑神经和肾脏的损害；④本类抗生素间有一定的交叉耐药性。

庆 大 霉 素
gentamicin

【药理】抗菌谱较广，革兰氏阴性菌中对大肠杆菌、肺炎杆菌、变形杆菌、铜绿假单胞菌、沙门菌属、痢疾杆菌等都有良好的抗菌作用；革兰氏阳性菌中，对葡萄球菌较敏感，对肺炎球菌和链球菌无效。本品与青霉素类、头孢菌素类、四环素以及甲氧苄氨嘧啶联合应用有协同作用。

【适应证】治疗铜绿假单胞菌、耐药性金黄色葡萄球菌及其他敏感菌所致的角膜感染性疾病。

【眼科临床应用】治疗敏感菌所致的眼部感染。

【用法用量】滴眼 0.3%~1% 溶液（或眼膏），结膜下注射 3~20mg，肌内注射 40~60mg/d，分 2~4 次给药。

【不良反应】本药可产生耳毒性，但较少见；对肾脏的损害较多见，约 3% 患者出现蛋白尿、管型尿、血尿等，停药后自行消失；也有对角膜上皮细胞损伤的报道。过敏反应少见，偶有荨麻疹和皮肤瘙痒等，严重的会产生过敏性休克而死亡。

【禁忌证】对庆大霉素或其他氨基糖苷类过敏者禁用。

【注意事项】

1. 下列情况应慎用本品　失水、第 8 对脑神经损害、重症肌无力或帕金森病及肾功能损害患者。

2. 交叉过敏　对一种氨基糖苷类抗生素如链霉素、阿米卡星过敏的患者,可能对本品过敏。

3. 在用药前、用药过程中应定期进行尿常规和肾功能测定,以防止出现严重肾毒性反应。必要时做听力检查或听电图尤其高频听力测定以及温度刺激试验,以检测前庭毒性。

4. 有条件时,疗程中应监测血药浓度,并据以调整剂量,尤其对新生儿、老年和肾功能减退患者。每 8 小时 1 次给药者有效血药浓度应保持在 4~8mg/L,避免峰浓度超过 10mg/L,谷浓度保持在 1~2mg/L,每 24 小时 1 次给药者血药峰浓度应保持在 12~16mg/L。

妥 布 霉 素
tobramycin

【药理】本品的最大特点是抗铜绿假单胞菌作用强,为庆大霉素的 2~4 倍,也比多黏菌素 B 有效,对庆大霉素耐药的铜绿假单胞菌本品仍敏感。对金黄色葡萄球菌的活性与庆大霉素相同。

【适应证】该品适用于敏感细菌所致的外眼及附属器的局部感染。

【眼科临床应用】用于治疗革兰氏阴性杆菌特别是铜绿假单胞菌所致的角膜溃疡。

【用法用量】肌内注射 3~5mg/(kg·d),分 2~3 次肌内注射,滴眼 0.3%~0.5%,结膜下注射 5~10mg。

【不良反应】全身应用主要是对听觉和肾脏的毒性,但比庆大霉素小。

【禁忌证】对该品及其他氨基糖苷类抗生素过敏者禁用。

【注意事项】

1. 肾功能不全、肝功能异常、前庭功能或听力减退者、失水、重症肌无力或帕金森病及老年患者慎用。

2. 交叉过敏　对一种氨基糖苷类抗生素如链霉素、庆大霉素过敏的患者,可能对妥布霉素滴眼液过敏。若出现过敏反应,应立即停药。

3. 长期应用妥布霉素滴眼液可能导致耐药菌过度生长,甚至引起真菌感染。

4. 若患者同时接受氨基糖苷类抗生素的全身用药,应监测妥布霉素滴眼液及氨基糖苷类抗生素的血药浓度。

5. 保持瓶口周围的清洁,防止污染。

6. 对诊断的干扰　妥布霉素滴眼液可能使丙氨酸氨基转移酶、门冬氨酸氨基转移酶、血清胆红素浓度及血清乳酸脱氢酶浓度的测定值增高;血钙、镁、钾、钠浓度的测定值可能降低

奈 替 米 星
netilmicin

【药理】本药是半合成水溶性氨基苷类抗生素,其耳毒性、肾毒性为常用氨基苷类抗生素中最低的一个。抗菌谱与庆大霉素相似,对革兰氏阴性菌有很强的抗菌活性,抗铜绿假单胞菌活性弱于妥布霉素。对革兰氏阳性球菌如金黄色葡萄球菌及表皮葡萄球菌也有效,对链球菌、肠球菌、肺炎球菌作用弱。

【适应证】适用于敏感菌引起的复杂性尿路感染、败血症、皮肤软组织感染、腹腔感染及下呼吸道感染的治疗。

【眼科临床应用】用于治疗革兰氏阴性杆菌特别是铜绿假单胞菌所致的角膜溃疡。

【用法用量】0.3% 溶液滴眼、肌内注射 75~100mg,1~2 次 /d,结膜下注射 25mg,肾功能不全者应调整剂量或延长给药间隔。

【不良反应】

1. 肾毒性　其毒性轻微并较少见。肾毒性常发生于原有肾功能损害或应用剂量超过一般常用量的感染者。

2. 神经系统毒性　可发生对第八对颅神经的毒性反应,与其他常用氨基糖苷类抗生素相比,其发生率低,程度亦较轻,易发生在原有肾功能损害者,或治疗剂量过高、疗程过长的感染患者,表现为前庭及听力的受损症状,如出现头晕、听觉异常等,但尚无致耳聋者的报道。

3. 其他　偶可出现头痛、全身不适、视觉障碍、心悸、皮疹、发热、呕吐和腹泻等。

4. 偶可发生实验室检查异常,如血糖、血碱性磷酸酶、血清转氨酶等的升高,也可出现白细胞、血小板等的降低和嗜酸性粒细胞的增加,以上反应呈一过性。

5. 局部反应　一般少见,偶有注射区疼痛。

【禁忌证】对奈替米星或任何一种氨基糖苷类抗生素有过敏或有严重毒性反应者禁用

【注意事项】

1. 为避免或减少耳、肾毒性反应的发生,治疗期间应定期随访尿常规、血尿素氮、血肌酐等检查,并应密切观察前庭功能及听力改变。有条件者应进行血药浓度监测,调整剂量使高峰血药浓度在 16mg/L 以下,且不宜持续较长时间(如 2 小时以上),谷浓度避免超过4mg/L,以减少耳、肾毒性的发生。

2. 肾功能减退患者应根据肾损害程度减量用药,高龄患者宜按轻度肾功能减退减量用药。

3. 疗程一般不宜超过 14 日,以减少耳、肾毒性的发生。

4. 本品不宜与其他药物混合静脉滴注。

5. 单纯性尿路感染、上呼吸道感染及轻症皮肤软组织感染治疗中本品非首选药,败血症治疗中需联合具协同作用的药物,腹腔感染治疗时,宜加用甲硝唑等抗厌氧菌药物。

6. 由于妊娠期患者应用的安全性未能确定,应避免应用。

7. 新生儿应避免应用本品,如确有指征应用时,给药方案必须在血药浓度监测下进行调整后方可应用,否则不宜使用。

8. 老年人药物清除率与老龄肾功能下降有关,用药时应监测血浆浓度调整剂量。

五、糖肽类

万 古 霉 素
vancomycin

【药理】

本品属于糖肽类抗生素。对革兰氏阳性菌有很强的抗菌活性,对金黄色葡萄球菌、化脓链球菌、肺炎链球菌等作用强,并对难辨梭状芽孢杆菌、炭疽杆菌、白喉杆菌等也有较好作用,可通过抑制细菌的生长和繁殖来杀死细菌。

【适应证】本品对葡萄球菌属包括金黄色葡萄球菌和凝固酶阴性葡萄球菌中甲氧西林敏感及耐药株、各种链球菌、肺炎链球菌及肠球菌属等多数革兰氏阳性菌均有良好抗菌作用。

【眼科临床应用】治疗敏感菌所致的眼部感染。

【用法用量】临用前加注射用水适量使溶解。静脉缓慢滴注:成人每日 0.8~1.6g(80 万~160 万 U),分 2~3 次静脉滴注。小儿每日按体重 16~24mg/kg(16~24 万 U/kg),分 2 次静脉滴注。

【不良反应】

1. 可出现皮疹、恶心、静脉炎等。

2. 本品也可引致耳鸣、听力减退,肾功能损害。

3. 个别患者尚可发生一过性周围血象白细胞降低、血清氨基转移酶升高等。

4. 快速注射可出现类过敏反应血压降低,甚至心搏骤停,以及喘鸣、呼吸困难、皮疹、上部躯体发红(红颈综合征)、胸背部肌肉痉挛等。

【禁忌证】对万古霉素类抗生素过敏者禁用。

【注意事项】

1. 本品不可肌内注射,也不宜静脉推注。

2. 静脉滴注速度不宜过快,每次剂量(0.4~0.8g)应至少用 200ml 5% 葡萄糖注射液或氯化钠注射液溶解后缓慢滴注,滴注时间宜在 1 小时以上。

3. 肾功能不全患者慎用本品,如有应用指征时需在治疗药物浓度监测下(TDM)下,根据肾功能减退程度减量应用。

4. 对诊断的干扰　血尿素氮可能增高。

5. 治疗期间应定期检查听力、尿液中蛋白、管型、细胞数及测定尿相对密度等。

六、酰胺醇类

氯　霉　素
chloramphenicol

【药理】抗菌谱与四环素相似。对革兰氏阴性杆菌和球菌作用较强,对伤寒杆菌有特效。此外对立克次体和沙眼衣原体亦有效。

【适应证】伤寒和其他沙门菌属感染:为敏感菌株所致伤寒、副伤寒的选用药物,由沙门菌属感染的胃肠炎一般不宜应用本品,如病情严重,有合并败血症可能时仍可选用等。

【眼科临床应用】用于结膜炎、沙眼、角膜炎和眼睑缘炎。

【用法用量】口服。成人一日 1.5~3g,分 3~4 次服用;小儿按体重一日 25~50mg/kg,分 3~4 次服用;新生儿一日不超过 25mg/kg,分 4 次服用。0.25%~0.5% 滴眼。

【不良反应】全身应用的毒性主要是骨髓抑制,表现为可逆性血细胞减少和不可逆性再生障碍性贫血,对早产儿及新生儿易致循环衰竭。此外还有胃肠道反应和二重感染等。

【禁忌证】对本品过敏者禁用。

【注意事项】

1. 肝肾功能损害者、癫痫患者慎用。

2. 妊娠期妇女、哺乳期妇女不宜应用。

3. 肌内注射常引起较剧烈的疼痛,还可导致坐骨神经麻痹而造成下肢瘫痪等。

第二节　合成抗菌药物

一、喹诺酮类

帕 珠 沙 星
pazufloxacin

【药理】本品为新型氟喹诺酮类抗菌药,它的主要作用机制是通过抑制细菌 DNA 螺旋酶酶拓扑异构酶Ⅳ的活性,阻碍细菌 DNA 的复制而达到抗菌作用。

【适应证】本品用于治疗革兰氏阳性菌和阴性菌感染,如支气管及肺部感染、细菌性痢疾、泌尿系统、皮肤和软组织等感染。

【眼科临床应用】治疗敏感菌所致的眼部感染。

【用法用量】一次 0.5g,一日 2 次,可根据患者的年龄和病情酌情减量,如一次 0.3g,一日 2 次。疗程为 7~14 日。

【不良反应】本品主要临床不良反应为腹泻、皮疹、恶心、呕吐,实验室检查可见 ALT、AST、ALP、r-GTP 升高,嗜酸性粒细胞增加。

【禁忌证】对帕珠沙星及喹诺酮类药物有过敏史的患者禁用。

【注意事项】

1. 有支气管哮喘、肾功能不全、皮疹、荨麻疹等过敏性疾病家族史的患者慎用。

2. 心脏或循环系统功能异常者慎用。

3. 有抽搐或癫痫等中枢神经系统疾病的患者慎用。

4. 磷酸葡萄糖脱氢酶缺乏患者慎用。

5. 本品可导致休克,所以应用本品前建议做皮肤反应试验;请仔细阅读说明书并遵医嘱使用。

左氧氟沙星
levofloxacin

【药理】

1. 本品不能与多价金属离子如镁、钙等溶液在同一输液管中使用。

2. 避免与茶碱同时使用,如需同时使用,应监测茶碱的血药浓度,据以调整剂量。

3. 与华法林或其衍生物同时应用时,应监测凝血酶原时间或其他凝血试验。

4. 与非甾体抗炎药物同时应用,有引发抽搐的可能。

5. 与口服降血糖药同时使用可能引起低血糖,因此用药过程中应注意监测血药浓度,一旦发生低血糖时应立即停用本品,并给予适当处理。

【适应证】本品适用于敏感细菌所引起的下列轻、中度感染:呼吸系统感染,泌尿系统感染,皮肤软组织感染,其他感染如乳腺炎、外伤、烧伤及手术后伤口感染、腹腔感染(必要时合用甲硝唑)、胆囊炎、胆管炎、骨与关节感染以及五官科感染等。

【眼科临床应用】治疗敏感菌所致的眼部感染。

【用法用量】口服,成人每日 1~2 粒(0.1~0.2g),每日 2 次。病情偏重者可增为每日 3 次。另外,可根据感染的种类及症状适当增减。

【不良反应】用药期间可能出现恶心、呕吐、腹部不适、腹泻、食欲不振、腹痛、腹胀等症状,失眠、头晕、头痛等神经系统症状和皮疹、瘙痒等症状。亦可出现一过性肝功能异常,如血清转氨酶增高、血清总胆红素升高等。上述不良反应发生率在 0.1%~5% 之间。偶见血中尿素氮上升、倦怠、发热、心悸、味觉异常等,一般均能耐受,疗程结束后迅速消失。

【禁忌证】对喹诺酮类药物过敏者、妊娠及哺乳期妇女、18 岁以下患者禁用。

【注意事项】

1. 肾功能不全者应减量或者延长给药间期,重度肾功能不全者慎用。

2. 有中枢神经系统疾病及癫痫史患者应慎用。

3. 喹诺酮类药物尚可引起少见的光毒性反应。

4. 若发生过敏,应立即停药。

5. 此外偶有用药后发生跟腱炎或跟腱断裂的报告。

6. 若过量服用,应清除患者胃内容物。

7. 左氧氟沙星无法通过血液透析或腹膜透析被有效地排除。

8. 药物相互作用　本品与含镁或铝之抗酸剂、硫糖铝、金属阳离子(如铁)、含锌的多种维生素制剂等药物同时使用时将干扰胃肠道对本品的吸收,使该药在各系统内的浓度明显降低。因而,服用上述药物的时间应该在使用本品前或后至少 2 小时。

加 替 沙 星

gatifloxacin

【药理】药理作用加替沙星为 8- 甲氧基氟喹诺酮类外消旋体化合物,体外具有广谱的抗革兰氏阴性和阳性微生物的活性,其 R- 和 S- 对映体抗菌活性相同。本品的抗菌作用是通过抑制细菌的 DNA 旋转酶和拓扑异构酶Ⅳ,从而抑制细菌 DNA 的复制、转录、修复过程。抗菌实验结果均表明,本品对以下微生物的大多数菌株具抗菌活性:

1. 革兰氏阳性菌　金黄色葡萄球菌(仅限于对甲氧西林敏感的菌株)、凝固酶阴性葡萄球菌属、肺炎链球菌等链球菌属菌株。

2. 革兰氏阴性菌　嗜血杆菌属菌(流感和副流感嗜血杆菌)、卡他莫拉菌、奈瑟菌属菌、不动杆菌属菌、克雷伯菌、阴沟肠杆菌、变形杆菌(奇异变形杆菌和普通变形杆菌)、铜绿假单胞菌、枸橼酸杆菌和大肠埃希菌。

3. 其他微生物　肺炎衣原体、嗜肺性军团菌、肺炎支原体。

【适应证】本品主要用于由敏感病原体所致的各种感染性疾病,包括慢性支气管炎急性发作,急性鼻窦炎,社区获得性肺炎,单纯性尿路感染(膀胱炎)和复杂性尿路感染,急性肾盂肾炎,男性淋球菌性尿路炎症或直肠感染和女性淋球菌性宫颈感染。

【眼科临床应用】治疗敏感菌所致的眼部感染。

【用法用量】口服,每日 1 次,每次 400mg(4 粒)。用药剂量(取决于病原菌)慢性支气管炎急性发作 400mg/d,疗程 7~10 日;急性鼻窦炎 400mg/d,10 日;社区获得性肺炎 400mg/d,7~14 日;非复杂性尿路感染 400mg 单剂或(200mg/d,3~5 日);复杂性尿路感染 400mg/d,7~10 日;急性肾盂肾炎 400mg/d,7~10 日;男性非复杂性淋球菌尿路感染 400mg 单剂;女性子宫颈和直肠淋球菌感染 400mg 单剂;加替沙星主要经肾脏排出。

【不良反应】本品的国内外临床试验中常见的不良反应为恶心、阴道炎、腹泻、头痛、眩晕。

【禁忌证】本品禁用于对加替沙星或喹诺酮类药物过敏者。

【注意事项】

1. 加替沙星与其他喹诺酮类药物类似,可使心电图 QTc 间期延长。

2. 喹诺酮类药物可引起中枢神经系统异常,如紧张、激动、失眠、焦虑、噩梦、颅内压增高等。

3. 与其他喹诺酮药物一样,已见症状性高血糖和低血糖的报道,通常发生于合用口服降糖药(如优降糖)或使用胰岛素的糖尿病患者。

4. 喹诺酮类药物有时可引起严重的甚至致命的过敏反应。

5. 有报道接受包括本品在内的几乎所有的抗菌药物治疗后可能发生轻度到致命性伪膜性肠炎。

6. 尽管尚未见到类似其他喹诺酮类药物引起的肩部、手部和跟腱需要外科治疗或长时间功能丧失的现象,用药期间仍需注意。

7. 已有患者在接受某些喹诺酮类药物后发生光毒性反应。

8. 本品增加中枢神经系统刺激症状和抽搐发生的危险性。

9. 肾功能不全患者使用本品应注意调整剂量。

二、磺胺及硝唑

磺胺甲噁唑
sulfamethoxazole

【药理】其抗菌作用机制是因其在结构上类似对氨基苯甲酸(PABA),可与 PABA 竞争性作用于细菌体内的二氢叶酸合成酶,阻止细菌二氢叶酸的合成,从而抑制细菌的生长繁殖。磺胺甲噁唑对革兰氏阳性和阴性菌均具有抗菌活性,但目前细菌对该类药物的耐药现象普遍存在,在葡萄球菌属、淋球菌、脑膜炎球菌、肠杆菌属细菌中耐药菌株均增多。此外,磺胺甲噁唑在体外对沙眼衣原衣原体、星形奴卡菌、恶性疟原虫和鼠弓形虫等微生物也具有活性。

【适应证】磺磺胺甲噁磺胺甲噁唑属全身应用的中效磺胺类药,是一种广谱抑菌剂。磺胺类药属广谱抗菌药,但由于目前许多临床常见病原菌对该类药物耐药,故仅用于敏感细菌及其他敏感病原微生物所致感染。

【眼科临床应用】治疗敏感菌所致的眼部感染。

【用法用量】

1. 成人

(1)一般感染,首次剂量为 2g,以后每日 2g,分 2 次服用。治疗尿路感染时疗程至少为 7~10 日。

(2)肾功能不全时剂量:肾功能不全患者用量应调整为常用量的 1/2。

2. 儿童　2 个月以上患儿的一般感染,首次剂量为 50~60mg/kg(总量不超过 2g),以后每天 50~60mg/kg,分 2 次服用。

【不良反应】

1. 过敏反应较为常见,可表现为药疹。

2. 中性粒细胞减少或缺乏症、血小板减少症及再生障碍性贫血。

3. 溶血性贫血及血红蛋白尿。

4. 高胆红素血症和新生儿核黄疸。

5. 肝脏损害。可发生黄疸、肝功能减退,严重者可发生急性肝坏死。

6. 肾脏损害。

7. 恶心、呕吐、胃纳减退、腹泻、头痛、乏力等,一般症状轻微,不影响继续用药。

8. 甲状腺肿大及功能减退偶有发生。

9. 中枢神经系统毒性反应偶可发生。一旦出现均需立即停药。磺胺药所致的严重不良反应虽少见,但可致命,

【禁忌证】

1. 对磺胺类药物过敏者禁用。

2. 由于本品阻止叶酸的代谢,加重巨幼红细胞性贫血患者叶酸盐的缺乏,所以该病患者禁用本品。

3. 孕妇及哺乳期妇女禁用本品。

4. 小于 2 个月的婴儿禁用本品。

5. 重度肝肾功能损害者禁用本品。

【注意事项】交叉过敏反应。对一种磺胺药呈现过敏不知所措患者对其他磺胺药也可能过敏。

奥 硝 唑
ornidazole

【药理】本品为硝基咪唑类衍生物,其发挥抗微生物作用的机制可能是通过其分子中的硝基,在无氧环境中还原成氨基或通过自由基的形成,与细胞成分相互作用,从而导致微生物的死亡。

【适应证】

1. 腹部感染　腹膜炎、腹内脓肿、肝脓肿等。

2. 盆腔感染　子宫内膜炎、子宫肌炎、输卵管或卵巢脓肿、盆腔软组织感染、嗜血杆菌阴道炎等。

3. 口腔感染　牙周炎、尖周炎、冠周炎、急性溃疡性龈炎等。

4. 外科感染　伤口感染、表皮脓肿、褥疮溃疡感染、蜂窝组织炎、气性坏疽等。

5. 脑部感染　脑膜炎、脑脓肿。

6. 败血症、菌血症等严重厌氧菌感染等。

【眼科临床应用】治疗敏感菌所致的眼部感染。

【用法用量】静脉滴注,每瓶滴注时间不少于 30 分钟,用量如下:

1. 术前术后预防用药　成人手术前 1~2 小时静脉滴注 1g 奥硝唑,术后 12 小时静脉滴注 0.5g,术后 24 小时静脉滴注 0.5g。

2. 治疗厌氧菌引起的感染　成人起始剂量为 0.5~1g,然后每 12 小时静脉滴注 0.5g。

3. 治疗严重阿米巴病　起始剂量为 0.5~1g,然后每 12 小时 0.5g,连用 3~6 日。

4. 儿童剂量为每日 20~30mg/kg 体重,每 12 小时静脉滴注一次,滴注时间 30 分钟。

【不良反应】本品通常具有良好的耐受性,用药期间可能会出现下列反应:

1. 消化系统　包括轻度胃部不适、恶心、口腔异味等。

2. 神经系统　包括头晕及困倦、眩晕、颤抖、四肢麻木、痉挛和精神错乱等。

3. 过敏反应　如皮疹、瘙痒等。

4. 其他　白细胞减少等。

【禁忌证】

1. 禁用于对硝基咪唑类药物过敏的患者。

2. 禁用于脑和脊髓发生病变的患者,癫痫患者。

3. 禁用于器官硬化症、造血功能低下、慢性乙醇中毒患者。

【注意事项】

1. 肝损伤患者用药每次剂量与正常用量相同,使用药间隔时间要加倍,以免药物蓄积。

2. 使用过程中,如有异常神经症状反应即停药,并进一步观察治疗。

第三节　抗真菌药物

抗真菌药物一般分为外用抗真菌药和系统抗真菌药。系统抗真菌药根据其来源又可分为抗真菌抗生素和合成抗真菌药物。

那 他 霉 素
natamycin

【药理】那他霉素是一种从 NATALENSIS 链霉菌中提取的四烯多烯类抗生素。在体外具有抗多种酵母菌和丝状真菌,包括念珠菌、曲霉菌、头孢子菌、镰刀霉菌和青霉菌的作用。其作用机制是通过药物分子与真菌细胞膜中的固醇部分分子结合,形成多烯固醇复合物,改变细胞膜的渗透性,使真菌细胞内的基本细胞成分衰竭。虽然这种抗真菌作用与药物剂量相关,但那他霉素仍是作用明显的杀真菌剂。那他霉素在体外对革兰氏阳性菌和革兰氏阴性菌没有作用。局部应用那他霉素可以在角膜基质层内达到有效浓度,但在眼内液中却不能达到。

【适应证】5% 的那他霉素适用于对本品敏感的微生物引起的真菌性睑炎、结膜炎和角膜炎,包括腐皮镰刀菌角膜炎。如同其他类型的溃疡性角膜炎那样,应根据临床诊断、涂片和角膜共聚焦显微镜等实验室检查,以及对药物的反应。

【眼科临床应用】真菌性睑炎、结膜炎和角膜炎,包括腐皮镰刀菌性角膜炎

【用法用量】应用 5% 那他霉素治疗真菌性角膜炎的最佳开始剂量为每次 1 滴,每 1~2 小时 1 次,滴入结膜囊内。3~4 天后改为每次 1 滴,每天 6~8 次。治疗一般要持续 14~21 天或者一直持续到活动性真菌性角膜炎消退。

【不良反应】据报道出现过一例球结膜水肿和充血的病例,但实际上是因为过敏引起的。

【禁忌证】对本品中任一成分有过敏史的患者禁用那他霉素。

【注意事项】一般只限于眼部滴用,不能注射使用。使用本品 7~10 天后,若角膜炎没有好转,则提示引起感染的微生物对那他霉素不敏感。应根据临床再次评估和其他实验室检

查结果决定是否继续治疗。定时将本品涂于上皮溃疡处或滴于穹窿部。由于使用那他霉素的病例有限,可能会有一些我们现在尚未观察到的不良反应发生。因此,建议使用本品的患者至少每周检查两次。如有可疑的药物毒性作用发生,应立即停止使用。

两性霉素 B

amphotericin B

【药理】两性霉素是从链丝菌培养液中分离得到的多烯类抗真菌抗生素,具广谱抗真菌作用。可抑制荚膜组织胞浆菌、新型隐球菌、白念珠菌、粗球孢子菌等真菌生长,对细菌、立克次体及病毒一般无作用。低浓度抑菌,高浓度杀菌。

【适应证】本品适用于敏感真菌所致的深部真菌感染且病情呈进行性发展者,如败血症、心内膜炎、脑膜炎(隐球菌及其他真菌)、腹腔感染(包括与透析相关者)、肺部感染、尿路感染和眼内炎等。

【眼科临床应用】用于治疗真菌性角膜溃疡及其他外眼真菌感染。两性霉素 B 与氟胞嘧啶、利福平联合应用,可增强疗效,减少用量而减轻不良反应。

【用法用量】静脉用药:开始静脉滴注时先试以 1~5mg 或按体重一次 0.02~0.1mg/kg 给药,以后根据患者耐受情况每日或隔日增加 5mg,当增至一次 0.6~0.7mg/kg 时即可暂停增加剂量,此为一般治疗量。成人最高一日剂量不超过 1mg/kg,每日或隔 1~2 日给药 1 次,累积总量 15~30g,疗程 1~3 个月,也可长至 6 个月,视病情及疾病种类而定。对敏感真菌感染宜采用较小剂量,即成人一次 20~30mg,疗程仍宜长。鞘内给药:首次 0.05~0.1mg,以后渐增至每次 0.5mg,最大量一次不超过 1mg,每周给药 2~3 次。

【不良反应】

1. 静脉滴注过程中或静脉滴注后发生寒战、高热、严重头痛、食欲不振、恶心、呕吐,有时可出现血压下降、眩晕等。

2. 几乎所有患者在疗程中均可出现不同程度的肾功能损害,尿中可出现红细胞、白细胞、蛋白和管型、血尿素氮和肌酐增高,肌酐清除率降低,也可引起肾小管性酸中毒。

3. 低钾血症　由于尿中排出大量钾离子所致。

4. 血液系统毒性反应　有正常红细胞性贫血,偶可有白细胞或血小板减少。

5. 肝毒性　较少见,可致肝细胞坏死,急性肝功能衰竭亦有发生。

6. 心血管系统反应　如静脉滴注过快时可引起心室颤动或心脏骤停。此外本品所致的电解质紊乱亦可导致心律失常的发生。本品静脉滴注时易发生血栓性静脉炎。

7. 神经系统毒性反应　鞘内注射本品可引起严重头痛、发热、呕吐、颈项强直、下肢疼痛及尿潴留等,严重者可发生下肢截瘫等。

8. 过敏性休克、皮疹等变态反应偶有发生。

【禁忌证】对本品过敏及严重肝病的患者禁用。

【注意事项】

1. 本品毒性大,不良反应多见,但它又是治疗危重深部真菌感染的唯一有效药物,选用本品时必须权衡利弊后做出决定。

2. 有肾功能损害或肝功能损害者应慎用。

3. 治疗期间定期严密随访血、尿常规、肝、肾功能、血钾、心电图等。

4. 为减少本品的不良反应,给药前可给解热镇痛药和抗组胺药。

5. 本品治疗如中断 7 日以上者,需重新自小剂量(0.25mg/kg)开始逐渐增加至所需量。

6. 本品宜缓慢避光滴注,每剂滴注时间至少 6 小时。

7. 药液静脉滴注时应避免外漏,因本品可致局部刺激。

氟 康 唑
fluconazole

【药理】本药是合成抗真菌药,对各种皮肤癣菌、酵母菌、双相真菌如皮炎牙生菌、粗球孢子菌、夹膜组织胞浆菌、巴西副球孢子菌等均有效,而以白念珠菌和新生隐球菌为最好。

【适应证】

1. 念珠菌病。

2. 隐球菌病。

3. 球孢子菌病。

4. 用于接受化疗、放疗和免疫抑制治疗患者的预防念珠菌感染的治疗。

5. 本品亦可替代伊曲康唑用于芽生菌病和组织胞浆菌病的治疗。

6. 亦可用于手足癣、体股癣、花斑癣、甲癣等浅部真菌病。

【眼科临床应用】用于治疗浅部真菌性角膜溃疡、深部真菌感染以及对角膜移植、白血病、白细胞减少患者进行预防用药。

【用法用量】口服第 1 日 200mg,以后每日 100mg,10~20 日为 1 个疗程。滴眼用 0.2%~1%溶液,每日 6 次。

【不良反应】本药毒性较低,常见的不良反应有恶心、呕吐、腹泻、头痛及皮疹等,多不严重。肝酶无症状升高者占 5%,有严重心、肝、肾功能不全者慎用此药。

【禁忌证】对本品或其他吡咯类药物有过敏史者禁用。孕妇慎用,儿童慎用。

【注意事项】患者使用本品若出现皮疹,应严密控制,必要时停药。连续服用本品 2 周以上的患者,或接受了多倍于常量的氟康唑及其他具有潜在肝毒性或能引起肝坏死的药物的患者,治疗前应先做肝功检查,治疗期间每 2 周进行肝功能复查。孕妇慎用,儿童慎用。

伊 曲 康 唑
itraconazole

【药理】伊曲康唑是合成的广谱抗真菌药,可干扰真菌麦角固醇的生物合成,对皮肤癣菌、白念珠菌、新型隐球菌、青霉和曲霉、子孢丝菌、暗色真菌均有较好的抗菌活性。对念珠菌中的耐药株如克念珠菌、光滑念珠菌也有较好的作用。

【适应证】本品适于治疗以下疾病:

1. 妇科 外阴阴道念珠菌病。

2. 皮肤科 / 眼科 花斑癣、皮肤真菌病、真菌性角膜炎和口腔念珠菌病、由皮肤癣菌和 / 或酵母菌引起的甲真菌病。

3. 系统性真菌感染 系统性曲霉病及念珠菌病、隐球菌病(包括隐球菌性脑膜炎)、组织胞浆菌病、孢子丝菌病、副球孢子菌病、芽生菌病和其他各种少见的系统性或热带真菌病。

对于免疫受损的隐球菌病患者及所有中枢神经系统隐球菌病患者,只有在一线药物不适用或无效时,方可使用本品治疗。

【眼科临床应用】治疗眼部各种真菌感染。

【用法用量】口服 100~200mg，1 次 /d；治疗浅部真菌感染 7 日为 1 个疗程、深部真菌感染 1 个月为 1 个疗程，但要注意不良反应。

【不良反应】主要不良反应为恶心、呕吐、食欲不振、头痛、胃部灼烧感、排尿困难等；也有消化不良、胃痛、腹泻等不良反应；少数患者有无症状的肝酶升高，停药可愈。

【禁忌证】孕妇禁用，有心、肝、肾功能不全及有肝炎史的患者禁用。

【注意事项】

1. 连续用药超过 1 个月者，建议检查肝功能。可出现低钾血症和水肿。
2. 育龄妇女使用本品时，应采取适当的避孕措施，直至停药后的下一个月经周期。
3. 肝功能异常者慎用。
4. 当发生神经系统症状时应终止治疗。
5. 对于肾功能不全的患者，建议监测本品的血药浓度以确定适宜的剂量。

● | 第四节　抗 病 毒 药

一、抗疱疹病毒药

阿 糖 腺 苷
vidarabine

【药理】具有广谱抗 DNA 病毒作用，但对腺病毒无效；对 RNA 病毒，如 Rous 肉瘤病毒、水疱口腔炎病毒和小鼠白血病病毒亦有明显抑制作用。

【适应证】抗病毒药。可应用于疱疹病毒口炎、皮炎、病毒性带状疱疹等。

【眼科临床应用】用于治疗浅层或深层角膜炎，对碘苷耐药或不能应用碘苷的病例，本品仍有效。

【用法用量】3% 眼膏涂眼或静脉滴注 10~15mg/（kg·d），分 2 次应用，疗程 5~15 个月。

【不良反应】可见注射部位疼痛。极少情况下，有出现神经肌肉疼痛及关节疼痛，偶有见血小板减少、白细胞减少或骨髓巨细胞增多现象，停药后可自行恢复，为可逆性，必要时可对症治疗。不良反应程度与给药量和疗程成正相关。眼部应用可引起流泪、结膜充血、烧灼感、浅点状角膜炎、泪点闭塞等。口服无效。注射用药由于本品溶解度低，因此液体负荷量大。混悬液做肌内注射或结膜下注射，刺激性大，易产生肉芽肿。

【禁忌证】尚不明确。

【注意事项】

1. 如注射部位疼痛，必要时可加盐酸利多卡因注射液解除疼痛症状。
2. 用药过程中密切注意不良反应的发生并及时处理。

伐 昔 洛 韦
valaciclovir

【药理】本品为阿昔洛韦的前体药物，即阿昔洛韦与缬氨酸形成酯的盐酸盐。其口服吸收后能迅速完全地转化为阿昔洛韦。在病毒感染细胞内，被脱氧苷激酶活化，通过抑制 DNA 聚合酶，并在 DNA 聚合酶作用下，与增长的 DNA 链结合，终止病毒的复制，从而达到抗病毒作用。本品抗病毒谱广，对带状疱疹病毒、单纯疱疹病毒、EB 病毒以及巨细胞病毒等有较强的抑制作用,疗效显著。

【适应证】适用于病毒性感染的疾病,如单纯疱疹、水痘、带状疱疹、初发及复发的生殖器疱疹、肝炎、病毒性脑膜炎等,并可用于防止免疫损伤及免疫抑制治疗的患者如获得性免疫缺陷综合征(AIDS)、器官移植患者的病毒感染。本品在医生的指导下,可用于阿昔洛韦的所有的适应证(如乙型病毒性肝炎、全身带状疱疹等)原发性生殖器疱疹,带状疱疹。

【眼科临床应用】治疗病毒所致的眼部感染。

【用法用量】

1. 带状疱疹　口服,每次 0.3g,每天 2 次,连续 10 天,总用量 6g(最小用量 1.8g,疗程 3 天)。

2. 单纯疱疹　口服,每次 0.3g,每天 2 次,连续 7 天,总用量 4.2g(最小用量 1.8g,疗程 3 天)。

3. 生殖器疱疹　口服,每次 0.3g,每天 2 次,连续 5~10 天。

4. 尖锐湿疣　口服,每次 0.3g,每天 2 次,连续 9~27 天。

【不良反应】本品不良反应发生率与阿昔洛韦相似。

【禁忌证】

1. 对本药和阿昔洛韦过敏者禁用。

2. 孕妇禁用。

3. 2 岁以下儿童禁用。

【注意事项】

1 慎用　①肾功能不全者;②哺乳期妇女;③对免疫缺陷者不推荐用。

2 交叉过敏　对其他鸟嘌呤类抗病毒药(如阿昔洛韦、更昔洛韦、泛昔洛韦)过敏者也可对本药过敏。

3 药物对妊娠的影响　本药对动物无致畸性,但疾病控制和预防中心不推荐孕妇服用本药来治疗生殖器单纯疱疹感染和其他性传播疾病。

更 昔 洛 韦
ganciclovir

【药理】对 HSV-1、HSV-2 和 VZV 的抑制作用与 ACV 相当,对巨细胞病毒和 EB 病毒的作用则显著高于 ACV,对假狂犬病病毒、马鼻肺炎病毒和人腺病毒 Ⅱ 型亦有效。与 PFA 或 CC 联合抗 HSV-1 有明显协同作用。

【适应证】用于预防和治疗危及生命或视觉的受巨细胞病毒感染的免疫缺陷患者,以及预防与巨细胞病毒感染有关的器官移植患者。

【眼科临床应用】治疗各型单纯疱疹性或腺病毒性角膜炎,点眼并配合全身给药可治疗带状疱疹性眼病。

【用法用量】0.1%GCV 溶液点眼,每日 3~5 次。有报道用 0.15%GCV 凝胶点眼与用 3%ACV 眼膏的疗效相当。

【不良反应】局部刺激性小,可致角膜上皮点状着色、眦角糜烂。全身用药后有可逆性白细胞下降、肾功能损害、癫痫发作、血小板减少等。

【禁忌证】怀孕及哺乳期妇女,对本药或阿昔洛韦过敏者禁用。

【注意事项】动物研究中发现,更昔洛韦具有致突变,致畸和致癌作用。因此在人类当中,本药应当被认为是一种潜在的致畸原和致癌原,具有引起出生缺陷和和癌症的潜能(见处理和丢弃)。本药还被认为能够引起暂时性或者永久性的精子生成抑制(见临床前安全性资料)。

二、干扰素及其诱生剂类

干 扰 素
interferon

【药理】干扰素是广谱抗病毒物质,对 DNA 和 RNA 病毒都有抑制作用,但对 DNA 病毒的敏感性稍差。对细胞内寄生的衣原体和原虫也有效,对单纯疱疹病毒、水痘 - 带状疱疹病毒以及沙眼衣原体均有抑制作用。

【适应证】

1. 淋巴或造血系统肿瘤　毛细胞白血病、多发性骨髓瘤、低度恶性非霍奇金淋巴瘤、慢性髓性白血病

2. 病毒性疾病　伴有 HBV DNA、DNA 多聚酶阳性或 HBeAg 阳性等病毒复制标志的成年慢性活动性乙型肝炎患者,但不伴有肝功能代偿失调的成年急、慢性丙型肝炎患者。

【眼科临床应用】主要用于治疗单纯疱疹性角膜炎、带状疱疹性眼病、流行性角结膜炎、其他病毒性眼病和衣原体性眼病等。

【用法用量】皮下注射、肌内注射、脑脊髓腔内或腹腔内、局部灌注给药。一般剂量多用一次 1×10^6~3×10^6U,皮下注射或肌内注射,每周 3 次,可连用数月或更长。滴眼:3×10^6U/ml,1~3 次 /d;结膜下注射:1×10^6U/ml,0.1~0.2ml/d;肌内注射:1×10^6U/ml,1ml/d。

【不良反应】大剂量全身应用,可出现类似感冒的症状(发热、寒战、乏力等),血液毒性(白细胞、血小板减少等),肝肾功能损害(氨基肽酶、SGPT 和 SGOT 活性升高等),神经毒性(抑郁、幻觉、定向障碍、味觉和嗅觉减退等)。局部应用未见不良反应

【禁忌证】

1. 对重组人干扰素或该制剂的任何成分有过敏史者禁用。

2. 患有严重心脏疾病或有心脏病史者禁用。

3. 严重的肝、肾或骨髓功能不正常者禁用。

4. 癫痫及中枢神经系统功能损伤者禁用。

5. 伴有晚期失代偿性肝病或肝硬化的肝炎患者禁用。

6. 正在接受或近期内接受免疫抑制剂治疗的慢性肝炎患者禁用,短期"去激素"治疗者除外。

7. 即将接受同种异体骨髓移植的 HLA 抗体识别相关的慢性髓性白血病患者禁用。

【注意事项】以重组人干扰素 α 2a 治疗已有严重骨髓抑制患者时,应极为谨慎,因为重组人干扰素 α 2a 有骨髓抑制作用,使白细胞,特别是粒细胞、血小板减少,其次是血红蛋白的降低,从而增加感染及出血的危险。

第五节　抗炎免疫药物

一、糖皮质激素

糖皮质激素是肾上腺皮质分泌的激素,是维持机体正常生理活动必需的物质,在高剂量时具有很强的药理活性。临床常用的糖皮质激素包括三类:机体产生的短效的可的松、氢化

可的松，人工合成的中效的泼尼松、泼尼松龙、甲泼尼龙、曲安奈德(氟泼尼松)，以及人工合成的长效的倍他米松和地塞米松(氟美松)等。

泼 尼 松
prednisone

【药理】肾上腺皮质激素类药，具有抗炎、抗过敏、抗风湿、免疫抑制作用，能抑制结缔组织的增生，降低毛细血管壁和细胞膜的通透性，减少炎性渗出，并能抑制组胺及其他毒性物质的形成与释放。其水钠潴留及排钾作用比可的松小，抗炎及抗变应作用较强。

【适应证】本药主要用于过敏性与自身免疫性炎性疾病。

【眼科临床应用】适用于虹膜睫状体炎、虹膜炎、角膜炎、变应性结膜炎等。

【用法用量】

1. 口服补充替代疗法　每次 5~10mg，每日 10~60mg，早晨起床后服用 2/3，下午服用 1/3。

2. 抗炎　每日 5~60mg，晨起 8 时餐后一次服用，剂量及疗程因病种及病情不同而异。

3. 眼部应用　如醋酸泼尼松眼膏每晚睡前 1 次。

【不良反应】

1. 本品对下丘脑 - 垂体肾上腺轴抑制作用较强，并发感染为其不良反应。

2. 本品潴钠作用较可的松相对较弱，一般不易引起电解质紊乱或水肿等不良反应。

3. 醋酸泼尼松眼膏长期使用可引起青光眼、白内障。

【禁忌证】对肾上腺皮质激素类药物过敏者禁用。真菌和病毒感染患者禁用。高血压、血栓性疾病、胃与十二指肠溃疡、精神病、电解质异常、心肌梗死、内脏手术、青光眼等患者一般不宜使用。单纯疱疹性或溃疡性角膜炎禁用。

【注意事项】

1. 长期服药后，停药时应逐渐减量。

2. 糖尿病、骨质疏松症、肝硬化、肾功能不良、甲状腺功能减退、儿童、妊娠期及哺乳期妇女慎用。

3. 眼部细菌性或病毒性感染时应与抗菌药物合用。

泼 尼 松 龙
prednisolone

【药理】本品为肾上腺皮质激素类药物。泼尼松龙的抗炎作用较强，5mg 活性相当于可的松的 25mg。具有抗炎、抗过敏和抑制免疫等多种药理作用，水盐代谢作用较弱。

【适应证】用于抗炎，过敏性与自身免疫性炎症疾病，结缔组织疾病。

【眼科临床应用】用于短期治疗对类固醇敏感的眼部炎症(排除病毒、真菌和细菌病原体感染)。如结膜炎、角膜炎、慢性葡萄膜炎等。也用于角膜化学烧伤、热烧伤及异物穿通伤等。

【用法用量】

1. 口服　成人开始每日 10~40mg，分 2 次或 3 次服。维持量每日 5~10mg。

2. 静脉滴注　每次 10~25mg，溶于 5%~10% 葡萄糖溶液 500ml 中应用。

3. 肌内注射　每日 10~30mg。

4. 眼部用药滴眼　每次 1~2 滴，每日 2~4 次。治疗开始的 24~48 小时，剂量可酌情加大至每小时 2 滴。注意不宜过早停药。不宜中途终止治疗，注意逐步减量停药。结膜下注射：7.5~12.5mg。球后注射：12.5mg。

【不良反应】眼部局部应用可能引起局部刺激。长期使用还可能引起眼内压升高,导致视神经损害、视野缺损。也可能导致后囊膜下白内障形成,继发眼部病毒或真菌感染;角膜或巩膜变薄的患者,使用后可能引起眼球穿孔;另外还可能引起伤口愈合延缓。含皮质类固醇的制剂也可能引起眼前段葡萄膜炎或眼球穿孔。

【禁忌证】对本品及甾族化合物过敏者禁用。原发性肾上腺皮质功能不全者禁用。同时禁用于未行抗感染治疗的急性化脓性眼部感染、急性单纯疱疹性角膜炎(树枝状角膜炎)、水痘及其他大多数的角结膜病毒感染。

【注意事项】

1. 急性眼部化脓性感染时局部应用,可掩盖病情或使病情恶化。长期应用可抑制眼部的免疫反应,从而增加眼部继发感染的可能性。

2. 有单纯疱疹性角膜炎病及病史者须慎用。

3. 有报道长期使用类固醇时并发角膜真菌感染,因此使用本品后或正在使用时,出现任何难愈的角膜溃疡,应疑及真菌感染的可能。

4. 使用该药期间常测眼压,尤其是对正患青光眼的患者或曾患青光眼的患者。

甲 泼 尼 龙
methylprednisolone

【药理】甲泼尼龙属合成的糖皮质激素。抗炎作用较强,对钠潴留作用微弱,同时还具有免疫抑制和抗过敏特性,作用同泼尼松。

【适应证】主要用于器官移植排异反应,免疫综合征(抑制免疫作用),亦可用于急性肾上腺皮质功能不全、手术休克等。

【眼科临床应用】严重的眼部急、慢性过敏和炎症,如眼部带状疱疹、虹膜炎、虹膜睫状体炎、脉络膜视网膜炎、扩散性后房色素层炎和脉络膜炎、视神经炎、交感性眼炎等。

【用法用量】

1. 口服 开始每日 16~24mg,分 2 次服,维持量每日 4~8mg。

2. 关节腔内及肌内注射 每次 10~40mg。

3. 作为对生命构成威胁的情况的辅助药物时推荐剂量为 15~30mg/kg。根据临床需要,此剂量可在 48 小时内每隔 4~6 小时重复 1 次。

4. 冲击疗法 每日 1g,静脉注射,使用 1~4 日;或每月 1g,静脉注射,使用 6 个月。

5. 结膜下、半球后或球后注射 每次 10~20mg,每 1~15 日 1 次。

6. 婴儿和儿童可减量,但不仅仅是依据年龄和体重,而更应考虑疾病的严重程度及患者的反应。每 24 小时总量不应少于 0.5mg/kg。

【不良反应】本品较大剂量易引起糖尿病、消化道溃疡和类库欣综合征症状,对下丘脑 - 垂体肾上腺轴抑制作用较强。并发感染为主要的不良反应。

【禁忌证】对本品过敏者禁用。全身性真菌感染者禁用。

【注意事项】大剂量(>0.5g)和快速注射或静脉滴注(如 10 分钟内)可致心律失常,甚至循环衰竭。

曲 安 奈 德
triamcinolone acetonide

【药理】曲安奈德是一种人工合成的脂溶性长效糖皮质激素,具有糖皮质激素所有的药理作用,作用强且持久。具有抗炎、抗毒、抗休克及免疫抑制作用。其他作用:曲安奈德能抑制早期毛细血管的扩张,维持毛细血管的通透性,稳定血-房水屏障,并且能限制纤维蛋白的渗出,抑制成纤维细胞分化、色素上皮细胞的增殖;同时能防止新生血管的形成。

【适应证】适用于各种皮肤病(如神经性皮炎、湿疹、银屑病等)、关节痛、支气管哮喘、肩周围炎、腱鞘炎、急性扭伤、慢腰腿痛及眼科炎症等。

【眼科临床应用】

1. 眼部炎症　如葡萄膜炎、自身免疫反应相关的后巩膜炎、特发性脱髓鞘视神经炎、感染性眼后段炎、春季结膜炎等。

2. 抑制增生性玻璃体视网膜病变及视网膜、脉络膜、虹膜的新生血管的形成。

3. 各种原因引起的黄斑病变,如糖尿病性黄斑水肿、葡萄膜炎性黄斑水肿、视网膜静脉阻塞继发黄斑水肿、难治性黄斑囊样水肿、渗出性黄斑变性、特发性中心凹旁毛细血管扩张症。

4. 非动脉炎性前部缺血性视神经病变。

5. 玻璃体腔注射　联合光动力疗法用于病理性近视脉络膜新生血管、中心性渗出性脉络膜视网膜病变。

6. 用于内眼手术时,可减少视网膜损伤和玻璃体残留,缩短手术时间,同时减少术后血-视网膜破坏。可用于角膜移植术(抗排斥)、青光眼手术、视网膜脱离术、玻璃体手术减少并发症,Ⅱ期、Ⅲ期特发性黄斑裂孔手术中。

7. 其他应用　如复发性翼状胬肉、眼睑炎性肉芽肿等。

【用法用量】

1. 肌内注射　每周1次,每次20~100mg。

2. 皮下或关节腔内注射　每次2.5~5mg,每日不超过30mg,每周不超过75mg。

3. 滴眼　每日1~4次。

4. 玻璃体腔注射　每次0.05ml(20mg),每次使用不超过4mg。非动脉炎性前部缺血性视神经病变,每次4mg,每周1次,连续3~5周。

5. 其他　在翼状胬肉体内注射4mg,每次至少间隔1周,注射1或2次能有效减少翼状胬肉的复发率。

【不良反应】

1. 本品较大剂量易引起糖尿病、消化道溃疡和类库欣综合征症状,对下丘脑垂体-肾上腺轴抑制作用较强。并发感染为主要的不良反应。

2. 眼部不良反应　玻璃体腔注射可引起眼压一过性升高,是最常见的并发症;感染性眼内炎为最严重的并发症;非感染性眼内炎、玻璃体积血、眼底缺血加重、睫状视网膜动脉阻塞、视网膜损伤、黄斑水肿复发、结膜下出血等。长期使用可引起眼压升高、激素性白内障、激素性葡萄膜炎、激素性青光眼、激素性散瞳、上睑下垂、角膜上皮剥脱、延缓角膜上皮愈合、诱发或加重眼部感染,还可导致结膜坏死、眼轮匝肌等眼周围组织萎缩等。

【禁忌证】对本品过敏者禁用。病毒性、结核性、急性化脓性眼病禁用。妊娠期妇女不宜长期使用。

【注意事项】下列情况应慎用:心脏病或急性心力衰竭、糖尿病、全身性真菌感染、肝功能损害、高脂蛋白血症、高血压、甲状腺功能减退、重症肌无力、骨质疏松、胃溃疡、结核病、青光眼、角膜及结膜病变、泡状视网膜脱离、中心性浆液性脉络膜视网膜病变,病毒、疱疹、风疹、带状疱疹等眼部感染。

地 塞 米 松
dexamethasone

【药理】肾上腺皮质激素类药,抗炎、抗过敏和抗毒作用较泼尼松更强,水钠潴留和促进排钾作用很轻,可肌内注射或静脉滴注对垂体 - 肾上腺抑制作用较强。

【适应证】主要用于过敏性与自身免疫性炎性疾病。如结缔组织病、严重的支气管哮喘、皮炎等过敏性疾病、溃疡性结肠炎、恶性淋巴瘤、急性白血病等。此外,本药还用于某些肾上腺皮质疾病的诊断。

【眼科临床应用】适用于外眼炎症,如过敏性睑缘炎、急性或慢性结膜炎、浅层点状角膜炎、角膜移植排斥反应、巩膜炎、葡萄膜炎、虹膜睫状体炎及术后炎症反应等。

【用法用量】

1. 口服　每日 0.75~6mg,分 2~4 次服用。维持剂量每日 0.5~0.75mg。

2. 肌内注射　地塞米松醋酸酯注射液,每次 8~16mg,间隔 2~3 周 1 次。

3. 静脉滴注　地塞米松磷酸钠注射液,每次 2~20mg 或遵医嘱。

4. 滴眼　0.001%~0.1% 溶液,每日 3 次或 4 次。炎症较重者,首次用药可以 0.1% 浓度每小时滴眼 1 次,症状控制后应逐渐减少用药次数。

5. 结膜下注射　每次 1~2mg。

【不良反应】

1. 全身用药不良反应　本品较大剂量易引起糖尿病、消化道溃疡和类库欣综合征症状。并发感染为主要的不良反应。

2. 眼局部用药不良反应　可导致晶体后囊混浊形成白内障、激素性青光眼、视神经损害、视野缺损、激素性葡萄膜炎、激素性散瞳、上睑下垂、延缓创口愈合、增加眼部继发感染的危险。在角巩膜变薄的疾病中,应用该药有致穿孔的危险。

【禁忌证】对本品过敏史患者禁用。高血压、血栓性疾病、胃与十二指肠溃疡、心肌梗死、内脏手术等患者禁用。浅层单纯疱疹病毒角膜炎、角膜溃疡、青光眼、眼部真菌感染者禁用本药。

【注意事项】

1. 长期服药后停药前应逐渐减量。

2. 结核病、急性细菌性或病毒性感染患者慎用,必要应用时必须给予适当的抗感染治疗。

3. 骨质疏松症、糖尿病、肾功能不良、肝硬化、甲状腺功能减退患者慎用。

倍 他 米 松
betamethasone

【药理】为长效肾上腺皮质激素。与地塞米松相同,但抗炎作用较地塞米松及曲安西龙强。

【适应证】用于治疗活动性风湿病、类风湿关节炎、红斑狼疮、严重支气管哮喘、严重皮炎、急性白血病等,也用于某些感染的综合治疗。0.1% 溶液,用于治疗眼、耳、鼻、皮肤的过敏性类症。

【眼科临床应用】适用于外眼炎症,如过敏性睑缘炎、急性或慢性结膜炎、浅层点状角膜炎、角膜移植排斥反应、巩膜炎、葡萄膜炎、虹膜睫状体炎及术后炎症反应等。

【用法用量】

1. 口服 成人开始剂量每日 1.5~2mg,分 3 或 4 次,维持量每日 0.5~1mg;小儿:每日 0.06~0.16mg/kg。

2. 肌内注射或静脉滴注 每日 2~20mg,分次给药。

【不良反应】参见地塞米松。

【注意事项】参见地塞米松。

【禁忌证】对本品及其他甾族化合物过敏者禁用。妊娠期妇女禁用。禁用于感染性皮肤病,如脓疱病、体癣、股癣等。肾上腺皮质功能不全症者禁用。

二、非甾体抗炎药

吲 哚 美 辛
indometacin

【药理】本品的主要作用是抑制前列腺素合成酶,由此解除同源性 PG 的致炎作用。

此外,本品还通过以下方式起消炎作用:①抑制白细胞趋化因子,减低细胞吞噬作用。②对抗组胺、5- 羟色胺和缓激肽等致炎因子;③稳定溶酶体膜。本品尚通过抑制 PG 合成从而减轻免疫反应。

【适应证】用于关节痛、肌肉痛、头痛、痛经、恶性肿瘤发热、类风湿关节炎、风湿性关节炎、强直性脊椎炎、骨关节炎、急性痛风发作、其他疼痛和发热。

【眼科临床应用】主要用于单纯疱疹性角膜炎、蚕食性角膜溃疡、卡他角膜炎和流行性角膜炎的治疗。并可抑制角膜新生血管的形成,减轻后遗症、保持角膜良好的透明度。

【用法用量】口服 25mg/ 次,3 次 /d;滴眼 0.5%~1% 蓖麻油液(或混悬液);结膜下注射 5~10mg。

【不良反应】全身用药的不良反应有:①胃肠道反应:恶心、呕吐、腹痛、消化道溃疡,长期应用可致胃功能减退,甚至使胃黏膜变性或剥落,严重者并发出血或穿孔。②神经症状:前额头痛、眩晕、精神意识混乱、失眠等。③其他:粒性白细胞减少,肾功能损害,过敏反应(如皮疹、哮喘等)。

【禁忌证】肾功能不全,活动期胃与十二指肠溃疡患者禁用。

【注意事项】本品的不良反应较多。

1. 胃肠道 可能出现消化不良,腹泻、胃痛、胃烧灼感,恶心反酸等症状,出现溃疡、胃出血及胃穿孔为 2%~5%。

2. 神经系统 出现头痛、头晕、眩晕、焦虑及失眠等 10%~25%,严重者可有精神行为障碍或抽搐等。

3. 肾 出现血尿、水肿、肾功能不全,在老年人多见。

4. 各型皮疹 最严重的为大疱性多形红斑(Steven-Johnson 综合征)。

5. 造血系统受抑制而出现再生障碍性贫血,白细胞减少或血小板减少等。

双 氯 芬 酸
diclofenac sodium

【药理】本品系非甾体抗炎药,具有抑制前列腺素合成酶,抑制炎症渗出、减轻红肿等抗炎作用,还能抑制炎症局部组织中 RGE、组胺、5- 羟色胺等的形成与释放、减轻炎症递质的致炎痛作用,抗炎、解热、镇痛作用比吲哚美辛强 2~2.5 倍,比阿司匹林强 26~50 倍。并可抑制前房穿刺引起的缩瞳反应和继发的房水蛋白升高。

【适应证】主要用于缓解外伤手术后疼痛、炎症和肿胀。

【眼科临床应用】眼病有适应证者。

【用法用量】滴眼 0.1% 溶液;口服 25mg/ 次,3 次 /d;肌内注射 75mg,1 次 /d。

【不良反应】

1. 胃肠道　恶心呕吐,消化道出血。

2. 中枢神经系统　头晕目眩。

3. 皮肤　偶见皮疹。

4. 肝脏　罕见肝功能紊乱。

5. 肾脏　个别病例可出现急性肾功能不全、血尿、肾病综合征。

6. 个别病例可出现血小板减少、白细胞减少。

7. 极少可引起心律不齐。滴眼有短暂烧灼、刺痛、流泪等,极少数可出现结膜充血、视物模糊。本药口服常见副作用有胃肠不适、隐性消化道出血、消化性溃疡。与米索前列醇的复合制剂虽然可降低上消化道出血的发生率,但可引起腹泻。血清转氨酶升高较其他 NSAIDs 常见。

【禁忌证】活动期消化道溃疡患者;对本品过敏者;因服用阿司匹林或其他非类固醇类药诱发哮喘、鼻炎或荨麻疹的患者禁用。

【注意事项】

1. 胃十二指肠溃疡患者慎用。

2. 严重肝功能损害患者慎用。如需应用本品,应进行严密的医疗监护。

3. 心、肾功能损害者正在应用利尿剂治疗以及进行大手术后恢复期患者,应慎用。

4. 有哮喘史患者慎用。

5. 如长期用药,应监测肝、肾功能和血象。

6. 交叉过敏　对阿司匹林或其他非甾体抗炎药过敏者对本品可能有交叉过敏反应。

阿 司 匹 林

aspirin

【药理】水杨酸类衍生物。具有较强的抗炎、抗风湿作用,作用随着剂量的增加而加强。本品主要通过抑制 PG 合成,稳定溶酶体膜、抑制白细胞向炎症区游走、抑制抗体形成、干扰抗原抗体结合,从而发挥消炎、解热、镇痛作用;同时抑制促凝血素 A_2(TXA_2)的生成,对血小板聚集有强大的抑制作用,能延长出血时间及预防血栓形成。

【适应证】用于普通感冒或流行性感冒引起的发热,也用于缓解轻至中度疼痛如头痛、关节痛、偏头痛、牙痛、肌肉痛、神经痛、痛经。

【眼科临床应用】治疗各种类型的角膜炎、角膜损伤及角膜溃疡。

【用法用量】口服 0.1~0.5g/ 次,3 次 /d,饭后服用。1% 阿司匹林溶液局部滴眼。

【不良反应】以胃肠道反应最常见。大剂量(5g/d 以上)或长期服用,抑制凝血酶原形成,延长凝血酶原时间;少数患者出现荨麻疹、诱发哮喘、血管神经性水肿、过敏性休克等;大剂量还可呈现头痛、眩晕、恶心、呕吐、耳鸣、视听力减退等水杨酸反应,严重者出现过度呼吸、酸碱平衡失调、甚至精神错乱。

【禁忌证】

1. 孕妇、哺乳期妇女禁用。

2. 哮喘、鼻息肉综合征、对阿司匹林和其他解热镇痛药过敏者禁用。

3. 血友病或血小板减少症、溃疡病活动期患者禁用。

【注意事项】

1. 本品为对症治疗药,用于解热连续使用不超过 3 天,用于止痛不超过 5 天,症状未缓解请咨询医师或药师。

2. 不能同时服用其他含有解热镇痛药的药品(如某些复方抗感冒药)。

3. 必须整片吞服,不得碾碎或溶解后服用。

4. 年老体弱患者应在医师指导下使用。

5. 服用本品期间不得饮酒或含有乙醇的饮料。

6. 痛风、肝肾功能减退、心功能不全、鼻出血、月经过多以及有溶血性贫血史的患者慎用。

7. 发热伴脱水的患儿慎用。

8. 如服用过量或出现严重不良反应,应立即就医。

9 对本品过敏者禁用,过敏体质者慎用。

三、免疫抑制药

环 孢 素
ciclosporin

【药理】主要疫抑 T 细胞功能,免疫抑制作用强而持久,而抑制骨髓等不良反应相对较小,主要是通过杀伤多种免疫细胞而抑制机体的免疫功能。本药能抑制初次和再次体液和细胞免疫应答、迟发型超敏反应和阻止排斥反应和移植物抗宿主反应。

【适应证】主要用于肾、肝、心、肺、骨髓移植的抗排异反应。

【眼科临床应用】用于治疗角膜移植排斥反应、单纯疱疹病毒性角膜基质炎(HSK),过敏性角结膜炎、角膜融解综合症、蚕食性角膜溃疡、干眼病、木样结膜炎、眼部化学烧伤、坏死性巩膜炎、葡萄膜炎等。

【用法用量】常用量 1~15mg/(kg·d) 或 50~100mg/d,分 2 次口服。静脉注射 100~150mg/ 次,每日或隔日 1 次。0.5%~1% 溶液滴眼(0.1% 眼膏),每日 3 次或 4 次;结膜下注射 1~5mg/ 次。

【不良反应】

1. 局部应用不良反应　局部应用比较安全,全身毒副作用较少见。05%~1% 溶液滴眼(0.1% 眼膏),结膜下注射 1~5mg 后可致结膜充血、瘙痒、烧灼感、角膜上皮病变等。

2. 全身应用不良反应　肾脏毒性反应、肝功能损害、高血压、神经系统异常症状,此外还有脱发、恶心、呕吐、粒性白细胞减少、出血性膀胱炎等。偶可影响肝功能,凝血酶原减少。久用抑制性腺,导致闭经或精子减少、睫毛和眉毛脱落等。

【禁忌证】

1. 必须在有经验的专科医师指导下用药。

2. 凡有骨髓抑制、感染、肝肾功能损害者禁用或慎用。

3. 对本品过敏者禁用。

4. 妊娠及哺乳期妇女禁用。

【注意事项】

1. 应用本药时应鼓励患者多饮水,必要时予静脉补液,保证足够的输入量和尿量,以预防和减少尿路并发症。

2. 用药期间应监测血象、尿常规、肝肾功能。

3. 肝病患者慎用。

4. 本药配成溶液后不稳定,应于配制后 2~3 小时内使用。

<h2 style="text-align:center">他 克 莫 司</h2>
tacrolimus

【药理】大环内酯类新型免疫抑制剂,免疫抑制作用机制与环孢素 A 相似,但免疫抑制作用是环孢素 A 的 10~100 倍。

【适应证】

1. 预防肝脏或肾脏移植术后的移植物排斥反应。

2. 治疗肝脏或肾脏移植术后应用其他免疫抑制药物无法控制的移植物排斥反应。

【眼科临床应用】适用于抗过敏治疗效果不明显的春季角结膜炎患者。应在观察到眼睑结膜巨大乳头增殖时使用。

【用法用量】

1. 成人术后接受的推荐起始剂量　①对肝移植患者,口服初始剂量应为按体重每日 0.1~0.2mg/kg,分 2 次口服,术后 6 小时开始用药。②对肾移植患者,口服初始剂量应为按体重每日 0.15~0.3mg/kg,分 2 次口服,术后 24 小时内开始用药。

2. 对传统免疫抑制剂治疗无效的排斥反应　①对发生了排斥反应,且传统免疫抑制剂治疗无效的患者,应开始给予本药治疗,推荐的起始剂量同首次免疫抑制剂量水平。②患者由环孢素转换成本药,本药的首次给药间隔时间不超过 24 小时。如果环孢素的血药浓度过高,应进一步延缓给药时间。

3. 肝功能不全的患者　对术前及术后肝损的患者必须减量。

4. 肾功能不全的患者　根据药代动力学原则无须调整剂量。然而建议应仔细监测肾功能,包括血清肌酐值,计算肌酐清除率及监测尿量。血液透析不能减少本药的血中浓度。

5. 服药方式　每日服药 2 次(早晨和晚上),最好用水送服。建议空腹,或者至少在餐前 1 小时或餐后 2~3 小时服用。如必要可将胶囊内容物悬浮于水,经鼻饲管给药。若患者临床状况不能口服

【不良反应】由于患者疾病非常严重,且经常是多药合用,与免疫抑制剂相关的不良反应通常难以确定。有证据表明下述的多种不良反应均为可逆性,减量可使其减轻或消失。与静脉给药相比,口服给药的不良反应发生率较低。

1. 感染　就像用其他免疫抑制剂一样,患者用本药后增加了对病毒、细菌、真菌和 / 或原虫感染的易感性。已有的感染性疾病可能还会加重。既有全身感染,也有局部感染,如脓肿,肺炎。如果与其他免疫抑制剂一起使用,会增加过度免疫抑制的风险。对患者用本药和环孢素作为基础免疫抑制治疗进行比较,发现接受本药治疗的患者 CMV 感染发病

率降低。

2. 肾脏

(1) 频发：肾功能异常（血肌酐升高、尿素氮升高、尿量减少）。

(2) 罕见：肾衰竭。

(3) 个例报道有：溶血性尿毒综合征（HUS）、肾小管坏死在整个治疗期间都会出现肾脏不良反应，因此对肾移植患者，应注意与排斥反应的症状区分。

3. 血糖代谢　据报道用本药治疗的患者有出现高血糖和糖尿病的情况。

4. 中枢神经系统

(1) 频发：震颤、头痛、感觉异常和失眠，大多数为中等程度，不影响日常活动。

(2) 其他症状包括：不安、焦虑和情绪不稳。

【禁忌证】孕妇或可能怀孕的妇女。对他克莫司或其他大环类药物已知过敏者。对其他成分已知过敏者。对聚乙烯氢化蓖麻油（HCO-60）或类似结构化合物已知过敏者。

【注意事项】

1. 对下列参数应做常规监测：血压、心电图、视力、血糖浓度、血钾及其他电解质浓度、血肌酐、尿素氮、血液学参数、凝血值及肝功能。若上述参数发生了有临床意义的变化，应重新审核用量。

2. 应经常进行肾功能检测。在移植术后的头几天内，应特别监测尿量。如有必要，须调整剂量。

3. 2 岁以下、EB 病毒抗体阴性的儿童患者发生淋巴细胞增生症的危险性高。因此，对于该年龄组患者，之前应进行 EB 病毒血清学检查，在用本药时，应仔细监测。

4. 本药不能与环孢素合用。

5. 本药与视觉及神经系统紊乱有关。

环 磷 酰 胺
cyclophosphamide

【药理】本药为氮芥类双功能烷化剂，既是广谱抗肿瘤药，又可作为免疫抑制剂。其在体内转化分解成磷酰胺氮芥及丙烯醛，磷酰胺氮芥，可干扰 DNA 及 RNA 功能，尤其能抑制 DNA 合成，对 S 期细胞作用最明显，从而产生抗肿瘤作用。本药也可抑制细胞增殖，限制抗原敏感性小淋巴细胞转化为免疫母细胞。对受抗原刺激进入分裂期的 B 细胞和 T 细胞有相等的作用，因此对体液免疫和细胞免疫均有抑制作用。此外，本药还有直接的抗炎作用。

【适应证】用于恶性淋巴瘤、急性或慢性淋巴细胞白血病、多发性骨髓瘤，疗效较好；对乳腺癌、睾丸肿瘤、卵巢癌、肺癌、头颈部鳞癌、鼻咽癌、神经母细胞瘤、横纹肌肉瘤及骨肉瘤等均有一定疗效。

【眼科临床应用】本药滴眼液可用于翼状胬肉术后、角膜移植术后蚕食性角膜溃疡等。

【用法用量】抗肿瘤：口服一日 2~4mg/kg，连用 10~14 日，休息 1~2 周重复给药。静脉给药按体表面积单用一次 500~1 000mg/m²，加生理盐水 20~30ml 静脉注射，一周 1 次，连用 2 次，休息 1~2 周重复给药；联合用药一次 500~600mg/m² 静脉注射。1 个疗程 8~10g。

【不良反应】

1. 心血管系统　本药大剂量（120~240mg/kg）可能引起出血性心肌坏死（包括病灶部位

出血、冠脉血管炎等）。

2. 内分泌／代谢　大剂量给药（50mg/kg）并同时给予大量液体时，可出现水中毒。

3. 血液骨髓抑制　严重程度与本药用量有关。

4. 免疫系统　本药可致中至重度免疫抑制。

5. 消化系统　可见口腔炎、食欲减退、恶心、呕吐，停药后 2-3 日可消失。

6. 呼吸系统　偶见肺纤维化。

7. 大剂量给药时，丙烯醛可引起肾出血、膀胱纤维化、出血性膀胱炎。

8. 生殖系统　本药可引起生殖毒性。

9. 皮肤　可见皮肤及指甲色素沉着、黏膜溃疡、荨麻疹、脱发、药物性皮炎。

10. 眼　可有视物模糊。

11. 其他　本药可降低血清假胆碱酯酶，长期用药可致继发性肿瘤。

【禁忌证】

1. 对本药过敏者。

2. 孕妇及哺乳妇女。

3. 骨髓抑制、感染、肝肾功能不全者禁用或慎用。

【注意事项】

1. 应用本药应鼓励患者多饮水，必要时输液，保证足够的输入量和尿量，大剂量环磷酰胺宜同时给予美司钠，以预防和减少尿路并发症。

2. 用药期间应监测血象、尿常规、肝肾功能。

3. 肝病患者慎用。

4. 本药配成溶液后不稳定，应于 2~3 小时内输入体内。

人免疫球蛋白
human immunoglobulin

【药理】注射免疫球蛋白是一种被动免疫疗法。它是把免疫球蛋白内含有的大量抗体输给受者，使之从低或无免疫状态很快达到暂时免疫保护状态。由于抗体与抗原相互作用起到直接中和毒素与杀死细菌和病毒。因此免疫球蛋白制品对预防细菌、病毒性感染有一定的作用。

【适应证】主要用于预防麻疹和传染性肝炎。若与抗生素合并使用，可提高对某些严重细菌和病毒感染的疗效。

【眼科临床应用】病毒性角膜炎。

【用法用量】用法：只限于肌内注射，不得用于静脉输注。用量：①预防麻疹：为预防发病或减轻症状，可在与麻疹患者接触 7 日内按每 kg 体重注射 0.05~0.15ml，5 岁以下儿童注射 1.5~3.0ml，6 岁以上儿童最大注射量不超过 6ml。一次注射预防效果通常为 2~4 周。②预防传染性肝炎：按每 kg 体重注射 0.05~0.1ml，或成人每次注射 3ml，儿童每次注射 1.5~3ml。一次注射预防效果通常为 1 个月左右。

【不良反应】一般无不良反应，少数人会出现注射部位红肿、疼痛反应，无需特殊处理，可自行恢复。

【禁忌证】

1. 对免疫球蛋白过敏或有其他严重过敏史者。

2. 有 IgA 抗体的选择性 IgA 缺乏者。

【注意事项】用后可能有发热、注射局部疼痛。用前应做血型诊断和更精确的凝集试验。

四、免疫增强药

重组人干扰素

recombinant human interferon

【药理】干扰素是广谱抗病毒物质,对 DNA 和 RNA 病毒都有抑制作用,但对 DNA 病毒的敏感性稍差。对细胞内寄生的衣原体和原虫也有效,对单纯疱疹病毒、水痘 - 带状疱疹病毒以及沙眼衣原体均有抑制作用。

【适应证】

1. 淋巴或造血系统肿瘤　毛细胞白血病、多发性骨髓瘤、低度恶性非霍奇金淋巴瘤、慢性髓性白血病。

2. 病毒性疾病伴有 HBV DNA、DNA 多聚酶阳性或 HBeAg 阳性等病毒复制标志的成年慢性活动性乙型肝炎患者。伴有 HCV 抗体阳性和谷丙转氨酶(ALT)增高,但不伴有肝功能代偿失调(Child 分类 A)的成年急、慢性丙型肝炎患者。尖锐湿疣

【眼科临床应用】主要用于治疗单纯疱疹性角膜炎、带状疱疹性眼病、流行性角结膜炎、其他病毒性眼病和衣原体性眼病等。

【用法用量】滴眼 3×10^6U/ml,1~3 次 /d;皮下注射或肌内注射每周 3 次,可连用数月或更长。结膜下注射 1×10^6U/ml,0.1~0.2ml/d;肌内注射 1×10^6U/ml,1ml/d。

【不良反应】大剂量全身应用,可出现类似感冒的症状(发热、寒战、乏力等),血液毒性(白细胞、血小板减少等),肝肾功能损害(氨基肽酶、SGPT 和 SGOT 活性升高等),神经毒性(抑郁、幻觉、定向障碍、味觉和嗅觉减退等)。局部应用未见不良反应。

【禁忌证】

1. 对重组人干扰素或该制剂的任何成分有过敏史者禁用。

2. 患有严重心脏疾病或有心脏病史者禁用。

3. 严重的肝、肾或骨髓功能不正常者禁用。

4. 癫痫及中枢神经系统功能损伤者禁用。

5. 伴有晚期失代偿性肝病或肝硬化的肝炎患者禁用。

6. 正在接受或近期内接受免疫抑制剂治疗的慢性肝炎患者禁用,短期"去激素"治疗者除外。

7. 即将接受同种异体骨髓移植的 HLA 抗体识别相关的慢性髓性白血病患者禁用。

【注意事项】以重组人干扰素 α2a 治疗已有严重骨髓抑制患者时,应极为谨慎,因为重组人干扰素 α2a 有骨髓抑制作用,使白细胞,特别是粒细胞、血小板减少,其次是血红蛋白的降低,从而增加感染及出血的危险。

第六节　影响组织代谢的药物

抗代谢药主要作用于免疫反应的增殖期,阻止核酸代谢。

一、维生素类

维生素 A

vitamin A

【药理】维生素 A 具有维持上皮组织如皮肤、结膜、角膜等正常功能的作用,参与体内许多氧化过程,尤其是不饱和脂肪酸的氧化。维生素 A 不足时,则骨骼生长不良,生殖功能衰退,过度角化,皮肤粗糙、干燥,眼结膜表层角化、脱屑,引起眼干燥症及角膜软化。

【适应证】用于治疗维生素 A 缺乏症,如夜盲症、眼干燥症、角膜软化症和皮肤粗糙等。

【眼科临床应用】维生素 A 缺乏所致的结膜、角膜病变。

【用法用量】

1. 严重维生素 A 缺乏症:口服,成人每日 10 万 U,3 日后改为每日 5 万 U,给药 2 周,然后每日 1 万~2 万 U,再用药 2 个月。

2. 轻度维生素 A 缺乏症:每日 3 万~5 万 U,分 2~3 次口服,症状改善后减量

【不良反应】

1. 按推荐剂量服用,无不良反应。如一日 10 万 U 以上、连服 6 个月可引起慢性中毒,表现为食欲缺乏、呕吐、腹泻、皮肤发痒、干燥和脱屑、颅内压增高。

2. 急性中毒可见异常激动、嗜睡、复视、颅内压增高等症状。

【禁忌证】维生素 A 过多症患者禁用。

【注意事项】

1. 必须按推荐剂量服用,不得超量服用。

2. 慢性肾功能减退时慎用。

维生素 D

vitamin D

【药理】本品为维生素类药。维生素 D_2 促进小肠黏膜刷状缘对钙的吸收及肾小管重吸收磷,提高血钙、血磷浓度,协同甲状旁腺激素、降钙素,促进旧骨释放磷酸钙,维持及调节血浆钙、磷正常浓度。维生素 D_2 促使钙沉着于新骨形成部位,使枸橼酸盐在骨中沉积,促进骨钙化及成骨细胞功能和骨样组织成熟。维生素 D_2 摄入后,在细胞微粒体中受 25-羟化酶系统催化生成骨化二醇,经肾近曲小管细胞 1-羟化酶系统催化,生成具有生物活性的骨化三醇。

【适应证】

1. 用于甲状腺功能减退时防治抽搐性白内障。

2. 促进生长和骨骼钙化,促进牙齿健全。

3. 通过肠壁增加磷的吸收,并通过肾小管增加磷的再吸收。

【眼科临床应用】

1. 治疗儿童高度近视、顽固性睑缘炎、角膜溃疡等。

2. 视网膜炎症减少,β 淀粉样蛋白的积累减少,后者反映衰老的标志水平。

3. 视网膜巨噬细胞数目明显减少,它们的形态也出现明显变化(巨噬细胞是免疫细胞,可引起炎症损伤)这一发现表明维生素 D_3 可以很好地帮助防止与衰老有关的黄斑变性

(AMD)，而黄斑变性是老人失明最常见的原因。黄斑变性与 β 淀粉样蛋白的积累和炎症有关，而补充维生素 D 可以同时改善这两个问题。

【用法用量】口服。成人一日 1 粒。

【不良反应】

1. 便秘、腹泻、持续性头痛、食欲减退、口内有金属味、恶心呕吐、口渴、疲乏、无力。

2. 骨痛、尿混浊、惊厥、高血压、眼对光刺激敏感度增加、心律失常、偶有精神异常、皮肤瘙痒、肌痛、严重腹痛（有时误诊为胰腺炎）、夜间多尿、体重下降。

【禁忌证】高钙血症、维生素 D 增多症、高磷血症伴肾性佝偻病。

【注意事项】大量久服，如长期每日人予 10 万~15 万 U，可引起高血钙、食欲不振、呕吐、腹泻。以后则软组织如肾、关节等异常钙化。若肾功能受损，可出现多尿、蛋白尿、肾功能减退等。

维生素 B$_1$

vitamin B$_1$

【药理】维生素 B$_1$ 参与体内辅酶的形成，能维持正常糖代谢及神经、消化系统功能。摄入不足可致维生素 B$_1$ 缺乏，严重缺乏可致"脚气病以及周围神经炎等。

【适应证】用于预防和治疗维生素 B$_1$ 缺乏症，如脚气病、神经炎、消化不良等。

【眼科临床应用】治疗维生素 B$_1$ 缺乏所致眼干燥症、视神经炎或球后视神经炎等。表现出眼睛干燥、视力下降、瞳孔散大、对光反应迟钝、眼动时有牵拉痛、眼眶深部有压迫和痛感等。

【用法用量】口服，成人一次 1 片，一日 3 次。

【不良反应】推荐剂量的维生素 B$_1$ 几乎无毒性，过量使用可出现头痛、疲倦、烦躁、食欲缺乏、腹泻、浮肿。

【禁忌证】没有明确的禁忌事项，妊娠及哺乳期妇女是否能服用维生素 B$_1$ 片尚不明确

维生素 B$_2$

vitamin B$_2$

【药理】维生素 B$_2$ 转化为黄素单核苷酸（flavin mononucleotide，FMN）和黄素腺嘌呤二核苷酸（flavin adenine dinucleotide，FAD），均为组织呼吸的重要辅酶，并可激活维生素 B$_6$，将色氨酸转换为烟酸，并可能与维持红细胞的完整性有关。

【适应证】

1. 用于防治口角炎、唇干裂、舌炎、阴囊炎、角膜血管化、结膜炎、脂溢性皮炎等维生素 B$_2$ 缺乏症。

2. 全胃肠道外营养及因摄入不足所致营养不良、进行性体重下降时应补充维生素 B$_2$。

【眼科临床应用】治疗维生素 B$_2$ 缺乏导致的视神经炎、睑缘炎、结膜炎等。表现为视力下降、眼睛怕光、流泪、结膜充血等。

【用法用量】口服，一次 1~2 片，一日 3 次。

【不良反应】水溶性维生素 B$_2$ 在正常肾功能状况下几乎不产生毒性。大量服用时尿呈黄色。

【禁忌证】尚不明确。

【注意事项】

1. 饭后口服吸收较完全。

2. 不宜与甲氧氯普胺合服。

3. 对诊断的干扰　尿中荧光测定儿茶酚胺浓度可呈假性增高,尿胆原测定呈假阳性。

4. 饮酒(乙醇)影响肠道吸收维生素 B_2。

5. 防治维生素 B_2 缺乏症时,因常伴有 B 族其他维生素缺乏,故推荐应用复合维生素 B。

维生素 U
vitamin U

【药理】本品是一种双层药片,结构上是由具有重要作用的内层与外层组成。外层的干燥氢氧化铝凝胶能中和胃酸,同时黏附在胃黏膜表面形成膜,保护胃黏膜,避免受到胃酸和胃蛋白酶的侵袭。氢氧化镁也具有中和胃酸的作用,同时还具有缓泻作用,以对抗铝离子引起的便秘。内层的氯化甲硫氨基酸(维生素 U)具有修复胃黏膜的作用。

【适应证】胃酸过多、胃灼热、胃部不舒适、胃部饱食感、胃胀、胸闷、打嗝(嗳气)、恶心(想呕吐、反胃、醉酒后恶心感等)、饮酒过多、胃痛、促进消化、消化不良、食欲缺乏、食物过量。

【眼科临床应用】用于治疗疱疹性角膜炎、角膜溃疡、角膜烧伤及角膜糜烂等角膜病。

【用法用量】口服。成人一日 3 次,一次 3 片,于饭后服用。

【不良反应】服用本品,有时发生便秘或腹泻。

【禁忌证】对本品过敏者禁用。

【注意事项】

1. 本品连续使用不得超过 7 天,症状未缓解,请咨询医师或药师。

2. 如服用过量或出现严重不良反应,请咨询医师,并进行对症处理。

3. 因本品能妨碍磷的吸收,故不宜长期大剂量服用。

4. 肾功能不全者、孕妇及哺乳期妇女应在医师指导下使用。

5. 儿童不宜使用本品。

维生素 E
vitamin E

【药理】本品参与体内一些代谢反应。能对抗自由基的过氧化作用,可抗衰老、保护皮肤,还能增强卵巢功能、防止习惯性流产。

【适应证】

1. 用于未进食强化奶粉或有严重脂肪吸收不良母亲所生的新生儿、早产儿、低出生体重儿。

2. 未成熟儿及低出生体重婴儿常规应用本品,可预防维生素 E 缺乏引起的溶血性贫血,并可减轻由于氧中毒所致的球后纤维组织形成(可致盲)及支气管 - 肺系统发育不良,但亦有人认为上述作用尚需进一步研究证实。

3. 用于进行性肌营养不良的辅助治疗。

【眼科临床应用】用于防治早期年龄相关性白内障,亦用于糖尿病性视网膜病变、视神经萎缩、病毒性角膜炎、眼肌麻痹、各种脉络膜视网膜病变、晶体后纤维增生、视网膜色素变性、黄斑变性、角膜变性及恶性眼球突出等。

【用法用量】口服。

1. 成人

(1)维生素 E 每日需要量:男性成人 10mg(167U),女性成人 8mg(13U),孕妇 10mg(167U),乳母 11~12mg(18~20U)。上述剂量正常膳食中均可供给。

(2)维生素 E 缺乏:治疗用量随缺乏程度而异。常用量:成人每次 10~100mg,每日 2~3 次。

2. 儿童

(1)维生素 E 每日需要量:初生 ~3 岁 3~6mg(alpha-TE 以下同,5~10U),4 岁 ~10 岁 7mg(117U)。

(2)维生素 E 缺乏:小儿每日 1mg/kg,早产儿每日 15~20mg。慢性胆汁郁积婴儿每日口服水溶性维生素 E 制剂 15~25mg。

【不良反应】

1. 长期过量服用(每日量 400~800mg)可引起恶心、呕吐、眩晕、头痛、视力模糊、皮肤皲裂、唇炎、口角炎、腹泻、乳腺肿大、乏力。

2. 长期服用超量(每日量 >800mg),对维生素 K 缺乏患者可引起出血倾向,改变内分泌代谢(甲状腺、垂体和肾上腺),改变免疫机制影响性功能,并有出现血栓性静脉炎或栓塞的危险。

维生素 C
vitamin C

【药理】本品参与机体内抗体及胶原形成,组织修补(包括某些氧化还原作用),苯丙氨酸、酪氨酸、叶酸的代谢,铁、碳水化合物的利用,脂肪、蛋白质的合成,以及维持免疫功能,羟化 5- 羟色胺,保持血管的完整,并促进非血红素铁的吸收。

【适应证】治疗感冒,防治坏血病,是维持生命不可缺少的营养素。

【眼科临床应用】治疗维生素 C 缺乏,导致的眼睑、前房、玻璃体、视网膜等部位出血,及白内障等。

【用法用量】口服。用于日常补充成人一日 0.1~0.6g。用于治疗维生素 C 缺乏成人一次 0.3~0.9g,一日 3 次;儿童一日 0.1~0.3g。至少服 2 周。

【不良反应】

1. 长期服用每日 2~3g 可引起停药后坏血病,故宜逐渐减量停药。

2. 长期应用大量维生素 C 可引起尿酸盐、半胱氨酸盐或草酸盐结石。

3. 过量服用(每日用量 1g 以上)可引起腹泻、皮肤红而亮、头痛尿频(每日用量 600mg 以上)、恶心呕吐、胃痉挛。

【禁忌证】对本品过敏者禁用。

【注意事项】

1. 禁止与碱性药物同时使用,维胃溃疡患者应注意维生素 C 不能与治疗溃疡药同服,而应错开 2 个小时服用。

2. 不能和磺胺类药物同时使用,因为维生素 C 可以促使磺胺药在肾脏形成结石。

3. 口服避孕药会加速维生素 C 代谢,所以经常使用避孕药的因加大维生素 C 补充剂量。

复合维生素片
vitamin complex tablets

【药理】维生素和微量元素是维持人体正常生命活动所必需的重要物质。缺乏时可导致代谢障碍,引起多种疾病。维生素类药构成多种辅酶,参与多种物质的代谢、利用和合成,促使骨骼生长,维持上皮组织的结构完整,保持正常的生长发育。微量元素的重要生理功能有:参与酶的构成与激活;构成体内重要的载体及电子传递系统;参与激素及维生素的合成;调控自由基的水平。本品所含各种维生素、矿物质和微量元素的量,尤适用于妇女妊娠期和哺乳期的营养需要。

【适应证】用于妊娠期和哺乳期妇女对维生素、矿物质和微量元素的额外需求;并预防妊娠期因缺铁和叶酸所致的贫血。

【眼科临床应用】用于预防和治疗 B 族维生素缺乏所致的各种眼病。

【用法用量】一次 1 片,一日 1 次,与早餐同时服用,或遵医嘱。如存在晨起恶心现象,建议在中午或晚上服用。

【不良反应】本品耐受性良好,少数病例会出现胃肠道功能紊乱(如便秘),但一般不须停药。某些敏感的妇女可能会出现一定程度的过度兴奋,故此类患者避免在晚间服用。

【禁忌证】

1. 高维生素 A 血症、高维生素 D 血症、高钙血症、高钙尿症者禁用。

2. 肾功能不全、铁蓄积、铁利用紊乱者禁用。

【注意事项】

1. 本品不推荐儿童使用。

2. 请严格按推荐剂量服用。

3. 可是粪便颜色变黑,但无临床意义。

4. 对本品过敏者禁用,过敏体质者慎用。

5. 本品性状发生改变时禁止使用。

6. 如正在使用其他药品,使用本品前请咨询医师或药师。

二、微量元素

葡萄糖酸锌
zinc gluconate

【药理】锌为体内许多酶的重要组成成分,具有促进生长发育、改善味觉等作用。缺乏时,生长停滞、生殖无能、伤口不易愈合、机体衰弱,还可发生结膜炎、口腔炎、舌炎、食欲缺乏、慢性腹泻、味觉丧失以及神经症状等。锌对儿童生长发育尤为重要。

【适应证】适应证用于治疗缺锌引起的营养不良、厌食症、异食癖、口腔溃疡、痤疮、儿童生长发育迟缓等。

【眼科临床应用】用于治疗结膜炎、视神经萎缩、年龄相关性白内障、青少年近视等。

【用法用量】口服。年龄 1~3 岁,体重 15kg 以下,一日用量 10mg;年龄 4~6 岁,体重 16~21kg,一日用量 15mg;年龄 7~9 岁,体重 22~27kg,一日用量 20mg;年龄 10 岁以上,体重 28kg 以上,一日用量 20mg。以上儿童用量分 3 次口服。

【不良反应】有轻度恶心、呕吐、便秘等消化道反应。

【禁忌证】尚不明确。

【注意事项】

1. 本品宜餐后服用以减少胃肠道刺激。

2. 应在确诊为缺锌症时使用,如需长期服用,必须在医师指导下使用。

3. 对本品过敏者禁用,过敏体质者慎用。

三、酶类

胰 蛋 白 酶
trypsin

【药理】本品为蛋白质水解酶,能选择地水解蛋白质中由赖氨酸或精氨酸的羧基所构成的肽链,能消化溶解变性蛋质,对未变性的蛋白质无作用,因此,能使脓、痰液、血凝块等分解、变稀,易于引流排出,加速创面净化,促进肉芽组织新生,此外还有抗炎症作用。

【适应证】临床上用于脓胸、血胸、外科炎症、溃疡、创伤性损伤、瘘管等所产生的局部水肿、血肿及脓肿等。喷雾吸入,用于呼吸道疾病。也可用于治疗毒蛇咬伤。还常用于动物细胞培养前对组织的处理。

【眼科临床应用】炎症、溃疡、创伤性损伤等所产生的局部水肿、血肿及脓肿等。

【用法用量】肌内注射,一次 1.25 万~5 万 U,一日 1 次。结膜下注射,一次 1 250~5 000U,每日或隔日 1 次。滴眼,浓度 250U/ml,每日 4~6 次。泪道冲洗,浓度 250U/ml。毒蛇咬伤,以 0.25%~0.5% 盐酸普鲁卡因注射液溶解成 5 000U/ml 浓度的溶液以齿痕为中心,在伤口周围做浸润注射或在肿胀部位上方做环状封闭,每次用量 5 万~10 万 U。

【不良反应】

1. 注射局部疼痛、硬结。

2. 本品可引起组胺释放,产生全身反应,有寒战、发热、头痛、头晕、胸痛、腹痛、皮疹、血管神经性水肿、呼吸困难、眼压升高、白细胞减少等。症状轻时不影响继续治疗,给予抗组胺药和对症药物即可控制,严重时应即停药。

3. 本品偶可致过敏性休克。

【禁忌证】不可用于急性炎症部位、出血空腔、肺出血 1 周以内。肝、肾功能不全、血凝机制异常和有出血情况的患者禁用。

【注意事项】用药前先用针头蘸本品溶液做皮肤划痕试验。显示阴性反应,方可注射。本品在水溶液中不稳定,溶解后效价下降较快,故应在临用前配制溶液。

第七节　促进吸收药物

普 罗 碘 胺
prolonium iodide

【药理】本品为有机碘化物促进病理性混浊物吸收的辅助治疗药注射后吸收缓慢,大部分存在于脂肪组织与神经组织中,在体内逐渐分解成为游离碘分布于全身,能促进组织内炎症渗出物及其他病理沉着物的吸收和慢性炎症的消散。

【适应证】视神经炎、视盘炎、球后视神经炎、玻璃体混浊、球后视神经炎。

【眼科临床应用】眼病的辅助治疗药,用于晚期肉芽肿或非肉芽肿性虹膜睫状体炎、视网膜脉络膜炎、眼底出血、玻璃体混浊、半陈旧性角膜白斑、斑翳;亦可用于视神经炎(但疗效不确切)。

【用法用量】

1. 结膜下注射　一次 0.1~0.2g,2~3 日 1 次,5~7 次为 1 个疗程。

2. 肌内注射　一次 0.4g,一日或隔日 1 次,10 次为 1 个疗程。

【不良反应】久用可偶见轻度碘中毒症状,如恶心、瘙痒、皮疹等。出现症状时可暂停使用或少用。

【禁忌证】对碘过敏者禁用。严重肝肾功能减退者、活动性肺结核、消化道溃疡隐性出血者禁用。甲状腺肿大及有甲状腺功能亢进家族史者禁用。

【注意事项】本品能刺激组织水肿,一般不用于病变早期。

氨　碘　肽
amiotide

【药理】本品能改善眼部血液循环和新陈代谢,促进玻璃体混浊吸收,促进组织修复再生,阻止白内障发展,提高视觉功能。

【适应证】用于玻璃体混浊及早期老年性白内障等眼病

【眼科临床应用】早期老年性白内障,玻璃体混浊等眼病的治疗。

【用法用量】肌内注射,一次 2ml,或遵医嘱,30 日为 1 个疗程。滴眼每日 2~4 次。

【不良反应】少数病例滴眼后有局部刺激感、充血和 / 或结膜囊分泌物增多,一般在继续用药过程中症状会减退或消失。极少数特异性过敏体质的患者使用本品后可能出现结膜、眼睑充血和严重不适感。

【禁忌证】

1. 对本品特异过敏者禁用。

2. 眼部有严重炎症或溃疡者禁用。

3. 患有甲状腺功能亢进者禁用,其他内分泌紊乱者慎用。

4. 正在使用汞制剂者禁止同时使用本品。

【注意事项】

1. 个别患者用药后如出现皮肤瘙痒及全身不适,应停用。

2. 本品如有振摇后不消失的析出物,则不能使用。

眼　氨　肽
ocular extractives

【药理】本品含有多种氨基酸、多肽、核苷酸及微量钙、镁等,有促进眼组织的新陈代谢、伤痕愈合、吸收炎性渗出,并能促进眼角膜上皮组织的再生。

【适应证】用于角膜炎、视力疲劳及青少年假性近视。

【眼科临床应用】角膜炎、视力疲劳及青少年假性近视。

【用法用量】滴眼。一次 2~3 滴,一日 3~4 次。

【不良反应】尚未见有关不良反应报道。

【禁忌证】对本品过敏者禁用。

【注意事项】本品易被细菌污染,开瓶后宜在 10 日内用完,不宜久藏,发现混浊即不能使用。

卵磷脂络合碘
lincorice-lecithin bound iodine

【药理】

1. 卵磷脂络合碘可促进兔视网膜的组织呼吸,增进视网膜的新陈代谢。

2. 卵磷脂络合碘可加速成年兔的 ERG（视网膜电流图）节律样的微小波动。在给碘剂量为 18μg/（kg·d）时这种作用最为明显,且连续治疗 3 个月作用增强。

3. 对兔的过敏性眼色素层（葡萄膜）炎或暴发性眼色素层炎的两种实验中,都有明显的抗炎作用和改善 ERG 的作用。

【适应证】治疗中心性浆液性脉络膜视网膜病变、中心性渗出性脉络膜视网膜病变、玻璃体出血、玻璃体混浊、视网膜中央静脉阻塞等。

【眼科临床应用】治疗中心性浆液性脉络膜视网膜病变、中心性渗出性脉络膜视网膜病变、玻璃体出血、玻璃体混浊、视网膜中央静脉阻塞等。

【用法用量】口服,成人一次 1~3 片,一日 2~3 次服用。每日用量:沃丽汀 3~6 片。

【不良反应】

1. 过敏反应　偶发皮疹。

2. 消化道反应　偶尔发生胃肠不适。

【禁忌证】对碘过敏患者禁用。

【注意事项】

1. 慢性甲状腺疾病患者、曾患突眼性甲状腺肿的患者、内源性甲状腺素合成不足的患者慎用。

2. 由于老年人生理功能降低,应在使用时适当减量并小心监护。

3. 本品对妊娠妇女或疑为妊娠的妇女,只有在治疗价值大于可能带来的风险时,方可使用。

4. 须遵医嘱使用。

眼　生　素
whole eye extract

【药理】系从牛眼内容物（晶体、玻璃体、房水、部分视网膜和色素膜）中提取而得,其成分为多种氨基酸、多肽、核苷酸及微量钙、镁等,有促进眼组织的新陈代谢和伤痕愈合、吸收炎性渗出,并能促进眼角膜上皮组织的再生。

【适应证】适用于非化脓性角膜炎、葡萄膜炎、中心性浆液性视网膜炎,对玻璃体混浊、巩膜炎、早期老年白内障、视网膜色素变性、轻度近视、视力疲劳等眼病也有不同程度的疗效。

【眼科临床应用】用于角膜炎、视力疲劳及青少年假性近视。

【用法用量】

1. 滴眼　将本品注射液以等渗盐水将其稀释 1 倍后点眼,每次 2~3 滴,每日 3~6 次。

2. 眼浴　将本品用等渗盐水稀释 5 倍,用眼杯洗眼,每日 1~2 次,适用于不宜注射用药的急性患者。

3. 肌内注射或皮下注射　每次 1ml。每日 1 次。

4. 球结膜下注射或球后注射　每次 0.5~1 m l,每周 2~3 次。

5. 穴位注射　适量。注射治疗均以 10 次 1 个疗程。注射前一律需要做皮试,其方法为将本品稀释 10 倍后,取 0.1ml 做皮内注射,观察方法与常用皮试法同。

【不良反应】尚未见有关不良反应的报道。

【禁忌证】对本品过敏者禁用。

【注意事项】

1. 易被细菌污染,开瓶后宜在 10 日内用完,不宜久藏,发现混浊即不能使用。

2. 当药品性状发生改变时禁止使用。

碘 化 钾
potassium iodide

【药理】尚不明确。

【适应证】治疗低钾血症各种原因引起的低钾血症,如进食不足、呕吐、严重腹泻、应用排钾性利尿药、低钾性家族周期性麻痹、长期应用糖皮质激素和补充高渗葡萄糖等。

【眼科临床应用】用于角膜混浊、角膜斑翳、玻璃体混浊及早期晶体混浊的治疗,也可作为真菌感染的辅助治疗药物。

【用法用量】口服钾盐用于治疗轻型低钾血症或预防性用药。常规剂量成人每次 0.5~1g (67~134mmol),每日 2~4 次,饭后服用,并按病情调整剂量。一般成人每日最大剂量为 6g (80mmol)。

【不良反应】

1. 口服可有胃肠道刺激症状,如恶心、呕吐、咽部不适、胸痛(食道刺激),腹痛、腹泻、甚至消化性溃疡及出血。在空腹、剂量较大及原有胃肠道疾病者更易发生。

2. 原有肾功能损害时应注意发生高钾血症。

【禁忌证】

1. 高钾血症患者。

2. 急性肾功能不全、慢性肾功能不全者。

【注意事项】

1. 下列情况慎用 ①急性脱水,因严重时可致尿量减少,尿 K^+ 排泄减少;②家族性周期性麻痹,低钾性麻痹应给予补钾,但需鉴别高钾性或正常性周期麻痹;③慢性或严重腹泻可致低钾血症,但同时可致脱水和低钠血症,引起肾前性少尿;④传导阻滞性心律失常,尤其应用洋地黄类药物时;⑤大面积烧伤、肌肉创伤、严重感染、大手术后 24 小时和严重溶血,上述情况本身可引起高血钾症;⑥肾上腺性异常综合征伴盐皮质激素分泌不足;⑦接受留钾利尿剂的患者。

2. 用药期间需做以下随访检查 ①血钾;②心电图;③血镁、钠、钙;④酸碱平衡指标;肾功能和尿量。

3. 服用普通片剂及糖衣片时,对胃肠道有强烈的刺激作用,所以最好溶解成溶液后服用。

(喻京生 张仁俊 颜家朝 赵 凡)

第二十六章　角膜病常用外用眼药

第一节　中药类滴眼液

鱼腥草滴眼液

【药理】本品微毒。临床前动物实验结果提示:能减轻家兔金黄色葡萄球菌型、腺病毒 3 型结膜炎所致水肿、充血,减少分泌物形成,体外对 3、7 型腺病毒及 1 型单纯疱疹病毒有抑制作用。鱼腥草滴眼液能对多种致病微生物(包括细菌、病毒、真菌等)有广谱的杀灭和抑制作用,有良好的协同抗炎作用(包括抑制组织渗出、促进组织修复和再生),能迅速缓解患者的眼部症状,有良好的远期治疗效果。

【适应证】主要适用于急性卡他性结膜炎、流行性出血性结膜炎、流行性角结膜炎等。

【用法用量】滴入结膜囊内。一次 1 滴,一日 6 次。治疗急性卡他性结膜炎,7 日为 1 个疗程;治疗流行性角结膜炎,10 日为 1 个疗程。

【不良反应】尚不明确。

【注意事项】对鱼腥草过敏者禁用。

复方熊胆滴眼液

【药理】本品具有减轻充血、淤血及减轻炎症反应的作用,并有止痛和消除肿胀等功效;对铜绿假单胞菌、金黄色葡萄球菌、溶血性链球菌及肺炎双球菌等有抑制作用;本品能抑制腺病毒 3 型和单纯疱疹病毒 1 型的增殖和金黄色葡萄球菌的生长;本品能促进电热所致家兔角膜烧伤所致角膜翳处的角膜上皮修复,缩短愈合时间并减轻并发的结膜炎症状。

【适应证】适用于角结膜烧伤,角膜翳,急、慢性细菌性结膜炎,单纯疱疹性结膜炎,流行性角膜结膜炎伴疼痛、畏光流泪明显者。

【用法用量】滴入眼结膜囊内。每次 1 滴,每日 6 次,或遵医嘱。

【不良反应】尚不明确。

【注意事项】滴前轻摇药瓶,滴后拧紧瓶盖。忌食辛辣油腻食物。

麝珠明目滴眼液

【药理】本品具有抑制白内障形成,降低水负荷引起的眼压升高的作用;具有提高组织对缺氧的耐受力、降低血清脂质过氧化物水平、降低平滑肌张力和消炎作用;对金黄色葡萄球菌、乙型溶血性链球菌有一定的抑制作用,对单纯疱疹病毒和腺病毒有一定抑菌作用。

【适应证】适用于细菌性结膜炎、角膜炎,流行性角膜结膜炎,单纯疱疹性角膜炎,年龄相关性初、中期白内障,开角型青光眼等。

【用法用量】滴眼。取本品 1 支(0.3g)倒入装有 5ml 生理盐水的滴眼瓶中,摇匀,即可滴眼,每次 3 滴(每滴 1 滴闭眼 15 分钟),每日 2 次。

【不良反应】偶见用药后球结膜充血,轻度水肿。

【注意事项】用药期间忌烟、酒及刺激食物;治疗过程中局部出现炎症反应立即停药;本品配成滴眼液需在 15 日内用完;配制使用时应防止污染,滴眼时要充分振摇,滴后旋紧瓶盖;对本品过敏者禁用,过敏体质者慎用;本品性状发生改变时禁止使用。

第二节　中药类眼膏、眼用凝胶、粉剂

白敬宇眼药

【药理】本品具有使肌体皱缩、腺液分泌减少、抗菌、抗炎、止痒等作用;具有抑制胬肉生长、解除痉挛作用;尚有抗肿瘤作用。

【适应证】多用于治疗急性结膜炎、睑缘炎、翼状胬肉进展期等眼病。

【用法用量】涂于睑缘部或眼结膜囊内,每日 2 次或 3 次。

【不良反应】有眼部刺激感,有报道出现角膜上皮损伤及基质混浊情况。

【注意事项】过敏体质患者慎用。

珍珠八宝眼药

【药理】本品具有促进脓液排出、消除肿胀,使肌体皱缩、腺液分泌减少的作用;有抗炎、抗菌、解除痉挛的作用;有抑制胬肉生长、防治白内障、缩瞳、降眼压等作用;具有解毒、减轻炎症反应、减少局部渗出作用;有镇痛、促进溃疡愈合等功效。主要成分硼砂眼内通透性研究不详。

【适应证】适用于急性结膜炎、沙眼、睑腺炎、睑缘炎、角膜炎、泪囊炎、翼状胬肉、早期白内障等眼病。

【用法用量】涂入眼结膜囊内。每日 1 次或 2 次。

【不良反应】尚不明确。

【注意事项】忌烟、酒、辛辣油腻食物,忌鱼、虾等腥物;该药品为外用,忌内服;如与其他眼药同用,应在间隔 1 小时后方可;药物应用后应无明显烧灼、刺痛方可应用;对该药品过敏者禁用,过敏体质者慎用。

拨 云 眼 膏

【药理】具有促进脓液排出、消除肿胀,使肌体皱缩、腺液分泌减少的作用;有抗炎、抗菌、解除痉挛的作用;可减轻充血、淤血及减轻炎症反应,有消肿止痛生肌的功效。

【适应证】沙眼,睑缘炎,急、慢性结膜炎,变应性结膜角膜炎,化脓性角膜炎,角膜薄翳。

【用法用量】外用,涂入眼结膜囊内,或涂于患处,每日 2 或 3 次。

【不良反应】尚不明确。

【注意事项】忌烟、酒、辛辣刺激食物,忌鱼、虾腥物;外用时应无明显烧灼、刺痛,方可应用,如与其他外用眼药合用时应间隔 1 小时;药品性状发生改变时禁止使用。

退 障 眼 膏

【药理】本品具有清除眼组织毒素,改善眼部循环和营养供应,修复眼组织细胞损伤等三大药理功能。现代研究表明,退障眼膏有防治早期白内障和角膜薄翳的功效。

【适应证】适用于初发期白内障及角膜斑翳。

【用法用量】外用涂眼。每次 0.05~0.1g,每日 3 次。

【不良反应】尚不明确。

【注意事项】忌烟、酒、辛辣刺激食物;用药后有眼痒、眼睑皮肤潮红、结膜水肿者停用,并到医院就诊;涂眼内后如沙涩磨痛,流泪频频,应停用;小儿应在医师指导下应用;用药后视力下降明显者应到医院就诊;对本品过敏者禁用,过敏体质者慎用;本品性状发生改变时禁止使用;儿童必须在成人的监护下使用;请将本品放在儿童不能接触的地方;如正在使用其他药品,使用本品前请咨询医师或药师。

第三节　西药类滴眼液、眼膏、凝胶

一、抗感染类滴眼液、眼膏、凝胶

甲磺酸帕珠沙星滴眼液
Pazufloxacin Mesylate Eye Drops

【药理】甲磺酸帕珠沙星为第四代喹诺酮类,其主要作用机制为抑制金黄色葡萄球菌DNA 旋转酶和 DNA 拓扑异构酶Ⅳ活性,阻碍 DNA 合成而导致细菌死亡;对人拓扑异构酶Ⅱ的抑制作用弱。本品具有抗菌谱广、抗菌作用强的特点。对革兰氏阳性菌如葡萄球菌、链球菌、肠球菌,对革兰氏阴性菌如大肠埃希菌、奇异变形杆菌、克雷伯菌、阴沟肠杆菌、柠檬酸杆菌、醋酸钙不动杆菌、流感嗜血杆菌、卡他莫拉菌、铜绿假单胞菌等均有良好的抗菌活性,本品对某些厌氧菌也有良好的抗菌活性。

【适应证】适用于敏感菌引起的眼睑炎、睑腺炎、泪囊炎、结膜炎、角膜炎、角膜溃疡等。

【用法用量】每次 1~2 滴,每日 4 次,一般 7 日为 1 个疗程,或遵医嘱。

【不良反应】眼部用药常见的不良反应为眼局部刺痛感、烧灼感、眼痒等,程度为轻到重度,发生率为 1.5%。

【注意事项】儿童与老年使用本品的安全性和有效性尚未建立,孕妇禁用,哺乳期妇女慎用。对帕珠沙星及喹诺酮类抗生素有过敏史者禁用。有过敏性疾病家族史者、肾功能不全者、心脏或循环系统异常者、有抽搐或癫痫等中枢神经系统疾病者慎用。此药连续使用超过 14 日的安全性尚未建立,故不宜长期连续使用。

加替沙星滴眼液(眼用凝胶)
Gatifloxacin Eye Drops(Eye Gel)

【药理】加替沙星是第四代喹诺酮类,与氧氟沙星滴眼液和诺氟沙星滴眼液相比,抗菌能力更强、眼内角膜渗透性较高。对革兰氏阴性菌、阳性菌,如葡萄球菌、链球菌、肺炎球菌、棒状杆菌、布兰卡他菌、假单胞菌、嗜血杆菌、沙眼衣原体及立克次体等均有杀灭作用,可有效防治眼部细菌感染。

【适应证】主要用于眼睑炎、睑腺炎、泪囊炎、结膜炎、沙眼、角膜炎、角膜溃疡等。

【用法用量】每次 1 滴,每日 3 次。

【不良反应】眼部用药常见的不良反应为结膜刺激、流泪、角膜炎和乳头状结膜炎,发生率为 5%~10%。发生率在 1%~4% 的不良反应为球结膜水肿、结膜充血、眼干、流泪、眼部刺激、眼部疼痛、眼睑水肿、头痛、红眼、视力减退和味觉紊乱。

【注意事项】1 岁以下婴儿使用本品的安全性和有效性尚未建立,婴儿慎用。使用过程中若发现过敏现象,应立即停药。

左氧氟沙星滴眼液
Levofloxacin Eye Drops

【药理】左氧氟沙星为第三代喹诺酮类药物,为繁殖期杀菌药。是氧氟沙星的左旋体,其抗菌活性约为氧氟沙星的 2 倍,主要作用机制为抑制细菌 DNA 旋转酶的活性,抑制细菌 DNA 的复制。对葡萄球菌属、肺炎球菌、化脓性链球菌、溶血性链球菌、肠球菌属、大肠埃希菌、克雷伯菌属、沙雷杆菌、变形杆菌、铜绿假单胞菌、流感嗜血杆菌及淋球菌等具有很强的抗菌活性,可有效防治眼部细菌感染。

【适应证】主要用于眼部浅层感染,如睑缘炎、结膜炎、角膜炎、泪囊炎和眼科围术期的无菌化治疗。

【用法用量】滴入眼结膜囊内,每次 1~2 滴,每日 3 次。

【不良反应】偶有一过性的刺激症状或轻度眼局部瘙痒感。

【注意事项】

1. 本品只限于滴眼用,不能用于结膜下注射,也不能直接滴入眼睛前房内。

2. 不应长期使用,以免耐药,使用时注意避免污染容器前端。

氧氟沙星滴眼液(眼膏、凝胶)
Ofloxacin Eye Drops(Ointment, Gel)

【药理】氧氟沙星属氟喹诺酮类抗生素,通过抑制细菌原核细胞 DNA 旋转酶和 DNA 复制而发挥作用。由于其独特的作用机制,具有抗菌谱广、抗菌活性强的特点,对革兰氏阳性菌、阴性菌群均有较强的抗菌作用。对本制剂敏感的葡萄球菌属、链球菌属、肺炎球菌、肠球菌属、细球菌属、莫拉菌属、棒状杆菌属、克雷伯菌属、沙雷菌属、变形菌属、摩氏摩根菌、普罗威登斯菌属、流感嗜血杆菌、结膜炎嗜血杆菌(科 - 威杆菌)、铜绿假单胞菌、洋葱假单胞菌、嗜麦芽黄单胞菌、不动杆菌属、丙酸杆菌等均有较强的杀菌作用,可有效防治眼部细菌感染。

【适应证】主要用于细菌性结膜炎、睑腺炎、睑板腺囊肿、角膜炎、角膜溃疡、泪囊炎、术后感染等。

【用法用量】滴入眼结膜囊内,每次 1~2 滴,每日 3~5 次。

【不良反应】

1. 主要不良反应为眼刺激感、眼睑瘙痒感、眼睑炎、结膜充血、眼痛、眼睑肿胀等。

2. 严重不良反应为休克、过敏样症状应充分进行观察。当发现红斑、皮疹、呼吸困难、血压降低、眼睑水肿等症状时应停止给药,予以妥善处置。

【注意事项】

1. 只限于滴眼,不能用于结膜下注射,也不能直接滴入前房内。

2. 不应长期应用,可能导致非感染微生物的过度生长,包括真菌。

3. 使用时注意避免污染容器前端,1 岁以下婴儿、哺乳期妇女慎用。

妥布霉素滴眼液
Tobramycin Eye Drops

【药理】妥布霉素属于氨基糖苷类抗生素,为静止期杀菌药,进入细菌细胞内部发挥抗菌作用,机制为作用于细菌核糖体的 30S 和 50S 亚单位,影响肽链的延长,造成遗传密码错读,合成异常蛋白质。异常蛋白质结合进入细菌细胞膜,导致细胞膜渗漏,细菌死亡。对需氧的革兰氏阴性杆菌及革兰氏阳性菌中的金黄色葡萄球菌有效。本品对肺炎杆菌、肠杆菌属、变形杆菌的抗菌作用较庆大霉素强,对铜绿假单胞菌的体外抗菌作用是庆大霉素的 2~5 倍,但对沙雷菌属和沙门菌属作用略差。在革兰氏阳性菌中,本品仅对葡萄球菌有效,链球菌及其他革兰氏阳性菌均对本品耐药。该过程在缺氧的条件下受到抑制,故对厌氧菌无效。

【适应证】主要用于敏感细菌所致的外眼及附属器的局部感染。

【用法用量】滴(涂)于眼睑内。滴眼液:轻、中度感染,每次 1~2 滴,每 4 小时 1 次;重度感染,每次 2 滴,每小时 1 次。眼膏:轻度及中度感染的患者,每日 2 或 3 次,每次取约 1.5cm 长的药膏涂入患眼;与滴眼液合用,每晚一次睡前使用。

【不良反应】偶见局部刺激症状,如眼睑灼痛或肿胀、结膜红斑等;罕见变态反应。

【注意事项】

1. 树枝状角膜炎、眼部分枝杆菌及真菌感染慎用。

2. 水痘及其他因疱疹性病毒引起的角膜炎、结膜炎慎用。

3. 本品慎用于孕妇、哺乳期妇女、儿童及青光眼患者、过敏者和角膜上异物未完全去除者。

4. 交叉过敏 对一种氨基糖苷类抗生素如链霉素、庆大霉素过敏的患者,可能对本品过敏。若出现过敏反应,应立即停药。

5. 长期应用本品可能导致耐药菌过度生长,甚至引起真菌感染,故应避免长期应用。

硫酸新霉素滴眼液
Neomycin Sulfate Eye Drops

【药理】新霉素属于第一代氨基糖苷类抗生素,静止期杀菌药。主要机制为与细菌核糖体 30S 亚单位结合,抑制细菌蛋白质的合成。新霉素对许多革兰氏阴性杆菌如大肠埃希菌、克雷伯菌属、变形杆菌属、肠杆菌属、沙门菌属、志贺菌属、布氏菌属、巴斯德杆菌属等具抗菌作用;脑膜炎奈瑟菌和淋病奈瑟菌亦对本品敏感。新霉素对葡萄球菌属及其他革兰氏阳性球菌的作用差,各组链球菌、铜绿假单胞菌和厌氧菌对该品耐药。新霉素细菌与新霉素接触后极易产生耐药性。新霉素和其他抗菌药物或抗结核药物联合应用可减少或延缓耐药性产生。

【适应证】主要用于敏感葡萄球菌属(甲氧西林敏感金黄色葡萄球菌和凝固酶阴性葡萄球菌)、流感嗜血杆菌、大肠埃希菌、变形杆菌属等敏感革兰氏阴性杆菌所致结膜炎、泪囊炎、角膜炎、眼睑炎、睑板腺囊肿等。

【用法用量】滴入眼结膜囊内,每次 1~2 滴,每日 3~5 次。

【不良反应】目前尚不明确。

【注意事项】

1. 本品不得直接注入球结膜下或眼前节内。

2. 泪囊感染(泪囊炎)常发生于泪囊管闭塞的儿童,除用本品滴眼外,可同时辅以局部热敷。

3. 滴眼前洗手,滴眼时瓶口勿接触眼睛,使用后将瓶盖拧紧,以免污染药液。

硫酸庆大霉素滴眼液
Gentamycin Sulfate Eye Drops

【药理】庆大霉素属于氨基糖苷类抗生素,为静止期杀菌药,进入细菌细胞内部发挥抗菌作用。主要机制为作用于细菌核糖体的 30S 和 50S 亚单位,影响肽链的延长,造成遗传密码错读,合成异常蛋白质,异常蛋白质结合进入细菌细胞膜,导致细胞膜渗漏,最终细胞死亡。庆大霉素对需氧的革兰氏阴性杆菌及革兰氏阳性菌中的金黄色葡萄球菌有效。在革兰氏阴性杆菌中,大肠埃希菌、克雷伯菌属等肠杆菌科,以及沙雷菌属、变形杆菌、摩根杆菌、枸橼酸杆菌属对本品敏感,沙门菌属及志贺菌属在体外具抗菌活性;本品对不动杆菌属和流感嗜血杆菌、铜绿假单胞菌等需氧革兰氏阴性杆菌亦具有抗菌作用。在革兰氏阳性菌中,本品仅对葡萄球菌有效,链球菌对本品耐药。本品对厌氧菌无效。

【适应证】主要用于治疗结膜炎、角膜炎、泪囊炎、眼睑炎、睑板腺囊肿等感染。

【用法用量】滴入眼结膜囊内,每次 1~2 滴,每日 3~5 次。

【不良反应】滴眼有一过性刺激,偶见变态反应,出现充血、眼痒、水肿等症状。

【注意事项】

1. 对该药品过敏者禁用,过敏体质者慎用。

2. 泪囊感染(泪囊炎)常发生于泪囊管闭塞的儿童,除用本品滴眼外,可同时辅以局部热敷。

3. 滴眼时瓶口勿接触手和眼睛,使用后应将瓶盖拧紧,以免污染药液。

4. 本品不得直接注入球结膜下或眼前节内,若出现充血、眼痒、水肿等症状,应停药就医。

硫酸卡那霉素滴眼液
Kanamycin Sulfate Eye Drops

【药理】卡那霉素属于氨基糖苷类抗生素。作用机制主要是与细菌核糖体 30S 亚单位结合,抑制细菌蛋白质的合成。对多数肠杆菌科细菌,如大肠埃希菌、克雷伯菌属、变形杆菌属、肠杆菌属、志贺菌属、沙门菌属、枸橼酸杆菌属、普罗菲登菌属、耶尔森菌属等均有良好作用。卡那霉素与链霉素、新霉素有完全交叉耐药,与其他氨基糖苷类可有部分交叉耐药,可有效防治眼部细菌感染。

【适应证】主要用于眼睑炎、睑腺炎、泪囊炎、结膜炎、沙眼、角膜炎、角膜溃疡等。

【用法用量】滴入眼结膜囊内,每次 1~2 滴,第 1~2 天,2 小时 1 次,每日 8 次;第 3~7 天,每日 4 次。

【不良反应】偶有眼部轻度刺激不适。

【注意事项】

1. 本品不得直接注入球结膜下或眼前节内,与其他氨基糖苷类合用或先后局部应用,可增加耳毒性、肾毒性,以及神经肌肉阻滞作用。

2. 与卷曲霉素、顺铂、依他尼酸、呋塞米或万古霉素(或去甲万古霉素)等合用,或先后连续局部应用,可能增加耳毒性与肾毒性。

3. 与头孢噻吩或头孢唑林局部合用可能增加肾毒性。

4. 其他肾毒性药物及耳毒性药物与本品合用或先后应用应慎重,以免加重肾毒性或耳毒性。

5. 本品滴眼后虽很少吸收进入全身血液循环,但孕妇及哺乳期妇女仍应注意不可过量使用,以免影响胎儿及婴儿的生长发育。

6. 泪囊感染(泪囊炎)常发生于泪囊管闭塞的儿童,除用本品滴眼外,可同时辅以局部热敷。

7. 滴眼前洗手,滴眼时瓶口勿接触眼睛,使用后应将瓶盖拧紧,以免污染药液。

8. 出现变态反应及时停药。

阿米卡星滴眼液
Amikacin Eye Drops

【药理】阿米卡星属于半合成氨基糖苷类抗生素,对细菌所产生氨基糖苷类钝化酶稳定。用于治疗由铜绿假单胞菌、变形杆菌、大肠埃希菌及金黄色葡萄球菌等敏感菌引起的眼部感染。具有切断耐药菌的氨基酰化酶对药物的破坏作用,可有效防治眼部细菌感染。

【适应证】主要用于眼睑炎、睑腺炎、泪囊炎、结膜炎、沙眼、角膜炎、角膜溃疡等。

【用法用量】滴入眼结膜囊内,每次 1~2 滴,每日 3~5 次。

【不良反应】

1. 本品有轻微的刺激性,偶见变态反应,出现充血、眼痒、水肿等情况。

2. 结膜下注射疼痛明显。

【注意事项】

1. 与两性霉素 B、氨苄西林、头孢噻肟、肝素、新生霉素、苯妥英钠、磺胺嘧啶钠、硫酸妥钠、华法林及头孢匹林等有配伍禁忌,不能合用。

2. 与氨苄西林联合使用,对铜绿假单胞菌有协同作用,但应该分开使用。

3. 对本品过敏者禁用,肾功能不全者、孕妇、老年人慎用。

氯霉素滴眼液
Chloramphenicol Eye Drops

【药理】为抗生素药。抗菌谱包括链球菌、淋球菌、脑膜炎菌、流感嗜血杆菌、布氏杆菌、败血出血性巴斯德杆菌、白喉杆菌、支原体、衣原体、立克次体、螺旋体和一些厌氧菌。氯霉素为脂溶性,通过弥散进入细菌细胞内,并可逆性地结合在细菌核糖体的 50S 亚基上,使肽链增长受阻(可能由于抑制转肽酶的作用),因此抑制肽链的形成,从而阻止蛋白质的合成。

【适应证】抗菌、抗炎。用于结膜炎、角膜炎、轻度沙眼等。

【用法用量】滴入眼结膜囊内,每次 1~2 滴,每日 3~5 次。

【不良反应】

1. 偶见眼睛疼痛,视力改变,持续性发红或刺激感,口腔苦味。

2. 大剂量长期使用(超过 3 个月)可引起视神经炎或视乳头炎(特别是小儿)。

【注意事项】

1. 长期应用本品的患者,应事先做眼部检查,并密切注意患者的视功能和视神经炎的症状,一旦出现即停药。应同时服用维生素 C 和 B 族维生素。

2. 孕妇及哺乳期妇女使用后可能引起新生儿和哺乳婴儿产生严重的不良反应,故孕妇及哺乳期妇女宜慎用;偶见儿童使用后出现再生不良性障碍性贫血。

磺胺醋酰钠滴眼液
Sulfacetamide Sodium Eye Drops

【药理】本品为广谱抑菌剂。本品在结构上类似对氨基苯甲酸(PABA),可与 PABA 竞争性作用于细菌体内的二氢叶酸合成酶,从而阻止 PABA 作为原料合成细菌所需的叶酸,减少了具有代谢活性的四氢叶酸的量,而后者则是细菌合成嘌呤、胸腺嘧啶核苷和脱氧核糖核酸(DNA)的必需物质,因此抑制了细菌的生长繁殖。

【适应证】用于敏感菌所致浅表性结膜炎、角膜炎、睑缘炎和沙眼的治疗,也可用于眼外伤、慢性泪囊炎,以及结膜、角膜和眼内手术的感染预防。

【用法用量】滴入眼结膜囊内,每次 1~2 滴,每日 4~6 次。

【不良反应】偶见眼睛刺激或过敏反应。

二、抗病毒滴眼液

阿昔洛韦滴眼液
Aciclovir Eye Drops

【药理】不同病毒对阿昔洛韦敏感性依次为:单纯疱疹病毒Ⅰ型 > Ⅲ型 > 带状疱疹 >EB 病毒 > 巨细胞病毒。

【适应证】用于治疗浅层与深层单纯疱疹性角膜炎。

【用法用量】滴入结膜囊内,每 2 小时 1 次,每次 1~2 滴。

【不良反应】滴眼可引起轻度疼痛和烧灼感,但易被患者耐受;还可引起点状角膜病变、结膜充血等,但较轻微。

【注意事项】本品如有结晶或粉末状析出,加热溶解后使用。

更昔洛韦滴眼液(眼用凝胶)
Ganciclovir Eye Drops(Ophthalmic Gel)

【药理】更昔洛韦是一种 2'- 脱氧鸟嘌呤核苷酸的类似物,可抑制疱疹病毒的复制。

【适应证】单纯疱疹性角膜炎、腺病毒性角膜炎。

【用法用量】滴眼液:滴入结膜囊内,每次 2 滴,每 2 小时 1 次。凝胶:涂入结膜囊内,每次 1 滴,每日 4 次,疗程 3 周。

【不良反应】可引起轻度眼睑水肿、结膜充血、疼痛和烧灼感、角膜上皮点状着色、眦角糜烂等症状,减少用药次数后能耐受继续治疗。治疗过程中可出现短暂的眼痒及灼热感,针刺感及轻微视物模糊,但很快消失,不影响治疗。

【注意事项】精神病患者及神经中毒症状者慎用。

利巴韦林滴眼液
Ribavirin Eye Drops

【药理】本品为单磷酸肌苷(IMP)脱氢酶抑制药,抑制 IMP 从而阻止病毒核酸的合成,干扰 DNA 合成而抑制病毒复制,是广谱抗病毒药。对单纯疱疹病毒、腺病毒等 DNA 病毒、RNA 病毒均有抑制作用,同时也抑制细胞 DNA 的合成,有一定毒性,选择性较差。

【适应证】单纯疱疹性角膜炎、腺病毒性角膜炎、急性流行性出血性角膜结膜炎。

【用法用量】滴入结膜囊内,每次 1~2 滴,急性期每小时 1 次,缓解后每 2 小时 1 次。

【不良反应】偶见局部轻微刺激。

【注意事项】

1. 本品不宜用于其他病毒性眼病。

2. 若长期大量使用本品可能会产生与全身用药相同的不良反应如肝功能、血象的不良反应。

3. 有严重贫血、肝功能异常者慎用。

4. 孕妇不宜应用,哺乳期妇女应用时应暂停授乳。

5. 老年人不推荐应用。

重组人干扰素 α1b 滴眼液
Recombinant Human Interferon α1b Eye Drops

【药理】干扰素与细胞表面受体结合,诱导细胞产生多种抗病毒蛋白质,从而抑制病毒在细胞内的复制;可通过调节免疫功能增强巨噬细胞、淋巴细胞对靶细胞的特异细胞毒作用,有效地遏制病毒侵袭和感染的发生。

【适应证】对单纯疱疹性眼病,包括眼睑单纯疱疹、单纯疱疹性结膜炎、角膜炎(树枝状、地图状、盘状、基质性角膜炎)、单纯疱疹性虹膜睫状体炎疗效显著;对带状疱疹性眼病(如眼睑带状疱疹、带状疱疹性角膜炎、巩膜炎、虹膜睫状体炎)腺病毒性结膜角膜炎、流行性出血性结膜炎等也有良好效果。

【用法用量】急性炎症期,每日 4~6 次,缓解期每日 2 或 3 次,基本痊愈后改为每日 1 次,继续用药 1 周后停药。有多次复发史的单纯疱疹性角膜炎患者,每遇感冒、发热或其他诱因,如疲劳、生活不规律可滴用本品,每日 2 次,连续 3 日,以预防复发。

【不良反应】偶发一过性轻度结膜充血,少量分泌物、黏涩感、眼部刺痛、痒感等症状,但可耐受继续用药。病情好转时酌减滴药次数,症状即缓解消失。

【注意事项】

1. 本品为微黄色液体,如遇有混浊、异物等异常现象,则不宜使用。

2. 滴药时注意药物及药瓶不要触及眼部,以防污染药物。

3. 本品开盖后 1 周内用完。

重组人干扰素 α2b 滴眼液
Recombinant Human Interferon α2b Eye Drops

【药理】提高免疫功能包括增强巨噬细胞的吞噬作用,增强淋巴细胞对靶细胞的细胞毒性和天然杀伤性细胞的功能。

【适应证】单纯疱疹性角膜炎。

【用法用量】每日 6 次,每次 1~2 滴,2 周为 1 个疗程。

【不良反应】可能会出现一过性眼部刺痛、轻度眼痒等症状,停药后会自行消失。

【注意事项】对干扰素有过敏史者、妊娠与哺乳期应慎用。

利福平滴眼液
Rifampicin Eye Drops

【药理】利福平为半合成广谱杀菌药,与依赖于 DNA 的 RNA 多聚酶的 p 亚单位牢固结合,抑制细菌 RNA 的合成,防止该酶与 DNA 连接,从而阻断 RNA 转录过程。对许多革兰氏阳性和阴性细菌、沙眼衣原体和某些病毒均有较强的抑制作用。革兰氏阳性菌中以金黄色葡萄球菌、链球菌、肺炎球菌等较敏感,革兰氏阴性菌则对结核杆菌作用最强,与异烟肼相似,比链霉素强。另外对麻风杆菌亦有较强的作用。高浓度能抑制腺病毒及天花病毒等。对沙眼衣原体高度敏感,是所有抗沙眼药物中作用最强者。

【适应证】各种耐药性金黄色葡萄球菌感染及各种结核性疾病、沙眼,以及某些病毒性眼病。

【用法用量】0.1% 滴眼液滴眼,每日 4~6 次,治疗沙眼的疗程为 6 周。

【不良反应】畏寒、呼吸困难、头晕、发热、头痛、泪液呈橘红色或红棕色等。此外尚可引起皮肤发红或皮疹(变态反应)、瘙痒等症状。

【注意事项】

1. 对诊断的干扰　可引起直接抗球蛋白试验(Coombs 试验)阳性;干扰血清叶酸浓度和维生素 B_{12} 浓度测定结果;可干扰利用分光光度计或颜色改变而进行的各项尿液分析试验的结果,因使用利福平后可使尿液呈橘红色或红棕色。使用利福平可使血液尿素氮、血清碱性磷酸酶、血清谷丙转氨酶、谷草转氨酶、血清胆红素及血清尿酸浓度测定结果增高。

2. 乙醇中毒、肝功能损害者慎用。一般肝病患者慎用。

3. 利福平可能引起白细胞和血小板减少,并导致牙龈出血和感染,伤口愈合延迟等。

4. 对本品过敏者、严重肝功能不全患者、胆道阻塞患者、孕妇禁用;老年人、儿童慎用。

酞丁安滴眼液
Ftibamzone Eye Drops

【药理】该药品系抗病毒药,其作用机制是抑制病毒 DNA(脱核糖核酸)和蛋白质的早期合成,对单纯疱疹病毒 I、II 型及水痘 - 带状疱疹病毒有抑制作用。对沙眼衣原体也有作用。本品能抑制感染性单纯疱疹病毒 I 型和 II 型的复制,而不影响病毒从 Vero 细胞内释放。由于本品对病毒的特殊亲和力,故对正常的宿主细胞则很少引起代谢改变。

【适应证】用于各型沙眼、单纯疱疹性角膜炎、眼部带状疱疹。

【用法用量】每次 1~2 滴,每日 3 或 4 次。

【不良反应】偶见变态反应。

【注意事项】

1. 用药部位如有烧灼感、瘙痒、红肿等情况应停药,并将局部药物洗净。

2. 育龄妇女慎用,对该药品过敏者禁用,过敏体质者慎用,儿童必须在成人监护下使用。

膦甲酸钠滴眼液
Foscarnet Sodium Eye Drops

【药理】膦甲酸钠是一类化学结构简单、非抗代谢化合物,为广谱抗病毒药。在体外试验中膦甲酸钠可抑制包括巨细胞病毒(CMV)、单纯疱疹病毒 I 型和 II 型(HSV-1 和 HSV-2)等疱疹病毒的复制。其作用机制为直接抑制 I 型、II 型单纯疱疹病毒,巨细胞病毒等特异的 DNA 和反转录酶,对正常细胞 DNA 聚合酶影响很小。膦甲酸钠不需要被胸腺嘧啶激酶或其他激酶激活(磷酸化),因此在体外对 HSVTK 缺失突变株和 CMVUL97 突变株有活性。所以,耐阿昔洛韦的 HSV 株或耐更昔洛韦的 CMV 株可能会对膦甲酸钠敏感。但是,伴有 DNA 聚合酶改变的耐阿昔洛韦和更昔洛韦突变株可能也耐膦甲酸钠。体外试验中,将膦甲酸钠和更昔洛韦联用可见活性增强。HSV 易对本品产生耐药性,但与碘苷、安西他滨和阿糖腺苷之间无交叉耐药性。

【适应证】治疗阿昔洛韦无效的单纯疱疹性角膜炎。

【用法用量】滴眼，每日 6 次，每次 2 滴，3 日后每日 4 次。树枝状、地图状角膜炎用药 4 周；盘状角膜炎用药也为 4 周。

【不良反应】短期（8 日内）应用的不良反应表现为少数患者有一过性可耐受眼部刺激症状。

【注意事项】本品如遇低温析出结晶，可置于温热水中轻摇溶解，继续使用。

碘苷滴眼液
Idoxuridine Eye Drops

【药理】本品为嘧啶类抗病毒药，能与胸腺嘧啶核苷竞争性抑制磷酸化酶，特别是 DNA 聚合酶，从而抑制病毒 DNA 中胸腺嘧啶核苷的合成，或代替胸腺嘧啶核苷渗入病毒 DNA 中，产生有缺陷的 DNA，使其失去感染力或不能重新组合，使病毒停止繁殖或失去活性而得到抑制。本品对 RNA 病毒无作用。

【适应证】适用于治疗浅层单纯疱疹性角膜炎、带状疱疹病毒感染所致的角膜炎等。

【用法用量】滴于结膜囊内，每 1~2 小时 1 次，每次 1~2 滴。

【不良反应】可有畏光、局部充血、水肿、疼痛、瘙痒等不良反应，也可发生变态反应眼睑水肿。长期滴用，可引起点状角膜病变、接触性皮炎、滤泡性结膜炎、泪点闭塞等。还可延缓角膜实质层创伤愈合，因此角膜移植后治疗单纯疱疹性角膜炎禁用此品。

【注意事项】

1. 本品对单纯疱疹病毒 Ⅱ 型感染无效，单纯疱疹病毒易对碘苷产生耐药性。

2. 可与睫状肌麻痹剂、抗生素及肾上腺皮质激素合用。不能与硼酸特别是硫柳汞合用，因可使本品失效及眼部毒性作用增强。

3. 长期使用能损伤角膜上皮，影响溃疡的修复，使用时一般不宜超过 3 周，痊愈后继续使用一般不宜超过 3~5 日。频繁滴眼可致角膜上皮点状剥脱，且不能避免疾病复发。

4. 孕妇及哺乳期妇女不宜使用，儿童用药尚缺乏资料，故本品一般不用于婴幼儿。

三、抗变态反应滴眼液

色甘酸钠滴眼液
Sodium Cromoglicate Eye Drops

【药理】本品稳定肥大细胞膜，制止各种刺激包括 IgE 和抗原结合引起的肥大细胞脱颗粒，阻止组胺、5- 羟色胺、慢反应物质等过敏介质的释放。还抑制由磷脂酶 A 引起的非致敏性肥大细胞脱颗粒，但对磷脂酶活性无作用。无抗组胺和抗白三烯作用，也不收缩血管。

【适应证】变应性结膜炎及春季结膜炎。症状改善后还需继续用药维持治疗效果。

【用法用量】滴眼，每次 1~2 滴，每日 4 次，重症可适当增加到每日 6 次。在好发季节提前 2~3 周使用。

【不良反应】滴眼后有轻微烧灼感，有时会出现结膜充血，有刺激感，或者有极少的角膜糜烂等现象，当出现上述症状时终止用药。有时会出现困倦、口干、胃肠道反应等。

【注意事项】对本品过敏者禁用。

盐酸氮卓斯汀滴眼液
Azelastine Hydrochloride Eye Drops

【药理】盐酸氮卓斯汀及其主要代谢产物是组胺 H_1 受体拮抗药,具有抗组胺作用;氮卓斯汀可以增强肥大细胞膜的稳定性,抑制肥大细胞释放组胺、白三烯等炎性介质,其抑制抗原及非抗原刺激导致的肥大细胞释放组胺的作用比酮替芬、色甘酸钠、茶碱和阿司咪唑强5 000 倍。其机制为氮卓斯汀可以抑制细胞内的 5- 脂氧合酶的活性,阻断钙离子内流,增加了 cAMP 水平而起到肥大细胞膜稳定作用。动物实验表明,氮卓斯汀可以显著地抑制豚鼠、大鼠和家兔的肥大细胞 / 嗜碱细胞释放组胺、白细胞三烯等炎性介质的活性。氮卓斯汀还具有拮抗其他炎性介质的作用等。

【适应证】本品用于花粉症结膜炎、巨型乳头状结膜炎(GPC)、春季角结膜炎(VKC)及特异性角结膜炎(AKC)等过敏性眼病。

【用法用量】滴眼,每次 1~2 滴,每日 2 次(早、晚各 1 次),重症可增加到每日 4 次。

【不良反应】偶然会产生轻微短暂的刺激反应(如灼热、眼痒、流泪)。

【注意事项】对本品过敏者禁用。

吡嘧司特钾滴眼液
Pemirolast Potassium Eye Drops

【药理】吡嘧司特钾为肥大细胞稳定剂,防止其脱颗粒。吡嘧司特钾对大鼠腹腔渗出细胞释放组胺和血小板活化因子呈浓度依赖性抑制作用,抑制组胺释放的作用强于色甘酸钠;抑制血小板活化因子作用是色甘酸钠的 100 倍。吡嘧司特钾在较低的浓度时即可抑制嗜酸性粒细胞和中性白细胞游走。0.1% 吡嘧司特钾可显著抑制大鼠变应性结膜炎,效应与酮替芬相当,而远远优于色甘酸钠。

【适应证】本品用于治疗变应性结膜炎及春季结膜炎等。

【用法用量】滴眼,每次 1~2 滴,每日 2 次(早、晚各 1 次)。

【不良反应】

1. 不足 5% 的患者滴眼后出现结膜充血、刺激感等症状。

2. 过敏反应,有时会发生眼睑炎、眼睑皮肤炎等,一旦出现过敏症状,应立即停药。

【注意事项】对本品过敏者禁用。

盐酸奥洛他定滴眼液
Olopatadine Hydrochloride Eye Drops

【药理】本品是一种新型的抗过敏药,结构与酮替芬相似,但活性更强,它同时具有较强的抗组胺和稳定肥大细胞膜的双重药理特性,选择性抑制 H_1 受体活性和功能,对受体亲和力相当高(K_i =0.031 6μmol/L),对 H_2(K_i =100μmol/L)和 H_3(K_i =79.4μmol/L)则相对较低。体外试验,奥洛他定对组胺刺激引起的人结膜上皮细胞磷酸酰肌醇翻转和 IL-6、IL-8 分泌的抑制作用强于左卡巴斯汀;它对人结膜肥大细胞释放组胺、类胰蛋白酶和前列腺素 2 的抑制呈剂量依赖性,其半数抑制浓度为 559μmol/L;奥洛他定的组胺受体拮抗作用具有特异性,它对 α 肾上腺素能、多巴胺、蕈毒碱 1 型和 2 型、血清素等受体均无作用,能有效抑制由组胺引起的结膜血管透性增加,而且起效快,作用时间长。

【适应证】本品用于治疗变应性结膜炎等。

【用法用量】滴眼,每次 1~2 滴,每日 2 次,间隔 6 小时以上。3 岁儿童使用安全。

【不良反应】临床应用尚未发现 0.1% 奥洛他定滴眼液的严重不良反应,绝大多数患者滴眼后无不适感,耐受性优于其他抗炎、抗过敏滴眼剂;不足 5% 的患者诉说有短暂烧灼、刺痛、眼干、异物感等;已有报道,用药后头痛的发生率为 7%。

【注意事项】口服此药的哺乳期大鼠的乳汁中发现含有奥洛他定。哺乳期女性用 0.1% 奥洛他定滴眼液时应谨慎。

四、免疫抑制滴眼液

环孢素滴眼液
Cyclosporin Eye Drops

【药理】环孢素(CsA)是从真菌代谢物种提取的含有 11 个氨基酸的环多肽。环孢素对细胞免疫和胸腺依赖性抗原的体液免疫有较高的选择性抑制作用,可用于治疗移植物排异反应以及某些自身免疫性疾病。环孢素抑制抗原刺激所引起的 T 细胞信号过程,减弱 IL-1 和抗凋亡蛋白等细胞因子的表达。环孢素增加转化生长因子 -p(TGF-p) 表达,TGF-p 对 IL-2 刺激 T 细胞的增殖有强大抑制作用。环孢素与环孢素受体结合形成复合物,进而抑制神经钙蛋白磷酸酶对活化 T 细胞核因子去磷酸化的催化作用,并抑制 NFAT 进入细胞核并阻止其诱导的基因转录过程。环孢素还有刺激泪液分泌的作用,可能与胆碱能和速激肽能神经介导有关。应用环孢素可抑制泪腺腺泡细胞和结膜杯状细胞的凋亡,促进淋巴细胞的凋亡,可达到治疗眼干燥症的效果。环孢素可能是通过磷酸酶抑制药功能达到免疫调节和抗炎作用而发挥功效的。

【适应证】本品适用于角膜移植排斥反应、内源性葡萄膜炎、角膜溶解综合征、贝赫切特综合征、眼球干燥综合征、单纯疱疹病毒性角膜基质炎、眼部化学烧伤、坏死性巩膜炎及春季角膜结膜炎等免疫性眼病的治疗。眼用乳剂可增加干燥性角膜结膜炎患者泪液的产生,从而缓解干眼症状。

【用法用量】滴入眼结膜囊内,每次 1~2 滴,每日 3~4 次。

【不良反应】部分患者出现眼部轻微刺激、流泪、异物感、结膜轻度充血、瘙痒、烧灼感。偶见睫毛脱落、角膜上皮缺损、眼周皮炎、过敏症、角膜上皮点状病变等症状,但停药后可自愈。如与激素滴眼液交替使用,可减少不良反应,并增强疗效。

【注意事项】

1. 角膜移植术后如发生植片排斥反应,临床医生可视排斥反应的轻重不同适当增加本品滴眼次数。

2. 与糖皮质激素联合应用时请注意逐渐调整糖皮质激素的给药剂量。

3. 本品不具有抗感染功效,若发生感染,应立即用抗生素治疗。

4. 低温贮存时,有凝固倾向,发生凝固状或烟雾状或少量絮状物并不影响药物质量。

他克莫司滴眼液
Tacrolimus Eye Drops

【药理】本品为大环内酯类抗生素,由土壤放线菌的发酵液中提取。其免疫抑制作用非常强,无论体内或体外试验,均显示他克莫司比环孢素效应强 10~100 倍。其靶细胞主要是 T 细胞,通过抑制丝裂原及同种异体抗原诱导的 T 细胞活化过程,而抑制混合淋巴细胞反应(MLR)及细胞毒 T 细胞(CTL)的活化过程,它能减少细胞因子,如 IL-2、IL-3、IL-4 和 IFN-Y

的分泌量,抑制 IL-2 受体和铁转蛋白的表达等。

【适应证】本品适用于角膜移植排斥反应、内源性葡萄膜炎,自身免疫性眼病,难治性变应性结膜炎等少数顽固性葡萄膜炎应用环孢素治疗无进展或不敏感,改用他克莫司治疗可能会取得较好效果。

【用法用量】0.1% 混悬液,滴入眼结膜囊内,每次 1~2 滴,每日 4~6 次。

【不良反应】眼局部应用不良反应少,仅有结膜轻度充血和一过性灼热感等。

【注意事项】对本品过敏者禁用,应避免与环孢素合用。

五、角膜上皮生长因子

重组牛碱性成纤维细胞生长因子滴眼液
Recombinant Bovine Basic Fibroblast Growth Factor Eye Drops

【药理】本品来源于中胚层和外胚层的组织,具有促进修复和再生的作用。动物实验结果表明,本品对家兔碱烧伤后角膜上皮的再生、角膜基质层和内皮层的修复均有促进作用,未见增加角膜新生血管的生成。

【适应证】用于多种原因引起的角膜上皮缺损和点状角膜病变、复发性浅层点状角膜病变、轻中度眼干燥症、大疱性角膜炎、角膜擦伤、轻中度化学烧伤、地图状(或营养性)单纯疱疹性角膜溃疡等。

【用法用量】滴眼液:每日 4~6 次,每次 1~2 滴,或遵医嘱。眼用凝胶:涂于眼部伤患处,每日早、晚各 1 次,或遵医嘱。

【不良反应】尚未见明显不良反应报道。

【注意事项】本品为蛋白类药物,应避免将本品置于高温或冰冻环境。对感染性或急性炎症期角膜病患者,须同时使用抗生素和抗炎药。对某些角膜病,应针对病因进行治疗。

重组人表皮生长因子滴眼液(酵母)
Recombinant Human Epidermal Growth Factor Eye Drops(Yeast)

【药理】本品的活性成分为重组人表皮生长因子,可促进角膜上皮细胞的再生,从而缩短受损角膜的愈合时间,加速眼角膜创伤的愈合。

【适应证】用于角膜移植,翼状胬肉手术后等的治疗及多种原因引起的角膜上皮缺损,如角膜机械性损伤、轻度眼干燥症伴浅层点状角膜病变、轻度化学烧伤等。

【用法用量】每日 4 次,每次 1~2 滴。

【不良反应】未观察到局部刺激现象及全身性不良反应。

【注意事项】本品开启后,应在 1 周内使用。使用本品时需注意不同适应证的其他对症治疗。

重组人表皮生长因子衍生物滴眼液
Recombinant Human Epidermal Growth Factor Derivative Eye Drops

【药理】和重组人表皮生长因子作用一样,本品可促进角膜上皮细胞的再生,从而缩短受损角膜的愈合时间。临床结果显示,本品能加速眼角膜创伤的愈合。

【适应证】用于各种原因引起的角膜上皮缺损,包括角膜机械性损伤、各种角膜手术后、轻度眼干燥症伴浅层点状角膜病变、轻度化学烧伤等。

【用法用量】滴眼,每日 4 次,或遵医嘱。

【不良反应】未见明显不良反应的报道。

【注意事项】感染或可能感染的患者,需合并应用抗生素或抗病毒药对病因进行治疗,以免耽误病情。应在开启后1周内用完。对天然和重组hEGF、甘油、甘露醇有过敏史者禁用。

小牛血去蛋白提取物眼用凝胶
Deproteinized Calf Blood Extract Eye Gel

【药理】本品能促进眼部组织及细胞对葡萄糖和氧的摄取与利用,促进或参与ATP合成、营养物的运送、新陈代谢及组织再生、修复等一系列依赖能的生物活性,从而改善组织营养,刺激细胞再生和加速组织修复,并能使过度增生的肉芽组织蜕变,胶原组织重组,减少或避免瘢痕形成,还能稳定泪膜,缓解眼睛干燥症状。

【适应证】用于各种原因引起的角膜溃疡、角膜损伤、由碱或酸引起的角膜灼伤、大疱性角膜炎、神经麻痹性角膜炎、角膜和结膜变性。

【用法用量】涂眼,每日3次或4次,或遵医嘱。

【不良反应】不良反应较少,个别患者用后偶有一过性眼刺激及变态反应。

【注意事项】应避免将本品置于高温环境,打开后1周用完。本品无抗炎及抗病毒作用,使用时应注意不同适应证的对症治疗。

六、人工泪液滴眼液

聚乙二醇滴眼液
Polyethylene Glycol Eye Drops

【药理】

1. 与受损的角膜上皮细胞结合 HP-Guar具有双亲特性(亲脂性和亲水性),能够与疏水的角膜上皮细胞结合,在生理泪膜pH值下,HP-Guar与硼酸盐交联形成网状凝胶结构,使聚乙二醇、丙二醇药滞留,持久保护眼表。

2. 实现低黏度流体到黏弹性凝胶的转变 HP-Guar、硼酸盐和山梨醇可相互作用,构成聚乙二醇滴眼液的创新释放系统:①聚乙二醇滴眼液在瓶内为低黏度流体。山梨醇能抑制HP-Guar、硼酸盐的释放,使HP-Guar的长链处于单体状态,可以相对滑动,故液体黏性较小。②聚乙二醇滴眼液在眼内为黏弹性凝胶。滴入眼内后,亲水性山梨醇被泪液稀释并清除,去除了山梨醇的抑制,HP-Guar与硼酸盐的交联加强,再加上泪膜中二价离子如镁、钙的促交联作用,聚乙二醇滴眼液能在眼表形成一个结构紧密的网状凝胶样保护层,使活性润滑剂聚乙二醇和丙二醇滞留。HP-Guar能像黏蛋白一样吸附于受损的角膜上皮区域,不仅湿润眼表,还能修复角膜上皮细胞。每次眨眼时重建黏弹性网状保护层,从而提供持久的眼表润滑和保护作用。

【适应证】用于暂时缓解由于眼睛干涩引起的灼热和刺痛症状。

【用法用量】根据病情需要滴眼,每次1~2滴;使用前摇匀。

【不良反应】偶有眼部刺激症状和变态反应。

【注意事项】

1. 本品仅供滴眼用。

2. 如发生溶液变色或混浊,请勿使用。

3. 为避免污染,请勿接触滴嘴。

4. 出现以下情况时请停止使用并咨询医生：眼痛、视力变化、眼睛红肿刺痛加剧或持续72 小时以上。

5. 儿童请在成人监护下使用。

聚乙烯醇滴眼液
Polyvinyl Alcohol Eye Drops

【药理】本品属高分子聚合物，具有亲水性和成膜性，在适宜浓度下，能起类似人工泪液的作用。

【适应证】可作为一种润滑剂预防或治疗眼部干涩、异物感、眼疲劳等刺激症状或改善眼部的干燥症状。

【用法用量】滴眼，每次 1 滴，每日 5 次或 6 次，可根据症状适当增减。

【不良反应】偶有眼部刺激症状和变态反应。

【注意事项】

1. 勿让滴嘴接触任何物体表面以避免污染，用后请盖好瓶盖。

2. 滴眼后若觉眼痛、视物模糊、眼部持续充血或刺激症状或病情加重，且持续时间超过72 小时，应停止使用或向医生咨询。

3. 配戴软性接触镜时请将接触镜摘下后滴用该药品。

4. 对该药品过敏者禁用，过敏体质者慎用。

5. 该药品性状发生改变时禁止使用。

6. 本品不含防腐剂，每支开启后，请于当日内用完。

7. 儿童必须在成人监护下使用。

8. 如正在使用其他药品，使用该药品前请咨询师或药师。

玻璃酸钠滴眼液
Sodium Hyaluronate Eye Drops

【药理】玻璃酸钠是一种线性多糖，广泛存在于脊椎动物的结缔组织基质中。玻璃酸钠能与纤维连接蛋白结合加速上皮细胞的黏附和延展，由于玻璃酸钠分子能存留大量水分子而具有较好的保水作用。家兔实验提示，局部应用玻璃酸钠可一定程度促进角膜上皮损伤的愈合。体外实验提示，玻璃酸钠能加速培养的家兔角膜片中结膜上皮细胞的延展，具有防止离体家兔结膜片干燥的作用。

【适应证】用于舍格伦综合征、史 - 约综合征（Stevens-Johnson syndrome）、眼干燥症（dry eye）等内因性疾病及各种外因性疾病（如手术、药物性、外伤、配戴接触镜等）所致的角结膜上皮损伤。

【用法用量】一般每次 1 滴，每日滴眼 5 次或 6 次，可根据症状适当增减。一般使用 0.1% 浓度的玻璃酸钠滴眼液，重症及效果不明显时使用 0.3% 的玻璃酸钠滴眼液。

【不良反应】

1. 有时可能会出现瘙痒感、刺激感、充血、弥漫性表层角膜炎等角膜障碍，如出现上述症状，应立即停止用药。

2. 过敏症　偶有发生眼睑炎、眼睑皮肤炎等过敏症状，如过敏，应立即停止用药。

【注意事项】本品仅用于滴眼。滴眼时注意不要将滴眼瓶瓶口部与眼接触。使用时，舍去最初 1~2 滴。不要在未取下软性接触镜的情况下使用。

羟糖甘滴眼液

Hypromellose 2910, Dextran 70 and Glycerol Eye Drops

【药理】未进行该项实验且无可靠参考文献。

【适应证】减轻由于泪液分泌不足或暴露在风沙阳光下、久视屏幕等原因所引起的眼部干涩、刺痛等不适症状,保护眼球免受刺激。

【用法用量】根据病情需要滴眼,每次 1~2 滴。

【不良反应】未进行该项实验且无可靠参考文献。

【注意事项】

1. 使用羟糖甘滴眼液后如果感到眼部疼痛、视物模糊、持续充血及刺激感加重,或者滴眼后病情加重或持续 72 小时以上,应停用,并请医师诊治。

2. 如果羟糖甘滴眼液变色或混浊,勿使用。

3. 对羟糖甘滴眼液中任一成分过敏者,勿使用。

4. 使用前请摘掉角膜接触镜。

卡波姆滴眼液

Carbomer Eye Drops

【药理】本品是含有 0.2% 卡波姆(聚丙烯酸)的亲水凝胶,由固相基质和水相分散层组成,类似泪膜的两层结构即黏液层和水层,可黏着在角膜表面,并在眼球表面形成液体储库。其聚合物骨架与泪液中的电解质作用后可释放水分。卡波姆的药理特性是增加基质的黏度,从而增加在眼球表面的黏着和保留时间。卡波姆是触变性凝胶,受切应力(眨眼)作用即可改变其稠度,呈凝胶状或形成水相。每眨眼一次,凝胶中的水分即可部分释放以补充泪液。因此卡波姆可有效地保护敏感的角膜和结膜上皮,防止眼干燥症的继发症状。急性、长期毒性和局部毒性研究表明,卡波姆无任何毒性,有良好的耐受性。在妊娠和哺乳期应用卡波姆无任何危险。

【适应证】

1. 眼干燥症、泪液分泌减少的替代治疗。

2. 辅助治疗各种眼表疾病,包括角膜上皮的损伤,大疱及手术后创伤愈合等。

3. 眼科检查(如三面镜、房角镜检查等)的润滑剂。

【用法用量】滴入结膜囊内,每日 3~5 次,睡前滴 1 次,每次 1 滴,症状严重可增加次数。

【不良反应】即使正常应用本品时可有短暂视物模糊现象。因此,患者在车辆或操作机械前使用本品时应当小心,待视力影响消除后再开始工作。

【注意事项】药瓶开启 1 个月后应停止使用,并应置于儿童触及不到的安全处。戴接触镜时不宜使用本品。对西曲溴胺过敏者禁用。

羧甲基纤维素钠滴眼液

Carboxymethylcellulose Sodium Eye Drops

【药理】羧甲基纤维素钠具有温和保护和润滑特性,可长时间缓解眼部干燥刺激引起的眼干和瘙痒等不适感。本药为 0.5% 羧甲基纤维素钠润滑眼液,含有天然眼液中所含的电解质,因此不仅可有效地缓解眼部干燥的刺激症状,而且补充了眼液中的电解质,使之达到平衡,具有持续长效的润滑作用。

【适应证】用于缓解眼部干燥或因暴露于阳光或风沙所引起的眼部烧灼、刺痛等不适感,也是防止进一步刺激的保护剂。

【用法用量】完全扭断然后拉掉瓶盖,打开滴眼液瓶。滴 1~2 滴于患眼。用后即弃。

【不良反应】未进行该项实验且无可靠参考文献。

【注意事项】

1. 本品只可外用。

2. 如果应用时感觉眼痛、视力改变、眼睛持续充血或刺激感、症状加重或症状持续 72 小时以上,则应停止用药并咨询医生。

3. 配戴接触镜时请勿使用。

4. 对本品过敏者禁用,过敏体质者慎用。

5. 儿童必须在成人监护下使用。

6. 如正在使用其他药品,使用本品前请咨询医师或药师。

7. 对于孕妇、哺乳期妇女、儿童和老人,请在医师指导下使用。

维生素 A 棕榈酸酯眼用凝胶
Vitamin A Palmitate Eye Gel

【药理】本品适合于作为泪液的替代物应用于泪液分泌不足和眼干燥症的治疗,后者是由于泪液质量低下造成的泪膜不稳定继而产生高分泌。较高的黏度通过物理润滑增强了凝胶体的保护作用。添加的维生素 A 消除角膜上皮脱水症状,增强治疗作用。维生素 A(视黄醇)为上皮细胞正常分化所必需,视黄醇缺乏导致杯状细胞减少,上皮细胞萎缩和结膜基底细胞增殖。

【适应证】作为角膜保护的辅助治疗各种原因引起的眼干燥症(如干燥综合征、神经麻痹性角膜炎,暴露性角膜炎)。由于泪膜保护缺乏造成的结膜和角膜刺激症状。

【用法用量】成人根据个体病情调整剂量,通常每次 1 滴,每日 3 次或每小时 1 滴。

【不良反应】滴用后偶有短暂轻微的烧灼感,眼睑黏着和 / 或视物模糊,极少发生变态反应。

【注意事项】应用本品时,应先取下接触镜,用后 30 分钟方可配戴。使用后请即盖上管盖。不要触及管口。应用本品后出现暂时性视物模糊的患者,在视力恢复前最好避免驾驶车辆或者操作机械装置。避免儿童误取。

七、糖皮质激素滴眼液,复方制剂滴眼液、眼膏、眼用凝胶

氟米龙滴眼液
Fluorometholone Eye Drops

【药理】一般认为糖皮质激素是通过诱导磷酸酯酶 A_2 的抑制蛋白而起作用。这些抑制蛋白是通过抑制炎症介质如前列腺素和白三烯的共同前体花生四烯酸的释放,进而控制炎症介质的生物合成。本品能抑制由机械、化学或免疫特性等刺激因子所致的炎症。动物实验显示,将本品用于兔铁蛋白或牛血清蛋白所致的实验性葡萄膜炎时,其炎症抑制效果与同浓度地塞米松滴眼液相同。

【适应证】用于外眼部及眼前部的炎症性疾病(如眼睑炎、结膜炎、巩膜炎、虹膜炎、虹膜睫状体炎、术后炎症等)。

【用法用量】滴眼,每日 2~4 次,每次 1~2 滴,用前充分摇匀。根据年龄、症状适当增减。

【不良反应】本品长期使用可引起眼压升高、激素性青光眼,偶致后囊下白内障、继发性眼部感染、眼球穿孔和延缓伤口愈合。

【注意事项】角膜上皮剥离或角膜溃疡、病毒性角膜炎、结核性眼病、真菌性眼病、化脓性眼病等患者原则上禁用本品。对孕妇或可能已经妊娠的妇女应避免长期、频繁用药。对未满 2 周岁的婴幼儿应慎重用药。

氯替泼诺混悬滴眼液
Loteprednol Etabonate Ophthalmic Suspension

【药理】本品可以抑制不同刺激引起的炎症反应,推迟和延缓愈合,并可抑制水肿、纤维蛋白的沉积、毛细血管的扩张、白细胞的迁移、毛细血管的增生、成纤维细胞的增殖、胶原的沉积及与炎症相关的瘢痕的形成。氯替泼诺混悬滴眼液在结构上和其他皮质类固醇类相似,但是它在 20 号位置上没有酮基且具有高脂溶性,可以增强对细胞的渗透性。

【适应证】适用于治疗眼睑和球结膜炎、葡萄膜炎、角膜和眼前节等对皮质类固醇敏感的炎症及各种眼部手术后的术后炎症。

【用法用量】滴眼,每日 4 次,每次 1~2 滴,用前摇匀。在最初用药的 1 周,剂量可酌情增加,如需要可增加到每小时 1 次。对术后炎症的治疗,每日 4 次,每次 1~2 滴,在术后 24 小时就开始使用并持续到术后 2 周。

【不良反应】和其他糖皮质激素一样,本品长期使用仍可能引起眼内压升高,导致视神经损害、视野缺损。也可能导致后囊膜下白内障形成,继发眼部感染;角膜或巩膜变薄的患者可能引起眼球穿孔。少数患者可能出现暂时性视物模糊、灼烧、球结膜水肿、干眼、溢泪、异物感、瘙痒、刺痛、畏光等。

【注意事项】请遵医嘱。

氯替泼诺妥布霉素滴眼液
Loteprednol Etabonate and Tobramycin Eye Drops

【药理】本品为新型复方皮质激素类药物 / 抗生素眼用制剂,两者合用,既可治疗和预防对妥布霉素敏感的细菌感染,又具有抗炎、抗过敏、免疫抑制等作用。

【适应证】治疗对肾上腺糖皮质激素有反应的眼科炎性病变、伴随细菌感染或存在感染危险者。适用于眼睑、球结膜、角膜、眼球前段组织及一些可接受激素潜在危险的感染性结膜炎等炎性疾病,也适用于慢性前葡萄膜炎,化学性、放射性、灼伤性及异物穿透性角膜损伤。

【用法用量】滴眼,每 4~6 小时 1 次,每次 1~2 滴,在开始的 1~2 日,可增加至每 1~2 小时 1 次,使用频率应根据临床症状的改善逐渐减少,但不要过早终止治疗。

【不良反应】常见的有眼充血、浅层点状角膜炎,眼压升高、眼部灼热和刺痛感,还有视觉障碍、分泌物、瘙痒、流泪、畏光、眼部不适等反应。由于本品含类固醇,长期使用可能导致青光眼并伴随视神经损害和视野缺损,并可致晶体后囊下白内障形成、伤口愈合延迟、眼部继发性感染等。

【注意事项】单纯疱疹性角膜炎、水痘等病毒感染、眼分枝杆菌感染、眼真菌感染、角膜溃疡等患者禁用。和其他含类固醇制剂一样,本品长期使用可以抑制宿主的免疫反应,增加继发眼部感染的危险。使用本品 2 日以上症状未见缓解,需对患者重新进行评估。使用时间较长的患者,需进行眼内压监测。

硫酸庆大霉素氟米龙滴眼液
Sulfate Gentamicin and Fluorometholone Eye Drops

【药理】庆大霉素为氨基糖苷类抗生素,抗菌谱广,对革兰氏阳性菌和革兰氏阴性菌均有效,包括铜绿假单胞菌、葡萄球菌、流感嗜血杆菌及克雷伯菌属、变形杆菌、大肠埃希菌、志贺杆菌属、沙门菌属等菌种。氟米龙能抑制由机械、化学等刺激因子所致的炎症。两者联合可同时治疗或预防细菌感染,且具有抗炎、抗过敏、免疫抑制的作用。

【适应证】对庆大霉素易感的细菌引起的眼前段细菌性感染、眼前段炎症及有发生细菌性感染的危险的情况。

【用法用量】细菌性感染:建议每日 5 次,每次 1 滴。剂量可依病情调整,严重者可在12 日,每小时点用 1 滴。眼科术后治疗:第 1 周每日 4 次,每次 1 滴,之后酌减使用次数。使用前摇匀。

【不良反应】少数患者使用本品后有短暂的灼热感。罕见变态反应如发痒、发红等。长期使用可引起高眼压、眼神经损害、青光眼、晶体后囊混浊,也可能会导致角膜和巩膜变薄,罕有报道角膜穿孔的发生。

【注意事项】角膜溃疡、病毒感染(如单纯性疱疹)、真菌感染、眼结核患者禁用。与其他类固醇相比,本品引起眼压升高的发生率小得多,但仍应定期监测眼内压,特别是长期使用的患者。

妥布霉素地塞米松滴眼液(眼膏)
Tobramycin and Dexamethasone Ophthalmic Suspension (Ointment)

【药理】妥布霉素为氨基糖苷类抗生素,与庆大霉素有相似的抗菌谱,对金黄色葡萄球菌、表皮葡萄球菌、肺炎链球菌、铜绿假单胞菌、大肠埃希菌、肺炎克雷伯菌、产气肠杆菌、奇异变形杆菌及多数普通变形杆菌、流感嗜血杆菌、埃希嗜血杆菌等敏感,对铜绿假单胞菌及金黄色葡萄球菌的抗菌作用比庆大霉素强;地塞米松为一种抗炎作用很强的糖皮质激素,可抑制各种原因引起的炎症反应,同时也可能延缓伤口的愈合。

【适应证】

1. 对肾上腺皮质激素有反应的眼科炎性病变及眼部表面的细菌感染或有感染危险的情况。

2. 用于眼睑、球结膜、角膜、眼球前段组织及一些可耐受激素潜在危险性的感染性结膜炎等炎性疾病,可以减轻水肿和炎症反应。妥布霉素地塞米松滴眼液(眼膏、凝胶)也适用于慢性前葡萄膜炎、化学性、放射性、灼伤性及异物穿透性角膜损伤。

3. 用于发生眼表、感染危险大的部位和预计有大量细菌存在于眼部的潜在危险的眼部疾病。

【用法用量】滴眼液:每 4~6 小时 1 次,每次 1~2 滴。

【不良反应】少见眼刺激、眼睛充血、视物模糊、眼周皮肤红肿等,罕见眼睑水肿、眼痛等。和其他糖皮质激素类药一样,长期频繁使用可致眼内压增高或青光眼,导致视神经损害,视野缺损,并可致晶体后囊下白内障,也可继发眼部感染。

【注意事项】单纯疱疹性角膜炎、水痘及一些因病毒性感染引起的角膜或结膜疾病、眼分枝杆菌感染、眼真菌感染、角膜溃疡等患者禁用。本品含有激素,长期使用可以抑制宿主的免疫反应,增加继发眼部感染的危险,因此,长期使用的患者应注意角膜真菌感染的可能性。用本品期间建议不要配戴接触眼镜。

八、扩瞳滴眼液

硫酸阿托品滴眼液（眼膏）
Atropine Sulfate Eye Drops（Ointment）

【药理】从植物颠茄、洋金花或莨菪等提取的生物碱，也可人工合成。可竞争性拮抗体内胆碱能神经递质乙酰胆碱对 M 胆碱受体的激动作用，起到解除平滑肌的痉挛、抑制腺体分泌、解除迷走神经对心脏的抑制，使心搏加快、散大瞳孔和调节麻痹、兴奋呼吸中枢等作用。

【适应证】用于眼底检查及验光前的散瞳、矫正内斜视；眼科手术术前散瞳，术后防止粘连；用于虹膜睫状体炎减轻疼痛、预防和拉开虹膜粘连；恶性青光眼解除睫状环阻滞，难治性青光眼滤过术辅助用药等。

【用法用量】滴或者涂于结膜囊内。滴眼液每次 1~2 滴，每日 3 次或 4 次；凝胶每次 1 滴，每天 2 次；眼膏每日 1 次。

【不良反应】可出现口干、心悸、皮肤干燥潮红、排尿困难、便秘等，少数患者眼睑出现发痒、红肿、结膜充血等过敏现象。

【注意事项】青光眼及前列腺肥大者禁用。点眼后立即压迫泪囊部 2~3 分钟，防止药液进入鼻咽喉部吸收中毒。眼压异常或窄角、浅前房眼病患者慎用。颠茄碱过敏者禁用。孕妇慎用，哺乳期妇女应避免使用或停止哺乳。开封后最多可使用 4 周。散瞳时请勿驾驶或从事其他危险作业，散瞳时眼对光敏感，请注意保护眼睛。

复方托吡卡胺滴眼液
Compound Tropicamide Eye Drops

【药理】本品由托吡卡胺及盐酸去氧肾上腺素组成。托吡卡胺具有阿托品样的副交感神经抑制作用，药物吸收后可引起散瞳及调节麻痹，盐酸去氧肾上腺素具有交感神经兴奋作用，吸收后表现为散瞳及局部血管收缩。两者协同，能够使瞳孔散大更加快速充分。

【适应证】用于散瞳及检查眼底、验光检查。

【用法用量】散瞳检查：本品滴入结膜囊，每次 1 滴，间隔 5 分钟再滴第 2 次。屈光检查：应用本品每 5 分钟滴眼 1 次，连续滴 4 次，20 分钟后可做屈光检查。

【不良反应】偶见眼局部刺激症状。亦可使开角型青光眼患者眼压暂时轻度升高，由于去氧肾上腺素本身具有降眼压的作用将不会造成视神经的损害。

【注意事项】未手术的闭角型青光眼禁用；前房角狭窄、浅前房者慎用；高血压、动脉硬化、冠状动脉供血不足、糖尿病、甲状腺功能亢进者慎用；出现过敏症状或眼压升高应停用；点眼后立即压迫泪囊部 2~3 分钟，防止药液进入鼻咽部吸收中毒；不适于 12 岁以下的少年儿童散瞳验光。

（喻京生　张仁俊　颜家朝　刘家琪　赵　凡）

角膜病常用方剂

第二十七章

第一节 祛风清热剂

驱风散热饮子

【来源】《审视瑶函》

【组成】连翘、牛蒡子(炒研)、羌活、苏薄荷、大黄(酒浸)、赤芍、防风、当归尾、甘草、栀子仁、川芎。

【功效】清热降火。

【眼科临床应用】眼睑红肿疼痛,结膜充血水肿;伴头重,畏光流泪,泪涕不止。

【方解】方中羌活、防风、薄荷祛散风邪清利头目;连翘、牛蒡子清热解毒,引邪外达;大黄、栀子清热泻火,凉心解毒;赤芍、当归尾、川芎凉血活血,退红消肿;甘草调和诸药。合之为清热为主、祛风为辅之方。

【加减】无便秘者,去大黄,加金银花、黄芩、蒲公英、紫花地丁、板蓝根、大青叶,以清热解毒消肿;眼睑硬肿者,加白芷、浙贝母、天花粉,以加强消肿散结之功;球结膜充血明显,伴球结膜出血者,加牡丹皮、紫草,以清热凉血退赤;风热在少阳经者,加柴胡,以清少阳风热;在少阴经者,加黄连,以引经入目。

新制柴连汤

【来源】《眼科纂要》

【组成】赤芍、柴胡、黄芩、栀子、龙胆、荆芥、防风、蔓荆子、木通、黄连、甘草。

【功效】祛风散邪,清热解毒。

【眼科临床应用】主要用于细菌性角膜炎,亦可用于病毒性角膜炎及其他角膜溃疡。具有激症状明显,结膜混合充血,口干苔黄等风热俱盛之症状者。

【方解】方中荆芥、防风、柴胡、蔓荆子祛风散邪;黄连、黄芩、栀子、龙胆清热解毒;赤芍凉血活血;木通利尿而令邪有出路,助其泄热;甘草解毒调和诸药。

【加减】本方为古代治角膜炎常用方,根据现代治角膜炎的用药经验,一般加金银花、蒲公英以增强解毒之功;加木贼草、谷精草以增强退翳之效;加丹皮、桃仁等增强活血之功;眼睑痉挛者,加钩藤、蝉蜕以解痉;眼痛头痛者,加川芎、羚羊角;大便秘结者,加大黄、决明子。

四顺清凉饮子

【来源】《审视瑶函》

【组成】桑白皮、车前子、木贼草、生地黄、龙胆、黄芩、酒大黄、柴胡、枳壳、羌活、防风、当归、川芎、赤芍、黄连、甘草。

【功效】泻火解毒,祛邪退翳。

【眼科临床应用】主要用于细菌性角膜炎及其他感染性角膜炎,症见头痛眼痛、泪热畏光、眼睛红肿、角膜溃疡而坏死物多,口渴苔黄、脉数等。

【方解】方中龙胆、黄芩、黄连、桑白皮、酒大黄泻火解毒,清肝泻肺,角膜属肝,球结膜属肺,重症角膜溃疡多有球结膜肿胀,故既需清肝,还需泻肺;大黄、枳壳、车前子通利二便而邪热得以排泄;当归、川芎、生地黄、赤芍配大黄、枳壳能凉血化瘀,退赤止痛;柴胡、羌活、防风及木贼草祛邪退翳。并有泻火解毒,祛邪退翳的功效。

【加减】可加千里光、谷精草、桃仁等活血退翳;前房积脓者,加生石膏、天花粉清热排脓。

龙胆泻肝汤

【来源】《医方集解》

【组成】生地黄、车前子、泽泻、龙胆、栀子、黄芩、柴胡、当归、木通、甘草。

【功效】清肝泻火,祛湿清热。

【眼科临床应用】用于各种角膜溃疡及角膜炎,病情较重,目赤肿胀,泪热而分泌物黏稠,口苦口干,苔黄,脉弦数等。

【方解】方中龙胆、黄芩、栀子皆清肝泻火之佳品;车前子、泽泻、木通祛湿热之药;柴胡入肝经为引经药;当归、生地黄养血滋阴以扶正祛邪;甘草解毒而调和诸药。并用为泻肝火、清湿热之名方,是治疗重症角膜炎实热型的代表方。

【加减】细菌性角膜炎者,加金银花、蒲公英、黄连;一般可加赤芍、桃仁、青葙子、木贼草以活血退翳;大便结者,加大黄、芒硝以泻下;头目痛甚,加川芎、白芷以止痛;前房积脓者,加生石膏、知母、大黄以泻阳明之火。

栀子胜奇散

【来源】《原机启微》

【组成】蒺藜、谷精草、决明子、羌活、防风、荆芥穗、川芎、蔓荆子、菊花、栀子、黄芩、木贼草、密蒙花、蝉蜕、甘草。

【功效】祛风清热,退翳明目。

【眼科临床应用】用于风热犯目之各种非化脓性角膜炎症。疼痛、畏光、流泪、目赤生翳、伴口苦口干、舌苔薄黄、脉弦等症状明显者。

【方解】方中用羌活、防风、荆芥、川芎、蔓荆子祛风散邪,止痛止泪;黄芩、栀子、菊花、决明子清肝热而明目;木贼草、谷精草、密蒙花、蒺藜、蝉蜕皆为散风热、退翳膜的佳品;甘草调和诸药。

【加减】充血暗红者,加牡丹皮、赤芍、水牛角等凉血散血;大便结者,加大黄、桃仁泻下通便。

羌活胜风汤

【来源】《原机启微》

【组成】羌活、防风、荆芥、白芷、川芎、独活、柴胡、黄芩、薄荷、桔梗、枳壳、白术、前胡、甘草。

【功效】祛风散邪,清利头目。

【眼科临床应用】单纯疱疹性角膜炎及其他非化脓性角膜炎。眼痛、畏光、流泪、异物感等症状明显,口不干、舌苔薄白等热象不明显者适宜。

【方解】方中羌活、独活、防风、荆芥、川芎、白芷为祛风散邪、止痛止泪之常用药;柴胡、黄芩、薄荷清肝利目且疏散肝胆风热;中医认为角膜与肝经关系密切,故为角膜病常用之品;桔梗宣散外邪兼载药上达;前胡亦可散风热;白术、枳壳、甘草理脾胃而护正气。

【加减】本方药味较多,一般可不用独活、前胡、白术,加千里光、金银花、谷精草等解毒退翳之品;充血较明显者,加赤芍、牡丹皮等凉血活血药以退赤;生眵者,加桑白皮、知母等清肺热;角膜深层混浊,加车前子利水。

退 热 散

【来源】《审视瑶函》

【组成】黄芩、黄柏、栀子、当归尾、赤芍、牡丹皮、生地黄、木通、黄连、甘草。

【功效】清热解毒,凉血散瘀。

【眼科临床应用】用于角膜炎伴有角膜新生血管而目赤难消者,多有结膜血管粗大,其色较暗,眵干泪热,口干苔黄。

【方解】方中黄芩、黄连、黄柏、栀子为清热降火解毒之常用药物;当归尾、赤芍、牡丹皮、生地黄是凉血清热散瘀的常用之品;木通、甘草利尿以清热。

【加减】可加石决明、千里光、木贼草、桃仁以活血退翳;大便结者,加大黄、决明子以泻下;角膜刺激症状明显者,加钩藤、防风、薄荷以祛风散邪。

银花解毒汤

【来源】《眼科证治经验》

【组成】金银花、黄芩、栀子、生大黄(后下)、连翘、知母、玄明粉(后下)、菊花、白芷、黄连。

【功效】清热解毒、泻火退翳。

【眼科临床应用】细菌性角膜溃疡或病毒性角膜炎重症者。证见红肿痛甚、泪热分泌多、溃面溃疡较大、前房积脓、大便结、舌红苔黄。

【方解】方中金银花、黄连、黄芩乃清热解毒之佳品;连翘、菊花、栀子亦为清热降火解毒之药;大黄、玄明粉泻下清热;白芷既能止痛止泪,又可排脓;知母泄热生津。全方以清热、解毒、泻火作用较强。

【加减】前房积脓较多者,加天花粉、冬瓜仁以排脓;头目痛甚,加羚羊角、川芎以止痛;可加秦皮、青葙子以退翳。

清瘟败毒饮

【来源】《疫疹一得》

【组成】石膏(先煮)、生地黄、犀角(现用水牛角代)、黄连、栀子、桔梗、黄芩、知母、赤芍、玄参、连翘、甘草、牡丹皮、鲜竹叶。

【功效】清热解毒,凉血养阴。

【眼科临床应用】眼睑痉挛,角膜溃烂,房水混浊,前房积脓。

【方解】方中石膏、知母清泄阳明气分热邪;犀角(现用水牛角代)、生地黄、牡丹皮、赤芍清热凉血;黄连、黄芩、栀子、连翘清热解毒;玄参清热养阴;竹叶清心导热;桔梗载药上行;甘草清热解毒,又能调和诸药。

【加减】斑疹一出,加大青叶,并少佐升麻,大便不通,加生大黄;大渴不已,加石膏、天花粉;胸膈遏郁,加黄连、枳壳、桔梗、瓜蒌霜。

托里消毒散

【来源】《外科正宗》

【组成】黄芪、金银花、茯苓、人参、白术、当归、白芍、川芎、白芷、桔梗、皂角刺、甘草。

【功效】补益气血,托毒祛邪。

【眼科临床应用】用于角膜溃疡后期,久治不愈,溃烂面难复,气血两亏者。症见红肿不甚,结膜欠光滑,眼易疲劳,神疲乏力,舌淡苔少,溃烂面较干净。

【方解】方中黄芪、人参、白术、当归、白芍、甘草补益气血以扶正气,其中黄芪生肌托毒为主药;川芎、白芷、金银花、桔梗祛散风热;金银花、皂角刺助黄芪托毒;白芷、桔梗可排脓医疮。用于角膜溃疡因气血亏虚而久治不愈者。

【加减】可加乌贼骨、蝉蜕、蛇蜕、红花退翳活血之品;大便结者,加桃仁、酒大黄,有充血及分泌物者,加黄连、黄芩。

聚星决明散

【来源】《眼科临证录》

【组成】钩藤、蒺藜、谷精草、决明子、荆芥、防风、蔓荆子、连翘、栀子、蝉蜕、蛇蜕。

【功效】祛风清热,平肝退翳。

【眼科临床应用】用于各类病毒性角膜炎。疼痛、畏光、流泪、目赤、苔薄黄、脉弦等风热犯目所致者。

【方解】方中用荆芥、防风、蔓荆子、钩藤、蒺藜、连翘、栀子祛风散邪、清热解毒;谷精草、决明子、蝉蜕、蛇蜕、钩藤、蒺藜疏风、平肝、退翳。全方有很强的祛风热、退翳之功效。

【加减】充血暗红者加赤芍、牡丹皮、桃仁活血退赤,大便秘结者,加大黄泻下通便,眼痛甚者,加川芎、白芷以止痛。

当归龙胆汤

【来源】《兰室秘藏》

【组成】防风、石膏、柴胡、羌活、五味子、升麻、甘草、黄连、黄芩、黄芪、黄柏、当归、龙胆、赤芍。

【功效】清肝泻火,祛风止痛。

【眼科临床应用】肝胆积热,角膜溃烂,结膜混合充血肿胀,畏明流泪。

【方解】方中龙胆、黄芩、黄连、黄柏苦寒清泄肝胆实热;石膏清胃降火;羌活、防风祛风止泪住痛;升麻、甘草清热解毒;当归、赤芍活血止痛;柴胡引药入肝,还可祛风;黄芪益气托毒;五味子酸收以防角膜穿破;酒洗黄连意在引药上行。诸药合之,以清肝泻火、祛风止痛为主要作用。

【加减】角膜溃烂在大眦,加葛根、升麻;角膜溃烂在小眦,加柴胡、羌活。

消风散

【来源】《太平惠民和剂局方》

【组成】荆芥穗、藿香叶、羌活、防风、僵蚕、蝉蜕、陈皮、厚朴、党参、茯苓、川芎。

【功效】祛风止痒,健脾祛湿。

【眼科临床应用】过敏性角结膜炎,脾虚目痒,痒极难忍。

【方解】方中荆芥穗、藿香叶、羌活、防风、僵蚕、蝉蜕、川芎均为辛散祛风药,诸药合用,可收祛风止痒之功;陈皮理气以健脾;厚朴燥湿以健脾;党参、茯苓补中益气,运湿以健脾,脾健则腠理密,风邪不易入侵,亦可达止痒之功。

【加减】风热偏盛而见身热、口渴者,宜重用石膏,加金银花、连翘以疏风清热解毒;湿热偏盛而兼胸脘痞满,舌苔黄腻者,加地肤子、车前子以清热利湿;血分热重,皮疹红赤,烦热,舌红或绛者,宜重用生地黄,或加赤芍、紫草以清热凉血。

谷 精 草 汤

【来源】《审视瑶函》

【组成】谷精草、白芍、荆芥穗、玄参、牛蒡子、连翘、决明子、菊花、龙胆、桔梗、灯心草。

【功效】清热解毒,宣风退翳。

【眼科临床应用】角膜翳早期,痘毒入眼,肿痛生翳。

【方解】"谷精草治头风痛,目盲翳膜,痘后生翳",白菊花助谷精草退翳明目;荆芥穗、桔梗宣散风热;连翘、牛蒡子清热解毒;龙胆、决明子清肝泄热;玄参、白芍清热滋阴;灯心草导热下行。

【加减】可适当加用金银花、钩藤解毒退翳。

柴胡复生汤

【来源】《原机启微》

【组成】茯苓、黄芩、白芍、白芷、川芎、蔓荆子、薄荷、桔梗、羌活、柴胡、苍术、独活、藁本、甘草、五味子。

【功效】疏风祛邪,升阳和胃。

【眼科临床应用】用于各种非化脓性角膜溃疡,久治难愈,服凉药过多,损伤脾胃,或素体脾胃不健。症见红肿畏光,眼睛涩痛,目欲垂闭,不耐久视,舌淡苔白。

【方解】故本方用柴胡、薄荷、黄芩疏肝经风热;羌活、独活、川芎、白芷、藁本、蔓荆子祛风散邪,止痛止泪兼退翳;苍术、茯苓、甘草健脾和胃,以复其脾胃生气,故谓柴胡复生汤,五味子敛其正气,免辛散太过,而耗正气。

【加减】加金银花、千里光、钩藤、木贼草解毒退翳;可加当归、桃仁活血;大便结者,加酒大黄、杏仁;溃烂面难收复,加黄芪、白术;口干加天花粉、知母。

黄连解毒汤

【来源】《外台秘要》

【组成】黄连、黄芩、黄柏、栀子。

【功效】泻火解毒。

【眼科临床应用】用于细菌性角膜炎早期。

【方解】方用黄连为主药,以泻心火,兼泻中焦之火;黄芩清肺热,泻上焦之火,黄柏泻下焦之火,栀子通泻三焦之火,导热下行,共为辅助药。四药合用,苦寒直折,使火邪祛而热毒解,大凡火毒上逆、外越而生之诸症,用之皆可除之。

【加减】便秘者,加大黄以泻下焦实热;病情较重者,加蒲公英、金银花、连翘,增强清热解毒之力。

四味大发散

【来源】《眼科奇书》

【组成】麻黄、藁本、蔓荆子、细辛、生姜。

【功效】祛风,散寒,止痛。

【眼科临床应用】角结膜病,红肿不开,疼痛难忍,羞明怕日,多眼泪。

【方解】方中麻黄辛温宣肺,解表散寒;细辛辛温燥烈,散寒止泪;蔓荆子清利头目,祛风退翳;藁本辛温走窜,善治头目疼痛;生姜发散风寒。

【加减】可加蝉蜕、蛇蜕等明目退翳。加羌活、防风、川芎、白芷组成八味大发散。

荆防败毒散

【来源】《摄生众妙方》

【组成】荆芥、防风、羌活、独活、柴胡、前胡、川芎、枳壳、茯苓、桔梗、甘草。

【功效】发汗解表,祛风退翳。

【眼科临床应用】用于细菌性角膜炎,伴恶寒身痛,鼻塞声重。

【方解】方中荆芥、防风、羌活、独活发散风寒;柴胡、前胡解表祛风;桔梗宣肺;枳壳宽胸理气;茯苓渗湿;川芎祛风止痛;甘草调和诸药。

【加减】在荆防败毒散的基础上加入木香、黄连二味,可清热导滞,对于角膜炎初起者具有良好的疗效。在荆防败毒散的基础上加入金银花、连翘、蒲公英,可清热解毒。在荆防败毒散的基础上加入苦参、蝉蜕、薄荷、牛蒡子,可祛风止痒,用以治疗过敏性眼病。

第二节 清肝降火剂

眼珠灌脓方

【来源】《中医眼科学讲义》

【组成】大黄、瓜蒌仁、石膏、玄明粉、枳实、栀子、夏枯草、金银花、黄芩、天花粉、竹叶。

【功效】清热解毒,通腑泻下。

【眼科临床应用】角膜溃疡,伴前房积脓,眼胀头痛,大便秘结。

【方解】方中大黄、玄明粉、瓜蒌仁、枳实泻腑峻下;石膏、栀子、黄芩、夏枯草、竹叶清降火;金银花、天花粉清热解毒。

【加减】可加桃仁、赤芍、牡丹皮以清热散瘀、活血止痛。

酒调洗肝散

【来源】《审视瑶函》

【组成】黄芩、栀子、玄参、知母、生地黄、当归尾、桔梗、大黄、玄明粉。

【功效】清热凉血,通腑泻下。

【眼科临床应用】角膜溃疡,伴前房积脓,热泪频流,大便闭结。

【方解】方中黄芩、栀子清热降火,又可凉血;玄参、知母滋阴清热,亦可凉血;生地黄、当归尾凉血退赤,活血消瘀;桔梗载药上行,直达病所;大黄、玄明粉清导实热,通腑泻下。诸药合之,可取热清痛止、红退肿消之效。

【加减】热甚者,加生地黄、归尾。

洗 肝 散

【来源】《银海精微》

【组成】当归、薄荷、羌活、防风、栀子、甘草、大黄、川芎、连翘、黄芩、苍术、菊花、木贼、赤芍、麻黄。

【功效】清肝泄热,祛风退翳。

【眼科临床应用】非化脓性角膜炎早期。

【方解】方中薄荷、羌活、防风、连翘、菊花、木贼、麻黄祛风,当归、川芎、赤芍养血活血,血行则风自灭;黄芩清热;栀子清肝火,利小便;苍术祛湿;大黄泻实火,通燥结,使二便通利,热毒下降,则赤肿可消;甘草调和诸药。配合成方,共奏疏风散热,清肝泻火之功。

【加减】眼痛,加蔓荆子、石膏、谷精草、绿豆;有翳膜,加蝉蜕、蒺藜、木贼、石决明、密蒙花;大便热结者,加黄连、牛蒡子;小便短赤者,加车前、木通、滑石;目红赤者,加生地黄、牡丹皮。

加味修肝散

【来源】《银海精微》

【组成】羌活、防风、桑螵蛸、栀子、薄荷、当归、赤芍、甘草、麻黄、连翘、菊花、木贼、蒺藜、川芎、大黄、黄芩、荆芥。

【功效】疏风泻火,祛翳明目。

【眼科临床应用】非化脓性角膜炎等症。

【方解】方中羌活、麻黄、荆芥、薄荷、防风辛散外风,消肿止痛;栀子、黄芩、连翘、大黄清热泻火解毒,降火通便;菊花、木贼、蒺藜祛风散热,退翳明目;当归、赤芍、川芎活血行滞,退赤消肿;《银海精微》认为桑螵蛸能祛风明目散翳;甘草调和诸药。诸药配合,为祛风清热并重,并能活血退翳之方。

【加减】火盛于风,酌减麻黄、羌活;若肺火偏盛,去麻黄、羌活,加桑白皮、生石膏,以清肺热;角膜溃疡面渐大者,加龙胆,以助清肝热;角膜新生血管多者,加生地黄、赤芍、红花,以凉血散瘀。

龙 胆 草 散

【来源】《普济方》

【组成】蒺藜、龙胆、赤芍、炙甘草、羌活、防风、菊花、茯苓。

【功效】清肝泻火,祛风退翳。

【眼科临床应用】角膜炎早期。

【方解】方中龙胆清泄肝胆之火;羌活、防风、菊花、蒺藜祛风散邪退翳;赤芍凉血退红;茯苓利湿消肿;甘草调和诸药。温酒调下意在助药上行。全方为清热、祛风退翳之方。

【加减】可加黄连、金银花、千里光、青葙子解毒退翳;红痛甚者,加桃仁、川芎、白芷活血止痛。

泻 肝 汤

【来源】《眼科集成》

【组成】龙胆、黄芩、栀子、大黄(酒炒)、柴胡、前胡、荆芥、防风、当归、青皮、木贼、蒺藜、石决明。

【功效】清肝泻火,祛风退翳。

【眼科临床应用】各类角膜炎伴前房积脓,眼胀头痛,大便秘结。

【方解】方中龙胆、黄芩、栀子、酒大黄味苦性寒,直入肝经以泻火;柴胡、前胡、荆芥、防风味辛升散,直入肝经以散风邪;当归、川芎活血理气,消肿止痛;木贼、蒺藜、石决明疏肝平肝,退翳散云。诸药合之,能清泄肝经内热,疏散肝经外风,邪去热清,翳障自消,目自清宁。

【加减】年迈体弱,去大黄,加栀子仁。

第三节　养阴清热剂

养阴清肺汤

【来源】《重楼玉钥》

【组成】玄参、生地黄、麦冬、白芍、甘草、牡丹皮、贝母、薄荷。

【功效】养阴清肺,化痰止咳。

【眼科临床应用】各类角膜炎、角膜变性及眼干燥症。

【方解】方中玄参、生地黄、麦冬滋阴增液,润肺养阴;白芍、甘草酸甘化阴,滋生津液;牡丹皮凉血清热以滋阴;贝母润肺,化痰止咳;薄荷轻宣肺气。诸药合之,为养阴清肺之方。

【加减】阴虚甚者,加熟地黄滋阴补肾;热毒甚者,加金银花、连翘以清热解毒;燥热甚者,加天冬、鲜石斛以养阴润燥。并可配合应用《重楼玉钥》之吹药方(青果炭,黄柏、川贝母、儿茶、薄荷,冰片、凤凰衣各等份),各研细末,再入钵内和匀,加冰片研细,瓶装备用。

加味洗心散

【来源】《不空和尚·目医三种》

【组成】黄连、黄芩、栀子、龙胆、石膏、连翘、羌活、防风、柴胡、川芎、薄荷、生地黄、白芍、甘草。

【功效】清热降火,祛风退翳。

【眼科临床应用】用于角膜溃疡伴穿孔,目赤肿胀。

【方解】方中黄连、黄芩、栀子、龙胆、石膏清泄心肝热毒;连翘助前药清热解毒;羌活、防风、柴胡、川芎、薄荷祛风止痛;生地黄、白芍凉血养阴,又可兼制温燥药伤阴耗液;甘草调和诸药。

【加减】加金银花、菊花等清热解毒。

通脾泻胃汤

【来源】《审视瑶函》

【组成】麦门冬(去心)、茺蔚子、知母、玄参、车前子、软石膏(煅)、防风、黄芩、天冬、熟大黄。

【功效】泻火通便。

【眼科临床应用】角膜溃疡伴前房积脓,大便秘结,小便不利。

【方解】大黄泻腑通大便,车前子清热利小便,二便通利,则邪热可泄;石膏、知母清胃降火;黄芩泻肺清热;茺蔚子除血热;防风祛风止痛。合之则三焦火毒得清,诸症即减。然热盛必伤阴,故配麦冬、天冬、玄参以清热养阴。

【加减】脓量多便闭者,可加芒硝(冲服),以增通便泻腑之力。

养阴清热汤

【来源】《中医眼科临床实践》

【组成】生地黄、生石膏、金银花、龙胆、天花粉、知母、芦根、黄芩、枳壳、防风、荆芥、甘草。

【功效】养阴清热,祛风解毒。

【眼科临床应用】各种角膜炎及角膜变性,兼见口渴欲饮,眼干灼热,咽痛或口鼻生疮,舌红少苔,脉细数等属阴液已亏,风热邪毒未尽者。

【方解】方中生地黄、知母、天花粉养阴生津而清热;金银花、黄芩清热解毒;生石膏、龙胆清热降火;荆芥、防风祛风散邪;枳壳、甘草调和脾胃;芦根清热利尿。并有清热解毒、养阴祛风之功效。本方药味少而精,配伍合理,是治疗角膜溃疡的理想方剂。

【加减】眼睛干涩,眵干少泪者,加麦冬、玄参养阴;可加牡丹皮、赤芍凉血退赤;还可加蝉蜕、乌贼骨退翳。

银花复明汤

【来源】《中医眼科临床实践》

【组成】金银花、蒲公英、天花粉、生地黄、大黄、黄芩、玄明粉、枳壳、木通、桑白皮、知母、龙胆、蔓荆子、黄连、甘草。

【功效】清热解毒,泻火消翳。

【眼科临床应用】用于细菌性角膜炎及病毒性角膜炎的重症者。有前房积脓、口干舌红、大便结,属热毒炽盛者。

【方解】方中黄连、黄芩、金银花、蒲公英为清热解毒之佳品,有较好抗炎作用;桑白皮、知母、龙胆有清热降火之功;大黄、玄明粉、枳壳、木通合用,能通利二便,使病邪热毒从下而泻,天花粉、生地黄养阴生津,防邪热及药物苦寒伤阴;蔓荆子止头目痛且可明目。本方用于伴前房积脓的重症角膜溃疡,中医眼科认为凡有前房积脓,当用大黄、知母、玄明粉之类清脾泻胃,重症角膜溃疡多伴球结膜混合充血水肿,故用桑白皮、黄芩之类清热泻肺。

【加减】大便不结者,大黄、玄明粉宜减量;头痛剧烈加川芎、防风、羚羊角祛风止痛;小儿患者去生地黄、知母、木通。

通腑降黄汤

【来源】《张皆春眼科证治》

【组成】金银花、玄参、酒黄芩、生石膏、知母、天花粉、大黄、赤芍、牡丹皮、元明粉、犀角(现用水牛角代)。

【功效】泻下清热,解毒排脓。

【眼科临床应用】各种角膜溃疡伴前房积脓者,并有头目痛甚、球结膜充血水肿明显、泪热生眵、大便结者。

【方解】方中金银花、黄芩清热解毒;大黄、玄明粉泻下热毒;石膏、知母、天花粉清阳明之邪热(中医认为前房积脓需清泄胃火);天花粉尚可排脓;犀角(现用水牛角代)、牡丹皮、赤芍解毒凉血而散瘀;玄参滋阴以防阴液耗伤。并有泻下邪热,解毒排脓之功效。

【加减】现今犀角已禁用,可用水牛角(久煎)代之,亦可用羚羊角代之。角膜刺激症状重者,加川芎、钩藤、白芷以止痛止泪。

第四节 清热利湿剂

三 仁 汤

【来源】《温病条辨》

【组成】薏苡仁、法半夏、杏仁、厚朴、滑石、白豆蔻、通草、竹叶。

【功效】清热利湿,宣畅气机。

【眼科临床应用】病毒性角膜炎、真菌性角膜溃疡及其他角膜炎,或角膜深层混浊水肿等。病程缓慢,久治难愈,红痛不剧,溃疡面不洁,身重胸闷,苔白或厚腻。

【方解】方中以杏仁宣利上焦肺气,气化则湿化;白豆蔻芳香化湿,畅中焦之脾气以运湿;薏苡仁健脾利湿热;通草、竹叶、滑石皆清利湿热之品;半夏、厚朴苦温燥湿。故全方有清利湿热之功。

【加减】加车前子、地肤子利湿明目,加红花、苏木、秦皮、木贼草、石决明等活血退翳;有角膜刺激症状者,加黄连、黄芩、羌活、防风、柴胡祛风清热;感染性角膜炎者,加金银花、千里光、蒲公英清热解毒以抗炎。

清热利湿汤

【来源】《中医眼科临床实践》

【组成】生地黄、金银花、龙胆、栀子、黄芩、木通、天花粉、车前子、茺蔚子、竹叶、桑白皮、大黄、枳壳、甘草。

【功效】清热利湿,解毒明目。

【眼科临床应用】各种角膜炎、角膜溃疡。症见羞明流泪,眼睑红肿,目赤生眵,角膜病灶不洁,边缘模糊、苔黄腻。病程较长,久治不愈。

【方解】方中栀子、龙胆、黄芩、清热燥湿;车前子、木通、竹叶清利湿热;茺蔚子、车前子有明目之功;大黄、枳壳既可泻下邪热,尚可配茺蔚子活血;天花粉、生地黄、桑白皮养阴生津清热;甘草调和诸药。

【加减】结膜混合充血,加桃仁、赤芍、谷精草、秦皮活血退翳;大便结者,加玄明粉;食欲差者,加神曲、麦芽、山楂;畏光流泪加防风、钩藤、羌活。

甘露消毒丹

【来源】《医效秘传》

【组成】飞滑石、黄芩、茵陈、藿香、连翘、石菖蒲、白豆蔻、薄荷、木通、射干、川贝母。

【功效】清热利湿,化浊解毒。

【眼科临床应用】角膜水肿,真菌性角膜炎等

【方解】方中重用滑石、茵陈,配木通,以清热利湿;黄芩、连翘合贝母、射干以清热解毒,利咽散结;石菖蒲、白豆蔻、藿香、薄荷芳香化湿浊,宣畅气机。共成清热利湿,化浊解毒之功。

【加减】若黄疸明显者,宜加栀子、大黄清泄湿热;咽喉肿甚,可加山豆根、板蓝根等以解毒消肿利咽。

除 湿 汤

【来源】《眼科纂要》

【组成】连翘、滑石、车前子、枳壳、黄芩、黄连、木通、粉甘草、陈皮、白茯苓、荆芥、防风。

【功效】清热除湿，疏风行气。

【眼科临床应用】睑弦赤烂，眼睑炎。

【方解】方中黄连、黄芩、连翘清热燥湿，兼以解毒，治目赤烂；滑石、木通、车前子清利湿热，使热从小便出；茯苓健脾祛湿；荆芥、防风散风清头目，止目痒；枳壳、陈皮、甘草健脾理气逐湿。全方共奏散风清热利湿之功。

【加减】治疗病毒性睑皮炎，常于方中加土茯苓、薏苡仁、金银花、蒲公英，以助除湿清热解毒之功；若胞睑皮肤、脓疱破溃糜烂极痒者，加黄柏、苦参、栀子、地肤子、白鲜皮，以清利湿热止痒。治疗春季结膜炎湿热夹风者，加白鲜皮、地肤子、茵陈，以增强除湿止痒之功；睑内面遍生状如卵石样颗粒及胶样结节隆起者，加郁金、川芎，以消郁滞。用于治疗风湿夹热之特发性葡萄膜大脑炎，若湿重于热，加猪苓、泽泻，以清利湿热；若目赤痛甚者，加牡丹皮、赤芍、茺蔚子，以凉血散瘀通络。

加减八正散

【来源】《严氏济生方》

【组成】瞿麦、萹蓄、滑石、木通、甘草、栀子、车前子、大黄。

【功效】利尿清热祛湿。

【眼科临床应用】角膜炎伴虹膜炎。

【方解】方中瞿麦、萹蓄、滑石、木通、车前子均为寒凉利水药，复用栀子、大黄清热利湿，大黄、瞿麦活血，甘草缓其膜络之急。

【加减】大便不通，增加大黄用量。

第五节　活血化瘀剂

大黄当归散

【来源】《银海精微》

【组成】大黄、当归、黄芩、栀子、菊花、苏木、红花、木贼。

【功效】活血化瘀，清热泻火。

【眼科临床应用】用于病毒性、细菌性及沙眼性角膜炎。

【方解】方中当归、川芎、苏木、红花活血化瘀；黄芩、栀子、菊花清肝降火；大黄既可助黄芩、栀子泻火，还可助苏木、红花祛瘀活血；木贼疏散风热，明目退翳。

【加减】可加谷精草、秦皮以退翳明目；头痛泪多者，加白芷、防风以止痛止泪；眼睑痉挛者，加钩藤、蝉蜕以止痉。

清上瘀血汤

【来源】《证治准绳》

【组成】生地黄、桃仁、苏木、当归、川芎、赤芍、大黄、栀子、连翘、黄芩、羌活、独活、桔梗、红花、枳壳、甘草。

【功效】活血化瘀，祛风清热。

【眼科临床应用】外伤致角膜炎，角膜炎伴大量新生血管。

【方解】方中当归、川芎、赤芍、生地黄、苏木、桃仁、红花乃活血化瘀之常用之药；大黄、黄芩、栀子、连翘清热解毒泻火；大黄尚有祛瘀之用；桔梗宣散达邪，尚可载药上达病所；羌活、独活祛风散邪止痛，川芎亦有祛风止痛作用；枳壳理气，既能助苏木、桃仁活血，还可助大黄泻下；甘草解毒和诸药。全方有活血化瘀、祛风清热、泻火解毒之作用。

【加减】一般可加秦皮、木贼草以退翳；眼睑痉挛者，加钩藤、羚羊角平肝祛风止痛；前房积脓者，加玄明粉、天花粉、生石膏以清泄阳明；头痛甚者，加白芷、防风以止痛。

柴芩消炎饮

【来源】《眼科疾病效方》

【组成】柴胡、黄芩、牡丹皮、连翘、青葙子、千里光、赤芍、红花、当归、菊花、薄荷、甘草。

【眼科临床应用】病毒性角膜炎。

【功效】疏肝清热，活血明目。

【方解】薄荷、柴胡、黄芩疏肝解郁，清肝明目，牡丹皮、赤芍、红花、当归活血明目；千里光、青葙子清热解毒，菊花、连翘疏风散邪，甘草调和诸药。

【加减】早期畏光流泪、有异物感，角膜呈浅表灰白色点状或细树枝样溃烂者、去红花、牡丹皮、当归，加木贼草、谷精草、夏枯草。中期角膜刺激症状明显，结膜混合充血、角膜呈明显树枝状或地图状混浊溃烂、知觉明显减退加龙胆、蒲公英。后期角膜炎荧光素染色阴性、加枸杞子、女贞子、黄芪。

破 血 汤

【来源】《眼科纂要》

【组成】生地黄、苏木、刘寄奴、赤芍药、牡丹皮、菊花、桔梗、红花、甘草。

【功效】活血化瘀，清肝明目。

【眼科临床应用】眼外伤致角膜炎或角膜炎久治不愈而球结膜混合充血，角膜新生血管较多，亦可用于沙眼性角膜炎。

【方解】方中刘寄奴、红花、苏木活血化瘀；生地黄、赤芍药、牡丹皮凉血活血；菊花清肝明目；桔梗宣肺疏邪且载药上行；甘草解毒和调诸药。并有活血化瘀，清肝明目之功。

【加减】一般可加防风、谷精草、千里光、木贼草、钩藤等祛风解毒退翳；加柴胡入肝经引经药；加大黄以助行瘀泻火。

归芍红花散

【来源】《审视瑶函》

【组成】生地黄、防风、当归、赤芍、大黄、白芷、黄芩、栀子、连翘、红花、甘草。

【功效】活血散瘀，祛风清热。

【眼科临床应用】用于外伤所致角膜炎或其他角膜炎而角膜有新生血管者，亦可用于角膜炎伴球结膜充血久治不消者。

【方解】方中当归、赤芍、红花、大黄合用能活血散瘀；栀子、黄芩、连翘、大黄合用能清热泻火解毒；防风、白芷既能祛风止痛，又能散瘀消肿；生地黄既能助归芍凉血，又可滋阴清热，防邪热伤阴；甘草抑栀子、黄芩之苦寒，尚能解毒调和诸药。并有活血化瘀，清热祛风之功效。

【加减】可加秦皮、木贼草以退翳；眼睑痉挛者，加钩藤、蝉蜕以祛风止痉；角膜深层水肿或舌苔厚腻者，加车前子、泽泻以利水明目；细菌性炎症者，加黄连、金银花以解毒。

活血芩连汤

【来源】《韦文贵眼科临床经验选》

【组成】生地黄、赤芍、牡丹皮、当归尾、黄连、黄芩、焦栀、木通、甘草梢。

【功效】清热泻火,活血化瘀。

【眼科临床应用】各种角膜炎而伴睫状充血久治不退者。

【方解】方中用黄连、黄芩、栀子清热泻火解毒,清心肝邪热;生地黄、牡丹皮、赤芍、当归尾凉血活血;生地黄、木通、黄连、甘草清心火;黄芩、栀子清肝热。并有清热泻火、凉血化瘀之功。

【加减】加石决明、乌贼骨、秦皮以退翳;大便结者,加大黄、桃仁以泻下行瘀;畏光流泪者,加钩藤、蒺藜以祛风散邪;目痛加郁金、川芎。

泻火破瘀退赤方

【来源】《韦文贵眼科临床经验选》

【组成】石决明、生地黄、当归尾、赤芍、桃仁、炒栀子、黄芩、木贼草、菊花、甘草。

【功效】活血化瘀,清肝明目。

【眼科临床应用】眼外伤致角膜炎、沙眼性角膜炎以及伴有新生血管的其他类型角膜炎

【方解】方中用栀子、黄芩清肝泻火;木贼草、石决明、菊花凉肝明目退翳;归尾、赤芍、桃仁、生地黄有凉血化瘀的作用;甘草调和诸药。并有清肝退翳、凉血化瘀的作用。

【加减】有角膜刺激症状者,加防风、白芷、川芎、钩藤;有前房积脓者,加生石膏、天花粉、生大黄;细菌性角膜炎者,加金银花、黄连。

经 效 散

【来源】《世医得效方》

【组成】大黄、当归、芍药、粉甘草、连翘、柴胡、犀角(现用水牛角代)。

【功效】行血,通滞,清热明目。

【眼科临床应用】外伤性角膜炎

【方解】方中犀角(现用水牛角代)、连翘清热解毒,疗目赤肿;大黄泻火解毒,活血消瘀;赤芍凉血清热,活血散瘀;配当归增强活血止痛之功;柴胡轻清升散,疏解邪热,粉甘草泻火解毒。

【加减】犀角现已禁用,常用水牛角、生地黄、玄参、牡丹皮代替。出现黄液上冲、大便秘结者,可加芒硝、木通、车前草;痛剧者,加没药、乳香。

分 珠 散

【来源】《证治准绳》

【组成】槐花、白芷、地黄、栀子、荆芥、甘草、黄芩、龙胆、赤芍、当归。

【功效】疏风清热,凉血散瘀。

【眼科临床应用】前房积血。

【方解】方中槐花清肝明目、凉血止血,地黄清热泻火、凉血止血,龙胆清泄肝胆实火,共为方中主药;黄芩清热泻火解毒、凉血止血,栀子清热凉风解毒,荆芥散风止血,赤芍清热凉血、散瘀止痛,共为辅药;白芷散风止痛,当归补血活血,使泻中有补,甘草清热解毒、缓急止痛、调和药性,共为佐使。

【加减】春加大黄泻肝,夏加黄连泻心,秋加桑白皮泻肺。

角膜疱疹灵

【来源】《眼科疾病效方》

【组成】金银花、蒲公英、生地黄、丹参、桔梗、桑白皮、菊花、荆芥、防风、蝉蜕、黄芩、夏枯草。

【功效】凉血活血,退翳明目。

【眼科临床应用】病毒性角膜炎。

【方解】蒲公英、金银花清热解毒;丹参活血退翳;桑白皮清热泻肺;菊花、荆芥、防风疏风散热,蝉蜕退翳明目;夏枯草、黄芩、生地黄清肝明目;桔梗载药上行。

【加减】口干舌燥加玄参、麦冬;复发性病毒性角膜炎加黄芪;结膜混合充血加牡丹皮、赤芍。

第六节　补中益气剂

补中益气汤

【来源】《脾胃论》

【组成】黄芪、人参、当归、陈皮、白术、柴胡、升麻、甘草。

【功效】健脾补气。

【眼科临床应用】角膜溃疡久治不愈,及角膜炎患者服寒凉药过多而致脾虚气弱者。症见眼欲垂闭,溃而陷下,坏死物较少或翳面洁净,红痛不甚,分泌物少,舌淡苔白,纳食不佳,神疲乏力等脾气虚弱者。

【方解】方中黄芪补气升阳,生肌医疮;人参、白术、炙甘草健脾益气;当归养血活血;升麻、柴胡升阳益气,柴胡入肝经,升麻还有解毒作用,并有健脾补气作用,通过扶助正气而达到治愈溃疡的目的。现代认为本方有抗炎和提高机体免疫力的作用。

【加减】加金银花、千里光、乌贼骨、蝉蜕、红花等解毒活血退翳之品;眼部刺激症状明显者,加黄连、钩藤、防风、黄芩等祛风清热;纳差便溏者,加神曲、苍术。

参苓白术散

【来源】《太平惠民和剂局方》

【组成】白扁豆、白术、茯苓、甘草、桔梗、莲子、人参、砂仁、山药、薏苡仁。

【功效】益气健脾,渗湿止泻。

【眼科临床应用】角膜溃疡晚期伴食少便溏,气短咳嗽,肢倦乏力。

【方解】方中人参、白术、茯苓益气健脾渗湿为君。配伍山药、莲子肉助君药以健脾益气,兼能止泻;并用白扁豆、薏苡仁助白术、茯苓以健脾渗湿,均为臣药。更用砂仁醒脾和胃,行气化滞,是为佐药。

【加减】兼里寒而腹痛者,加干姜、肉桂以温中祛寒止痛。

四味肥儿丸

【来源】《小儿痘疹方论》

【组成】黄连、芜荑、神曲、麦芽。

【功效】健脾和胃,清热解毒。

【眼科临床应用】角膜软化症。

【方解】黄连清热燥湿、泻火解毒,芜荑消积杀虫,健脾和胃,消食化积,麦芽行气消食,健脾开胃。

【加减】体虚可加黄芪、人参、白术等补中益气之功。

助阳和血补气汤

【来源】《脾胃论》

【组成】黄芪、防风、当归、白芷、蔓荆子、炙甘草、升麻、柴胡。

【功效】疏邪益气。

【眼科临床应用】病毒性角膜炎及其他角膜炎中晚期。

【方解】方中黄芪益气升阳、托毒生肌为主药,促进溃面修复;柴胡、升麻升阳散邪;防风、白芷、蔓荆子祛风散邪、止痛止泪明目;当归养血活血;炙甘草益气解毒,助黄芪扶正。并有扶正益气,疏散风热外邪之功。

【加减】可加乌贼骨、蝉蜕、千里光、金银花等解毒退翳;口干者,加天花粉、麦冬;有分泌物者,加黄芩、桑白皮;球结膜混合充血者,加桃仁、赤芍、黄柏。

开　明　丸

【来源】《世医得效方》

【组成】熟地黄、枸杞子、菟丝子、蕤仁、决明子、茺蔚子、羊肝、黄芩、麦冬、泽泻、车前子、五味子、杏仁、地肤子、青葙子、防风、葶苈子、官桂、细辛。

【功效】补益肝肾,祛邪明目。

【眼科临床应用】角膜炎久治不愈,症见干涩畏光、眼酸痛欲闭、溃面较洁、腰膝酸软、头晕耳鸣、舌淡无苔。

【方解】方中熟地黄、枸杞子、五味子、菟丝子、羊肝、麦冬、蕤仁养阴益血补肝肾以扶正祛邪明;决明子、青葙子清肝明目,茺蔚子活血明目,车前子、泽泻、地肤子、葶苈子利水明目,皆为既可祛邪,又可明目之佳品,黄芩、防风、杏仁为祛风清热之品;官桂、细辛为散寒之药。全方并有补阴血益肝肾以扶正,祛风散寒、清热利湿以祛邪,众多子类药乃明目之佳品。扶正、明目为本方功效特色。

【加减】非畏寒肢冷,口淡苔白者,不用官桂、细辛;球结膜充血暗红者,加桃仁、赤芍、黄柏;大便结者加当归、大黄。

乙癸愈蟹饮

【来源】《张皆春眼科证治》

【组成】酒生地黄、玄参、盐知母、酒白芍、五味子。

【功效】滋阴降火。

【眼科临床应用】角膜溃疡后期,角膜穿孔,炎症消退。

【方解】方中生地黄、白芍、玄参、五味子皆滋阴养血之药;知母滋阴降火;白芍、五味子酸敛以利溃口愈复;立足肝肾论治,药皆入肝肾之经,乙癸乃肝肾之意,乃治蟹睛(角膜溃疡穿孔,虹膜嵌顿)之方,故名乙癸愈蟹饮。

【加减】可加乌贼骨、石决明、桃仁、黄连等活血解毒退翳之品;大便秘结者,加大黄、杏仁;有刺激症状者,加钩藤、蒺藜、黄柏。

当归元参饮

【来源】《张皆春眼科证治》

【组成】酒生地黄、玄参、车前子、茺蔚子、当归、酒白芍、牡丹皮。

【功效】滋阴明目。

【眼科临床应用】角膜炎久治不愈，眼内干涩，红痛较轻，角膜溃烂面洁净，分泌物很少，舌红苔少。

【方解】方中当归、白芍、生地黄、玄参滋阴益血，助其生机；牡丹皮、茺蔚子凉血活血；茺蔚子、车前子有明目之功效，并有养阴益血，明目退翳之功。

【加减】加乌贼骨、蝉蜕、密蒙花、红花等活血明目退翳；便结者，加桃仁、瓜蒌仁、郁李仁通便；目赤有眵、加黄连、金银花清热解毒。

参芪角膜康

【来源】《眼科疾病效方245首》

【组成】党参、黄芪、板蓝根、大青叶、白术、金银花、黄芩、决明子、青葙子、菊花、密蒙花、枸杞子、柴胡。

【功效】扶正培元，祛邪明目。

【眼科临床应用】复发性病毒性角膜炎。

【方解】方中党参、白术、黄芪益气升阳，有提高机体免疫功能作用；柴胡清热祛风；板蓝根、大青叶、金银花、黄芩清热解毒，并有抗病毒作用；枸杞子、菊花、决明子、密蒙花、青葙子清肝养肝明目退翳；诸药同用，祛邪扶正。

【加减】口苦苔厚腻加龙胆、黄连；口干加麦冬、石斛；角膜溃疡难愈加防风、怀山药，并可重用黄芪。

八　物　汤

【来源】《银海精微》

【组成】黄芪、茯苓、熟地黄、川芎、当归、人参、菊花、白芍。

【功效】补益气血。

【眼科临床应用】角膜炎晚期，气血虚弱，血室涩痛，头痛眩晕。

【方解】方中人参、黄芪大补脾肺之气；茯苓补脾运湿；熟地黄、当归、白芍、川芎补血和血，行气止痛；气血充盈，下则充养血室，则血室涩痛可愈；上则营养头目，则头痛眩晕可止；因虚而角膜溃疡，故在补虚的基础上用菊花祛风退翳。

【加减】若血虚甚者，可加大熟地黄、白芍用量。

八　珍　汤

【来源】《正体类要》

【组成】人参、白术、茯苓、甘草、熟地黄、当归、川芎、白芍。

【功效】补益气血。

【眼科临床应用】角膜溃疡久治不愈，伴气血两虚。面色苍白或萎黄，食欲减退，舌质淡，苔薄白，脉细虚。

【方解】方用参、术、苓、草补脾益气；归、芍、地滋养心肝，加川芎入血分而理气，则归、地补而不滞；煎时加姜、枣助参、术入气分以调和脾胃。全剂配合，共收气血双补之功。

【加减】若以血虚为主，眩晕心悸明显者，可加大熟地黄、白芍用量；以气虚为主，气短乏力明显者,可加大参、术用量;兼见不寐者,可加酸枣仁、五味子。

第七节 退翳明目剂

消 翳 汤

【来源】《眼科纂要》

【组成】生地黄、木贼草、密蒙花、当归尾、枳壳、防风、荆芥、蔓荆子、柴胡、川芎、甘草。

【功效】祛风散邪,退翳明目。

【眼科临床应用】角膜炎恢复期或角膜瘢痕形成者。

【方解】方中防风、柴胡、蔓荆子辛散祛风疏邪,亦可散翳;木贼草、密蒙花退翳明目;当归尾、川芎、生地黄养血活血;枳壳理气;甘草调和诸药。并有祛风散邪,退翳明目之功效。

【加减】口干目赤者,加黄连、黄芩、天花粉;便结者,加酒大黄、桃仁;干涩生眵者,加玄参、麦冬、知母、黄芩。

滋阴退翳汤

【来源】《眼科临症笔记》

【组成】生地黄、玄参、麦冬、知母、蒺藜、木贼草、菊花、青葙子、菟丝子、蝉蜕、甘草。

【功效】滋阴生津,退翳明目。

【眼科临床应用】用于角膜溃疡(角膜炎)恢复期。溃烂面较洁,结膜欠光滑,分泌物很少,红痛较轻,炎症已消退,溃烂面正在修复者宜。

【方解】生地黄、玄参、麦冬、知母滋阴生津,蒺藜、木贼草、蝉蜕退翳明目;菊花、青葙子清肝明目,既能退翳,又可清余邪;菟丝子补肾明目,甘草调和诸药。全方滋阴生津以扶正,促角膜溃面修复,退翳祛邪,使其混浊面消散。

【加减】加红花、当归、密蒙花等活血退翳;溃面陷下难复者,加黄芪、白及、乌贼骨生肌敛疮退翳;便结者加瓜蒌仁、杏仁、当归、桃仁润肠通便;兼有红痛畏光者,加黄连、防风、赤芍。

神效退翳散

【来源】《普济方》

【组成】决明子、龙胆、薄荷、黄连、栀子、黄芩、大黄、防风、荆芥、当归、川芎。

【功效】清热解毒,祛风退翳。

【眼科临床应用】细菌性角膜溃疡及其他感染性角膜炎的重症者,热象明显,如红肿疼痛、泪热眵多、口干苔黄、脉弦数等。

【方解】方中龙胆、栀子、黄连、黄芩、大黄为清热降火解毒之常用药;防风、荆芥、薄荷祛风止痛止泪;决明子清肝明目;川芎能祛风止痛,配当归养血行血。全方有较强的清热降火、祛风止痛作用,尤强于清热降火。

【加减】加秦皮、青葙子、桃仁以活血退翳;眼睑及结膜红肿者,加生石膏、桑白皮以清脾泻肺;前房积脓者,加芒硝、天花粉。

万应蝉花散

【来源】《原机启微》

【组成】石决明、茯苓、当归、川芎、赤芍、苍术、羌活、防风、蝉蜕、蛇蜕、甘草。

【功效】辛散疏邪,退翳明目。

【眼科临床应用】用于非化脓性角膜炎症的轻症,也可用于各种角膜炎的恢复期。即角膜的新老翳。

【方解】方中羌活、防风祛风发散,既可疏邪,亦可退翳;蝉蜕、蛇蜕是新老翳之常用药;石决明平肝退翳;当归、川芎、赤芍活血养血以退翳;苍术、茯苓祛湿化浊以利退翳,甘草调合诸药。并达到退翳明目的目的。

【加减】一般可加苏木、红花、千里光等活血解毒;仍红痛明显者,加黄连、黄芩、钩藤;溃疡面洁净而难平复者,加黄芪、乌贼骨。

红肿翳障方

【来源】《韦文贵眼科临床经验选》

【组成】石决明、生地黄、夏枯草、赤石脂、白芷、川芎、黄芩、赤芍、白术、密蒙花、细辛、甘草。

【功效】祛风清热,退翳明目。

【眼科临床应用】用于病毒性角膜炎、细菌性角膜溃疡及其他角膜炎,角膜刺激症状明显者。若红肿较甚、口干便结者不宜。

【方解】方中川芎、白芷、细辛祛风散邪,止痛止泪;生地黄、赤芍、川芎凉血活血;石决明、密蒙花、夏枯草清肝、平肝退翳;黄芩清热解毒;赤石脂敛疮生肌,有促进角膜溃疡愈合的功能;白术、甘草益胃和中。并有清肝祛风、退翳明目之功效。

【加减】泪热眵多者,加黄连、生石膏、桑白皮清热泻肺;尚可加谷精草、木贼草等疏风退翳;充血暗红者,加桃仁、牡丹皮活血凉血。

四物退翳汤

【来源】《韦文贵眼科经验选》

【组成】生地黄、当归、赤芍、川芎、蝉蜕、木贼草、谷精草、密蒙花。

【功效】养血活血,退翳明目。

【眼科临床应用】角膜溃疡恢复期,炎症消退,红痛不甚,分泌物很少,翳面洁净者。

【方解】方中生地黄、当归、赤芍、川芎为四物汤,有养血活血凉血之功效,注重养阴补血,角膜属肝,肝主藏血,目待血养,角膜炎恢复期养阴益血很重要;蝉蜕、木贼草、谷精草、密蒙花乃退翳明目之常用药,兼有祛风散邪热之功效。全方有养阴益血,退翳明目之功。

【加减】可加石决明、红花、麦冬活血养阴退翳;翳面溃陷未复者,加黄芪、乌贼骨;有分泌物及充血者,加金银花、黄连清热解毒;大便结者,加酒大黄、决明子;刺激症状未消失者,加金银花、钩藤、白芷、千里光。

养阴活络退翳汤

【来源】《中医眼科临床实践》

【组成】决明子、生地黄、天花粉、知母、木贼、菊花、黄芩、法半夏、陈皮、旋覆花、银柴胡、羌活、防风、蝉蜕、甘草。

【功效】养阴散邪,退翳明目。

【眼科临床应用】角膜瘢痕翳障。角膜炎症初愈,留下瘢痕翳障者。

【方解】本方为用于角膜瘢痕翳障,故方中有大量辛散和退翳之品。羌活、防风辛散退翳;蝉蜕、木贼草为退翳之佳品;决明子、菊花、黄芩清肝明目退翳;生地黄、知母、天花粉养阴生津;半夏、陈皮、旋覆花化浊以退翳;柴胡引药入肝经,甘草调和诸药。全方以退翳明目为主要功效。

【加减】角膜溃疡恢复期,炎症消退,溃面尚未修复者,加黄芪、乌贼骨;便结者,加酒大黄、桃仁。

新老翳障方

【来源】《韦文贵眼科临床经验选》

【组成】生石决明、生地黄、瓜蒌仁、蒺藜、当归、地骨皮、木贼草、羌活、川芎、蝉蜕、菊花、密蒙花、川楝子、薄荷。

【功效】祛风平肝,退翳明目。

【眼科临床应用】用于角膜炎或角膜溃疡恢复期,角膜刺激症状仍未完全消退者;或是角膜瘢痕如云翳、斑翳等。

【方解】本方的组方原则与古代退翳剂如天麻退翳散等区别不大。方中密蒙花、蝉蜕、菊花、羌活、蒺藜、木贼草、石决明皆有退翳明目之功,分别还有祛风、平肝、清肝的作用,并都有退翳之功;当归、川芎、地黄为养血活血之剂,助其退翳;瓜蒌仁、地骨皮、川楝子有清热之用,兼清余邪,以利退翳。

【加减】本方配伍较全,无需太多加减。若兼目赤眵干,加黄连、黄芩、玄参清热养阴;大便结者,加酒大黄、桃仁。

扶正退翳汤

【来源】《眼科疾病效方》

【组成】决明子、党参、女贞子、生地黄、丹参、密蒙花、谷精草、木贼草。

【眼科临床应用】复发性病毒性角膜炎。

【功效】扶正祛邪,明目退翳。

【方解】党参益气明目;女贞子、生地黄养阴明目;丹参活血退翳;密蒙花、谷精草、木贼草、决明子清肝退翳明目。

【加减】口苦咽干、舌质红、脉弦数者方中党参量减半,加龙胆、夏枯草;手足心热、脉细数者加知母、玄参、麦冬;大便干结加大黄;角膜有残留薄翳加蝉蜕、紫草、蒲公英。

天麻退翳散

【来源】《银海精微》

【组成】石决明、麦冬、天麻、菊花、木贼草、蒺藜、密蒙花、当归、熟地黄、赤芍、川芎、黄芩、枳壳、羌活、防风、荆芥、白芷、蔓荆子、僵蚕、蝉蜕。

【功效】祛风清热,退翳明目。

【眼科临床应用】角膜瘢痕翳障,角膜炎恢复期但仍有刺激症状者,亦用于深层角膜炎。

【方解】本方是大量祛风发散药配伍大量退翳明目药。羌活、防风、荆芥、白芷、僵蚕、蔓荆子、天麻均是祛风药,祛散外邪,升发退翳;石决明、木贼草、蒺藜、蝉蜕、菊花、密蒙花祛风、平肝、凉肝、退翳;当归、地黄、赤芍、川芎、枳壳养血活血;地黄、麦冬、黄芩养阴清热。全方以退翳为主要目的。

【加减】故药味多,若作汤剂用,则可去掉一些药物,或是每味药物减少剂量。若角膜刺激症状不明显者,可减去羌活、荆芥、白芷、僵蚕,加红花活血、车前子祛湿;若眼干涩昏花,可去上述祛风药,加玄参、石斛养阴。

五　退　散

【来源】《普济方》

【组成】蛇蜕、蝉蜕、蚕蜕、猪蹄、穿山甲、防风、菊花、决明子、石决明、甘草。

【功效】活血祛风,消肿止痛。

【眼科临床应用】角膜云翳、斑翳、白翳等角瘢痕。

【方解】方中蛇蜕、蝉蜕、蚕蜕祛风、退翳为主药,猪蹄、穿山甲活血退翳,防风、菊花疏风,决明子、石决明清肝明目。

【加减】可加防风、荆芥祛风退翳。

拨云退翳散

【来源】《银海精微》

【组成】木贼草、菊花、天花粉、密蒙花、楮实子、防风、荆芥穗、薄荷、川芎、白芷、蔓荆子、蝉蜕、蛇蜕、黄连、甘草。

【功效】发散退翳,养阴清热。

【眼科临床应用】角膜炎恢复期,尚有涩痛畏光等症,或是角膜瘢痕较久者。

【方解】防风、荆芥、薄荷、川芎、白芷、蔓荆子均为祛风发散;蝉蜕、蛇蜕、木贼草、密蒙花、菊花等为退翳明目之品;黄连、天花粉清热养阴;楮实子滋肾明目;甘草解毒调和诸药。

【加减】涩痛不甚者,去防风、白芷;加当归、红花、麦冬活血养阴。

桑菊退翳散

【来源】《眼科临证录》

【组成】钩藤、谷精草、蒺藜、木贼草、桑叶、菊花、蝉蜕。

【功效】祛风散热,退翳明目。

【眼科临床应用】用于病毒性角膜炎及其他非化脓性角膜炎。病在初期,刺激症状明显,红肿不甚、眵泪较少,或是角膜溃疡恢复期者。

【方解】方中桑叶、菊花疏散风热、清宣肝肺;钩藤疏散肝经风热;谷精草、蝉蜕、木贼草、蒺藜为疏风散热、退翳明目之佳品。

【加减】结膜充血、眼痛、口干者、加黄连、千里光、天花粉等清热解毒;角膜溃疡恢复期而溃面难复者,加黄芪、当归。

清热化湿祛翳汤

【来源】《眼科临证录》

【组成】栀子、菊花、生薏苡仁、蝉蜕、连翘、紫花地丁、霜桑叶、地肤子、嫩钩藤、谷精草、蒺藜。

【功效】清热化湿,祛翳明目。

【眼科临床应用】真菌性角膜炎。

【方解】方中黑栀子、连翘清热泻火解毒;桑叶、菊花疏散风热,清肝明目;地肤子和生薏苡仁能清利湿热;谷精草、蒺藜、蝉蜕、木贼草等均能祛翳明目;嫩钩藤既能清热平肝,如配合蝉蜕,可以对角膜在刺激症状严重时有一定的治疗作用;紫花地丁清热解毒。

【加减】可适当加用金银花清热解毒。

芩连退翳汤

【来源】《眼科临证录》

【组成】钩藤、蒺藜、石决明、茯苓、黄芩、木贼草、黄连、蝉蜕。

【功效】清热解毒,平肝退翳。

【眼科临床应用】用于角膜炎的中晚期,病变处坏死物不多,头晕眼胀、口干舌红,但刺激症状不严重者。

【方解】方中黄芩、黄连清热解毒、降火;石决明、钩藤、蒺藜为祛风平肝退翳药;木贼草、蝉蜕为祛风退翳之常用药;茯苓有健脾利湿之功。全方有清热解毒、退翳明目功效。

【加减】角膜刺激症状较重者,加薄荷、白芷、金银花以疏散风热;大便干者,加桃仁、大黄以润肠通便。

第八节 其 他

加减钩藤饮

【来源】《中医眼科临床实践》

【组成】钩藤、金银花、蝉蜕、木贼草、连翘、栀子、黄芩、防风、柴胡、龙胆、木通、赤芍、前胡、香附、白术、甘草。

【功效】清肝疏风,解毒退翳。

【眼科临床应用】病毒性角膜炎及其他非化脓性角膜炎。

【方解】方中栀子、黄芩、龙胆、金银花、连翘清肝泻火、解毒;柴胡、防风、前胡、钩藤祛风疏邪;木贼草、蝉蜕退翳明目;白术、木通祛湿;赤芍、香附活血理气。全方有清肝解毒、祛风退翳的作用。

【加减】大便结者,加大黄、玄明粉;心烦口渴,加知母、天花粉;食欲差者,加神曲、麦芽、山楂。

解郁清肝汤

【来源】《张皆春眼科证治》

【组成】金银花、赤芍、牡丹皮、柴胡、酒黄芩、香附、青皮、青黛。

【功效】疏肝理气,解毒凉血。

【眼科临床应用】用于妇女或是经期患角膜溃疡者,或是角膜溃疡患者久治不愈,或是反复发作角膜炎,兼有情志不畅者。

【方解】方中柴胡、香附、青皮疏肝理气,酒黄芩、青黛、柴胡清解肝中之郁火,赤芍、牡丹皮清肝经血热,金银花清热解毒。诸药合用,则有疏肝解郁、清肝泻火之功。

【加减】加木贼草、蝉蜕、钩藤以退翳明目;若月经色黑有块或角膜有新生血管者,加苏木、芜蔚子;食欲差者,加神曲、白术。

(喻京生 张仁俊 颜家朝 赵 凡 孔寒枫)

第二十八章 角膜病常用食疗方

第一节 免疫性角膜病

荆芥防风鸭肝汤

【组成】炮川乌 10g、荆芥 10g、羌活 10g、防风 10g、鸭肝 10g,精盐、佐料适量。

【功效】祛风,止痒,补肝明目。

【适应证】免疫性角结膜炎早期。

【方解】川乌、荆芥、羌活、防风散风祛邪止痒,鸭肝补肝明目,上述五种食材搭配在一起具有祛风、止痒、补肝明目的功效。

【制法】将鸭肝洗净切片,与各药一起放入砂锅内,加适量水煎熬 30 分钟后加入精盐、佐料适量即可。

【用法】中、晚餐菜肴,3~5 日为 1 个疗程。

荸荠鳗鱼汤

【组成】鳗鱼 150g,荸荠 7 个,精盐、佐料适量。

【功效】清热解毒,退翳明目。

【适应证】用于免疫性角结膜炎早期。

【方解】鳗鱼养肝明目、清热解毒、明目;荸荠清热解毒、利湿化痰、明目退翳。上述食材搭配在一起具有养肝明目、清热解毒、退翳明目的功效。

【制法】将鳗鱼洗净去内脏,荸荠去皮洗净、切片,加水适量,炖熟,加入精盐、佐料即可。

【用法】中、晚餐菜肴 3~5 日为 1 个疗程。

苦瓜芥菜猪肉汤

【组成】苦瓜 250g,芥菜 50g,猪瘦肉 125g,精盐、佐料各适量。

【功效】滋阴润燥,清肝明目。

【适应证】用于免疫性角结膜炎中、晚期。

【方解】苦瓜清暑涤热、明目解毒;猪肉补虚强身、滋阴润燥;芥菜和脾、利水、止血、明目、抗过敏。上述食材搭配在一起具有滋阴润燥、清肝明目的功效。

【制法】将苦瓜去瓤、切成小块,猪瘦肉切成薄片,芥菜洗净切碎;先将肉片用料酒、精盐调味,加水煮沸 5 分钟,加入苦瓜、芥菜煮汤,加入精盐、佐料各适量即可。

【用法】可作中、晚餐菜肴,3~5 日为 1 个疗程。

蒲公英泥鳅汤

【组成】蒲公英 30g、地肤子 10g、防风 10g、泥鳅 150g,精盐、佐料适量。

【功效】利湿,解热毒。

【适应证】免疫性角结膜炎中、晚期。

【方解】泥鳅补中气,止虚汗,祛邪湿;蒲公英清热解毒,消肿散结,利湿通淋;地肤子清热,利湿,止痒;防风疏风散邪。上述食材搭配在一起可起到清热解毒、利湿、止痒的功效。

【制法】将蒲公英、地肤子、防风用纱布包好与泥鳅同放入砂锅内,加适量水煎熬 30 分钟后至 200ml 取汁,去其药渣,加入精盐、佐料即可。

【用法】中、晚餐菜肴,3~5 日为 1 个疗程。

第二节　细菌性角膜炎

金银花黄芩粳米粥

【组成】金银花 20g,黄芩 10g,粳米 100g,冰糖适量。

【功效】清热解毒,益气和表。

【适应证】细菌性角膜炎早期。

【方解】金银花、黄芩清热解毒透里,粳米除湿热、补脾和胃、益气和表,上述食材搭配在一起具有清热解毒、益气和表的功效。

【制法】金银花、黄芩洗净后加水煎,去渣后取汁加入粳米,待粥熟后时,加入冰糖适量(糖尿病患者不加冰糖)。

【用法】早餐服用,3~5 日为 1 个疗程。

大青叶百合鸡蛋汤

【组成】大青叶 10g,百合 10g,鸡蛋一个,精盐、佐料适量。

【功效】清热凉血,补气润燥。

【适应证】细菌性角膜炎早期。

【方解】大青叶清热解毒,凉血消斑,百合生津润燥,鸡蛋益精补气,上述食材搭配在一起具有清热凉血、补气润燥的功效。

【制法】大青叶、百合洗净后加水煎,加入鸡蛋煮熟后,加入精盐、佐料适量即可。

【用法】午餐服用,3~5 日为 1 个疗程。

龙胆公英小米粥

【组成】龙胆 10g,蒲公英 10g,小米 100g,蜂蜜适量。

【功效】清热除湿,解毒散结。

【适应证】细菌性角膜炎早期。

【方解】龙胆清热除湿,蒲公英解毒散结,小米除湿热、补脾和胃、益肾气,上述食材搭配在一起具有清热除湿,解毒散结的功效。

【制法】龙胆、蒲公英洗净后加水煎,去渣后取汁加入小米,待粥熟后时,加入蜂蜜适量。

【用法】早餐服用,3~5 日为 1 个疗程。

白参怀山老鸭汤

【组成】白参 10g,怀山药 10g,老鸭肉 200g,精盐、佐料适量。

【功效】补气生津,健脾益胃。

【适应证】细菌性角膜炎后期。

【方解】白参补气生津,山药健脾益胃,老鸭肉益肾气养脾胃,上述食材搭配在一起具有补气生津、健脾益胃的功效。

【制法】白参、山药洗净后切片,老鸭肉洗净、剁成小块,合炖 30 分钟后,加入精盐、佐料适量即可。

【用法】中、晚餐服用,3~5 日为 1 个疗程。

黄芪黄连老鸭汤

【组成】黄芪 10g,黄连 10g,老鸭肉 200g,精盐、佐料适量。

【功效】清热解毒,益气明目。

【适应证】细菌性角膜炎中期。

【方解】黄芪益气生津,黄连清热解毒,老鸭肉益肾气养脾胃,上述食材搭配在一起具有清热解毒,益气明目的功效。

【制法】老鸭洗净、剁成小块,与黄芪、黄连合炖 30 分钟后,加入精盐、佐料适量即可。

【用法】中、晚餐服用,3~5 日为 1 个疗程。

黄芪太子参鸡胸汤

【组成】黄芪 10g,太子参 10g,鸡胸肉 200g,精盐、佐料适量。

【功效】益气健脾,补气生津。

【适应证】细菌性角膜炎后期。

【方解】黄芪补气生津,太子参益气健脾,鸡胸肉益肾气、养脾胃,上述食材搭配在一起具有益气健脾、补气生津的功效。

【制法】黄芪、太子参洗净,鸡胸肉洗净、切成小块,合炖 30 分钟后,加入精盐、佐料适量即可。

【用法】中、晚餐服用,3~5 日为 1 个疗程。

木通泽泻粳米粥

【组成】木通 10g,泽泻 10g,粳米 100g,蜂蜜适量(糖尿病患者不加蜂蜜)。

【功效】清热解毒,清泄肾火。

【适应证】细菌性角膜炎中期。

【方解】木通清热解毒,泽泻清泄肾火,粳米除湿热、补脾和胃、益肾气,上述食材搭配在一起具有清热解毒,清泄肾火的功效。

【制法】木通、泽泻洗净后加水煎,去渣后取汁加入粳米,待粥熟后时,加入蜂蜜适量。

【用法】早餐服用,3~5 日为 1 个疗程。

黄芪谷精鸡肉汤

【组成】黄芪 10g,谷精草 10g,鸡肉 200g,精盐、佐料适量。

【功效】祛风散热,明目退翳。

【适应证】细菌性角膜炎中期。

【方解】黄芪、谷精草祛风散热、明目退翳,鸡肉益肾气养脾胃,上述食材搭配在一起具有祛风散热、明目退翳的功效。

【制法】黄芪、谷精草洗净,鸡胸肉洗净、切成小块,合炖 30 分钟后,加入精盐、佐料适量即可。

【用法】中、晚餐服用,3~5 日为 1 个疗程。

桑叶沙参猪肝汤

【组成】桑叶 10g,沙参 10g,猪肝 200g,精盐、佐料适量。

【功效】清热生津,平肝明目。

【适应证】细菌性角膜炎中期。

【方解】桑叶疏风散热、平肝明目,沙参养阴生津,猪肝益肾气养脾胃,上述食材搭配在一起具有清热生津、平肝明目的功效。

【制法】桑叶、沙参洗净,猪肝洗净、切成小块,合炖 30 分钟后,加入精盐、佐料适量即可。

【用法】中、晚餐服用,3~5 日为 1 个疗程。

大青叶芫荽排骨汤

【组成】大青叶 10g,芫荽 10g,排骨 200g,精盐、佐料适量。

【功效】清热解毒,益气养胃。

【适应证】细菌性角膜炎中期。

【方解】大青叶清热解毒,芫荽益气养胃,排骨健养肾气、益脾胃,上述食材搭配在一起具有清热解毒、益气养胃的功效。

【制法】大青叶、芫荽洗净,排骨洗净、切成小块,合炖 30 分钟后,加入精盐、佐料适量即可。

【用法】中、晚餐服用,3~5 日为 1 个疗程。

鱼腥草蒙花小米粥

【组成】鱼腥草 10g,密蒙花 10g,小米 100g,蜂蜜适量(糖尿病患者不加蜂蜜)。

【功效】清热排脓,泻火解毒。

【适应证】细菌性角膜炎早期。

【方解】鱼腥草清热排脓,密蒙花泻火解毒,小米除湿热、补脾和胃、益肾气,上述食材搭配在一起具有清热排脓、泻火解毒的功效。

【制法】鱼腥草、密蒙花洗净后加水煎,去渣后取汁加入小米,待粥熟后时,加入蜂蜜适量。

【用法】早餐服用,3~5 日为 1 个疗程。

蒲公英夏枯草小米粥

【组成】蒲公英 10g,夏枯草 10g,小米 100g,蜂蜜适量(糖尿病患者不加蜂蜜)。

【功效】清热散结,化脓解毒。

【适应证】细菌性角膜炎早期。

【方解】夏枯草清热散结,蒲公英泻火解毒,小米除湿热、补脾和胃、益肾气,上述食材搭配在一起具有清热散结、化脓解毒的功效。

【制法】蒲公英、夏枯草洗净后加水煎,去渣后取汁加入小米,待粥熟后时,加入蜂蜜适量。

【用法】早餐服用,3~5 日为 1 个疗程。

马齿苋鱼腥草瘦肉汤

【组成】马齿苋 10g,鱼腥草 10g,瘦猪肉 200g,精盐、佐料适量。

【功效】清热明目,益气解毒。

【适应证】细菌性角膜炎早期。

【方解】马齿苋、鱼腥草清热明目、益气解毒,瘦猪肉健脾胃、益肾气,上述食材搭配在一起具有清热明目、益气解毒的功效。

【制法】马齿苋、鱼腥草洗净,瘦猪肉洗净、切成小片,一起加水炖,加精盐、佐料适量即可。

【用法】中、晚餐服用,3~5 日为 1 个疗程。

板蓝根车前草煲猪小肚

【组成】板蓝根 10g,车前草 10g,猪小肚 200g,精盐、佐料适量。

【功效】泻火解毒,清热明目。

【适应证】细菌性角膜炎早期。

【方解】板蓝根、车前草泻火解毒、清热明目,猪小肚健脾胃、益肾气,上述食材搭配在一起具有泻火解毒、清热明目的功效。

【制法】板蓝根、车前草洗净,猪小肚洗净处理、切成小片,合炖 30 分钟后,加入精盐、佐料适量即可。

【用法】中、晚餐服用,3~5 日为 1 个疗程。

防风山药小米粥

【组成】防风 10g,山药 10g,小米 100g,蜂蜜适量(糖尿病患者不加蜂蜜)。

【功效】祛风解表,健脾固肾。

【适应证】细菌性角膜炎后期。

【方解】防风祛风解表,山药健脾固肾,小米除湿热、补脾和胃、益肾气,上述食材搭配在一起具有祛风解表、健脾固肾的功效。

【制法】防风、山药洗净后加水煎,去渣后取汁加入小米,待粥熟后时,加入蜂蜜适量。

【用法】早餐服用,3~5 日为 1 个疗程。

生地桑白皮猪肝汤

【组成】生地黄 10g,桑白皮 10g,猪肝 200g,精盐、佐料适量。

【功效】清热解表,泻火行水。

【适应证】细菌性角膜炎后期。

【方解】生地黄清热解表,桑白皮泻火行水,猪肝补脾和胃、益肾气,上述食材搭配在一起具有清热解表、泻火行水的功效。

【制法】生地黄、桑白皮洗净,猪肝洗净处理、切成小片,合炖 30 分钟后,加入精盐、佐料适量。

【用法】中、晚餐服用,3~5 日为 1 个疗程。

决明子菊花小米粥

【组成】决明子 10g,菊花 10g,小米 100g,蜂蜜适量(糖尿病患者不加蜂蜜)。

【功效】清热明目,平肝抑阳。

【适应证】细菌性角膜炎后期。

【方解】决明子清热明目,菊花平肝抑阳,上述食材搭配在一起具有清热明目、平肝抑阳的功效。

【制法】决明子、菊花洗净加水煎,去渣后取汁加入小米,待粥熟后时,加入蜂蜜适量。

【用法】早餐服用,3~5 日为 1 个疗程。

第三节　病毒性角膜病变

连翘苦瓜瘦肉汤

【组成】连翘 10g,苦瓜 10g,瘦肉 150g,精盐、佐料适量。

【功效】清热解毒泻火。

【适应证】病毒性角膜炎早期。

【方解】连翘抗病毒,苦瓜清热泻火,瘦肉补益脾胃,上述食材搭配在一起具有清热解毒泻火的功效。

【制法】连翘,苦瓜洗净后加水煎,加入瘦肉煮熟时,加入精盐、佐料适量即可。

【用法】午、晚餐服用,3~5 日为 1 个疗程。

藿香鳗鱼甲鱼汤

【组成】藿香 15g,鳗鱼 250g,荸荠 50g,甲鱼 150g,精盐、佐料适量。

【功效】滋阴清热,养肝明目。

【适应证】单纯疱疹性角膜炎。

【方解】藿香清热化湿,鳗鱼清热解毒,荸荠清热,甲鱼滋阴益气,上述食材搭配在一起具有滋阴清热、养肝明目的功效。

【制法】将鳗鱼、甲鱼洗净,荸荠洗净,切片,与藿香一同入锅中,加水适量同煮至 30 分钟后,加入精盐、佐料适量即可。

【用法】午、晚餐服用,3~5 日为 1 个疗程。

桑皮百合瘦肉汤

【组成】桑白皮 10g,百合 10g,香菇 20g,瘦肉 150g,精盐、佐料适量。

【功效】滋阴润燥,养阴生津。

【适应证】病毒性角膜炎晚期。

【方解】桑白皮滋阴润燥,百合甘润生津解毒,香菇益胃补气血,瘦肉补益脾胃,上述食材搭配在一起具有滋阴润燥、养阴生津的功效。

【制法】桑白皮、百合洗净后加水煎,加入香菇、瘦肉,煮熟时,加入精盐、佐料适量。

【用法】中、晚餐服用,3~5 日为 1 个疗程。

鱼腥草板蓝根小米粥

【组成】鱼腥草 10g,板蓝根 10g,小米 100g,蜂蜜适量(糖尿病患者不加蜂蜜)。

【功效】清热解毒,除湿泻火。

【适应证】病毒性角膜炎早期。

【方解】鱼腥草、板蓝根抗病毒,小米除湿热、补脾和胃、养肾气,上述食材搭配在一起具有清热解毒、除湿泻火的功效。

【制法】鱼腥草、板蓝根洗净后加水煎,去渣后取汁,加入小米,待粥熟后,加入蜂蜜适量。

【用法】早餐服用,3~5 日为 1 个疗程。

肥藕绿豆小米粥

【组成】肥藕 50g,绿豆 20g,小米 100g,蜂蜜适量(糖尿病患者不加蜂蜜)。

【功效】清热凉血,生津止渴。

【适应证】病毒性角膜炎早期。

【方解】肥藕、绿豆清热抗病毒,小米除湿热、补脾和胃、养肾气,上述食材搭配在一起具有清热凉血、生津止渴的功效。

【制法】肥藕、绿豆洗净后加水煎,加入小米,待粥熟后,加入蜂蜜适量。

【用法】早餐服用,3~5 日为 1 个疗程。

蒲公英银耳小米粥

【组成】蒲公英 10g,银耳 20g,小米 100g,蜂蜜适量(糖尿病患者不加蜂蜜)。

【功效】清热解毒,养阴生津。

【适应证】病毒性角膜炎早期。

【方解】蒲公英清热抗病毒,银耳益气生津,小米除湿热、补脾和胃、养肾气,上述食材搭配在一起具有清热解毒、养阴生津的功效。

【制法】蒲公英洗净后加水煎,去渣后取汁加入银耳、小米,粥熟后,加入蜂蜜适量。

【用法】早餐服用,3~5 日为 1 个疗程。

冬虫夏草黄芪老鸭汤

【组成】冬虫夏草 10g,黄芪 10g,老鸭肉 200g,精盐、佐料适量。

【功效】滋阴补肾,益气生津。

【适应证】病毒性角膜炎晚期。

【方解】冬虫夏草滋阴补肾,黄芪补气排脓,老鸭养阴生津,上述食材搭配在一起具有滋阴补肾、益气生津的功效。

【制法】将老鸭肉洗净、切片,与冬虫夏草、黄芪一同入锅中,加水适量同煮至老鸭肉熟后,加入精盐、佐料适量即可。

【用法】午、晚餐服用,3~5 日为 1 个疗程。

麦冬防己小米粥

【组成】麦冬 10g,防己 10g,小米 100g,蜂蜜适量(糖尿病患者不加蜂蜜)。

【功效】清热祛湿,生津润燥。

【适应证】病毒性角膜炎早期。

【方解】麦冬甘润生津,防己祛风除湿止痛,又能清热,小米除湿热、补脾和胃、养肾气,上述食材搭配在一起具有清热解毒、养阴生津的功效。

【制法】麦冬、防己洗净后加水煎,去渣后取汁加入小米,待粥熟后,加入蜂蜜适量。

【用法】早餐服用,3~5 日为 1 个疗程。

防风黄芪小米粥

【组成】防风 10g,黄芪 10g,小米 100g,蜂蜜适量(糖尿病患者不加蜂蜜)。

【功效】祛风胜湿,益气排脓。

【适应证】病毒性角膜炎早期。

【方解】防风祛风除湿，黄芪补气排脓，小米除湿热、补脾和胃、养肾气，上述食材搭配在一起具有祛风胜湿、益气排脓的功效。

【制法】防风、黄芪洗净后加水煎，去渣后取汁加入小米，粥熟后，加入蜂蜜适量。

【用法】早餐服用，3~5 日为 1 个疗程。

柴胡黄芪小米粥

【组成】柴胡 10g，黄芪 10g，小米 100g，蜂蜜适量（糖尿病患者不加蜂蜜）。

【功效】和解表里，益气排脓。

【适应证】病毒性角膜炎早期。

【方解】防风祛风除湿，黄芪补气排脓，小米除湿热、补脾和胃、养肾气，上述食材搭配在一起具有祛风胜湿、益气排脓的功效。

【制法】防风、黄芪洗净后加水煎，去渣后取汁加入小米，粥熟后，加入蜂蜜适量。

【用法】早餐服用，3~5 日为 1 个疗程。

青葙子黄连小米粥

【组成】青葙子 10g，黄连 10g，小米 100g，蜂蜜适量（糖尿病患者不加蜂蜜）。

【功效】清肝明目，泻火解毒。

【适应证】病毒性角膜炎早期。

【方解】青葙子清肝明目退翳，黄连泻火解毒，小米除湿热、补脾和胃、益肾气，上述食材搭配在一起具有清肝明目、泻火解毒的功效。

【制法】青葙子、黄连洗净后加水煎，去渣后取汁加入小米，粥熟后，加入蜂蜜适量。

【用法】早餐服用，3~5 日为 1 个疗程。

第四节　真菌性角膜炎

苦参马齿苋瘦肉汤

【组成】苦参 10g，马齿苋 250 克，绿豆 100g，猪瘦肉 200g，精盐、佐料适量。

【功效】清热解毒，燥湿杀虫。

【适应证】真菌性角膜炎早期。

【方解】马齿苋味酸，性寒，入大肠、肝、脾经；具有清热祛湿、散瘀消肿、利尿通淋的功效，苦参解毒利湿杀虫，绿豆清热解毒，蜜枣甘缓，瘦肉补益脾胃，上述食材搭配在一起具有清热解毒、燥湿杀虫的功效。

【制法】猪瘦肉洗净，切厚片；马齿苋、蜜枣洗净；绿豆浸泡 2 小时，洗净。将适量清水放入煲内，煮沸后加入以上材料，猛火煲滚后改用慢火煲 2 小时后，加入精盐、佐料适量即可。

【用法】午、晚餐服用，3~5 日为 1 个疗程。

芦荟猪肚汤

【组成】芦荟 100g，蒲公英 30g、猪肚 200g，精盐、佐料适量。

【功效】清热解毒，缓中补虚。

【适应证】真菌性角膜炎中期。

【方解】芦荟清热解毒杀虫，治目赤；蒲公英清热解毒，消肿散结；猪肚性味甘温，缓中补虚,健脾胃。上述食材搭配在一起具有清热解毒、缓中补虚的功效。

【制法】猪肚用白醋和面粉搓洗干净后切成大片,加葱、姜、料酒焯水。将焯好的猪肚洗去浮沫改刀成条,葱切段,将肚条、葱、芦荟、蒲公英放入汤锅,大火烧开转小火煮 1 小时后,加入精盐、佐料适量即可。

【用法】午、晚餐服用,3~5 日为 1 个疗程。

白术赤小豆小米粥

【组成】白术 30g、赤小豆 30g、小米 100g。

【功效】健脾利湿解毒。

【适应证】真菌性角膜炎晚期。

【方解】白术、赤小豆健脾利湿,小米和胃温中。上述食材搭配在一起具有健脾利湿解毒的功效。

【制法】将赤小豆、小米洗净,提前浸泡 1 小时,赤小豆、白术和小米放入锅中加足够水,开火至锅中水开后再煮 3 分钟,关火焖 30 分钟,再开火煮开后再焖 30 分钟即可。

【用法】早餐服用,3~5 日为 1 个疗程。

第五节 结核、麻风、梅毒性角膜病变

地骨皮白术老鸭汤

【组成】地骨皮 20g、白术 30g、老鸭肉 200g、精盐、佐料适量。

【功效】滋阴清热,利水燥湿。

【适应证】结核、麻风、梅毒性角膜病变早期。

【方解】地骨皮滋阴清热解毒,白术健脾燥湿利水,上述食材搭配在一起具有滋阴清热、利水燥湿的功效。

【制法】将老鸭肉洗净、切块,与地骨皮、白术一同入锅中,加水适量同煮至老鸭肉熟后,加入精盐、佐料适量即可。

【用法】午、晚餐服用,3~5 日为 1 个疗程。

百合当归土鸡汤

【组成】百合 15g、当归 15g、土鸡肉 200g、精盐、佐料适量。

【功效】养血宁心,敛阴柔肝。

【适应证】结核、麻风、梅毒性角膜病变中期。

【方解】百合宁心安神,敛阴柔肝,当归养血补血,土鸡肉健脾养胃,提高免疫力,上述食材搭配在一起具有养血宁心、敛阴柔肝的功效。

【制法】将鸡肉洗净、切片,与百合、当归一起放入高压锅内,加水适量一起炖。水开后炖 40 分钟,加入精盐、佐料适量即可。

【用法】午、晚餐服用,3~5 日为 1 个疗程。

莲子百合煲瘦肉汤

【组成】莲子 30g、百合 30g、猪瘦肉 200g、精盐、佐料适量。

【功效】清热凉血,宁心安神。

【适应证】结核、麻风、梅毒性角膜病变中期。

【方解】莲子清热降火,百合宁心安神,瘦肉补益脾胃,上述食材搭配在一起具有清热凉血、宁心安神的功效。

【制法】瘦肉洗净、切成小块,与莲子、百合一起放入锅内。将锅烧热加入油,放入适量的水,猛火烧沸,慢火炖肉 30 分钟后,加入精盐、佐料适量即可。

【用法】午、晚餐服用,3~5 日为 1 个疗程。

黄精黄芩炖瘦肉

【组成】黄精 60g,黄芩 15g,党参 10g,猪瘦肉 200g,精盐、佐餐适量。

【功效】补脾益气,清热润肺。

【适应证】结核、麻风、梅毒性角膜病变晚期。

【方解】黄精健脾益气,黄芩清热燥湿,党参补肺益气,瘦肉补益脾胃,上述食材搭配在一起具有补脾益气、清热润肺的功效。

【制法】黄精、党参洗净;猪瘦肉切块,汆水捞起;煮沸清水倒入炖盅,放入所有材料,隔水炖 30 分钟后,加入精盐、佐料适量即可。

【用法】午、晚餐服用,3~5 日为 1 个疗程。

银花黄连排骨汤

【组成】金银花 30g,黄连 10g,排骨 250g,精盐、佐餐适量。

【功效】燥湿泄热,清热解毒。

【适应证】结核、麻风、梅毒性角膜病变晚期。

【方解】金银花清热解毒,黄连燥湿泄热,上述食材搭配在一起具有燥湿泄热、清热解毒的功效。

【制法】排骨洗净、切小块,与金银花、黄连一起放入高压锅内,加入适量的水用中火煮 30 分钟后,加入精盐、佐料适量即可。

【用法】午、晚餐服用,3~5 日为 1 个疗程。

土茯苓蔓荆子小米粥

【组成】土茯苓 30g,蔓荆子 10g,小米 100g。

【功效】除湿解毒,疏散风热。

【适应证】结核、麻风、梅毒性角膜病变晚期。

【方解】土茯苓除湿解毒,蔓荆子疏散风热,小米健胃除湿、消渴清热,上述食材搭配在一起具有除湿解毒、疏散风热的功效。

【制法】土茯苓、蔓荆子洗净(纱布包好),和小米一起加入锅中,加水适量,共煎煮至小米烂熟服用。

【用法】早餐服用,3~5 日为 1 个疗程。

第六节 眼 干 燥 症

枸杞桑椹怀山小米粥

【组成】枸杞子 10g,桑椹 15g,怀山药 15g,小米 100g。

【功效】健脾养胃,滋补肝肾,明目。

【适应证】适用于眼干燥症患者早期。

【方解】怀山药可以补脾养胃、益肾固精,小米健胃除湿、消渴清热,加上枸杞子、桑椹可以养肝明目、补肝益肾、明目,上述食材搭配在一起具有健脾养胃、滋补肝肾、明目的功效。

【制法】枸杞子、桑椹、怀山药、小米洗净加入锅内,加水适量,共煎煮至小米烂熟即可。

【用法】早、晚餐服用,3~5 日为 1 个疗程。

百合怀山老鸭汤

【组成】百合 15g,怀山药 15g,老鸭肉 200g,精盐、佐料适量。

【功效】补虚养胃,益精明目。

【适应证】适用于的眼干燥症中期。

【方解】百合善入心肺,具有补中益气,养五脏之功,怀山药滋肾益精,老鸭肉滋五脏之阴,清虚劳之热、补血行水、养胃生津,上述食材搭配在一起具有补虚养胃、益精明目的功效。

【制法】把百合、怀山药、老鸭肉洗净、切小块,一起放入锅内,加入适量水。慢炖 30 分钟后,加入精盐、佐料适量即可。

【用法】早、晚餐服用,3~5 日为 1 个疗程。

决明菊花麦冬瘦肉汤

【组成】决明子 10g,菊花 15g,麦冬 15g,猪瘦肉 150g,生姜、精盐佐料适量。

【功效】滋阴降火,养阴生津。

【适应证】适用于眼干燥症晚期。

【方解】决明子清肝明目,菊花散风清热、平肝明目,麦冬养阴润肺,猪瘦肉滋养润燥,上述食材搭配在一起具有滋阴降火、养阴生津的功效。

【制法】猪瘦肉洗净切块,与决明子、菊花、麦冬一起放入锅内,加水适量。慢炖 30 分钟后,加入精盐、佐料适量即可。

【用法】早、晚餐服用,3~5 日为 1 个疗程。

枸杞石斛红枣小米粥

【组成】枸杞子 15g,石斛 10g,红枣 8g,小米 100g。

【功效】滋补肝肾,滋阴明目。

【适应证】适用于肝肾阴虚的眼干燥症患者。

【方解】枸杞子可滋补肝肾、明目、润肺止渴,石斛具有补五脏、厚肠胃、养肝护肝、滋阴养颜的作用。红枣补中益气、养血生津。小米是益智食品,和胃温中,上述食材搭配在一起,即可达到滋补肝肾、滋阴明目的功效。

【制法】枸杞子、石斛、红枣、小米洗净。一起放入砂锅内,加入水适量,文火煮粥 30 分钟后即可。

【用法】早、晚餐服用,3~5 日为 1 个疗程。

荸荠白木耳排骨汤

【组成】荸荠 30g,白木耳 15g,排骨 200g,精盐、佐料适量。

【功效】滋阴润燥明目。

【适应证】适用于阴虚火旺的眼干燥症患者。

【方解】荸荠具有清热解毒、凉血生津,白木耳润肠通便、降火清热,排骨补肾养血,滋阴润燥,上述食材搭配在一起具有滋阴润燥明目的功效。

【制法】白木耳提前泡发,荸荠去皮,排骨洗净、切小块,一起放入锅内,加水适量,大火烧开,转小火煮炖半小时后,加入精盐、佐料适量即可。

【用法】早、晚餐服用,3~5日为1个疗程。

核桃百合小米粥

【组成】核桃仁 20g,百合 15g,小米 100g。

【功效】滋阴润燥,清心安神,和胃安眠。

【适应证】适用于肺阴不足眼干燥症患者。

【方解】核桃补肾、固精强腰、温肺定喘、润肠通便,百合补肺润肺、清心安神,小米清热解渴、健胃除湿、和胃安眠,上述食材搭配在一起具有滋阴润燥、清心安神、和胃安眠的功效。

【制法】将核桃仁、百合、小米洗净后,一起放入锅内,加水适量熬煮30分钟后即可。

【用法】早、晚餐服用,3~5日为1个疗程。

龙眼枸杞鸽蛋汤

【组成】龙眼、枸杞子各 10g,鸽蛋 4 个,精盐、佐料适量。

【功效】补肾益气,滋阴养血。

【适应证】适用于肝肾不足的眼干燥症患者。

【方解】龙眼益脾健脑,枸杞子可滋补肝肾、明目,鸽蛋补肝肾、益精气、丰肌肤,上述食材搭配在一起具有滋补肝肾、健脾益脑的功效。

【制法】将枸杞子、龙眼、鸽蛋洗净,放入同一锅内,加水适量,煮约15分钟后,将鸽蛋剥掉蛋壳再放入锅中,再煮30分钟,加入精盐、佐料适量即可。

【用法】早、晚餐服用,3~5日为1个疗程。

枸杞炖猪肝汤

【组成】枸杞子 10g,猪肝 150g,精盐、佐料适量。

【功效】滋阴清热,降火明目。

【适应证】眼干燥症。

【方解】枸杞子滋阴清热、养肝明目、补气健脾,上述食材搭配在一起具有滋阴清热、降火明目的功效。

【制法】猪肝洗净,切片,与枸杞子一起放入锅内,加水适量,大火烧开,转小火炖30分钟后,加入精盐佐料适量即可。

【用法】早、晚餐服用,3~5日为1个疗程。

麦冬玄参鸡肝汤

【组成】麦冬 30g,玄参 10g,鸡肝 150g,精盐、佐料适量。

【功效】滋阴益气,养肝明目。

【适应证】眼干燥症。

【方解】麦冬滋阴清热,玄参清热凉血、滋阴降火、解毒散结,鸡肝补肝益肾、明目养血,上述食材搭配在一起具有滋阴益气、养肝明目之功效。

【制法】鸡肝洗净,切片后,与麦冬、玄参一起放入砂锅内,加水适量,锅中煲汤30分钟后,加入精盐、佐料适量即可。

【用法】早、晚餐服用,3~5日为1个疗程。

第七节　角膜变性与营养不良

夜明砂胡萝卜羊肝汤

【组成】夜明砂 10g,胡萝卜 100g,羊肝 150g,精盐、佐料适量。

【功效】滋补肝肾,清热明目。

【适应证】适用于各类角膜营养不良。

【方解】夜明砂味辛、微苦,性寒,归肝经,清凉散泄,具有清热明目退翳、散瘀消积除疳的功效;胡萝卜补肝明目、清热解毒;羊肝明目、补血、清虚热,上述食材搭配在一起具有滋补肝肾、清热明目的功效。

【制法】将胡萝卜、羊肝洗净、切片后,与夜明砂一起放入砂锅内,加水适量,锅中煲汤 30 分钟后,加入精盐、佐料适量即可。

【用法】可作中、晚餐菜肴,每日 2 次。3~5 日为 1 个疗程。

当归党参鲫鱼汤

【组成】党参 10g,当归 5g,鲫鱼 200g,精盐、佐料适量。

【功效】补益气血,活血明目。

【适应证】适用于气血亏虚的角膜营养不良。

【方解】党参补中益气、和胃生津,当归补血、活血、润燥滑肠,鲫鱼肉性味甘温,有滋体强身之功效。上述食材搭配在一起具有补益气血、活血明目的功效。

【制法】鲫鱼洗净、切片后,与党参、当归一起放入炖盅内,加水适量,盖上盅盖,隔水炖之。用小火炖 30 分钟即可,加入精盐、佐料适量。

【用法】可作中、晚餐菜肴,每日 2 次。3~5 日为 1 个疗程。

黑芝麻核桃牛奶羹

【组成】核桃仁 100g,黑芝麻 20g,牛奶 100ml,蜂蜜适量(糖尿病患者不加蜂蜜)。

【功效】滋补肝肾,益精安神。

【适应证】适用于肝肾精亏的角膜变性及角膜营养不良患者。

【方解】核桃补肾固精、温肺定喘;黑芝麻含有大量的脂肪和蛋白质,有益肝、补肾养血功效;牛奶可以镇静安神。上述食材搭配在一起具有补益气血、活血明目的功效。

【制法】核桃、黑芝麻分别洗净、研成粉末,将牛奶倒入大碗,加入核桃粉、芝麻粉拌匀,放入锅中煮沸后,加入蜂蜜适量即可。

【用法】可中、晚服,每日 2 次。3~5 日为 1 个疗程。

牡蛎菠菜猪肝汤

【组成】牡蛎 5g,菠菜 8g,猪肝 200g,精盐、佐料适量。

【功效】补肝明目,温中养血。

【适应证】适用于肝血虚的角膜变性及营养不良患者。

【方解】牡蛎平肝潜阳、安神、软坚散结,菠菜养血止血、敛阴润燥,猪肝补肝明目、养血,上述食材搭配在一起具有补肝明目、温中养血的功效。

【制法】猪肝切成片,小米洗净,与牡蛎、菠菜一起放入锅中,加水适量,大火煮开,小火慢炖 1 小时后,加精盐、佐料适量即可。

【用法】可作中、晚餐菜肴,每日 2 次。3~5 日为 1 个疗程。

黄芪山药母鸡汤

【组成】黄芪 30g,山药 30g,老母鸡肉 200g,精盐、佐料适量。

【功效】补中益气养血。

【适应证】适用于气血亏虚的角膜变性及角膜营养不良。

【方解】山药、黄芪补中益气,扶正祛邪;老母鸡肉滋阴补血、益气,并含有大量蛋白质、脂肪、维生素 A、维生素 E 等。上述食物搭配在一起,即可达到补中益气的功效。

【制法】将山药、老母鸡肉洗净、切片,与黄芪一起放入锅中加水适量,大火煮开,小火慢炖 1 小时后,加精盐、佐料适量即可。

【用法】可作中、晚餐菜肴,每日 2 次。3~5 日为 1 个疗程。

黄芪人参木贼小米粥

【组成】黄芪 20g、人参 10g、木贼 10g、小米 100g。

【功效】补中益气,明目退翳。

【适应证】适用于气虚有热的角膜变性及角膜营养不良。

【方解】黄芪味甘性微温,具有补气升阳、益胃固表、托毒生肌、利水退肿的功效,人参补五脏、安精神、明目益智,木贼疏散风热、明目退翳,小米和胃温中,上述食材搭配在一起,即可达到补中益气,明目退翳的功效。

【制法】将黄芪、人参、木贼、小米洗净,浸泡 10 分钟后,同入锅熬煮 30 分钟即可。

【用法】可作中、晚餐菜肴,每日 2 次。3~5 日为 1 个疗程。

枸杞夜明砂猪肝汤

【组成】枸杞子 10g,夜明砂 6g,猪肝 150g,精盐、佐料适量。

【功效】清肝补肝,养血明目。

【适应证】适用于肝血不足、肝阴亏损之角膜变性。

【方解】夜明砂清肝明目、散瘀消积,猪肝补肝明目、养血,枸杞子滋肾润肺、补肝明目,上述食材搭配在一起,即可达到清肝补肝、养血明目的功效。

【制法】将猪肝洗净、切片后,与枸杞子、夜明砂一起放入锅内,加清水适量文火煮半小时后,加入精盐、佐料适量即可。

【用法】可作中、晚餐菜肴,每日 2 次。

蒙花茺蔚子鲫鱼汤

【组成】密蒙花 10g,茺蔚子 10g,鲫鱼 150g,精盐、佐料适量。

【功效】健脾利湿,清肝明目。

【适应证】适用于脾虚湿泛之角膜变性。

【方解】密蒙花祛风凉血、润肝明目,茺蔚子清肝明目,鲫鱼有健脾利湿的功效。上述食材搭配在一起,即可达到健脾利湿、清肝明目的功效。

【制法】密蒙花、茺蔚子、鲫鱼洗净,一起放入锅内,加清水适量文火煮半小时后,加入精盐、佐料适量即可。

【用法】可作中、晚餐菜肴,每日 2 次。3~5 日为 1 个疗程。

第八节　其他角膜病

当归苦瓜芥菜炒瘦肉

【组成】当归 15g,鲜苦瓜 250g,芥菜 60g,猪瘦肉 150g,精盐、佐料适量。

【功效】养血安神,清肝泄热。

【适应证】角膜翳。

【方解】当归养血安神,苦瓜清肝泄热,芥菜清肝明目,瘦肉补益脾胃,上述食材搭配在一起具有养血安神、清肝泄热的功效。

【制法】鲜苦瓜、芥菜、猪瘦肉洗净、切片,与当归一起放入锅内,加清水适量文火煮半小时后,加入精盐、佐料适量即可。

【用法】可作中、晚餐菜肴,每日 2 次。3~5 日为 1 个疗程。

鲥鱼蘑菇紫菜汤

【组成】鲥鱼 150g,鲜蘑菇 50g,紫菜 20g,精盐、佐料各适量。

【功效】清热解毒,除湿泻火。

【适应证】角膜翳。

【方解】鲥鱼清热解毒,鲜蘑菇通便排毒,紫菜提高免疫力,上述食材搭配在一起具有清热解毒、除湿泻火的功效。

【制法】鲥鱼、鲜蘑菇洗净、切片,一起放入砂锅内,加入适量水,待鱼煮熟后,加入精盐、佐料适量即可。

【用法】可作中、晚餐菜肴,每日 2 次。3~5 日为 1 个疗程。

黑芝麻核桃羹

【组成】黑芝麻 50g,核桃仁 100g,蜂蜜适量(糖尿病患者不加蜂蜜)。

【功效】益肝补肾,生津止渴。

【适应证】角膜炎晚期。

【方解】黑芝麻、核桃搭配在一起具有益肝补肾、生津止渴的功效。

【制法】将黑芝麻、核桃仁分别以文火炒香、碾碎,每次舀 4 汤匙,加适量水、蜂蜜适量。

【用法】可中、晚服,每日 2 次。3~5 日为 1 个疗程。

黄芪草鱼汤

【组成】黄芪 20g,谷精草 15g,草鱼 200g,精盐、佐料各适量。

【功效】退翳明目,益气生肌。

【适应证】适用于角膜溃疡久而不愈。

【方解】黄芪益气固表、生肌;谷精草退翳明目;草鱼暖胃和中、平肝。上述食材搭配在一起具有退翳明目、益气生膜的功效。

【制法】将草鱼洗净后切块,与黄芪、谷精草一起放入砂锅内,加入适量水至鱼煮熟后,加入精盐、佐料适量即可。

【用法】可作中、晚餐菜肴,每日 2 次。3~5 日为 1 个疗程。

黄芪老鸭汤

【组成】黄芪 40g,金银花 20g,山药 20g,老鸭肉 150g,精盐、佐料各适量。

【功效】健脾益气,解毒生肌,消翳。

【适应证】各类角膜炎恢复期伴角膜创面尚未修复者。

【方解】黄芪补气固表、益卫收口;金银花清热解毒;山药健脾益胃;老鸭肉滋阴清热、健脾益胃、利水消肿。上述食材搭配在一起具有健脾益气、解毒生肌消翳的功效。

【制法】将山药、老鸭洗净后切成片,与黄芪、金银花一起放于砂锅内煲汤,加适量的水,煮 1 小时后加入精盐、佐料各适量,即可。

【用法】可作中、晚餐菜肴,每日 2 次。3~5 日为 1 个疗程。

(喻京生　张仁俊　颜家朝　赵　凡)

主要参考文献

1. 张仁俊,徐锦堂.中西医角膜病学 [M].北京:人民军医出版社,2004.

2. 陈祖基.眼科临床药理学 [M].北京:化学工业出版社,2011.

3. 李传课.中医眼科学 [M].2 版.北京:人民卫生出版社,2011.

4. 张仁俊,张铭连.常见眼病食疗 [M].北京:人民军医出版社,2012.

5. 谢立信.临床角膜病学 [M].北京:人民卫生出版社,2014.

6. 张仁俊,毕宏生,张铭连,等.实用眼科药物学 [M].北京,人民军医出版社,2015.

角膜病各论　　第四篇

先天性角膜异常（congenital anomalies of the aornea）是胚胎期或胎儿期角膜及其相关组织发育异常的结果。在胚胎发育的第 5 周，表皮外胚层与晶体泡分开后，即开始角膜发育。间充质细胞形成角膜的基质层，神经嵴细胞形成角膜的内皮细胞，表皮外胚叶则形成角膜的上皮层。然后，在胚胎发育的第 3~4 个月，基质层浅层角膜细胞合成前弹力层，内皮细胞分泌参与形成后弹力层。在此期间，任何影响角膜及其相关组织正常发育的因素均可导致先天性角膜异常。因此，先天性角膜异常患者出生时即已存在，而角膜营养不良一般是在出生后数年才表现出来，角膜变性则是指原来正常的角膜由于长期疾病的影响使角膜组织发生病理性改变所致，三者不应混淆。

Duke-Elder 将先天性角膜异常分为六种类型：①先天性无角膜：即眼前段未发育和隐眼畸形；②角膜大小异常：先天性大角膜和小角膜；③角膜形状异常：水平椭圆型和垂直椭圆型角膜；④角膜弧度异常：扁平角膜、圆锥角膜、球形角膜及先天性前葡萄肿等；⑤角膜结构异常：先天性角膜混浊或角膜巩膜化、角膜胎生环等；⑥先天性组织变形：角膜皮样瘤和皮样脂瘤。

第一节　角膜先天畸形

一、先天性无角膜

先天性无角膜（absence of the cornea）在临床上极为罕见。在胚胎早期眼杯发育时，外胚叶未正常内陷，而造成无角膜、无前房、无晶体，眼球仅为一囊泡，巩膜包裹内衬脉络膜和视网膜，有时伴有先天性视网膜脱离。该症通常为全身综合征的一部分，伴有头部发育障碍，并指（趾）畸形与泌尿生殖器异常。为常染色体隐性遗传。

二、先天性大角膜

先天性大角膜（megalocornea）指角膜直径大于 13mm，而眼压、眼底和视功能在正常范围。部分有遗传史，可为性连锁隐性遗传、常染色体显性或隐性遗传，也可能与全身的胶原合成异常多有关。

【病因及发病机制】

病因不明，多数认为是一种独立的临床类型，不是继发的扩张而是原发的过度生长，可能与胚胎时期视杯前端生长发育欠佳,致角膜发育的空间过大有关。

【临床表现】

本病在出生时角膜横径已大于 13mm,垂直径大于 12mm,晶体和睫状环亦相应增大。角膜透明,组织学结构正常。部分患者由于角膜弧度增加而伴有近视。高度散光常见,多为规则性散光。

约 20% 的患者为正视眼。患者前房较深,常有虹膜震颤,部分患者有虹膜基质萎缩,由于瞳孔开大肌薄弱而瞳孔呈现缩小状态。本病一般为静止性,虽有高度屈光不正,但一般矫正视力良好。患者可能出现三种并发症:晶体脱位、继发性青光眼和并发性白内障,后者多发生在 40 岁之前,常为后囊下混浊,亦可呈周边性或核性混浊(图 29-1-1)。这种白内障手术效果差,并发症多,应慎重对待。

本病 90% 为男性,常为双侧,偶见同一患者一只眼为大角膜,另一只眼为先天性青光眼。同一家庭内成员可有先天性青光眼和大角膜两种患者。本病亦可见于全身各系统遗传病,如 Marfan 综合征。

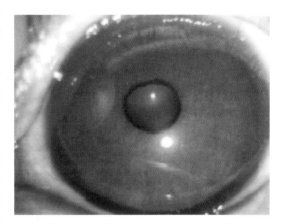

图 29-1-1　先天性大角膜并发性白内障

【诊断及鉴别诊断】

1. 双眼或单眼角膜横径大于 13mm,一般静止不发展,多有家族发病史。

2. 角膜透明,大多视力正常,部分可有高度散光。

3. 眼压正常,无视野和视神经损害。

本病应与先天性光青光眼相鉴别(表 29-1-1)。

表 29-1-1　大角膜与先天性青光眼鉴别表

临床表现	大角膜	先天性青光眼
眼压	正常	升高
角膜	透明	混浊,有 Haab 线
房角	无明显异常	无明显异常
视盘	生理凹陷无扩大	生理凹陷扩大
眼别	双眼对称	单侧约为 35%
性别	几乎皆为男性	男:女 = 5:3
家族性	常见	少见
视功能	影响小	影响大

【治疗】

无须治疗,合并屈光不正予以矫正,出现合并症或视力异常,进行相应对症处理。

三、先天性小角膜

出生时角膜的横经小于 10mm 称先天性小角膜(microcornea)。

【病因及发病机制】

病因不明,推测是在胚胎发育 5 个月时,角膜生长受到阻碍。也可能是视杯发育不均衡,留给角膜发育的空间小而造成。小角膜常有明显的遗传倾向,为常染色体显性或隐性遗传。

【临床表现】

小角膜见于正常大小眼球者,眼的其他组织基本正常;见于先天性小眼球者,常伴有先天性白内障、虹膜和脉络膜缺损、先天性眼球震颤或永存瞳孔膜等畸形,亦可见于多种全身各系统的遗传病。本病角膜弧度增加,故屈光力相对增大而呈近视状态,但常因整个眼球小、眼轴短而呈正视或远视。约 20% 的患者可发生青光眼,另外显性小角膜常伴有先天性角膜新生血管和先天性白内障和视神经发育不良等。如不伴有其他畸形,视力常可矫正至正常(图 29-1-2)。

【诊断及鉴别诊断】

1. 角膜直径小于 10mm,不伴有其他眼部的异常。

2. 可有屈光不正存在,常可矫正至正常。

3. 有发生青光眼的倾向。

小角膜需要与小眼球相鉴别。小角膜同时伴眼前段结构均较小称前部小眼球。超声测量眼轴有助于两者的鉴别诊断。

【治疗】

即使视力正常,仍要长期坚持随诊,及时纠正因角膜因素造成的屈光不正,尤其是远视眼是更应及时纠正,伴有青光眼应进行相应降眼压处理。

四、先天性小眼球合并小角膜

【病因及发病机制】

先天性小眼球合并小角膜,是一种先天性发育异常眼科疾病,是因胚胎发育阶段胚裂出现异常。

【临床表现】

出生时患者仅存在小角膜,其他眼球组织结构不清,为无功能的小眼球(图 29-1-3)。

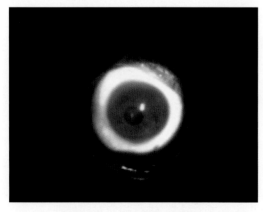

图 29-1-2　先天性小角膜

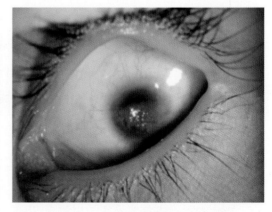

图 29-1-3　先天性小眼球合并小角膜

【诊断及鉴别诊断】

出生时患者仅存在小角膜,其他结构不清无功能的小眼球,超声测量眼轴有助于诊断。

【治疗】

因眼球无功能,适当的时候可以考虑装义眼。

第二节　角膜弧度异常

一、扁平角膜

扁平角膜(cornea plana)为角膜弧度小于正常致角膜呈扁平状态,通常把角膜曲率在20~35D之间的患者(正常为43D)称为扁平角膜。临床上罕见,可与出生前角膜和巩膜发育异常。本病有遗传性,遗传方式有常染色体显性和隐性遗传两种。

【病因及发病机制】

在胚胎发育的早期,角膜与巩膜的曲率是一致的,只是巩膜不透明而已。扁平角膜的形成,主要在胚胎的7~10周时,角巩膜这个特定的角膜区域没有发育最终形成角巩膜缘这个解剖结构。由于没有这个特定的解剖区域,角膜不能形成如钟表面一样镶嵌在巩膜内,没有角巩膜缘,角膜与巩膜间没有特定的边界,最终发育形成与巩膜一样的曲度。

【临床表现】

角膜扁平,曲率半径与巩膜相似,屈光力仅为30~35D,甚至小至20D,常呈远视,但也可因眼轴长度不同而呈各种屈光状态。角膜直径可正常或较小,上下方巩膜常呈巩膜化致角膜呈现水平椭圆形,角膜缘边界模糊,上下方尤其明显。患者前房浅,常发生闭角型青光眼,但开角型青光眼也不少见。有时可伴有其他畸形,如前胎生环、晶体异位、蓝色巩膜、小眼球及视网膜发育不良,视力通常较差(图29-2-1)。

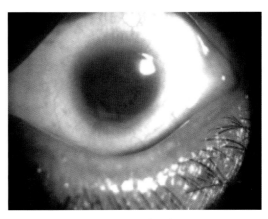

图 29-2-1　扁平角膜

【诊断及鉴别诊断】

1. 多有家族遗传史。

2. 双眼发病,出生时角膜弧度较小呈扁平状,角膜周边部基质层混浊,角巩膜移行部不明显,前房浅,眼球直径可正常。

3. 角膜屈光力下降,可有严重的屈光不正。

4. 角膜地形图或曲率计检查角膜屈光力。

本病主要与先天性角膜白斑相鉴别、后者无明确的家族性发病史,且角质组织内无炎性细胞反应,后弹力层常常缺如。

【治疗】

主要治疗为纠正屈光参差。如伴有中央角膜混浊,可行PKP,但术后可能出现继发性青光眼,免疫排斥的发生率较高。如伴有高眼压等合并症需进行相应处理。

二、圆锥角膜

圆锥角膜(keratoconus)是一种以角膜扩张、变薄为特征,表现为高度近视和不规则散光逐渐增加,视力逐渐下降,本病多见于 15~20 岁的年轻人,在 9~40 均可发病,男女比例约为3∶1。

【病因及发病机制】

1. 原因不明,部分患者有家族史,可能与过敏、眼睑闭合不全或佩戴硬性角膜接触镜有关。

2. 发病多在青春期,通常逐渐发展,也有患者发病比较晚。

【临床表现】

1. 早期可无症状,随着病情的发展逐渐出现视力下降,视物扭曲。临床上常分为四期:

(1)潜伏期:角膜的圆锥表现不明显,角膜曲率 <48D,常为一眼已确诊为圆锥角膜,另一眼出现近视或散光时,可以考虑为此期。

(2)初期:以近视或散光为主要表现,角膜曲率一般为 48~50D,散光逐渐增加,或不规则散光,一般框架眼镜可以矫正。散光较大或者出现不规则散光时可以应用硬性角膜接触镜矫正。

(3)完成期:视力显著下降,角膜曲率 >50D,框架眼镜不能矫正。中央区的角膜明显变薄,向前突出。Munson 征向下方看时,下眼睑被突出的角膜压成 V 字形状;Rizutti 征是从侧面照射角膜时,在鼻梁的边缘形成高度集中的光线,其多见于进展期的圆锥角膜患者中。角膜出现铁质沉着线(Fleischer 环)多见于角膜下方圆锥的基底部角膜上皮或基底部,应用钴蓝光更容易发现,Vogt 线位于角膜圆锥的顶部深基质和后弹力层当中的多为垂直线,轻轻压迫可短暂的消失。此外还可有急性圆锥角膜,表现为视力突然下降,眼部不适,角膜中央区显著水肿、混浊,上皮下大量水疱,水肿明显者表现为中央角膜水滴状前凸,有些患者往往有揉眼等对眼球加压或腹压增高史。

(4)瘢痕期:中央角膜,一般在圆锥的顶部形成网状或片状瘢痕,视力显著下降,各种眼镜均不能矫正(图 29-2-2)。

2. 角膜地形图检查　基于 Placido 环的角膜地形图可以表现为角膜下方尤其是颞下方角膜屈光力增加,角膜中央屈光力也增加,一般 >47D,为不均匀分布。同一患者双眼见中央屈光力的差值较大,角膜表面非对称指数及角膜表面规则性指数增大,角膜中央下方 3mm 处,屈光力与中心上方 3mm 屈光力的差值 >3D,随着病情发展愈发明显。

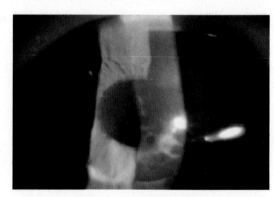

图 29-2-2　圆锥角膜瘢痕期

新型的角膜地形图例如 Orbscan、Pentacam 眼前节分析仪以及 sirius 眼前节分析仪,在测量角膜前表面屈光力的同时,还可以测量角膜后表屈光力以及角膜厚度,其对于圆锥角膜的早期诊断更为重要。

眼反应分析仪可以检查患者角膜黏滞性(corneal hysterdsis,CH)和阻力因子量(corneal resistance factor,CFH),两者反映了角膜的生物力学特性,在圆锥角膜的患者 CH 和 CFH

均降低。

【诊断及鉴别诊断】

1. 常在青少年时期起病,多为双侧性,亦可先后发病。进行性视力减退,有严重的不规则散光。

2. 角膜中央部进行性变薄并向前呈圆锥状突出。裂隙灯检查可见圆锥底部角膜浅层有 Fleischer 环,严重者角膜后弹力层破裂,角膜水肿、混浊。

3. 角膜地形图检查,角膜屈光力超过 47D,屈光力与中心上方 3mm 屈光力的差值 >3D,或双眼屈光力差值超过 1D。

主要与其他膨出性和变薄性角膜疾患鉴别,如球形角膜,其角膜均匀性变薄,呈球形突出,角膜外观增大;还需要与透明角膜边缘变性、Terrien 边缘角膜变性以及球形角膜相鉴别。

【治疗】

1. 框架眼镜 对于早期患者仅有近视、规则散光或者低度的不规则散光可以应用框架眼镜矫正。

2. 硬性角膜接触镜 无角膜瘢痕,散光较大,或者不规则散光的患者可以应用硬性角膜接触镜矫正。

3. 手术治疗

(1) 角膜交联疗法:应用紫外线照射感光剂核黄素,使核黄素产生活性氧族,诱导胶原纤维的氨基之间发生化学交联反应,增加胶原纤维的机械强度和抵抗角膜扩张的能力,延缓或抑制圆锥角膜的进展。

(2) 角膜基质环植入术:将聚甲基丙烯酸甲酯制成 360° 非闭合环,植入周边角膜 2/3 的基质隧道内。对于无法耐受接触镜佩戴同时具有清晰视轴的圆锥角膜患者,角膜基质环植入术是一种矫正低、中度近视的角膜屈光手术,具有可预测、安全、稳定及可逆性和可调换性等优点,并且保持了角膜的完整性,维持了角膜实际的非球面性。角膜基质环植入术能延迟角膜移植术的时间,当角膜进行性变薄、视觉敏感度下降时再行角膜移植术。

(3) 深板层角膜移植术:将供体角膜基质全层和上皮组织植入到角膜基质受体植床的后弹力层上,最大限度地保存了受体的角膜内皮细胞,降低了角膜排斥反应的发生率。

(4) 穿透性角膜移植术:圆锥角膜完成期,角膜中央有明显的瘢痕,角膜曲率 >55D,穿透性角膜移植术可以恢复角膜透明性和提高视力,但是穿透性角膜移植术破坏了眼球及免疫系统的完整性,术中存在损伤眼内组织的风险,术后存在免疫排斥反应导致移植失败的可能性。

三、后部圆锥角膜

后部圆锥角膜(poterlor keratoonus)是罕见的角膜后表面异常,单眼发病,迄今所有病例均为女性,无遗传倾向。

【病因及发病机制】

病因不明,可能为为胚胎期由于某种原因角膜发育中止所致。

【临床表现】

角膜后表面弧度增加,使角膜中央区变薄,角膜前表面保持正常。角膜基质可能透明,也可能混浊。如不伴有角膜混浊,尚能保持较好视力,病变为静止性患者常有不规则散光,用检影法检查呈现剪动影。

【诊断及鉴别诊断】

1. 角膜后表面弧度增加而前表面弧度正常,角膜中央区相对变薄。

2. 患者有不规则散光,检形法验光检查呈现剪动影。

3. 前节 OCT 或新型的角膜地形图例如 Orbscan、Pentacam 眼前节分析仪以及 sirius 眼前节分析仪,可以测量角膜后表屈光力以及角膜厚度,其对于其诊断有重要意义。

本病主要应与圆锥角膜鉴别。后者表现为青少年时期起病,角膜中央进行性变薄并向前圆锥状突出,角膜前后表面弧度均增加。伴有进行性视力减退利产严重的不规则散光,裂隙灯检查可见圆锥底部角膜浅层有 Fleischer 环,严重者角膜后弹力层破裂,角膜水肿、混浊。

【治疗】

治疗无特殊治疗。

四、球形角膜

球形角膜是一种非常罕见的双眼发病的角膜病变,为常染色体隐性遗传,表现为周边角膜高度均匀变薄。通常在出生时或出生后不久出现。

【病因及发病机制】

病因不明,一般认为属于与扁平角膜相反的发育异常,也有人认为是大角膜的异型或水眼病变中止所致,另有人认为此病与圆锥角膜的关系更为密切,临床上有报告双眼球形角膜的父亲之儿子患双眼圆锥角膜。

【临床表现】

双侧对称性发病,以角膜变薄、前凸扩张为特点,角膜直径大多正常,角膜基质厚度为正常的 1/4 到 1/3,最薄处往往在角膜缘内的角膜。本病在出生时就被发现,一般进展缓慢或不发展,也有发生类似急性圆锥角膜样的油滴状水肿。发生角膜穿孔的报道也不少见,但穿孔大部分在 20 岁以后,此类患者一般视力均很差,难以矫正。

【诊断及鉴别诊断】

1. 角膜均匀变薄呈球形隆起,但透明,直径正常。

2. 前节 OCT,或新型的角膜地形图例如 Orbscan、Pentacam 眼前节分析仪以及 sirius 眼前节分析仪,在测量角膜前表面屈光力的同时,还可以测量角膜后表屈光力以及角膜厚度,其对于其诊断有重要意义。

本病应与圆锥角膜相鉴别。圆锥角膜多在青少年时期发病,中央变薄呈锥状隆起,而球形角膜一出生就有,全角膜变薄呈球状隆起。

【治疗】

由于角膜组织薄弱,即使极轻微的钝挫伤也可引起角膜破裂,须注意保护眼球,避免外伤。本病的治疗较困难,早期可考虑配戴角膜接触镜,但接触镜的摩擦易诱发角膜进一步变薄造成穿孔。全板层角膜移植可保存眼球,但术后视力不佳。穿透性角膜移植因为植片大,一般要缝合在巩膜上,术后免疫排斥不可避免,是不得已而选择的手术方式。

第三节 角膜结构异常

一、先天性角膜混浊

先天性角膜混浊（congenital corneal opacity）是指出生时角膜混浊,严重影响视力发育的一种先天性角膜疾病。

【病因及发病机制】

先天性角膜混浊原因尚不明确,是由于眼在胚胎发育过程中,外胚层和中胚层的发育异常或炎症所致,常伴有眼内其他组织的发育异常。

【临床表现】

根据其病因可以分为来源于外胚叶、中胚叶与炎症的角膜白斑（图 29-3-1）。

(1)来源于外胚叶的角膜白斑:角膜呈散在性混浊,发生在胚胎早期晶状体泡从外胚叶表面分离时,由于分离延迟或分离障碍所致,此病少见。角膜基质混浊的后表面有压迹存在,并伴相应部位的晶状体囊下混浊或局限性白内障。在角膜组织内常可见来源于晶状体上皮包涵物。

(2)来源于中胚叶的角膜白斑:角膜中央深层基质内呈一圆盘状白斑,伴虹膜前粘连,偶尔见虹膜前粘于透明角膜,提示有内皮损害。后弹力层与内皮缺损为本病的特征。有家族发病倾向。

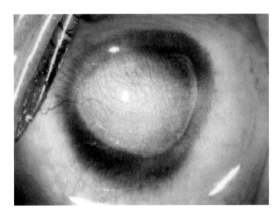

图 29-3-1 先天性角膜混浊,角膜白斑

(3)炎症性角膜白斑:通过胎盘或羊水直接感染,如梅毒性角膜基质炎、天花等疾病。角膜呈深层混浊,偶伴有虹膜前粘连或前极性白内障,提示有过穿孔或炎症发生在前房仍浅的胚胎时期。

【诊断及鉴别诊断】

根据临床表现即可做出诊断。

主要与巩膜化角膜相鉴别,巩膜化角膜是巩膜组织直接和角膜相连,角巩膜没有界限。

【治疗】

穿透角膜移植术治疗,但手术治疗的成功率很低,目前尚无良好的解决办法。

二、角膜前胎生环

角膜前胎生环（anterior embryotoxin）又称青年环,是一种与常染色体显性或隐性遗传有关的疾病。

【病因及发病机制】

病因不明,目前认为系常染色体显性或隐性遗传所致。

【临床表现】

患者多为单眼发病,常有家族史。在出生后不久近角膜缘出现约 1mm 宽的混浊环,离角膜缘尚存在一带状透明区。混浊位于基质浅层及中层,临床与病理学特征上与老年环类似。所不同者,角膜前胎生环在出生时或出生后不久即有,一般不波及角膜缘,有时可呈向心性混浊,其三角形尖端可达角膜中部,混浊环由多数小点状混浊组成,主要是细胞内类脂质物小滴。此环与血清胆固醇水平无关,有时伴有大角膜、无虹膜、蓝色巩膜或成骨发育不全等。

【诊断及鉴别诊断】

1. 有家族遗传史。

2. 角膜缘内侧基质浅层环形混浊,混浊区外有一带状透明区。

本病主要与角膜后胎生环相鉴别。后者亦主要表现为角膜周边部环状混浊,但房角镜检查可见角膜 Schwalbe 线边缘明显向前房隆起,在角膜边缘呈半透明的条纹或网状的环带,与角膜缘之间无透明区。组织病理检查可见角膜后胎生环主要由胶原和弹力纤维构成,其染色特性与小梁一致。

【治疗】

无需治疗。

三、角膜后胎生环

角膜后胎生环是指 Schwable 线的过度突出而形成一明显易见的环状结构。

【病因及发病机制】

病因不明,目前认为角膜后胎生环为一种常染色体显性遗传性病变。

【临床表现】

患者多为单眼发病,常有家族遗传史。通常不用前房角镜无法看到 Schwable 线,但人群中有 10%~30% 的人此线过度突出,从前面观察即可见到角膜边缘深层有一道半透明的呈条纹或网状的环带,一般鼻侧和颞侧较上、下方明显,有时呈完整的环,与角膜缘之间无透明区。房角镜检查可见此环从角膜后表面突出于前房中。组织学检查,此环由胶原和弹力纤维构成,其染色特性与小梁一致。此环常发生于单眼,有常染色体遗传倾向,有时可伴有 Axenfeld 异常及综合征、扁平角膜、瞳孔异位或无虹膜等其他先天异常。如不伴有其他先天异常,视力可不受影响。

【诊断及鉴别诊断】

1. 多为单眼发病,有家族遗传史。

2. 角膜周边部环状混浊。

3. 房角镜检查可见 Schwalbe 线边缘明显隆起,并突出于前房,在角膜边缘呈半透明的条纹或网状的环带,与角膜缘之间无透明区。

4. 组织病理检查可见角膜后胎生环主要由胶原和弹力纤维构成,其染色特性与小梁一致。

本病主要与角膜前胎生环鉴别。两者均表现有角膜周边部环状混浊。但后者混浊位于角膜基质浅层及中层,混浊区外尚有一带状透明区。病理学检查证实混浊主要为细胞内类脂质物沉积所致。

【治疗】

一般无需治疗。

四、巩膜化角膜

先天性角膜巩膜化（congenital sclerocornea）是指角膜混浊类似于巩膜组织的一种病变，临床上罕见。

【病因及发病机制】

目前认为主要是常染色体显性或隐性遗传所致，但隐性遗传的病情常较严重。此病偶可由染色体畸变所致。由于胚胎期角膜发育异常，使起源于神经嵴的神经外胚层所形成的次级间充质未能分化为透明的角膜基质，而分化为类似于巩膜的不透明组织。

【临床表现】

巩膜化角膜是一种偶发的常染色体隐性或显性遗传眼病。80%的患者伴有扁平角膜，无性别差异。常可双眼同时出现。本病为一种非进行性、非炎症的角膜巩膜化，往往表现为全部或部分角巩膜缘界限，病变角膜的颜色为巩膜样改变，有大量的新生血管深入角膜。全巩膜化角膜，常还伴有房角发育异常、球形晶体等。穿透性角膜移植成功率极低，失败的主要原因为高发生率的术后免疫排斥及角膜再次新生血管化。病理检查证明，巩膜化角膜没有正常的角膜内皮细胞，巩膜化角膜组织内有血管长入（图 29-3-2）。

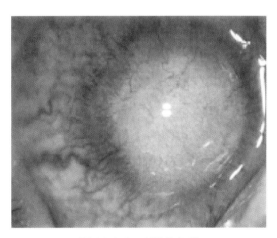

图 29-3-2　巩膜化角膜

【诊断及鉴别诊断】

1. 多有家族遗传史。

2. 双眼发病，患者出生时角膜混浊类似于巩膜组织，角膜缘界限不清，混浊区内有分布均匀的浅层血管。

3. 常为静止性，不发展。

本病主要与先天性角膜白斑相鉴别，后者无明确的家族性发病史，且角膜组织后弹力层常常缺如。

【治疗】

对完全型者可尽早行穿透性角膜移植术可能增加视力。

五、先天性角膜葡萄肿

先天性角膜葡萄肿（congenital corneal staphyloma）指出生时角膜混浊并前突，有家族发病倾向，提示有遗传性的可能，临床罕见。

【病因及发病机制】

先天性角膜葡萄肿多系常染色体隐性或显性遗传性病变。部分患者可能为角膜发育期间间充质未能向角膜迁移，导致角膜变薄隆起甚至穿孔，也可能为胚胎期发生角膜炎的结果。另一部分可能为胚胎期发生角膜炎的结果。

【临床表现】

单眼或双眼患病,角膜弥漫性混浊,有新生血管,向前膨隆突出于睑裂之外,虹膜粘连于角膜后壁,部分色素透过混浊的角膜呈现浅蓝色调,前房消失,常伴有晶体缺如,视力极差(图29-3-3)。由于前房角和小梁组织丧失特有的功能结构,导致眼压升高,发生青光眼,甚至造成眼球穿破。

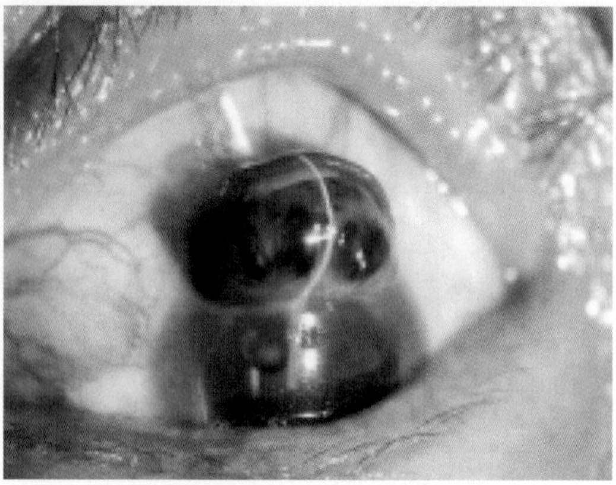

图29-3-3 先天性角膜葡萄肿

【诊断及鉴别诊断】

1. 单眼或双眼发病。

2. 全角膜混浊伴有新生血管,并向前方隆起。角膜直径增大,葡萄膜贴附其内面使角膜呈葡萄状。

可与下列疾病相鉴别:

1. 圆锥角膜 多在青少年时期起病,双侧性。角膜中央部进行性变薄并向前呈圆锥状突出。伴有进行性视力减退和严重的不规则散光。裂隙灯显微镜检查可见圆锥底部角膜浅层有Fleischer环,严重者角膜后弹力层破裂,角膜水肿、混浊。

2. 球形角膜 角膜均匀变薄呈球形突出,外观显大。如后弹力层破裂,可有角膜水肿、混浊。有时伴发巩膜发育不良,呈蓝色巩膜。

【治疗】

治疗本病预后不佳,治疗非常困难,青光眼的发展致眼球前段逐渐前突,如发生眼球穿孔,常须摘除眼球。但在双眼病例,甚至在青光眼发展至角膜穿孔者,穿透性角膜移植加睫状体分离术,可能获得一定的视力。

第四节 与眼前节发育不全有关的综合征

一、Peters 异常

Peters异常属于眼前部中胚叶发育不良的范畴,表现为先天性中央角膜混浊,同时在相应部位伴有角膜后部基质、Descement膜及内皮的缺损,其缺损的边缘和中央部虹膜相粘连,有时晶状体也可和角膜后部粘连。多为双侧性,半数以上病例有青光眼。

【病因及发病机制】

与遗传因素导致的眼前节发育不全或晶体泡从表面外胚层的分离异常有关。部分病例可能与胚胎期感染,炎症影响了表面外胚层或神经外胚层的发育所致。目前已有常染色体隐性和不规则显性的报道,但多数病例为散发。

【临床表现】

Peters异常在临床上分为两型。

1. Ⅰ型 单眼发病多见,主要表现为角膜中央区有灰白色混浊,厚薄不等并伴有虹膜前粘连。粘连条带通常从虹膜小环处伸向混浊区角膜后表面,数量不等。部分患者角膜混浊较轻,视力相对较好。部分患者可能伴有小角膜、巩膜样角膜、先天性青光眼等,大多无其他眼部和全身异常。

2. Ⅱ型 多为双眼发病,除有中央性角膜混浊和虹膜前粘连外,还常有晶状体位置异常或白内障,甚至晶状体与角膜后壁接触或粘连。有些病例晶状体虽在正常位置,但已混浊。由于角膜和晶状体的混浊,患者视力常常很差。半数以上的患者还伴有青光眼或其他严重的全身畸形。部分病例可伴有小角膜、小眼球、扁平角膜、巩膜样角膜、无虹膜、前房和虹膜发育不良等眼部异常。

【诊断及鉴别诊断】

1. 先天性中央性角膜混浊和虹膜前粘连及晶体位置异常。

2. 组织病理检查 角膜混浊区 Descement 膜和内皮缺损,混浊区边缘 Descement 膜变薄,但其他部位的角膜内皮正常。

与下列疾病相鉴别:

1. 巩膜化角膜 全角膜呈巩膜样外观,混浊累及全层,角膜缘分界不清。病理检查通常看不到 Bowman 膜,基质中的胶原纤维失去角膜特有的板层结构。

2. 后部圆锥角膜 角膜角膜后表面弧度增加,但前表面弧度正常,可有 Descement 膜和内皮缺损,但无角膜和虹膜间的粘连或晶体位置的异常。

【治疗】

角膜混浊和白内障而严重影响视力者,可行穿透性角膜移植和白内障摘除联合人工晶体植入术。对伴有青光眼者,应优先处理青光眼。

二、Axenfeld 异常及综合征

Axenfeld 异常是指后部角膜胚胎环合并明显的虹膜病变。虹膜病变通过房角向 Schwalbe 线蔓延。当 Axenfeld 异常伴有青光眼时成为 Axenfeld 综合征。Axenfeld 异常和综合征都是显性遗传,偶尔可见眶距过宽,罕见系统性异常。

三、Rieger 异常及综合征

此征又名虹膜骨骼发育异常综合征。主要为眼前部中胚叶组织发育不良及骨骼发育障碍。眼部表现为原发虹膜实质发育不良、虹膜萎缩、虹膜缺损、瞳孔移位及变形、色素上皮外翻、前房角畸形或有灰白色组织充填、角膜混浊、角膜缘轮廓不清及继发性青光眼。全身方面可有牙齿及上颌骨发育不全、先天性髋关节脱臼、并指(趾)或多指(趾)畸形。为常染色体显性遗传病。

(张印博 张 越 张仁俊)

第三十章　免疫性角膜病

◈｜第一节　角膜的免疫学概述

一、角膜的免疫学特点

正常的角膜没有血管和淋巴管,所以单纯角膜自身造成的免疫性疾病很少,但角膜又处于前表面为泪膜,边缘为角巩膜缘、后表面为房水这一个特定环境中,因此要了解角膜的自身免疫学特点,必须弄清所在环境的免疫学特征。

(一) 泪膜

正常泪膜对保持角膜上皮组织完整性和免疫屏障的功能有十分重要的意义。泪液中含有多种免疫物质,其中主要的免疫球蛋白是 IgA,可以结合质粒、蛋白水解酶、毒素和微生物表面抗原,发挥其抗体的功能;另外,IgA 还可通过补体 Fc 片段与多形核白细胞、巨噬细胞、自然杀伤细胞之间的关联,作为一种免疫屏障。分泌型的 IgA 具有针对细胞抗原、病毒和生物大分子的抗体特异性,通过对病原体与黏膜表面的黏附而发挥作用。

补体在正常眼的泪液中含量很低,检测不到 C4、C3 或 C1。但当眼前段发生炎症(如角膜溃疡)后,泪液中可测到 C4、C3、C1 和 C5 等。

(二) 角膜

1. 免疫球蛋白　透明角膜组织中不含有浆细胞,没有产生免疫球蛋白的功能,但角膜的基质中存在一定量的免疫球蛋白,主要成分是 IgG,其次是 IgA,还可在角膜周边测出少量的 IgM,这些免疫球蛋白主要从角巩膜缘血管网渗入的。角膜中免疫球蛋白的浓度与角膜本身的代谢及炎症有关。

2. 免疫活性细胞和细胞因子　正常角膜中央无 Langerhans 细胞(LC),只有在接近角巩膜缘的周边部可发现少量的 LC。当角膜中央受到感染或炎症刺激时,如 HSV 感染、烧灼伤时,可诱发角膜周边部的 LC 向中央迁移,角膜的 LC 的分布模式和动态变化与角膜病毒感染和免疫排斥反应等存在密切联系。

正常角膜细胞可合成和释放 IL-1,并可检测到 IL-6、IL-10。当角膜上皮受刺激后,可大量产生 IL-1。IL-1 也可诱导大量的 LC 向角膜中央迁徙,并在 TNF 的作用下合成 IL-8。当角膜中 IL-2 和 IL-8 浓度增高时,可诱发角膜新生血管的产生。

3. Toll 样受体　天然免疫系统 Toll 样受体(Toll-like receptor,TLR)是一种跨膜受体,它如同天然免疫的"眼睛",监视与识别各种不同的病原体相关分子,作为联系天然免疫与获得性免疫系统的桥梁,在识别和抵御各种病原体及其产物的过程中发挥重要作用。天然免疫作为免疫应答的始动环节,通过抗原呈递细胞(如单核巨噬细胞等)吞噬抗原,同时通过合成炎性介质和细胞因子引发炎症反应。

4. 补体　角膜基质的补体主要来源于角膜缘血管网的渗透,而不是角膜自身产生的。血清中补体的变化直接影响角膜中补体的变化。补体在角膜防御严重的感染中起着重要作用。

（三）角巩膜缘

角巩膜缘有丰富的血管和淋巴管,角巩膜缘的上皮内含有大量的树突状细胞和LC,同时也发现角巩膜缘疏松的结缔组织中同样也存有这些细胞,且大多位于血管周围。

在人眼角巩膜缘周围的结缔组织内巨噬细胞的含量很少,许多研究发现血管周围的巨噬细胞表达MHC-Ⅱ类抗原。在某些自身免疫性疾病患者,如类风湿关节炎和结节性多动脉炎患者的角巩膜缘血管周围沉积有免疫复合物,而这些免疫复合物的沉积可以诱发炎症。

人角膜缘存在两种类型的肥大细胞。一是黏膜型,数量较小;二是结缔组织型,占大多数。在角巩膜缘处的肥大细胞、巨噬细胞及树突状细胞之间可能有相互作用。大量的肥大细胞可能通过分泌某些细胞因子(如IL-3和TNF-a)加速树突状细胞或巨噬细胞成熟化。

（四）房水

由于前房水和角膜内皮细胞直接接触,故房水中的免疫效应活动直接与角膜有关。在生理状态下,由非色素性睫状上皮闭锁小带,非膜孔性内皮细胞和虹膜基质血管胶原鞘构成了血-房水屏障(blood-aqueous barrier,BAB)。正常情况下,大分子量蛋白质不能通过,但在角膜及角膜缘出现新生血管时,房水中免疫细胞及抗体的成分和含量也会发生改变。房水中含有的免疫球蛋白,以IgG最高,依次为IgA、IgM,当出现眼内炎及行前房穿刺术后,房水中IgG的含量几乎与血清中相当。

（五）角膜组织的移植相关抗原

角膜组织中除存有与其他组织抗原结构相似的抗原外,还可能存在角膜组织特有的抗原。

1. ABO血型抗原　角膜的上皮和内皮细胞层存有ABO抗原,但基质中没有发现。目前认为角膜移植术后免疫排斥反应与ABO抗原的关系不大。

2. 人白细胞抗原(human leukocyte antigen,HLA)　是由主要组织相容性复合体(major histocompatibility complex,MHC)基因区编码的。

MHC分子是肽的受体,它的基本功能是结合来自细胞内外的肽,并形成MHC-肽复合物。在免疫排斥的过程中,抗原呈递细胞将此复合物递呈给T细胞处理,从而引起连锁免疫反应。这些反应包括对移植物的排斥作用,对病毒感染细胞的溶解以及激活其他免疫活性细胞等。MHC在免疫系统扮演了一个重要的角色。

MHC抗原呈高度多态性。在人类组织器官移植中,这种高度多态性成为移植物成活的最大障碍。要在无关人群中找到两个完全相同的个体是及其困难的,MHC各位点的抗原在排斥反应中的作用不尽相同,一般认为Ⅱ类抗原配合比Ⅰ类抗原配合更为重要。

(1) Ⅰ类抗原:此抗原分布广泛,几乎存在于所有的有核体细胞上。角膜的三层细胞上均有Ⅰ类抗原表达,与年龄无关。但角膜上皮层的Ⅰ类抗原密度从周边到中央逐渐下降。

（2）Ⅱ类抗原：正常角膜的上皮细胞和在基质内的树突状细胞上有Ⅱ类抗原表达。但当角膜发生免疫排斥反应时，内皮细胞可表达Ⅱ类抗原，其机制仍不清楚。

3. 次要组织相容性抗原（minor histocompatibility antigen，mHA）　次要组织相容性抗原首先在小鼠组织中被发现，它们能造成比较"弱"的排斥反应。这些抗原分布在几乎所有的染色体上和线粒体基因组上。大量的实验和临床验证发现，即使 MHC 完全配合时，接受同种异体器官移植术后仍存在免疫排斥反应，提示个体间还另外存在着一些抗原参与了排斥反应，这类抗原称为次要组织相容性抗原。

二、角膜移植免疫学

虽然角膜中含有能够引起排斥反应的 HLA 抗原和 ABO 血型抗原，但角膜移植免疫排斥反应的发生率在所有器官和组织移植中最低，这主要取决于角膜的免疫"赦免"特性，最近研究认为角膜的免疫"赦免"实际上是免疫抑制，主要包括三个方面：①眼的解剖、细胞及分子屏障；②眼源性的免疫耐受（也称为前房免疫偏离 ACAID）；③眼内的免疫抑制微环境。这 3 个方面维持着角膜移植的免疫赦免状态，是角膜移植手术较其他器官移植排斥反应低的主要原因。

（一）角膜缺乏血管和淋巴组织

正常角膜仅在角膜缘处有血管，其余部位是无血管的，并且也无淋巴管存在。由于缺乏淋巴管，角膜阻碍免疫反应的"传入"弧，特别是对"直接"抗原加工的免疫反应。因此，角膜移植后需经过相当长的一段时间，区域淋巴结才发生抗原识别，效应细胞才到达移植体。角膜中血管的缺如在一定程度上阻止了免疫细胞对角膜抗原的识别，限制了血源性免疫效应细胞和分子进入角膜组织；淋巴管的缺如使得抗原物质进入房水而不是进入区域淋巴结，进入房水的抗原可诱导免疫耐受，从而发挥免疫抑制作用。当角膜有大量新生血管时可诱导 LC 迁移到移植体以及淋巴管，减弱了免疫"赦免"。

（二）角膜内有树突状细胞分布

树突状细胞（dendritic cell，DC）是职业性抗原呈递细胞，此类细胞主要分布于角膜缘及周边角膜。小鼠角膜中的 DC 有两个亚群，一群细胞呈 F4/80$^+$CD11c$^+$，细胞体大，树突粗大；另一群细胞呈 MHC-Ⅱ类抗原阳性和 B7-2 分子阳性，细胞体小，树突细而长。共聚焦显微镜检查显示两类细胞在细胞体部位有接触，提示他们可能在抗原处理方面有协同作用。有研究表明，B7-2+DC 可能具有诱导免疫耐受的作用。

（三）角膜细胞表达 FasL 分子

FasL 是 Fas 的配体，是肿瘤坏死因子（TNF）受体家族的细胞表面分子。FasL 与 Fas 的相互作用可导致细胞凋亡，在胚胎发育和维持自身免疫稳定中起着重要作用。已有研究发现，角膜上皮细胞、内皮细胞和一些基质细胞有 FasL 分子表达，这些细胞可诱导局部浸润的 Fas+ 细胞发生凋亡，维持角膜的免疫赦免特性。

（四）前房中存在免疫抑制机制

眼内含有可溶性、细胞表面的调节因子发挥抑制天然和后天免疫的作用，被称为眼内免疫抑制微环境。前房内这些因子包括 a-MSH、血管活性肠肽（VIP）、FasL 等。

已有研究发现，将抗原引入前房后可诱导出特异性抗体，但不能诱导出迟发型过敏反应，此种现象或机制被称为前房相关免疫偏离（ACAID）。ACAID 实际上是一种免疫耐受，角膜移植时，前房的眼源性抗原呈递细胞（APC）提取角膜内皮表面的移植抗原，抗原被运送到脾,诱导 ACAID 后,异体抗原特异性 DHT 被抑制,抑制角膜移植免疫排斥反应的发生,移植片可以长期存活。近来研究认为 B7-H3 主要参与诱导 ACAID。

目前的研究显示,眼局部免疫赦免机制是维持角膜植片长期存活的特异性稳定条件。角膜新生血管化和眼前段急性炎症,均会破坏眼局部免疫赦免环境,增加角膜移植术后免疫排斥反应发生率,如眼部化学伤的角膜移植术后免疫排斥反应率高达 60% 以上。经典的角膜移植术后免疫排斥反应有上皮型、基质型和内皮型,其中以内皮型免疫排斥反应最多,其产生的破坏性最大,免疫排斥反应最早发生于术后 2 周,但主要发生在术后 3~6 个月内,表现为睫状充血、上皮、基质或内皮细胞排斥线,进一步发展,角膜上皮脱落,角膜基质水肿,视力极度下降。内皮型免疫排斥反应发生率高的原因可能有两个:一是角膜的有核细胞高度集中在角膜内皮层;二是眼内的虹膜和睫状体可能为另一条输送活化 T 淋巴细胞攻击角膜移植片的途径。

三、角膜免疫性疾病的一般规律

(一) 自身免疫性

自身免疫性是机体对其自身组织或已改变了抗原性的自身组织产生的一种免疫应答。正常情况下,机体对其自身抗原具有"自我识别"的功能,一般不会产生免疫应答,或只产生极微弱的免疫应答,这种状态称为自身耐受。当自身耐受因某些原因遭到破坏,免疫系统对其自身成分抗原或自身抗原产生免疫应答,在体内产生自身抗体或自身反应性免疫活性细胞。这种自身异常的免疫应答的发生导致组织和器官的损害称为自身免疫性疾病。

(二) 自身免疫性的发生

自身耐受性是指机体的免疫系统对自身抗原不起反应,这种功能是机体内环境自我稳定的一种表现,是机体个体发育过程中逐步建立起来的,只有机体自身耐受性遭到破坏时,才会出现自身免疫性疾病。

1. 自身耐受性的形成和维持　机体对于抗原的刺激随着个体发育阶段不同,而有不同的反应方式。

在正常人的血液循环中存有少量可溶性自身抗原,如由细胞膜脱落下来的糖蛋白或激素蛋白等,它们的含量能够使自身反应性 T 细胞产生免疫耐受性,但对 B 细胞则不能。自身反应性 B 细胞若有适量的 T 辅助细胞时,才能产生免疫应答,形成自身抗体。当体内的自身耐受性因多种原因而遭到破坏,造成体内自我稳定机制发生紊乱。

2. 自身免疫性疾病的原因

(1)自身抗原分子的改变:如某些支原体感染时会产生抗红细胞抗体。

(2)交叉反应:如不同的细菌与机体组织抗原之间存在分子模拟,当受到此类细菌感染后,机体内产生的抗感染抗体与自身抗原发生交叉反应。

(3)病毒感染:病毒感染后常产生对宿主组织抗原的自身抗体。

(4)佐剂的作用:如将组织抗原和弗氏完全佐剂混合后,注射给动物,可产生自身抗体。

(5)同种异体细胞的作用:如移入同种异体的 T 细胞时,因供受体 MHC 的差异,可激发受体 T 细胞的增殖。

(三) 临床自身免疫性疾病

1. 原因　常与遗传因素、某些病毒的感染和自身免疫调节功能异常有关。

2. 发病机制　自身免疫性疾病的确切机制并不十分清楚，有以下的理论：

1）隐蔽抗原的释放：隐蔽抗原是指体内某些与免疫系统在解剖位置上处于隔离部位的抗原，如精子、眼晶状体蛋白等，这些抗原被释放进入血液循环和免疫系统中，导致自身免疫应答，而发生自身免疫性疾病，如晶状体过敏性葡萄膜炎。

2）隐蔽自身：某些蛋白存在隐蔽的自身决定族。病毒可促进隐蔽决定族与潜在性自身反应性 T 细胞的相互作用，以逃避身体免疫系统的识别。

3）与自身反应、抗原自身修饰的因素有关。

3. 自身和非自身免疫性角膜炎　典型的角膜自身因素造成的免疫性角膜炎还未见报道。非角膜自身因素与免疫系统间造成的疾病也并不多见，与临床上常见的四型变态反应之间存在一定的关系。

变态反应又称超敏反应，是机体受同一抗原再次刺激后发生的一种表现为组织损伤或生理功能紊乱的特异性免疫反应。引起变态反应的抗原物质称变应原或过敏原。根据机体反应出现的速度、抗体有无，分为速发型和迟发型两种。又根据角膜病变发生的免疫病理学机制，将前者分为Ⅰ、Ⅱ、Ⅲ型，后者称为Ⅳ型变态反应。

（1）Ⅰ型变态反应：为抗原与附着于肥大细胞或嗜酸性粒细胞表面的 IgE 结合后，细胞释放一系列中间介质，如组胺、缓慢反应物质等，引起机体急性过敏性反应。眼睑和结膜是Ⅰ型变态反应的好发部位，常累及角膜上皮。由于角膜自身缺乏肥大细胞，血液中的嗜碱性粒细胞又不易进入，故角膜自身很少发生Ⅰ型变态反应。春季卡他性结膜炎并发的角膜上皮糜烂和剥脱即属此型。

（2）Ⅱ型变态反应：角膜是否会发生此型变态反应，迄今尚无定论。如边缘性角膜溃疡可能属于此型。

（3）Ⅲ型变态反应：又称免疫复合物变态反应，参与该型反应的抗体主要为 IgG，也有 IgM 和 IgA。表现为两种形式：①Arthus 反应，是一种急性Ⅲ型变态反应，多见于角膜炎和晶体过敏性葡萄膜炎；②炎症呈反复发作的慢性经过，这种形式在临床上多见，如蚕食性角膜溃疡，巩膜炎和硬化性角膜炎、某些葡萄膜炎等。眼部的Ⅲ型变态反应疾病往往为角膜的自身免疫性疾病。

（4）Ⅳ型变态反应：又称迟发型变态反应，是由致敏 T 淋巴细胞与相应抗原结合引起，反应发生较迟缓，一般需要经过 24~72 小时。发生机制为 T 淋巴细胞直接破坏靶细胞或通过释放淋巴因子而导致的变态反应性炎症。如角膜移植的免疫排斥反应，抗原抗体反应作先导或参与一定的病理活动，细胞免疫型的葡萄膜炎也有抗原抗体反应参加，表现为混合型。

（吴宁玲　亢泽峰）

第二节　春季角结膜炎

【病因及发病机制】

1. 有明显的季节性，春季发作，秋冬季缓解。

2. 年龄多为 11~20 岁，男性多于女性。病程一般在 2~10 年，有自限性。

3. 潮热地高发，发病与免疫反应有关，但常很难确定过敏原。

【临床表现】

持续性眼痒,角膜受累时畏光、流泪、异物感。

1. 睑结膜型 整个上睑充血,睑结膜乳头增生,出现巨大乳头,形状如铺路卵石样,有黏液性丝状分泌物(图 30-2-1)。

2. 角膜缘型 角膜缘呈黄褐色或污红色胶样增厚,以上角膜缘明显,球结膜呈扇形充血(图 30-2-2)。

3. 混合型 同时出现睑结膜、角膜缘两型体征及角膜病变为浅层点状角膜炎,少数患者可发生盾形角膜溃疡(图 30-2-3)。

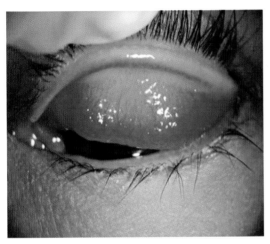

图 30-2-1 **春季角结膜炎睑结膜型**
整个上睑充血,睑结膜乳头增生,出现巨大乳头,形状如铺路卵石样。

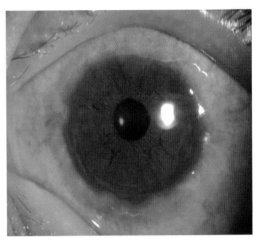

图 30-2-2 **春季角结膜炎角膜缘型**
角膜缘呈黄褐色或污红色胶样增厚,以上角膜缘明显,球结膜呈扇形充血。

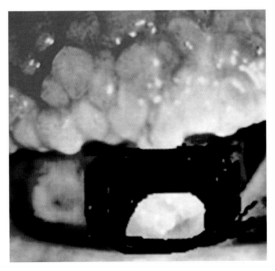

图 30-2-3 **春季角结膜炎混合型**
同时出现睑结膜、角膜缘两型体征及角膜病变为浅层点状角膜炎,少数患者可发生盾形角膜溃疡。

【诊断及鉴别诊断】

1. 好发于男性青少年,季节性反复发作。症状:眼部奇痒、畏光、流泪、异物感和灼热感。体征:上睑结膜铺路石样乳头增生(睑结膜型);角膜缘部凝胶样乳头和 Trantas 点状病变(角膜缘型)。

2. 结膜刮片中含有较多嗜酸性粒细胞。泪液中 ECP 水平可精确反映春季角结膜炎(vernal keratoconjunctivitis,VKC)的临床状况,ECP 水平及泪液中的嗜酸性粒细胞数量与过敏症状、体征有显著相关($P<0.005$)。ECP 水平的检测不仅对诊断,而且对评估治疗的效果均是有用的指标。

3. 实验室检查　①结膜组织活检显示,嗜酸性粒细胞的异常增多;②泪液中嗜酸性粒细胞、ECP、嗜中性粒细胞和过氧化物酶水平及 IgE 浓度显著增多(高);③血循环中嗜酸性白细胞显示为活化的表型:ECP、嗜酸性粒细胞源性神经毒素 / 蛋白 X 的血清水平增加,IgE 浓度明显增高。盾状角膜溃疡虽然少见,但一旦出现,即为有力证据。

主要与其他变应角结膜炎鉴别如特应性角结膜炎(atopic keratoconjunctivitis,AKC)、巨大乳头性结膜炎等。

VKC 多发于青少年,且男性多于女性;AKC 多发于中老年,无明显性别差异。

VKC 多发于春季,具有自限性,青春期自行缓解;AKC 全年均会发作,属于慢性疾病。

VKC 罕见结膜瘢痕,常见角膜瘢痕,对视力无损害;AKC 常见结膜瘢痕和角膜瘢痕,对视力有损害。

VKC 角膜有盾形溃疡,罕见角膜新生血管;AKC 角膜持续性上皮缺损,常见有角膜新生血管。

【治疗】

1. 首先要找到到致原,避免接触,必要时行脱敏疗法。

2. 全身给药:可给予抗组胺、血管收缩剂药物。

3. 滴用肥大细胞稳定剂。

4. 滴用免疫抑制剂配合非甾体抗炎药。如他克莫司滴眼液配合双氯芬酸钠滴眼液。

5. 滴用糖皮质激素,一般采取短期冲击疗法,疗程不超过 15 日,但应警惕长期药会后引起糖皮质激素性青光眼。

6. 冷敷能减轻症状。

中西医结合

春季角结膜炎相似中医"时复症""痒若虫行症"的范畴。

【病因病机】

本病是以睑结膜、球结膜及角膜为主的病变,眼睑为肉轮,在脏属脾,而球结膜为气轮,在脏属肺,角膜为风轮,在脏属肝。因此本病与脾、肺、肝关系密切。因脾气虚弱,肺气不足,肝血不足而发本病;或因风热外袭,湿热上壅继发本病;常因光、热、灰尘、花粉等诱发本病。

【辨证论治】

1. 风热犯目证

临床表现:眼内奇痒,灼热微痛,睑结膜颗粒累累,状如小卵石排列,遇风吹日晒或近火熏灼,症情加重。舌淡红,苔薄白或薄黄,脉浮或浮数。

治法:祛风清热,活血消滞。

方药:乌蛇汤合四物汤(加减。薄荷、牛蒡子、荆芥穗、防风、连翘、天花粉、生地黄、羌活各 15g,川芎、当归、赤芍各 12g,僵蚕、乌梢蛇各 6g。加减:痒甚者加藁本,球结膜充血明显加牡丹皮,疼痛、睫状充血加黄芩、黄连。

2. 湿热夹风证

临床表现:双眼奇痒难忍,泪热眵稠,睑沉重,球结膜微黄,色泽污秽,角巩膜缘处胶状隆起,或睑内面遍生颗粒,状如卵石排列,可兼见小便短涩,舌苔黄厚腻,脉滑数。

治法:清热除湿,祛风止痒。

方药:防风通圣散加减。荆芥、防风、薄荷、麻黄、栀子各 15g,黄芩、连翘、当归、赤芍、白术各 12g,生石膏、大黄、滑石、各 20g,川芎、甘草各 8g。加减:湿热痒甚者加白鲜皮、茵陈。睑内面遍生颗粒,状如卵石排列加青皮、川芎。

3. 肝血不足,虚风内动证

临床表现:双眼痒势较轻,时作时止,球结膜稍显污红,角巩缘处胶状隆起,角膜病变为浅层点状混浊,荧光素染色阳性,指甲不荣,夜寐多梦,舌淡苔白,脉弦细。

治法:补养肝血,息风止痒。

方药:四物汤加减。川芎、当归、赤芍、白芷、防风、蒺藜各 15g,僵蚕、熟地黄、蝉蜕、五味子、乌梅各 12g。加减:角巩缘处胶状隆起加谷精草。角膜病变为浅层点状混浊,荧光素染色阳性加白术、怀山药、生黄芪。

4. 正虚邪实证

临床表现:角膜生翳,眼内奇痒,至期而发,过期而止,多年不愈。伴全身症状,如气短乏力,腹胀纳差,形体不实,舌质淡,苔薄白,脉细无力。

治法:扶正祛邪。

方药:炙甘草汤加味。炙甘草 12g,党参 15g,生地黄、麦冬、麻仁、桂枝、苦参、木贼各 10g,阿胶、蛇床子各 6g。加减:邪盛致星翳症重者加蒺藜、蔓荆子;见白睛胶样隆起,加半夏;气虚自汗乏力者,加黄芪。

【物理疗法】

1. 针刺疗法　穴位:承泣、合谷、瞳子髎、阳陵泉、大陵、外关等。每次取局部与远端穴各 1~2 穴,留针 10~20 分钟,10 次为 1 个疗程。

2. 超声雾化法　将药物(庆大霉素 8 万 U、地塞米松 5mg、生理盐水 20ml)放入雾化仪特定容器中,利用超声雾化作用,使药物形成气雾,沿输送管直达眼罩透入外眼。每次 15 分钟,10 次为 1 个疗程。

3. 熏洗法　利用煎药的余渣药汁蒸腾之热气,患眼对准药汁外口,使药力直接作用于患眼,通过药物的渗透作用,增加局部组织的新陈代谢。

4. 冷冻法　用二氧化碳专用冷冻头,轻压病变区,每点 5~8 秒,冰融 2~3 次,每眼 4~6 次。

【外治法】

1. 外用眼药　双氯芬酸钠滴眼液、盐酸氮卓斯汀滴眼液、他克莫司滴眼液、环孢素滴眼液、氯替泼诺混悬滴眼液等,复方熊胆滴眼液等,以上滴眼液酌情选 2~3 种滴眼。

2. 内服药渣煎水熏洗患眼。

3. 眼内科治疗欠佳时,可考虑行羊膜移植手术。

【中成药】

防风通圣丸　功效疏风泄热通脏。适用于本病各型。

【食疗方】

1. 绿豆小米粥

组成：绿豆 30g，黑豆 15g，小米 50g，生姜末、蜂蜜适量（糖尿病患者不加蜂蜜）。

功效：清热解毒，祛风止痒。

适应证：春季角结膜炎初期。

方解：绿豆清热利尿解毒；黑豆祛风止痒；小米除湿热，养肾补脾胃。上述食材搭配具有除湿热清热解毒、祛风止痒的功效。

制法：先将绿豆、黑豆、小米洗净后加水适量煮粥，待粥熟后时，加入蜂蜜适量（糖尿病患者不加蜂蜜）。

用法：早餐服用，3~5 日为 1 个疗程。

2. 地肤子泥鳅汤。

组成：泥鳅 100g，地肤子 20g，蒲公英 20g，防风 10g，生姜末、精盐、佐料各适量。

功效：利湿，止痒，解毒消翳。

适应证：春季角结膜炎中晚期。

方解：地肤子清热利湿止痒；蒲公英清热解毒散结；防风祛风散寒；泥鳅补中气祛湿热。上述食材搭配具有利湿、止痒、解毒消翳的功效。

制法：先将地肤子，蒲公英，防风，用文火煎 2 次，取药汁熬泥鳅煮烂加入适量生姜末、精盐、佐料即可。

用法：可作中、晚菜肴，3~5 日为 1 个疗程。

【经验方】

1. 驱风一字散加减（《世界传统医学眼科学》）　炮川乌 2g，川芎 10g，荆芥穗 5g，羌活 5g，薄荷 5g，防风 5g，适用于睑结膜型。若痒难忍者加藁本、乌梢蛇。体虚者加党参、黄芪。

2. 消风散加减（《实用眼科药物学》）　羌活 15g，防风 15g，荆芥 10g，茯苓 10g，僵蚕 10g，蝉蜕 6g，蛇床子 10g，藿香 10g，甘草 3g，适用于本病角膜缘型。体虚者加党参、当归、黄芪。

3. 凉膈清脾饮加减（《中医眼科学》）　苦参 6g，黄芩 10g，黄连 10g，大黄 10g，石膏 20g，柴胡 10g，前胡 10g，防风 10g，甘草 3g，适用于本病混合型。若角巩缘胶样结节较大，角膜点状混浊，加牡丹皮、赤芍、谷精草、夏枯草。

【名医经验】

1. 张怀安将本病睑结膜型定为风湿型，用祛风清热化湿汤（麻黄、羌活、防风、桑皮、黄芩、赤芍、藿香、苦参、乌梅、生石膏、地肤子、甘草）；球结膜型定为风型，用清热泻肝汤（桑皮、黄芩、柴胡、胆草、知母、防风、茵陈、乌梅、生石膏、决明子、甘草）；混合型定为风火夹湿型，用加减菊花通圣汤（菊花、防风、荆芥、麻黄、栀子、赤芍、连翘、黄芩、桔梗、薄荷、大黄、滑石、蒲公英、生石膏、甘草）。共治疗 89 例，治愈 93.3%，好转 9.7%。

2. 沈常红用消风散加减治疗本病 48 例，其中睑结膜型 8 例，角膜缘型 26 例，混合型 14 例。痒甚者重用蝉蜕、防风、荆芥、牛蒡子，加地肤子；眼内分泌物多，充血明显，睑结膜乳头肥大，重用石膏、知母、苦参，并酌加胆草、黄芩；对病程长者重用当归、生地黄、胡麻，并酌加川芎、黄芪等。4 周为 1 个疗程,总有效率 97.7%。

【中西医结合治疗春季角结膜炎经验】

1. 李传课主编的《中医眼科学》中用中西医结合治疗春季角结膜炎   李传课等认为本病是以睑结膜、球结膜及角膜为主的病变,眼睑为肉轮,在脏属脾,而球结膜为气轮,在脏属肺,角膜为风轮,在脏属肝。因此本病的脏腑病机与脾、肺、肝关系密切。若因脾气虚弱,肺气不足,肝血不足而发本病。根据辨证论治分别酌情用乌蛇汤合四物汤加减、防风通圣散加减、四物汤加减。局部应用滴用非甾体、血管收缩剂、联合抗组胺药物,滴用肥大细胞稳定剂,滴用免疫抑制剂及复方熊胆滴眼液等治之。必要时也可配合免疫疗法。

2. 张仁俊等主编的《中西医角膜病学》中用中西医结合治疗春季角结膜炎   用复方熊胆滴眼液 12ml 加地塞米松 5mg 点眼,每日 3 次,15 日为 1 个疗程,(若眼压正常,角膜染色阴性,酌情用药 2~3 个疗程。)并口服消风散加减(荆芥、防风、当归、生地黄、苦参、苍术、蝉蜕、胡麻仁、牛蒡子、知母、石膏、木通、花椒、甘草)共治疗 104 例,治愈率为 88.2%。

【春季卡他性角结膜炎中西医结合治疗新思路】

西医学认为春季角结膜炎是一种反复发作免疫性眼病。目前没有根治的好办法。急性发作时应用糖皮激素点眼,对于控制症状是有一定效果,用药前要详细检查角膜情况,有角膜上皮缺损者慎用,一般疗程不宜超过 2 周。特别是要经常检查眼压,要慎防糖皮质激素性青光眼发生。经临床证实中西医结合治疗过敏性角结膜炎有独到的疗效,尤其在控制疾病复发方面有较大的优势特色。中医认为本病病因为风邪侵袭、或脾胃蕴热、血虚生风,上壅于目,如果结合湿邪侵袭则病情多缠绵难愈。治法多结合全身辨证,标本兼治,采用扶正祛邪,疏风清热化湿中药口服,部分医家结合中药熏洗、中药贴敷、超声雾化、针灸治疗,有效率高达 90% 以上。

第三节   特应性角结膜炎

【病因及发病机制】

1. 具有过敏性疾病遗传背景的个体对许多常见的过敏原所发生的超敏反应。

2. 好发于 30~50 岁的中年男性,20 岁之前发病少见;男性多于女性。

3. 好发于有特应性皮炎病史的患者。

4. 发生 Ⅰ 型速发超敏反应同时还伴有细胞介导的免疫抑制。

【临床表现】

1. 多为双眼发病,常伴有复发性过敏性疾病。

2. 多为 30~50 岁成年人,发病高峰在 40 岁左右,20 岁之前发病少见。

3. 自觉症状   中重度眼发痒,异物感,烧灼感,畏光,流泪,有黏稠分泌物,视力逐渐下降。

4. 结膜改变   球结膜充血、水肿,上睑结膜乳头增生,巨大乳头、滤泡形成,晚期结膜纤维化、瘢痕化,有时发展成睑球粘连。

5. 角膜病变   角膜上皮病变损害、浅点状角膜炎、角膜溃疡时常发生,晚期形成广泛的角膜新生血管。

6. 眼睑病变   眼睑皮炎、湿疹样改变、睑板腺功能障碍、睑缘炎、睑缘充血、睑缘肥厚、睑缘解剖结构扭曲、泪小点外翻、眼睑外翻或内翻、上睑下垂。

7. 其他眼部并发症　特应性白内障(前囊性或后囊性)、葡萄膜炎、青光眼、视网膜脱离。

8. 全身皮肤病变　特应性皮炎、接触性皮炎、湿疹、风疹、血管神经性水肿、继发性皮肤感染。其中,特应性皮炎是最严重的,其最突出的临床表现是皮肤的严重瘙痒和干燥。

【诊断及鉴别诊断】

主要依据其典型的眼部表现和特应性皮炎的病史诊断。

与其他变应角结膜炎鉴别如春季角结膜炎(vernal keratoconjunctivitis,VKC)等。①AKC 多发于中年男性;VKC 多发于青少年,且男性多于女性。②AKC 全年均会发作,属于慢性疾病;VKC 多发于春季,具有自限性、青春期自行缓解。③AKC 常见结膜瘢痕和角膜瘢痕,对视力有损害;VKC 罕见结膜瘢痕,常见角膜瘢痕,对视力无损害。④AKC 角膜持续性上皮缺损,常见有角膜新生血管;VKC 角膜有盾形溃疡,罕见角膜新生血管。

【治疗】

1. 避免接触过敏源　避免接触宠物,安装空气过滤设备等。

2. 全身或局部应用抗组胺药物、肥大细胞稳定剂、皮质类固醇以减轻炎症反应。

3. 合并病毒或细菌感染时给予相应治疗。

4. 对于上述治疗不能有效控制病情的患者,滴用免疫抑制剂。

5. 血浆去除法,对血循环中 IgE 含量过高的患者,可以去除过多的 IgE,降低抗原-抗体反应。

6. 保护角膜,预防并发症　可以应用人工泪液缓解眼干症状,严重角膜并发症者可应用角膜接触镜,持续上皮缺损者尚可采用睑缘缝合术以保护角膜。

7. 手术治疗　眼表成形术、羊膜移植术、角膜缘干细胞移植等手术可以用于处理 AKC 的角结膜并发症。并发性白内障可行白内障摘除及人工晶体植入术,术后预后较好。严重角膜溃疡、穿孔及圆锥角膜需行穿透性角膜移植手术。

中西医结合

特应性角结膜炎相似中医"时复症""白涩症"的范畴。

【病因病机】

本病可因暴风客热或天行赤眼治疗不彻底,余热未清,隐伏肺脾之络、饮食不节,或嗜烟酒,及偏好辛辣之品,致使脾胃蕴积湿热,清气不升,肝肾亏损,阴血不足,目失濡养或阴虚津亏,目失濡养所导致。

【辨证论治】

1. 邪热留恋证

临床表现:常见于暴风客热或天行赤眼治疗不彻底,以致白睛遗留少许赤丝细脉,迟迟不退,睑内亦轻度红赤,可有少量眼眵及畏光流泪,干涩不爽。

治法:清热利肺。

方药:桑白皮汤加减。桑白皮、黄芩、菊花、旋覆花、桔梗、地骨皮、玄参、麦冬、茯苓、泽泻、甘草各 10g。

2. 肺阴不足证

临床表现:眼干涩不爽,泪少,视久容易疲劳,甚至视物不清,白睛如常或稍有赤脉,黑睛可有细点星翳,病势迁延难愈。全身症可见于咳少痰、咽干便秘,偶有烦热,苔薄少津,脉细无力。

治法:滋阴润肺。

方药:养阴清肺汤加减。生地黄、麦冬、玄参、牡丹皮、炒白芍、浙贝母各 10g,生甘草 6g,薄荷 3g。

3. 脾胃湿热证

临床表现:眼干涩隐痛,白睛淡赤,睑内可有粟粒样小泡,眦部有白色泡沫样眼眵,胞睑有重坠之感,病程持久而难愈,全身症可见口黏或口臭、便秘、溲赤而短,苔黄腻,脉濡数。

治法:清利湿热,宣畅气机。

方药:三仁汤加减。杏仁 9g,滑石(包煎)12g,白豆蔻、厚朴、通草、淡竹叶、薏苡仁、半夏各 10g,黄连 6g。

4. 肝肾亏损,阴血不足证

临床表现:眼干涩畏光,双目频眨,视物欠佳,白睛隐隐淡红,久视则诸症加重。全身可兼见口干少津,腰膝酸软,头晕耳鸣,夜寐多梦。舌红苔薄,脉细。

治法:补益肝肾,滋阴养血。

方药:杞菊地黄丸加减。熟地黄 15g,山药、枸杞子、山茱萸、泽泻、牡丹皮、茯苓、枸杞子、菊花各 10g。

【物理疗法】

1. 针刺疗法　针刺患侧睛明、球后,双侧三阴交、太溪,留针 20 分钟。

2. 超声雾化法　治疗时使用超声雾化仪雾化,将已备好的茉莉花凉茶液约 80ml 倒入雾化器的药杯中,治疗时患者可睁闭双眼,其液即可与眼结膜、皮肤及鼻孔直接接触,在 20 分钟内茶液喷雾温度为 20~30℃,感觉凉爽。喷及眼部稍许即可见被喷及范围内有弥散的雾露小珠附着,继而汇成大露珠往下流淌,即熏似洗,亦可谓超声雾化熏洗眼法。每次治疗 15 分钟,每日 2 次,10 日为 1 个疗程,必要时可用 2~3 个疗程。

【外治法】

1. 外用眼药:盐酸氮卓斯汀滴眼液、他克莫司滴眼液、环孢素滴眼液酌选 2~3 种滴眼。黄连西瓜霜滴眼液或 10%~50% 千里光滴眼液滴眼。

2. 眼内科治疗欠佳时,可考虑行角膜移植手术。

【中成药】

杞菊地黄丸　功效滋肾养肝。用于肝肾阴亏,眩晕耳鸣,羞明畏光,迎风流泪,视物昏花。用法用量:口服。大蜜丸一次 1 丸,一日 2 次。

【食疗方】

可以参照本章第二节　春季角结膜炎。

【经验方】

(1)肺阴不足证:患眼畏光,干涩明显。方用生脉散合清燥救肺汤加减(党参、麦冬、五味子、玉竹、桑叶、薄荷、枇杷叶、天花粉、甘草)。

(2)肝肾亏虚证:干涩畏光,头昏眼花。方用杞菊地黄丸加减(枸杞子、菊花、熟地黄、山药、山萸萸、茯苓、牡丹皮、沙参、麦冬)。

(3)脾虚气弱证:患眼干涩畏光,全身及四肢无力。方用归脾汤加减(党参、黄芪、白术、当归、大枣、酸枣仁、龙眼肉、麦冬、石斛、甘草)。

【名医经验】

1. 唐由之《中医眼科全书》中将本病辨证分为以干咳咽干、便秘燥热为典型表现的肺阴不足型,方用养阴清肺汤;以睁眼乏力、面黄肌瘦为临床表现的脾胃失司型,方用叶氏益胃汤加启膈饮;以眼干畏光,口渴耳鸣为临床表现的肝肾阴虚型,方用杞菊地黄丸或驻景丸加减。

2. 段俊国《中医眼科学》中对于目珠干燥失却莹润,黑睛干涩磨痛伴有神疲乏力的运用沙参麦冬汤加减,以益气养阴,生津润燥。

3. 庄曾渊《庄曾渊实用中医眼科学》中将眼干涩、畏光、睁眼不适、情志抑郁、舌红质干、脉象弦细归为肝经阴虚证,方用逍遥散合生脉散加减。

【特应性角结膜炎中西医治疗新思路】

现代医学认为特应性角结膜炎病因为具有过敏性疾病遗传背景的个体对许多常见的过敏原所发生的超敏反应。而中医认为其起病时眼干涩,发痒,异物感,烧灼感等症状,相似中医"时复症""白涩症"范畴,在诊疗过程中一定要注重中医的整体观念及辨证论治思想。注重整体观念,及时调理机体全身阴阳平衡,从而提高机体的抗病能力,不能只着眼于眼部症状,对于全身症状或引起本病的原发病特应性皮炎应该积极治疗;精确辨证论治,理清病机,抓住主证,针对每一证型都能精准使用中医治疗手段,也是中西医结合使疗效事半功倍的关键。

(张仁俊　宋剑涛　王诗惠)

第四节　角膜周边部溃疡

角膜周边部溃疡(peripheral corneal ulcer)也称为周边部卡他性角膜溃疡(peripheral catarrhal corneal ulcer),临床上少见。

【病因及发病机制】本病可能属于Ⅲ型变态反应性疾病。金黄色葡萄球菌感染角结膜,细菌的细胞膜抗原与来自结膜的抗体结合反应,并激活补体,引发Ⅲ型变态反应,造成角膜边缘的浅层浸润,继而形成溃疡。有报道眼表应用某些药物(如多佐胺、毛果芸香碱)、AIDS、Churg-Strauss综合征、戴软性隐形眼镜等可引起本病的发生。

【临床表现】多见于中老年女性,前期出现溃疡性睑缘炎或急性卡他性结膜炎的症状和体征,随后在下方角膜边缘部(该部较为多见)出现单个或多个灰白色浸润灶,长轴与角膜缘相平行,并与角膜缘有一清亮区隔开(常为1~2mm)(图30-4-1),如治疗不及时,可能会形成角膜溃疡。好发部位为2、4、8、10点位处,可能与此处常受葡萄球菌感染的睑缘接触有关,也可见角膜缘全周粟粒状黄色浸润点(图30-4-2)。溃疡持续2~4周,有自愈倾向,常有新生血管自角膜缘伸向溃疡处,溃疡愈合后留有血管性薄翳(图30-4-3)。溃疡易复发,可融合为半环形。症状有:角膜刺激症状如疼痛、畏光、流泪、异物感。

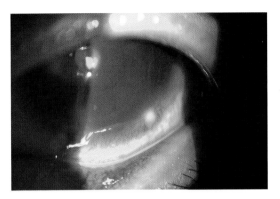

图 30-4-1　角膜周边溃疡

可见角膜缘散发性粟粒状黄色浸润点

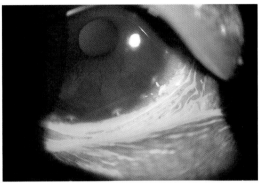

图 30-4-2　角膜周边溃疡

可见角膜缘全周粟粒状黄色浸润点

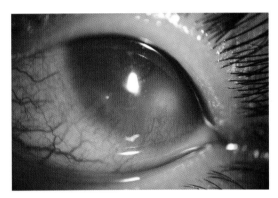

图 30-4-3　角膜周边溃疡

新生血管自角膜缘伸向溃疡处,溃疡愈合后留有血
管性薄翳

【诊断及鉴别诊断】

1. 发病年龄　好发于成年人,儿童较为罕见。

2. 症状　眼部疼痛、畏光、流泪、异物感等。

3. 体征　角膜浸润在前,溃疡形成在后,典型溃疡特征,与角膜缘之间有 1~2mm 透明带。

4. 实验室检查　睑缘细菌培养为凝固酶阳性的金黄色葡萄球菌生长;结膜囊分泌物细菌培养约 60% 培养结果阳性。角膜病区刮片可见多形核细胞而细菌检查常为阴性。

本病应与以下疾病相鉴别:边缘性角膜变性、单纯疱疹性角膜炎、泡性角膜炎等。本病特征性的角膜溃疡与其他疾病相鉴别,一般并不困难。

【治疗】

1. 睑缘炎　首先应对金黄色葡萄球菌性睑缘炎进行治疗,可用妥布霉素地塞米松眼膏或红霉素眼膏、氧氟沙星眼膏涂搽睑缘部,辅以氟喹诺酮类抗生素滴眼液滴眼。

2. 角膜溃疡　在使用有效抗生素眼液的同时,滴用低浓度的糖皮质激素眼液如 0.02% 氟米龙滴眼液有助于溃疡的愈合。如边缘性角膜溃疡反复发作,局部可滴用 1% 环孢素滴眼液和非甾体抗炎药物。溃疡延迟不愈时,在角膜刮片及细菌培养阴性时可行羊膜覆盖,以促进溃疡愈合。

3. 其他　全身辅以钙剂及维生素类药物应用。治愈睑缘炎是防止复发的必要措施。

中西医结合

角膜边缘性溃疡相似中医"星月翳蚀"的范畴。

【病因病机】

多因年老体衰,肝肾阴虚,阴虚生内热或外感风邪热毒所致。

【辨证论治】

1. 肝经风热证

临床表现:角膜边缘灰白色或淡黄色凹陷,2% 荧光素染色呈阳性,结膜混合充血,羞明流泪。伴全身症状:舌红苔黄,脉弦数。

治法:祛风清热,退翳明目。

方药:栀子胜奇散加减。蒺藜、谷精草、黄芩、决明子、菊花、栀子、荆芥、羌活、密蒙花、防风、蔓荆子各 10g,蝉蜕、川芎、木贼、甘草各 6g。加减:翳色淡黄者,加金银花、连翘、以清热解毒;大便秘结者,加大黄,以泄热通腑。

2. 阴虚内热证

临床表现:角膜边缘生翳灰白或淡黄色,白睛相应处红赤,眼内涩者,羞明。伴全身症状:咽干口燥,舌红少津,脉细数。

治法:滋阴清热,退翳明目。

方药:滋阴退翳汤。玄参、知母、生地黄、麦冬、蒺藜、菊花、青葙子、菟丝子各 10g,蝉蜕、甘草各 5g。加减:伴头痛者加羌活、防风以祛风止痛;小便不利者,加车前子以清利湿热而明目。

【外治法】

鱼腥草或熊胆眼液点眼:3~4 次 /d。

（吴宁玲　亢泽峰　黄雄高）

第五节　角膜基质炎

【病因及发病机制】

1. 是病原体所致的免疫反应炎症,常见的病原体有细菌、病毒、寄生虫等。梅毒螺旋体、麻风杆菌、结核杆菌、单纯疱疹病毒等是最为常见的病原体。

2. 单侧活动性免疫性角膜基质炎(ISK)的病因中,约 71% 为单纯疱疹病毒感染,14% 为特发性,9% 为带状疱疹病毒感染;单侧静止性 ISK 约 50% 为单纯疱疹病毒感染,特发性约占 33%;双侧活动性 ISK 病病因中,特发性占 60%,在静止性则为 33%,48% 为梅毒性。

【临床表现】

1. 主要症状有疼痛、畏光,流泪和视物模糊,严重时甚至仅有光感。

2. 角膜病变取决于疾病所在的阶段和持续时间。在病变的最早期可在裂隙灯下发现角膜内皮水肿和少量细小沉着物。实质内有轻微细胞浸润。随着症状的出现,患者可有眼睑痉挛及睫状充血。角膜病变可由周边部开始,也可由角膜中央部开始。但以前者较为多见。由周边起始者,角膜边缘首先发暗,出现轻微混浊,多由角膜上方开始,逐渐向中心扩展。这种混浊居于深层,呈灰白色。上皮水肿,可有水疱形成(图30-5-1)。此时,症状也相应加重。新生血管侵入角膜(图30-5-2)。如果不治疗,基质的炎症及血管化将达到高峰,然后消退,血管逐渐闭塞,角膜留下永久性瘢痕(图30-5-3)。

3. 单纯疱疹病毒所致者,基质混浊常位于角膜中央或偏中央区,边界不清,可波及基质全层,波及区角膜变厚,上皮完好,可有角膜后KP及前房水混浊等。

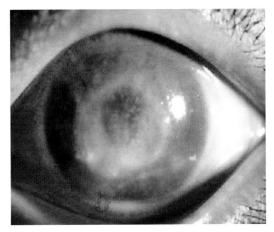

图 30-5-1 **角膜基质炎**
上皮水肿,可有水疱形成

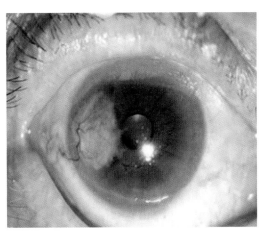

图 30-5-2 **角膜基质炎**
新生血管侵入角膜内

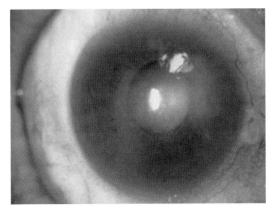

图 30-5-3 **角膜基质炎**
角膜留下永久性瘢痕

【诊断及鉴别诊断】

1. 主要取决于病史、眼部检查及全身检查。

2. 性病史、中枢神经系统症状或心血管受累,加上梅毒血清学检查(如 Wasserman 试验、Kahn 试验)阳性,即可确诊后天性梅毒。梅毒血清学检查阴性、结核菌素试验阳性、全身性结核感染史及眼部表现则有助于结核性角膜基质炎的诊断。

3. 似盘状,位于角膜中央或旁中央,无新生血管侵入,角膜感觉低下,梅毒血清学检查及结核菌素试验阴性,同时出现口唇、鼻翼及眼睑疱疹的角膜炎则绝大多数为疱疹病毒感染所致。

与下列疾病相鉴别:

1. 细菌性角膜炎　诱因多为角膜外伤或取角膜异物所致。本病起病急,发展快,症状重。分泌物多,为脓性。溃疡凹陷,基质坏死物多,周围致密浸润,少有前房积脓,若有则液平。

2. 真菌性角膜炎　诱因多为植物或农作物外伤。起病缓,进展慢,症状轻。分泌物少,泡沫样。病灶隆起,干燥;伪足,卫星状;早期前房积脓,液不平;周围浅沟、免疫环。

【治疗】

1. 梅毒性角膜基质炎是全身梅毒病症的局部表现,应遵从国际全身驱梅治疗原则。

2. 结核性角膜基质炎,首先进行全身抗结核治疗。

3. 病毒感染者,全身及局部的抗病毒药物的应用是必须的。

4. 局部治疗:使用 0.1% 地塞米松滴眼液点眼,每日 6~8 次,炎症消愈后减量,但应维持治疗数周后再停药,以防复发。

5. 角膜瘢痕严重影响视力者,经过两年治疗不退,对视力较大影响时,可采用穿透性角膜移植术。

6. 其他包括局部热敷、散瞳、全身支持疗法、口服维生素或采用异性蛋白疗法等。

7. 发现眼压增高时,可加服醋甲唑胺以降低眼压。

8. 待结膜、角膜炎症消退后亦可采用角膜周围穿线疗法,促进混浊吸收(现在临床较少应用)。

中西医结合

角膜基质炎相似中医"混睛障"的范畴。

【病因病机】

1. 肝经风热,上扰双目,侵袭角膜。

2. 肝胆热毒,循经上冲,致火郁目络,攻灼角膜。

3. 湿热内蕴,上壅于目,熏蒸角膜。

4. 肺肾阴虚,或邪毒久伏,暗耗阴液,虚火上炎。

5. 脾胃虚弱,清阳不升,浊阴郁而化火,上攻双目。

【辨证论治】

本病辨证需审证求因,初期多由肝经风热引起,治宜疏风清热;后肝胆热毒日盛,治宜泻肝解毒;湿热内蕴者,治宜清热化湿;肺肾阴虚或病久不愈,阴虚火旺者,宜滋阴降火;脾气虚弱者,宜健脾益气。也需结合西医病因治疗。

1. 肝经风热证

临床表现:角膜混浊不清,白睛抱轮红赤,眼内疼痛,羞明流泪。伴全身症状:头痛,鼻塞流涕,舌红苔薄黄,脉浮数。

治法:祛风清热。

方药:羌活胜风汤加减。羌活、防风、荆芥、白芷、前胡、柴胡、黄芩、白术、枳壳各 10g,川芎 6g,甘草 3g。随症加减:若为梅毒引起者,重加土茯苓解毒驱梅;白睛红赤明显者,加金银花、蒲公英清热解毒。

2. 肝胆热毒证

临床表现:角膜深层混浊肿胀,赤脉贯布,赤白混杂,结膜混合充血或抱轮红赤,眼目刺痛,畏光流泪。伴全身症状:性情急躁、口苦咽干、喜冷饮、便秘尿赤、舌红苔黄、脉弦数。

治法:泻肝解毒,凉血化瘀。

方药:银花解毒汤加减。金银花、蒲公英各 30g,黄芩、龙胆、桑白皮、天花粉、大黄、枳壳、赤芍、牡丹皮各 10g,生地黄 15g,甘草 3g。随症加减:由梅毒引起者,重加土茯苓以解毒驱梅;角膜肿胀者,加车前子、茺蔚子以利水消肿;口渴欲饮者,加生石膏、知母以清气分之热。

3. 湿热内蕴证

临床表现:角膜深层混浊,肿胀增厚,抱轮红赤,畏光流泪,眼胀睑肿。伴全身症状:头身重着,胸闷纳呆,舌红苔黄腻,脉濡数。

治法:清热化湿。

方药:甘露消毒丹加减。藿香、白豆蔻、石菖蒲、滑石、茵陈、黄连各 10g,木通 6g。随症加减:若湿热日久,伤及阴液,兼见阴虚证候,去木通、滑石,加生地黄、麦冬、石斛以养阴,或改用甘露饮以滋阴利湿。

4. 阴虚火炎证

临床表现:病情反复发作或日久不愈,干涩隐痛,抱轮微红。伴全身症状:咽干口燥,形体瘦削,舌红少津,脉细数。

治法:滋阴降火。

方药:海藏地黄散加减。生地黄 15g,熟地黄、玄参、麦冬、当归、木贼、谷精草、蒺藜各 10g。随症加减:若见腰膝酸软,心烦失眠遗精者,可改用知柏地黄丸滋肾阴,降相火;若为肺阴不足,症见干咳少痰,痰中带血者,可用百合固金汤,滋阴润肺。

5. 脾气虚弱证

临床表现:角膜深层混浊,抱轮微红,日久不愈。伴全身症状:面色萎黄,少气懒言,周身倦怠,纳少便溏,舌淡胖大,边有齿痕,苔薄白,脉细

治法:健脾益气。

方药:参苓白术散加减。党参、白术、茯苓、砂仁各 10g,甘草 6g,白扁豆、山药、薏苡仁各 15g,黄连 3g,蒲公英 12g。随症加减:角膜混浊绵延不去者,加木贼、谷精草明目退翳。

【外治法】

1. 用退云散点眼,每日 3 次。

2. 内服药渣煎水过滤做湿热敷,每日 3 次。

【中成药】

龙胆泻肝丸　具有疏风泄热通脏的作用,适用于本病各型。

【食疗方】

1. 绿豆小米粥

组成:绿豆 30g,黑豆 15g,小米 50g,生姜末、蜂蜜适量(糖尿病患者不加蜂蜜)。

功效:清热解毒,祛风止痒。

适应证:角膜基质炎初期。

方解：绿豆清热利尿解毒；黑豆祛风止痒；小米除湿热，养肾补脾胃，上述三种食材搭配在一起具有除湿热清热解毒、祛风止痒的功效。

制法：先将绿豆、黑豆、小米洗净后加水适量煮粥，待粥熟后时，加入蜂蜜适量。

用法：早餐服用，3~5日为1个疗程。

2. 地肤子泥鳅汤

组成：泥鳅100g，地肤子20g，蒲公英20g，防风10g，生姜末、精盐、佐料各适量。

功效：利湿，止痒，解毒消翳。

适应证：角膜基质炎中晚期。

方解：地肤子清热利湿止痒；蒲公英清热解毒散结；防风祛风散寒；泥鳅补中气祛湿热。上述三种食材搭配在一起具有利湿、止痒、解毒消翳的功效。

制法：先将地肤子、蒲公英、防风用文火煎2次，取药汁熬泥鳅煮烂加入适量生姜末、精盐、佐料即可。

用法：可作中、晚菜肴，3~5日为1个疗程。

【经验方】

庞赞襄用清肝解毒的银花解毒汤和升发退翳，调和胃气的羌活胜湿汤治疗角膜实质炎20例30只眼，年龄7~22岁17例，全部角膜基质混浊，17只眼有新生血管，治疗前视力光感者8例14只眼，眼前手动~1尺指数10只眼，2尺指数~0.2者6只眼。治疗后视力达1.0以上者26只眼，0.7~0.9者4只眼。

（王 华 亢泽峰）

第六节 泡性及束状角膜炎

【病因及发病机制】

1. 是对某种微生物抗原的一种迟发超敏反应，主要是对结核分枝杆菌产物(结核菌素蛋白)和金黄色葡萄球菌的蛋白质过敏。

2. 结核病作为病因在发达国家已被葡萄球菌感染及蠕虫侵袭所替代。据报道，在印度本病近77%与结核病有关，12%与蠕虫感染有关，6%有葡萄球菌性睑缘炎；约12%存在多因素，其中重要的原因之一便是结核。

3. 越来越多的研究显示，本病是种对内外源性异种蛋白的迟发型过敏反应，非结核性因素更为常见，尤其是金黄色葡萄球菌，此外，白念珠菌、粗球孢子菌、蛔虫、十二指肠钩虫、蛲虫、腺病毒、HSV病毒等也是较常见的致病因素。

4. 过敏体质、营养低下、体弱多病者易患本病。

【临床表现】

1. 患者症状轻重不一，畏光、流泪、痒感、异物感等是常见症状。重者可出现疼痛、眼睑痉挛等。

2. 患者无明显眼部分泌物，但继发细菌感染者，可出现脓性分泌物。多数患者并发睑结膜乳头增生、睑板腺阻塞、睑板腺囊肿和睑缘炎，治疗前睑缘的微生物培养显示细菌生长，血清特异性IgE抗体增高。

3. 临床过程分为3个阶段，即浸润、结节、瘢痕形成。所有处于浸润阶段的患者均发展至结节形成阶段,92% 结节会发展致瘢痕。此病有反复发作趋势。开始时常在角膜上形成浅层圆形浸润,之后逐渐形成结节状(图 30-6-1),且可发展成浅溃疡,溃疡的轴线常与角膜缘垂直,当溃疡的中央处于活动状态时,周边可能已愈合,通过灰白色浸润向角膜中心方向发展。溃疡愈合后为瘢痕代替。

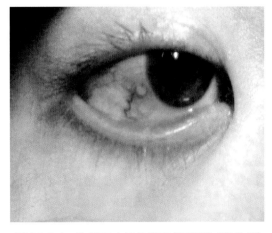

图 30-6-1　泡性及束状角膜炎(逐渐形成结节状)

4. 束状角膜炎为泡性角膜炎的一种特殊表现,浸润多发生在角膜缘,不向深层进展而向角膜中央进行。溃疡边进行边愈合。痊愈后血管即渐闭塞,遗留浅层束状混浊,以溃疡停止处为最厚。这种溃疡始终位于角膜浅层,并不穿破角膜。由于向角膜中央进行,倘若达到或越过瞳孔区,便会影响视力。

5. 有人推论这束血管与一般角膜血管的促进痊愈作用完全相反,可能借助血液循环将变态反应物质运输到有过敏性的角膜处产生细胞毒性作用。倘把血管切断,则溃疡便停止发展,即其明证。

【诊断及鉴别诊断】

1. 好发于儿童和青春期。

2. 典型的体征,角膜浅层圆形的浸润,有时有新生血管伸入。

主要与浅层巩膜炎鉴别。浅层巩膜炎一般多与类风湿关节炎或结节性红斑等结缔组织疾患并发,多为双侧性,急性发病,发展缓慢,但易复发,患者自觉怕光、流泪、疼痛,但也有不明显者,一般视力可不受影响。眼局部在球结膜或角膜边缘部位可见充血的扁豆大小的隆起,呈紫红色的局限性结节,是巩膜表层血管扩张的表现。结节有触痛,此乃由于刺激睫状神经所致。结节发展迅速,每次炎症持续数周后,结节变平,色转白,最后炎症完全消退,留下表面轻度凹陷,色灰黑并有与球结膜粘连的痕迹。

【治疗】

1. 局部可滴用或涂用皮质类固醇联合抗生素的滴眼液或眼膏,每日 3~4 次,并可做热敷,散瞳及一般支持疗法。

2. 对束状角膜炎可于角膜缘切断血管束或烧灼其头部浸润处。

3. 此外增强全身营养,治疗全身病,同时加强眼睑,睑缘局部卫生,时常沐浴,可使病势减轻,并可减少复发次数。

中西医结合

泡性角膜炎和束状角膜炎分别相似中医"木疳"和"风轮赤豆"的范畴,泡性角膜炎是一种发生在角膜或角膜缘的非特异性过敏性反应,病灶即炎性浸润结节,由炎症细胞(吞噬细胞、淋巴细胞、浆细胞和多形核白细胞)和血管组成。根据结节的位置,可分为泡性结膜炎、泡性角结膜炎和泡性角膜炎。泡性角膜炎时,若有新生血管长入角膜,即称束状角膜炎。本病好发于儿童和青年人,多为体质瘦弱、营养不良、卫生条件差者。

【病因病机】

1. 肝经素有积热,复感风热外邪,火热上炎,郁于风轮,气血瘀滞失调。

2. 积热日久,肝阴受灼,阴津不足而余热未清。

3. 肝肾阴虚,虚火上炎。

4. 先天不足或后天失养,致脾胃虚弱,正气不足,体虚夹痰。

【辨证论治】

此二病辨证,应先辨虚实,实者起病急,红赤疼痛明显,以肝火上炎为主,治宜清泄肝火;虚者症状较轻,病情缠绵反复,以阴虚火旺为主,治宜滋阴降火,虚实夹杂,见颗粒翳障时隐时现,多为脾虚痰实,当补虚与祛邪同用。

1. 肝经积热,复感风邪证

临床表现:角膜骤生颗粒状突起,大小不等,溃后凹陷;或角膜赤豆突起,赤脉追随缠布。痛涩羞明,热泪如汤,眼睑难睁。伴全身症状:口苦咽干,舌红苔黄,脉弦数。

治法:泻肝清热散风。

方药:泻肝散加减。大黄、栀子、羌活、防风、薄荷、当归、川芎各10g。肝经邪热炽盛者,可与龙胆泻肝汤加减。龙胆、黄芩、栀子、车前子、泽泻、柴胡、防风各10g,生地黄15g,木通6g。亦可选用羚羊角饮子。随症加减:风轮赤豆生于角膜边缘者,加桑白皮以清肺热;赤豆侵及角膜中部者,加龙胆清泄肝热;赤脉粗大,或赤痛甚者,加赤芍、牡丹皮、红花凉血化瘀。

2. 肝虚夹热证

临床表现:角膜时发颗粒突起;或赤豆时见,赤脉缠绕。涩痛流泪。伴全身症状:时觉口中干渴,两胁不适,舌红少苔,脉弦细数。

治法:养肝清热。

方药:平肝清火汤加减。白芍、生地黄各15g,枸杞子、夏枯草、车前子、青葙子、柴胡、连翘、密蒙花各10g。随症加减:口苦咽干者,加龙胆以泻肝火;眼内干涩较重者,加当归、麦冬养阴和血。兼肺阴不足,症见干咳少痰者可合用养阴清肺汤。

3. 阴虚火旺证

临床表现:角膜赤豆或颗粒状混浊,反复迁延,结膜充血,眼内干涩。伴全身症状:视物昏花,腰膝酸软,耳中虚鸣,颧红盗汗,舌红少苔,脉细数。

治法:滋阴降火。

方药:滋阴降火汤加减。生地黄、熟地黄、当归、白芍、川芎、麦冬、知母、黄柏各10g,柴胡3g。随症加减:可酌加蒺藜、谷精草祛肝经风热。眼胀者,加石决明、决明子平肝退翳;失眠头晕者,加女贞子、墨旱莲以滋补肝肾。

4. 脾虚痰实证

临床表现:角膜混浊或赤豆时隐时现,发作时仅有轻度涩痒。伴全身症状:颈侧见瘰疬成串,面色无华,肢倦乏力,纳差,舌淡苔薄,脉细弱。

治法:健脾益气,化痰散结。

方药:香贝养荣汤加减。党参、白术、茯苓、山药、白芍、当归、川芎、贝母、香附、桔梗各6g,陈皮、甘草各3g。随症加减:若赤豆色红,疼痛明显,加金银花、蒲公英以加强清热之功;畏光流泪明显者,加防风、荆芥以祛风邪。

【外治法】

1. 局部用朱砂煎或退云散点眼,每日 3 或 4 次。

2. 内服药渣煎水做热湿敷,每日 3 次。

【中成药】

龙胆泻肝丸　具有疏风泄热通脏的作用,适用于本病各型。

【食疗方】

苦瓜瘦肉汤

组成:苦瓜 250g,猪瘦肉 125g,芥菜 50g,精盐、佐料各适量。

功效:滋阴润燥,清肝明目。

适应证:泡性角膜炎初期。

方解:苦瓜清暑涤热,明目解毒;猪肉补虚强身,滋阴润燥;芥菜和脾,利水,止血,明目,抗过敏。

制法:将苦瓜去瓤切成小丁块,猪瘦肉切成薄片,芥菜洗净切碎。先将肉片用料酒、精盐调味,加水煮沸 5 分钟,加入苦瓜、芥菜煮汤,加入精盐、作料即可。

用法:中、晚菜肴,每日 1 次,3~5 日为 1 个疗程。

(王　华　亢泽峰　张仁俊)

◉丨第七节　蚕食性角膜溃疡

蚕食性角膜溃疡(ulcus corneal rodens)是一种慢性、进行性、疼痛性、非感染性、自发性或特发性角膜溃疡,初发于周边角膜,延伸并向角膜中央匐行发展,最终可累及全角膜。1867 年,Mooren 发表论文给该病下了明确的定义,并将该病称为 Mooren 溃疡或蚕食性角膜溃疡。

【病因及发病机制】

1. 该病的确切病因尚不十分清楚,在北半球少见,而在南半球、中非、印度次大陆地区则很常见,与种族有一定的关系。

2. 部分患者有角膜外伤、手术或感染史,丙型肝炎可能是部分患者的病因。

3. 本病与特异性自身免疫反应有关,某些疾病、感染或创伤可造成角膜抗原改变,刺激机体产生细胞免疫反应和体液免疫反应,补体活化导致中性粒细胞趋化和脱颗粒反应,脱颗粒所造成胶原酶释放可引起角膜融解、以及角膜抗原的进一步改变和暴露,这一恶性循环可持续到整个角膜完全被破坏。

【临床表现】

1. 男性较女性发病率高,我国男女比例为 1.62∶1。

2. 主诉眼红、流泪和畏光,最典型的症状是疼痛,常伴有剧烈眼痛。

3. 双眼发病患者病情严重,发展速度快,而且难以治愈。

4. 溃疡总是从角膜缘开始,大多数病例由睑裂处或下方起病,发病早期角膜缘充血,出现黄白色环形点状混浊,以后连成一片,表面稍隆起(图 30-7-1)。表面溃破后即成为向中央扩展的环形溃疡,溃疡进行缘浸润隆起,呈典型梨状沟(图 30-7-2)。病程缓慢,终至整个角膜全被蚕食,溃疡向前方进行,后方在修复,随之被新生上皮所覆盖,同时伴有大量新生血管生长,整个过程可持续在 4~12 个月。

5. 在活动性角膜炎症周围区,有时会出现结膜、浅表巩膜或巩膜的水肿和炎症。Mooren 溃疡有时伴发虹膜炎。

6. 视力下降常出现于继发虹膜炎、角膜中央受累、或因角膜周边变薄导致的不规则散光所致。

7. 除继发感染(如细菌或真菌)之外,很少发生前房积脓,有时会并发青光眼和白内障。

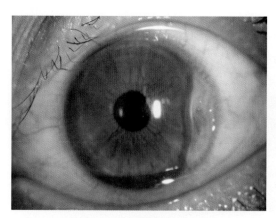

图 30-7-1　蚕食性角膜溃疡
角膜缘充血,灰白色浸润混浊,表面稍隆起。

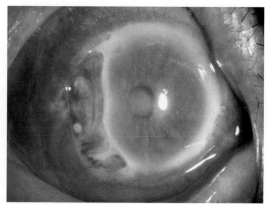

图 30-7-2　蚕食性角膜溃疡
球结膜混合充血,角膜缘发生深层溃疡。

临床上根据病情分为良性型和恶化型。

良性型溃疡:单眼发病,药物或手术容易治愈。溃疡逐渐向角膜中央区至角膜另一侧扩展,溃疡深度可侵蚀 1/3~1/2 的角膜基质,一般不向更深层角膜侵蚀,角膜溃疡面常有新生上皮覆盖和新生血管长入,很少引起后弹力层膨出或穿孔。

恶化型溃疡:病程进展快,常双眼发病,角膜穿孔率较高,有报道可高达 36%,药物或手术治疗困难,常有复发倾向。溃疡进行缘有灰白色浸润线,溃疡深达后弹力层,易造成穿孔,未被累及的角膜仍保持透明。病变常局限于角膜缘的一部分,较少形成角膜缘的环形损害。病变有时也向巩膜发展,严重病例,部分睫状体被新生的上皮和血管膜样组织覆盖,有些溃疡的发展与假性胬肉及角膜血管膜同时生长,特别是鼻侧的假性胬肉,可继发细菌或真菌感染,导致前房积脓和穿孔。

临床经验表明双眼发病的患者病情严重,病情进展快而且很难治愈。

【诊断及鉴别诊断】

1. 慢性进行性角膜炎病史,单眼或双眼发病。

2. 角膜刺激症状。

3. 较为严重的眼部疼痛。

4. 典型的角膜溃疡及溃疡进展情况,传统抗炎治疗无效或微效,对免疫抑制剂有较好的反应。

5. 不伴随任何导致角膜周边溃疡的全身和局部疾病如风湿或类风湿、巩膜炎等。

在确诊该疾病时应排除所有能引起角膜溃疡的系统性疾病或眼球局部病变。主要包括胶原性疾病：如类风湿关节炎、Wegener 肉芽肿、系统性红斑狼疮和结节性多动脉炎等。角膜刮除组织培养有助于确立致病微生物引起的溃疡性角膜炎。特征性的分泌物、溃疡形态以及对抗生素治疗的敏感性则有助于鉴别。

与 Terrien 角膜边缘变性的鉴别主要在于，一般 Terrien 角膜边缘变性上皮完整且无疼痛，多发于上、下象限，角膜表现为变薄扩张而非溃疡进行。

与 Wegener 肉芽肿鉴别，Wegener 肉芽肿表现如下：

1）眼部表现为眼睑水肿、球结膜充血水肿、表层巩膜炎、巩膜炎、角巩膜缘溃疡，酷似 Mooren 溃疡。

2）呼吸道的急性坏死性病变。

3）全身各器官的坏死性血管炎。

4）肾脏病变。

另外，对任何出现 Mooren 溃疡的患者都应该进行全面的检查，以排除隐匿性或潜在的全身性疾病。仅在排除所有其他导致 Mooren 溃疡样疾病时才能确诊 Mooren 溃疡。

【治疗】

Mooren 溃疡目前尚缺乏特效的治疗方法。治疗原则为对轻症者首先采取积极的药物治疗，而对疗效欠佳或重症患者采取手术治疗和药物治疗相结合。文献报道已有 90% 的治愈率，但仍有复发病例出现。由于疾病的少见性和存在较大的个体差异，使得对实施的治疗方案难以进行随机和双盲试验。

目前常实施的治疗方案有类固醇皮质激素及免疫抑制药物的应用、结膜切除、角膜板层移植术、穿透性角膜移植术等。这些治疗措施的目的是阻止溃疡的破坏过程、促进角膜表面的愈合和再上皮化或重建眼表。

1. 肾上腺皮质激素　初发的单眼蚕食性角膜溃疡，局部应用糖皮质激素滴眼液疗效较好，而复发性蚕食性角膜溃疡则需要联合全身应用糖皮质激素，常用药物如泼尼松片 1~2mg/kg，每晨 1 次，并根据溃疡愈合情况逐渐减量。局部可用糖皮质激素和抗菌药物滴眼液治疗，每 2 小时 1 次。因为糖皮质激素滴眼液可能激活胶原酶，使组织自溶的速度加快，故同时应加用胶原酶抑制剂，如 3% 半胱氨酸滴眼液，每天 4 次滴眼治疗。

2. 免疫抑制剂　蚕食性角膜溃疡是一种自身免疫性疾病，因此免疫抑制剂的使用对蚕食性角膜溃疡的预后起到关键的作用。

（1）环孢素 A：全身应用环孢素 A（5mg/kg，分 2 次口服）或联合糖皮质激素治疗复发性蚕食性角膜溃疡疗效明显提高，但长期应用也有患者不能耐受环孢素 A 所致的不良反应，使其临床应用受到一定的限制。局部应用 1%~2% 环孢素滴眼液后，角膜溃疡不仅能得到有效控制，并且无全身药物不良反应，已成为治疗难治性蚕食性角膜溃疡的一线用药。

（2）FK506：又称他克莫司，虽然其通过与环孢素 A 类似的作用抑制 T 淋巴细胞的激活，但其免疫抑制强度是环孢素 A 的 10~100 倍，且局部应用时前者更易渗透入角结膜组织。局部单用 0.02%~0.1%FK506 滴眼液或联合角膜移植治疗蚕食性角膜溃疡，不仅临床效果显著，而且部分患者经 2 年左右的随访无全身不良反应。因此对环孢素滴眼液治疗效果不佳或复发患者，可局部改用 FK506 滴眼液。

2. 细胞因子及其拮抗剂

(1)转化生长因子 β_1 (transforming growth factor-β_1, TGF-β_1):转化生长因子 β 家族有多个成员,但免疫细胞主要产生 TGF-β_1。经药物及手术治疗无效或复发的蚕食性角膜溃疡患者,局部使用 TGF-β_1 滴眼液治疗 1 周后,眼部症状及体征即出现好转,3 周时眼部刺激症状消失,溃疡愈合。TGF-β_1 不仅能抑制免疫炎性反应,还可能刺激角膜细胞外基质的分泌,并促使其沉积。而细胞外基质具有促进细胞生长、分化、运动、分泌等作用,有助于促进角膜溃疡的愈合。

(2)干扰素 α (interferon-α, IFN-α):IFN-α 可能通过干扰促炎性因子的合成而起到多功能免疫调节作用,但其具体作用机制有待进一步研究。经糖皮质激素及环磷酰胺治疗无效可接受 IFN-α 治疗。

(3)肿瘤坏死因子 α (tumor necrosis factor-alpha, TNF-α):主要药物有英夫利西单抗和阿达木单抗。英夫利西单抗是人鼠嵌合单克隆抗体,而阿达木单抗则是完全人源化的免疫球蛋白 G1 抗体。

给予患者静脉注射英夫利西单抗 5mg/kg,初次注射后患者疼痛、畏光症状明显缓解,第 2 次注射后角膜病灶完全消退,从第 3 次注射后英夫利西单抗量逐渐减为 3mg/kg,每 8 周 1 次,治疗 2 年,角膜溃疡进展可控制。

阿达木单抗治疗,于第 0 日、第 1 日、第 7 日皮下注射 80mg 阿达木单抗,然后改为每周 40mg,溃疡克迅速得到控制。

3. 淋巴细胞表面分子抗体　经常规免疫抑制剂治疗无效,可静脉注射阿仑单抗(CD52 抗体)10~12mg/d。经阿仑单抗治疗后,患者所使用的免疫抑制剂的剂量均减至最小的维持量。

4. 其他药物治疗　非甾体类抗炎剂,有继发感染时加用抗菌类滴眼液,合并葡萄膜炎时,应及时使用散瞳剂。

5. 手术治疗

(1)结膜切除术:药物治疗后溃疡仍在进展,此时可采用结膜切除术,即切除溃疡侧 2 点钟大小距角膜缘 3~4mm 的结膜组织以暴露巩膜,然后继续局部使用抗生素和激素。单纯结膜切除术的复发率较高,故术中常在切除球结膜的同时,灼烙该区受累的角巩膜,以清除复发的病理因素。对病变区的角膜组织,可以联合切除、灼烙、冷冻治疗,可能会收到比单纯球结膜切除更好的效果。这种结膜切除术可能是通过从活动性溃疡区去除中性粒细胞和浆细胞、胶原裂解酶、补体和免疫球蛋白的来源而发挥作用。

(2)部分板层角膜移植术:半月形或环形部分角膜板层移植是临床上常被采用的方法,根据溃疡灶被切除的范围和形状来确定植片的形状。首次进行角膜板层移植联合 1% 环孢素滴眼液点眼的治愈率为 73.7%。最终治愈率为 95.6%,术后眼球保存完好率为 99.7%。

(3)全板层角膜移植术:对角膜病变范围较广或病变区已侵犯瞳孔区者,应做全板层角膜移植术。

(4)穿透角膜移植术:病变活动期一般不应行穿透角膜移植术,但在病变区结瘢稳定后,考虑增视效果时可做穿透角膜移植术。新鲜供体比干燥保存的供体术后复发率低,干燥保存供体角膜移植术联合羊膜移植术治疗蚕食性角膜溃疡也取得了良好效果。值得注意的是,术后局部和全身合理的免疫抑制剂的应用是保证手术成功的重要措施。

中西医结合

蚕食性角膜溃疡相似中医"花翳白陷"的范畴。

【病因病机】

1. 风热毒邪外袭,或角膜外伤后毒邪乘机袭入,与内存之肝肺积热相搏,损及角膜,而生花翳。

2. 外邪入里化热,或过食辛热、五志过极,肺经郁热,反侮肝木,致肝肺积热,上冲双目,灼烁黑白二睛,致角膜周边与角、巩膜缘处生翳溃陷。

3. 患者蕴蒸痰火,或饮食不洁,脾失健运,津液不布,肝失疏泄,木郁化火,灼津成痰,痰火上扰,侵蚀角膜。

4. 素体阳虚,或过用寒凉药物,致阳气受伤,不能温煦双目,使目失所养而成花翳。

5. 阴血不足,肝木角膜失养,而生陷翳。

【辨证论治】

1. 肺肝风热证

临床表现:角膜四周周期白翳,状如花瓣,或如鱼鳞,渐渐扩展,中间低陷,白睛红赤,羞明流泪,疼痛难睁。伴全身症状:头胀痛不适,或见恶风发热,咽干咽痛,舌红苔薄黄,脉浮数。

治法:疏风清热。

方药:加味修肝散加减。羌活、防风、木贼、蒺藜、菊花、薄荷、栀子、黄芩、连翘、当归、赤芍、川芎各 10g,金银花 20g。症轻者可用蝉花散。蝉蜕、菊花、蒺藜、蔓荆子、决明子、车前子、防风、黄芩、甘草各等分。加减:便秘者加大黄泄热通便,结膜混合充血,角膜生翳加桑白皮、生石膏。

2. 热炽腑实证

临床表现:角膜周边花翳蔓生,中间低陷,形如浅槽状,或如蚕蚀扩展,蔓延整个角膜,瞳神紧小,结膜混合充血,胞睑红肿。伴头目剧痛,烦躁口渴,溲黄便结,舌红苔黄,脉数。

治法:通腑泄热。

方药:泻肝散加减。黄芩、龙胆、知母、大黄、芒硝、车前子、羌活、当归、赤芍、牡丹皮各 10g,玄参 12g。加减:结膜混合充血者加桑白皮、金银花。阴伤重者,加生地黄,或蒺藜、薄荷、菊花、木贼、蝉蜕等。

3. 痰火蕴蒸证

临床表现:角膜花翳色白而微黄,边缘糜烂,自四周起渐及中央,结膜混合充血,胞睑红肿。伴胸闷咳嗽,痰多黄稠,舌红苔黄腻,脉滑数。

治法:清热化痰。

方药:治金煎加减。黄芩、黄连、桑白皮、玄参、枳壳、杏仁、葶苈子、旋覆花、防风、菊花各 10g。加减:角膜有新生血管,加赤芍、牡丹皮以化瘀通络;红赤消退后可去黄连加蒺藜、蝉蜕以退翳。

4. 阳虚寒凝证

临床表现:角膜陷翳,病久迁延,状如蚕蚀,不断进展,目赤紫暗,眼痛剧烈,伴四肢厥冷,面色淡白无华,舌淡苔白滑或无苔,脉沉细。

治法:温经通络。

方药:当归四逆汤加减。当归、白芍、桂枝、生姜、大枣、丹参各 10g,细辛 2g,甘草 3g。加减:翳障明显者加谷精草退翳。

5. 阴血不足证

临床表现:角膜陷翳进展缓慢,白睛红赤不显,眼痛、流泪时轻时重,伴头晕目眩,舌淡少苔,脉细。

治法:养血祛风。

方药:养血祛风退翳汤加减。玄参、生地黄、熟地黄、白芍各 15g,当归、麦冬、蒺藜、木贼、羌活、防风、菊花各 10g,蝉蜕、川芎、甘草各 5g。加减:气虚者,加黄芪、党参、白术、茯苓。

【物理疗法】

1. 摩顶法　用摩顶膏在头顶上来回摩擦之,每日 2 次,使药力浸入毛孔,以清脑止痛。

2. 熏洗法　用荆芥、桑叶、菊花、金银花、防风、大青叶等祛风清热药煎水,或内服药渣再煎水,先熏后洗,每日 2~3 次,每次 15~20 分钟,再酌情配合湿热敷。

3. 手术治疗　复旦大学附属眼耳鼻喉科医院眼科在中医割烙术的基础上加以改进,角巩膜割烙术(简称环割加烙术)。具体方法:①术前抗生素滴眼液 2~3 日。②术时 1% 丁卡因表面麻醉及 2% 普鲁卡因结膜下浸润麻醉,重症球后麻醉。③放置开睑器,距角膜缘 2mm 处剪开溃疡方位的球结膜,剪开范围必须超过病变范围 3~4mm。④用尖形刀片割除角膜缘及溃疡表面的病变组织,清除必须彻底,范围要稍大于病变区,但切勿穿破角膜。⑤用剪刀钝性分离结膜下的筋膜组织,使之和球结膜及巩膜分离,注意保持结膜完整,勿使破裂,用弯头血管钳夹持分离后的筋膜组织 5~6mm,剪除之。清除巩膜上充血肥厚之组织,用酒精灯火焰烧红的大头针灼烙筋膜残端及创面的出血点,灼烙巩膜面充血迂曲的血管,烧灼不可过度,防治巩膜坏死。⑥将结膜创缘后退,缝合固定于巩膜上,是巩膜暴露 6~8mm。⑦术后点抗生素眼膏,轻压包扎。每日换药,术后 10 日拆线。拆线 1 日后去除包扎,继续用清热解毒滴眼液或氯霉素地塞米松滴眼液点眼。

【外治法】

1. 局部点用龙脑煎或立胜煎或黄芩苷滴眼液,每 1 小时 1 次。

2. 1% 阿托品滴眼液散瞳,防治瞳神干缺。

3. 重症用银黄注射液做球结膜下注射,每次 0.5ml,每日 1 次或隔日 1 次。

4. 外用金银花、蒲公英、黄连、当归尾、防风煎水过滤洗眼,亦可水煎后作湿敷。

5. 后期可点用八宝眼药或退云散,以退翳明目。

【中成药】

龙胆泻肝丸　有泄热通腑的作用,适用于本病肝胆实热型。

【食疗方】

1. 大青叶饮

组成:大青叶 15g,鱼腥草 20g,蒲公英 20g,连翘 10g。

功效:祛风解表,清热解毒。

适应证:蚕食性角膜溃疡初期。

方解:大青叶抗病毒,鱼腥草消痈排脓,蒲公英利湿退赤,连翘清热解毒,退赤散结。上述 4 种食材搭配在一起具有清热解毒、利湿退赤的功效。

制法：上述 4 种食材同放入砂锅内，加适量水煎熬 30 分钟后至 200ml 取汁，加适量水再 30 分钟后至 200ml 取汁，把 2 次的食汁混合均匀即可。

用法：200ml/ 次，分早晚口服。7 日为 1 个疗程。

2. 香菇鸡肉汤

组成：香菇 100g，鸡胸肉 150g，玉米粒 100g，胡萝卜、精盐佐料适量。

功效：补脾益气，扶正祛邪。

适应证：蚕食性角膜溃疡中晚期。

方解：香菇增强人体抗病能力，调节机体免疫功能；鸡胸肉增强体力，强壮身体；玉米补中益气；胡萝卜补气健脾。上述 4 种食材搭配在一起具有补脾益气、扶正祛邪的功效。

制法：将玉米粒淘净，放入汤锅，注入适量清水，开大火煮开，煮滚后转小火，放入胡萝卜丁、香菇片，搅拌均匀煮至断生后，把鸡胸肉倒入锅中，用筷子搅开，使之快速烫熟，加入精盐佐料即可。

用法：当早餐。

【经验方】

1. 加减养阴清肺汤（张怀安《中医眼科名家十讲》）　生地黄 20g，麦冬 10g，玄参 10g，白芍 10g，丹皮 10g，浙贝母 10g，薄荷 6g，金银花 10g，连翘 10g，荆芥 10g，防风 10g，桔梗 10g，甘草 6g。适用于阴血不足型。若头痛，加菊花 10g，钩藤 10g，石决明 10g。

2. 加味修肝散加减（李传课《中医眼科学》）　羌活 10g，防风 10g，木贼 10g，蒺藜 10g，菊花 10g，薄荷 10g，栀子 10g，黄芩 10g，连翘 10g，金银花 10g，当归 10g，赤芍 10g，川芎 10g，适用于本病肺肝风热型。偏于肺火者，加桑白皮、生石膏。

【名医经验】

1. 卢丙辰教授认为本病风热、肝火、阳明热毒及阳虚寒凝外，还有风寒、湿热及阴虚邪恋型，风寒及发病初期，治宜散风祛寒，方选荆防败毒散；湿热，水膜之病变，病情缠绵，反复发作，治宜清热利湿，方选甘露消毒丹或三仁汤；阴血邪恋，病情日久，时愈时发，治宜滋阴祛邪，方选滋阴退翳汤。

2. 文日新（《中医眼科名家十讲》）认为辨证应结合辨病，使用古方应师古而不泥古。指出阳明炽热所致角膜溃疡，多属细菌性。可用四顺清凉饮子加味（生地黄 15g，龙胆 15g，大黄 15g 后下，赤芍 10g，当归 10g，黄芩 10g，枳壳 10g，羌活 10g，桑白皮 10g，车前子 10g，柴胡 10g，鱼腥草 30g，金银花 30g，连翘 20g）。风寒或风热所致的角膜溃疡，多属病毒性，可用羌活胜风汤加减（荆芥 10g，防风 10g，赤芍 10g，蒺藜 10g，羌活 10g，枳壳 10g，柴胡 10g，黄芩 10g，白芷 10g，苍术 10g，前胡 10g，桑白皮 10g，车前子 10g）。正气亏虚所致者，多属于真菌性，角膜软化症等，可用阳和汤加减（熟地黄 30g，蚕沙 30g，鹿角胶 10g，白芥子 10g，蛇蜕 5g，炮姜 6g，肉桂 6g，麻黄 6g，甘草 3g）

3. 于红海用加减拨云退翳散加味治疗本病 49 例，主要药物：薄荷、蝉蜕各 6g，天花粉、蔓荆子、密蒙花、荆芥、白芷、木贼草、防风、赤芍、前胡、藁本、生地黄、当归、菊花、川芎、楮实子各 10g，黄连 3g，每日 1 剂。总有效率 93.9%。

【中西医结合治疗蚕食性角膜溃疡经验】

唐由之、肖国士（《中医眼科全书》）认为本病是外感湿热毒邪，内肝胆火炽，内外相搏，攻冲黑睛,发为黑睛溃陷。本病急重,且以实证热证居多,虚证夹实者亦有之,单纯虚证者极少见。初起,多系外感风热毒邪,治宜疏风清热解毒,方选蝉花散或加味修肝散。毒邪深入,迅速传变,肝胆实热,治宜清肝泄热,方选龙胆泻肝汤加减。若出现腑实证,治宜通腑泄热,方选龙胆饮。夹湿者,病程缠绵,治宜清热除湿,方选三仁汤。外用熊胆滴眼液或鱼腥草滴眼液清热解毒,并用1%阿托品眼膏散瞳,根据病因选用抗生素、抗真菌或抗病毒药物。必要时也可配合免疫疗法。

刘莉等中西医结合治疗蚕食性角膜溃疡:辨证论治肝经风热,方用新制柴连汤加减:肝胆火炽,用龙胆泻肝汤加减:阴虚火旺,用知柏地黄汤和消翳散加减:阳虚寒凝,用当归四逆汤加减,局部根据病因,点用清热解毒滴眼液或抗生素滴眼液或糖皮质激素或免疫抑制剂,同时点阿托品散瞳,若重症,可结膜下注射,上述内服中药药渣熏眼加湿热敷,共治42例,总有效率95.2%,治愈率为57.1%。

【蚕食性角膜溃疡中西医结合治疗新思路】

蚕食性角膜溃疡为一种疼痛性、进行性、边缘性、自发性的慢性角膜溃疡病,一种顽固的自身免疫性疾病,目前缺乏特效治疗方法。常用的治疗为药物治疗及手术治疗,常用药物有皮质激素等免疫抑制剂、乙酰半胱氨酸等胶原酶抑制剂、非甾体抗炎药等。常用手术方式有角膜缘结膜移植术、角膜移植术、羊膜移植术、割烙术、板层角膜切除术等。经临床4~7年观察,认为环割加烙术疗效较割烙术好。本病病因为风热外袭、或阳明腑实、痰火蕴蒸、阳虚寒凝、阳气不足等,上扰于目,目失所养,发为本病,治法结合全身辨证,标本兼治,扶正祛邪,提高机体免疫力,疏风清热或泄热解毒或清热祛痰或养血祛风等中药口服,部分医家结合中药熏洗、中药湿热敷再及时配合手术治疗,亦可取得较好疗效。

(李维义　张仁俊　孟青青)

第八节　硬化性角膜炎

硬化性角膜炎确切的病因不明,但组织病理改变主要是淋巴细胞浸润。炎症稳定后,纤维组织增生形成瘢痕,角膜病变呈瓷白色混浊。所以称硬化性角膜炎。

【病因及发病机制】

1. 硬化性角膜炎的发病机制尚未完全明确,可能是由于机体针对特异性组织抗原而产生的一种潜在的持续性免疫反应。

2. 与结核菌、病毒、梅毒等发生的过敏反应,类风湿关节炎、风湿热、红斑狼疮、结节性动脉炎、皮肌炎等疾病或痛风等有关。

3. 病变以淋巴细胞浸润为主,角膜明显增厚,板层被浸润细胞所分离,最后为纤维组织所代替。

【临床表现】

1. 患者多为中、青年女性。常双眼受累,反复发作,致使全角膜被波及。

2. 一般继发于前部巩膜炎,最初在靠近角膜缘的巩膜出现边界不清的结节性浸润,组织水肿,并形成稠密的新生血管,浸润由角膜缘侵入角膜深层组织,引起角膜混浊,典型者呈舌状或三角形、尖端朝向中央,颜色为灰白色,以后变为白色,外观如陶瓷状,无新生血管,无角膜溃疡,这种混浊一旦出现,便不再消失(图30-8-1)。

3. 严重者混浊可以逐渐发展成环状,仅角膜中央留有透明区,甚至最后此中央透明区亦消失,完全混浊,形成所谓"硬化性角膜"。

4. 炎症向深部发展时可合并葡萄膜炎、虹膜后粘连和继发性青光眼,后果严重。由于深层巩膜炎复发,混浊区不断扩大,多遗留下永久性瓷白色混浊。

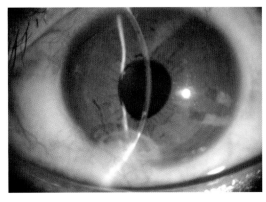

图 30-8-1 硬化性角膜炎
浸润由角膜缘侵入角膜深层组织,引起角膜混浊

【诊断及鉴别诊断】

1. 前部巩膜炎的症状和体征。

2. 典型的角膜外观。

3. 炎症期,主要和急性结膜炎相鉴别。

4. 与角膜感染和其他原因导致的角膜基质炎相鉴别,硬化性角膜炎的炎症期,也是一种类型的角膜基质炎,但病变与角膜缘的巩膜相连,无任何边界,深层血管从巩膜缘进入炎症区,极少会形成溃疡,形态呈舌状或粗束状。UBM 检查可发现角膜与巩膜相关联的病变,可帮助诊断。

【治疗】

1. 局部治疗 炎症浸润期,局部滴用糖皮质激素滴眼液,每天 4 次,晚上睡前可加用糖皮质激素眼膏 1 次。应用糖皮质激素期间应注意检测眼压。当炎症得到控制,可以改为低浓度糖皮质激素维持至炎症消退瘢痕期。局部应用非甾体抗炎药的使用应持续使用至炎症静息。局部湿热敷,每天 2 次,有助于炎症消退和药物的吸收。如患者有眼部剧痛、环形巩膜炎症或有葡萄膜炎的并发症,应适时应用 1% 阿托品眼膏散瞳,每晚一次,直至炎症消退好转后再减量或停用。无局部伴发感染指征时,原则上不需要滴用抗菌药物滴眼液。

2. 全身治疗 首先应该查明本病是否是全身病的眼部表现,或是环形巩膜炎的重症患者。全身可以考虑应用糖皮质激素治疗,口服药物应在早上 8 点顿服。

3. 患者眼痛合并葡萄膜炎时,应及时使用散瞳剂。

4. 复发的治疗 本病容易反复发作,故查明全身病因对抗复发是至关重要的。局部在炎症控制、停用糖皮质激素后,仍需要 1~3 个月滴用非甾体抗炎药。对反复发作的患者,建议应用 1% 环孢素滴眼液,每天 3~4 次,对顽固性病例和复发有一定的疗效。

5. 手术治疗 病变未累及瞳孔区的患者均不采取手术治疗,病变角膜侧切除病变结膜组织治疗无效。如果病变明显,已经累及瞳孔区,并影响患者视力,应将炎症控制至瘢痕期,行穿透性角膜移植术治疗,术后应注意病变区的上皮愈合以及抗免疫排斥反应治疗。

中西医结合

硬化性角膜炎相似中医"白膜侵睛"的范畴。

【病因病机】

1. 多因肺肝实热火毒,侵及角膜。

2. 素患痹症,风湿热邪渐侵角膜,或病情日久,火热之邪伤阴耗气,正气亏虚,邪气留连,形成阴虚邪留的病机。

【辨证论治】

1. 肺肝热毒证

临床表现:角膜深层有单个或多个紫红色斑块,角膜出现舌状灰白色混浊,疼痛剧烈,畏光流泪,舌红苔黄,脉弦数。

治法:清肺泻肝,活血化瘀。

方药:还阴救苦汤加减。黄芩、黄柏、龙胆、栀子、连翘、防风、柴胡、桔梗、知母、生地黄、当归、桃仁各 10g,黄连、红花、甘草各 5g。加减:大便干,加大黄;角膜混浊,加蝉蜕、木贼。

2. 风湿阻络证

临床表现:巩膜深部有斑块状结节隆起,角膜边缘舌状混浊,畏光流泪,伴头目疼痛,关节疼痛,肢体酸楚,舌质淡红,苔白滑,脉弦紧。

治法:祛风除湿通络。

方药:大秦艽汤加减。秦艽 12g,生石膏 15g,羌活、防风、白芷、黄芩、生地黄、熟地黄、当归、白芍、茯苓、白术各 10g,川芎、独活、炙甘草各 5g。加减:白睛红赤者,加赤芍、红花;关节疼痛者,加忍冬藤。

3. 阴虚邪留证

临床表现:本病后期,巩膜深层紫红色斑块逐渐消退,渐变为青蓝,角膜舌状混浊渐成瓷白色,或病情时轻时重,反复发作,干涩明显。伴口咽干燥,颧红耳赤,干咳,舌淡红,少苔,脉细数。

治法:滋阴祛邪。

方药:滋阴地黄丸加减。生地黄、熟地黄各 10g,当归、天冬、玄参、地骨皮、枳壳、黄芩各 10g,黄连、五味子、甘草各 5g。加减:眼干涩痛,干咳无痰,加沙参、麦冬。

【物理疗法】

1. 针灸治疗:去睛明、承泣、翳明、太阳、光明、合谷,每日 1 次,留针 15~30 分钟,有退翳消障之功。

2. 局部超声雾化:对火毒炽盛、肺热亢盛,湿热困阻型采用内服药渣再次煎水置温,倒入超声雾化器药杯,作中药超声雾化熏眼,每次 15~30 分钟,每日 2~3 次。

3. 湿热敷:芒硝 10g,硼砂 15g,没药 3g,冰片 1g,先将前三味置碗中,加水 5 000ml,防锅内炖 1~2 小时,然后加入冰片,再炖 10 分钟,用消毒棉垫滤过 3 次,倾入备之消毒容器中,再用滤纸滤 1~2 次备用,做湿热敷,每日 2 或 3 次,每次 5~10 分钟。

【外治法】

复方熊胆滴眼液点眼,每日 4 次。

【中成药】

六味地黄丸　具有滋阴祛邪的作用。适用于本病阴虚型。

【食疗方】

1. 菊花桑叶饮

组成:杭菊花 15g,桑叶 15g,夏枯草 10g,黄豆 30g,白糖 15g(糖尿病患者不加白糖)。

功效:泻肺散结,清肝解毒。

适应证:硬化性角膜炎(肝肺热盛)。

方解:杭菊花、桑叶、夏枯草清肝泻火,黄豆、白糖补中气,降相火。上述 5 种食材搭配在一起具有泻肺散结、明目解毒的功效。

制法:将前 4 种食材一并放入容器中,加适量水,待煮沸 2~3 分钟后加入白糖即可。

用法:可做中、晚餐菜肴,7 日为 1 个疗程。

2. 荠菜米粥

组成:荠菜 150g,粳米 100g。

功效:祛风化湿,清热散结。

适应证:硬化性角膜炎(风湿热邪攻目)。

方解:荠菜凉血止血,清热利湿;粳米护胃。上述两种食材搭配在一起具有祛风化湿、清热散结的功效。

制法:大米淘净,煮粥,将荠菜洗净,切碎,加入锅中煮熟。

用法:当早餐,7 日为 1 个疗程。

【经验方】

1. 泻肺散　当归、黄芩、秦皮、葶苈子、菊花、旋覆花、生地黄、防风、白芷、甘草、玄参、栀子各 30g,地骨皮 24g,桔梗、麻黄、枳壳各 15g 为末,每服 10g,桑白皮煎汤送下,治疗本病肝虚肺盛白膜侵睛证。

2. 退热饮　防风、黄芩、桔梗、茺蔚子各 60g,大黄、玄参、细辛、五味子各 30g,服 3g,水一盏,煎至五分,去渣,食后温服。此方治疗本病黑白睛上生疮,愈后疮痕不没,渐入水轮。

【名医经验】

1. 陆南山认为本病为上焦热邪久恋所致,宜退热除翳为主,佐以散风活血,方用菊花决明散加减:菊花、决明子、蔓荆子各 9g,生石决明 15g,生石膏 30g,木贼、防风各 6g,黄芩、羌活、川芎各 3g。

2. 黄叔仁认为本病多属于肺经有热、气血郁滞,治当清肺热、行气活血为原则。方用养阴清肺汤加当归尾 10g,红花 10g,苏木 10g,制香附 10g,夏枯草 10g,木贼草 10g。

【中西医结合治疗硬化性角膜炎经验】

李传课等(《中医眼科学》)认为本病是火疳反复发作或坏死性火疳重症,热邪侵及角膜深层,造成角膜边际发生病变,因本病系坏死性火疳重症侵及黑睛所致,临证可于火疳方(泻肺汤、加味逍遥散、散风除湿活血汤、还阴救苦汤、三仁汤、肾气丸、养阴清肺汤)中选加密蒙花、蒺藜、谷精草、蝉蜕、菊花等退翳明目之品。若火疳已愈,仅留本症者,则治以明目退翳之法,方药参阅宿翳。局部应用滴用糖皮质激素、非甾体抗炎药、局部扩瞳及千里光滴眼液、八宝眼膏等滴眼液治之。

【硬化性角膜炎中西医结合治疗新思路】

西医学认为硬化性角膜炎多数是由结节性前巩膜炎发展而来,一种跟自身免疫相关的眼病。目前没有根治的办法。伴有结节性前巩膜炎时局部应用糖皮激素、非甾体抗炎药、局部免疫抑制剂等点眼,对于控制症状是有一定效果。特别是要经常检查眼压,要慎防糖皮激素引起的并发症发生。中西医结合治疗本病亦有较好的疗效。中医认为本病病因为肺肝实热风湿热邪侵及角膜,或火邪伤阴,阴虚邪留所致。治法多结合全身辨证,标本兼治,采用扶正祛邪,清肝泻肺、祛风利湿或养阴祛邪等中药口服,部分医家结合中药局部熏洗、超声雾化、针灸等治疗。

（李维义　孟青青　黄雄高）

第九节　Stevens-Johnson 综合征眼部表现

【病因及发病机制】

1. 发病与免疫复合物沉积在真皮和结膜实质中有关。

2. 部分药物（如氨苯磺胺、抗惊厥药、水杨酸盐、青霉素、氨苄西林和异烟肼）可诱发本病。

3. 单纯疱疹病毒、金黄色葡萄球菌、腺病毒感染可诱发本病。

4. 好发于儿童和年轻人,35 岁后很少发病。

【临床表现】

1. 黏膜溃疡形成和皮肤多形性红斑。

2. 患者自觉眼疼刺激,分泌物和畏光。

3. 初时表现为黏液脓性结膜炎和浅层角膜炎。

4. 晚期瘢痕形成导致结膜皱缩,倒睫和泪液缺乏。

5. 继发角膜血管瘢痕化后影响视力。

【诊断及鉴别诊断】

1. 大部分患者发病前 14 天有发热及上呼吸道感染症状。伴有眼结膜、口腔、生殖器黏膜损害,并有水泡、假膜,最终导致瘢痕形成。

2. 双眼急性期　常结膜有卡他性炎症。主要依据其典型的继发眼部表现和 Stevens-Johnson 综合征的病史诊断。

3. 与急性眼 - 皮肤病变相鉴别　葡萄球菌感染烫伤综合征容易与毒性表皮坏死溶解型 Stevens-Johnson 综合征相混淆。由于这两种疾病的治疗及预后有明显区别,所以其鉴别诊断就非常重要。葡萄球菌感染烫伤综合征常发生在儿童。临床上这种患者的皮肤压痛明显而全身毒性症状不明显。葡萄球菌感染烫伤综合征患者的表皮能够迅速再生,并恢复其屏障功能未发现有黏膜损伤,且表皮的剥脱仅限于表层。该疾病的起因是由于葡萄球菌释放某种毒素,而这种毒素能够引起表皮的损害。对于葡萄球菌感染烫伤综合征可以使用适当的抗生素来治疗。

4. 慢性眼部病变　毒性表皮坏死溶解型 Stevens-Johnson 综合征与瘢痕性类天疱疮非常相似。瘢痕性类天疱疮患者的睑球粘连比较常见,而 Stevens-Johnson 综合征则比较少见。在毒性表皮坏死溶解型 Stevens-Johnson 综合征的慢性期,典型皮肤病变有助于其诊断。在 Stevens-Johnson 综合征眼部黏膜可出现与瘢痕性类天疱疮相似的慢性瘢痕。瘢痕性类天疱疮患者的黏膜活检可发现基底膜的线状免疫沉着物。慢性眼部病变的鉴别诊断还包括由细菌、药物、变应原、化学烧伤维生素 A 缺乏等引起的慢性角结膜炎和沙眼等。仔细询问病史有助于与 Stevens-Johnson 综合征的鉴别诊断。

【治疗】

1. 除去病因对症治疗。

2. 全身足量激素运用可延缓病情。

3. 避免眼局部使用激素,眼局部使用激素无效还可能导致角膜溶解、穿孔。

4. 可运用人工泪液、免疫抑制缓解症状,有一定疗效。

5. 病情难控制者可行上皮细胞移植术,出现倒睫、睑内翻时行眼表重建术。

中西医结合

Stevens-Johnson 综合征相似中医"白涩症"的范畴。

【病因病机】

本病可因药毒治疗不彻底,余热未清,隐伏于内,久而伤及肝肾,阴血不足,目失濡养或阴虚津亏,目失濡养所导致。

【辨证论治】

1. 邪热留恋证

临床表现:常见于暴风客热或天行赤眼治疗不彻底,以致白睛遗留少许赤丝细脉,迟迟不退,睑内亦轻度红赤,可有少量眼眵及畏光流泪,干涩不爽。

治法:清热利肺。

方药:桑白皮汤加减。桑白皮、黄芩、菊花、旋覆花、桔梗、地骨皮、玄参、麦冬、茯苓、泽泻、甘草各 10g。

2. 肺阴不足证

临床表现:眼干涩不爽,泪少,视久容易疲劳,甚至视物不清,结膜如常或稍有赤脉,角膜可有细点星翳,病势迁延难愈。全身症可见于咳少痰、咽干便秘,偶有烦热,苔薄少津,脉细无力。

治法:滋阴润肺。

方药:养阴清肺汤加减。生地黄、麦冬、玄参、牡丹皮、炒白芍、浙贝母各 10g,生甘草 6g,薄荷 3g。

3. 脾胃湿热证

临床表现:眼干涩隐痛,结膜淡赤,睑内可有粟粒样小泡,眦部有白色泡沫样眼眵,胞睑有重坠之感,病程持久而难愈,全身症可见口黏或口臭、便秘、溲赤而短,苔黄腻,脉濡数。

治法:清利湿热,宣畅气机。

方药:三仁汤加减。杏仁 9g,滑石(包煎)12g,白豆蔻、厚朴、通草、淡竹叶、薏苡仁、半夏各 10g,黄连 6g。

4. 肝肾亏损,阴血不足证

临床表现:眼干涩畏光,双目频眨,视物欠佳,结膜隐隐淡红,久视则诸症加重。全身可兼见口干少津,腰膝酸软,头晕耳鸣,夜寐多梦。舌红苔薄,脉细。

治法:补益肝肾,滋阴养血。

方药:杞菊地黄丸加减。熟地黄 15g,山药、枸杞子、山茱萸、泽泻、牡丹皮、茯苓、菊花各10g。

【物理疗法】

1. 针刺疗法　穴位:针刺患侧睛明、球后,双侧三阴交、太溪,留针 20 分钟。

2. 超声雾化法　治疗时使用超声雾化仪雾化,将已备好的茉莉花凉茶液约 80ml 倒入雾化器的药杯中,治疗时患者可静闭双眼,其液即可与眼结膜、皮肤及鼻孔直接接触,在 20 分钟内茶液喷雾温度为 20~ 30℃,感觉凉爽。喷及眼部稍许即可见被喷及范围内有弥散的雾露小珠附着,继而汇成大露珠往下流淌,即熏似洗,亦可谓超声雾化熏洗眼法。每次治疗 15 分钟,每日 2 次,10 日为 1 个疗程,必要时可用 2~3 个疗程。

【外治法】

1. 外用眼药 盐酸氮卓斯汀滴眼液、他克莫司滴眼液、环孢素 A 滴眼液酌选 2~3 种滴眼。黄连西瓜霜滴眼液或 10%~50% 千里光滴眼液滴眼。

2. 眼内科治疗欠佳时,可考虑行角膜移植手术。

【中成药】

杞菊地黄丸,功效滋肾养肝。用于肝肾阴亏,眩晕耳鸣,羞明畏光,迎风流泪,视物昏花。用法用量:口服。大蜜丸一次 1 丸,一日 2 次。

【食疗方】

可以参照角膜基质炎食疗方。

【经验方】

(1)肺阴不足证:患眼畏光,干涩明显。方用生脉散合清燥救肺汤加减(红参、麦冬、五味子、玉竹、桑叶、薄荷、枇杷叶、天花粉、甘草)。

(2)肝肾亏虚证:干涩畏光,头昏眼花。方用杞菊地黄丸加减(枸杞子、菊花、熟地黄、怀山药、山茱萸、茯苓、牡丹皮、沙参、麦冬)。

(3)脾虚气弱证:患眼干涩畏光,全身及四肢无力。方用归脾汤加减(党参、黄芪、白术、当归、大枣、酸枣仁、龙眼肉、麦冬、石斛、甘草)。

【名医经验】

1. 唐由之《中医眼科全书》中将本病辨证分为以干咳咽干、便秘燥热为典型表现的肺阴不足型,方用养阴清肺汤;以睁眼乏力、面黄肌瘦为临床表现的脾胃失司型,方用叶氏益胃汤加启膈饮;以眼干畏光,口渴耳鸣为临床表现的肝肾阴虚型,方用杞菊地黄丸或驻景丸加减。

2. 段俊国《中医眼科学》(第 2 版)中对于目珠干燥失却莹润,黑睛干涩磨痛伴有神疲乏力的运用沙参麦冬汤(《温病条辨》)加减,以益气养阴,生津润燥。

3. 庄曾渊《庄曾渊实用中医眼科学》中将眼干涩,畏光,睁眼不适,情志抑郁,舌红质干,脉象弦细归为肝经阴虚证,方用逍遥散合生脉散加减。

【中西医结合治疗 Stevens-Johnson 综合征经验】

河南中医学院第一附属医院根据临床症状与体征,将本病分为湿热蕴结证、寒湿瘀阻、毒热入营证,分别用五味消毒饮合黄连解毒汤治疗、当归四逆汤、犀角地黄汤(犀角现用水牛角代)合黄连解毒汤加减进行治疗。

【Stevens-Johnson 综合征中西医结合治疗新思路】

Stevens-Johnson 综合征起病急,病情发展快,中毒症状显著,全身症状严重,危及生命。对此情况应运用中医 "急则治其标" 之治则,抢救生命为主,并同时预防并发症,待病情稳定后进一步中西医结合辨证施治。虽然目前鲜有运用中医中药治疗本病的报道,但根据本病后期的泪液缺乏导致的眼睛干涩、异物感、烧灼感等症状,从而导致结膜皱缩、角膜结膜化,可归结为中医 "白涩症" 范畴。中医治疗白涩症历史悠久,疗效确切,可为本病治疗提供一条新的思路。在诊疗过程中应针对不同证型精确辨证,分析病机,做到准确辨证施治,以期中西医结合治疗 Stevens-Johnson 综合征眼部并发症取得良好的效果。

(宋剑涛 张仁俊 王诗惠)

🐾 | 第十节 干燥综合征眼部表现

干燥综合征（Sjögren syndrome，SS）是多因素的自身免疫性疾病，主要累及唾液腺和泪腺。这组综合征主要包括：①角结膜干燥；②口腔、鼻及生殖器黏膜干燥；③结缔组织病。

本病分为原发性和继发性两种类型。原发性包括口腔和眼部干燥，不伴有其他结缔组织病，大都发生于女性。可在患者的唾液腺内检测到免疫球蛋白。T淋巴细胞浸润数量增加，主要为CD4和CD8淋巴细胞。另外，本病还与人类白细胞抗原HLA基因型别有关。

继发性干燥综合征常合并其他结缔组织病，如类风湿关节炎、硬皮病、系统性红斑狼疮等。如同其他自身免疫性疾病一样，该综合征也表现为多种免疫机制，类风湿因子的阳性率在68%~98%之间。许多患者在血清中可发现抗核抗体，亦有检出抗DNA抗体、抗横纹肌抗体、抗胃壁细胞抗体的报告。血清中IgA、IgG和IgM也有增加倾向。

干燥性角膜结膜炎（KCS）是眼部的首要表现，同时可出现类似葡萄球菌边缘性角膜炎的周边角膜基质浸润，还可发生周边角膜变薄，融解及穿孔。

治疗主要是点人工泪液，因需要长期应用，故使用不含防腐剂的人工泪液很重要。局部应用1%环孢素滴眼液有一定疗效。部分病例可采取暂时性或永久性泪道栓塞治疗，减少泪液的流失。积极治疗全身病，如类风湿或其他结缔组织病，全身可应用免疫抑制剂。手术治疗对某些重度眼干燥症患者，有利于症状的改善，如睑裂缝合术、颌下腺移植术以及唇和颊黏膜腺体移植术等。如果发生角膜融解或角膜穿孔时可行角膜移植术。

🐾 | 第十一节 与免疫相关的角膜内皮病

一、病毒性角膜内皮炎

本病为临床上最常见的一种角膜内皮炎，可原发于角膜内皮，也可继发于角膜其他层次或虹膜睫状体炎而导致的角膜功能障碍。还命名为"自身免疫性角膜内皮病"或"特发性角膜内皮炎"等。是病毒直接感染引起，在病毒复制的过程中免疫反应（体液免疫和细胞免疫）介导，限制病毒感染的扩散，角膜内皮细胞的炎症仍视为免疫反应的产物，是一种迟发型变态反应的结果。临床上分为三种类型：盘状角膜内皮炎、弥漫性角膜内皮炎和线状角膜内皮炎。盘状角膜内皮炎是常见类型，其与免疫性基质型角膜炎区分较为困难。

【病因及发病机制】

多为单纯疱疹病毒直接感染引起的免疫反应。

【临床表现】

1. 单眼发病，偶见双眼，常反复发作。

2. 很少只累及角膜内皮，且呈非进展性。与上皮或基质炎合并存在，也可与前部葡萄膜炎合并存在。

3. 睫状充血，角膜内皮及附近基质深层限局性浸润水肿，角膜后色素性KP较多。有时伴有角膜基质弥漫性浸润水肿、前房闪辉阳性、眼压升高（有时被误诊为青-睫综合征）。反复发作或经久不愈患者，角膜深层基质可有新生血管长入。

【诊断及鉴别诊断】

根据临床表现特征诊断。

与下列疾病相鉴别：

1. 急性闭角型青光眼　角膜水肿，发病急骤，视力锐减，头目剧烈胀痛，恶心呕吐，前房浅，房角关闭，单纯降眼压效果明显。

2. 青-睫综合征　多发于中年男性，在眼压升高的同时或前后，出现羊脂状角膜后沉着物，前房深，房角开放，房水无明显混浊，不引起瞳孔后粘连，无角膜深层基质水肿。

3. 虹膜睫状体炎　多为双眼反复发作，以混合充血为主，眼压一般较对侧眼偏低，下方角膜后沉着、前房闪辉、虹膜后粘连、纤维素样渗出和前房积脓是典型的体征。容易并发白内障继发青光眼，多有全身症状，无角膜深基质水肿。

4. 上皮型病毒性角膜炎　根据病史，角膜树枝状、地图状溃疡灶等体征可以鉴别。

【治疗】

皮质类固醇联合抗病毒药物局部应用，严重者全身应用，在足量应用全身和局部抗病毒药的基础上选择生物利用率高的类固醇皮质激素，将炎症迅速控制后逐渐减量，缓慢停药。眼压升高时应降低眼压。还可联合应用短效扩瞳剂如复方托吡卡胺滴眼液。

中西医结合

角膜内皮炎与中医"混睛障"相似。

【病因病机】

多因机体免疫力下降，风热之邪入侵；或肝火炽盛，上攻于目；或湿热痰火，熏灼角膜；或正虚邪恋，畏光羞明。

【辨证论治】

1. 风热上犯证

临床表现：发热恶寒、咽喉肿痛、舌苔薄黄。

治法：疏风散热。

方药：银翘散加减。金银花、连翘各15g，荆芥、牛蒡子、薄荷、芦根各10g，桔梗、竹叶各12g，淡豆豉9g，甘草6g。加减：热证明显者，加黄芩、栀子等。

2. 肝火炽盛证

临床表现：病情进展，角膜混浊面波及全角膜，如磨砂玻璃状，刺痛流泪，伴有便秘、尿黄、口苦苔黄。

治法：清肝泻火。

方药：龙胆泻肝汤加减。龙胆15g，生地黄12g，金银花15g，蒲公英15g，丹参24g，车前子15g，栀子10g，黄芩10g。加减：便秘可加用大黄泄腑退热。

3. 湿热蕴蒸证

临床表现：结膜混合充血，膜水肿混浊，病情加重,，严重视力障碍，反复发作，缠绵不愈，多伴头重胸闷，溲黄便溏，口黏，舌红苔黄腻，脉濡。

治法：化湿清热。

方药:三仁汤加减。杏仁 15g,飞滑石 18g,白通草 6g,白豆蔻 6g,竹叶 6g,厚朴 6g,生薏仁 18g,半夏 15g。服至舌苔退净,湿化热清,则转为退翳明目之剂。

4. 正虚邪恋证

临床表现:畏光流泪,结膜充血,角膜混浊,日久不愈,舌淡苔少,脉细或数。

治法:补气扶正,退翳明目。

方药:玉屏风散加减。黄芪、白术、防风各 10g。加减:若有余热未尽加黄芩、金银花退热,并可佐加木贼、蝉蜕等退翳明目。

还有一些其他类型的病症,则需要采取对应的中医药治疗方式。

二、急性角膜中央水肿

急性角膜中央水肿(acute central corneal edema)可发生于角膜中央或旁中央,深层基质水肿,一般消退较快。可能是真正意义上的特发性角膜内皮炎的一种类型。

【病因及发病机制】

1. 目前尚未完全明了,角膜基质水肿,但缺少基质炎症时的浸润和新生血管,因而认为可能与自身免疫有关。

2. 内皮细胞受到免疫攻击,功能受损,从而出现了角膜基质水肿。

【临床表现】

1. 青壮年多见,单眼发病,既往无单纯疱疹性角膜炎病史。

2. 无睫状充血及前房闪辉,眼压正常。

3. 角膜中央或旁中央圆形深层基质水肿,界限较清楚,病灶常与瞳孔大小差不多,因此常明显影响视力。病灶区角膜后有细小 KP。

【诊断及鉴别诊断】

根据临床表现特征诊断。

与免疫性基质型角膜炎相鉴别,后者病灶集中在角膜基质层,而本病除深层基质水肿外,病灶区角膜后有细小 KP。

【治疗】

皮质类固醇局部应用可取得较好疗效。治疗一周左右角膜基质水肿及角膜后 KP 即可消退,视力恢复。

中西医结合参见前文病毒性角膜内皮炎。

三、角膜移植术后发生内皮型排斥

角膜移植术后内皮型排斥与病毒性角膜内皮炎的发生关系密切,既往有病毒性角膜内皮炎病史者发生角膜移植术后内皮型排斥的可能性大,反之无病毒性角膜内皮炎病史者发生角膜移植术后内皮型排斥的可能性则小。

第十二节 Thygeson 浅层点状角膜炎

【病因及发病机制】

1. 病因不明,多认为属于免疫性角膜病。

2. 发病无年龄倾向,无性别倾向。

3. 可多次发生,不会有严重视力下降。

【临床表现】

1. 症状　主要症状为畏光、流泪、异物感,其他症状有视物模糊、眼红、疲劳等。

2. 眼部检查　角膜上皮层散在、轻度隆起的细小颗粒状白色或灰色点状浸润,荧光素钠或玫瑰红染色着色。病灶好发于角膜中央区和视轴区,宽裂隙光束照明是观察病灶的很好办法。单独病灶可集合成簇状和片状病灶,伴上皮或上皮下水肿。

【诊断及鉴别诊断】

1. 根据病史、裂隙灯检查所见角膜上皮及上皮下簇状和片状浸润。

2. 本病对局部糖皮质激素治疗敏感。

Thygeson 浅层点状角膜炎与单纯疱疹性角膜炎(herpes simplex keratitis,HSK)上皮型主要鉴别要点见表 30-12-1。

表 30-12-1　Thygeson 浅层点状角膜炎与单纯疱疹性角膜炎上皮型鉴别

鉴别要点	Thygeson 浅层点状角膜炎	单纯疱疹性角膜炎
起病情况	发展慢,可多次发病,结膜反应轻	发展慢,易反复发作,结膜反应轻,但病程迁延
刺激症状	轻	轻
分泌物	少	水样分泌物
角膜病灶	轻度隆起细小颗粒状白色或灰白色点状浸润	点状、树枝状、地图状、圆盘状
前房积脓	无	较少
分泌物涂片	无病毒、细菌发现	可发现病毒、免疫组织化学检查 PCR、病毒分离、培养、有病毒生长
治疗	局部糖皮质激素敏感	抗病毒药敏感

【治疗】

1. 轻者滴用不含防腐剂人工泪液。

2. 中至重度者,滴用低浓度糖皮质激素,可缓解症状体征。

3. 可配戴亲水性角膜接触镜缓解症状。

中西医结合

Thygeson 浅层点状角膜炎与中医"白涩症"相似。

【病因病机】

1. 风热外袭,肺卫不固,致角膜表层生翳。

2. 肺阴不足,目失濡养,或金不生水,肺肾亏虚,角膜失养。

3. 肝肾不足,精血亏损,阴虚血燥,目失濡润,而致本病。

4. 阴虚之体,易感风邪,阴虚夹风,侵及角膜,发为本病。

【辨证论治】

1. 风热外袭证

临床表现:眼内干涩灼热、畏光流泪、结膜不充血,角膜表层荧光素着色,舌红,苔薄黄,脉浮或浮数。

治法:疏风清热。

方药:桑白皮汤加减。桑白皮、地骨皮、旋覆花、黄芩、桔梗、茯苓、泽泻、玄参、麦冬、柴胡、菊花各 10g,甘草 5g。加减:畏光流泪,白睛微红者,加大青叶、龙胆、金银花清热。

2. 肺肾两虚证

临床表现:眼内干涩,视物模糊,角膜表层有针尖大小荧光素着色点,伴干咳少痰,腰膝酸软,舌红少苔,脉细无力。

治法:滋养肺肾。

方药:十珍汤加减。生地黄 15g,当归、白芍、知母、牡丹皮、天冬、麦冬、地骨皮、玄参各 10g 甘草 5g。加减:沙涩羞明显著者,加薄荷、防风祛风,伴气短者加党参、五味子补气阴。

3. 肝肾阴虚证

临床表现:干涩羞明,频频眨目,视物不清,久视加重,腰膝酸软,头晕耳鸣,失眠多梦,舌红苔薄,脉细。

治法:滋补肝肾。

方药:杞菊地黄丸加减。熟地黄、山药、枸杞子各 15g,山萸肉、茯苓、泽泻、牡丹皮、菊花各 10g。加减:角膜星点者,可加谷精草、蝉蜕、柴胡、红花活血退翳明目;失眠严重加酸枣仁以安神。

4. 阴虚夹风证

临床表现:眼内干涩不爽,畏光流泪,时轻时重,反复不愈。舌红少苔,脉细。

治法:滋阴祛风。

方药:加减地黄丸加减。熟地黄、生地黄、川牛膝、枳壳、杏仁、羌活、防风、当归各 10g。加减:口干咽燥加麦冬、玄参,结膜充血加金银花、黄芩、蒲公英。

【物理疗法】

1. 针刺疗法 穴位睛明、承泣、太阳、攒竹、瞳子髎、肝俞、肾俞、足三里等,每次取 3~4 穴,留针 10~20 分钟,每日 1 次,10 次为 1 个疗程。

2. 熏洗法 用蒲公英、鱼腥草、紫草适量水煎,先熏后洗,利用煎药的余渣药汁蒸腾之热气,患眼对准药汁外口,使药力直接作用于患眼,通过药物的渗透作用,增加局部组织的新陈代谢。

【外治法】

1. 外用眼药 不含防腐剂人工泪液,少量低浓度糖皮质激素、非甾体抗炎药等滴眼液;千里光滴眼液、黄连西瓜霜滴眼液、鱼腥草滴眼液、紫草滴眼液等滴眼。

2. 可配戴亲水角膜接触镜。

【中成药】

杞菊地黄丸 功效补益肝肾、滋阴养血。适用于本病肝肾阴虚型。

【食疗方】

1. 菊花粳米粥

组成：干菊花 20g，粳米 60g。

功效：疏散风热，清肝明目。

适应证：Thygeson 浅层点状角膜炎早期。

方解：菊花疏风、清热、明目、解毒；粳米生津、明目。两种食材搭配一起具有疏散风热明目的功效。

制法：将粳米煮粥，粥成加菊花末，再煮沸即可。

用法：当早餐。7 日为 1 个疗程。

2. 枸杞子瘦肉汤

组成：枸杞子 15g，熟地黄 15g，猪瘦肉 250g，精盐、葱姜等佐料各适量。

功效：滋补肝肾。

适应证：Thygeson 浅层点状角膜炎中晚期。

方解：枸杞子、熟地黄滋补肝肾、补虚益精，猪肉补虚强身、滋阴润燥，上述三种食材搭配在一起具滋补肝肾阴、强身的功效。

制法：枸杞子、熟地黄去杂质洗净，猪瘦肉切丝。先将肉丝、葱姜、料酒、盐等煸炒，再加清水，放入枸杞子、熟地黄煮至肉熟烂，加佐料调味即可。

用法：可作中、晚菜肴，7 天为 1 个疗程。

【经验方】

1. 助阳和血补气汤（《脾胃论》）　黄芪、当归、防风、蔓荆子、白芷、柴胡各 10g，升麻、甘草各 5g。此方用于治疗气虚眼内隐涩难开，常欲垂闭者。

2. 张怀安（《中医眼科名家十讲》）　银翘荆防汤加减：金银花 20g，板蓝根 20g，荆芥 10g，蒲公英 20g，连翘 10g，防风 10g，柴胡 10g，桔梗 10g，黄芩 10g，薄荷 5g，甘草 5g，适用于本病风热外袭型。头痛甚，加羌活、白芷各 10g。

3. 李传课（《中医眼科学》）　加味十珍汤：生地黄 12g，当归 10g，白芍 10g，知母 10g，丹皮 10g，天冬 10g，麦冬 10g，地骨皮 10g，桑椹 15g，制首乌 12g，适用于本病肺肾两虚型。

【名医经验】

1. 谢康明《中医眼科名家十讲》将本病总结为 8 型。肺经风热型，用清肺养阴汤（防风、荆芥、黄芩、麦冬、玄参、钩藤、知母、当归尾、红花、芦根、六月雪、桑白皮、甘草）；脾胃湿热型，用三仁汤加减（滑石、藿香、法半夏、车前子、薏苡仁、陈皮、厚朴、炒白术、防风、决明子、赤芍、芦根）；脾肺气弱型，用加味异功散（党参、炒白术、扁豆、陈皮、葛根、山药、桔梗、茯苓、乌梅、五味子、白芍、防风、石斛、黄芪、鸡血藤）；水不涵木型，用加味十珍汤（枸杞子、桑椹、乌梅、黄柏、杜仲、熟地黄、知母、当归、鸡血藤、白芍、党参、沙参、牛膝、明天麻、炙甘草）；肝郁血虚型，用逍遥散化裁（柴胡、五味子、郁金、香附、白芍、制首乌、当归、炒白术、党参、酸枣仁、石斛、炙甘草）；阴伤夹湿热型，用除湿益阴汤（玉竹、防风、陈皮、法半夏、黄芩、茯苓、威灵仙、连翘、滑石、佩兰、苍术、甘草）；肺阴不足型，用滋肺益阴汤（麦冬、石斛、天花粉、桔梗、白芍、当归、沙参、黄精、五味子、决明子、防风）；肾阳不足型，用附桂地黄汤（附子、肉桂、熟地黄、山药、山茱萸、牡丹皮、泽泻、茯苓、甘草）。

2. 彭华教授将白涩病分为 3 型，分别为：①肝血虚型，用四物五子汤加减（熟地黄、当归、川芎、生地黄、鬼针草、白芍、枸杞子、菟丝子、菊花、车前子、覆盆子、地肤子等)。②肝脾不调型,用丹栀逍遥散加减(丹皮、栀子、柴胡、黄芩、白术、白芍、枸杞子、菊花、鬼针草、甘草、连翘、当归、香附、茯苓等)。③肝肾阴虚型,用明目地黄汤加减(生地黄、熟地黄、山药、山茱萸、泽泻、茯苓、牡丹皮、北沙参、枸杞子、菊花、柴胡、五味子、鬼针草等)

【中西医结合治疗浅层点状角膜炎经验】

1. 闫平中西医结合治疗 Thygeson 浅层点状角膜炎。局部用复方盐酸羟苄唑滴眼液(1%盐酸羟苄唑滴眼液 8ml 与地塞米松磷酸钠注射液 1ml 混合)点眼,一日 6 次,红霉素眼膏睡前点 1 次,盐酸吗啉胍片口服 5 日,同时给予中药治疗,外感风热型,用维 C 银翘片,肝郁气滞型,用丹栀逍遥散口服,5 日为 1 个疗程。共治疗 143 例,治愈率 100%。追踪随访 15~30 日,无复发。

2. 胡小燕用中西医结合治疗 Thygeson 浅层点状角膜炎。用 0.1% 阿昔洛韦滴眼液点眼,每 2 小时一次,口服维生素 C、维生素 A,并口服疏风清热除湿的中药(用柴胡 9g、防风 9g、金银花 9g、板蓝根 12g、黄连 6g、连翘 9g、黄芩 9g、龙胆 9g、栀子 9g、甘草 3g)共治疗 50 例,治愈率为 80%。

【浅层点状角膜炎中西医结合治疗新思路】

西医学认为 Thygeson 浅层点状角膜炎是一种病因尚不明确,与自身免疫有关,没有年龄及性别倾向的疾病,主要表现为角膜上皮、角膜前弹力层和浅基质层的各种各样小的、散在的病变。症状轻者可局部点不含防腐剂的人工泪液,中至重度者,局部使用低浓度糖皮质激素,可快速缓解症状,但应低浓度短时间应用。还可配戴角膜接触镜缓解症状。要经常检查眼压,要慎防糖皮激素性青光眼发生。经临床证实中西医结合治疗本病有很好的疗效。中医认为本病病因为风热外袭、或肺肾两虚、肝肾两虚,阴虚夹风等,治法多结合全身辨证,标本兼治,采用扶正祛邪、疏风清热、滋养肺肝肾、滋阴祛风等中药口服,部分医家结合中药熏洗、中药贴敷、超声雾化、针灸治疗,均取得满意的治疗效果。

(宋剑涛　孟青青)

第十三节　移植物抗宿主病

移植物抗宿主病(graft versus host disease,GVHD)是由于异供体者移植物所含供体 T 淋巴细胞对宿主组织和细胞的免疫反应所致的疾病,是器官移植(最常见为骨髓移植,也可见于胸腺、小肠和肝移植等)后所出现的多系统损害(皮肤、食管、胃肠、肝脏、眼部等)的全身性疾病。

【病因及发病机制】

移植物抗宿主病分为急性移植物抗宿主病(aGVHD)及慢性移植物抗宿主病(cGVHD)。aGVHD 通常发生在异基因移植后的 100 日以内,而 cGVHD 一般发生在移植后 100 日以后。T 淋巴细胞在 GVHD 的病理过程中起到重要作用。在 aGVHD 中,供体的成熟 T 淋巴细胞触发免疫反应,释放大量细胞因子,如 IL-6、IL-1、TNF 等,主要损伤上皮细胞及角质细胞。cGVHD 时供体 T 细胞在宿主体内发育成熟,而胸腺受损,使异体反应 T 细胞阴性选择减少,免疫紊乱产生炎性因子及成纤维因子,巨噬细胞及成纤维细胞激活,最终导致组织纤维化。

【临床表现】

临床上,GVHD 分为局限性和广泛性,前者主要累及皮肤或者肝脏,后者常有多器官受累,包括皮肤、眼部、唾液腺或口腔黏膜、胃肠道、肝、肺、肌肉组织、淋巴网状系统、肾脏和中枢神经系统等,眼科发病率为 70.1%。

GVHD 的临床表现类似于累及多系统的自身免疫性疾病,如干燥综合征、系统性红斑狼疮、硬皮病、胆汁性肝硬化等。累及眼部表现为眼干燥症、无泪、泪腺功能障碍及睑板腺功能紊乱、眼表瘢痕化、睑球粘连、无菌性结膜炎以及持续性角膜上皮损害,严重者合并感染、角膜溃疡溶解、穿孔及眼内炎等。皮肤 GVHD 表现为广泛的色素沉着或色素缺失、皮肤厚硬、溃疡、局部或大片脱发等临床表现;口腔病变主要表现为口腔黏膜白斑、红斑、苔藓样变、黏膜溃疡、萎缩、干燥等。骨骼肌肉系统病变主要表现为重症肌无力、多发性肌炎、多发性浆膜炎、关节挛缩等。

【诊断】

患者有骨髓或其他脏器移植病史,有 GVHD 的全身表现,眼部有眼干燥症、结膜炎、角膜上皮损害、角膜溃疡等表现即可诊断。

【治疗】

慢性移植物抗宿主病的眼部并发症药物治疗常用全身糖皮质激素联合局部应用皮质类固醇、钙神经蛋白抑制剂(CNI)如环孢素(CsA)或他克莫司(FK506)。同时给予对症、支持治疗,包括人工泪液、泪点栓、小牛血清、角膜上皮生长因子及抗感染等治疗。上皮修复困难者,可行睑裂缝合术。当发展至严重的角膜溃疡及角膜穿孔时,可行穿透性角膜移植术(PK)治疗,但效果均不理想。

第十四节 胶原血管性角膜融解病

胶原血管性疾病是一类不明原因的系统性自身免疫性疾病,常涉及多个器官,临床表现不一,其病变以血管及结缔组织等损害为主。相关的疾病有类风湿关节炎、SjÖgren 综合征、系统性红斑狼疮、Wegener 肉芽肿、多发性结节性动脉炎等。胶原血管性疾病可引起眼部多种病变,其中较为严重的是角膜周边的融解。角膜融解是指角膜基质无菌性融解消失,是一种与全身疾病有关的免疫原性角膜病变。也是眼科手术后严重的并发症之一。正常的角膜组织自身免疫系统启动时发生炎性细胞浸润,与此同时释放炎性因子,浸润细胞与活化的角膜基质细胞可以使组织型胶原酶分泌增加,导致胶原过度分解引起角膜融解发生形成无菌性角膜溃疡。

一、类风湿关节炎

类风湿关节炎(rheumatoid arthritis,RA)是以关节炎为主要病变的一种慢性系统性免疫性疾病,约有 5% 有眼部病变、主要表现为浅层巩膜炎、巩膜炎、干燥性角结膜炎(KCS)及角膜炎。

角膜病变包括硬化性角膜炎、急性角膜基质炎、周边角膜小凹及角膜融解。硬化性角膜炎是常见的类型,表现为受累的周边基质的混浊及变薄,病灶可向中央发展,并伴有浅层基质新生血管长入。急性角膜基质炎早期表现为浅、中层基质浸润,继而其上皮缺损及基质融解;周边角膜小凹常发生于硬化性角膜炎区域,为一边缘清楚的局限性带状基质变薄,其上皮完整,有时基质严重变薄,但角膜穿孔并不常见;角膜融解常常是透明角膜急性融解,突发性角膜严重变薄,后弹力层膨出或角膜穿孔。这种病变发展迅速,并有明显的刺激症状。类风湿关节炎的角膜融解多发于角膜缘,以上方角膜缘为多。根据患者的病程,病变范围可达角膜缘 1~4 象限。角膜缘内病变损害宽度为 1~2mm,一般不超过 2mm。角膜病变区的改变为基质无菌性溶解消失,病变区明显变薄,甚至穿孔,并有新生血管长入病变区。有的病例在角膜缘内形成深约 0.5mm 的小沟。风湿病患者在接受白内障摘除和 / 或人工晶体植入手术后,可发生无菌性角膜边缘融解或溃疡。这种情况多发生于术后 1~8 周,病变部位多邻近手术切口处,可能为邻近切口处组织释放融解或炎症趋化因子的结果。患者血清检测类风湿因子可呈阳性。

诊断本病,易与角膜边缘变性及 Mooren 膜溃疡混淆。该病为胶原性血管病的角膜病变,确诊了原发病,再根据典型的角膜改变,即可做出正确的诊断。

治疗包括类风湿关节炎的全身治疗,全身及局部应用糖皮质激素或免疫抑制剂,但如果发生角膜小凹及急性角膜融解时应避免局部用药。局部治疗还包括角膜胶原交联技术,发生 KCS 时应用人工泪液,发生上皮性角膜炎时用绷带式角膜接触镜,防止角膜融解时发生的睑球粘连,严重时可行羊膜移植术、结膜瓣遮盖术、板层或穿透性角膜移植等。

二、系统性红斑狼疮

系统性红斑狼疮(systemic lupus erythematosus,SLE)是一种以多系统或器官病变和血清中出现多种自身抗体为特征的,可累及关节、黏膜、肝、肾、神经、皮肤和眼的系统性自身免疫性疾病。

眼部表现包括眼干燥症、干燥性角膜结膜炎、角膜知觉减退、角膜上皮炎、角膜基质炎、周边角膜溃疡、表层巩膜炎、巩膜炎、虹膜睫状体炎及视神经炎、视网膜血管炎等。

在全身治疗系统性红斑狼疮的基础上,眼科治疗基本同类风湿关节炎。

三、Wegener 肉芽肿

Wegener 肉芽肿(Wegener s granulomatosis)是一种系统性坏死性肉芽肿性血管炎,主要累及全身小动脉及静脉,以呼吸道肉芽肿性炎症及局灶性肾小球肾炎为主要表现。28%~45% 的患者有眼部损害,包括眼眶病变、结膜炎、巩膜炎、角巩膜溃疡、葡萄膜炎、视神经炎及视网膜血管阻塞。

角膜改变最早表现为周边中层基质浸润,以后向中央及环形扩展,终致角膜溃疡,类似于蚕食性角膜溃疡的改变。巩膜炎常位于角巩缘交界区,形成结节状病灶及坏死。

Wegener 肉芽肿并发的角膜融解对局部类固醇皮质激素多不敏感,常需同时给予局部系统免疫抑制治疗。手术治疗包括结膜切除与局部冷冻治疗。当角膜融解溃疡严重时,应行板层角膜移植术以起到局部加固作用。

四、其他

如多发性结节性动脉炎(polyarteritis nodosa,PAN)可引起巩膜炎、脉络膜及视网膜血管炎,渗出性视网膜脱离、视神经萎缩、视乳头水肿及角膜炎。角膜炎表现为双侧周边部角膜类似于 Wegener 肉芽肿的改变。

多发性复发性软骨炎(relapsing polychondritis)、巨细胞动脉炎(giant cell arteritis)、Churg-strauss 综合征、多发性皮肌炎(polymyositis and dermatomyositis)等胶原血管性疾病,均有发生角膜融解的报道。

第十五节　眼部手术后角膜融解

眼部多种手术可引起角膜融解,如白内障摘除、翼状胬肉切除术、角膜移植术、准分子激光角膜屈光手术(屈光切削术,PRK 原位磨镶术,LASIK)、玻璃体切割术,角膜灼烙术等可导致非感染性角膜融解。因此,术后一旦发生持续性角膜上皮缺损,应引起足够的重视。

【病因及发病机制】

各种手术损伤导致眼局部缺血、神经营养障碍、非感染性炎症反应、基质金属蛋白酶激活,胶原酶释放、角膜缘干细胞破坏、组织移植排斥反应、损伤诱发的自身免疫反应、泪膜不完整、缝线反应、角膜化学伤、暴露性角膜炎,角膜软化症等以及术后大量、长时间应用糖皮质激素、免疫抑制剂等抑制成纤维细胞活性造成角膜组织修复障碍等,导致医源性角膜表面衰竭,角膜上皮糜烂缺损,角膜坏死融解。

【临床表现】

1. 症状　各种手术后所致的角膜融解表现不尽相同,症状各异,早期可无明显症状,也可出现异物感、畏光、流泪,因角膜散光或中央角膜混浊而引起视力不同程度下降。

2. 体征　可分为周边型与中央型。周边型多有手术创伤及缝线、异物等所致的炎症反应,表现为角膜周边浸润,持续性上皮缺损,进而导致角膜融解,基质变薄,可形成后弹力层膨出及角膜穿孔。可形成类似于 Mooren 溃疡,溃疡面洁净,混浊不明显,房水清亮,睫状充血不显,无明显眼痛,致使角膜穿孔视力下降时才就诊。常伴有角结膜干燥症(keratoconjunctivitis sicca,KCS)。中央型主要由于术后神经营养障碍,多于术后 1~2 个月发生,病变过程同周边型。

【诊断】

诊断主要是在排除蚕食性角膜溃疡、胶原血管病性角膜融解等的基础上,结合有手术病史、角膜病变、病变处找不到病原微生物等即可诊断。

【治疗】

术后按时随访,早期诊断,去除病因,改善 KCS,防治炎症、尽量避免及阻止角膜融解。可应用免疫抑制剂、胶原酶抑制剂,并合理应用糖皮质激素。对病情严重者,可进行角膜胶原交联治疗、结膜瓣遮盖、眼睑缝合术及羊膜移植、板层角膜移植、穿透性角膜移植手术治疗。

角膜上皮病　第三十一章

第一节　丝状角膜炎

丝状角膜炎（filamentary keratitis）是一种由黏附于角膜上的上皮细胞和黏液引起的角膜功能异常，表现为角膜上皮部分剥脱，卷成丝状物，一端附于角膜表面，另一端游离。

【病因和发病机制】

丝状角膜炎可由多种原因引起，如眼干燥症、眼部手术、药物毒性、感染性角结膜炎、暴露性角膜炎、长期戴角膜接触镜等。其发病机制尚不十分明确，可能与角膜上皮细胞的异常增殖或变性，基底膜与前弹力层异常结合，泪膜异常使黏液丝条形成过多等有关，也可能与下列因素有关。

1. 上皮基底膜与前弹力层结合处异常，部分异常角膜上皮卷曲，而脱落的上皮部分则被新的上皮修复。

2. 类黏液形成过多，多见于眼干燥症患者，其发病机制可能为眼表黏蛋白异常，眼表炎症改变了上皮形态学，不成熟的角膜上皮脱落。由于泪液缺乏，角膜上皮更易受眼睑剪切力影响而形成丝状物。另外，神经麻痹性角膜炎、暴露性角膜炎、沙眼、病毒感染等，因眼表缺乏有效保护、泪液分泌异常或蒸发过快，亦可导致丝状角膜炎的发生。

3. 各种眼部手术后长期包眼或闭眼时间过久者，如斜视术后、白内障术后、LASIK术后、角膜移植术后等。其中角膜移植术后排斥反应及上皮下神经中断也是促进丝状物形成的因素。长期戴透氧性较差的角膜接触镜亦可引起该病。

【临床表现】

患者可有异物感、畏光、流泪，眼红、眼痛等角膜刺激症状，瞬目时症状加重，闭眼时症状可减轻，视力正常或轻度下降。

查体可见角膜表面见卷曲丝状物，数目不等。初起时上皮出现针尖大小的半透明隆起，以后逐渐发展为卷曲的白色丝条，长度1~10mm不等，止端膨大（图31-1-1）。一端附着于角膜上皮面，黏附通常较牢固，另一端游离，附着处角膜下方可出现小的灰白色上皮下混浊，荧光素染色阳性（图31-1-2）。由于瞬目、用力闭眼等动作，丝状物会发生弯曲、折叠和脱落，从而残留角膜上皮缺损区，缺损区内可以重新形成新的丝状物，丝状物可在不同位置反复出现。

415

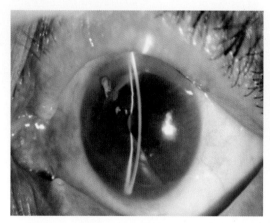

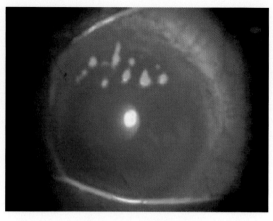

图 31-1-1　丝状角膜炎
一端附着于角膜表面,黏附通常较牢固,另一端游离

图 31-1-2　丝状角膜炎
附着处角膜下方可出现小的灰白色上皮下混浊,
荧光素染色阳性

【诊断及鉴别诊断】

1. 有异物感、畏光、流泪、眼红、眼痛等角膜刺激症状的病史。

2. 裂隙灯检查角膜表面可见长短不一、一端附着于上皮一端游离卷丝。

3. 虎红染色,卷丝可被染成红色。

【治疗】

1. 原发病的治疗　停用眼部或全身角膜毒性药物,停止戴角膜接触镜等。

2. 针对丝状物的治疗　①机械擦除:眼表面麻醉下用湿润棉签擦除。②促进黏液溶解:滴用乙酰半胱氨酸滴眼液。③抑制丝状物形成:高渗盐滴眼液促进上皮细胞对基底膜的黏附,起到抑制丝状物形成的作用;环孢素滴眼液抑制丝状物核心组织中上皮细胞增殖,对于眼干燥症引起的丝状角膜炎,可有效改善症状。

3. 其他治疗　抑制炎症反应,局部应用非甾体抗炎药、低浓度糖皮质激素滴眼液。维持眼表环境稳定,应用不含防腐剂的人工泪液,植入泪点栓塞,应用自体血清滴眼。局部抗感染治疗,应用抗生素滴眼液。暴露性角膜炎患者去除丝状物后,可以配戴角膜绷带镜,给予不含防腐剂的人工泪液治疗。

中西医结合

丝状角膜炎相似中医"白涩症"或"神水将枯"的范畴。

【病因病机】

本病的发生与风邪外袭,肺卫不固,上犯于目;或肝肾阴亏,阴血不足,目失濡养有关。

【辨证论治】

1. 风热外袭证

临床表现:角膜表面附着灰白色丝状或水滴状物,睫状充血,眼痒干涩,畏光流泪,异物感,舌质红,苔黄,脉浮数。

治法:疏风清热。

方药:桑菊饮加减。桑叶、菊花、黄芩、连翘、杏仁、荆芥、防风、芦根、薄荷、桔梗各 10g,

甘草 5g。加减：伴头痛者，加羌活 10g，白芷 10g；热毒甚者，加板蓝根 15g，金银花 15g。

2. 肝肾阴亏证

临床表现：角膜混浊如丝，结膜隐隐淡红，干涩羞明，频频眨眼，视物欠清，久视加重，兼见腰膝酸软，口干少津，头晕耳鸣，夜寐多梦，舌质红，苔薄，脉细。

治法：滋补肝肾。

方药：明目地黄丸加减。熟地黄、山药、枸杞子各 15g，山茱萸、泽泻、牡丹皮、茯苓、当归、白芍、薄荷、蝉蜕、谷精草各 10g。加减：阴虚火旺者，加知母 10g、黄柏 10g。

【外治法】

菊花 30g，薄荷 30g，煎汤熏眼，每日 3~4 次。

【名医经验】

范秀玲应用自拟中药汤剂石决明散治疗丝状角膜炎，药方成分如下：决明子、石决明各 30g，麦冬、栀子、木贼、赤芍、青葙子各 15g，大黄、荆芥各 6g。肝火较盛者加入夏枯草 15g；湿热者去除麦冬；阴虚者去栀子，改用蝉蜕 9g；风热者加菊花 9g、蝉蜕 10g；风寒者去除大黄和栀子，加入防风、羌活各 15g。

（陶方方　亢泽峰　张仁俊）

第二节　表层点状角膜炎

表层点状角膜炎是常见的眼表疾病，由角膜表层细胞和翼状细胞脱落及细胞浸润引起，角膜表面呈现出点状灰白色混浊。基底细胞一般不受侵犯。

【病因及发病机制】致病因素有多种，病毒感染是最常见的病因，多为腺病毒感染所致，以流行性角膜结膜炎和流行性出血性角结膜炎最为多见。另外，角膜激光手术后、某些药物点眼后（如丝裂霉素、阿昔洛韦、吗啉胍等点眼后）、配戴隐形眼镜（据统计，可出现于 3.3% 隐形眼镜配戴者）、糖尿病、沙眼、睑缘炎、结膜炎、眼睑闭合不全、睑内翻或倒睫等均可引起本病的发生。

【临床表现】轻症者，患者可无任何感觉或症状轻微；较严重者，可有羞明、异物感、流泪、视力下降等症状，可时轻时重，反复数月至数年。结膜一般不充血，病变多位于角膜中央浅层基质内，出现点状浸润，浸润表面可略隆起（图 31-2-1），以后逐渐消退，一般不形成溃疡。裂隙灯下可见角膜表面细点状灰白色混浊，分散或聚集分布（图 31-2-2）。荧光素染色阳性，境界分明。有的患者表现为 BUT 缩短，Schirmer 试验阳性。

【诊断及鉴别诊断】症状、裂隙灯检查角膜表面细点状灰白色混浊荧光素染色阳性，不伴其他角结膜异常。肉眼可以见到的较大的点，以病毒感染为多；肉眼难见到的较小的点，多见于细菌性感染、春季性结膜炎、干燥性结膜炎、沙眼等，星芒状及晕环状斑点多见于单纯疱疹病毒、带状疱疹病毒感染。

向结膜囊内滴地卡因溶液后可引起角膜上皮的点状脱失，不过这种点状上皮脱失，在停药后的 24 小时内即可愈合，它不伴随细胞浸润及其他炎症的发生。继发感染除外。

【治疗】病因治疗为主，急性期症状严重时，可局部使用低浓度糖皮质激素治疗，有较好的效果，但应低浓度、短疗程使用，也可用治疗性软性角膜接触镜治疗，可选用自体血清，纤维联结蛋白、透明质酸钠、生长因子等保护和促进角膜上皮修复的药物，并可补充维生素类药物。

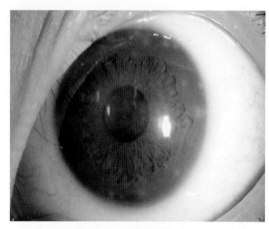

图 31-2-1　表层点状角膜炎

角膜表面细点状灰白色混浊

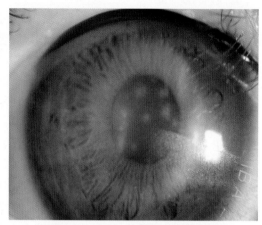

图 31-2-2　表层点状角膜炎

可见角膜中央浅层基质内,出现点状浸润

（邓书琦　亢泽峰　张仁俊）

第三节　弥漫性表层角膜炎

弥漫性表层点状角膜炎是表层点状角膜炎的一种类型,是一种非特异性病变,不同之处是角膜点状混浊呈弥漫性分布。

【病因及发病机制】

不明,与感染无关,可能与角膜本身病变或者眼部手术相关。

【临床表现】

可见于任何年龄,多见于中青年。部分患者有异物感、畏光、流泪,轻度视物模糊。查体可见结膜睫状充血,角膜表面有弥漫性灰白色细点状混浊,荧光素染色呈弥漫性着色(图31-3-1),角膜新生血管很少见。缓解期,角膜上皮病变可完全消失。

【诊断及鉴别诊断】

根据病史、症状、裂隙灯下检查所见即可诊断,主要与下列疾病相鉴别:

1. 单纯疱疹性角膜炎(上皮型)　可通过实验室检查鉴别。

2. 流行性角结膜炎　一般双眼发作,结膜充血明显,常伴耳前淋巴结肿大疼痛。

【治疗】

急性期低浓度、短期运用糖皮质激素眼液,症状可迅速缓解,缓解期运用人工泪液,

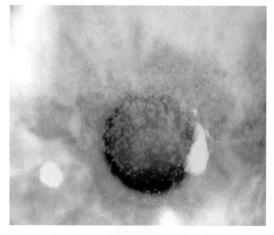

图 31-3-1　弥漫性表层点状角膜炎

角膜表面有弥漫性灰白色细点状混浊,荧光素染色呈弥漫性着色

生长因子或者治疗性软性角膜接触镜等有助于本病的治疗。

◦◉｜第四节　点状上皮下角膜炎

本病为表层点状角膜炎和上皮下浸润同时存在或先后发生。

【病因及发病机制】

1. 最常见的原因为病毒感染,腺病毒、肠道病毒及单纯疱疹病毒多见。

2. 亦可见于沙眼及盘尾丝虫感染。

【临床表现】

1. 常双眼发病,有异物感、畏光、视力下降等症状。

2. 角膜表面散在分布的点状上皮脱失,荧光素染色阳性(图 31-4-1)。

3. 上皮下(前弹力层及下)出现多个近圆形灰白色浸润灶,直径约为 0.5mm,荧光素染色阳性(图 31-4-2)。

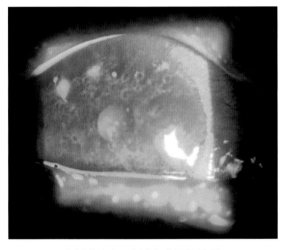

图 31-4-1　点状上皮下角膜炎
上皮下角膜表面散在分布的点状上皮脱失,
荧光素染色阳性

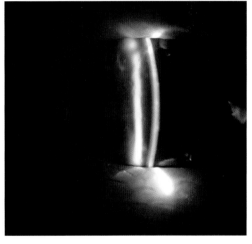

图 31-4-2　点状上皮下角膜炎
上皮下(前弹力层及下)出现多个近圆形
灰白色浸润灶

4. 浸润灶在角膜中央区时会影响视力。

5. 浸润灶可迁延数月或数年,常在感冒、疲劳、酗酒、熬夜时复发。

【诊断及鉴别诊断】

1. 有病毒感染的病史,如腺病毒、肠道病毒及单纯疱疹病毒等;或沙眼及盘尾丝虫感染的病史;也可有感冒、疲劳、酗酒等诱因。

2. 有异物感、畏光、视力下降等症状。

3. 裂隙灯显微镜检查可见角膜表面散在分布的点状上皮脱失,上皮下(前弹力层及下)出现多个近圆形灰白色浸润灶。

4. 实验室检查有助于病原学诊断。

需与盘状基质炎相鉴别,后者常单眼发病,无表面上皮的脱失,可涉及基质的各层。

【治疗】

1. 首先治疗上皮脱失，可用抗病毒药物或抗生素治疗感染，碱性成纤维细胞生长因子促进上皮愈合。

2. 待上皮愈合后，可应用类固醇皮质激素滴眼液滴眼，能明显缩短病程，迅速促使上皮下浸润消退。

3. 切不可突然停药，以防复发，但也应注意药物的不良反应。

中医治疗参见点状上皮角膜炎。

（赵丹丹 亢泽峰）

第五节　Dimmer 钱状角膜炎

Dimmer 钱状角膜炎是角膜的钱状上皮下浸润。多发生于热带种稻地区的青壮年农民，有明显季节性、地方性和职业性，有"稻田性角膜炎"之称。

【病因及发病机制】

病因不明，有报道称从病灶上皮查到包涵体，接种到鸡胚尿囊膜，有病毒生长，且可再感染人类。

【临床表现】

多为单眼，无明显结膜炎表现。角膜病变主要位于上皮下浅基质层内，表现为散在或密集分布的圆形钱币状浸润(图 31-5-1)，直径介于 0.2~2mm。位于中央区者，一般无血管侵入，少数可侵犯角膜边缘部，并诱发新生血管侵入。起初病灶上皮混浊隆起，荧光素染色阳性，以后逐渐吸收，上皮恢复透明，形成凹陷的光滑小面，视力有不同程度的下降。病程可达数月或数年。

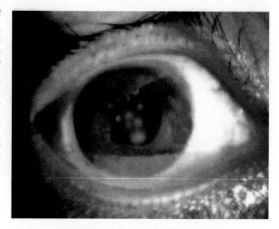

图 31-5-1　Dimmer 钱状角膜炎
散在或密集分布的圆形钱币状浸润

【诊断】

多发生于热带种稻地区的青壮年农民，有明显季节性、地方性和职业性，单眼角膜上皮下浅基质层内散在或密集分布的圆形钱币状浸润，后期角膜病变区形成凹陷的光滑小面。

【治疗】

目前尚无特效疗法。抗病毒制剂联合类固醇皮质激素滴眼，可促进角膜上皮下浸润的吸收，缩短病程。

中西医结合

Dimmer 钱状角膜炎与中医"水晶障翳症"类似。

【病因病机】

多肝经风热或肝胆热毒蕴蒸于目。

【辨证论治】

1. 肝经风热证

临床表现:角膜有数个钱状混浊,抱轮微红,畏光流泪,眼痛。伴头痛,舌红苔燥黄,脉浮数。

治法:祛风清热。

方药:羌活胜风汤加减。羌活、防风、白芷、荆芥、桔梗、荣胡、黄芩各 10g,薄荷、川芎、甘草各 5g,千里光 15g,谷精草 20g。随症加减:热毒甚者加金银花、连翘、蒲公英以清热解毒。

2. 肝胆热毒证

临床表现:角膜生翳多个,如钱状,抱轮暗赤,刺痛流泪。伴便秘溺赤,口苦苔黄,脉数。

治法:泻肝解毒。

方药:银花解毒汤加减。龙胆、黄芩、桑白皮、大黄(后下)、枳壳、蔓荆子各 10g,天花粉 15g,金银花、蒲公英各 20g。随症加减:若大便数日不解,可加玄明粉,以协助通腑泻下;大便通利,则去大黄、枳壳;热毒甚者,加板蓝根、连翘,以清热解毒;若瘀滞甚者,加赤芍、红花,以活血化瘀。

【外治法】

局部点用退云散。

第六节　上方角膜缘角结膜炎

上方角膜缘角结膜炎(superior limbic keratoconjunctivitis,SLK),Theodore 于 1963 年首先报道并命名,该病在我国报道较少。目前病因不明,有研究表明与感染及自身免疫无关,无遗传性、种族倾向性及季节变异性。主要累及上睑结膜、上方球结膜、上部角膜缘、角膜。

【病因及发病机制】

1. 病因尚不明确,Wright 提出的机械理论得到广泛的支持,Wrigh 认为 SLK 起源于上睑结膜,睑结膜与上方球结膜和上部角膜的机械摩擦引起相应区域的病变。

2. 临床研究发现约 30% 的患者有甲状腺功能障碍,25%~30% 的患者患有干燥性角结膜炎。

3. 多见于女性,20~60 岁,平均年龄 50 岁。

【临床表现】

1. 症状　多为双侧发病,主要表现为异物感、烧灼感、畏光、眼红,当角膜出现丝状物时可引起眼睑痉挛、黏液性分泌物增多,甚至出现假性上睑下垂。持续时间和复发率因人而异。可持续数周、数月和数年不等。但大部分患者病症常发自发性消失,对视力影响不大,患病期间可能发生散光,病愈后可消失。

2. 体征　上睑结膜出现乳头样改变,而下睑结膜外观正常;上方球结膜扇形充血、水肿、松弛、角化,甚至呈堤坝状外观,玫瑰红染色阳性;上方角膜缘新月形灰色浸润,浅层新生血管长入;上方角膜点状上皮糜烂(图 31-6-1),随病程进展可有丝状物。

【诊断及鉴别诊断】

1. 中老年女性,病因不明,无感染或自身免疫性因素,双侧眼反复出现异物感、畏光、疼痛、黏性分泌物增多、眼睑痉挛等,但视力正常。

2. 上睑结膜乳头改变,上方球结膜扇形充血、松弛,玫瑰红染色阳性,可有角膜丝状物。

3. 同时患有甲状腺功能障碍和/或干燥性角结膜炎时更加支持本病诊断。

4. 伴有角膜丝状物时需与以下疾病鉴别:干燥性角结膜炎(丝状物主要发生在角膜下方)、神经麻痹性角膜病变、神经营养性角膜

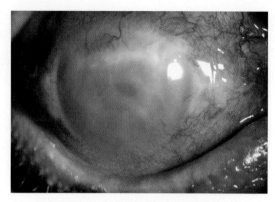

图 31-6-1　上方角膜缘角结膜炎
上方角膜缘新月形灰色浸润,浅层新生血管长入;
上方角膜点状上皮糜烂

病变、单纯疱疹性角膜炎、慢性大泡性角膜病变、药物性角膜炎等。除干燥性角结膜炎外,这些疾病的角膜丝状物均可以发生于角膜的任何位置。

5. 角膜无丝状物时需与沙眼、浅层点状角膜炎、角膜缘型春季结膜炎和泡性角结膜炎等疾病相鉴别。

6. 该病还需与接触镜诱导性角膜炎相鉴别。接触镜诱导性角膜炎仅累及上方二分之一角膜;球结膜有炎症,上睑结膜有乳头增生,无丝状物,结膜刮片证实有嗜酸性粒细胞浸润,配戴接触镜症状加剧。而 SLK 为中性粒细胞、淋巴细胞、浆细胞浸润,配戴接触镜有治疗作用。

【治疗】

SLK 治疗的主要目的在于减轻或消除上睑结膜对上方球结膜的机械性摩擦作用,从而改善症状和体征。

药物治疗:①局部点眼:包括色甘酸钠滴眼液、维生素 A 滴眼液、0.5% 环孢素滴眼液、乙酰半胱氨酸、低浓度的糖皮质激素滴眼液等;②硝酸银腐蚀法:此法的目的在于除掉球结膜的角化细胞。具体方法如下:让患者朝下看,用浸泡过 0.5%~1% 的硝酸银的棉签头轻轻接触整个上睑结膜和上方球结膜病变部位(不可涂在角膜上),30 秒后立即用生理盐水冲洗 2~3 分钟,冲洗干净后涂入抗生素眼膏。需强调的是配制精确的溶液浓度十分重要。勿使用久置的溶液,一般所用浓度不能超过 1%。此法效果暂短,最多 1 个月左右,须反复施行。

手术治疗:对于药物治疗无效的患者可考虑手术治疗,是治疗晚期 SLK 的有效方法。①烧灼法:用烧灼器将病变部位的球结膜由角膜缘起 8mm 宽的球结膜予以烧灼,有效率73%。②结膜切除或后徙术:对于结膜松弛较明显的患者可考虑该手术。具体方法如下:在10 点 ~2 点位做球结膜环形切开;切除大约 5mm 的弧形结膜和 Tenon 囊,残留的结膜边缘不必缝合。该方法可获得长期效果,但当上方球结膜再生时,疾病会复发。

其他:①配戴软性绷带式接触镜:使用直径大于角膜缘的软性绷带式接触镜可有助于SLK 症状和体征的改善,但对于泪液分泌不足的患者要慎用,停止戴接触镜容易复发。②加压包扎:加压包扎也可解症状,与接触镜联合使用效果可能更佳。

合并有全身疾病(如甲状腺功能亢进、甲状旁腺功能障碍、干燥综合征等)的患者,需同时治疗全身疾病。

中西医结合

上方角膜缘角结膜炎与中医"怕日羞明症"相似。

【病因病机】

多为气血不足,风、火、寒邪上犯于目所致。

【辨证论治】

1. 风寒滞目证

临床表现:上方白睛外膜及睑内红赤,角膜上方染色阳性,眼内干涩,灼热,畏光,有黏性泪液。伴头痛而恶风寒,鼻塞流涕,舌淡苔薄白,脉浮。

治法:疏风散寒,活血明目。

方药:明目细辛汤加减。麻黄、细辛、红花、川芎、花椒各 3g,羌活、防风、荆芥穗、桃仁、当归、生地黄、茯苓、藁本、蔓荆子各 10g。随症加减:泪止,去花椒、麻黄;角膜有翳,加蝉蜕、蒺藜,以退翳明目。

2. 气虚风热证

临床表现:白睛上方红赤,角膜染色阳性,目赤畏明,羞涩难睁。伴食少乏味,舌淡苔薄白或薄黄而润。

治法:益气活血,疏风清热。

方药:归葵汤加减。当归、红葵花、连翘、蔓荆子、党参、黄芪、生地黄、柴胡、羌活、防风各 10g,升麻、甘草各 5g。随症加减:上方白睛红赤甚者,加桃仁、红花以活血化瘀;角膜上方翳障明显者,加蝉蜕、蒺藜以退翳明目。

【外治法】

熊胆滴眼液点眼,3~4 次 /d。

第七节 复发性角膜上皮糜烂

复发性角膜上皮糜烂是一种慢性复发性角膜上皮疾病,角膜上皮散在性、弥漫性、反复出现的剥脱现象,导致角膜表面出现上皮缺损。主要的特征是反复发作的突然性眼痛。原发性角膜上皮糜烂综合征多因角膜营养不良或变性引起,继发性的角膜上皮糜烂多继发于角膜外伤、角膜周围局部组织、器官病变或全身病,而各种原因导致的角膜上皮擦伤是继发性角膜上皮糜烂综合征的主要病因。

【病因及发病机制】

可分为原发性和继发性两种。

1. 原发性　角膜营养不良或变性引起。上皮基底膜营养不良是原发性角膜上皮糜烂最常见的致病原因。其他的角膜营养不良及变性包括格子样营养不良、Cogan 微囊样营养不良及颗粒状营养不良,Salzmann 结节状变性、带状角膜变性等。

2. 继发性　眼外伤是最常见的诱发因素,包括:角膜化学伤、热烧伤、严重的角膜擦伤等。其他如角膜移植术后、睑板腺功能障碍、眼部痤疮、糖尿病、细菌性角膜溃疡、干燥性角膜炎及大疱性表皮松解症等。

【临床表现】

患眼较为严重的疼痛、流泪、畏光、异物感及睁眼困难,可在夜间发生,多在晨起时出现;发作期可见角膜上大小不等的上皮缺损区稍有轻微粗糙不平,荧光素染色呈强阳性(图 31-7-1),对视力造成不同程度的影响;角膜上皮缺损区几乎皆在角膜中央偏下方;发作间歇期,裂隙灯检查可见角膜上皮基本平复,稍有轻微粗糙不平,反复发作(图 31-7-2)。

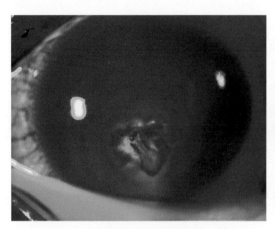

图 31-7-1　复发性角膜上皮糜烂,角膜稍有轻微粗糙不平,荧光染色强阳性

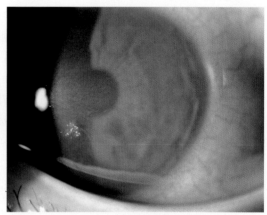

图 31-7-2　复发性角膜上皮糜烂裂隙灯检查可见角膜上皮基本平复,稍有轻微粗糙不平,反复发作

【诊断及鉴别诊断】

出现反复发作的角膜上皮剥脱或反复发作的晨起眼痛,发作期症状体征明显;既往有眼外伤特别是角膜的化学伤病史、角膜病、角膜营养障碍、神经麻痹性角膜炎、眼睑闭合不全、眼干燥症等。

复发性角膜上皮糜烂主要应与各类型角膜炎进行鉴别。主要包括细菌、病毒或真菌引起的炎症性病变。复发性角膜上皮糜烂具有反复发作的特点,患者曾有角膜外伤史,在角膜外伤尤其是损伤仅波及上皮层后,有反复发作的病史,早晨醒时或者夜间睡眠时突然发病,症状明显,有特征性的角膜上皮损害,愈合后角膜可不留痕迹。

【治疗】

1. 局部和全身药物治疗　双眼加压绷带包扎 2~3 日,限制患眼活动,有利于角膜上皮愈合;局部可用人工泪液、上皮生长因子或碱性成纤维细胞生长因子滴眼液、凝胶或眼膏有助于角膜上皮的愈合。

2. 自体血清治疗　自体血清对降低复发性角膜上皮糜烂的复发既有效又安全。联合局部应用抗生素,可减轻感染的风险。

3. 治疗性角膜接触镜　在顽固的复发性角膜上皮糜烂综合征患者中,配戴治疗性角膜接触镜可以缓解症状,并可促进角膜上皮的愈合。

4. 手术治疗　对保守治疗和治疗性角膜接触镜失败的患者,可考虑手术治疗。例如表层角膜切削术、浅基质层穿刺术、Nd:YAG 激光基质层穿刺、光学治疗性角膜切削术等。

中西医结合

复发性角膜上皮糜烂与中医"银星独见"相似。

【病因病机】

多为角膜表层外伤,风寒或风热邪毒乘隙入侵而致。

【辨证论治】

1. 风寒犯目证

临床表现:角膜表层片状剥脱,结充血膜,畏光流泪,疼痛。伴恶寒发热,舌苔薄白,脉浮紧。

治法:发散风寒。

方药:荆防败毒散加减。羌活、防风、柴胡、前胡、荆芥、桔梗各 10g,独活、川芎、甘草各 5g。随症加减:常加谷精草、钩藤、千里光以祛风退翳明目等。若恶寒疼痛明显者,加麻黄以增发散风寒之功。

2. 风热上犯证

临床表现:角膜表层剥脱,反复发作,结充血膜,畏光流泪,眼痛。伴头痛,舌红苔薄黄,脉浮数。

治法:祛风清热。

方药:新制柴连汤加减。柴胡、蔓荆子、防风、黄芩、栀子、龙胆、木通、赤芍各 10g,黄连、甘草各 5g。随症加减:若热毒重,加金银花、蒲公英以清热解毒。

【外治法】

可滴用熊胆滴眼液、鱼腥草滴眼液;可滴用人工泪液,如 0.1% 玻璃酸钠滴眼液等。

【中成药】

1. 杞菊地黄丸　本药具有滋阴养肝、明目的作用。适应用于本病风寒风热各证。

2. 知柏地黄丸　本药具有滋阴清热,调节神经、内分泌的功能。适应用于本病风寒风热各证。

（戴　敏　亢泽峰　张仁俊）

🔹 | 第八节　干燥性角结膜炎

干燥性角结膜炎也称眼干燥症,是由于泪膜的质或量的不足所造成的角膜(结膜一般不能幸免)上皮不能维持正常功能的一种疾病。本病多为全身黏膜异常的一部分。常双眼发病,可一轻一重。局部病变造成的泪液减少,则单眼发病。干燥性角结膜炎来自全部或部分泪膜减少,多见于男性、青年女性、绝经期及绝经期后女性。

【病因及发病机制】凡是能引起泪液分泌减少的疾病或损伤均可造成本病。见于面神经麻痹、病毒性泪腺炎、眼外伤、手术、绝经期引起的泪液水分缺乏。眼表烧伤、沙眼瘢痕等造成结膜杯状细胞分泌黏蛋白减少,使泪膜稳定受到影响。其他因素有兔眼、面神经麻痹、各种原因引起的眼睑闭合不全等。一些全身性疾病如干燥综合征、Stevens-Johnson 综合征、天疱疮、系统性红斑狼疮等可引起眼干燥症。

【临床表现】

1. 症状时轻时重,早期症状为异物感,病情发展则有灼热感。

2. 眼部干燥感是最明显的症状,特别是在户外、风吹时、注意力集中瞬目减少时更为明显。夜间或清晨醒来时,眼干症状极为显著。

3. 泪膜破裂时间缩短,球结膜干燥失去光泽和弹性,透明度降低。重症形成角膜丝状脱落,细胞与碎片常由于眼睑的运动被撕脱成悬垂之丝。常继发角结膜感染。Schirmer试验阳性,荧光素染色(CFS)检查阳性(图31-8-1),Bengal玫瑰红染色阳性:角结膜上皮的任何损害均可被染色,但眼干燥症的染色有其特征性,即在球结膜上出现三角形的染色区,底向角膜缘(Bitot斑)。严重时可出现暴露部位的睑、球结膜充血、干燥、角化和增厚,角膜新生血管,角膜或结膜刮片显示角化细胞(图31-8-2)。

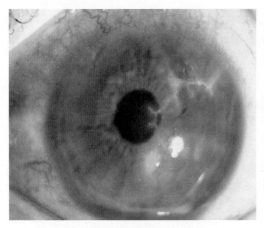

图 31-8-1　干燥性角结膜炎

球结膜干燥失去光泽和弹性,透明度降低。常继发角结膜感染,荧光素染色(+)

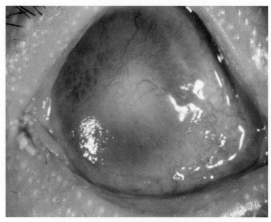

图 31-8-2　干燥性角结膜炎

角膜新生血管

【诊断及鉴别诊断】

1. 主观症状　眼有干涩感、不耐久视(久视易疲劳)异物感、烧灼感、痒感、不适感及视力波动等主观症状之一。

2. 专科检查　①基础泪液分泌试验(SIT)<5mm/5min;②泪膜破裂时间(BUT)<5s;③5mm/5min<SIt≤10mm/5min、5s<BUT≤10s,角结膜荧光素染色(CFS)检查阳性。符合①+②或①+③者,即可诊断为眼干燥症。

本病当与浅层点状角膜病变等相鉴别。

【治疗】

干燥性角膜炎的治疗原则为改善患者眼部不适症状和保护患者视功能。通过补充或恢复泪液正常成分、恢复眼表的正常解剖结构及抑制眼表面的炎症,最终恢复泪膜稳定状态。

1. 物理治疗　睑板腺功能障碍是蒸发过强型眼干燥症的主要原因,故睑板腺和泪膜脂质是相应治疗的主要靶点。治疗手段主要包括机械疏通、热力疏通及补充泪液脂质三类。

其中机械疏通包括睑板腺按摩、睑板腺挤压等。

2. 人工泪液　多种人工泪液均具有补充泪液的作用,代表性药物成分包括羧甲基纤维素、聚乙二醇及聚乙烯醇等。具有脂质成分的包括思然滴眼液、卡波姆及羟糖甘;黏多糖类人工泪液玻璃酸钠除补充泪液外还具有抑制眼表炎症的功能。小牛血去蛋白提取物凝胶和自体血清中含有多种氨基酸等活性成分,可以促进眼表细胞的能量代谢。

3. 抗炎治疗　局部糖皮质激素治疗是中重度眼干燥症伴有眼表炎症的首选,环孢素也适用于中重度眼干燥症、干燥性角膜炎。

4. 其他　湿房眼镜能增加眼表湿度并减缓泪液蒸发。泪道栓可以减少泪液流失,保存泪液。严重干燥性角膜炎患者可选用角膜接触镜保护角膜上皮。

5. 手术　患者自体腺管移植、羊膜移植、结膜瓣遮盖术和睑缘缝合术等治疗方法。

中西医结合

干燥性角结膜炎与中医"目珠干涩""神水将枯"相似。

【病因病机】

1. 燥热之邪灼肺,肺阴亏虚,不能上润于目。

2. 久病伤阴,或年老体虚,肝肾之阴精亏虚,目失濡养所致。

【辨证论治】

1. 肺阴亏虚证

临床表现:眼内干燥,灼热,畏光,频频眨眼,视力下降,角膜无光泽,荧光素染色角膜呈点状或弥漫性着色。

治法:养阴清肺。

方药:养阴清肺汤加减。玄参、生地黄、麦冬 12g,白芍药、牡丹皮、贝母各 10g,薄荷、甘草各 5g。随症加减:若白睛红赤,加桑白皮、地骨皮、赤芍以清肺泄热,凉血退赤。

2. 阴津枯竭证

临床表现:眼内干燥灼热,泪液分泌量减少,泪液膜不完整,玫瑰红试验阳性,角膜上皮点状剥脱。伴口干咽燥,皮肤干燥,肢节酸痛,舌质红无苔,脉细数。

治法:滋补肝肾。

方药:六味地黄丸合生脉散加减。熟地黄 15g,山茱萸、山药、泽泻、牡丹皮、茯苓、白参、麦冬各 10g,五味子 5g。随症加减:若口唇干燥,加石斛、天花粉以养阴生津;若咽喉干燥,加沙参、百合以滋养肺阴;若关节疼痛,加独活、络石藤、威灵仙祛风活络。

【物理疗法】

针刺疗法:选取内睛明为主穴,以太阳、攒竹、鱼腰、瞳子髎、天柱、百会、神庭、神门、照海、中脘、天枢等为配穴。

【外治法】

1. 蜂蜜、人乳点眼每日 6~7 次。

2. 鱼腥草超声雾化治疗　采用超声雾化器进行熏眼治疗,温度 42~45℃,每次时间 10~15 分钟,3 次 /d。

3. 眼干燥症熏洗方熏洗　(秦皮 12g,鬼针草 9g,菊花 15g,枸杞子 9g,薄荷 9g,桑叶 15g;用法:取中药浓煎剂,每次约 100ml,温度 42~45℃,每次时间 10~15 分钟,3 次 /d。

【中成药】

1. 生脉注射液　益气养阴,适用于气阴两亏型干燥性角结膜炎。

2. 杞菊地黄丸　滋肾养肝,适用于肝肾阴虚所致的干燥性角结膜炎。

3. 归脾丸　益气健脾,养血安神,适用于心脾两虚型干燥性角结膜炎。

【食疗方】

1. 枸杞桑椹粥

组成:枸杞子 5g,桑椹 5g,山药 5g,红枣 5 个,粳米 100g。

功效:补肾明目

适应证:用眼过久、眼干、眼疲劳。

方解:此方中的枸杞子、桑椹能补肝肾,山药、红枣健脾胃,上述 5 种食材搭配在一起,具有补肾明目的功效。

制法:将上述 5 种食材洗净,加水适量,熬成粥。

用法:早晚服用。7 天为 1 个疗程。

2. 黄芪麦冬猪肝汤

组成:黄芪 20g,麦冬 15g,当归 5g,猪肝 100g,精盐、佐料少许。

功效:补气养肝,滋阴明目。

适应证:气血两亏所致眼干涩。

方解:黄芪补气,当归补血,麦冬滋阴生津,猪肝补肝明目。上述 4 种食材搭配在一起,具有补气养肝、滋阴明目的功效。

制法:将上述药物材洗净后,用纱袋包好,放入砂锅内,加入水适量煎 30 分钟。取出药袋,把切碎的猪肝片放入砂锅药汁内,水滚后转文火煮 10 分钟,加入精盐佐料少许即可。

用法:早晚服用。7 天为 1 个疗程。

3. 石斛饮

组成:石斛 15g,麦冬 15g,甘草 6g,沙参 15g,蜂蜜适量(糖尿病患者不加蜂蜜)。

功效:滋阴润目

适应证:阴虚所致眼干不适。

方解:本方石斛为眼科滋阴润目之圣药,辅以麦冬养阴生津、甘草生津、沙参滋阴润肺,上述 5 种食材搭配在一起,共奏滋阴润目之功效。

制法:将石斛、麦冬、甘草、沙参洗净,加水适量煮 15 分钟后,倒入杯子内,加蜂蜜适量。

用法:早晚服用,7 日为 1 个疗程。

【经验方】

1. 补肾丸　杜仲、牛膝、黄柏、龟板各 10g,陈皮、五味子各 5g,干姜 2g。此方治本病阴虚者。

2. 加味地黄丸　生地黄、熟地黄各 15g,牛膝、当归、枳壳、杏仁、羌活、防风各 10g。此方治本病阴虚夹风者。

3. 谢立科采用道生散治疗干燥性角结膜炎(道生散颗粒剂:柴胡、白芍、当归、党参、五味子、麦冬等)。每日 2 次,每次 1 袋。结果发现道生散组患者在自觉症状、泪膜破裂时间、泪液分泌及角膜荧光染色、杯状细胞数量及等级方面具有较为明显的改善,且优于对照组(滴眼液治疗)。

【名医经验】

1. 庄曾渊等(《庄曾渊实用中医眼科学》)认为本病辨证方面,与肝、脾、肺关系密切。辨证当重视肝脏气机调节,重视肺、脾、肾的调节,治疗过程中,当以养阴贯穿始终,多选用麦冬、沙参、玄参、生地黄、天花粉、枸杞子、百合、玉竹益阴生津,佐以白芍、五味子酸甘化阴。

2. 陆绵绵认为治疗本病当以养阴为主,年轻人当注意不良生活习惯和用眼习惯的纠正,可用养阴药物配伍鬼针草和菊花;老年人发病与内分泌紊乱有关,治疗当从补益肝肾入手,用杞菊地黄汤或五子补肾丸配伍鬼针草、枸杞子和菊花,肾阳不足者可酌加菟丝子、覆盆子,肝失调和者加石决明、蒺藜、生牡蛎。

3. 邹菊生(《邹菊生学术经验撷英》)认为"腺体属玄府",泪液分泌减少的中医病机为玄府郁滞,津液不输,郁久化热,伤津耗气。治疗拟宣通玄府,方中用君药桂枝,温经通络,通阳化气;西河柳、浮萍发汗解表为臣;南沙参、云母石、黄芩养阴清热生津;酸枣仁、淮小麦、蚕沙养阴安神;党参益气养阴。

【中西医结合治疗干燥性角结膜炎经验】

高卫萍、王育良、陆绵绵等采用内服润目灵(鬼针草、枸杞子、菊花、水提醇沉后制成颗粒制剂,以相当30g生药量分装)30g,每日1剂。对照组局部点泪然滴眼液,每日3~6次,均以1个月为1个疗程。结果治疗组114只眼,治愈23只眼,好转59只眼,未愈37只眼,有效率71.93%。对照组48只眼,治愈3只眼,好转27只眼,未愈18只眼,有效率62.5%。

文中华等,采用中西医结合治疗患者110例220眼,治疗组及对照组各55例110眼。对照组给予羟糖甘滴眼液、重组牛碱性成纤维细胞生长因子眼用凝胶、睑板腺按摩治疗。治疗组与对照组相同用药及睑板腺按摩治疗的同时,内服润目丰液汤治疗。结果发现,两组治疗后1周、4周、8周上述各指标随治疗时间的延长较治疗前均有好转,治疗组在干眼症状评分、泪膜破裂时间、Schirmer I试验(无表面麻醉下)、角膜荧光素染色评分指标均优于对照组(均为 $P<0.05$)。

【干燥性角结膜炎中西医结合治疗新思路】

邹菊生、王一帆、宋立提出"玄府"在干燥性角结膜炎中的应用,对眼科玄府学说进行明确定义为:"眼中玄府为精、气、血等升运出入之通道门户,若玄府郁滞,则目失滋养而减明,若玄府闭塞,则目无滋养而津绝。"六淫、七情、饮食、劳倦、痰饮、瘀血、脏腑和气血筋精失调所致的眼病,其病变部位均是玄府。玄府为病,关键在于郁闭,因导致原因不同,治疗方法各异,但总的治则在于解郁通闭。因此眼干燥症的辨证还可以从肝郁气滞而辨,采用疏肝解郁、开通玄府、养阴润目的方法缓解症状。

(王慧娟 亢泽峰)

第九节 大泡性角膜病变

角膜上皮或上皮下形成水疱的状态称为大泡性角膜病变,实际上它不是真正的角膜上皮病,而是基质层特别是内皮层的异常,而致水分贮存在上皮或上皮下的结果。

【病因及发病机制】角膜内皮细胞功能衰竭,不能将水分从角膜泵入前房,使液体积聚于角膜基质及上皮层下,引起水肿,导致大泡形成,高眼压可加速这一过程。当角膜内皮细胞减少到某一临界范围,其作用不足以保持角膜的相对脱水状态,可导致角膜基质水肿、混浊,上皮下液体积聚形成大泡。造成本病的原因包括青光眼绝对期、葡萄膜炎晚期、穿透性角膜移植术后并发虹膜前粘连、白内障术后玻璃体接触角膜内表面、内眼手术损伤角膜内皮(机械性、化学性、超声波)等。

导致改变发生主要有以下几种情况:

1. 机械性损伤　主要包括内眼手术创伤及眼外伤。

(1)手术创伤:内眼手术涉及眼前段操作者均可不同程度损伤角膜内皮细胞。一般情况下内皮细胞有一定代偿功能,可不发病,但若患者本身内皮细胞密度非常低或因手术操作不当、不注意保护内皮细胞、出现手术并发症时严重损伤角膜内皮细胞,导致内皮细胞功能失代偿而发病。常见于白内障摘除手术、抗青光眼手术等(图 31-9-1)。

(2)眼外伤:眼球震荡伤、挤压伤等,可在眼内形成冲击波或直接挤压角膜内皮,造成内皮细胞损伤(图 31-9-2)。

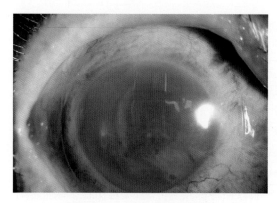

图 31-9-1　大泡性角膜病变

白内障术后,IOL 嵌于瞳孔处,全角膜重度水肿,上皮大疱

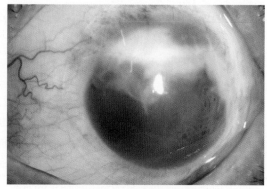

图 31-9-2　大泡性角膜病变

眼外伤术后,角膜基质重度水肿,上皮大疱

2. 眼部疾病　高眼压、炎症、眼内肿瘤、原发角膜内皮病变等均可导致角膜内皮细胞功能失代偿。

(1)高眼压:正常眼压对维持角膜内皮生理功能有重要作用,但长期高眼压状态会严重损伤角膜内皮细胞。

(2)炎症:单纯疱疹性角膜炎、角膜内皮炎、虹膜睫状体炎、角膜移植术后排斥反应等均可因炎症因子侵袭导致角膜内皮细胞泵功能降低、内皮屏障功能受损。

(3)原发角膜内皮病变:虹膜角膜内皮综合征、先天性角膜内皮营养不良等,晚期均可导致内皮细胞受损及变性,产生基质水肿,最终出现大泡性角膜病变(图 31-9-3)。

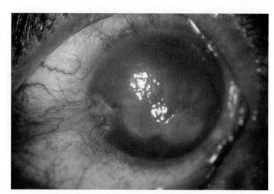

图 31-9-3　大泡性角膜病变

角膜基质重度水肿,上皮有大疱。

3. 化学损伤 内眼手术中前房中应用的药物、pH 值不适合的灌注液及视网膜复位术后进入前房的硅油、八氟丙烷等填充物可对内皮细胞产生毒性,眼部化学性伤亦可对角膜内皮细胞产生损害。

【临床表现】

1. 病变早期,患者常诉晨起视物模糊,有异物感,到午后尤其是傍晚上述症状减轻或消失。这是因为夜间睡眠时眼睑闭合,角膜上皮面水蒸发能力明显降低,加之内皮细胞功能处于失代偿临界状态,不能将因蒸发减少而滞留于角膜基质内的液体在晨起睁眼时及时泵出,导致角膜基质水肿混浊、上皮下有水疱。随睁眼时间延长,基质内液体因蒸发减少,角膜水肿逐渐减轻甚至消失,视力可恢复正常。故若患者出现晨起视力差、午后恢复正常且有引起角膜内皮损伤的病史,是早期诊断大泡性角膜病变的一个重要依据。角膜形成弥漫性雾状混浊,上皮水肿,失去光泽(图 31-9-4),上皮下形成大疱状隆起,泡内充满略显混浊的液体(图31-9-5),随着内皮细胞进一步减少,患者视力下降及异物感症状持续存在,晚期可因角膜上皮大泡破裂、角膜上皮下神经裸露出现异物感症状加剧及剧烈眼痛。

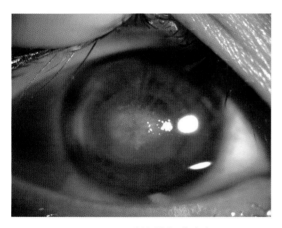

图 31-9-4 大泡性角膜病变
角膜形成弥漫性雾状混浊,上皮水肿,失去光泽

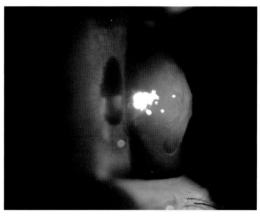

图 31-9-5 大泡性角膜病变
上皮下形成水疱状隆起,泡内充满略显混浊的液体

2. 裂隙灯检查可见角膜上皮下大疱或基质水肿,病变早期一般局限于损伤部位,如内眼术后角膜手术切口旁出现角膜大泡及周围基质水肿,此时行角膜内皮镜检查可见该处角膜内皮细胞密度明显降低,细胞形态失去六边形,呈不规则状。若患者角膜内皮细胞数量正常,可逐渐代偿该区细胞功能,则上皮下大泡及基质水肿可消失,但若内皮细胞功能出现失代偿,则可表现为弥漫性大泡及基质水肿增厚,病程超 2 个月者基质内可逐渐形成瘢痕及新生血管,视力严重下降。大泡反复破溃易继发细菌感染,出现角膜溃疡。

【诊断】

1. 引起角膜内皮细胞损伤的病史。

2. 早期出现晨起视物模糊及异物感,午后症状减轻或消失;晚期出现强烈异物感及眼痛,伴畏光、流泪等眼部刺激症状。

3. 裂隙灯检查 见角膜上皮呈雾状及上皮下大疱形成,大小不一,基质水肿增厚,晚期基质混浊、新生血管生长。

4. 角膜内皮显微镜检查　细胞密度明显降低、形态不规则、面积增大，<500 个 /mm^2 或图像不清，大部分细胞的形态失去六边形。

5. 超声波检查　角膜厚度 >620μm 时可判断为此病，角膜厚度增加等有助于诊断。

6. 临床共聚焦显微检查　内皮细胞密度很低或图像不清，病程在 6 个月以上者，角膜基质瘢痕开始形成。

7. 角膜光学相干断层扫描技术检查　可见角膜基质水肿或者角膜瘢痕形成，可以协助诊断，并作为选择角膜内皮移植治疗还是穿透角膜移植治疗的参考。

【治疗】

目前没有一种药物对大泡性角膜病变能够起到真正的治疗作用。

1. 药物治疗　原则是积极处理原发病，对症治疗，减轻角膜水肿，促进上皮细胞恢复，缓解临床症状。常用药物有：①维生素、肌苷片、角膜营养液等可加强内皮营养、改善角膜代谢；②高渗脱水剂如 50% 葡萄糖、5% 氯化钠溶液或甘油等可一定程度上减轻角膜水肿，延缓大泡破裂时间；③局部及全身早期、足量应用糖皮质激素减轻角膜水肿及炎症反应；④表皮生长因子或碱性成纤维细胞生长因子对早期因手术引起的角膜内皮功能失代偿有一定作用；⑤抗生素类滴眼液及眼膏预防感染。以上药物仅可改善某些病例早期的症状，但不能根治本病，也不能阻止大泡再发。对于晚期病变上述药物不能使角膜水肿减轻及缓解症状。

2. 软性角膜接触镜　可用于机械性隔离眼睑与角膜大泡，避免眼睑对角膜的摩擦以减少对病变区神经末梢的刺激，同时吸收角膜水分，在镜片和角膜间形成稳定泪膜，从而缓解疼痛、促进角膜上皮修复。但该方法不能从根本上解决问题，仅为一种临时处理方法，不能从根本上解决问题。

3. 手术治疗　治疗大泡性角膜病变的手术种类很多，如羊膜移植术、板层角膜移植术、角膜层间植入生物膜等。

(1)角膜移植术：该病最有效的治疗方法是行角膜移植术，用含高密度内皮细胞的新鲜供体角膜材料替代患者受损的角膜，既能缓解症状同时可提高视力。目前常用的手术方式有部分穿透性角膜移植术及角膜内皮移植术。前者是将供体透明的全层角膜置换病变的全层角膜，为目前最常用方法。对于病程长，角膜基质已形成瘢痕者，该手术方式为唯一选择。对于病程较短(通常为 2 个月以内)者，因基质层尚未形成瘢痕，可行角膜内皮移植术，该术式可保留患者正常角膜前层组织而仅替换病变的内皮组织，有无缝线、创伤小及免疫排斥反应发生率低的优点。

(2)结膜遮盖术：对于不要求恢复视力或视力恢复无望，仅要求解除症状者，可行全结膜瓣遮盖术，术中烧灼角膜缘及基质浅层形成瘢痕，可阻止角膜上皮再生，有利于术后结膜瓣与角膜基质紧密结合，从而避免眼睑对角膜的摩擦及角膜继发感染的可能。

(3)羊膜移植术：对于早期病变患者或手术、外伤等造成的内皮功能失代偿早期，该术式可抑制创伤导致的炎症进展、促进角膜内皮细胞修复，而对于晚期病变，角膜内皮功能已完全失代偿，该术式仅能暂时缓解症状，羊膜溶解后大泡易复发。

(4)对于视功能恢复无望而症状明显者，不能通过结膜或羊膜覆盖解除症状，如绝对期青光眼等，可行眼球摘除术或眼内容剜出术缓解症状。

中西医结合

大泡性角膜病变与中医"混睛障"相似。

【病因病机】

1. 肝胆湿热,熏蒸角膜。

2. 肝经阴血不足,双目失养。

3. 素体肾阴亏虚阳亢所致。

4. 手术及外伤造成角膜内皮损伤。

【辨证论治】

本病是慢性眼病晚期的一种并发症,以虚证或实证为主,实者以肝胆湿热为常见,虚者常为阴血不足或阴虚阳亢。

1. 肝胆湿热证

临床表现:眼针刺样痛,畏光流泪角膜表面有大疱一个或多个。伴小便不利,便秘,舌红苔黄腻,脉滑数。

治法:清肝利胆化湿。

方药:龙胆泻肝汤。龙胆、栀子、黄芩、车前子(布包)、泽泻、木通、当归、生地黄、柴胡各10g,甘草5g。随症加减:大便秘结者,加大黄、玄明粉以通泄热;小便不利者,加滑石以清利湿热;眼内涩痛甚者,加羌活、白芷以祛风止痛;抱轮红赤,色暗红者,加赤芍、牡丹皮以凉血散瘀。

2. 肝血亏虚证

临床表现:畏光流泪,眼内干涩疼痛,角膜雾状混浊,有一个或多个水疱。伴头昏,面色无华,舌质淡,苔薄白,脉细。

治法:补血养肝。

方药:明目地黄丸加减。熟地黄、生地黄、山药、牡丹皮、当归、泽泻、茯苓、柴胡、菊花各10g,山茱萸、五味子各5g。随症加减:若舌质偏红,加牡丹皮、玄参以滋阴凉血,加钩藤、蝉蜕、乌贼骨退翳。

3. 阴虚阳亢证

临床表现:畏光流泪,眼胀疼痛,结膜充血。角膜混浊如雾,大泡时发,伴头昏,疲乏,面色无华,舌质淡,苔薄白,脉细。

治法:滋阴潜阳。

方药:耳聋左慈丸加减。熟地黄15g,枸杞子、菊花、怀山药、山萸肉茯苓、牡丹皮各10g,磁石(布包)20g,五味子5g,羚羊角粉0.8g。随症加减:若头胀头痛、口苦咽干,加栀子、夏枯草以清泄肝火;若眼痛、头晕目眩,加天麻、钩藤以平肝潜阳,息风止痛;大便燥者,加决明子以清肝明目,润肠通便。

【物理疗法】

针刺疗法:取太冲、行间、肝俞、足三里、太阳、风池、合谷、瞳子髎,每次取3~4个穴,每次30分钟,每日1次,10次为1个疗程。

【外治法】

1. 蜂蜜滴眼液　净蜂蜜(新割下的蜂蜜,去净蜡即为净蜂蜜。新法养蜂法用人工蜂房在离心机上取出的蜂蜜 12.5ml),滴眼剂溶媒(尼泊金 A0.229g,尼泊金 C0.114g,蒸馏水加在至 1 000ml 加热溶解,经玻璃垂溶漏斗 6 号过滤后,在无菌车间分装密封,存放在冷藏的冰箱中备用)。备用滴患眼用,每日 4~6 次,每次 2~3 滴。

2. 桑明液洗剂(《韦文贵眼科临床经验选》) 霜桑叶 10g,玄明粉 5g。加水 500ml,煮沸 5 分钟后去渣过滤,取汁备用。洗患眼,每日 2 次或 3 次,每次 2~3 滴。

(张铭连　张仁俊　刘 健)

角膜内皮病

第三十二章

第一节　角膜内皮先天异常

一、虹膜角膜内皮综合征

虹膜角膜内皮综合征（iridocorneal endothelial syndrome,ICE）由一组疾病组成,包括进行性虹膜萎缩、Chandler 综合征和虹膜痣综合征。其共同的临床特点均为角膜内皮细胞异常、虹膜逐渐萎缩、周边部前粘连、房角关闭、继发性青光眼。因为这些疾病有许多相同的临床和组织病理特点,因此在 1979 年 Yanoff 将三组眼病归于统一的名称,用虹膜角膜内皮综合征来定义一种疾病过程的三种临床形式。

【病因及发病机制】

ICE 综合征的发病率较低,一般为散发,多见于中年女性,单眼患病,非家族性,偶尔也有家族性或双眼患病的病例报告。ICE 综合征的真正病因尚不明确。角膜内皮细胞异常是基本特征,异常的角膜内皮细胞在小梁网和虹膜增生、迁移,同时继发异常细胞外物质的分泌。在角膜内皮显微镜下角膜内皮细胞为多形性变化。电子显微镜下,提示小梁和虹膜前表面有异位游走的角膜内皮细胞。近年,对 ICE 综合征患者行小梁切除和角膜移植术后角膜片检查,电镜下发现有一群分化良好、具有上皮细胞性质的异常细胞存在,这些细胞被称为 ICE 细胞,这些具有上皮细胞的性质,如细胞间有桥粒连接,细胞内有张力丝、细胞表面有微绒毛等。

1. 角膜内皮营养不良改变　本病为双眼非对称发病,与其他角膜后部多形性营养不良有类似的组织超微结构病理学改变。故推测 ICE 综合征与起源于神经嵴细胞组织异常的一组眼病有关。比如 Rieger 综合征等,该综合征推测是一组累及前房的眼病,同样也可能解释这组眼病家族性和散发性的遗传模式。

2. 角膜后弹力层胶原沉积　电镜发现 ICE 综合征的角膜大量的宽间隙胶原沉积,这些异常的胶原沉积是由异常的内皮细胞分泌的,位于后弹力层的后部（健康人角膜间隙胶原位于前带纹区,排列高度有序,其厚度在成年人 8~10μm）,排列不规则,类似前带纹区。

【临床表现】

ICE 综合征是一种异常角膜内皮细胞进行性增生性疾病。早期可无临床症状,典型临床表现在 30~50 岁之间发病,有些症状依赖于角膜内皮细胞病变,还是有继发性青光眼先发生的相关症状。ICE 综合征主要表现为以下三种临床类型：

1. Chandler 综合征　　主要以角膜内皮细胞异常所致的临床表现为主，虹膜萎缩等改变较轻，甚至在裂隙灯下也难以判断虹膜改变。早期最常见的症状是晨间视物模糊，随着病情的进展，可出现继发性青光眼，裂隙灯检查可发现角膜后部有细小金箔样反光，与 Fuchs 角膜内皮营养不良类似，角膜内皮显微镜检查可见角膜内皮细胞为弥漫性橘皮样水肿，细胞大小不一，密度明显低于同年龄的正常人，大部分细胞失去六边形形态，为多形性改变，还可见到与 Fuchs 角膜内皮营养不良一样的黑区，Chandler 综合征的虹膜前粘连、继发性青光眼的发生一般迟于进行性虹膜基质萎缩型。

2. 原发性进行性虹膜基质萎缩　　最明显的临床特点是虹膜结构的异常。进行性虹膜基质萎缩具有显著性的虹膜基质萎缩孔、程度不等的瞳孔异位和色素外翻，主要与周边虹膜前粘连有关。患者房角为宽角，当发生虹膜萎缩，周边部虹膜为细锥状点状前粘连，粘连基底增宽呈桥状向角膜边缘部进展。粘连严重的部位，造成瞳孔变形，若干年后粘连广泛发展，越过大部分房角并累及小梁网，眼压逐渐升高。因为同时存在高眼压和角膜内皮细胞的异常，常出现角膜水肿、混浊，仅在轻、中度眼压升高就可发生。发生青光眼并不完全是虹膜前粘连房角关闭的结果，还存在房角有异常组织覆盖的原因。虹膜萎缩的特点为虹膜变薄和萎缩。有的为沙网状，常发生裂孔，而裂孔的形成认为有两方面的原因：一是虹膜粘连后牵引性裂孔；二是虹膜部分缺血造成的溶解性裂孔。

3. 虹膜痣综合征　　本症可有不同程度的虹膜萎缩，虹膜表面呈粗糙、无光泽、草席状。有些患者还可见虹膜色素小结或弥漫性色素病，有时易被误诊为虹膜的恶性黑色素瘤。

【诊断和鉴别诊断】

1. 典型临床表现　　在 30~50 岁之间发病，有些症状的鉴别依赖于角膜内皮细胞病变的检查，是否有继发性青光眼先发生的相关症状。

2. 共聚焦显微镜检查、角膜内皮显微镜检查和 UBM 检查　　以上检查很重要。可以发现早期的角膜内皮病变和虹膜根部是否有前粘连，以此和 Fuchs 角膜内皮细胞营养不良进行鉴别诊断。对一些眼压高、虹膜有萎缩同时伴有轻度前粘连的患者，术前应常规进行共聚焦显微镜检查、角膜内皮显微镜检查，以排除 ICE 综合征。

【治疗】

1. 早期对症治疗　　角膜水肿、内皮功能失代偿时，角膜接触镜只能暂时缓解大泡性角膜病变的刺激症状，必要时应行穿透角膜移植术，以增加视力和改善症状。

2. 继发性青光眼的患者，如角内皮细胞计数 >1 000/mm²，可单纯行小梁切除等抗青光眼手术。

3. 部分患者可并发白内障，可以在治疗角膜内皮功能失代偿及控制眼压基础下，联合行白内障摘除术。

二、角膜内皮细胞营养不良

角膜内皮细胞的功能直接影响角膜基质的透明性，眼部的炎症、眼外伤及手术等，均会影响角膜内皮细胞的功能和数量，本节要讨论的角膜内皮细胞营养不良是与上述响因素无关的一组遗传性角膜病，主要有 Fuchs 角膜内皮细胞营养不良、先天性角膜内皮细胞营养不良和后部多形性角膜内皮细胞营养不良，这疾病都与遗传有关，有共同的典型临床特点：后弹力层异常增厚;正常内皮细胞的排列及内皮细胞泵功能障碍;内皮细胞数量减少,产生了纤维胶原组织沉积在原有的后弹力层和内皮细胞层之间。

(一) Fuchs 角膜内皮细胞营养不良

Fuchs 角膜内皮细胞营养不良(Fuchs endothelial dystrophy)是一种进展缓慢、双眼发病、角膜内皮发生病变的疾病。此病最早在 1910 年,由维也纳眼科医生 Ernst Fuchs 描述。经裂隙灯显微镜检查,临床上 Vogt 首次描述了这组患者,改组患者角膜后表面有小的赘生物或称角膜后油滴状物。

【病因及发病机制】

Fuchs 角膜内皮细胞营养不良大约 30% 的患者有明确的遗传家族史。目前认为此病是一种常染色体显性遗传性疾病。Fuchs 角膜内皮细胞营养不良也能与其他疾病并发,在有心血管疾病的患者中更容易发生,也可以与圆锥角膜、年龄相关性黄斑疾病并发,我国在老年性白内障术前角内皮细胞检查中,Fuchs 角膜内皮细胞营养不良的发现率为 0.8%。

【临床表现】

Fuchs 角膜内皮细胞营养不良是一种进展缓慢的疾病,通常进展几十年,40~50 岁临床表现逐渐显著,会出现视力下降。角膜病理改变通常是双眼,随病程发展出现角膜上皮和基质水肿、混浊,最终可导致角膜瘢痕。本病常伴有浅前房、短眼轴、高眼压等,多见于女性,女性发病约为男性发病的 2 倍。

Fuchs 角膜内皮细胞营养不良很少在青春期发现,多因年龄较大或做内眼手术时行角膜内皮细胞检查时被发现,病变早期可无任何临床症状,裂隙灯检查可见中央角膜滴状赘疣。滴状赘疣呈不规则散在后部角膜的突起,通常伴有细小的色素堆积。角膜后弹力层可散在的局灶性增厚,患者视力和角膜厚度正常。

随着病情的进展,患者出现无痛性视力下降,尤其是早晨醒来,视力的变化与角膜水肿程度呈正相关。早期可出现晨间视力差,到中午或傍晚视力逐渐提高。这主要与夜间睡眠时闭眼,导致角膜内皮细胞供氧不足和角膜基质水分蒸发减少造成的角膜水肿有关。随着眼睁开时间的延长,角膜基质水分蒸发增加,角膜内皮细胞供氧能力增加,角膜内皮细胞的功能逐渐恢复,角膜基质水肿到中午或傍晚已基本消除,故视力增加。随着病情的进展,角膜基质水肿逐渐加重,整个角膜呈毛玻璃样外观。在裂隙灯显微镜下可见赘疣伴有细小点色素颗粒像一个金色反光的小丘。角膜滴状物首先出现在角膜中央,逐渐向周边扩展,可见后弹力层皱褶,后弹力层有时像被一张金箔状膜覆盖,角膜后弹力层增厚。角膜内皮显微镜下可以发现内皮细胞密度减少,形态异常,内皮细胞间镶嵌着病理性黑区。随着病情的进展,黑区逐渐增多、密集,严重时看不到角膜内皮细胞。晚期,症状进行性加重,当角膜内皮细胞功能失代偿时,出现典型的角膜上皮下大疱,角膜基质水肿的加重,导致角膜的上皮层与基质层分离,角膜厚度增加,出现角膜上皮下大大疱,大疱破裂,患者出现严重的疼痛,视力严重受损,完全表现为大泡性角膜病变的征象。晚期分离的层间形成瘢痕,角膜新生血管伸入,角膜基质混浊,角膜知觉逐渐减退或丧失,有些患者还会伴有角膜上皮钙化、继发性青光眼、白内障等并发症。

【诊断及鉴别诊断】

1. **典型的临床表现**　患者临床症状往往在 50 岁后出现,包括视力下降,自觉晨间比下午症状重,角膜水肿、大疱和混浊。

2. **裂隙灯显微镜检查**　可见角膜内皮面有滴状赘疣和金箔样细小发光点,在角膜后表面均匀分布。

3. 角膜内皮镜和共聚焦显微镜检查　可见角膜内皮大量黑区,角膜内皮细胞形态不均,细胞增大并呈多形性,角膜内皮细胞密度明显降低。

4. 角膜超声厚度检查　早期在正常范围,角膜内皮细胞功能失代偿期厚度 >600μm。

因为本病早期常无症状,不少患者是在做老年性白内障手术时,术前行角膜内皮细胞检查时发现。临床上应注意与生理性黑区相鉴别:生理性黑区和病理性黑区的鉴别要点:①生理性黑区多为单眼,而病理性黑区均为双眼发现病变。②生理性黑区在同一人的角膜内皮不同部位,偶然在某处发现,多为单发;而病理性黑区常在同一患者的角膜内皮多个部位均可发现,且为多发。③临床上发现有生理性黑区者,无角膜内皮细胞功能失代偿现象;而有病理性黑区,常表现为内皮细胞功能异常的临床现象,如畏光、疼痛、角膜水肿及上皮下大疱等。

总之,需对在角膜内皮显微镜、角膜共聚焦显微镜检查上所发现的黑区的性质加以判定,然后才能结合临床情况对病理性黑区做出诊断和估计预后。

注意本病还要与其他原因的大泡性角膜病变相鉴别:①其他原因的大泡性角膜病变有外伤,手术及感染的病史;②多为单眼发病;③不伴有角膜内皮赘疣和角膜内皮显微镜检查时的病理性黑区。

【治疗】

1. 早期角膜赘疣不需要治疗。

2. 当出现晨间视力下降、视物不清时,可使用高渗葡萄糖溶液滴眼以加快角膜基质脱水。治疗性角膜接触镜对角膜上皮大泡有减轻刺激症状的作用。

3. 当发生角膜大泡,持续角膜水肿,严重影响视力时,可行穿透角膜移植术或者角膜内皮移植术。目前,角膜内皮移植术成功率较高,在角膜内皮细胞功能失代偿的早期,应行角膜内皮移植进行治疗。

（二）后部多形性角膜内皮细胞营养不良

后部多形性角膜内皮细胞营养不良(posterior polymorphous dystrophy,PPMD)是一种进展缓慢的角膜疾病,由 Koeppe 在1916年首次报道,用来描述在后部角膜发现的典型大泡样病变。

【病因及发病机制】

后部多形性角膜内皮营养不良是一种常染色体显性遗传性疾病,常在年幼时出现,双眼对称发病。组织病理学检查可以发现角膜内皮异常,角膜内皮发生上皮化,引起这种转化的原因目前尚不清楚。

【临床表现】

早期无明显临床症状。用裂隙灯仔细检查可发现角膜后表面有孤立的或成簇的小囊泡,小泡表现为后弹力层上的细小的疱。随病情发展,成簇的小泡聚积,随后出现地图形的分散的灰线,为宽带状不规则、类似贝壳样的边界。除各种形式的角膜基质水肿外,还可发生周边虹膜前粘连。10%~20% 患者可出现高眼压。

【诊断及鉴别诊断】

1. 依据病史,再综合角膜内皮显微镜或临床共聚焦显微镜检查的结果,可发现典型囊泡、内皮带或异常的角膜内皮细胞。

2. 应注意与 Fuchs 角膜内皮细胞营养不良相鉴别　本病在角膜内皮显微镜下可发现角膜内皮面有典型的囊泡、内皮带或异常的角膜内皮细胞。Fuchs 角膜内皮细胞营养不良者,其内皮细胞数量减少,大小和形态不均以及存在病理性黑区,晚期应注意与虹膜角膜内皮综合征鉴别,根据病程和相应的内皮细胞检查容易鉴别。

【治疗】

基本原则同 Fuchs 角膜内皮细胞营养不良。

（三）先天性角膜内皮细胞营养不良

先天性角膜内皮细胞营养不良（congenital hereditory endothelial dystrophy,CHED）,在除外产伤和先天性青光眼等因素后,不明原因的双眼角膜水肿、混浊应考虑先天性角膜内皮细胞营养不良。

【病因和发病机制】

先天性角膜内皮细胞营养不良可以通过常染色显性或者隐性遗传的形式进行遗传,该病的发病机制尚不清楚。

【临床表现】

先天性角膜内皮细胞营养不良主要表现为弥漫性、非炎症性角膜水肿、混浊,双眼对称性发生,视力明显下降。

临床上把 CHED 分为两型：

1. CHED Ⅰ型　为常染色体显性遗传。患儿出生时角膜透明,出生后 1~2 岁时才开始发病。开始有畏光、流泪、眼痛等症状,在角膜中央出现雾状混浊、水肿,一般不伴有眼球震颤。病程进展缓慢,随着年龄增长,角膜混浊加重或面积增大。

2. CHED Ⅱ型　为隐性遗传,在临床上较Ⅰ型多见。患儿在出生时就可发现双眼角膜为蓝白色混浊、水肿,以中央角膜明显,角膜增厚到正常角膜厚度的 2~3 倍,常伴有眼球震颤。一般无畏光、流泪等症状,也没有明显的角膜内皮赘疣。

本型疾病并非是角膜内皮细胞密度异常,主要是角膜内皮细胞的功能异常。

【诊断及鉴别诊断】

1. 依据病史,角膜超声厚度检查、角膜 OCT 厚度检查,双眼角膜厚度明显增加,轻症病例临床共聚焦显微镜检查可以观察到角膜内皮细胞形态异常。

2. CHED Ⅰ型主要应与先天性青光眼进行鉴别诊断,压平眼压、角膜直径以及眼轴长度等均可以鉴别。CHED Ⅱ型主要应该与先天性角膜混浊鉴别,本病角膜主要表现为雾状混浊、水肿,先天性角膜混浊呈瘢痕样外观,角膜水肿不一定是主要症状,角膜 OCT 和角膜测厚检查可以鉴别。

【治疗】

目前角膜移植术是使 CHED 患儿恢复视力的唯一手段,关键问题是手术时机的选择。要注意判断患儿的视力情况,仔细观察眼部情况,非常慎重的选择手术时机。有的患儿有一定的视力,不一定要在婴幼儿时期即行穿透角膜移植术,要权衡推迟手术时间会带来多大程度的弱视。如果能确认患儿在盲的范围,手术的原则是尽早行穿透角膜移植术。

第二节　病毒性角膜内皮炎

【病因及发病机制】

病毒性角膜内皮炎（viral corneal endotheliitis）是一种常见的感染性疾病,单纯疱疹病毒

（HSV）、水痘-带状疱疹病毒和巨细胞病毒是主要的致病病毒。人类是HSV的唯一天然宿主，绝大多数人均感染过HSV，但大部分不出现临床症状，感染后HSV即潜伏在三叉神经节或角膜中，当机体免疫力下降，如感冒、劳累、全身或局部应用糖皮质激素或免疫抑制剂等，潜伏的病毒被激活，活化的病毒在三叉神经内逆轴浆流移行到达角膜上皮细胞，或从角膜基质细胞直接活化，引起HSK复发。除病毒直接感染角膜内皮细胞外，同时有病毒抗原诱发的免疫反应参与，如病情反复发作，可导致角膜内皮细胞功能严重损害，出现角膜内皮功能失代偿。病毒直接感染角膜内皮细胞，也可直接损害角膜内皮细胞的功能。也有研究发现，前房相关性免疫偏离在病毒性角膜内皮炎中发挥重要作用。

【临床表现】

1. 单纯疱疹病毒感染　在炎症反应期角膜基质无细胞浸润，基质水肿是继发于内皮细胞的炎症反应，房水中炎性细胞聚集在角膜内皮细胞面形成KP。临床表现常可见结膜睫状充血、角膜基质弥漫性水肿增厚、后弹力层皱褶及大量KP（图32-2-1、图32-2-2）。若房水中HSV损伤小梁网可导致眼压升高，部分患者同时伴有前房炎症反应及渗出，易被误诊为急性闭角型青光眼，故对角膜弥漫水肿伴大量KP的青光眼患者需排除角膜内皮炎的可能。角膜内皮细胞功能严重受损时可出现大泡性角膜病变。

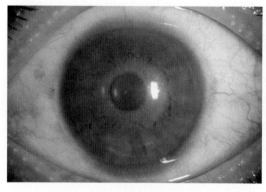

图 32-2-1　**病毒性角膜内皮炎**
角膜基质轻度水肿，内皮面可见多量灰白色点状KP

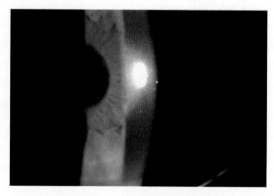

图 32-2-2　**病毒性角膜内皮炎**
通过背景光更容易观察到灰白色点状KP

2. 带状疱疹病毒感染　起病急，单侧发病，在三叉神经眼支分布区皮肤可见疱疹，疱疹一般不越过中线。发病初期，全身可出现头痛、发热、眶周皮肤刺痛等症状，继之皮肤出现小疱疹，累及角膜者可出现眼睑明显肿胀、球结膜充血、水肿，角膜病灶形态不一，可呈散在点片状上皮下混浊或呈树枝状、地图状浸润，严重者可出现角膜基质弥漫水肿混浊、新生血管生长等，可合并虹膜睫状体炎、青光眼、动眼神经麻痹等。

3. 角膜病损的形态可分为线状、扇形、盘状和弥漫性，有学者从患者的临床共聚焦显微镜观察，考虑病损的形态不同可能与受累的神经末梢分支有关，这些病损的形态对治疗并无主要影响。

【诊断及鉴别诊断】

1. 反复发作病史，可有引起机体免疫力降低的诱因存在。

2. 眼部刺激症状较轻。

3. 典型角膜病灶特点　如基质水肿不明显或轻度水肿，内皮细胞面大量KP；上皮完整、边界清楚的基质层盘状水肿;中、深层基质内粗大新生血管长入病灶等。

4. 实验室检查有助于诊断。

需与下列疾病相鉴别:

(1)细菌性角膜炎:发病急,眼部刺激症状明显,角膜浸润水肿明显,常伴脓性分泌物附着,微生物学检查有助于鉴别。

(2)真菌性角膜炎:多有植物性外伤史,起病缓慢,病灶呈表面干燥、隆起、致密的灰白色混浊,边界不清,病灶周围可有伪足或卫星灶形成,角膜刮片可见真菌菌丝或孢子。

【治疗】

1. 药物治疗　主要给予局部滴用抗病毒药物,如 0.1% 阿昔洛韦滴眼液、3% 阿昔洛韦眼膏、0.15% 更昔洛韦眼用凝胶、0.1% 利巴韦林滴眼液等为常用药物,每日点眼 4~6 次,可有效抑制病毒合成。另外,如碘苷、阿糖胞苷、环胞苷等滴剂,临床亦有应用。干扰素具有广谱抗病毒及免疫调节作用,与抗病毒药物联合应用可缩短病程、减少病毒复发。同时在足量、有效抗病毒基础上联合应用糖皮质激素滴眼液以抑制病毒抗原诱发的免疫反应、减少角膜内皮损害。炎症反应控制后一段时间内应继续使用维持剂量糖皮质激素,注意监测眼压情况。对于病毒感染较重者,全身应用抗病毒药物是必要的,可静脉滴注阿昔洛韦 5mg/kg,每 8 小时一次,用 5~7 日,然后改为阿昔洛韦口服,持续 1~3 个月;阿昔洛韦 200mg,4 次 /d 或 400mg,2 次 /d,口服,3~6 个月,可用于预防复发治疗。

2. 手术治疗　通过实践发现,对于绝大部分因反复发作导致角膜混浊及大量新生血管生长者均可通过深板层角膜移植术治疗以达到切除混浊角膜、提高视力的目的;对于角膜内皮功能失代偿患者,可行部分穿透性角膜移植术治疗,术后能明显减少复发次数。

中西医结合

中国古代文献未明确表述角膜内皮炎,根据其发病特点,属中医"混睛障"的范畴。

【病因病机】

1. 风热之邪外袭,循经入里,内侵于肝,上犯于目,煎灼角膜、虹膜而发病;

2. 内有蕴热,郁而化火,肝胆火炽,循经上犯角膜而发病;

3. 肝脾湿热,循经上犯于目,熏蒸角膜而发病;

4. 热邪久伏,耗伤阴液,毒邪深入则见角膜全层混浊。

【辨证论治】

1. 风热上犯证

临床表现:病变初起,结膜充血,角膜混浊,口渴喜饮,小便黄赤,舌苔薄黄,脉浮数。

治法:清热解毒,散风祛邪。

方药:双解汤加减。金银花 30g,蒲公英 30g,天花粉 10g,黄芩 10g,桑皮 10g,防风 10g,荆芥 10g,枳壳 10g,羌活 10g,龙胆 10g,甘草 3g。

2. 肝胆火炽证

临床表现:眼痛,灼热畏光,热泪频流,结膜混合充血,角膜溃烂,兼胁痛易怒,口苦咽干;舌质红,苔黄,脉弦数。

治法:清肝泻火,退翳明目。

方药:银花复明汤加减。金银花 30g,蒲公英 30g,蜜桑皮 10g,黄芩 10g,枳壳 10g,大黄(后下)12g,甘草 3g。

3. 湿热蕴蒸证

临床表现:热泪胶黏,混合性充血,角膜溃烂,反复发作,缠绵不愈,兼头重胸闷,口黏而渴,舌红,苔黄腻,脉濡数。

治法:清热除湿。

方药:三仁汤加减。杏仁 10g,白豆蔻 3g,薏苡仁 30g,法半夏 12g,通草 12g,滑石 12g,淡竹叶 12g,厚朴 9g,苍术 10g,甘草 6g,黄芩 10g,枳壳 10g。

4. 阴虚邪留证

临床表现:眼内干涩,混合性充血,病情日久,迁延不愈,兼口干咽燥,失眠盗汗;舌红少津,脉细或数。

治法:滋阴清热,祛风散邪。

方药:加减地黄丸加减。生地黄 12g,熟地黄 12g,石斛 10g,牛膝 10g,当归 10g,羌活 10g,防风 10g,枳壳 10g,杏仁 6g,菊花 10g,蝉蜕 10g。

【物理疗法】

针刺疗法:取睛明、承泣、丝竹空、攒竹、翳明、合谷、肝俞、阳白等穴。每次局部取 1~2 个穴,远端 1~2 个穴,交替使用,根据病情虚实而定补泻手法,每次 30 分钟,每日 1 次,10 次为 1 个疗程。

【中成药】

1. 清开灵注射液 40ml,静脉滴注,7~14 日为 1 个疗程。

2. 风热壅盛证选用明目蒺藜丸、或银翘解毒丸、或板蓝根颗粒;肝胆火炽证选用黄连上清丸;湿热蕴蒸证选用清瘟解毒丸或龙胆泻肝丸;阴虚邪留证选用养阴清肺丸。

【食疗方】

1. 香菇鸡肉粥

组成:香菇 2 朵,鸡胸肉 150g,玉米粒 100g,胡萝卜、精盐各适量。

功效:补脾益气,扶正祛邪。

适应证:脾胃虚弱,气血不足,机体免疫功能低下。

方解:香菇多糖能提高辅助性 T 细胞的活力,具有调节机体免疫功能的作用。鸡胸肉蛋白质含量较高,且易被人体吸收入,有增强体力,强壮身体的作用。本食疗方可用于身体虚弱、免疫功能低下的病毒性角膜炎患者。

制法:将玉米粒淘净,放入汤锅,注入适量清水,开大火煮开,煮滚后转小火,放入胡萝卜丁、香菇片,搅拌均匀再煮至断生后,将鸡胸肉倒进锅中,用筷子搅开,使之快速烫熟,加入精盐即可。

用法:当早餐,7 日为 1 个疗程。

2. 清热解毒饮

组成:大青叶 15g,鱼腥草 20g,连翘 10g,蜂蜜适量(糖尿病患者不加蜂蜜)。

功效:祛风解表,清热解毒。

适应证:各种病毒性感染疾病。

方解:大青叶与鱼腥草均具有良好的清热解毒、凉血清痈的功效,现代研究发现此二药均具有抗病原微生物作用。蒲公英能入阳明胃经、厥阴肝经,凉血解热,消肿散结,上述四种食材搭配一起具有祛风解表、清热解毒的功效。

制法:上述 4 种食材同放入砂锅内,加适量水煎熬 30 分钟后至 200ml 取汁,另加适量水再熬 30 分钟后至 200ml 取汁,把 2 次的食汁混合均匀即可。

用法:每日 2 次,服用 7 日为 1 个疗程。

3. 桑叶鱼腥草汤

组成:桑叶 10g,鱼腥草 30g,红枣 10 个。

功效:祛风散热。

适应证:风热上扰导致的病毒性角膜炎。

方解:桑叶疏散风热,鱼腥草清热解毒,红枣调补脾胃,三者相伍具扶正祛邪之功效。现代研究:红枣含有较丰富的维生素 A、B_2 与 C;桑叶含有胡萝卜素与维生素 B_1;鱼腥草能抑制单纯疱疹病毒。因此,本方具有增强机体及角膜免疫力与抑制单纯疱疹病毒的双重作用,可用于单纯疱疹性角膜炎发作期的辅助治疗及抗复发治疗。

制法:把桑叶、鱼腥草、红枣洗净,一同放入砂锅内加水适量,每次水煎 30 分钟取汁。每日 2 次。

用法:每日 2 次服用,7 日为 1 个疗程。

4. 清热猪肝饮

组成:西瓜皮 30g,莲子心 3g,猪肝 30g,红枣 10 个。

功效:清热泻火。

适应证:各种病毒性感染角膜炎。

方解:西瓜皮、红枣中维生素 C 含量丰富,猪肝中富含维生素 A 和 B。

制法:水煎 2 次,分 2 次服。

用法:头汁、二汁分开服,间隔 3 小时。7 日为 1 个疗程。

【名医经验】

庞凤、于玲玲治疗病毒性角膜内皮炎,发病早期治宜祛风清热散邪,方选新制柴连汤,组成:柴胡 12g、蔓荆子 15g、荆芥 12g、防风 9g、黄连 6g、黄芩 12g、栀子 9g、木通 6g、甘草 6g,睫状充血较重者加金银花、蒲公英各 15g 以清热解毒,角膜水肿重者加车前子、芫蔚子各 15g 以利水消肿。后期以养阴祛邪为主,方选地黄丸加减,组成:生地黄 20g、熟地黄 20g、当归 18g、羌活 12g、防风 9g、白芍 15g、玄参 12g、甘草 6g,有翳障生成者加丹参 15g、蝉蜕 12g、木贼 9g 活血退翳。

(张铭连　张培成　常永业)

第三十三章　角膜代谢性疾病

第一节　氨基酸和蛋白质代谢紊乱性疾病

一、卟啉病

卟啉病包括一组体内卟啉代谢紊乱引起的代谢性疾病,可出现皮肤、腹部、神经症状和眼部损害。合成物相关的酶异常为特征,导致成为卟啉的多种荧光色素中间产物集聚的疾病。卟啉病分为两类:一种为红细胞卟啉病,卟啉堆积在红细胞;另一种称为肝卟啉病,卟啉在肝脏集聚。

【病因及发病机制】

该病原因不明,与遗传有关,许多病例因缺乏与卟啉代谢有关的酶所致,导致卟啉及其代谢产物蓄积在体内。临床分为两大类:红细胞生成性卟啉病和肝性卟啉病,各类又可以分为不同的亚型。卟啉有光致敏性,具有特殊的光吸收光谱,以波长405nm最为明显,卟啉及其衍生物吸收光后发出红色荧光,破坏皮肤溶酶体产生皮肤病变。卟啉的前体还可以引起腹部和神经症状。

【临床表现】

1. 全身表现　主要为皮肤、腹部及神经精神三大症候群。

(1)皮肤病变:是卟啉病最常见的病变,主要由光照射引起。皮肤受光照后出现红斑、疱疹,之后结痂形成瘢痕,引起畸形和色素沉着。患者可有特殊的紫色面容,严重病例的鼻、耳、手指等部位常因严重的皮肤损害而变为畸形。

(2)腹部病变:周期性发作的急性腹痛,可伴恶心、呕吐。

(3)神经精神症状:受损部位不同,其症状不同。周围神经病变时,出现下肢疼痛,感觉异常;脊髓神经病变时,出现截瘫或四肢瘫痪及脑部神经症状。

2. 眼部表现　卟啉病可影响眼部多种组织,病变呈多样性。眉毛或稀疏或稠密,或中央连眉。眼睑可出现水疱、瘢痕和色素沉着,眼睑瘢痕严重时可引起睑外翻。结膜出现水疱,形成睑球粘连继而结膜囊狭窄,可有泪小点、泪小管狭窄,结膜囊缩窄与其下巩膜发生粘连。如暴露角膜则形成暴露性角膜炎、角膜大泡,之后形成角膜云翳或白斑,严重者可致角膜穿孔。部分病例可有角膜周边变薄,在Bowmans层有多个小结晶,深层角膜基质混浊。巩膜病变主要为巩膜软化、穿孔和炎症。眼底表现早期为视网膜上有棕色棉绒斑,3周后转变为致密、黑色圆形团块,有时可见视网膜出血和散在的环形脉络膜损害,可有视神经萎缩。

【诊断及鉴别诊断】

该病临床表现多端,诊断时需要提高警惕。如遇到原因不明的腹痛、光敏感性皮肤损害及神经精神症状的患者,应考虑卟啉病的可能。

结膜病变应与天疱疮样瘢痕相区别。角膜病变与维生素 A 缺乏所致的角膜软化及免疫性疾病引起的角膜周边病变相区别,对病例进行尿和卟啉的检查,对本病有重要价值。

【治疗】

1. 全身治疗　避免阳光照射,口服 β- 胡萝卜素可以减轻皮肤对光的敏感性;长期溶血性贫血行脾切除;急性发作者予葡萄糖口服或静脉滴注。腹痛和有精神神经症状者予氯丙嗪口服。避免劳累、精神刺激和饥饿、防止感染都有一定的预防作用。

2. 眼部治疗　对于暴露性角膜炎者给予湿房治疗或睑裂缝合,抗生素滴眼液以预防感染,对于巩膜炎者予糖皮质激素治疗,角膜或巩膜病变严重可以考虑角膜移植或巩膜移植。

二、胱氨酸病

胱氨酸病是一种少见的常染色体隐性遗传胱氨酸贮积病。

【病因及发病机制】

胱氨酸病病因尚不明确,目前认为由于溶酶体胱氨酸转运系统缺陷所致。胱氨酸在细胞内异常聚集,引起相应的病变,循环白细胞、成纤维细胞核巨噬细胞的贮脂膜中可见胱氨酸。

【临床表现】

通常儿童时期发病,伴有 Fanconi 综合征,有时眼部和全身胱氨酸贮积发生在成年人,不伴有肾脏疾病。胱氨酸病由骨髓、肝脏、脾、淋巴系统和肾的网状内皮细胞内胱氨酸结晶沉积所致。胱氨酸病有 3 种临床分型。婴儿型常伴有 Fanconi 综合征,后者是一组生理异常的代名词,包括肾小管功能不良、显著的糖尿、氨基酸尿、磷酸盐尿和肾小管酸中毒,是一种严重的常染色体隐性遗传性疾病,患儿可能在 10 岁左右死亡。患儿在出生后最初几个月且伴有生长发育迟缓的严重佝偻病,伴有继发性甲状旁腺功能亢进和可致肾衰的频发肾盂肾炎。成人型多为眼部病变,为良性。少年型介于婴儿型和成人型之间,眼部表现主要为角结膜病,伴有发热和肾脏病变。

胱氨酸疾病眼部表现以角膜胱氨酸结晶沉积为特征。这些结晶呈闪光、多色性,针尖样或矩形,分布于角膜前基质层,周边部略明显。眼部最常见的症状为轻度畏光,也有患者以眩光增加、触觉降低和视力下降为主诉。婴儿型胱氨酸病 6 个月即可出现角膜结晶,并引起强烈眩光。而成人型胱氨酸病眼部症状可能是疾病仅有的表现。结晶可出现于各层角膜基质,如果结晶分布广泛,可引起视力降低。角膜厚度增加可能是亚临床角膜水肿的反映。角膜敏感性降低。

已经证实在虹膜、睫状体、脉络膜和视网膜色素上皮的细胞内存在结晶。也会出现伴有广泛变性和色素上皮脱失的视网膜病变。这些周边部眼底异常可能先于角膜沉积物出现,有助于早期诊断。胱氨酸结晶在脉络膜和色素上皮沉积可致结晶性黄斑病变。成人型胱氨酸病可以发生视网膜劈裂和视网膜脱离。少年型可出现角膜结晶和肾脏病变,但没有视网膜病变。

【诊断及鉴别诊断】

根据临床表现、血和尿胱氨酸含量增高可以做出诊断。结膜活检见细胞内出现特征性结晶有助于诊断。

胱氨酸病需与包括病变蛋白血症在内的其他角膜沉积病相鉴别。结膜活体组织检查是一种有效的诊断方法,胱氨酸可以被提取并通过色谱层析柱进行分析,特征性的视网膜损害也有助于诊断。

【治疗】

饮食限制无效,因为胱氨酸来源于必需氨基酸蛋白的体内合成。一些患者已经成功实施了肾移植手术。钾替代疗法逆转慢性酸中毒及维生素 D 促进正常骨质钙化都是非常重要的。

服用巯基乙胺可以阻止胱氨酸病的并发症发生,并且去除已形成的结晶。该药的主要问题是其口味和气味,巯基乙胺滴眼液可阻止结晶沉积于角膜。成人型胱氨酸病为良性,无需治疗。

三、高酪氨酸血症Ⅱ型

【病因及发病机制】

高酪氨酸血症Ⅱ型为一类少见的氨基酸代谢异常病,因体内酪氨酸氨基转移酶缺乏引起酪氨酸代谢紊乱,过多的酪氨酸出现在血液、尿液中,沉积于某些组织,引起相应的改变。本病为常染色体隐性遗传病。

【临床表现】

1. 全身表现　手掌、脚掌过度角化,常伴智力障碍。

2. 眼部表现　病变主要局限于角膜和结膜。角膜病变是因酪氨酸结晶沉淀于角膜上,造成上皮及上皮下的混浊,有时伴角膜新生血管和角膜水肿,角膜可表现为小的局限性上皮缺损,或呈星状、树枝状、地图状或斑状浅层溃疡,伴有角膜混浊,结膜表现为充血、增厚、混浊,视力有不同程度的下降,有时伴有斜视和白内障。

【诊断及鉴别诊断】

根据临床表现,血生化和尿改变可做出诊断及鉴别诊断。

【治疗】

低酪氨酸和低苯丙氨酸饮食治疗。

四、黑酸尿症

【病因及发病机制】

黑酸尿症是一类少见的氨基酸代谢异常病。尿黑酸是苯丙氨酸、代谢的中间产物,在尿黑酸氧化酶作用下进一步分解。因尿黑酸氧化酶缺乏,尿黑酸不能分解为终产物而在体内聚集,经氧化聚合转变为黑色不溶性物沉积于组织中,又称褐黄病。属常染色体隐性遗传病。

【临床表现】

1. 全身表现　全身色素沉着和黑色尿。

2. 眼部表现　双眼角膜周边部上皮下及浅层基质有色素沉着,色素颗粒数目不一、分散排列,呈针尖大小,有的如水滴状,颜色深浅不一,呈淡棕色至深黑色。结膜和巩膜浅层组织也常有色素沉着。随年龄增长,颜色进行性增黑,病变范围逐渐增大。

【诊断及鉴别诊断】

根据临床表现、血生化和尿改变可做出诊断及鉴别。

【治疗】

治疗用维生素和类固醇激素治疗。

五、淀粉样变性

【病因及发病机制】

淀粉是一种酸性玻璃样物质,与刚果红亲和力强,有 A、B 两型。A 型是一种非免疫球蛋白,B 型是免疫球蛋白轻链的一个片段。淀粉沉积与结构蛋白 P 或 AP 有关,可沉积于全身多个组织,也可沉积于一种组织中。该病发病机制不很明确,主要有 3 种解释:巨噬细胞分解沉积的抗原抗体复合物的结果;合成的免疫球蛋白溶解度下降;基因缺陷合成异常轻链。

【临床表现】

淀粉样变性有多种分型方法。按照 Reiman 分型法分为 4 型:①L 型(原发性淀粉样变性):在发现淀粉样变性前无其他疾病,淀粉主要沉积在心脏、肾脏等中胚叶组织,肾脏中常有 Bence Jones 蛋白。②Ⅱ型(局部继发角膜淀粉样变性):常发生于患有肿瘤、感染、风湿性关节炎等慢性疾病的患者,常侵犯肝、脾、肠等组织,常无 Bence Jones 蛋白。③Ⅲ型(肿瘤引起的淀粉样变性):常见于骨髓瘤等间质细胞,淀粉主要沉积于皮肤、眼和泌尿系统。④Ⅳ型(家族性淀粉样变性):淀粉沉积于不同组织,表现各异,有遗传性。

淀粉可沉积于眼睑、结膜、角膜、虹膜、玻璃体、眶等多个部位。除玻璃体外,多与各部位的局限性炎症有关,如沙眼、角膜基质炎、角膜瘢痕、虹膜炎等。眼睑皮肤表现为小的局限性淡黄色蜡状丘疹,结膜也表现为淡黄色结节,有时疑为肿瘤。典型的改变为铺路石样状混浊,有时表现为网状、胶冻状或水滴状变性。玻璃体淀粉样变性常为家族性淀粉样变性的表现之一,玻璃体混浊为单侧或双侧。有时伴有虹膜节段性萎缩和瞳孔不规则。

【诊断及鉴别诊断】

根据临床特征诊断及鉴别。

【治疗】

1. 主要治疗原发病。

2. 如角膜变性严重影响视力,考虑行角膜移植。

◉ | 第二节　嘌呤和嘧啶代谢紊乱性疾病

一、痛风

痛风是因长期嘌呤代谢紊乱所致的一类代谢性疾病,嘌呤代谢后生成尿酸,如嘌呤摄入过多,或尿酸排出受阻,均可引起血中尿酸含量增高,过多的尿酸形成结晶并沉积在体内多种组织引起病变。

【病因及发病机制】

痛风临床上可分为原发性和继发性两大类:原发性痛风是一类先天性代谢性疾病,有家族遗传倾向,临床特点为高尿酸血症、复发性关节炎、痛风结石沉积;继发性痛风由一些血液病、化疗、放疗、大量摄入嘌呤、肥胖以及酗酒等引起,仅有血尿酸浓度升高而无临床症状时称为高尿酸血症,有临床症状时成为痛风。痛风典型的组织学改变是痛风结节,其中间为尿酸结晶体,周围围绕以炎性细胞。痛风结节可位于软骨、骨髓、筋膜、肾脏、角膜、巩膜和睑板等部位,引起相应部位的结石和炎症反应。

【临床表现】

1. 全身表现 痛风的自然病程包括 3 个阶段:无症状的高尿酸血症、急性痛风性关节炎和慢性痛风性关节炎。无症状时仅表现为血尿酸增高。多数患者急性发作时表现为足痛风,踝、膝、腕等部位也易受累。饮食、精神和体质等因素可引起痛风发作。慢性痛风性关节炎与尿酸沉积于软骨、滑膜、筋膜和软组织有关,痛风石沉积后引起关节水肿和畸形。

2. 眼部表现 以角膜炎和邻近角膜缘的表层巩膜炎为特征。角膜表现为反复发作性角膜基质炎,与痛风性关节炎相伴。患者有灼热、刺痛、畏光、流泪等刺激症状,并有程度不等的视力障碍,结膜血管扩张、弯曲,而无分泌物。结膜、眼睑皮下可见痛风结节;有时表现为表层巩膜炎、虹膜睫状体炎和眼筋膜炎。长期炎症发作后表现为带状角膜变性。角膜刮片后镜检见角膜上皮细胞核中有尿酸结晶。

【诊断及鉴别诊断】

1. 家族史。

2. 发病年龄以及典型的关节炎、眼部表现。

3. 血尿酸增高。

与下列疾病相鉴别:

1. 眼部痛风应与尿酸性角膜炎相鉴别,后者为不确定的病因导致的一种局限性角膜营养不良,与痛风无关。尿酸水平升高、痛风性关节炎的典型发作病史和痛风史有助于鉴别诊断。

2. 角膜尿酸盐沉积需与其他代谢性疾病的角膜沉积物和药物性角膜沉积物相鉴别,后者没有高尿酸血症和典型痛风的临床特征。

【治疗】

1. 全身治疗急性发作期的治疗目的是终止发作、预防复发、预防和移除尿酸在关节和角膜的沉积。此期用秋水仙碱、吲哚美辛、保泰松等减轻炎症反应,应用丙磺舒、别嘌呤醇等降低血中尿酸水平。

2. 眼部治疗发生角膜基质炎时,可散瞳、热敷,用皮质类固醇药物点眼或结膜下注射。有时需要手术去除结膜和角膜浅层的痛风结节,配合应用尿酸酶效果更好。除带状角膜病变时可用激光治疗或板层角膜移植。

二、着色性干皮病

【病因及发病机制】

着色性干皮病(xeroderma pigmentosum)是一种常染色体隐性遗传性疾病,是紫外线损害 DNA 后细胞对其修复能力的缺陷所致,但目前尚未找到缺陷相关的酶。

【临床表现】

1. 暴露于阳光的皮肤色素沉着、干燥、鳞片状变,甚至导致良性或恶性皮肤肿瘤。

2. 眼部表现　包括眼睑肿瘤如基底及鳞状细胞癌,眼睑变形及内翻,复发性结膜炎,角膜瘢痕、新生血管及鳞状细胞癌。

【诊断及鉴别诊断】

根据全身及眼部表现特征诊断及鉴别此病。

【治疗】

1. 应用阳光防护剂,避免阳光照射。

2. 如有肿瘤尽早切除,角膜病变行穿透性角膜移植术。

| 第三节　脂质代谢紊乱性疾病

一、黏脂贮积病

黏脂贮积病是一种由酸性黏多糖、神经鞘脂和糖脂异常集聚于内脏、结缔组织和角膜等组织的遗传性代谢性疾病。

【病因及发病机制】

常染色体隐性遗传,具体病因不详,可能与糖和脂质代谢相关酶类如溶酶体酸性水解酶类缺陷有关,常发生角膜混浊、精神性运动迟缓和其他与该组疾病相关的全身异常。

【临床表现】

1. Ⅰ型　出生早期生长正常,10 岁后生长缓慢,神经发育迟缓,部分患者有肝脾肿大。角膜混浊少见,但角膜混浊常与黄斑樱桃红点相伴出现,也可能伴有轮辐状白内障、视网膜和结膜血管迂曲、斜视。组织学显示在结膜和角膜上皮细胞内可见包涵体液泡。

2. Ⅱ型　严重生长缓慢、神经发育迟缓,具有 Hurler 综合征面容。常伴有双侧角膜混浊、早期皮质性白内障和双眼球突出,也可能出现青光眼、大角膜、视神经萎缩、视网膜无血管和严重的视网膜病变性。

3. Ⅲ型　肌肉、骨骼发育异常,如身材小、颈短、脊柱侧凸、髋关节发育异常、关节运动障碍。精神发育中度迟缓,有时有 Hurler 综合征面容。肾脏病变较轻,角膜表现为轻度混浊。

4. Ⅳ型　出生时或婴儿期严重的角膜云翳、眼痛和角膜表面不规则为特征。光镜下可见肿大的含有泡沫细胞质的角膜和结膜细胞及空泡状角膜细胞,这些物质可能是磷脂。患者也可出现白内障、外层视网膜病变和视神经萎缩。

【诊断及鉴别诊断】

全身及眼部病变特征诊断。

其中Ⅳ型可根据早期出现严重的角膜病变与其他型黏脂贮积病相鉴别。

【治疗】

目前无有效治疗方法,有报道在Ⅳ型患者实施受累角膜、结膜上皮移植术后,角膜变透明。

二、Fabry 病

性连锁隐性遗传缺陷导致的磷脂蓄积疾病,其蓄积在角膜导致角膜的浅层混浊,临床较为少见。

【病因及发病机制】

是一种少见的局限性磷脂贮积病,因 α- 半乳糖苷酶缺陷,引起磷脂在组织内沉积。属性连锁性遗传病,患者全部为男性,女性为携带者,无症状或有轻微症状。

【临床表现】

1. 全身表现　皮肤表现为呈簇状分布的紫红色、棕色小点(毛细血管角化瘤),主要分布于会阴及腰骶部。伴心血管及肾脏损害、神经系统损害,指、趾痛。

2. 眼部表现　角膜为小的漩涡状浅层混浊,由神经鞘脂在角膜上皮中沉积而形成。结膜血管扩张、迂曲,前囊下晶状体混浊,视网膜水肿,视神经水肿、萎缩。

3. 半乳糖苷酶 A 活性降低。

4. 基因检测　是诊断的金指标,尤其无病理检查的女性杂合子患者,可提取外周血 DNA 或 RNA、或提取头发毛囊 DNA 进行 GLA 基因检测。

【诊断及鉴别诊断】

根据临床表现、实验室检查、家族史综合判断,确诊需依靠酶学检查和基因检测。

需与胺碘酮和氯喹治疗引起的角膜混浊进行鉴别。

【治疗】

1. 半乳糖苷酶 A 替代治疗。

2. 视肾损害程度,酌情行肾移植。

3. 角膜、晶状体混浊影响视力者可行角膜移植和白内障手术。

三、高脂蛋白血症

血浆脂质中一种或多种脂质的浓度超过正常,引起的角膜类混浊、变性以及眼睑、结膜和视网膜疣样病变。

【病因及发病机制】

血浆中脂蛋白含量异常增高,引起各组织细胞摄取脂质量增加,导致组织细胞出现脂肪样变性。血浆脂质、载脂蛋白含量超过正常高限均称为高脂蛋白血症。

【临床表现】

该病分为 5 型,临床表现各有特点。

1. Ⅰ型　全身表现主要为肝脾肿大、发作性腰痛。眼部主要表现为眼睑和视网膜黄疣。

2. Ⅱ型　全身表现为冠状动脉病变。眼部病变为角膜类脂环、角膜脂样变性、结膜黄疣和黄斑疣。

3. Ⅲ型　主要为小血管和冠状动脉的病变。眼部表现为角膜类脂环、视网膜黄疣和黄斑疣。

4. Ⅳ型　全身表现为黄疣、小血管和冠状动脉病变、痛风和糖尿病等。眼部表现为角膜类脂质环、视网膜黄疣和黄斑疣。

5. Ⅴ型　全身表现为腹痛、黄疣、肝脾大;眼部表现为眼睑黄疣和网膜黄疣。

【诊断及鉴别诊断】

1. 全身和眼部的临床表现。

2. 实验室检查血脂升高。

【治疗】

治疗原发病,全身应用降低血脂的药物,低脂饮食。

四、家族性血浆胆固醇脂缺乏症

因卵磷脂 - 胆固醇酰基转移酶缺乏,胆固醇与胆固醇脂之间的平衡破坏,引起的脂类代谢异常病。近角膜缘处的基质内有大量小点组成的环形混浊,其外侧的边界不清,有时在混浊的周边部后弹力层附近有结晶。

五、丹吉尔病

为常染色体隐性遗传病,与血浆高密度脂蛋白缺乏有关。角膜病变为基质混浊,后部基质表现为多数混浊的小点,有时呈涡状,不呈环状或弧形,因胆固醇脂沉积所致。

六、组织细胞增多病

嗜酸性粒细胞肉芽肿、非类脂组织细胞增多病、慢性特发性黄瘤病的统称。眼睑表现为大的黄瘤,角膜周边部各层内有黄白色浸润。

第四节　与糖代谢异常相关的疾病

一、糖尿病性角膜病变

眼部可并发糖尿病视网膜病变,糖尿病性白内障和糖尿病性角膜病变。研究表明47%~64% 的糖尿病患者可发生糖尿病性角膜病变。高血糖通过改变角膜形态、代谢和生理影响角膜各层次结构,包括角膜上皮、角膜神经、泪膜、内皮细胞等,造成不同程度的损害。

【病因及发病机制】

糖尿病性角膜病变主要与高糖环境下基因表达异常、生长因子反应异常、神经营养因子异常、多肽蛋白异常、角膜神经损害和氧化应激等过程有关,导致 Schwann 细胞不规则和轴索变性、半桥粒数量减少和进入基质的锚定原纤维穿透性降低,进而导致泪液分泌减少,影响角膜上皮、神经、角膜基质和角膜内皮细胞的形态和功能。

【临床表现】

角膜感觉减退、泪液分泌减少、泪液渗透压升高、泪膜稳定性下降、角膜透明度降低、点状上皮着色、神经营养不良性溃疡、角膜上皮缺损和角膜上皮愈合延迟。临床共聚焦显微镜检查可见角膜上皮下神经稀疏、变细、分支减少。角膜内皮镜检查可见六边形细胞比例降低,细胞大小不一。

【诊断及鉴别诊断】

1. 有糖尿病病史。

2. 典型的角膜刺激症状和眼部的临床特征。

3. 共聚焦显微镜和角膜内皮镜检查可协助诊断。

【治疗】

1. 血糖控制在正常范围内。

2.眼局部应用人工泪液、自体血清、生长因子、低中浓度的糖皮质激素治疗眼干燥症，改善眼表微环境。

3.对于角膜上皮缺损、糜烂者可以应用药物和角膜绷带镜治疗。

4.避免角膜的损伤，尤其是玻璃体视网膜手术中注意保护角膜。

二、黏多糖贮积病

黏多糖蓄积症是一组密切相关的遗传性疾病，因一种或多种与黏多糖代谢有关的酶缺乏引起的黏多糖代谢障碍而存积在多种组织内引起病变，沉积于角膜引起角膜混浊。

【病因及发病机制】

黏多糖贮积病是由于降解黏多糖的溶酶体酸性水解酶缺乏而导致黏多糖聚集的先天性代谢异常。正常角膜含 4.0%~4.5% 的黏多糖。其中 50% 是硫酸角质素，25% 是软骨素，25% 是硫酸 4- 软骨素。在黏多醣症患者体内，过量的皮肤素和硫酸角质素在角膜聚积，硫酸类肝素在视网膜和中枢神经系统积聚，从而导致角膜混浊。

【临床表现】

其主要累及骨骼发育异常，肝脏、脾脏病变以及智力低下。眼部各型表现存在区别，角膜基质混浊，严重者累及内皮，除Ⅶ型外均可发生视神经萎缩。

临床上分为 8 型，各型特点如下：

1. Hurler 综合征　常染色体隐性遗传病，缺陷酶为 a- 左旋艾杜糖醛酸酶。

（1）全身表现主要为侏儒症，面部畸形，腹部隆凸，关节痉挛和神经障碍。

（2）眼部表现主要为角膜混浊。最初混浊位于角膜前部基质，为细小灰色点状混浊，之后累及后部基质和角膜内皮。组织学检查可见角膜中有大的气球样巨噬细胞，常有视网膜色素变性和视神经萎缩。

2. Scheie's 综合征　常染色体隐性遗传病，缺陷酶为 α-L-艾杜糖醛酸酶。

（1）全身表现主要为爪状手，畸形足。

（2）眼部表现出生时即有较重的角膜混浊，以周边部位为重，角膜变厚、水肿，但病变进展缓慢。组织学检查角膜细胞内有黏多糖蓄积，可见泡样或多形包涵体。

3. Hunter 综合征　性连锁隐性遗传病，缺陷酶为硫酸爱杜糖醛酸硫酸酯酶。

（1）全身表现与 Hunler 综合征基本相同，另外还有骨骼异常、关节运动受限、肝大、耳聋、心血管病变等，患者常于 30 岁之前死于心衰。

（2）眼部表现主要为视网膜色素变性和视神经萎缩，无角膜混浊。

4. Sanfilippo's 综合征常染色体隐性遗传，缺陷酶为硫酸乙醛肝素硫酸酯酶，N- 乙酰 -a-D 氨基葡萄糖苷酶。

（1）全身表现主要为严重的精神障碍和关节运动障碍，常于 14 岁前死亡。

（2）眼部表现为视网膜色素变性和视神经萎缩，不发生角膜混浊。

5. Morquio's 综合征　常染色体隐性遗传，缺陷酶为 N- 乙酰 - 半乳糖胺 - 硫酸酯酶。

（1）全身表现侏儒症、膝外翻、上颌凸起等。

（2）眼部变现 10 岁前稍有角膜混浊，10 岁后明显，为中度角膜基质混浊。无视网膜病变和视神经萎缩。

6. Maroteaux-Lamy 综合征　常染色体隐性遗传，缺陷酶为硫酸酯酶。

（1）全身表现主要为骨的改变,腰部脊柱后凸、胸骨后凸、膝外翻、面部畸形。

（2）眼部表现角膜轻中度水肿,角膜中有脂质样和黏多糖储积,可见视乳头水肿和萎缩。

7. β- 葡萄糖醛酸酶缺乏症　属黏多糖贮积症Ⅶ,是一种常染色体隐性遗传,由于硫酸皮肤素沉积在组织内而使骨骼发育不良,可有肝脾大和精神发育迟缓,未见有眼部病变。

8. 葡萄糖 6- 磷酸酶缺乏　其特征改变为肝肾肿大及发作性低血糖。临床表现为发育迟缓、面颈部肥胖、腹部膨隆、巨型肝、高脂血症及黄瘤。眼部表现为角膜周边部有浅棕色混浊,黄瘤周围有散在黄色病变。

【诊断及鉴别诊断】

根据全身和眼部病变特征诊断及鉴别。

【治疗】

可进行角膜移植,但出生时就存在视力障碍者治疗效果不佳。

第五节　其他代谢性疾病

一、带状角膜变性

角膜钙沉着可出现在从眼局部炎症到广泛全身代谢病的多种情况,最常见的角膜钙化是角膜带状变性,弥漫性角膜钙化合并结膜钙化有时也会出现。

【病因及发病机制】

病因包括甲状旁腺功能亢进、低磷酸血症、饮食因素、肾衰竭、肿瘤和炎症性疾病、角膜瘢痕、虹膜睫状体炎、眼干燥症等。

【临床表现】

不同程度的视力下降,睑裂区角膜前弹力层出现灰白色钙质沉着,其病变区与角膜缘之间有透明的角膜。早期多数情况下变性带只累及周边角膜,严重时累及角膜中央发展,形成跨睑裂区角膜的带状混浊,常为灰白色或白色斑片状,略高出角膜表面。组织学表现为钙沉积在前弹力层或其周围。

【诊断及鉴别诊断】

1. 引起钙代谢异常的疾病。

2. 典型的角膜病变。

3. 组织学检查有助于疾病的诊断。

【治疗】

1. 去除病因和危险因素。

2. 早期可应用螯合剂。

3. 影响视力或美观时,可以在表面麻醉下刮除变性的角膜和前弹力层,配戴角膜绷带镜,也可以应用准分子激光进行 PTK 治疗。

4. 角膜混浊严重病变较深的患者可以进行角膜板层移植。

二、肝豆状核变性

遗传缺陷导致的铜代谢障碍,铜沉积在多种组织,导致的相应的组织改变和功能异常。

【病因及发病机制】

肝豆状核变性是一种 13 号染色体的基因 ATP7B 突变,而引起 ATP 酶功能减弱或消失,而引起铜代谢障碍。这种病的特征是几乎身体所有组织都有游离铜沉积,尤其是肝、脑基底神经节、肾和角膜。

【临床表现】

眼科最常见的特征为 K-F 环,特征性的眼部表现是周边角膜 K-F 环。该环在周边角膜 1~3mm 宽的铜沉积,位于后弹力层,呈常呈棕黄色,也可为绿、蓝、红或这些颜色的任意组合。除非有角膜胚胎环,否则周边没有清亮区。螯合剂治疗或限制饮食中铜摄入可使 K-F 环消失。15%~20% 的患者铜沉积在晶体中央前囊膜,呈棕黄色圆盘状,周边呈放射状,典型的呈葵花状,称葵花状白内障,是 Wilson 病眼部的另一特征。肝豆状核变性患者有共济失调、肝脾大、肝硬化和进行性神经受损。该病呈常染色体隐性遗传。

【诊断及鉴别诊断】

1. 肝病史或肝病合并锥体外系病症。

2. 血清铜蓝蛋白显著降低和 / 或肝铜增加。

3. 角膜 K-F 环。

4. 家族病史。

【治疗】

1. 限制铜的摄入。

2. 口服青霉胺可增加铜的排泄,或可肌内注射二巯基丙醇或二巯基丁酸钠。

三、金质沉着症

在类风湿和其他胶原性疾病中,有时用肌内注射金的疗法,如总量 1 500mg 或每周注射 25mg,连用 6 个月,多数患者发生金沉积症。

金沉积于角膜内有两种表现形式:一种表现为角膜各层散在大量黄棕色闪光小点,有时呈涡状排列;球结膜和晶体前囊也有金沉积,常无症状;另一表现是边缘性角膜溃疡和角膜炎,表现为基底向角膜缘的半月形溃疡,愈合后为白色浅层混浊。停用金治疗后沉着逐渐消退,青霉胺能抑制金引起的毒性反应。

四、银沉着症

局部用银制剂或长期与银的化合物接触可引起银在眼部的沉积,目前临床已很少见。角膜深层基质和后弹力层有小的蓝灰或绿色沉着点,结膜、泪阜、眼睑皮肤呈蓝灰色表现,银也可沉积于泪囊和晶体,一般不影响视力。

（张印博　张铭连　黄雄高）

第一节 细菌性角膜炎

一、肺炎链球菌性角膜炎

肺炎链球菌性角膜炎（pneumococcus keratittis）又称匐行性角膜溃疡或前房积脓性角膜溃疡，是常见的革兰氏阳性球菌所引起的急性化脓性角膜炎，具有典型革兰氏阳球菌所特有的角膜体征，局限性椭圆形溃疡伴前房积脓，如感染未得到控制，会导致角膜穿孔甚至眼内炎。

【病因及发病机制】

1. 主要致病菌存在于呼吸道黏膜。肺炎链球菌（streptococcus pneumonia），是革兰氏阳性双球菌，直径 0.5~1.2μm，以第 4 血清型最多见，菌体呈弹头或卵圆状、宽端相对、尖端向外成双排列，周围有多糖荚膜（具有抗原性和抗嗜中性粒细胞的吞噬作用）故容易侵入角膜组织并迅速扩散。

2. 本病好发于夏秋农忙季节，多见于农民、工人及年老体弱、营养不良者。婴幼儿或儿童少见。

3. 多数患者有角膜外伤史，如树状、谷穗、指甲、睫毛等擦伤，或有灰尘、泥土等异物及异物取出病史。

4. 长期应用肾上腺皮质激素。

5. 近来偶有佩戴角膜接触镜而引起者。

6. 慢性泪囊炎、结膜炎、沙眼、眼睑闭合不全也是引起本病的主要因素。

【临床表现】

1. 本病起病急、发展迅速，常在角膜受伤后 1~2 日发病。

2. 初期患眼表现有异物感、刺痛、畏光、流泪、眼睑红肿痉挛和视力下降。

3. 角膜缘混合充血，球结膜水肿。

4. 角膜损伤处（多位于中央）出现粟粒大小灰白色微隆起浸润灶，周围角膜混浊、水肿。1~2 日后，病灶扩大至数毫米，表面溃烂形成溃疡，向周围及深部发展。其进行缘（溃疡的浸润越过溃疡边缘）多潜行于基质中，呈穿凿状，向中央匐行性进展，另一侧比较整齐，炎症浸润较静止（图 34-1-1）。

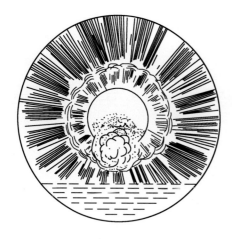

图 34-1-1　肺炎链球菌性角膜炎正面

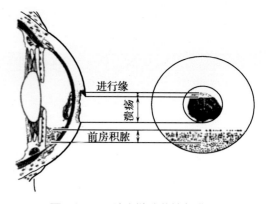

图 34-1-2　肺炎链球菌性角膜炎

5. 有个别病例的浸润灶表面不发生溃疡,而是向基质内形成致密的黄白色脓疡病灶。伴有放射状后弹力膜皱褶形成。

6. 严重的虹膜睫状体炎反应也是本病特征之一,由于细菌毒素不断渗入前房,刺激虹膜睫状体,可出现瞳孔缩小,角膜后沉着物,房水混浊及前房积脓,有时可占前房 1/3~1/2 容积(图 34-1-2)。

7. 当溃疡继续向深部发展,坏死组织不断脱落,可导致后弹力膜膨出或穿孔,前房积脓,造成眼内感染,发展成为眼内炎,最终导致眼球萎缩。

【诊断及鉴别诊断】

1. 有角膜外伤、慢性泪囊炎或长期应用肾上腺皮质激素病史。

2. 起病急,大多从角膜中央出现浸润病灶(图 34-1-3)。

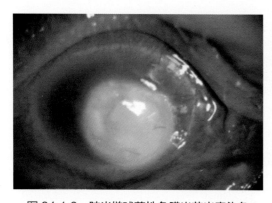

图 34-1-3　肺炎链球菌性角膜炎荧光素染色

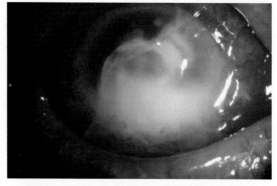

图 34-1-4　肺炎链球菌性角膜炎伴前房积脓

3. 常伴有前房积脓(图 34-1-4),灰白色局限性溃疡呈椭圆形匍行性进展,很快向混浊、水肿的基质层发展,形成深部脓疡,如处治不当会造成角膜穿孔。

4. 角膜后纤维蛋白沉着及放射状后弹力层皱褶病灶刮片发现有革兰氏染色阳性双球菌,结合溃疡的典型体征。

5. 细菌学诊断需细菌培养证实有肺炎链球菌感染。

肺炎链球菌性角膜炎主要应与铜绿假单胞菌性角膜炎、真菌性角膜炎和单纯疱疹性角膜炎相互鉴别（表 34-1-1）。

表 34-1-1　肺炎链球菌性角膜炎、铜绿假单胞菌性角膜炎、真菌性角膜炎、单纯疱疹性角膜炎鉴别表

鉴别要点	肺炎链球菌性角膜炎	铜绿假单胞菌性角膜炎	真菌性角膜炎	单纯疱疹性角膜炎
起病情况	较急，发展较快，常有角膜外伤、慢性泪囊炎等病史	急，发展迅猛，常有角膜异物取出、戴角膜接触镜等病史	发展较慢，常有植物性所致角膜外伤史	发展慢，易反复发作，结膜反应轻，但病程迁延
潜伏期	1~2 日	6~24 小时	2 日以上	3~9 日
刺激症状	重	极重	较重	轻
分泌物	分泌物较少、黄白色、脓性	分泌物多、淡绿色、脓性、有臭味	分泌物少、黏液脓性	水样分泌物
溃疡形态	圆盘形，密度均匀，一侧匐行性扩展，呈新月状，另侧相对较整洁，坏死组织呈黄色脓疡状	圆或半圆形，黄白色，密度均匀，周围有一浓密的环形浸润圈，坏死组织呈半透明油脂状，有黏性	不规则圆形，微隆起，有菌丝苔被、伪足、卫星病灶、免疫环、内皮斑、坏死组织表面干燥，呈豆腐渣状	点状、树枝状、地图状、圆盘状
前房积脓	较多	大量	约占 50%	较少
分泌物涂片	可发现革兰氏阳性双球菌	可发现革兰氏阴性杆菌	阳性率 95%	可发现病毒
分泌物刮片	可发现革兰氏阳性双球菌	可发现革兰氏阴性杆菌	真菌菌丝	免疫组织化学检查 PCR
分泌物培养	可证实致病菌	有铜绿假单胞菌生长	有真菌生长	病毒分离、培养有病毒生长
治疗	对抗菌药物敏感	对抗菌药物敏感	对抗真菌药敏感	对抗病毒药敏感

【治疗】

1. 寻找发病原因，积极去除病因。

2. 肺炎链球菌对氨基糖苷类抗菌药不敏感，对某些氟喹诺酮类药中度敏感，一般首选青霉素类抗菌药物（1% 磺苄西林）、头孢菌素类（0.5% 头孢噻肟）等滴眼液频繁滴眼。对青霉素耐药或过敏者，可选用红霉素、四环素等。重症病例要选用高效、广谱抗生素，必要时也可加用万古霉素。

3. 病情严重者可全身应用高效、广谱抗菌药物，目前认为下列三种联合用药方法较为理想：①新一代青霉素与氨基糖苷类；②头孢菌素类与氨基糖苷类；③新一代青霉素与头孢菌素类，可任选一种进行肌内注射、静脉点滴。也可以酌情选用万古霉素，待细菌培养及药物敏感试验有结果后，再选用敏感性药物治疗。一般来说，如果初始治疗 48 小时后没有见好转，必须及时调整原来的治疗方案。

4. 对于严重角膜炎（深层基质层受累、在受累面积达 2mm² 以上），应立即选择高效、广

谱的抗菌药物。

5. 散瞳　应用 1% 阿托品或复方托吡卡胺散瞳,以使睫状肌休息,减轻虹膜充血,减少疼痛,防止虹膜后粘连。对多次点滴散瞳剂无效者,应及时球结膜下注射强力扩瞳剂(阿托品 0.2mg,盐酸肾上腺素 0.2mg,盐酸利多卡因 0.4mg),一般每日 1 次,使瞳孔足够散大为止。但对伴有浅前房、心脑血管疾病、糖尿病及有穿孔倾向患者均需慎用,否则一旦发生穿孔,虹膜不能及时阻塞穿孔部位,并且散瞳状态也不利于治疗性角膜移植手术。

6. 若溃疡发展至深层,有弹力层膨出时,即标志有发生穿孔的风险,应给予配戴高透氧亲水性软性角膜接触镜加以保护,同时口服醋甲唑胺 50mg,每日 3 次。必要时可行前房穿刺放液,或涂抗菌药物眼用凝胶,包扎患眼,卧床休息。

7. 对于素有慢性泪囊炎者的患者,应及时给予积极治疗,并应尽早进行泪囊鼻腔吻合等手术治疗以此杜绝细菌的来源。

8. 辅助治疗　口服吲哚美辛、维生素 A、维生素 C、维生素 B 族类药物。

9. 类固醇皮质激素的应用　目前仍有争议,多数学者原则上不主张使用。

10. 对久治不愈的角膜溃疡者,可考虑行角膜移植术。

中西医结合

本病是指角膜上生翳,状如凝脂,多伴有前房积脓的急性眼病,属中医"凝脂障"的范畴。明代《证治准绳杂病》根据"角膜翳状如凝固之油脂"而命名为凝脂翳。傅仁宇《审视瑶函·凝脂翳证》言:"嫩而带黄色,长大不多时,盲翳定可必,缓则膏俱伤,非枯应是凸,若不及早医,当作终身疾。"本病起病急,来势猛,发展迅速,变化多。局部病变以肥、浮、脆、嫩为特征。

【病因病机】

1. 角膜外伤,风热邪毒乘隙犯目,灼伤风轮,角膜溃腐,致生凝脂。

2. 若素慢性泪囊炎患者,邪毒内伏,易致本病。

3. 素体脏腑热盛,或阴虚体质,或年老体衰,或正气虚弱,更易患病,病情尤重。

【辨证论治】

本病辨证,应首先辨虚实、表里。①表实证:病初起病变在浅层,范围较小,灼热刺痛,畏光流泪,结膜混合充血,角膜溃疡面较小;②里实证:溃疡面迅速扩大,角膜上覆有一片凝脂,出现前房积脓,若病情继续发展,角膜溃破,虹膜脱出而形成角膜葡萄肿;③虚证:结膜混合充血较轻,或稍充血,角膜溃陷,溃疡面洁净,溃疡面很难修复。

1. 肝经风热证

临床表现:病在初起,角膜溃疡面呈现黄白色或灰白色脓性分泌物,表面污浊,边缘不清,结膜混合充血,眼睑红肿痉挛,畏光流泪,视力下降。伴头痛咽痒,恶风发热,舌红苔薄白或薄黄,脉浮数。

治法:祛风清热。

方药:新制柴连汤加减。柴胡、黄芩、赤芍、蔓荆子、栀子、龙胆、防风、荆芥各10g,千里光、金银花各15g,黄连、甘草各6g。加减:头痛明显为风邪偏甚,加羌活、白芷;球结膜混合充血严重,眼睛剧烈疼难忍者,加川芎、桃仁。

2. 肝胆火炽证

临床表现:眼痛难忍,强烈羞明,热泪如汤,眼睑红肿,结膜混合充血、角膜溃疡面成片陷下,状如凝脂,房水混浊,前房积脓,瞳孔缩小,虹膜睫状体炎。伴小便短赤,舌红、苔黄,脉弦数。

治法:清肝泻火、解毒退翳。

方药:龙胆泻肝汤加减。龙胆、栀子、黄芩、柴胡、生地黄、泽泻、木通、防风、蔓荆子各10g,当归15g,生石膏、蒲公英各30g,甘草3g。加减:重者需加清热解毒药物如黄连、连翘、金银花;脓性分泌物干结者为肺火甚,加桑白皮;便秘者加大黄;前房积脓较多者,加知母、大黄、瓜蒌、天花粉。

3. 正虚邪留证

临床表现:病程日久,眼轻痛,稍有畏光流泪,或眼干涩,或眼欲垂闭,球结膜轻度充血,溃疡面久未修复,时轻时重。伴倦怠乏力,纳少腹胀便溏,舌淡苔白,脉弱;或口唇干燥,大便干结,舌红少津,无苔,脉细数。

治法:托毒消翳。

方药:托里消毒散加减。黄芪30g,金银花15g,当归12g,白术、白芷、皂角刺、桔梗、白芍、茯苓各10g,甘草6g。对于阴虚者可用海藏地黄汤加减:当归15g,熟地黄、生地黄、玄参、木通、羌活、防风各10g,蒺藜、谷精草、木贼、蝉蜕各12g,黄连3g。加减:一般加蝉蜕、蛇蜕、乌贼骨、红花;溃疡面难以修复,重用黄芪50g,加怀山药20g;若舌红无苔,为气阴两虚,加麦冬、五味子。

【物理疗法】

1. 患眼湿热敷、冲眼、熏洗、浴眼疗法。用荆芥12g,防风15g,金银花30g,黄芩12g,蒲公英20g,千里光15g,野菊花30g。诸药可祛风清热解毒。煎药约100ml澄清冷却,用消毒滤过器过滤,分3次冲洗患眼,每日3次,然后再煎上药熏洗、浴眼。如果角膜溃疡面脓性分泌物较多,可采用高效、广谱抗生素以1:5的浓度缓慢冲洗角膜溃疡面,1~2次/d。

2. 烧灼疗法 对顽固病例,可用5%碘酊、10%~20%三氯醋酸、20%硫酸锌、纯苯酚等烧灼溃疡处,一次未愈者,可隔3~4日后重复1次。

3. 对已发生角膜穿孔的病例,若穿孔较小,可采用组织黏合剂方法治疗,即先用纤维素海绵轻拭穿孔处,使其干燥,然后用小棒蘸黏合剂直接涂于穿孔处,待孔闭合,前房形成后再戴亲水性软性角膜接触镜加以保护。对于穿孔较大者,可作结膜瓣遮盖修补术或治疗性角膜移植术。

【外治法】

1. 外用眼药 如甲磺酸帕珠沙星滴眼液、加替沙星眼用凝胶、莫西沙星滴眼液、左氧氟沙星滴眼液、复方熊胆滴眼液、鱼腥草滴眼液、表皮生长因子滴眼液、小牛血去蛋白提取物凝胶、复方托品卡胺滴眼液、阿托品滴眼液,可以酌情任选2~3种滴眼液或凝胶交替频繁点患眼。至于古方外用散剂,必须谨慎使用。因药中不免有矿物渣滓,容易擦伤角膜,加重病情,所以用此方点眼,须待荧光素染色为阴性后方可应用。

2. 针灸疗法、敷贴疗法、发疱疗法、摩顶法、吹耳法等辅助疗法视病情而定。

【中成药】

1. 明目蒺藜丸 本药具有清热散风、退翳明目的功效,适应用于角膜炎恢复期的肝肺实热证。

2. 拨云退翳丸 本药具有消障退翳、散风明目的功效,适应用于角膜炎恢复期的肝经风热证。

【食疗方】

1. 柴胡黄连小米粥

组成:柴胡 10g,黄连 6g,小米 100g,生姜末、蜂蜜适量(糖尿病患者不加蜂蜜)。

功效:清热解毒,养肾明目。

适应证:细菌性角膜炎早期。

方解:柴胡发散风热,黄连清热解毒,小米除湿热、补脾和胃、养肾气,上述食材搭配在一起具有除湿热清热解毒、抗感染、养肾明目的功效。

制法:先将柴胡、黄连、甘草洗净后加水煎取汁,去渣后加入小米、生姜末、加水适量煮粥,待粥熟后时,加入蜂蜜适量。

用法:早餐服用,3~5 日为 1 个疗程。

2. 黄芩木通小米粥

组成:黄芩 10g,龙胆 10g,木通 10g,泽泻 10g,小米 100g,生姜末、蜂蜜适量。(糖尿病患者不加蜂蜜)

功效:清肝泻火,解毒利湿退翳。

适应证:细菌性角膜炎进行期伴前房积脓。

方解:黄芩清热解毒,龙胆清肝泻火,木通泽泻清热利湿,小米除湿热、补脾和胃、养肾气,上述食材搭配在一起具有清肝泻火、解毒利湿退翳的功效。

制法:先将黄芩,龙胆、木通、泽泻洗净后加水煎取汁,去渣后加入小米、生姜末、加水适量煮粥,待粥熟后时,加入蜂蜜适量。

用法:早餐服用,3~5 日为 1 个疗程。

3. 黄芪鸡肉汤

组成:母鸡胸肉 100g,黄芪 30g,谷精草 30g,蝉蜕 10g,生姜末、精盐、佐料各适量。

功效:健脾益气,托毒生肌消翳。

适应证:细菌性角膜炎恢复期。

方解:黄芪托毒生肌,谷精草、蝉蜕退翳明目,母鸡胸肉健脾益气生肌,小米除湿热、补脾和胃、养肾气,上述食材搭配在一起具有健脾益气、托毒生肌消翳的功效。

制法:先将黄芪、谷精草、蝉蜕用文火煎 2 次,取药汁熬母鸡胸肉煮烂加入适量生姜末、精盐、佐料即可。

用法:可作中、晚餐菜肴,3~5 日为 1 个疗程。

【经验方】

1. 消星饮(《江西中医杂志》) 桑叶、菊花、柴胡、防风、决明子、蝉蜕,甘草。此方用于治疗本病热证。

2. 银翘公英汤(《江苏中医药》) 金银花、连翘、龙胆、菊花、青葙子、栀子、大黄、蝉蜕、黄连、黄芩、蒲公英、甘草。此方用于治疗本病急性期。

3. 排脓汤(《中西医结合眼科》) 大蓟、鱼腥草、紫花地丁、大青叶、丹皮、生地黄、甘草。此方用于治疗本病伴前房积脓。

【名医经验】

1. 韦文贵(《眼科临床经验选》)认为本病发病急,来势猛,多属"实证",常用于泻火解毒,使热毒邪下泻,方以泻火解毒为主(生大黄、生枳壳各 15g,玄明粉 10g)并前房积脓者应急用"眼珠灌脓方"为主(生大黄、生枳壳各 15g,玄明粉、瓜蒌仁、金银花、黄芩、生石膏、夏枯草、天花粉、淡竹叶各 10g,甘草 6g),因本方药性峻猛,只能中病即止,勿久服。

2. 陆南山(《眼科临证录》)根据五轮学说角膜为风轮,属于肝经,采用泻肝胆实火的龙胆泻肝汤作为治疗急性角膜溃疡的对症用药,尚可加用黄连等清热药,而钩藤能清热平肝,有明显的解痉作用,对具有角膜刺激症状并伴有眼睑痉挛治疗效果好。并提出溃疡位于角膜中央者,多与肝经实火有关;位于鼻或颞侧之溃疡,多与心火上扰有关;位于下方缘者多与肺胃积热有关。同时还提到前房积脓是阳明热炽,在组方时必须牢记大便不结需重用石膏,大便秘结者必须加芒硝、生大黄,一般大便通畅后前房积脓随即减少。

3. 李传课(《角膜炎证治经验》)将本病根据中医辨证分为三型:

(1)风热壅盛,宜祛风清热:用荆芥、防风、柴胡、蔓荆子、黄连、黄芩、栀子各 10g,金银花 15g,千里光 20g,甘草 6g。

(2)肝胆火炽,宜清泄肝胆:用龙胆、栀子、黄芩、柴胡、寒水石、石膏、大黄、菊花各 10g,蒲公英、金银花各 20g,甘草 6g。

(3)正虚邪实,宜扶正祛邪:党参、黄芪各 20g,当归 15g,白芍、熟地黄、茯苓、金银花、连翘、蒺藜、蝉蜕各 10g,甘草 6g。

【中西医结合治疗肺炎链球菌性角膜炎经验】

1. 冯春茂、陈家祺运用中西医结合治疗本病 50 例,将本病分为三型。热毒型兼有大便秘结、前房积脓用方:金银花、连翘、茯苓、赤芍各 15g,柴胡、龙胆、玄明粉、大黄各 10g,生石膏、生地黄各 30g。阴虚火旺型用甘露饮加减:生地黄 20g,熟地黄、茵陈、天冬、石斛、麦冬、黄芩、枇杷叶各 10g,甘草 6g。溃疡恢复期用退翳方:连翘、生地黄、青葙子、决明子、陈皮、蒺藜各 15g,木贼 10g,蝉蜕 6g。配合局部点阿托品滴眼液及抗菌药物滴眼液、眼膏,球结膜下注射抗菌药物,口服维生素 A、维生素 B、维生素 C、吲哚美辛。该文献报道,许多病例有便秘、烦躁、食欲不振等症状,西药治疗无效。经中医辨证后运用上方 1 剂或 2 剂后,大便通畅,全身及局部症状随即减轻。

2. 张仁俊运用中西医结合治疗本病 112 例,自拟匐行溃疡方一至方四。①金银花、千里光各 20g,连翘、柴胡、黄芩、荆芥、防风、泽泻、蔓荆子、生地黄各 10g,甘草 6g。此方适用于风热型。②金银花、生石膏各 30g,连翘、赤芍、柴胡、龙胆、蒲公英、寒水石各 15g,玄明粉、大黄、黄连各 10g,甘草 6g。此方适用于热毒型,如无大便秘结去大黄、玄明粉。③党参、熟地黄、茯苓、金银花、蝉蜕各 10g,山药、当归、黄芪、白芍、谷精草各 15g,甘草 6g。此方适用于正虚邪留型。④蝉蜕、琥珀各 10g,生地黄、青葙子、决明子、蒺藜、夜明砂各 15g,此方适用于溃疡面愈合,上皮已修复,仅留下角膜薄翳。局部用阿托品滴眼液、复方托品卡胺滴眼液、复方熊胆滴眼液、加替沙星滴眼液、小牛血清去蛋白提取物凝胶。结膜下注射妥布霉素注射液、头孢唑林注射液。结果经中西医药物治愈 109 例,治愈率 97.3%。

【肺炎链球菌角膜炎中西医结合治疗新思路】

现代医学认为本病主要由毒力较强的肺炎链球菌所引起。中医认为本病是由风热邪毒入侵,致角膜生翳。刘完素言"翳膜者,风热重而有之"。六淫之中,尤以风、火二邪最易侵犯角膜。一般认为角膜外伤是本病诱因之一。治疗新思路为早防早治,扩瞳抗感染,尽早配合中药治疗,减少并发症发生。西医以抗菌、扩瞳等局部治疗为主,中医学则以辨证论治为主。

角膜属风轮,内应肝胆。轻症治肝可也,重症常累及结膜、角膜、巩膜、眼睑。故既言治肝,亦当治脾、治肺。早期祛风清热,中期清肝泻火,中后期通腑泻火,晚期扶正祛邪。而且在整个治疗过程中,原则为急则治标,缓则治本,标本兼治。退翳药物使用宜早不宜迟,浸润期用之可促使浸润迅速消退,不留瘢痕;溃疡期用之,可促使溃疡早期愈合,少留或不留瘢痕;瘢痕早期用之,可使瘢痕逐渐减薄。在诊疗过程中一定要注重整体观念,消除恶性循环,及时调理机体阴阳平衡,从而提高机体的抗病能力,促进角膜上皮早日修复。

二、葡萄球菌性角膜炎

葡萄球菌性角膜炎可分为金黄色葡萄球菌性角膜炎及表皮葡萄球菌性角膜炎,均为条件致病菌所致。

（一）金黄色葡萄球菌性角膜炎

【病因及发病机制】

1. 发病诱因　外伤史、角膜及眼表疾病史,如眼干燥症、大泡性角膜病变、红斑痤疮性角膜炎,以及反复发作的单纯疱疹性角膜炎等。

2. 金黄色葡萄球菌除能够产生血浆凝固酶外,还可产生感染扩散相关因子和致病毒力相关因子。

3. 在眼部可导致多种感染性疾病,如急性睑腺炎、睑缘炎、角膜炎、周边角膜浸润、泪囊炎及眼眶蜂窝织炎等。

【临床表现】

1. 眼部刺激症状　眼红、眼痛、畏光、流泪。

2. 溃疡特点　早期比较表浅,单一孤立的圆形或椭圆形灰白色外观,水肿与浸润程度较轻,边界清楚,前房反应较轻。进展期角膜溃疡向深部基质发展,形成深基质脓疡,严重者发生角膜穿孔。

【诊断】

1. 外伤史及角膜病史。

2. 急性发病,诱因后 1~2 日。

3. 典型的临床表现。

4. 病因诊断　角膜刮片细菌培养与鉴定。角膜涂片细胞学检查方法简便快速,能提示为革兰氏阳性球菌感染,并不能鉴定出具体菌种。

【治疗】

1. 常用的抗生素

（1）氟喹诺酮类:为广谱强效杀菌的抗生素,常用药物包括环丙沙星、氧氟沙星、左氧氟沙星、加替沙星。

（2）氨基苷类:为广谱强效杀菌的抗生素,常用药物包括妥布霉素、阿米卡星。

（3）头孢菌素:头孢唑林钠。

2. 药物治疗方案

（1）若溃疡小于 3mm,前房无明显反应,选用氧氟沙星或左氧氟沙星联合妥布霉素,频繁点眼 24~48 小时,病情控制后逐渐减量。

（2）若溃疡大于 3mm、位于角膜中央光学区、伴有明显前房反应,首选左氧氟沙星联合 5%

头孢唑林钠,或 0.3% 加替沙星联合 5% 头孢唑林钠,频繁点眼 24~72 小时,病情控制后逐渐减量。

(3) 若前房积脓较多(液平高度大于 3mm),可同时结膜下注射抗生素,如妥布霉素 20mg/0.5m,或头孢唑林钠 100mg/0.5ml,一般每日 1 次,连续 2~3 日。

3. 手术治疗

在药物治疗效果不佳、深层角膜脓疡及有角膜穿孔倾向的患者,应尽快行角膜移植。

(二) 表皮葡萄球菌性角膜炎

【病因及发病机制】

1. 表皮葡萄球菌(以下简称表葡菌)属于弱毒菌,不产生血浆凝固酶,也不分泌较强的毒素。细菌周围易形成细菌生物膜,故其对抗生素的耐药性较强。

2. 诱因　全身或局部免疫功能障碍,如局部长期使用糖皮质激素或糖尿病伴反复角膜上皮缺损的患者。

【临床表现】

1. 眼部刺激症状　眼红、眼痛、畏光、流泪。

2. 溃疡特点　角膜病灶一般比较表浅局限,不规则形,边界清楚。基质可有轻度水肿与浸润。前房反应比金黄色葡萄球菌性角膜炎更轻。

3. 由于病程多迁延,容易与其他细菌或其他微生物(如真菌)混合感染。

【诊断】

1. 局部或全身免疫功能低下的患者。

2. 起病较为缓慢(数天至数周)。

3. 诊断主要依靠细菌培养与鉴定。

【治疗】

1. 角膜溃疡小于 3mm,未累及深基质层,选用氯霉素、红霉素、洛美沙星及环丙沙星等,建议用两种抗生素联合治疗。

2. 溃疡面积大于 3mm,溃疡位于角膜中央区,前房反应明显的患者,首选左氧氟沙星,或加替沙星与头孢唑林钠联合治疗。联合用药方案同金黄色葡萄球菌性角膜炎治疗。

3. 对于多重耐药的表皮葡萄球菌菌株感染,或常用抗生素治疗效果差,病变迁延不愈、有角膜穿孔倾向的患者,应及时手术治疗。

中西医结合

表皮葡萄球菌性角膜炎属中医“凝脂翳”的范畴。

【病因病机】

1. 黑睛表层外伤,风热邪毒乘隙入侵而引起。若素患泪囊炎,邪毒已伏,更易乘伤袭人而发病。

2. 脏腑热盛,肝胆火炽,上炎于目,以致气血壅滞,蓄腐成脓,黑睛溃烂。

3. 因角膜溃疡、病毒性角膜炎等病情迁延,复加邪毒,恶化而成。

【辨证论治】

本病初起病急,来势猛,发展快,变化多。辨证须别病因,分表里,审脏腑,察虚实。

1. 风热壅盛证

临床表现:角膜起翳如星,边缘不清,表面污浊,如覆薄脂,结膜混合性充血,畏光流泪,眼痛头痛,视力下降,舌红苔薄黄,脉浮数。

治法:祛风清热。

方药:新制柴连汤加减。柴胡、黄芩、赤芍、蔓荆子、栀子、龙胆、防风、荆芥各10g,千里光、金银花各15g,黄连、甘草各6g。

2. 里热炽盛证

临床表现:凝脂大片,角膜溃疡面积深大,前房积脓,结膜混合性充血水肿,眼睑红肿,畏光难以睁眼,流泪频繁,分泌物较多呈黄色,或发热口渴,小便短赤,便秘,舌红苔黄厚,脉数有力。

治法:清热泻火解毒。

方药:四顺清凉饮子加减。当归、龙胆、黄芩、桑白皮、赤芍、枳壳各10g,车前子、生地黄各15g,熟大黄、防风、川芎、木贼草、柴胡、羌活各6g,炙甘草3g。加减:若大便秘结不通者,还可硝、黄合用;赤热肿痛严重者,可加水牛角、牡丹皮、乳香、没药等凉血化瘀;眵呈黄绿,邪毒炽盛者,再加金银花、蒲公英、菊花、千里光等清热解毒。

3. 正虚邪留证

临床表现:角膜翳上凝脂,逐渐变少,变薄,但日久不敛,结膜充血不明显,眼痛畏光较轻,舌淡脉弱。

治法:扶正祛邪。

方药:托里消毒散加减。人参5g,生黄芪25g,川芎、当归、白芍、白术各20g,金银花25g,茯苓、白芷、皂角刺各15g,甘草、桔梗10g。

【物理疗法】

患眼冲洗、湿热敷疗法:荆芥、防风、金银花、黄芩、蒲公英、野菊花等祛风清热解毒滴眼液,澄清过滤,清洗患眼,或煎水做湿热敷。

【外治法】

1. 对不伴有角膜上皮缺损的角膜基质浸润,可单独用皮质类固醇滴眼液滴眼,或联合抗生素滴眼液滴眼。有角膜上皮缺损和溃疡时,采用广谱抗生素滴眼液和皮质类固醇滴眼液滴眼。局部用黄芩、黄连、熊胆等清热解毒眼液或抗生素眼液滴眼,每日4~6次,病情严重者可频频滴用,睡前涂抗生素眼膏。重者还可用银黄注射液或抗生素做球结膜下注射,如庆大霉素2万U,每日或间日1次。

2. 滴用扩瞳剂,如1%阿托品眼液或眼膏,以防虹膜粘连。

3. 针刺疗法,常取睛明、承泣、丝竹空、攒竹、翳明、合谷、肝俞、阳白等穴。每次局部取1~2穴,远端取1~2穴,交替使用,视病情虚实而定补泻手法。

【中成药】

鱼腥草注射液 适用于角膜炎的风热壅盛证、里热炽盛证。

【食疗方】

1. 杞菊决明子茶

组成:枸杞子10g,菊花10g,炒决明子10g。

功效:清热解毒,明目。

适应证:细菌性角膜炎早期。

方解:枸杞子益精明目,菊花散风清热、平肝明目,决明子清肝明目,上述三种药材搭配在一起具有清热解毒、抗感染、清肝明目的功效。

制法:开水冲泡。

用法:代茶饮。3~5 日为 1 个疗程。

2. 黄芩木通小米粥

组成:黄芩 10g,龙胆 10g,木通 10g,泽泻 10g,小米 100g,生姜末、蜂蜜适量(糖尿病患者不加蜂蜜)。

功效:清肝泻火,解毒利湿退翳。

适应证:细菌性角膜炎进行期伴前房积脓。

方解:黄芩清热解毒,龙胆清肝泻火,木通泽泻清热利湿,小米除湿热、补脾和胃、养肾气,上述五种食材搭配在一起具有清肝泻火、解毒利湿退翳解毒的功效。

制法:先将黄芩,龙胆、木通、泽泻洗净后加水煎取汁,去渣后加入小米、生姜末、加水适量煮粥,待粥熟后时,加入蜂蜜适量。

用法:早餐服用,3~5 日为 1 个疗程。

3. 山药沙参猪瘦肉汤

组成:山药 30g,南沙参 20g,猪瘦肉 100g,冰糖适量(糖尿病患者不加冰糖)。

功效:滋阴清热。

适应证:细菌性角膜炎恢复期。

方解:山药益气养阴、补脾肺肾,南沙参清热养阴,猪瘦肉润肠胃、生津液、补肾气、解热毒,上述三种食材搭配在一起具有滋阴清热的功效。

制法:将山药、沙参洗净,猪瘦肉切块,入锅中加 4 碗水,煎至 1 碗,加入冰糖溶化服食。

用法:可作中、晚菜肴,3~5 日为 1 个疗程。

【名医经验】

庞赞襄教授认为本病多因毒邪外侵,肝胆郁热,风热壅盛,上攻于目;或因肺阴不足,津液短少,内有郁热,外受风邪,风热毒邪交攻,或因肝胆湿热,脾胃虚寒,脾胃失健,外受风邪,风热毒邪上乘于目所致。其在《中医眼科临床实践》中建议给予双解汤加味治疗,药用忍冬藤 30g、蒲公英 30g、天花粉 12g、黄芩 10g、防风 6g、荆芥 6g、青皮 10g、龙胆 10g、瓜蒌 15g、大黄 5g。水煎服,每日 1 剂。

【中西医结合治疗葡萄球菌性角膜炎经验】

裴玉喜、叶险峰用中西医结合方法治疗本病 30 例,予龙胆泻肝汤加减口服,药物组成为:龙胆 10g、栀子 10g、黄芩 10g、柴胡 10g、木通 10g、车前子(包煎)10g、当归 10g、生地黄 10g、泽泻 10g、甘草 6g,上药加水煎服,每日 1 剂,早晚分服。另外配以睛明穴毫针轻刺,少捻转,不提插;风池、合谷、太冲均以毫针刺,行泻法,以上穴位留针 30 分钟。硫酸阿托品滴眼膏,每日 2 次,涂于眼睑内;左氧氟沙星滴眼液,开始频繁给药,每 2 分钟 1 次,共 5 次,然后 30~60 分钟 1 次,维持 24~48h,然后根据临床反应减少用药频率;注射用头孢唑林钠加入 100ml 生理盐水静脉滴注,每日 2 次,根据病情适时停药;重组牛碱性成纤维细胞生长因子眼用凝胶点眼,每日 3 次。7 日为 1 疗程,治疗 2 周。结果经中西医结合治愈 22 例,治愈率 73.33%。

【葡萄球菌性角膜炎中西医结合治疗新思路】

中西医结合疗法并不是将中医疗法与西医疗法简单地相加减,而是通过患者的临床表现及实验室检查,通过辨证分型综合用药。疾病初期,根据中医辨证分型口服汤药及选用敏感的抗生素滴眼液点眼,睡前涂抗生素眼膏。适当配合清创、散瞳和热敷。加强眼部护理。疾病中期、初期未愈的,在口服汤药的基础上,口服抗生素或静脉给足量抗生素,继续点眼治疗,角膜刮片检查,Gram 染色或 Giemsa 染色可找到细菌;结膜囊细菌培养及药物敏感试验。进行有针对性的药物治疗。疾病后期恢复期适当减少抗生素的用量,睡前点促进角膜上皮修复的眼用凝胶。对于经药物控制无法治愈,溃疡将穿孔的病例,可考虑行治疗性板层角膜移植术。重症前房积脓,玻璃体也不健康者,并有眼内炎趋势者可以球内注射抗生素,病情难以控制者可考虑眼球摘除。

三、铜绿假单胞菌性角膜炎

铜绿假单胞菌性角膜炎(pseudomonas corneal ulcer)是由铜绿假单胞菌(Pseudomonas aeruginsa)引起的发展迅速的破坏性角膜炎症,如果治疗不当在 24 小时内可以引起角膜穿孔,根据文献报道,铜绿假单胞菌是目前细菌性角膜炎的最主要的病因之一。

【病因及发病机制】

1. 铜绿假单胞菌属于假单胞菌属,是广泛存在自然界的条件致病菌,毒力和侵袭力很强,其分泌的黏多糖蛋白质复合体使其黏附到组织细胞表面,细菌的鞭毛在与蛋白酶的共同作用下,极易从组织破损部位侵入,并在组织内迅速繁殖,导致组织的坏死。

2. 诱因 配戴角膜镜、眼部外伤或手术、使用荧光素滴眼液等。在角膜上皮受损时容易感染。

3. 常发生在炎热季节。

【临床表现】

1. 起病急,发展迅猛,病情严重,预后较差为其特征。

2. 症状极重。可在角膜上皮损伤后数小时内出现眼部剧痛、视力下降、流泪、畏光。

3. 眼部特征发展快。眼睑痉挛、水肿,球结膜高度充血、水肿。角膜从中央灶状浸润开始迅速扩展到全角膜水肿,毛玻璃状混浊。溃疡为环状,角膜坏死组织上附有大量黄绿色不易擦除的黏液状脓性分泌物。常在早期即伴有多量前房积脓(图 34-1-5)。角膜可在 2~3 日内穿孔(图 34-1-6)以致虹膜脱出,形成角膜葡萄肿,甚至感染进入内部发生全眼球脓炎,毁坏整个眼球。

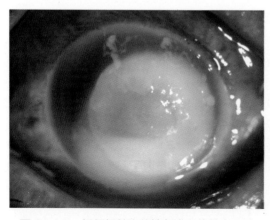
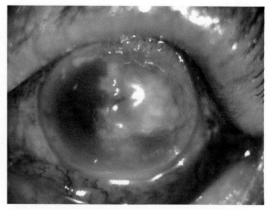

图 34-1-5 铜绿假单胞菌性角膜炎伴前房积脓　　　图 34-1-6 铜绿假单胞菌性角膜炎中央近穿孔

【诊断及鉴别诊断】

1. 根据病因、发展快的病程和临床体征进行鉴别。

2. 病原学检查　涂片发现革兰氏阴性、无芽孢、直或弯曲的杆菌,有 1~3 根鞭毛,提示铜绿假单胞菌的可能性。病原菌培养要求不高,在普通培养基上生长良好,约 4% 的角膜炎分离菌种产生绿色色素。药敏实验发现敏感抗生素。

匐行性细菌性角膜炎的鉴别诊断见本章第一节。

【治疗】

1. 一般方法严格隔离,尤其是检查设备、治疗器械和药物。

2. 抗生素治疗

(1)抗生素的选择:首选药物氟喹诺酮类(环丙沙星、氧氟沙星)、氨基糖苷类(妥布霉素、庆大霉素、阿米卡星)、第 3 代头孢菌素(头孢他啶)、多黏菌素 B。目前常见的文献报道用妥布霉素联合氧氟沙星(或环丙沙星)、妥布霉素联合头孢他啶,多数感染可以控制。

(2)用药方法

1)表面用药:常两种抗生素联合,强化滴眼液表面,频繁应用为主。为了使角膜中的药物浓度很快达到高峰,开始要频繁给药,每 2 分钟一次,共 5 次,然后 0.5~1 小时一次,24 小时不间断。

2)结膜下注射:对即将穿孔或穿孔的患者,感染波及巩膜,要结膜下注射,常用妥布霉素 20mg 或头孢他啶 100mg,每日 1 次,连续 2~3 日。

3)静脉注射:穿孔的患者。通常应用第 3 代头孢菌素、抗铜绿假单胞菌青霉素、氟喹诺酮类(氧氟沙星和环丙沙星)、氨基糖苷类(妥布霉素、庆大霉素和丁胺卡那霉素)。

3. 辅助治疗

(1)镇痛:口服止痛药物,如吲哚美辛、双氯芬酸等。

(2)睫状体麻痹剂:中效散瞳剂(东莨菪碱滴眼液、后马托品滴眼液,4 次 /d)最理想。早期炎症轻可以用短效散瞳剂(托吡卡胺滴眼液,4 次 /d)。如果炎症重,中效和短效散瞳剂不能散开瞳孔,可以应用长效散瞳剂阿托品滴眼液和眼膏。表面用药瞳孔不能散大,要结膜下注射强力散瞳剂(阿托品 0.2mg,盐酸肾上腺素 0.2mg,盐酸普鲁卡因 0.4mg)。

(3)降眼压药物:继发性青光眼或角膜即将穿孔,应用房水抑制剂,如:表面应用 0.5% 噻吗洛尔滴眼液(2 次 /d)、口服醋甲唑胺片 25mg(2 次 /d)。

(4)皮质类固醇:上皮愈合后开始应用,低浓度(如 0.02% 的氟米龙)、少次数(2 次 /d)开始。要密切观察,如果炎症逐渐好转可以加大浓度和用药频数(4 次 /d)。

4. 手术治疗

(1)组织黏合剂:适用于小的穿孔。

(2)结膜瓣掩盖:适用于穿孔靠近角膜周边。

(3)治疗性角膜移植:适用于大的穿孔,术前塑料透明眼罩保护眼球,手术前后要全身应用抗吡生素,最好应用全身麻醉,要完全切除病变的角膜组织,要保持晶体虹膜隔的完整,防止眼内容脱出、暴发性出血、炎症向玻璃体扩散。可适当分离虹膜前后粘连,应用敏感抗生素完全冲洗前房中的炎症、坏死组织和细菌成分。术后仍然表面频繁应用抗生素。如果确信完全清除了原菌,可以术后同时应用皮质类固醇(4 次 /d),否则,观察几天后,炎症无发展,开始应用皮质类固醇。

5. 后遗症的治疗

(1)手术治疗:光学性穿透性或板层角膜移植治疗角膜白斑。准分子激光治疗性角膜切削术(PTK)治疗表浅的角膜混浊。

(2)接触镜:治疗不规则散光。

中西医结合

铜绿假单胞菌性角膜炎属中医"凝脂翳"的范畴。

【病因病机】

角膜表层损伤,复感风热毒邪;或里热炽盛,内热与外邪交攻,蒸灼角膜,溃腐生脓。

【辨证论治】

1. 肝胆火炽证

临床表现:眼睛疼痛,畏光流泪,多为黄绿色的分泌物,眼睑红肿,结膜混合性充血,角膜上生翳,状如凝脂,范围较大,颜色呈现黄绿,前房积脓。伴口干口苦,小便短赤,舌红,苔黄,脉弦数。

治法:清肝泻火解毒。

方药:龙胆泻肝汤加减。龙胆、栀子、黄芩、柴胡、生地黄、木通、防风、羌活各10g,金银花、蒲公英各30g,当归15g,甘草3g。随症加减:便秘者加大黄;黄液多者加知母、生石膏、大黄、瓜蒌等;结膜混合充血暗红者加乳香、没药。

2. 热盛腑实证

临床表现:角膜上生翳,溃疡面较大且深,凝脂厚重,颜色呈黄绿,前房积脓,量多,甚至充满瞳孔,眼睑红肿难睁,结膜混合性充血,水肿,黄绿色分泌物,头目剧痛。伴发热口渴,溺黄便结,舌红苔黄厚,脉数有力。

治法:清热解毒,泻腑通便。

方药:眼珠灌脓方加减。大黄、玄明粉、枳壳、黄芩、栀子、竹叶、夏枯草、瓜蒌仁、天花粉各10g,生地黄20g,金银花、石膏各30g。随症加减:若球结膜高度充血水肿,热壅血滞严重,加牡丹皮、水牛角、赤芍等凉血化瘀之品,强烈畏光流泪,加羚羊角、钩藤平肝祛风解痉。

【物理疗法】

1. 患眼湿热敷、冲眼、熏洗、浴眼疗法 蒲公英30g,千里光、野菊花、金银花各20g,黄芩、荆芥、防风各15g,水煎取汁200ml,澄清冷却后用消毒滤过器过滤,分3次冲洗患眼,每日3次,然后再煎上药熏洗、浴眼。如果角膜溃疡面脓性分泌物较多,可采用高效、广谱抗生素以1:5的浓度缓慢冲洗角膜溃疡面,1~2次/d。

2. 烧灼疗法 对顽固病例,可用5%碘酊、10%~20%三氯醋酸、20%硫酸锌、纯苯酚等烧灼溃疡处,一次未愈者,可隔3~4日后重复1次。

3. 对已发生角膜穿孔的病例,若穿孔较小,可采用组织黏合剂方法治疗,即先用纤维素海绵轻拭穿孔处,使其干燥,然后用小棒蘸黏合剂直接涂于穿孔处,待孔闭合,前房形成后再戴亲水性软性角膜接触镜加以保护。对于穿孔较大者,可作结膜瓣遮盖修补术或治疗性角膜移植术。

【外治法】

1. 1%阿托品滴眼液,每日3次,以防瞳仁干缺。

2. 酌情选用下列 2~3 种滴眼液,如蒲公英滴眼液、鱼腥草滴眼液、黄连滴眼液点眼,每 15~20 分钟滴 1 次。临睡前可涂氧氟沙星眼膏。

【中成药】

三黄片　每次 4 片,每日 3 次。

【食疗方】

青葙决明饮

组成:青葙子 20g,决明子 20g,白糖适量(糖尿病患者不加白糖)。

功效:祛风明目,清热泻火。

适应证:细菌性角膜炎早期。

方解:青葙子祛风热,清肝火;决明子散风热,明目,退赤。3 种食材搭配具有祛风明目、清热泻火的功效。

制法:上述 2 种药物同放入砂锅中,加适量水煎熬 30 分钟后至 200ml 取汁,另加适量水再熬 30 分钟,后至 200ml 取汁,把 2 次的汁混合均匀,再加入白糖即可。

用法:200ml/ 次,分早晚服。3~5 日为 1 个疗程。

【经验方】

1. 银花复明汤(《中医眼科临床实践》)　金银花、蒲公英各 30g,桑白皮、黄芩、黄连、龙胆、枳壳、蔓荆子各 9g,天花粉、生地黄、知母、大黄、玄明粉各 12g,木通 4.5g,甘草 3g。本方适用于本病肝胃实火上攻于目。

2. 泻火解毒汤(《韦文贵眼科临床经验选》)　生大黄 12g,生枳壳 6g,玄明粉 9g。本方适用于本病热盛毒深之证。

【名医经验】

李传课等认为本病以邪毒为主,治宜大剂清热解毒,将本病分为两型论治:

(1)热毒炽盛以清热解毒为治法,药用金银花 20g,蒲公英、白花蛇舌草、野菊花、半边莲各 15g、黄芩、黄连、黄柏、栀子、龙胆各 10g,甘草 3g;病初起者,加防风 10g,薄荷 6g。

(2)毒盛腑实以泻腑通便、清热解毒为治法,药用大黄、芒硝、枳实、连翘、夏枯草、黄芩、栀子、天花粉各 10g,金银花、石膏各 15g,甘草 3g;热壅血滞严重者,加犀角(现用水牛角代)、牡丹皮、乳香、没药。

【中西医结合治疗铜绿假单胞菌性角膜炎经验】

1. 李明飞运用中西医结合治疗本病,根据中医眼科五轮辨证,认为本病溃疡阶段大多以肝胆火盛为主,故以龙胆泻肝汤为主方,直泻其火,加羌活、防风、金银花、野菊花祛风清热,使邪外出,加山海螺、天花粉托毒排脓,加生黄芪、蝉蜕托毒生肌敛疮退翳。配合局部西药治疗,使溃疡较快得以控制,较之单用西药治疗效果更佳。

2. 田继良运用中西医结合治疗本病,认为在常规治疗方法失效时,应用大剂量抗生素进行患眼冲洗,一方面增加了药物的有效浓度,一方面直接清除了眼中的细菌、毒素及其代谢产物。中药的运用在早期与西药起到协同作用,而在患者体质下降、对西药的耐受力增强的情况下起到主导作用。疾病早期属于火毒炽盛,故采用清热泻火解毒为主的方法,后来患者显现脾阳不足,中气下陷,清不升,浊不降,形呈下凹状,角膜溃疡不能平复的证候,是属虚实夹杂的陷翳,故用补虚托毒法奏效。

四、莫拉菌性角膜炎

【病因及发病机制】

1. 莫拉菌属是最常见的角膜炎致病菌之一。革兰氏阴性球杆菌。

2. 条件致病菌除引起角膜炎外,也常引起睑缘炎、结膜炎及泪道的炎症。

3. 可产生蛋白酶与内毒素,分解破坏角膜的组织,其一些菌株能够产生类似磷脂酶、透明质酸酶及溶血毒素。

【临床表现】

1. 病灶特点　局灶性浅表的角膜浸润,形状不规则,边界一般较清楚。

2. 一般病程缓慢,前房反应轻。少数菌株可迅速导致角膜深基质脓疡,甚至导致角膜穿孔。

【诊断】病因诊断依靠微生物检查结果。

【治疗】

莫拉杆菌对大多数抗生素均敏感。

1. 第三代氟喹诺酮类,如氧氟沙星、左氧氟沙星;第四代氟喹诺酮类抗生素,如加替沙星、莫西沙星。

2. 头孢菌素类抗生素,如头孢他啶。

中西医结合

莫拉菌性角膜炎属中医"凝脂翳"的范畴。

【病因病机】

角膜表层外伤,风热邪毒乘隙入侵而引起。

【辨证论治】

1. 肝经风热证

临床表现:角膜表层受伤,角膜呈点片状混浊,边界欠清,可见头痛,舌红,苔薄黄,脉浮数。

治法:祛风清热。

方药:新制柴连汤加减。柴胡、蔓荆子、荆芥、防风各 15g,黄连、黄芩、栀子、龙胆、赤芍、木通各 10g,甘草 6g。发病急重者加夏枯草、蒲公英清热解毒。

2. 肝胆火炽证

临床表现:角膜上生翳,成片陷下,眼睑红肿,结膜混合性充血,畏光流泪,可见口苦咽干,小便溲黄,大便秘结,舌红苔黄,脉弦数或滑数。

治法:清肝泻火。

方药:龙胆泻肝汤加减。龙胆 10g,生地黄 20g,当归 10g,柴胡 10g,泽泻 10g,车前子 10g,栀子 10g,黄芩 10g,金银花 15g,蒲公英 30g。热毒重者加野菊花、蒲公英、连翘等增加清热解毒排脓之力;大便秘结家用大黄、芒硝、决明子等通腑泻火。

【物理疗法】

患眼冲洗、湿热敷疗法:荆芥、防风、金银花、黄芩、蒲公英、野菊花等祛风清热解毒滴眼液,澄清过滤,清洗患眼,或煎水做湿热敷。

【外治法】

1. 可用千里光滴眼液或鱼腥草滴眼液滴眼。

2. 刺血疗法　常取太阳、鱼腰、陶道。太阳用三棱针刺,然后拔罐1~3分钟;鱼腰、陶道点刺,挤捏出血数滴。

五、链球菌性角膜炎

【病因及发病机制】

1. 链球菌常存在于健康人的鼻腔、咽喉部位。

2. 链球菌分为A、B、C及D等18组。在眼部感染中,以A、D组以及甲型溶血性链球菌最为多见。A组致病性最强,也称为化脓性链球菌。

3. 链球菌可产生多种毒素,主要有溶血毒素和红疹毒素。溶血毒素具有细胞毒性,红疹毒素为一种外毒素。链球菌还可产生酶类,主要有链激酶和透明质酸酶。链激酶能使纤维蛋白溶酶原激活成为纤维蛋白溶酶,使纤维蛋白溶解,透明质酸酶分解细胞外基质,有利于细菌的扩散。

【临床表现】

1. 甲型溶血性链球菌引起的角膜病灶往往比较局限,病程进展缓慢,前房反应较轻。

2. 乙型溶血性链球菌引起的角膜炎临床表现重,眼睑水肿、结膜混合充血、角膜脓疡形成、明显前房积脓。

【治疗】

1. 青霉素　用前皮试,若青霉素过敏,可选用红霉素。

2. 磺胺类药物　10%~30%磺胺醋酰钠及4%磺胺嘧啶。

3. 严重的角膜溃疡可局部与全身应用万古霉素。

4. 链球菌对大多数氨基糖苷类和氟喹诺酮类抗生素耐药。

5. 在药物治疗效果不佳时,应考虑手术治疗。

中西医结合

链球菌性角膜炎与中医"凝脂障"相似。

【病因病机】

1. 以外感六淫为多见,六淫之中以风热最多。

2. 外邪入中,导致磨损、外伤、风热毒邪乘隙而入。

3. 湿热蕴伏,若素慢性泪囊炎患者,湿热蕴蒸病邪随感辄发。

【辨证论治】

1. 风热壅盛证

临床表现:病变早期,畏光流泪,视物模糊不清,角膜生翳,边缘不清;头目疼痛,舌质红,苔薄白或薄黄,脉浮数。

治法:祛风清热。

方药:新制柴连汤加减:柴胡、黄芩、赤芍、蔓荆子、栀子、龙胆、防风、荆芥各15g,黄连、甘草各6g。若见混合充血,加金银花、蒲公英增强清热解毒之功。

2. 肝胆火炽证

临床表现:病变中期,畏光流泪明显,视物模糊,角膜生翳,边缘不清,结膜混合性充血,虹膜肿胀,可伴前房积脓,头目疼痛,口苦咽干,小便短赤,舌红、苔黄,脉弦数。

治法:清肝泻火。

方药:龙胆泻肝汤加减:龙胆、栀子、黄芩、柴胡、生地黄、泽泻、木通、防风、蔓荆子各15g,当归10g、、蒲公英30,甘草6g。若见前房积脓,大便干结者,加生石膏、知母、大黄以泻火通腑。

3. 气阴两虚证

临床表现:病变后期,角膜翳陷久未愈合,轻微结膜充血,眼内干涩,体倦便溏,或口燥咽干,舌淡红,脉细。

治法:滋阴退翳,益气退翳。

方药:偏阴者滋阴退翳汤加减:酒生地黄9g,当归9g,酒白芍6g,麦门冬6g,知母6g,天花粉9g,木贼9g,谷精草9g,玄参9g。偏于气虚者用托里消毒散(《医宗金鉴》)加减:黄芪30g,白参、金银花各15g,当归12g,白术、白芷、皂角刺、桔梗、白芍、茯苓各10g,甘草6g。

【物理疗法】

中药熏洗:用金银花15g,野菊花15g,板蓝根20g,千里光15g,蔓荆子10g,防风10g水煎后过滤,先熏后洗患眼,每日1~2次。

【外治法】

1. 外用眼药　可选用妥布霉素滴眼液、左氧氟沙星滴眼液、左氧氟沙星眼膏、小牛血去蛋白提取物凝胶、复方托品卡胺滴眼液,频繁点患眼。

2. 毫针治疗　主穴:瞳子髎、悬钟、阳白、至阳。配穴:肝俞、太阳、大椎。用毫针强刺激1~2分钟,不留针,每日1次,7天为1个疗程。

3. 羊膜移植术　适用于久治不愈的角膜溃疡濒于穿孔者,可采用一层或多层羊膜移植。

【中成药】

清开灵注射液　适用于肝胆火炽证。用法:清开灵注射液20~40ml,加入0.9%生理盐水100ml,静脉滴注,每日1次。

六、非典型分枝杆菌性角膜炎

【病因及发病机制】

1. 非典型分枝杆菌,又称非结核分枝杆菌,抗酸染色阳性。

2. 在自然环境中广泛存在,为条件致病菌,常见诱因:角膜手术(角膜屈光手术)、外伤及佩戴角膜接触镜。

【临床表现】

1. 发病呈亚急性或慢性经过,平均潜伏期2~3周,少数患者也可在术后几天发病。

2. 病灶特征

(1)感染早期:角膜上皮下或角膜瓣下多灶性圆点状浸润或基质内灰白浸润,边界不规则呈羽状。

(2)进展期:角膜病灶融合形成瓣下脓疡,角膜瓣灶性坏死,可伴有前房反应。

(3)部分迁延性感染病灶可出现结晶样病变。

【诊断】

1. 根据病史、病程及体征进行临床诊断。

2. 可做细菌培养确诊。培养时间比普通细菌要长,判定结果一般需 2 周。

3. PCR 诊断。

【治疗】

1. 药物治疗

(1)氨基糖苷类抗生素(阿米卡星)或 / 和氟喹诺酮类抗生素(加替沙星)滴眼液,每 30 分钟 1 次,连续使用 48 小时之后减量。

(2)结膜下注射阿米卡星 20mg,每日 1 次,连续 3~5 日。

(3)口服阿奇霉素或克拉霉素,每次 500mg,每日 2 次,疗程 1 周。

(4)静脉滴注阿奇霉素,500mg/d,连续 3~7 日。

2. 手术治疗

(1)角膜瓣下病灶冲洗,或角膜瓣切除。

(2)对于感染不能控制者及时行板层或穿透性角膜移植。

中西医结合

非典型分枝杆菌性角膜炎与中医"凝脂障"相似。

【病因病机】

角膜手术(角膜屈光手术)、外伤及配戴角膜接触镜,风热毒邪乘隙而入。

【辨证论治】

1. 风热壅盛证

临床表现:病变早期,畏光流泪,视物模糊不清,角膜生翳,边缘不清,头目疼痛,舌质红,苔薄白或薄黄,脉浮数。

治法:祛风清热。

方药:新制柴连汤加减:柴胡、黄芩、赤芍、蔓荆子、栀子、龙胆、防风、荆芥各 15g,黄连、甘草各 6g。若见混合充血,加金银花、蒲公英增强清热解毒之功。

2. 热盛腑实证

临床表现:病变中期,角膜翳脂深大,边缘不清,前房积脓量多,眼睑红肿,结膜混合性充血,虹膜肿胀,头目剧痛,羞明流泪明显,口苦咽干,便秘溲赤,舌质红,苔黄,脉数有力。

治法:清热解毒,泻火通腑。

方药:四顺清凉饮子加减:当归 10g,龙胆 10g,黄芩 10g,桑白皮 10g,车前子 15g,生地黄 15g,赤芍 10g,枳壳 10g,炙甘草 3g,熟大黄 6g,防风 6g,川芎 6g,木贼草 6g,柴胡 6g,羌活 6g。若见前房积脓、口干便燥者,加天花粉、生石膏、芒硝以增清热生津、泻火通腑之功。

3. 正虚邪留证

临床表现:病变后期,黑睛溃陷,日久不敛,轻微结膜充血,羞明流泪较轻,眼内干涩微痛,或体倦便溏,舌淡苔薄,脉细。或口燥咽干,大便秘结,舌红少津无苔,脉细数。

治法:偏阴虚者,滋阴清热,退翳明目,偏气虚者,益气扶正,祛邪退翳。

方药:偏阴者滋阴退翳汤加减:知母 10g,酒生地黄 10g,玄参 15g,蒺藜 10g,木贼 6g,菟丝子 12g,蝉蜕 6g,甘草 6g,金银花 20g。偏于气虚者用托里消毒散加减:生黄芪 20g,皂角刺 10g,金银花 10g,甘草 6g,桔梗 10g,白芷 10g,川芎 10g,当归 10g,白芍 10g,白术 10g,茯苓 10g,党参 10g。疾病后期耗气伤阴,黑睛溃陷,日久不敛可加黄芩、夏枯草助清泄余热,加丹参、红花活血散滞。

【物理疗法】

敷药法:用野菊花、金银花、黄芩、蒲公英、千里光、荆芥、防风等清热解毒药煎水做湿热敷或熏蒸。

【外治法】

1. 点滴眼液　局部用清热解毒眼液点眼。滴用扩瞳剂,用 1% 阿托品眼液或眼膏,1 日 3 次点眼,以防虹膜粘连。

2. 毫针治疗　主穴:中极、瞳子髎、肾俞、丰隆。配穴:阳陵泉、光明、肝俞。用中等刺激,留针 20 分钟,每日 1 次,7 日为 1 个疗程。

3. 治疗性角膜移植　药物治疗无效,病情急剧发展,可能或已经溃疡穿孔,虹膜嵌顿者。

七、变形杆菌性角膜炎

变形杆菌性角膜炎(proteus keratitis)是一种急性化脓性角膜感染,临床表现酷似铜绿假单胞菌性角膜炎,发病迅猛,预后差。

【病因及发病机制】

1. 致病菌　变形杆菌为革兰氏阴性杆菌,两端钝圆,有明显多形性,呈球状或丝状,在自然界分布很广,是医源性感染的重要条件致病菌。引起角膜炎的致病菌有奇异变形杆菌(P.mirabilis)、莫根变形杆菌(P.morganii)和普通变形杆菌(P.vulgaris)。

2. 诱因　角膜上皮损伤,如角膜外伤或手术史。

【临床表现】

角膜损伤后,48 小时内有灰白色隆起的小浸润灶,迅速扩大加深并形成环形角膜浸润,2~3 日后病灶波及全角膜,大量前房积脓,角膜穿孔,发生全眼球炎甚至眶蜂窝组织炎。

【诊断】

1. 根据临床症状、体征很难与铜绿假单胞菌或黏质沙雷菌引起的急性化脓性角膜炎相鉴别。

2. 细菌培养确诊。

【治疗】

首选氨基糖苷类(妥布霉素、阿米卡星、庆大霉素)或氟喹诺酮类(氧氟沙星、诺氟沙星)抗菌药滴眼。

中西医结合

变形杆菌性角膜炎与中医"凝脂障"相似。

【病因病机】

角膜表层损伤,复感风热毒邪;或里热炽盛,内热与外邪交攻,蒸灼角膜,溃腐生脓。

【辨证论治】

1. 肝胆火炽证

临床表现：眼睛疼痛，畏光流泪，多为黄绿色的分泌物，眼睑红肿，结膜混合性充血，角膜上生翳，状如凝脂，范围较大，颜色呈现黄绿，前房积脓，伴口干口苦，小便短赤，舌红，苔黄，脉弦数。

治法：清肝泻火解毒。

方药：龙胆泻肝汤加减：龙胆、栀子、黄芩、柴胡、生地黄、木通、防风、羌活各 10g，金银花、蒲公英各 30g，当归 15g，甘草 3g。随症加减：便秘者加大黄；黄液多者加知母、生石膏、大黄、瓜蒌等；结膜混合充血暗红，加乳香、没药。

2. 热盛腑实证

临床表现：角膜上生翳，溃疡面较大且深，凝脂厚重，颜色呈黄绿，前房积脓，量多，甚至充满瞳孔，眼睑红肿难睁，结膜混合性充血、水肿、黄绿色分泌物，头目剧痛，伴发热口渴，溺黄便结，舌红苔黄厚，脉数有力。

治法：清热解毒，泻腑通便。

方药：眼珠灌脓方加减：大黄、玄明粉、枳壳、黄芩、栀子、竹叶、夏枯草、瓜蒌仁、天花粉各 10g，生地黄 20g，金银花、石膏各 30g。随症加减：若球结膜高度充血水肿，热壅血滞严重，加丹皮、水牛角、赤芍等凉血化瘀之品，强烈畏光流泪，加羚羊角、钩藤平肝祛风解痉。

【物理疗法】

1. 患眼湿热敷、冲眼、熏洗、浴眼疗法。用蒲公英 30g，千里光、野菊花、金银花各 20g，黄芩、荆芥、防风各 15g，水煎取汁 200ml，澄清冷却后用消毒滤过器过滤，分 3 次冲洗患眼，每日 3 次，然后再煎上药熏洗、浴眼。如果角膜溃疡面脓性分泌物较多，可采用高效、广谱抗生素以 1∶5 的浓度缓慢冲洗角膜溃疡面，1~2 次 /d。

2. 对已发生角膜穿孔的病例，若穿孔较小，可采用组织黏合剂方法治疗，即先用纤维素海绵轻拭穿孔处，使其干燥，然后用小棒蘸黏合剂直接涂于穿孔处，待孔闭合，前房形成后再戴亲水性软性角膜接触镜加以保护。对于穿孔较大者，可做结膜瓣遮盖修补术或治疗性角膜移植术。

【外治法】

1. 1% 阿托品滴眼液，每日 3 次。

2. 酌情选用复方三黄滴眼液或其他有清热解毒作用的滴眼剂点眼，每 15~20 分钟滴 1 次。临睡前可涂穿心莲眼膏或胆汁二连膏。

八、黏质沙雷菌性角膜炎

【病因及发病机制】

1. 黏质沙雷菌（Serratia）是肠杆菌科的沙雷菌属的一种，为革兰氏阴性小杆菌，有鞭毛。其导致角膜感染的程度与分泌蛋白水解酶的分泌量呈正相关，致病性强的毒株产生的蛋白水解酶量多，引起的角膜溶解坏死反应明显。

2. 存在于水、土壤、污染的食品中，是条件致病菌。

3. 诱因　机体免疫力低下、长期应用抗生素和皮质类固醇、配戴角膜接触镜、眼部外伤。

4. 主要的传播方式是医务人员的手和污染的接触镜消毒液。

【临床表现】

1. 轻者表现局限性灰白色浅层浸润,一般预后较好。

2. 严重者表现为角膜基质液化坏死、角膜溃疡和穿孔,前房积脓有时可呈红色。

【诊断】

1. 根据病史和临床表现临床诊断。

2. 根据细菌培养的结果再综合病史和临床表现即可做出诊断和鉴别诊断。

【治疗】

应用氟喹诺酮类联合氨基糖苷类或第三代头孢类抗生素,24~72 小时内频繁点眼。对于药物治疗无效的患者,应及时手术治疗。

1. 氟喹诺酮类抗生素　如氧氟沙星、左氧氟沙星、加替沙星、莫西沙星。

2. 氨基糖苷类抗生素　如 1% 妥布霉素滴眼液。

3. 第三代头孢类抗生素　如 5% 头孢他啶。

中西医结合

黏质沙雷菌性角膜炎与中医"凝脂翳"相似。

【病因病机】

1. 角膜表层外伤,风热之邪乘伤而入,侵淫角膜。

2. 风热外邪入里化热,或脏腑热盛,上炎于目。

3. 原患聚星障、花翳白陷等病眼,复感风热毒邪,正不胜邪,转化而成。

【辨证论治】

1. 风热上犯证

临床表现:病在初起,病变较轻,角膜生翳,翳色灰白,略有隆起,抱轮红赤,眼痛,畏光流泪,视力下降,伴咽痛,或兼恶风发热,舌尖红,苔薄黄,脉浮数。

治法:祛风清热。

方药:银翘散加减。连翘、荆芥、桔梗、黄芩、赤芍、牛蒡子、当归、生地黄、防风各 10g,金银花 20g,薄荷、甘草各 6g。随症加减:畏光眼痛明显加羌活、钩藤;抱轮暗红加川芎、红花;结膜混合充血加桑白皮;眼眵较多、角膜翳障较大加蒲公英、野菊花、黄连。

2. 热毒炽盛证

临床表现:眼痛剧烈,羞明难睁,热泪频流,胞睑红肿,结膜混合充血,角膜翳障成片而陷下,上覆凝脂,不断扩大加深,神水混浊,黄液上冲,伴头目剧痛,发热口渴,溺赤便结,舌红、苔黄,脉数有力。

治法:清热泻火,解毒退翳。

方药:银花复明汤加减。金银花、蒲公英各 20g,龙胆、黄芩、木通、大黄、蔓荆子、桑白皮、知母、枳壳各 10g,生地黄、赤芍各 15g,黄连 6g。

3. 阴虚恋邪证

临床表现:病程日久,角膜翳陷久未愈复,眼内干涩,沙涩羞明,流泪不显,抱轮微红,时轻时重,伴口燥咽干,大便干结,舌红少苔,脉细数。

治法:滋阴散邪,退翳明目。

方药:滋阴退翳汤加减。生地黄、麦冬、赤芍、金银花各 15g,知母、蒺藜、菊花、青葙子各 10g,玄参、乌贼骨、当归尾 12g,蝉蜕、甘草各 6g。随症加减:气阴两虚加黄芪,腹胀纳呆,加白术、神曲。

【物理疗法】

1. 蒲公英 30g,千里光、野菊花、金银花各 20g,黄芩、荆芥、防风各 15g 水煎取汁 200ml。澄清冷却后用消毒滤过器过滤,分 2 次冲洗患眼,每日 2 次。然后再煎上药熏洗、浴眼或做湿热敷。也可以内服中药湿热敷或熏患眼。

2. 敷贴疗法(发疱疗法),摩顶法、吹耳法、针灸疗法等辅助疗法,视病情而定。

【外治法】

1. 球结膜下注射银黄或鱼腥草注射液,任选一种,每次 0.5~1.0ml,每日 1 次。

2. 1% 阿托品滴眼液,每日 1~3 次,以防瞳仁干缺。

酌情选用黄芩苷滴眼液、复方三黄滴眼液等点眼,早期每 15~20 分钟滴 1 次,病情好转后改为每日 4~6 次。临睡前可涂穿心莲眼膏或胆汁二连膏。

【经验方】

1. 通腑降黄汤(《张皆春眼科证治》)　金银花 30g、黄芩、石膏各 12g,知母、天花粉、大黄、赤芍、牡丹皮、玄参各 9g,玄明粉 3g,犀角(现用水牛角代)1.5g。本方适用于本病脏腑热炽,阳明腑实,黄液发展迅速,二便闭塞之证。

2. 补中益气汤加减(《眼病妙方精选》)　黄芪 30g,党参 15g,白术、当归尾、陈皮各 12g,柴胡 10g,升麻、甘草各 6g,麦冬、栀子、木通各 15g,败酱草 30g。本方用于本病正虚中气不足型。

【黏质沙雷菌性角膜炎中西医结合治疗新思路】

黏质沙雷菌性角膜炎近年文献报道逐年增多,尤其是角膜外伤、长期戴角膜接触镜者或长期点用皮质类固醇的单纯疱疹性角膜炎更容易患此病。中医认为是角膜表层受损,风热邪毒侵淫风轮或聚星障、花翳白陷等迁延不愈,复感风热毒邪,正不胜邪,内外合病。西医治疗以局部扩瞳、局部或配合全身使用敏感抗生素为主。中医治疗注重内外治结合,局部与整体治疗相辅相成,早期祛风清热治肝为主;中后期溃陷深大,前房积脓,当清肝泻肺通腑为主,后期以扶正为主,使正胜邪退。治疗过程中自始至终均应顾护正气、胃气,以免伤阴败胃,冰伏翳障。

九、厌氧菌性角膜炎

厌氧细菌(anaerobic bacteria)种类繁多,分布广泛,专性厌氧,必须在无氧的环境中才能生长,包括革兰氏阳性球菌和革兰氏阴性杆菌。在人体与需氧菌和兼性厌氧菌共同构成机体的正常菌群,在数量方面,厌氧细菌占绝对的优势(占 80% 以上)。在细菌性角膜炎中,通常与需氧或兼性厌氧菌(如大肠杆菌、葡萄球菌和克雷伯菌等)一起产生混合感染,对多数抗生素敏感。另外,普通培养基上培养表现阴性,因此容易漏诊。

【病因及发病机制】

1. 无芽孢形成厌氧细菌是皮肤、口腔、消化道和其他黏膜的主要正常菌群,是条件致病菌。常引起角膜炎的有消化球菌、消化链球菌和痤疮丙酸杆菌等。

2. 芽孢形成厌氧菌梭状芽孢杆菌是外源性致病菌,常存在于土壤、粪便等周围环境。角膜外伤后,可以引起角膜溃疡,尤其在接触土壤。

3. 单核细胞增多性李斯特菌是一种兼性厌氧革兰氏阳性杆菌,可引起严重的化脓性角膜炎,尤其是饲养动物的人多见。

4. 诱因 戴角膜接触镜、眼部外伤或手术、局部应用糖皮质激素。

【临床表现】

1. 放线菌引起的角膜炎发展缓慢、丝状的边缘、卫星灶和隆起的病灶,类似真菌性角膜炎。

2. 芽孢形成厌氧梭状芽孢杆菌多在角膜外伤尤其是接触土壤后,出现发展迅速的角膜溃疡,可以在角膜基质和前房出现小气泡。

3. 其他无芽孢形成厌氧细菌性角膜炎无一定的病型。

【诊断及鉴别诊断】

1. 除了芽孢生成厌氧梭状芽孢杆菌有典型的临床表现外,其他均无特定的表现。

2. 发生在深基质的迁延性溃疡,有相关诱因者,可考虑感染可能。

3. 厌氧细菌培养确诊。采集样本后要立即保存在无氧的环境中,尽快接种,厌氧培养。

与下列疾病相鉴别:

1. 真菌性角膜炎 见三十四章第二节真菌性角膜炎。

2. 其他细菌性角膜炎 主要靠厌氧培养的方法。

【治疗】

1. 因常和其他细菌混和感染,要求选择多种广谱抗生素,通常选用头孢菌素、青霉素、万古霉素、氯霉素、林可霉素治疗,对氨基糖苷类抗生素和四环素多不敏感。

2. 病灶较深,前房反应重的患者,口服甲硝唑 0.2g,每日 3 次,连续 1~2 周。

3. 药物不能控制者,考虑角膜移植手术治疗。

中西医结合

厌氧菌性角膜炎与中医"凝脂翳"相似。

【病因病机】

1. 角膜表层外伤,风热之邪乘伤而入,侵淫角膜。

2. 风热外邪入里化热,或脏腑热盛,上炎于目。

【辨证论治】

1. 肝经风热证

临床表现:病在初起,角膜生翳,翳色灰白,溃陷浅小,覆有薄脂,抱轮红赤或结膜混合充血,眼内刺涩疼痛,畏光流泪,视物模糊,伴头痛咽痛,口干而渴,舌红苔薄黄,脉浮数。

治法:祛风清热退翳。

方药:菊花决明散加减:羌活、防风、菊花、蔓荆子、木贼草、黄芩、石决明、金银花、川芎、甘草。随症加减:羞明流泪明显为风邪偏甚,加白芷、钩藤;头痛剧烈、抱轮暗红,加赤芍、桃仁;便结加大黄;眼眵较多可加蒲公英、千里光等以清热解毒之品。

2. 肝胆火炽证

临床表现:头目剧痛,羞明难睁,泪多眵黄,胞睑红肿,结膜混合充血,角膜翳障扩大加深,凝脂较厚,神水混浊,黄液上冲,瞳神紧小,伴胁痛口苦,溺赤便结,舌红、苔黄厚,脉弦数。

治法:清肝泻火解毒。

方药:泻肝散加减:龙胆、黄芩、大黄、芒硝、知母、羌活、防风、车前子各10g,金银花、蒲公英各30g,当归、玄参各15g。随症加减:结膜水肿者,加桑白皮清肺泻火;黄液多者加瓜蒌、天花粉;热壅血滞痛甚者,加牡丹皮、乳香、没药等凉血化瘀之品。

3. 湿热内蕴证

临床表现:角膜生翳,翳面不洁,涩痛难睁,畏光流泪,抱轮红赤或结膜混合充血,伴头痛胸闷,便溏,口黏而腻,舌红苔黄腻,脉濡数。

治法:化湿清热,活血退翳。

方药:三仁汤加减:杏仁、厚朴、法半夏、秦皮、羌活、防风、黄芩各10g,豆蔻3g,薏苡仁、金银花、野菊花各20g,当归尾、赤芍各15g。随症加减:分泌物较多,加蒲公英、黄连加强清热解毒之力;热盛者,去豆蔻;刺痛而抱轮暗红加红花、川芎凉血化瘀。

【物理疗法】

1. 中药煎剂做湿热敷。

2. 敷贴疗法(发疱疗法)、摩顶法、吹耳法、针灸疗法等辅助疗法,视病情而定。

【外治法】

1. 球结膜下注射双黄连注射液或鱼腥草注射液,任选一种,每次0.5~1.0ml,每日1次。

2. 1%阿托品滴眼液,每日1~3次,以防瞳仁干缺。

酌情选用具有清热解毒作用的滴眼液,如复方三黄滴眼液等点眼,每15~20分钟滴1次。

【中成药】

1. 明目蒺藜丸　本药具有清热散风、退翳明目的功效,适应用于角膜炎恢复期的肝肺实热证。

2. 拨云退翳丸　本药具有消障退翳、散风明目的功效,适应用于角膜炎恢复期的肝经风热证。

【经验方】

当归拈痛汤加减(《眼病妙方精选》)　当归、羌活、防风、猪苓、泽泻、黄芩、苍术、白术、苦参、知母各9g,茵陈、葛根各12g,炙甘草4.5g。用于凝脂翳湿热蕴结,阻塞经络,上蒸清窍,黑膏受蒸作脓而上冲。

【名医经验】

陆绵绵将凝脂翳依据中医辨证分为三型论治:

1. 外感风邪,引动肝热上攻,治宜泻肝胆实火,兼祛风邪。药物:龙胆、黄芩、栀子、生地黄、当归、赤芍、防风各10g,木通、车前子各6g,紫花地丁、金银花各15g,甘草3g。

2. 脏腑火毒炽盛,血分有热,治宜泻火解毒,凉血化瘀。药物:大黄、玄明粉、赤芍、桃仁、茺蔚子各10g,生石膏20g,生地黄、牡丹皮、栀子各12g,金银花15g,青黛1.5g,舌苔黄腻者加苍术10g。

3. 阴分已伤,余邪未清,治宜养阴退翳。药物:生地黄、当归、白芍、金银花、连翘、蒺藜

480

各 10g,防风、蝉蜕各 6g,木贼草 5g;翳浓厚者加桃仁,翳挡瞳者加石决明 30g,柴胡 10g,翳的面积较大者加蛇蜕 6g,乌贼骨 10g,气短、乏力者加黄芪 10g。

【厌氧菌性角膜炎中西医结合治疗新思路】

厌氧菌性角膜炎主要是由链球菌、丙酸杆菌、产气荚膜芽孢杆菌、梭状芽孢杆菌等致病性厌氧菌所引起的角膜化脓性炎症。中医学认为乃风热邪毒入侵蒸灼风轮,致生翳障。角膜外伤亦是本病的诱因之一。治疗思路:西医以敏感抗生素抗感染与扩瞳为主。中医治疗以治肝胆为主,辨证论治,辨明虚实标本,后期应注重扶正,提高机体抗病能力,促进溃疡修复。

十、不发酵革兰氏阴性杆菌性角膜炎

【病因及发病机制】

1. 条件致病菌　自然界分布广,存在于水、土壤和空气中。在医院有较高的检出率。

2. 诱因　戴角膜接触镜、眼部外伤和手术。

【临床表现】

1. 发病较慢。

2. 有明显的睫状充血及球结膜水肿,角膜中央有浓厚的黄白色浸润灶,伴有前房积脓。

【诊断】病史加实验室检查。

【治疗】治疗方法同铜绿假单胞菌。

中西医结合

不发酵革兰氏阴性杆菌性角膜炎与中医"凝脂翳"相似。

【病因病机】

1. 角膜表层外伤,风热之邪乘伤而入,侵淫角膜。

2. 风热外邪入里化热,或脏腑热盛,上炎于目。

【辨证论治】

1. 肝经风热证

临床表现:病在初起,角膜生翳,呈现点片,色黄白,略有隆起,边界不清,覆有薄脂,抱轮红赤或结膜混合充血壅肿,刺痛难睁,畏光流泪,视力下降,伴头痛,舌红苔薄黄,脉浮数。

治法:祛风清热。

方药:加味修肝散加减。羌活、荆芥、栀子、黄芩、连翘、木贼草、蒺藜各 10g,赤芍、当归各 15g,野菊花 20g,薄荷、川芎、甘草各 6g。随症加减:羞明流泪,头目痛甚者加钩藤、白芷;眵多黄稠者加蒲公英、千里光;大便结者加大黄、枳壳。

2. 热毒炽盛证

临床表现:眼痛难忍,羞明难睁,热泪如泉,视力严重下降,胞睑红肿,结膜混合充血壅肿,角膜翳障成片而陷下,凝脂厚重,神水混浊,黄液上冲,瞳神紧小,伴口苦口干,喜冷饮,溺黄赤,舌红、苔黄,脉弦数。

治法:清热泻火解毒。

方药:银花解毒汤加减。龙胆、桑白皮、黄芩、蔓荆子、大黄、天花粉、枳壳各10g,生地黄、赤芍各15g,金银花、蒲公英各20g,甘草3g。随症加减:黄液上冲量多者加石膏;大便燥结者加芒硝与大黄合用;热壅血滞严重者加丹皮、水牛角、乳香等;痛甚者加羚羊角、钩藤。

3. 气虚邪留证

临床表现:病程日久,角膜翳陷未平,稍有畏光流泪,眼涩痛,或眼干涩,或眼欲垂闭,结膜轻度发红,时轻时重,伴倦怠乏力,纳少便溏,脉细或脉弱。

治法:益气养血,托毒退翳。

方药:托里消毒散加减。黄芪20g,金银花15g,当归12g,党参、川芎、白术、白芷、皂角刺、白芍、茯苓、蒺藜各10g,蝉蜕、甘草各6g。随症加减:溃陷不敛重用黄芪50g、加乌贼骨10g;若舌红无苔为气阴两虚,加麦冬、五味子;抱轮暗红加红花、苏木活血退翳。

【物理疗法】

1. 蒲公英30g,千里光、野菊花、金银花各20g,黄芩、荆芥、防风各15g,水煎取汁200ml,澄清冷却后用消毒滤过器过滤,分3次冲洗患眼,每日3次。然后再煎上药熏洗、浴眼或做湿热敷。或以内服中药湿热敷或熏患眼。

2. 敷贴疗法(发疱疗法)、摩顶法、吹耳法、针灸疗法等辅助疗法,视病情而定。

【外治法】

1. 球结膜下注射双黄连或鱼腥草注射液,任选一种,每次0.5~1.0ml,每日1次。

2. 1%阿托品滴眼液　每日1~3次,以防虹膜粘连。

3. 酌情选用具有清热解毒作用的滴眼液,如复方三黄滴眼液等点眼,每15~20分钟滴1次。临睡前可涂穿心莲眼膏或胆汁二连膏。病至后期,溃疡已愈,荧光素染色为阴性后可用马应龙八宝眼膏点眼,退翳明目。

【经验方】

韦文贵眼珠灌脓方加减(《眼病妙方精选》)　生石膏、生大黄各12g,玄明粉、金银花、夏枯草、青葙子各10g,龙胆、枳壳各6g,生甘草3g。适用于本病火毒上攻、阳明热盛、黄液上冲。

【名医经验】

张皆春认为凝脂翳多因肝胆火炽,火毒之邪蒸灼角膜,或火风热毒邪外袭,搏蒸于风轮而成,将本病分为两型论治。

1. 风热偏盛,治宜清热解毒,泻火祛风,方用清肝解毒汤。药用金银花15g,柴胡、当归尾各6g,黄芩、赤芍、车前子各9g,秦皮3g,防风1.5g。

2. 肝胆火炽,治宜清泄肝胆,解毒养阴,方用解毒泻肝汤。药用柴胡、黄芩、生地黄、玄参、赤芍、牡丹皮各9g,龙胆3g,金银花30g,黄连6g,羚羊角0.3g。

【不发酵革兰氏阴性杆菌性角膜炎中西医结合治疗新思路】

不发酵革兰氏阴性杆菌性角膜炎引起角膜溃疡报道多有嗜麦芽假单胞菌和腐败假单胞菌等,角膜接触镜保存液易受致病菌的污染。中医学认为风热邪毒侵淫角膜,壅滞气血,化腐成脓生翳。西医治疗以扩瞳、敏感抗生素抗感染为主。中医治疗强调内外结合,以辨证论治为主,从肝胆论治为要。但本病睫状充血,球结膜水肿较甚,前房积脓,又当治肺、治脾、治胃,祛邪当中病即止,以防过用寒凉损伤脾胃,冰伏翳障。

十一、放线菌性角膜炎

【病因及发病机制】

1. 放线菌是一类分支革兰氏阳性杆菌,其菌丝可缠绕成团,形态与真菌相似,属细菌的一种特殊类型,为条件致病菌,广泛存在于土壤、植物、空气、河水等自然环境中。

2. 引起角膜感染的放线菌有需氧性和厌氧性两种,其中以需氧性放线菌为主,主要是诺卡菌属。

3. 常见诱因　角膜外伤、眼部手术、配戴角膜接触镜、局部或全身机体免疫功能低下等。

【临床表现】

1. 起病较迟缓,但病情常顽固。

2. 角膜溃疡表现　初期多为点状上皮病变。进展为溃疡灶,表面灰白粗糙,边缘有坏死组织呈花饰状。

3. 严重者常伴有前房积脓、免疫环、卫星灶,与真菌性角膜溃疡有类似的表现。

4. 当角膜溃疡位于周边区时,新生血管增生明显。

【诊断】

1. 病灶刮取物涂片镜检,可见分支革兰氏阳性杆菌(菌丝直径为 0.5~1.0μm,较真菌菌丝细)。

2. 细菌培养,需特殊标明培养检查目的。

【治疗】

1. 一般以局部治疗为主,对磺胺类、青霉素、四环素及氨基糖苷类抗生素类药物敏感。

2. 严重的病例可全身与局部联合应用磺胺甲基异噁唑与甲氧苄氨嘧啶。

3. 手术治疗。

中西医结合

放线菌性角膜炎与中医"凝脂翳"相似。

【病因病机】

1. 角膜手术(角膜屈光手术)、外伤及戴角膜接触镜,风热毒邪乘隙而入。

2. 年老体衰,或正气虚弱,更易患病,病情尤重。

【辨证论治】

1. 肝经风热证

临床表现:病在初起,角膜点状上皮病变,边缘不清,结膜混合充血,畏光流泪,伴头痛咽痒,恶风发热,舌红苔薄白或薄黄,脉浮数。

治法:祛风清热。

方药:新制柴连汤加减:柴胡、黄芩、赤芍、蔓荆子、栀子、龙胆、防风、荆芥各 15g,黄连、甘草各 6g。若见混合充血,加金银花、蒲公英增强清热解毒之功。

2. 肝胆火炽证

临床表现:病变中期,角膜溃疡灶,表面灰白粗糙,边缘有坏死组织呈花饰状。严重者常伴有前房积脓、免疫环、卫星灶,伴小便短赤,舌红、苔黄,脉弦数。

治法:清肝泻火,解毒退翳。

方药:龙胆泻肝汤加减:龙胆、栀子、黄芩、柴胡、生地黄、泽泻、木通、防风、蔓荆子各10g,当归 15g,生石膏、蒲公英各 30,甘草 3g。前房积脓较多者,加知母、大黄、瓜蒌、天花粉。

3. 气虚邪留证

临床表现:病程日久,眼轻痛,稍有畏光流泪,或眼干涩,球结膜轻度充血,溃疡面久未修复,时轻时重,伴倦怠乏力,纳少腹胀便溏,舌淡苔白,脉弱。

治法:益气养血,托毒消翳。

方药:托里消毒散加减:黄芪 20g,金银花 15g,当归 12g,党参、川芎、白术、白芷、皂角刺、白芍、茯苓、蒺藜各 10g,蝉蜕、甘草各 6g。随症加减:溃陷不敛重用黄芪 50g,加乌贼骨 10g;若舌红无苔为气阴两虚,加麦冬、五味子;抱轮暗红加红花、苏木活血退翳。

【物理疗法】

敷药法:用野菊花、金银花、黄芩、蒲公英、千里光、荆芥、防风等清热解毒药煎水做湿热敷或熏蒸。

【外治法】

局部用有清热解毒作用的滴眼液点眼。滴用扩瞳剂,用 1% 阿托品眼液或眼膏,1 日 3次点眼,以防瞳神干缺。

第二节　真菌性角膜炎

真菌性角膜炎(fungal keratitis,FK)是真菌感染角膜引起的角膜化脓性炎症。

【病因及发病机制】

1. 真菌是真核生物,有细胞壁和完整的细胞核。少数以单细胞存在,多数由分支和不分支丝状体组成,广泛存在自然界,引起常见真菌病的仅有 10 余种。引起真菌性角膜炎的真菌包括普遍存在的腐生微生物,从真菌性角膜炎病例分离培养出来的主要有三类真菌。

(1)丝状菌:多细胞核,多长有孢子和菌丝,菌丝伸长分枝交织成团,又称为真菌。主要包括曲霉菌、镰刀菌、假头状孢子菌、青霉菌等。

(2)酵母菌和类酵母菌:单细胞菌,呈现圆形或卵圆形,常见的主要是念珠菌。

(3)二相性菌:在不同的环境条件下可以呈现酵母菌型或丝状菌型等。

2. 真菌性角膜炎占感染性角膜炎的 2%~35%,受地理因素影响。镰刀菌和曲霉菌是最常见的致病菌,占真菌性角膜炎的 50% 以上。

3. 真菌通常通过缺损的角膜上皮部位进入角膜基质,然后繁殖,引起组织坏死和炎症反应。外伤、佩戴接触镜、异物、角膜手术常引起角膜上皮缺损。真菌可以穿过后弹力层进入前房和眼后段。真菌毒素和蛋白溶解酶加重组织的损伤。

4. 常见诱因

(1)外伤:植物(占多数)、接触镜、异物。

(2)药物:表面应用皮质类固醇。

(3)角膜手术:角膜异物剔除、穿透性角膜移植等。

(4)其他慢性角膜炎:单纯疱疹病毒和带状疱疹病毒性角膜炎、春季角结膜炎等。

【临床表现】

1. 症状　异物感、眼痛和不适、视力下降、怕光、流泪。

2. 体征　角膜病变有6个典型特征。

(1)菌丝苔被(约20%患者),主要表现为角膜溃疡表面由菌丝和坏死组织形成边界清楚的灰白色较隆起病灶的苔被(图34-2-1)。

(2)伪足(约68%患者),角膜主要感染灶边缘可见树枝样浸润(图34-2-2)。

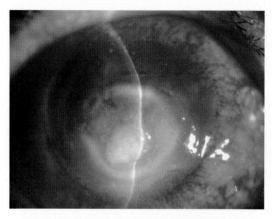
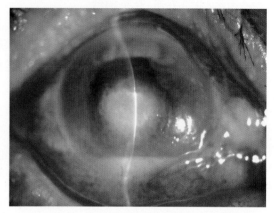

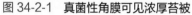

图34-2-1　真菌性角膜可见浓厚苔被　　　　图34-2-2　真菌性角膜可见伪足、前房积脓

(3)卫星灶(约27%患者),与角膜主要感染灶不相连的,较孤立的圆形浸润灶。

(4)免疫环(约9%患者),角膜主要感染灶周围有时出现灰白环形浸润。

(5)内皮斑(约11%患者),菌丝灶后的角膜内皮面灰白斑块状斑,可在感染角膜灶以外的角膜内皮面。

(6)前房积脓(图34-2-3、图34-2-4),是判断角膜感染深度的一个重要指标,说明感染已达角膜基质层,有的甚至是部分菌丝已穿透后弹力层。前房的脓液在角膜穿孔前,只有15%~30%脓中有菌丝,大部分为反应性积脓,当出现角膜穿孔,前房脓液中高达90%有真菌菌丝存在。

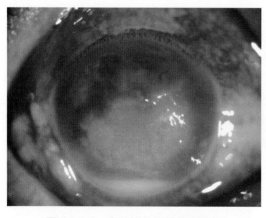
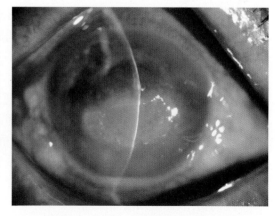

图34-2-3　真菌性角膜伴前房积脓　　　　图34-2-4　同一患者药物治疗后好转

【辅助检查】

1. 角膜刮片、涂片检查 是早期快速诊断真菌感染的有效方法,随病变进展不同部位重复刮片可提高阳性率。分为光学显微镜检查和荧光显微镜检查两类,其中以光学显微镜应用较为普遍,而荧光显微镜检查因仪器和试剂所限难以普及。

(1)光镜检查常用染色法

1)10% 氢氧化钾湿片法:10% 氢氧化钾可溶解非真菌杂质而显示真菌菌丝。刮取病变明显处角膜组织,放在清洁的载玻片上,滴 10% 氢氧化钾 1 滴于标本上,覆以盖玻片,光镜下观察。阳性率可达 97.5%。此法快速、简便易行,且患者花费较少,适合基层医院广泛开展使用。但要注意取材时,应先擦去溃疡表面的坏死组织,再行角膜刮片,是否刮取真正的病变组织是检查阳性率高低的关键。

2)Gram 染色和 Giemsa 染色:刮片方法同上,固定后加用 Gram 染色和 Giemsa 染色,可非特异性地着染丝状菌细胞质。

3)Gomori 六胺银(GMS)染色和过碘酸 -Schiff(PAS)染色:刮片固定后,加用 GMS 和 PAS 染色,能特异性着染真菌胞壁。

(2)荧光显微镜常用染色法:吖啶橙染色法和二苯乙烯荧光增白剂(CFW)染色。

2. 真菌培养 是明确诊断真菌性角膜炎的最可靠依据,同时可鉴定真菌的菌属、菌种,并行真菌药敏检测。培养基可以应用一般的感染性角膜炎培养基,也可以应用牛脑、心浸出肉汤。培养基中不要含有放线菌酮,否则会抑制真菌的生长。应用手术刀片刮取角膜碎屑。接种到 Sabouraud 琼脂盘中,保持刮取角膜碎屑同时除去部分微生物、角膜上皮和角膜坏死组织,有利于药物穿透到角膜深部。约83% 在 72 小时出现结果,97% 在 1 周后出现结果。确定无真菌生长有时需要等待 2 周。

3. 组织病理学检查 角膜移植取下的组织片固定、包埋、切片,行 HE 染色、PAS 染色,用于确定诊断,及鉴别病变是否切除彻底,常用于角膜移植术后的确诊和作为预后的参考,菌丝通常平行角膜面和角膜纤维板,如果菌丝垂直基质或穿透到角膜深基质,表明真菌的致病力强,治疗效果差。

4. 激光共聚焦显微镜 激光共聚焦显微镜检查是一种快速、有效、无创伤的活体检查手段,能动态观察不同时期真菌感染的角膜组织中菌丝和孢子的情况,可用于病原学诊断和动态观察治疗效果,阳性率 96.9%。共聚焦角膜显微镜对真菌性角膜炎的诊断以观察到菌丝为依据,真菌菌丝可呈现出强反光的线形结构,可平行或交错,有分支或分节,可捕捉到典型的真菌菌丝和分生孢子,其图像特点具体有树枝状菌丝、直长线状菌丝、孢子型 3 种表现

5. 其他 电子显微镜、PCR(polymerase chain reaction)等。

6. 超声检查 如果怀疑感染波及眼球后段,可以排除真菌性眼内炎。

【诊断及鉴别诊断】

1. 根据病史、症状和体征给予怀疑性的真菌性角膜炎诊断。

2. 确定诊断靠实验室病原学检查。

主要和细菌性、棘阿米巴性角膜炎相鉴别。

【治疗】

1. 抗真菌药物

(1)多烯类抗真菌药物:那他霉素,两性霉素 B,制霉菌素通过结合真菌细胞壁麦角固醇

来破坏真菌细胞,对真菌和酵母菌均有效。为广谱抗真菌药物。那他霉素主要治疗真菌引起的角膜炎。两性霉素 B 主要治疗酵母菌引起的角膜炎,穿透力不如那他霉素。

(2)唑类(azoles,一氮二烯五环):包括咪唑和三唑,有酮康唑、咪康唑、氟康唑、伊曲康唑、伊康唑和克霉唑,低浓度下抑制麦角固醇的合成,高浓度直接破坏细胞壁。口服氟康唑和酮康唑通过全身吸收,在角膜和前房中可以达到较高的浓度,因此对深部真菌性角膜炎有效。

(3)氟化嘧啶:氟胞嘧啶,进入真菌内后转化为胸腺嘧啶脱氧核苷的类似物,阻止真菌胸腺嘧啶脱氧核苷的合成。通常和多烯类和唑类联合应用。

2. 应用方法

(1)局部滴眼:一般联合应用 2 种或 2 种以上药物,早期要高频率用药,开始白天 1 次 /h,晚上 1 次 /2h。4~5 日减量 1 次,到 4 次 /d 后维持到炎症完全控制后 2~3 周。疗程通常需要 2~3 个月。

(2)全身应用:①口服三唑类药物伊曲康唑,每日 1 次,每次 0.2 g,常规用药 2~3 周,要密切观察患者。口服抗真菌药物主要应用深部感染,对丝状真菌感染疗效好。②静脉滴注氟康唑注射,每日 1 次,每次 0.2g,首次剂量加倍。适用于严重角膜真菌感染,如伴有前房积脓或可疑眼内炎者;由于两性霉素 B 注射液副作用较大,故临床已较少应用。

(3)结膜下注射:0.2% 氟康唑注射液 0.5~1.0ml,较少用,严重的角膜炎或角巩膜炎,以及儿童点眼不能合作患者,能收到良好效果。

(4)角膜基质内注射:0.05~0.1ml 浓度为 500mg/L 的伏立康唑,可用于顽固的真菌性角膜炎,但角膜基质内注射作为一种有创操作,可能会并发刺穿角膜致角膜穿孔、前房消失、眼内炎等并发症,需操作者小心谨慎,注意无菌操作,并在手术显微镜下进行。

(5)氟康唑前房冲洗,适用于前房积脓多的患者。

3. 糖皮质激素局部或全身应用均可促使真菌感染扩散或复发,必须禁用。

4. 辅助治疗

(1)住院患者要隔离。

(2)止痛药物:口服或局部应用非甾体抗炎药物,如消炎痛、双氯芬酸钠等。

(3)局部睫状体麻痹剂如后马托品或阿托品,必要时强力散瞳剂。

5. 手术治疗

(1)正规局部和全身应用治疗广谱、强有效的抗真菌药治疗 5~7 日,未见好转或加重者,要及时选择和把握手术时机和选择术式。手术的目的是控制炎症和维持眼球的完整性。手术后,表面和全身应用抗真菌药物要持续一段时间。

(2)主要手术方式:病灶清除术、结膜瓣遮盖术、羊膜移植术、板层角膜移植术和穿透性角膜移植术等。

1)病灶切除术,适用于周边的较小的浅中层感染,由于清除了感染组织,同时增加了局部抗真菌药物的通透性,能使角膜感染快速得到控制。

2)结膜瓣遮盖术,适用于周边的较小的中深层感染,角膜病灶切除后联合结膜瓣掩盖,有利于角膜感染控制和创面的修复。

3)羊膜移植术,适用于周边的较小的中深层感染,但此手术的最关键点是必须彻底清除感染的角膜组织,如有感染组织遗留均会使感染加重,这与结膜瓣掩盖术是不同的,因结膜瓣有血运,抗真菌的抵抗力远比羊膜强。

　　4)板层角膜移植术,适用于中、浅层视轴区角膜溃疡。

　　5)穿透性角膜移植术,适用于已穿孔或已达全层的感染。炎症期间行穿透性角膜移植术,是典型的高危移植,术后易发生免疫排斥,需要密切观察及时抗排斥治疗。术后无真菌残留及无复发迹象后酌情局部使用皮质类固醇。可应用免疫抑制剂FK506和环孢素。

　　【预后】

　　1. 受各种因素影响,包括角膜侵犯的范围、患者的健康状况、培养确诊的时间和病原菌的毒力。

　　2. 轻度的感染和早期的诊断有较好的结果。如果感染扩散到巩膜和眼内,很难控制感染。

　　3. 约1/3的真菌性角膜炎药物不能控制或导致角膜穿孔。

中西医结合

真菌性角膜炎与中医"湿翳"相似。

【病因病机】

多因角膜植物轻度外伤,温邪入侵或湿郁化热,湿热上熏,蒸灼黑睛所致。

【辨证论治】

1. 湿重于热证

临床表现:角膜附有如腐渣样分泌物堆积,结膜混合充血,羞明流泪疼痛各症较轻,伴脘腹胀满,口淡纳呆,大便溏薄,舌苔厚腻而白,脉缓。

治法:祛湿清热。

方药:三仁汤加减:薏苡仁20g,杏仁、厚朴、法半夏、苍术、秦皮、羌活、防风、黄芩各10g,白豆蔻3g。随症加减:结膜混合充血、眼刺痛,加红花、川芎;热象较显,分泌物多者,去白豆蔻,加金银花、土茯苓。

2. 热重于湿证

临床表现:角膜附有如腐渣样分泌物堆积,粗糙干涩,色黄,分泌物量多黏稠,结膜混合充血,伴溲黄便结,口苦,苔黄腻,脉濡数。

治法:清热化湿。

方药:甘露消毒丹加减:茵陈、黄芩、藿香、木通、连翘、苦参、栀子、佩兰、大黄各10g,滑石15g,薏苡仁、金银花各20g。随症加减:若兼有阴虚者,加生地黄、麦冬以养阴。

【外治法】

1. 苦参、白鲜皮、金银花、龙胆、车前草、秦皮煎水过滤后洗眼,或先熏后洗。

2. 1%阿托品滴眼液,每日3次,防止虹膜粘连。

【经验方】

1. 杏仁滑石汤　杏仁、滑石、通草、厚朴、陈皮、半夏、黄芩、黄连、郁金。用于湿热互结型湿翳。

2. 龙胆泻肝汤　龙胆、栀子、黄芩、车前子、泽泻、木通、当归、生地黄、柴胡、甘草。适用于本病肝胆实热型。

【名医经验】

1. 李传课认为本病以湿热为主,分为两型论治:①湿重于热,治以祛湿清热,药用苍术、藿香、厚朴、茯苓、薏苡仁、防风、茵陈、黄芩各 10g,陈皮 5g,羌活 6g。②热重于湿,治以清热化湿,药用苦参、栀子、黄芩、藿香、佩兰、茵陈、滑石、薏苡仁、大黄、连翘各 10g,金银花 12g。

2. 柏超然将本病分为四型论治:①翳腐色白,湿遏上焦,治以芳香化湿法:藿香叶、佩兰叶、陈皮、法半夏、大腹皮、厚朴各 5g,荷叶 9g,梅雨季节加香薷 9g。②腐翳黄浊,湿侵上中焦,治以祛风退翳法:羌活、独活、防风、苍术各 6g,细辛、生甘草各 2g,生姜 3 片,梅雨季节加香薷 9g、大豆黄卷 15g。③腐翳黄厚,伴黄液上冲,湿毒内蕴,治以清消化脓法:蜜炙麻黄 3~9g,生石膏 15~30g,杏仁 12g,生甘草 15g,玄明粉(分冲)3~9g,生大黄粉(分冲)3~9g,枳实 15~30g,厚朴 6g。④腐翳白厚,黄液不消,湿毒已成寒包火,治以回阳化湿法:桂枝 3~9g,生白芍 15~30g,淡附片 3~12g,党参、茯苓、甘草各 15g,生黄芪 15~30g,蜜炙麻黄 3~9g,熟地黄 15~30g,白芥子、鹿角片、皂角刺各 6~15g。

【中西医结合治疗真菌性角膜溃疡经验】

徐超英、李金运用中西医结合治疗真菌性角膜溃疡 18 例:中药服用自拟清湿除热汤,药用苍术、藿香、柴胡、蒺藜、决明子、白芍、陈皮、茯苓、丹参、黄芩、大黄、茵陈、金银花、连翘、龙胆等,随症加减。口服伊曲康唑 100~200mg,每日 1 次,局部点金褐霉素眼膏,每日 2 次,同时用利福平及阿托品点眼。结果中西医结合组治愈 14 例,有效率 94%。

吴丽莎、林乔龄以中西医结合治疗真菌性角膜溃疡 23 例,用泻肝通腑法,药用龙胆、黄芩、栀子、车前子、泽泻各 10g,柴胡 6g,生地黄 15g,甘草 3g,大便秘结、腑实体壮者加大黄 12g,玄明粉 9g;体虚便秘者加瓜蒌 15g,决明子 10g;热邪伤阴,口干口渴者加麦冬、天花粉各 10g,玄参 15g;结膜混合充血,头目剧痛加赤芍、牡丹皮各 10g,当归 6g;肝胃火邪已去可减去苦寒伤胃的龙胆、黄芩、栀子等,加用蒺藜 15g,密蒙花、木贼、石决明各 10g 等清肝退翳之品。局部采用 0.2% 氟康唑配合 0.2% 两性霉素 B 点眼,30 分钟 1 次,1% 阿托品散瞳,10% 碘化钾眼部离子透入。结果治愈 20 例,好转 3 例。

第三节　棘阿米巴性角膜炎

棘阿米巴性角膜炎(acanthamoeba keratitis)是致病性棘阿米巴感染角膜引起,1973 年首次报道,1992 年金秀英等第一次报道我国第一例棘阿米巴性角膜炎。

【病因及发病机制】

1. 棘阿米巴以滋养体(trophozoite)和包囊(cyst)两种状态广泛存在空气、粉尘、水、潮湿的土壤及它的污染物中。正常人体的消化道和阴道有棘阿米巴存在。

2. 滋养体是活跃的摄取食物和繁殖状态的棘阿米巴。包囊是它的休眠静止状态,是环境不适合阿米巴生长时的存在状态,对寒冷、干燥和各种抗生素药物有较强的耐受性,4℃时可存活 2 年之久,在干燥环境中甚至可存活达 21 年。

3. 不是所有的阿米巴均可引起角膜炎,引起角膜炎的棘阿米巴有特定几类。病原性的棘阿米巴容易和人类及动物的角膜黏附导致角膜炎。

4. 大多数患者发病前存在诱因,其中多数是接触镜配戴者,10%~15% 为非接触镜配戴者,且受地理环境和社会环境影响。

(1)配戴角膜接触镜:主要的原因是接触镜护理液被棘阿米巴污染。其次是接触镜损伤角膜上皮和戴接触镜游泳。发达国家 85%~95% 的棘阿米巴角膜炎是由接触镜引起。

(2)角膜外伤:主要发生在经济条件差的地区和患者,包括植物、异物和灰尘伤等。

(3)局部及全身免疫功能下降:长期应用皮质类固醇和免疫功能低下的患者,如 AIDS 患者。

【临床表现】

1. 症状　严重的眼痛、流泪、畏光、视力下降。疼痛的程度超过其相应体征的严重程度。病程缓慢、可持续数月之久。

2. 体征

(1)早期表现上皮浸润:上皮树枝状浸润,细小混浊点和小囊样水肿,易被误诊为单纯疱疹性角膜炎。以后可发展到上皮及上皮下小囊泡,上皮缺损。早期的角膜炎症表现缺乏特异性,且与严重的眼痛不成比例。

(2)中期表现基质浸润:特征性的角膜旁中心环状基质浸润(图 34-3-1)及放射状角膜神经炎(radial keratoneuritis)—沿角膜神经开始的浸润,呈放射状向角膜中央发展,但无新生血管生长。

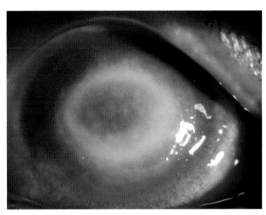

图 34-3-1　棘阿米巴性角膜炎
环状基质浸润

(3)晚期出现溃疡:弥散性、化脓性角膜溃疡,溃疡周边沟状溶解。角膜基质变薄,可发生穿孔。

(4)周围组织表现:部分患者可有虹膜炎和前房积脓表现,若累及巩膜可导致巩膜炎。

【辅助检查】

确诊主要依靠病原学检查。

1. 涂片 Hemacolor 染色　滋养体细胞质呈现淡紫色,囊壁深紫色。三重染色:滋养体核呈粉红色,细胞质呈淡绿色,囊壁呈红色。氢氧化钾联合 Calcofluor 染色;阳性率较高,滋养体呈棕红色,包囊呈苹果绿色。其他染色有 Gram 染色、Giemsa 染色等。

2. 活检

(1)培养:常用无营养琼脂平板,覆盖杀死的埃希大肠杆菌。

(2)病理学检查:邻近溃疡的角膜基质有透明的囊体和中性粒细胞浸润。染色检查同涂片。

3. 活体共聚焦显微镜(图 34-3-2、图 34-3-3)　具体见第二十一章第九节。

4. 其他　间接免疫荧光抗体染色、免疫荧光检查或分子生物学(PCR)方法等。

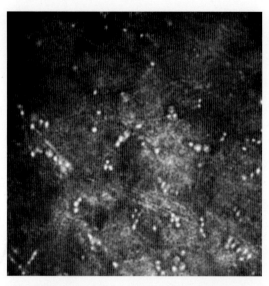

图 34-3-2　棘阿米巴性角膜炎显微镜表现

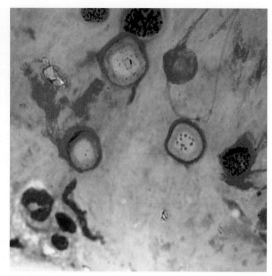

图 34-3-3　角膜刮片涂片革兰染色示阿米巴包囊

【诊断】

1. 角膜外伤史、角膜接触镜应用史、污水接触史等。

2. 角膜炎的症状与体征不一致,疼痛较严重。

3. 角膜旁中心环状基质浸润及放射状角膜神经炎的特征性表现。

4. 抗细菌和抗病毒治疗无效。

5. 病原学检查确诊。

【治疗】

1. 治疗原则

(1)治疗时间至少 3 个月,有的超过半年。

(2)生物杀灭剂治疗。

2. 生物杀灭、防腐剂

(1)0.02%~0.1% 氯己定(洗必泰):破坏阿米巴原虫细胞壁,对所有棘阿米巴株的滋养体和包囊均有杀灭作用,和聚六亚甲基双胍有协同作用。

(2)0.02% 聚六亚甲基双胍(polyhexamethylene biguanides,PHMB):破坏阿米巴细胞壁,对滋养体有较强的杀灭作用,和其他药物联合应用效果较好,如洗必泰氟康唑、羟乙磺酸丙氧苯米。

(3)0.1% 羟乙磺酸丙氧苯米(propamidine isethionate):抑制棘阿米巴 DNA 合成,主要对滋养体有杀灭作用。

(4)0.15% 羟乙磺酸双溴苯米(dibromo-propamidine isethionate):同 0.1% 羟乙磺酸丙氧苯米。

(5)0.5%~2.5% 聚维酮碘(povidone iodine):对滋养体和包囊均有杀灭作用。

(6)咪唑类抗真菌药物(见本章第二节真菌性角膜炎):具体机制不清,可能与中断棘阿米巴的生物链有关,如酮康唑、伊曲康唑、氟康唑等。

(7)抗生素:主要是杀灭细菌,中断棘阿米巴的生物链,如多黏菌素 B、新霉素、杆菌肽及等。

3. 常用局部用药计划需要 2~3 种生物杀灭剂联合应用,治疗时间长,并逐渐停药,一般治疗时间 3~6 个月。

(1) 0.02% 氯己定,每半小时滴眼,持续 2~3 日,然后每小时 1 次持续 1 周,以后 3~4 小时 1 次直到炎症缓解后 2~3 周,晚上应用新霉素眼膏。有报道炎症消退率可达 87%。

(2) 应用 0.02% 氯己定和 0.1% 羟乙磺酸丙氧苯米(propamidine isethionate)滴眼液联合滴眼,每小时 1 次,1 周后逐渐减少用药次数,1 个月后维持 4 次 /d,直到炎症缓解,继续用药 2~3 周。联合应用新霉素滴眼液。

(3) 应用 0.1% 羟乙磺酸丙氧苯米、新霉素滴眼液、咪唑类滴眼液联合滴眼,方法同上。

(4) 多黏菌素 B、杆菌肽和新霉素合剂滴眼液,联合 1% 咪康唑滴眼液或酮康唑滴眼液。

4. 全身用药配合局部用药

(1) 口服咪唑类抗真菌药物,如酮康唑(200mg,2 次 /d)。

(2) 口服甲硝唑(0.4mg,3 次 /d)。

5. 辅助治疗

(1) 镇痛剂:口服非甾体抗炎药物如芬必得、吲哚美辛等。

(2) 睫状体麻痹剂:后马托品或阿托品滴眼液。

6. 多数学者仍认为糖皮质激素能增加棘阿米巴原虫的致病性,使病变进展,应该尽量避免使用。

7. 手术治疗

(1) 清创术及结膜瓣遮盖:在棘阿米巴性角膜炎早期,对感染区角膜上皮进行清创,有利于抗阿米巴药物的穿透。在此基础上对较边缘的病灶行结膜瓣遮盖术,能起到控制感染的效果。

(2) 穿透角膜移植术:只有在抗阿米巴药物治疗后症状加重或穿孔者可在炎症期行手术,否则应在炎症控制、角膜进入瘢痕期后手术。

中西医结合

中医文献没有明确对棘阿米巴性角膜炎的描述,根据本病早期发病特点和临床表现,与中医"湿翳"相似。

【病因病机】

阴虚内热,致湿从热化,湿热交蒸,以致虫袭角膜。

【辨证论治】

湿热夹风证

临床表现:常单眼发病,眼痛难睁,角膜可见曲线溃损,如树枝状,甚或深层浸润,环周有白色卫星灶,结膜混合充血,伴口臭,喉疮,舌苔黄腻,脉濡数。

治法:清热利湿,杀虫解毒。

方药:甘露饮加减。天冬、麦冬、枇杷叶各 12g,金银花、连翘、生地黄、熟地黄、石斛、枳壳、黄芩、茵陈、芜荑各 10g,甘草 6g,芦荟 3g。随症加减:眼痛流泪者,加荆芥、防风、谷精草以退翳明目;黄液上冲者,加知母、生石膏以清胃泻火;大便秘结者,加大黄、玄明粉以通腑泄热。

【外治法】

1. 秦皮煎点眼　秦皮(去粗皮)、升麻、黄连(去须)各 30g,薏仁(去皮)60g。以水 500ml,煎至 50ml,澄清过滤 30ml 装入已消毒的眼药水瓶内,每日 3 次点眼,每次 2~3 滴。

2. 荆芥、防风、金银花、黄芩、千里光煎水,澄清过滤,清洗患眼,或煎水做湿热敷。

3. 疗效欠佳时应及时手术治疗。

第四节　单纯疱疹性角膜炎

单纯疱疹病毒(herpes simplex virus,HSV)引起的角膜感染称为单纯疱疹性角膜炎 (herpes simplex keratitis,HSK),简称单疱角膜炎。

【病因及发病机制】

HSV 分为两个血清型——Ⅰ型和Ⅱ型(HSV-Ⅰ和 HSV-Ⅱ)。大多数眼部疱疹感染由 HsV-I 型引起,HSV-Ⅱ的感染部位主要是生殖器,偶尔也引起眼部感染。流行病学研究表明,人群中 HSV-Ⅰ的血清抗体阳性率为 50%~90%,HSV-Ⅱ的血清抗体阳性率与不洁的性行为个人史有关。HSV 感染通过直接接触带有病毒分泌物的皮肤和黏膜传播。HSV-Ⅰ通常引起腰部以上(口、面和眼部)感染,HSV-Ⅱ常由性传播,引起生殖器感染。由于口生殖器性行为(口交)的结果,HSV-Ⅰ偶尔引起生殖器感染,同样,通过接触带有病毒的生殖器分泌物,HSV-Ⅱ也可感染眼部。新生儿可经产道感染,包括眼部皮肤和黏膜,也可引起全身性感染,发生脑炎时可致命。

【临床表现】

1. 原发感染　HSV 原发感染常见于幼儿,有全身发热和耳前淋巴结肿痛、唇部和皮肤单纯疱疹感染。眼部受累表现为急性滤泡性结膜炎、慢性结膜炎、眼睑皮肤疱疹,约 2/3 患者出现点状或树枝状角膜炎,不到 10% 的患者发生角膜基质炎和葡萄膜炎。

2. 复发感染　根据 HSK 病变累及的深度将其分为三种临床类型,上皮型(点状、树枝状、地图状)、基质型(浅中基质型、深基质型)、内皮型。根据病程变化将其分为活动期、稳定期、晚变期。因任何眼前段的剧烈炎症反应都可能累及葡萄膜,引发出特有的临床表现,所以应该将 HSK 合并葡萄膜炎归类为 HSK 并发症的范畴。

(1)上皮型:根据病变形态特点分为点状、树枝状和地图状角膜炎。病程早期患者有轻度异物感、畏光、流泪、视物模糊等症状,轻者或没有症状。以点状角膜炎起病,点状病变融合成树枝状,最常见于角膜中央,树枝的分支有特征性的"末端膨大"(图 34-4-1~ 图 34-4-5),病毒感染的细胞溶解和脱落,几天内树枝状损害的中央形成典型的地图状溃疡(图 34-4-6~ 图 34-4-8)。形成地图状溃疡的危险因素包括:所感染的 HSV 株,局部或全身使用免疫抑制剂等。树枝状和地图状角膜炎患者有睫状充血,轻度)角膜基质水肿和上皮下浸润,角膜上皮下浸润的形态和上皮损害的形态相同,称为"树枝影子"。对于角膜上皮损害已消退的患者,这一体征可作为近期患角膜上皮炎的证据。角膜上皮炎常伴有局部或弥漫性角膜感觉减退,其部位与病变范围、持续时间、严重程度、复发次数等有关。临床上,局部的角膜感觉缺失难以查出。由于病变周围角膜的敏感性相对增加,故主观感觉仍有眼刺激症状。大多数患者的角膜上皮炎通常 3 周左右自行消退。

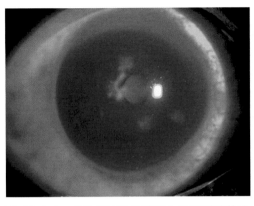

图 34-4-1 单纯疱疹性角膜炎上皮型树枝状治疗前

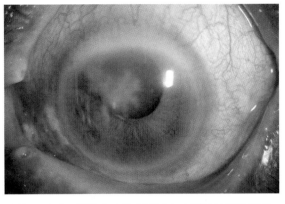

图 34-4-2 单纯疱疹性角膜炎上皮型树枝状治疗后

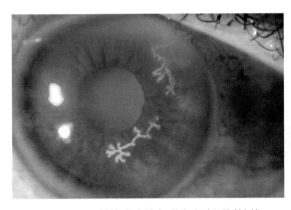

图 34-4-3 单纯疱疹性角膜炎上皮型树枝状（荧光素钠染色阳性）

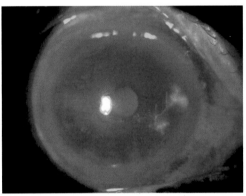

图 34-4-4 单纯疱疹性角膜炎上皮型树枝状（荧光素钠染色阳性）

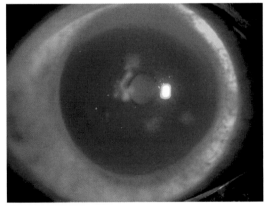

图 34-4-5 单纯疱疹性角膜炎，树枝状

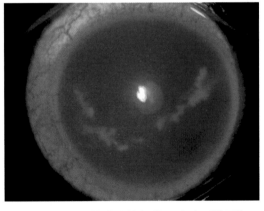

图 34-4-6 单纯疱疹性角膜炎，上皮型地图状

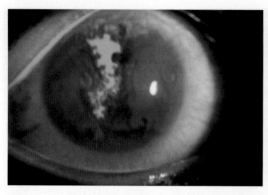 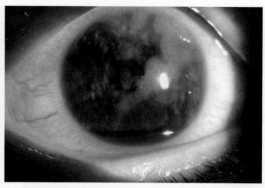

图34-4-7　单纯疱疹性角膜炎上皮型地图状治疗前　　图34-4-8　单纯疱疹性角膜炎上皮型地图状治疗后

(2)基质型：根据病变的深度分为浅中基质型和深基质型，后者又包括基质坏死型和盘状角膜炎。基质型HSK是引起视力障碍的一种复发性HSK，有报道复发性HSK中，不到15%患者出现角膜基质炎。几乎所有角膜基质炎患者同时或以前患过角膜上皮炎。单纯疱疹性角膜炎的复发次数与角膜基质炎的发生与否密切相关。

1)浅中基质型：常原发或继发于上皮型HSK。病变仅累及角膜的浅中基质，炎症控制后常留下云翳或斑翳(图34-4-9、图34-4-10)，并且反复发作者病灶处常有粗大新生血管长入。一般认为此型同病毒的直接损害相关。

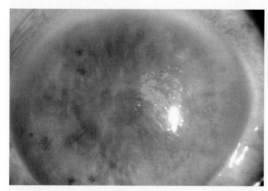 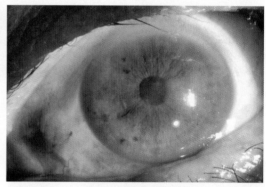

图34-4-9　单纯疱疹性角膜炎基质型治疗前　　图34-4-10　单纯疱疹性角膜炎基质型治疗后

2)深基质型：又称基质坏死型，病变发展至角膜深层，浸润呈黄白色，坏死灶周围大量新生血管长入。常导致角膜瘢痕、变薄甚至穿孔(图34-4-11、图34-4-12)。此型的病因除了病毒的直接损害，还与病毒抗原引起的细胞免疫反应有关。临床上滥用糖皮质激素也可诱发此型发生。

3)基质坏死型：是细胞介导的针对单纯疱疹病毒的免疫反应(图34-4-13)。诱发免疫反应的可能因素：①以前发生的上皮感染；②上皮感染后角膜基质内残留的病毒抗原；③角膜基质内角膜细胞或炎症细胞内积聚的低浓度的溶细胞性HSV感染。具体哪种因素尚无定论。发复发作的慢性单纯疱疹病毒角膜炎患者角膜的HSV抗原和HSV-DNA检测提示持续性基质感染可能是诱导和加重角膜基炎的重要因素，会导致基质变薄穿孔，处理不当可能出现虹膜嵌顿(图34-4-14)。

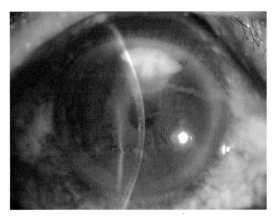

图 34-4-11　单纯疱疹性角膜炎,基质型,有 KP 和虹膜炎症反应

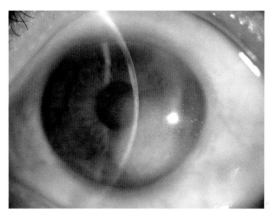

图 34-4-12　单纯疱疹性角膜炎,基质型经药物治疗后充血及角膜水肿减轻

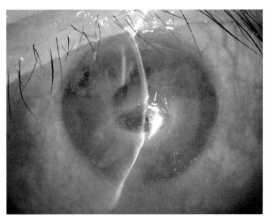

图 34-4-13　单纯疱疹性角膜炎基质坏死型

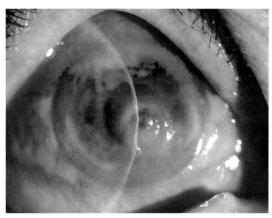

图 34-4-14　反复发作的单纯疱疹性角膜炎,基质变薄穿孔,虹膜嵌顿

4)盘状角膜炎:为一种特殊的角膜基质炎,表现为角膜基质的圆盘状水肿,而炎症细胞浸润很少,相应区域的内皮面常有 KP 和虹膜炎症反应(图 34-4-15)。长期反复发作可导致内皮功能失代偿。此型与病毒抗原引起的免疫反应有关。典型表现为角膜中央部基质呈盘状水肿,一般不伴有炎性细胞浸润。而在炎症区域的内皮细胞上常有 KP 和虹膜的炎症反应。角膜上皮完整,常伴有虹膜睫状体炎(图 34-4-16)。严重的盘状角膜炎患者有明显基质水肿以及角膜上皮微囊样水肿和大泡。慢性或复发性单纯疱疹病毒盘状角膜炎偶可出现持续性大泡性角膜病变。可伴发肉芽性或非肉芽性虹膜睫状体炎,单纯疱疹病毒性虹膜睫状体炎可引起小梁网的炎症以及虹膜色素上皮和虹膜基质萎缩,继而眼压增高。已从单纯疱疹病毒性虹膜睫状体炎患者的前房房水中培养出感染的单纯疱疹病毒。

(3)内皮型:少见但严重,不是上皮型或基质型进展而来,而是 HSV 病毒直接感染角膜内皮细胞(图 34-4-16)。同时病毒抗原诱发局部免疫反应(图 34-4-17、图 34-4-18)单纯病毒性角膜炎内皮型治疗后。明显的睫状充血,角膜水肿、增厚,后弹力层皱褶,大量大小不等的羊脂状 KP,房闪(+)~(++),常伴有轻度的虹炎。部分患者出现眼压轻度升高,需要与青光眼睫状体炎综合征鉴别。如果反复发作,可能严重损害角膜内皮细胞功能,睫状体致角膜内皮失代偿,出现大泡性角膜病变。

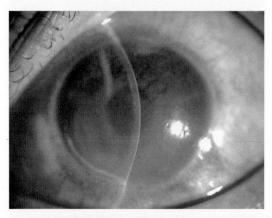

图 34-4-15 单纯疱疹性角膜炎,盘状水肿,角膜基质弥漫水肿,后弹力层皱褶

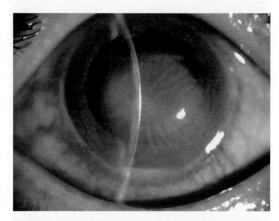

图 34-4-16 单纯疱疹性角膜炎内皮型,内皮严重皱褶,基质水肿混浊,可见 KP

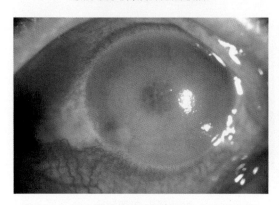

图 34-4-17 单纯疱疹性角膜炎内皮型治疗前

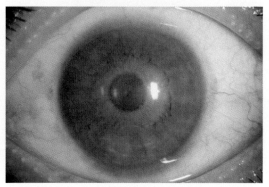

图 34-4-18 单纯疱疹性角膜炎内皮型治疗后

【诊断及鉴别诊断】

1. 有复发感染病史,也可有感冒发热、过劳、饮酒等诱因。

2. 根据典型的临床症状和体征可以做出诊断。

3. 如临床表现不典型,可借助一定的辅助检查,如共聚焦显微镜检测到大量活化的朗格汉斯细胞,又称树突状细胞,可间接反映病毒抗原引起的免疫反应;印迹细胞学病毒培养和分离及聚合酶链反应等。血清抗体测定也用于 HSV 感染的诊断,但主要用于鉴别原发感染或复发。原发感染时,早期 IgM 滴度明显升高,发病 2~4 周后 IgG 浓度才开始升高,而复发时常表现为 IgG 浓度的升高。

本病应与肺炎链球菌性角膜炎、铜绿假单胞菌性角膜炎,真菌性角膜炎相互鉴别,详见相关章节。

【治疗】

对于单纯疱疹性角膜炎各型的临床用药及相关注意事项分别简述如下:

1. 对于上皮型 HSK 的治疗原则为采用有效的抗病毒滴眼液频繁点眼,禁用糖皮质激素,以防病变扩散。常用抗病毒药物有:阿昔洛韦(0.1% 阿昔洛韦滴眼液和 3% 阿昔洛韦眼膏)、更昔洛韦(0.15% 更昔洛韦凝胶)、三氮唑核苷(又称病毒唑、利巴韦林)、环胞苷、碘苷等。

2. 对于基质及内皮型 HSK 的治疗原则是在全身及局部抗病毒治疗的同时适当应用皮质类固醇激素,减轻病毒抗原的免疫反应造成的角膜炎症性破坏。

3. 对于盘状角膜炎,可以在用足量抗病毒滴眼液的同时加用激素滴眼液,在医生的严密观察下,可酌情使用激素球结膜下注射,但应及时降低浓度和减少注射频率。

4. 环孢素滴眼液滴眼,干扰素滴眼液滴眼,免疫增强剂球结膜下注射。对于控制病情和防止复发是非常重要的。

5. 如出现单纯疱疹病毒性角膜炎伴葡萄膜炎时,应及时使用扩瞳剂。

6. 对于反复发作或病情较重者,可在使用抗病毒药物及激素类药物的基础上联合中西医结合治疗。

7. 要注意防控细菌或真菌的合并感染。对可疑者应及时做细菌学检查、共聚焦显微镜检,并加用广谱抗生素滴眼液进行预防性治疗。

8. 濒临角膜穿孔或已穿孔病例及角膜白斑者,可行穿透性角膜移植手术。

中西医结合

单纯疱疹病毒与中医"聚星障"相似。

【病因病机】

1. 风热或风寒之邪外侵,上犯于目,袭于角膜。

2. 肝经伏火,复感风邪,风火相搏,上攻角膜。

3. 居住潮湿或长期水中作业,或淋雨涉水,或过食五辛、肥甘厚味,或常饮酒醪,或忧思太过,脏腑功能失调,湿热滞留角膜而生翳。

4. 肝肾阴虚,或热病后阴津亏耗,虚火上炎熏灼角膜而病。

【辨证论治】

1. 风热上犯证

临床表现:角膜点状或树枝状混浊,抱轮红赤,羞明碜涩,伴发热恶风,咽痛,溲黄,舌苔薄黄,脉浮数。

治法:疏风清热。

方药:银翘散加减。金银花 20g,连翘、菊花、黄芩、牛蒡子、桔梗、荆芥、芦根、秦皮各 10g,甘草 3g,薄荷 6g。

随症加减:若角膜点状、树枝状混浊扩大成团,聚集成片,眼痛剧烈,为热毒较盛,加板蓝根、大青叶以增清热解毒之功。

2. 肝火炽盛证

临床表现:角膜混浊扩大加深,结膜混合充血,眼睑红肿,羞明流泪,伴头痛,溲赤,口苦,苔黄,脉弦数。

治法:清热利湿。

方药:龙胆泻肝汤加减。龙胆、柴胡、车前子、生地黄、当归、栀子、黄芩各 10g,木通、甘草各 6g。

随症加减:若大便秘结,为胃肠积热,加大黄、芒硝以通腑泄热;若病灶色黄团聚,为热毒炽盛,加金银花、蒲公英、紫花地丁以清热解毒。

3. 湿热蕴蒸证

临床表现:角膜病灶色灰黄,反复发作,缠绵不愈,睑肿目赤,流泪疼痛,伴头重胸闷,溲黄,便溏,口黏,舌红苔黄腻,脉濡。

治法:清热化湿。

方药:三仁汤加减。杏仁 9g,滑石(包煎)12g,白豆蔻、厚朴、通草、淡竹叶、薏苡仁、半夏各 10g,黄连 6g。

随症加减:若病灶污秽,兼见胸闷恶心,咳嗽有痰,加黄芩以清热化痰。

4. 阴虚邪留证

临床表现:病情日久,迁延不愈,角膜病灶渐愈,轻度抱轮红赤,羞明轻,干涩不适,伴舌红少津,脉细或数。

治法:滋阴散邪。

方药:加减地黄丸加减。生地黄、熟地黄各 12g,石斛、牛膝、当归、羌活、防风各 10g,枳壳 9g,杏仁 6g。

【经验方】

1. 羌活胜风汤　由羌活、独活、防风、柴胡、前胡、黄芩、枳壳、白术、川芎、白芷、桔梗、薄荷、甘草等药组成。本方为治疗"风热不制之病"之主方。从药性来看,为辛温辛凉合一,偏于辛温,轻清发散,故风寒风热皆适宜,亦适宜于体虚外感风寒湿邪而引起本症。

2. 桑菊银翘汤　由桑叶、菊花、金银花、连翘、板蓝根、当归、川芎等药组成。功能祛风清热,是针对本症主要病因外感风热而设,酌加活血补血药,是为增加角膜营养,使病理产物排泄得快,以期早日治愈。

3. 扶正退翳汤　由决明子、板蓝根、党参、女贞子、生地黄、丹参、谷精草、密蒙花、木贼等药组成。鉴于本症主要由于外感风热,所以用本方祛风清热,并佐活血理气、化痰软坚以解除局部气血瘀滞,达到散结退翳目的。

【外治法】

1. 酌情选用滴眼液　阿昔洛韦滴眼液、碘苷滴眼液、更昔洛韦滴眼液、安西他滨滴眼液、干扰素滴眼液、复方熊胆滴眼液、鱼腥草滴眼液等,酌情选用 2~3 种,白天频滴患眼,1~2小时滴眼 1 次,每次滴 2~3 滴,睡时涂更昔洛韦眼凝膏。当出现虹膜炎症时可加用复方托吡卡胺滴眼液、阿托品滴眼液滴眼。

2. 用秦皮、金银花、黄芩、板蓝根、防风等煎水,做湿热敷,每日 3 次,每次半小时。

3. 可酌情选用 1 种注射液 0.5~1.0ml 做球结膜下或穹窿部注射,如鱼腥草注射液、板蓝根注射液、银黄注射液、干扰素注射液、聚肌胞注射液,每日 1 次,5 次为 1 个疗程。

4. 清创疗法　传统的碘酊烧灼及清创术原则上禁用。对于角膜穿孔的病例,根据医院医疗条件,可酌情行结膜瓣遮盖术、羊膜移植术,配戴角膜绷带镜,或治疗性穿透性角膜移植手术。对 HSK 病变后遗角膜白斑者,可考虑行光学性穿透性角膜移植术。穿透性角膜移植可减少单纯疱疹性角膜炎的复发率。

(1)机械清创:在手术显微镜下运用显微器械(宝石刀、虹膜恢复器、抗病毒滴眼液棉纤)清除病灶边缘被感染的组织。

（2）化学清创：在手术显微镜下运用 3%~5% 碘酊，或 5%~20% 硝酸银。因药物对角膜组织有损害，故应慎用。

（3）其他：冷冻清创。

【物理疗法】

1. 鱼腥草注射液雾化　鱼腥草注射液 10ml，0.9% 生理盐水 20ml，注射用水 20ml，将以上三种药液注入雾化器内雾化治疗，每次 15~20 分钟，每日 1 次，7 次为 1 个疗程，适用于本病各证。

2. 眼浴　用大青叶注射液 5ml 浸泡角膜，要患者不断睁眼、闭眼，每次 15~20 分钟，每日 2 次，适用于本病各证。

3. 清热解毒药湿热敷　大青叶、野菊花、金银花各 20g，秦皮、防风各 15g，煎水澄清过滤后，洗眼或湿热敷，每次 45~60 分钟，每日 2 次，适用于本病各证。

4. 针刺疗法　取睛明、攒竹、瞳子髎、承泣、曲池、足三里、合谷以祛风通络止痛，清泄肝胆，每次取局部 2 穴、远端 1~2 穴，每日 1 次，一般用泻法；眼病后期配合针刺肝俞、脾俞、肾俞，以滋养肝肾，降火明目。

【中成药】

玉屏风散、板蓝根颗粒、双黄连口服液。

【免疫疗法】

投给免疫增强剂如干扰素、转移因子、左旋咪唑等。

【三联疗法】

羊膜移植联合抗病毒药、糖皮质激素。

【手术治疗】

对于反复发作角膜已穿孔或濒临穿孔的患者，可酌情行板层或穿透角膜移植术。

【名医经验】

1. 姚和清　病因病机方面，姚和清指出本病发病原因多数由于外感所致，其中以风热、湿热与邪热熏蒸最为多见。由于以上原因导致局部气血瘀滞，出现白睛与黑睛星点翳障等症。把本病分为 5 个证型，分别为风热上扰、湿热上扰、肝火上炎、肺胃积热及肝肾阴虚，常以桑菊饮、银翘散、四苓散、龙胆泻肝汤、杞菊地黄汤随症加减治疗。

2. 庞赞襄　病因病机方面，庞赞襄认为属肺阴不足，津液缺少，风邪侵目；或肝火内炽，外受风邪，风热相搏，上攻于目；或脾胃虚寒，运化失职，寒邪凝滞，阳气下陷；或脾胃失调，风邪易侵，邪火上乘于目所致，把本病分为 4 个证型，分别为肺阴不足，外夹风邪型；肝火内炽，风邪外侵型；脾胃虚寒型；脾胃失健，外夹风邪型。常以养阴清热汤、钩藤汤、健脾湿化消翳汤、归芍八味汤加减治疗。

3. 韦文贵　病因病机方面，韦文贵认为本病属于肝肺热盛，外感风邪，内外合邪，上攻目窍而成，或阴虚肝旺，风邪外侵，风热交织，上乘目窍；若麻疹、肺炎等热性病后，阴伤津耗，热毒内炽，感受风邪，均可导致本病。治疗原则均以祛风清热、滋阴活血、退翳明目为主。

【中西医结合治疗单纯疱疹性角膜炎经验】

1. 陈雅静运用中西医结合治疗本病 120 例，按其病期及证候分为三型及三个方剂为主进行辨证论治。外感风热型用银翘散或桑菊饮加减（金银花、连翘、黄芩、板蓝根、大青叶、防风、蝉蜕、甘草);肝经湿热型选用龙胆泻肝汤合石决明散加减(石决明、决明子、龙胆、黄芩、青葙子、柴胡、茯苓、蒲公英、红花、赤芍、甘草)。阴虚火旺型用四君子汤合甘露饮加减(黄芪、白术、茯苓、生地黄、赤芍、麦冬、泽泻、蝉蜕、青葙子、甘草)。局部用抗病毒药点眼外,加用干扰素球结膜下注射,每次 2U,每周 2 次,一般 4~6 次,有虹膜反应者以 1% 阿托品散瞳。结果显示中西医结合疗效明显优于单纯西医疗效,具有病程短、疗效高、复发率低和视力恢复快等优点。

2. 韩正华、高波运用中西医结合治疗本病,取得满意疗效。治疗方法:0.1% 阿昔洛韦滴眼液及 0.1% 病毒唑滴眼液交替滴眼,每 1~2 小时 1 次;球结膜下注射干扰素 1 万 U 或聚肌胞 0.5mg,每日 1 次或隔日 1 次,共 3~5 次;素高捷疗眼膏点眼,每日 3~5 次;1% 阿托品滴眼液滴眼,每日 1 次或隔日 1 次;润舒滴眼液滴眼,每日 3 次;同时口服吲哚美辛、维生素 C。中药处方:大青叶、板蓝根、金银花、连翘、党参、黄芪、白术、石决明各 12g,蝉蜕、蒺藜、菊花、炙甘草各 6g,每日 1 剂,水煎服,分早晚两次服。

3. 张仁俊运用羌活胜风汤加减治疗病毒性角膜炎。基本方(羌活、白芷、川芎、防风、柴胡、前胡、黄芩、薄荷、板蓝根、大青叶、金银花、蒲公英、桔梗、甘草)随症加减治疗病毒性角膜炎 188 例、198 只眼,经 3~5 年的临床随访观察总有效率为 94.4%,复发率 6.06%,平均疗程为 16.25 日。并将此病分四型:肝经风热型用基本方;肝胆火炽型用基本方减白芷、前胡、薄荷,加栀子、泽泻、木通、生地黄、龙胆;湿热蕴蒸型用基本方减白芷、川芎、柴胡、前胡,加杏仁、薏苡仁、白豆蔻、半夏、厚朴;阴虚邪留型用基本方减白芷、川芎、柴胡、前胡、蒲公英,加生地黄、熟地黄、当归、怀牛膝、黄芪、黄精、灵芝、蝉蜕、谷精草。

4. 亢泽峰运用益气托毒方治疗复发性 HSK,基本方药用生黄芪、炒白术、防风、桂枝、蒲公英、金银花、密蒙花、蝉蜕、紫草、决明子、生姜、红枣。亢泽峰教授在通过文献研究和临床实践,认识到该病复发的主要病因是"伏邪内伤,新感即发",病机为邪热内伏,气虚邪留,因此以"扶正祛邪、益气托毒、明目退翳"为治法组方,通过多年的临床观察及多中心、随机对照的前瞻性研究,证实该益气托毒方能够有效治疗复发性 HSK,能够明显降低复发率,减轻角膜病变程度与角膜组织的损害,缩短病程,提高视力。研究中应用益气托毒方治疗能延缓 HSK 复发时间,现代药理学研究证明黄芪能激活机体免疫功能,诱生干扰素,从而有助于减少复发,方中黄芪、炒白术健脾益气,托毒外出,补后天,合防风固卫表而御外邪,入桂枝而调和营卫,助阳制寒,金银花、紫草、蒲公英增清解之力,托毒祛邪,以达到"正气存内,邪不可干"之效,因此抗复发不仅要抑制潜伏在三叉神经节内的 HSV-1 再活化,更要重视提高机体的免疫功能,增强自身抗病毒和清除病毒的能力,而益气扶正中药有明显的免疫调节作用,通过激发体内的 CD4 淋巴细胞的活化,促进相关细胞因子 IL-18、IFN-γ 的分泌,调节机体的细胞免疫功能,阻抑眼部潜伏的 HSV-1 再活化等作用机制,起到良好的抗复发效应,从而提高整体临床疗效。

【预后转归】

患 HSK 后,初期眼仅有异物摩擦感,偶尔有刺痛或烧灼感;眼睛红,怕光,流泪,睁不开眼睛,严重时有结膜水肿;在角膜上皮破损的部位首先出现灰白色或黄白色浸润点,表面稍隆起,周围有弥漫性水肿和混浊(病毒性角膜炎灰白色浸润可呈树枝状或带状)。如果不及时治疗,炎症可继续扩大或向深部发展,引起角膜组织的坏死,坏死组织脱落后形成黄白色溃疡,溃疡继续向周围扩大可波及全层角膜形成基质溃疡,这时可有严重的结膜水肿,眼球剧痛,重者可有发热。坏死组织不断脱落,造成溃疡穿孔,房水和眼内容物从穿孔处流出,视力严重减退。如果炎症向眼内发展,可引起眼内炎或全眼球炎,最后常导致眼球萎缩、失明。HSK 如诊断准确,治疗及时,可使病变停留在某一阶段,轻者仅留薄翳,对视力影响不大;重者往往留下不同程度的角膜瘢痕,严重影响视力。

【预防调护】

HSK 是眼科的常见病,其特点是反复发作,每次发作视力就下降一点,有的最后导致失明,因此做好保健养生,防止或减少复发是关键。要从思想上重视,做到预防为主;要及早治疗,早期治疗可以使视力得到保护;要正规治疗,以抗病毒治疗为主,角膜营养治疗为辅;要锻炼身体,增强体质,提高免疫力;要相对固定医院和医生治疗,治疗用药要连续、有效、科学。

要注意不要乱用药物。许多病毒性角膜炎的发生是患者因为眼部的一时不适,没有及时检查,而是自己随意使用滴眼液等药物来缓解症状,最后引起 HSK。要在医生的指导下正规用药,治疗时要谨记不要症状一缓解就停止用药。不要饮酒,酒精能使眼血管扩张充血,使病毒蔓延,加重病情;不要随意减少用药次数,抗病毒药滴眼液滴眼一天要保证 6~8 次,早期甚至可以 30 分钟~1 小时点一次;不要吹风受凉,要防止感冒,感冒后免疫力下降,使病毒性角膜炎易复发;不要过早停药,炎症控制后继续用药 3~5 天,巩固治疗效果,防止病情复发;不要随意用激素,激素可能使病毒感染扩散,加重病情;不要频繁更换医院或更换医生就诊,否则使治疗不够连贯,可能延误病情;不要过劳和熬夜,因为过劳和熬夜使免疫力下降,也会使病毒性角膜炎复发。HSK 是常见的致盲性角膜病,全球患该病者可能超过 1 000 万人,本病的特点为反复发作,由于目前无有效控制复发的药物,因此,注意自我预防与调护显得就更加重要。

1. 本病治愈后不能过早使用各种退翳药物,因为局部刺激可以成为导致复发的诱因。

2. 注意锻炼身体,增强体质,预防感冒。

3. 体质较差易患感冒的老年人在冬春季可常服黄芪 20g,白术 10g,防风 10g,水煎服,以益气固表,增强体质。若平时口干,喜喝水者可用参须 3g,麦冬 3g,五味子 1g,开水泡服,以益气生津,固卫强身。

4. 注意调情志,保持心情舒畅,起居有时。

5. 看电视或看书时间不宜过长,要保证充足睡眠。

6. 饮食宜清淡,平时多吃水果、蔬菜,适当补充些维生素 A、维生素 C、维生素 B_2,增加对角膜的营养。同时,忌食辛辣刺激性食物,如大蒜、辣椒、胡椒等,少吃煎炸食物。牛肉、羊肉、狗肉也可导致本病复发要避免食用。

7. 夏季时少晒太阳,冬季避风沙,平时注意避免刺激性气体和灰尘刺激。不要染发和纹眼线。

8. 角膜呈现点状、树枝状、地图状病变者,全身或局部使用激素、免疫抑制剂时可导致本病复发,故应慎用。

9. 角膜基质炎局部应用糖皮质激素时,应在同时滴抗病毒滴眼液的保护下,逐渐缓慢减量,通常数月至数年,激素的浓度也应逐渐降低,同时也需用预防性滴抗病毒药物,或全身用阿昔洛韦 0.4g,口服, 2 次 /d。

10. 多发性疱疹性角膜上皮病变或基质病变时,应服阿昔洛韦 0.4g, 2 次 /d。

11. 本病可因发热、疲劳、紫外线照射、外伤、精神压力过大、月经期以及一些免疫缺陷等引起复发,要尽可能避免这些因素。

第五节 其他病毒性角膜炎

一、带状疱疹病毒性角膜炎

带状疱疹病毒性角膜炎(herpes zoster keratitis,HZK)是眼部带状疱疹的主要症状之一。可造成角膜瘢痕,严重影响视力

【病因及发病机制】

本病是由水痘-带状疱疹病毒感染所致。病毒培养及血清学研究表明,带状疱疹病毒与水痘病毒是同一型病毒,称水痘-带状疱疹病毒。原发感染后,水痘-带状疱疹病毒潜伏在三叉神经节,大多数患者是由潜伏的水痘-带状疱疹病毒的激活而发病。约 20% 的成年人感染过带状疱疹。多数患者年龄在 40 岁以上。妊娠、HIV 感染、手术、外伤、放射线照射、免疫抑制剂治疗、身体虚弱等可诱发带状疱疹感染。

【临床表现】

带状疱疹表现为皮肤的疼痛性大疱,位于脊神经和脑神经感觉神经节支配的部位。患者可有发热和不适等前驱症状。带状疱疹最常见于脊神经的胸 3、腰 3 以及三叉神经支配的部位。三叉神经眼支较上颌支和下颌支更容易受到侵犯。

带状疱疹以斑丘疹起病,然后出现大疱,多数以三叉丛眼支分布区为限,眼疱疹可至额部皮肤、上睑皮肤和鼻部的一部分皮肤,一般不超过中线,3~4 日后,大疱变成脓疱,10~12 日后干燥结痂。由于侵犯了皮肤深层,产生焦痂,消退后形成皮肤瘢痕和色素沉着。受累部位的血管炎所致的缺血与组织损害有关。疱疹性皮炎伴有疼痛和触痛,随着皮炎痊愈,疼痛缓解。然而,病变皮肤区神经痛可持续数月到数年,常为轻度到中度疼痛。70% 以上患者的眼部受到累及。三叉神经眼支的鼻睫神经感染常会导致眼部受累,眼部受累也见于三叉神经眼支的额支和泪腺支,以及三叉神经的上颌支、下颌支。继发于带状疱疹的感染和炎症可影响眼附属器、眼球和眼眶。眼睑皮肤的大疱破裂可致继发性细菌感染,眼睑瘢痕,睑缘畸形,睫毛脱落,倒睫,瘢痕性睑内翻,泪小点和泪小管的瘢痕性阻塞。伴随带状疱疹出现的表层巩膜炎和巩膜炎可为结节性、弥漫性,并可持续数月。

带状疱疹性角膜病变有多种表现形式。约 50% 的患者出现角膜感觉减退,这也是神经营养性角膜炎的一个易患因素。树枝状角膜炎是最常见的早期表现。导致角膜血管翳,钱币形上皮下浸润,角膜基质炎、盘状水肿等。角膜基质的慢性炎症可导致新生血管,角膜混浊,角膜变薄,不规则散光等。在有角膜感觉缺失,角膜上皮缺损,持续性角膜基质炎症的患者,无菌性角膜基质溃疡和穿孔是常见的(图 34-5-1、图 34-5-2)。前葡萄膜炎常发生于树枝状角膜炎和角膜基质炎的患者,伴有眼内压升高和节段性虹膜萎缩。慢性葡萄膜炎患者可形成白内障。也有报道本病伴有灶性脉络膜炎、闭塞性视网膜血管炎和视网膜脱离。

带状疱疹可伴有闭塞性动脉炎,引起眼眶或中枢神经系统受累。血管炎可引起上睑下垂、眼眶水肿、眼球突出、视神经乳头炎、球后视神经炎等。约 1/3 的带状疱疹患者发生脑神

经麻痹,以眼球运动神经麻痹最为常见。

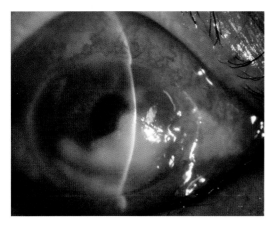

图 34-5-1　带状疱疹病毒性角膜炎
皮肤带状疱疹后,角膜溃疡

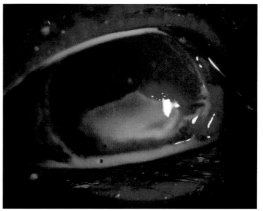

图 34-5-2　带状疱疹病毒性角膜炎
荧光素钠染色示上皮缺损范围,基质大量灰白色浸润

【诊断及鉴别诊断】

眼部带状疱疹的诊断主要依靠特征性的皮疹表现,通常不用实验室检查。但在某些情况下,本病与其他病如 HSV 角膜炎难鉴别时,带状疱疹病毒的快速诊断是必需的。主要有形态学检查、免疫形态学检查、病毒分离、血清学测定等。

鉴别诊断同单纯疱疹性角膜炎。

【治疗】

研究表明,口服阿昔洛韦可减少皮肤水疱的病毒扩散,减少眼部并发症,如树枝状角膜炎、角膜基质炎、葡萄膜炎等。然而,口服阿昔洛韦对疱疹后的神经痛无效。目前推荐的口服阿昔洛韦的剂量为 200mg,每日 5 次,共 10 日,出现皮肤损害的 72 小时内开始服药,局部用抗病毒药对于带状疱疹的眼部病变无效。可用湿敷和局部用抗病毒药物治疗皮肤损害,以松解痂皮和避免继发性细菌感染。伴有角膜基质炎、盘状角膜炎、葡萄膜炎等时局部用类固醇皮质激素和睫状肌麻痹剂治疗,口服类固醇皮质激素,3 周后减量,可减少疱疹后神经痛的发生率。带状疱疹病毒性角膜炎的治疗参照单纯疱疹性角膜炎。

中西医结合

带状疱疹病毒性角膜炎与中医"蛇串疮""聚星障""花翳白陷""混睛障"等相似。

【病因病机】

1. 脾胃湿热内蕴,外感风热邪毒,内外相搏上攻于目。

2. 肝经伏热,复感风邪,风热相搏,形成肝胆实火,上攻头目。

【辨证论治】

1. 湿热蕴蒸证

临床表现:一侧眼睑及脸颊骤生疱疹,累累如珠,结膜混合充血,角膜混浊,目痛畏光,沙涩流泪,伴溲黄,便溏,舌红,苔黄腻,脉濡数。

治法:清热除湿。

方药:三仁汤或除湿汤加减:连翘、车前、枳壳、黄芩、黄连、陈皮、茯苓、栀子、茵陈、薏苡仁各 10g,滑石 20g。随症加减:疱疹多而明显,加大青叶、板蓝根、紫花地丁等;角膜混浊,水肿明显,加龙胆、木贼、谷精草。

2. 肝胆风热证

临床表现:眼睑皮肤疱疹,灼热疼痛,角膜混浊呈星点状、树枝状,畏光流泪,抱轮红赤,咽痛发热,舌红,苔薄黄,脉浮数。

治法:祛风清热。

方药:驱风散热饮子加减:羌活、防风、连翘、牛蒡子、栀子、黄芩、白芷、板蓝根、大青叶、生甘草、薄荷、赤芍、川芎等。

3. 肝胆火盛

临床表现:角膜溃烂,或深层混浊,或伴有前房积脓,抱轮红赤或结膜混合充血,目痛畏光,热泪如汤,口干口苦,头痛溲赤,舌红,苔黄,脉浮数。

治法:清泄肝胆。

方药:龙胆泻肝汤加减:龙胆、栀子、黄芩、柴胡、生地黄、车前子、木通、牡丹皮、板蓝根、赤芍、当归等。

【外治法】

1. 秦皮滴眼液、鱼腥草滴眼液等滴眼,4~6 次 /d。

2. 角膜深层混浊水肿者用 1% 阿托品滴眼液滴眼,2~3 次 /d,以免虹膜后粘连。

【经验方】

1. 苦参黄连汤(《中西医角膜病学》) 苦参、黄柏、野菊花、大黄各 30g,黄连 20g,防风、芒硝各 15g,上药除芒硝外加水 1 000ml,煮沸 15 分钟,取出药液过滤,合并 2 次,滤液450ml,继续煮沸,并投入芒硝,待融化后,置露天处露一夜,再过滤后贮藏备用。用时取药液20ml 放酒盅内,放沸水中炖温后以消毒纱布蘸药液洗患处,2 次 /d。

2. 紫花地丁蒲公英汤(《中西医角膜病学》) 紫花地丁 30g,穿心莲、蒲公英、金银花各15g,甘草、浙贝母各 6g,结膜充血加桑白皮 10g;疼痛流泪加防风、菊花各 10g;大便秘结加生大黄 10g,生石膏 20~30g;角膜混浊明显加谷精草、蒺藜、木贼草各 10g,蝉蜕 10g,水煎服,每日 1 剂。

3. 李熊飞等以内服中药龙胆泻肝汤加减,配合中药制剂静脉滴注(清开灵 30ml+5% 葡萄糖注射液 250ml 及茵栀黄 20ml+5% 葡萄糖注射液 250ml)。另外点阿昔洛韦滴眼液,及时以 1% 阿托品扩瞳,治疗 21 例带状疱疹性角膜炎,效果良好。

二、水痘性角膜炎

水痘是由水痘 - 带状疱疹病毒引起的小儿急性传染病,其特征是在皮肤和黏膜上分批出现丘疹,迅速演变成疱疹并结痂。发疹期或发疹后期部分患儿可出现不同程度的角膜炎症,称为水痘性角膜炎(varicella keratitis)。

【病因及发病机制】

水痘 - 带状疱疹病毒是一种 DNA 病毒,属疱疹病毒科,水痘和带状疱疹是同一种病毒引起的两种疾病。水痘患者多为儿童,为初发感染,带状疱疹则多为成人,机体免疫力低下的患者为潜伏感染。

【临床表现】

水痘引起的角膜病变一般比较轻微,预后较好,主要表现为弥漫性角膜基质水肿、盘状角膜基质炎和树枝状角膜炎。

1. 角膜基质水肿　多发生于水痘发病后4~5日出现,表现为角膜基质弥漫性轻中度水肿,伴有后弹力膜皱褶及少量房水细胞,可引起暂时性视力下降。本症为一过性体征,1周左右自然消失,不遗留角膜混浊和新生血管生长。

2. 角膜基质炎　多发生在感染水痘之后1~3个月,单眼发病,因早期角膜体征轻微,且全身表现较突出,故往往为家长所忽略。较年长儿童可主诉眼痛、视物模糊。检查可见角膜中央呈盘状混浊,混浊区角膜增厚,伴后弹力膜皱褶。常见角膜后表面KP及房水细胞。其表现与HSV性盘状角膜炎极为相似,两者仅从临床表现很难加以鉴别。水痘性盘状角膜炎往往合并有树枝状角膜炎,且常常是先有盘状角膜炎后有树枝状角膜炎。而HSV性盘状角膜炎,往往树枝状角膜炎与盘状角膜炎不同时发生。因此考虑前者是VZV感染角膜后,引起的角膜基质的免疫反应。

3. 假树枝状角膜炎　多发生于感染水痘后3~4个月。临床上此种水痘感染史往往为家长忽略。水痘性树枝状角膜炎的临床表现和单纯疱疹性角膜炎(HSK)相似,但多发生于儿童或婴幼儿,发病前3~4个月多有水痘感染史,病变呈灰白色,高起于角膜表面,有黏性分泌物附着,其病变形态粗糙,有时呈节段性外观病变轻微或中度荧光素着色。

【诊断及鉴别诊断】

1. 病史　发病前1~8个月有感染水痘的病史,尤其是儿童患者。

2. 典型的临床表现。

3. 电镜检查取树枝状角膜病变刮片,放于电镜下,可发现类似VZV的病毒颗粒。

4. 实验室检查

(1)免疫荧光技术:可应用直接免疫荧光法或间接免疫荧光法,发现VZV抗原。

(2)补体结合试验:水痘患者血清抗VZV抗体滴度升高,在其恢复期逐渐下降,至6~12个月,降到仅能检出的水平。用补体结合试验查到高滴度VZV抗体,抗HSV抗体则为阴性,因此可判断为VZV感染所致。

主要与HSV相鉴别,其主要鉴别点如下:

(1)水痘性树枝状角膜炎多发生于儿童或婴幼儿,发病前3~4个月多有水痘感染史。而HSV性树枝状角膜炎可发生于任何年龄,多有感冒发烧史。

(2)病变呈灰白色,高起于角膜表面,有黏性分泌物附着,而不像HSV性角膜炎呈凹沟状。

(3)其病变形态粗糙,有时呈节段性外观,而不像HSV性树枝状角膜炎那样末端呈球形膨大(terminal bulb)。

(4)病变轻微或中度荧光素着色,不像HSV性树枝状角膜炎那么明显。

【治疗】

1. 本病有自愈倾向,对于弥漫性角膜水肿及盘状角膜基质炎,局部滴糖皮质激素眼液可加速消退。

2. 对树枝状角膜炎,用机械刮除病灶的方法,可使病变很快痊愈。抗病毒药物如碘苷(IDU)、阿糖腺苷(Ara-A)、三氟胸苷(F-3TdR)等局部应用也有一定疗效。

中西医结合

水痘性角膜炎与中医"聚星障""花翳白陷"相似。

【病因病机】

由于天花在我国已灭绝,本病的发生主要和接种牛痘有关。

1. 痘疹毒邪,为毒最重,小儿脏腑娇嫩,形气未充,风邪易犯,毒邪易侵,风热毒浊,侵害清和,发为目病。

2. 接种牛痘时,误将痘苗溅入眼内。或接种牛痘后,小儿抓破痘疮,误将痘毒带入眼内,外邪引动内热,脏腑热盛,灼伤黑睛,而成本病。

【辨证论治】

1. 风热侵袭证

临床表现:沙涩疼痛,流泪羞明,白睛抱轮红赤,黑睛生有星点,或连缀成树枝状,舌红,苔薄黄,脉浮数。

治法:祛风清热解毒。

方药:通神散加减。菊花 6g,谷精草 6g,密蒙花 6g,绿豆皮 6g,木贼 6g,蝉蜕 6g,黄芩 10g,金银花 12g,连翘 10g,紫草 10g,赤芍 10g,甘草 3g。白睛红赤较重者,加龙胆以清肝热;咽痛加牛蒡子以清肺热。

2. 毒热熏灼证

临床表现:眼痛加重,眼睑红肿难睁,结膜混合充血,黑睛溃陷如地图状,或黑睛水肿,混浊不清,形如圆盘,或有黄液上冲,舌红苔黄,脉数。

治法:清热解毒泻火。

方药:谷精草汤加减。谷精草 10g,龙胆 10g,决明子 10g,绿豆皮 12g,牛蒡子 10g,天花粉 10g,秦皮 10g,赤芍 10g,金银花 20g,蒲公英 20g,菊花 10g,生甘草 3g。口干便秘者,加大黄以泻火通腑。

3. 阴虚血瘀证

临床表现:病久不愈,或愈后又发,眼内干涩,疼痛较轻,白睛微红,黑睛深层混浊,并有新生赤脉伸入,或浅层仍有点状或条状荧光素着色。舌暗红,脉细涩。

治法:养阴活血退翳。

方药:四物退翳汤加减。生地黄 20g,赤芍 10g,川芎 6g,当归 10g,红花 6g,紫草 10g,天花粉 10g,知母 10g,木贼草 10g,谷精草 10g,蝉蜕 6g。若见神疲气短、便溏,加人参、黄芪、茯苓以益气健脾。

【外治法】

1. 外用眼药　用银黄注射液稀释 1 倍滴眼,或用千里光滴眼液、黄芩苷滴眼液、紫草滴眼液滴眼。

2. 中药熏眼　秦皮、防风、大青叶、金银花、黄连、黄芩,煎汤熏眼,或用纱布过滤后洗眼。

3. 患眼湿热敷。

三、EB 病毒性角膜病变

由 EB 病毒(Epstein-Barr virus,EBV)感染引起的角膜损害,称为 EB 病毒性角膜病变。

【病因及发病机制】

EB 病毒属疱疹病毒科,具有典型的疱疹病毒结构和形成过程。已知与 EBV 密切有关的疾病有传染性单核细胞增多症、Burkitt 淋巴瘤和鼻咽癌。近来国外文献报道 EBV 可以引起眼前段、后段、眼神经的多处病变,如结膜炎、角膜炎、上巩膜炎、泪腺炎、泪囊炎及葡萄膜炎。如果是侵犯中枢神经可引起斜视、眼球震颤、上睑下垂及半盲。

【临床表现】

目前已知可能与 EBV 有关的角膜病变有:

1. 干燥综合征(Sjögren syndrome,SS)　SS 是以口、眼干燥为特征的淋巴细胞浸润,唾液腺、泪腺等外分泌腺体的慢性系统性自身免疫病,病因至今不明。Fox(1986)首次从 SJS 患者的唇腺上皮细胞中找到 EBV 的相关抗原,引起人们对 EBV 与 SS 病原学之间关系的注意。北京协和医院等(1991)在 80 例 SJS 患者的血清中检出了 EBV 的相关抗体(包括抗 VCA 和抗 EBNA 抗体)。结果证明 SJS 患者体内有 EBV 的慢性感染存在,推测 SJS 患者可能是在遗传或其他因素的促使下,对表达 EBV 抗原自身唾液腺和泪腺等组织产生了自身免疫反应,最终导致 SJS。因此 EBV 很可能是其发病的起始原因之一。

2. 干燥性角膜炎(keratoconjunctivitis sicca,KCS)　有报道检查了一例与 Stevens-Johnson 综合征有关连的 KCS 患者的血清,发现 EBV 核壳抗原抗体(CA-IgA 抗体)为 2 560 倍,证明为 EBV 感染所致。后来又有学者采用 PCR 法从 KCS 患者的泪液、唾液及血液中证明有 EBV 存在。

3. 钱状角膜炎(nummular keratitis,NK)　据国外学者描述 1 例 16 岁男性传染性单核细胞增多症(IM)患者,其特异性 EBV 抗体阳性,急性期 8 个月后,眼科检查发现其双眼周边出现了钱状上皮下及浅基质层浸润病灶(表面稍凹陷形成小面,大小在 1~2.0mm 之间),因此,认为 EBV 可能是 NK 的发病原因之一。井尾(1998)报道 3 例 NK,EBV 的 IgG 抗体均为阳性,也提示可能与 EBV 感染有关。

4. 表层点状或星芒状角膜炎　传染性单核细胞增多症急性期可合并有表层点状或星芒状角膜炎发生,并伴有滤泡性结膜炎,从其泪液及结膜囊内均培养出 EBV,血清抗衣壳 IgM 抗体升高。

5. 虹膜角膜内皮综合征(iridocorneal syndrome,ICE)　Tsai(1991)对 13 例 ICE 患者进行了 IgG VCA(viral capsid antigen)抗体价的测定,明显高于对照患者,因此认为该病可能与 EBV 的再活化所引起的细胞免疫功能异常有关。

【诊断及鉴别诊断】

EBV 的病原学检测有利于诊断。急性期抗早期抗原 IgA 抗体、抗衣壳 IgM 抗体升高,证明已感染过 EBV;抗衣壳抗原抗体、抗早期抗原抗体持续高滴度,表明为慢性活动性感染。

与其他类型病毒性角膜炎相鉴别。

【治疗】

1. EBV 引起的上皮性角膜病变有自限性,无需特殊治疗,必要时可应用不含防腐剂的人工泪液。

2. 钱状角膜炎、角膜基质炎可能与免疫反应有关,因此应用糖皮质激素治疗有效。

中西医结合

EB病毒属疱疹病毒,故EB病毒性角膜炎的治疗参考单纯疱疹性角膜炎的治疗。

四、腺病毒性角膜结膜炎

腺病毒性角膜结膜炎包括流行性角膜结膜炎(epidemic keratoconjunctivitis,EKC)、咽结膜热(pharyngoconjunctival fever,PCF),其中EKC是一种世界性广泛流行的眼部传染病。

【病因及发病机制】

1. 腺病毒(adenovirus,Ad)是一群十分广泛的DNA病毒,主要在细胞核内繁殖,除了感染结膜、角膜上皮及咽、淋巴组织外,还能在肠道繁殖。迄今总共已发现80个血清型,其中感染人的有21个血清型,其中EKC是由Ad7、8、19、37型引起;咽结膜热是由Ad3、47型引起;一般滤泡性结膜炎是由Adl~11、14~17、19、20型引起。

2. EKC、PCF可长年发生,但以夏秋季节为主,主要是通过人与人之间的接触或水源污染而传播。

3. EKC、PCF的结膜炎和表层点状角膜炎是Ad感染的直接结果;上皮下浸润则由免疫反应所引起。

【临床表现】

1. EKC潜伏期5~12日。常双眼发病,开始为单眼,2~7日后另眼受累,患者可有异物感、烧灼感、畏光、流泪、轻度视力障碍。

(1)全身表现:有发热、咽痛、腹泻、上呼吸道感染、肺炎等。此种情况多见于儿童,成年人则较少有全身症状,多见耳前、颌下淋巴结肿大并压痛。

(2)结膜病变:有大量滤泡形成,以上下穹窿部最多。结膜充血、水肿明显,下睑结膜有假膜形成水样分泌物,上睑结膜有点状出血,有时睑结膜可出现扁平瘢痕或睑球粘连。

(3)角膜病变

1)周边部表层点状角膜炎:结膜炎发病后,部分患者角膜缘出现局限性充血,相应角膜周边部出现散在表层点状角膜炎。

2)中央部表层点状角膜炎:发病1周左右,角膜中央部可出现表层点状角膜炎,裂隙灯下荧光素染色检查呈点状病变微隆起表面,数量多少不等,有的呈散在分布、有的呈簇状排列。多有角膜知觉减退。

3)上皮下浸润(subepithelial infiltration):发病2~3周后,结膜炎及表层点状角膜炎的体征逐渐消失;上皮下浸润同时或相继出现,位于前弹力层和基质浅层之间的灰白色圆形或半圆形浸润病灶,直径为0.2~0.5mm(很少超过1mm),数目不等,可数个到百余个,荧光素染色阴性,无新生血管生长。常历数月、数年才吸收、不形成溃疡。若发生于瞳孔区,可造成一定程度的视力损害。

4)多发性角膜上皮糜烂:部分患者在2~3周结膜炎症消退后发生弥漫性上皮糜烂或丝状角膜炎。发病机制不清楚,可能与EKC的泪液分泌减少有关。此外Ad8、19型尚可引起轻度的前部葡萄膜炎。

2. PCF潜伏期5~6日,常为双眼发病,可先后或同时发病。典型的表现为结膜炎、发热、咽炎三联征。

(1)结膜、角膜炎:急性滤泡性结膜炎是最突出的也是病程最长的临床表现,可见眼睑及结膜水肿,滤泡形成,下睑结膜较上睑结膜多。部分患儿角膜可出现细点状上皮浸润、卷丝,一般随结膜炎好转而痊愈,不留痕迹,也不发生上皮下浸润。

(2)发热:一般表现为骤起性高热,持续4~7天。发热程度与年龄有关,儿童体温升高较明显,常伴有畏寒、头痛、肌肉酸痛、腹泻等症状。

(3)咽炎:表现为咽痛及咽部充血,出现率不如结膜炎和发热高。

【诊断及鉴别诊断】

1. 本病在流行期间不难诊断。该期内凡发现有球结膜充血及上眼睑肿胀的患者,都应首先考虑本病。但在流行初期或散发病例,容易和其他急性结膜炎相混淆。其最终诊断还取决于病毒分离和血清学检查的结果。

2. 实验室诊断

(1)病毒分离:从患者结膜囊内分离病毒,以患病8日阳性率最高(80%),6~10日次之(67%),11日后为阴性。

(2)血清学检查:以恢复期中和抗体滴度高于急性期4倍以上作为诊断依据。

(3)免疫荧光技术:在日常诊疗中,上述两种方法未必都能做到,更快速简便的方法是免疫荧光抗体检测法,即在患病高峰(1周左右)取结膜上皮刮片或分泌物涂片,加荧光抗体标记,几乎全部病例均可发现感染的上皮细胞内有病毒抗原存在。

(4)电子显微镜技术:对患者的泪液或结膜刮片,在电镜下观察,可直接发现病毒颗粒或病毒抗原,但由于价格昂贵,限制了临床应用。

与其他急性结膜炎相鉴别,如细菌性结膜炎、过敏性结膜炎、麻疹性角膜病变等。

【治疗】

本病属自限性疾病,在其病程过程中,随着免疫机制的建立,很快即可自愈。因此治疗的重点在于减轻症状,防止角膜并发症的发生。

1. 抗病毒药物目前对腺病毒尚无特效药物。常用的药物有吗啉双呱、碘苷、1.25%聚乙烯吡咯酮等。

2. 抗生素药物局部滴抗生素眼液对本病无治疗效果,主要是预防混合细菌感染。

3. 充血较重时可采用血管收缩药物。

4. 糖皮质激素

(1)结膜炎:在结膜炎期,如患者有严重的结膜反应,伴有假膜形成,或有早期睑球粘连,局部应用可减轻症状,同时可预防或减轻角膜病变的发生。常用的药物有0.1%氟米龙(FML)和0.02%地塞米松溶液,一般以持续使用2周为度。

(2)角膜炎:2周后当结膜炎症消退,而未出现角膜炎者应立即停止使用,若上皮下浸润时应再继续使用,必要时联合结膜下注射,切勿立即停药以防复发,对于位于瞳孔区或对视力影响不大的上皮下浸润,最好不要采用糖皮质激素滴眼治疗。

5. 其他药物为了保护角膜,减轻混浊和并发症,可采用不含防腐剂人工泪液、口服维生素 B_2、维生素 B_6、吲哚美辛或保泰松等。上皮糜烂较广泛者,尽可能采用刺激症状较轻的滴眼液和眼膏点眼。可联合上皮生长因子(EGF、bFGF)或自体血清滴眼,会取得更好效果。

中西医结合

腺病毒性角膜结膜炎又称"流行性角膜炎",与中医"天行赤眼暴翳"相似。

【病因病机】

1. 外感疫疠之邪气,上扰于目,首犯肺经,肺火亢盛,乘克肝木。

2. 脏腑内热,兼感外邪,内外相搏,上攻于目。

【辨证论治】

1. 风热偏盛证

临床表现:畏光流泪,眼睑痉挛红肿,结膜混合充血,角膜散在混浊,伴恶寒发热,鼻塞流涕,舌红,苔薄黄,脉浮数。

治法:祛风清热,退翳明目。

方药:银翘散加减。金银花、连翘各 12g,黄芩、荆芥、牛蒡子、木贼各 10g,蝉蜕 6g,蒺藜 15g,生甘草 3g。

2. 肝火偏盛证

临床表现:畏光流泪加重,眼睑痉挛红肿加剧,结膜混合充血,角膜散在混浊,耳前淋巴结肿大,伴口苦咽干,舌红,苔黄,脉浮数。

治法:清肝泻火。

方药:龙胆泻肝汤加减。龙胆、柴胡、车前子、生地黄各 12g,栀子、黄芩、木通、泽泻、当归各 10g,柴胡、甘草各 6g。

3. 阴虚邪留证

临床表现:眼痛不适,结膜混合充血,角膜仍混浊,久久不消退。伴舌红少津,脉细数。

治法:滋阴祛邪,退翳明目。

方药:滋阴退翳汤加减。玄参、麦冬、生地黄各 15g,天花粉、荆芥、防风、木贼草、蝉蜕各 8g,密蒙花、白芍、蒺藜各 12g,薄荷、生甘草各 3g,黄芩 10g。

【外治法】

1. 外用眼药 鱼腥草滴眼液、秦皮滴眼液、黄芩苷滴眼液等任选一种滴眼。

2. 中药洗眼 金银花 20g,桑叶、野菊花、蒲公英各 15g,加水 1 000ml 煎汤过滤后洗眼。

【经验方】

1. 新制柴连汤(《眼科纂要》) 柴胡、黄连、黄芩、赤芍、蔓荆子、栀仁、龙胆、木通、甘草、荆芥、防风加木贼、蝉蜕、秦皮等退翳药,疗效颇好。

2. 蒲公英羌活汤(《庞赞襄中医眼科经验》) 蒲公英 30g,羌活 10g,水煎服。

五、微小 RNA 病毒性角膜炎

微小核糖核酸病毒所引起的急性出血性结膜角膜炎亦称流行性出血性结膜角膜炎(acute hemorrhagic or epidemic keratoconjunctivitis,AHIC 或 EHC),是一种传染性极强,在世界许多国家和地区均引起过暴发流行的急性结膜角膜炎。本病具有发病快、传染性强并可伴有结膜下出血和角膜上皮损害等特点。

【病因及发病机制】

本病是由小 RNA 病毒属中的肠道病毒 70 型（enterovirus type70，EV70）或柯萨奇 A24 变种（coxsackievirus A type24，CA24v）所引起。多发生于夏秋季节，主要通过水源和接触传染。人类普遍易感，无性别差异。各年龄都可发病，10 岁以下儿童虽然感染率高，但发病率较低，可能为隐性感染。成人特别是 20~40 岁者占发病人群的 80% 以上。本病愈合可留下一定的免疫力，但仍可发生重复感染。

【临床表现】

1. 潜伏期短，一般为 24 小时左右，最长不超过 3 日。

2. 开始时可为单眼，但迅速累及双眼，发病后即出现剧烈的异物感、眼痛及畏光流泪等症状。初期分泌物为浆液性，后变为黏液纤维素性。一般病情于 1~2 日发展到顶点，3~4 日后逐渐减轻，7~10 日后恢复正常。某些患者出现全身不适、头痛、发热、鼻塞、喉痛等症状。

3. 眼部表现

（1）眼睑肿胀：特点为浮肿性，不伴红痛，轻重不同，所有患者都可发生，数日即可消退。

（2）球结膜下出血：发生率高达 70% 以上，好发部位在颞上方，出血多为斑点或片状，色鲜红，严重时可波及整个结膜下都有出血。出血多在 1~2 日之内发生，轻者 1 周左右自行吸收，重者需 1 个月后才能吸收。临床上根据结膜下是否出血分为两型：①出血型，多见于年轻患者；②浮肿型，见于高龄患者。

（3）滤泡形成：早期因睑结膜高度充血而不明显，3~4 日后待充血消退，才发现下穹窿部有较多细小滤泡形成，较 EKC 少而轻。

（4）角膜病变：①多发性角膜上皮糜烂：发生率高。发病 3 小时后角膜上皮即可出现针尖大小之多发性上皮糜烂，呈散在或排列成条状、片状分布，是引起眼痛、异物感的主要原因。3~4 日后可自行消失，少数持续 2 周以上。②表层点状角膜上皮病变（SPK）：30% 左右的患者结膜炎消退后出现 SPK。通常只有数个浸润点，多在角膜的中心部，必须通过裂隙灯显微镜才可发现。多数在 1~4 周后自行消失，很少引起 EKC 所致的上皮下浸润，一般不造成视力损害。用糖皮质激素类滴眼液点眼，数日内即可消失。

（5）其他症状：多数病例在发病时，可有耳前或颌下淋巴结肿大，并有压痛，该症状随结膜炎的消退而消失。极少数病例可出现虹膜炎的改变。

4. 神经系统并发症临床极少见，综合文献报道该并发症具有如下特点：①多发生于成年男性；②常在结膜炎后 2~3 周发生；③前驱症状有发热、倦怠、头痛及感冒样症状；④初期表现为神经根刺激症状和急剧的肌力低下，数日后表现为运动麻痹；⑤瘫痪也呈弛缓性，主要累及下肢；⑥重症者可造成肌肉萎缩，轻度或中等者可恢复正常。虽然上述神经系统合并症发生率很低，但较为严重，并可遗留永久性瘫痪，因此值得警惕。

5. 本病可由 EV70 和 CA24v 两种病毒引起，其临床表现很难加以区别，根据文献资料统计，CA24v 造成的结膜下出血（84%）比 EV70 低（98%），出血程度也是前者低于后者，然而前者比后者更易出现全身症状。

【诊断及鉴别诊断】

在流行时期，根据结膜下出血及角膜病变形态，诊断并不困难。

临床在流行初期或散发病例，如不注意，可与其他病毒引起的结膜炎（如腺病毒 3、4、11 型所引起的流行性结膜角膜炎）相混淆，故需加以鉴别：

（1）病毒分离：从患者结膜囊内分离病毒，以患病后第一天阳性率最高，3 日后开始下降，5 日后为阴性。

（2）血清学检查：结膜囊内病毒分离阴性者还可采用血清学检查。恢复期（2 周左右）中和抗体滴度高于急性期 4 倍以上即可确定诊断。

（3）免疫荧光快速诊断：间接免疫荧光试验（IFA）。

【治疗】

对于肠道病毒目前尚无有效药物，抗生素和磺胺药对于本病基本无效，糖皮质激素能够减轻炎症反应。国内有采用冷盐水洗眼，基因工程干扰素 alb 滴眼液或汞剂滴眼治疗取得一定疗效的报道。羟苄唑在组织培养系统中 10pg/ml 能有效抑制 EV70 和 CA24v，为今后开展防治本病提供了实验依据。

中西医结合

微小 RNA 病毒性角膜炎与中医"聚星障"相似。

【病因病机】

本病因疫疠之气突从外袭，首犯肺卫，肺主气轮，故气轮先病，若肺火亢盛，乘克肝木，致黑睛生翳；或素有五脏积热，内外相搏，上攻于目，则白睛、黑睛同时发病。若病情日久，白睛红赤虽退，而星翳日久不消者，乃余邪未尽所致。

【辨证论治】

本病往往白睛与黑睛同时发病，在治疗中应注意肺肝同病的特点，也不能因为白睛红赤肿痛消退后，而放松黑睛星翳的治疗，否则会造成黑睛星翳迁延难愈。

1. 风热偏盛证

临床表现：畏光流泪，眼痒痛交作，眼睑痉挛红肿。角膜水肿混浊，呈灰色白，全身兼有恶寒发热，鼻塞流涕，舌质红苔薄黄，脉浮数。

治法：疏风清热，退翳明目。

方药：银翘散加减。金银花 15g，连翘 15g，薄荷 10g，淡竹叶 15g，黄芩 10g，荆芥穗 10g，牛蒡子 10g，芦根 15g，木贼草 10g，蝉蜕 6g，蒺藜 10g，甘草 3g。若肝火偏盛，加龙胆以清肝泻火。

2. 肝火偏盛证

临床表现：黑睛星翳较多，抱轮红赤，羞明流泪，刺痛明显，心烦溲赤、舌红苔黄，脉弦而数。

治法：清肝泻火。

方药：龙胆泻肝汤加减。龙胆 10g，柴胡 10g，栀子 10g，黄芩 10g，木通 10g，车前子 10g，泽泻 10g，当归 10g，生地黄 15g，甘草 5g。若兼有肺火，加桑白皮清肺泻火。

3. 余邪未尽证

临床表现：白睛红赤渐退，黑睛星翳不消，眼内干涩不适，舌红少津，脉缓或细。

治法：滋阴祛邪，退翳明目。

方药：滋阴退翳汤加减。玄参 10g，麦冬 12g，生地黄 15g，天花粉 10g，荆芥穗 10g，防风 10g，木贼草 10g，蝉蜕 10g，密蒙花 10g，蒺藜 10g，薄荷 6g，甘草 3g。若有余热加黄芩以清热降火。

【外治法】

1. 外用眼药　鱼腥草滴眼液滴眼。

2. 中药洗眼　选用金银花 15g、大青叶 20g、野菊花 15g、蒲公英 30g 等清热解毒之品，煎汤熏洗患眼。

【中成药】

1. 银翘解毒丸　适用于初感疠气之证。

2. 龙胆泻肝丸　适用于热毒炽盛之证。

【经验方】

疏风清目汤(《中医眼科讲义》)：由蔓荆子、蒺藜、谷精草、桑叶、菊花、赤芍、决明子、密蒙花、蝉蜕、木贼草、牡丹皮、薄荷、甘草组成，本方具有疏风清目的功效。亦适宜治疗流行性出血性结膜炎。加减：若夹湿加薏苡仁、泽泻；咽喉肿痛加板蓝根、桔梗；肝胆热盛加栀子、龙胆。

六、麻疹性角膜炎

麻疹是小儿时期最常见的一种急性病毒性传染病，常伴发角膜炎，称为麻疹性角膜炎 (measles keratitis)。主要表现为表层点状角膜病变，严重者发生溃疡，甚至合并混合感染、角膜软化或穿孔，是发展中国家儿童致盲的重要原因。

【病因及发病机制】

麻疹病毒(measeles virus, MV)是单股 RNA 病毒，直径 150~300nm，有被膜，呈螺旋对称。主要侵犯儿童，通过飞沫传播。一次感染可终身免疫。

【临床表现】

1. 患儿常有畏光流泪症状，一般持续数周或数月自愈。眼部检查可见点状角膜上皮病变，多发生于出疹潜伏期，双眼发病。(粗大的点状角膜上皮病变的重要依据)。点状角膜上皮病变可能是 MV 直接损害的结果。

2. 角膜上皮糜烂多发生于出疹后 2 周内出现，双眼发病，此时原来的点状角膜上皮病变多已愈合，伴随而来的是散在点状角膜上皮糜烂或互相融合为一大片的角膜糜烂区。发生原因：①MV 感染导致角膜上皮间链接减弱；②角膜上皮修复后，基底细胞产生锚状复合物，使上皮细胞紧密结合在上皮基底膜上，这需要一定时间，MV 感染干扰该过程，导致上皮反复修复后脱落；③麻疹患儿常伴有瞬目、闭眼障碍，使角膜处于暴露状态。

3. 角膜溃疡发生于麻疹晚期，常伴有结膜出血及黏液脓性分泌物。在患儿极度衰弱和营养不良的情况下，发生维生素 A 缺乏症，轻者表现为角结膜干燥症或合并单纯疱疹性角膜炎；重者发生角膜软化，甚至混合细菌感染，造成角膜溃疡、穿孔、眼内炎、角膜白斑、粘连性角膜白斑、继发青光眼等并发症。

【诊断及鉴别诊断】

麻疹的常规诊断包括临床症状，体征，病毒分离、培养及检测，血清学抗体测定。

早期应与腺病毒性角膜炎、EB 病毒性角膜炎等相鉴别。出现角膜溃疡后应与真菌性角膜溃疡、细菌性角膜溃疡、维生素 A 缺乏症等相鉴别。

【治疗】

1. 全身治疗　主动免疫预防及被动免疫治疗在一定的情况下是有效的。患病期间必须卧床休息，加强护理，避免细菌感染。特别注意给予易于消化、富有营养的食物和足量的水分和维生素。

2. 局部治疗　目前局部尚无有效的抗病毒药物使用,常规应用抗菌药物滴眼,预防继发细菌感染,出现结角膜干燥或角膜上皮病变者,应用不含防腐剂人工泪液滴眼。

中西医结合

麻疹性角膜炎与中医"聚星障"相似。

【辨证论治】

1. 风热客目证

临床表现:黑睛点状星翳,羞明流泪。

治法:疏风清热。

方药:银翘散加减。金银花 20g,连翘、薄荷、蝉蜕、桔梗、黄芩、谷精草、钩藤各 10g,绿豆衣、白芷、天花粉各 8g,秦皮 6g,甘草 3g,若肝火偏盛,加龙胆以清肝泻火。

2. 肝火炽盛证

临床表现:黑睛星翳连缀成片,抱轮红赤,羞明流泪,刺痛明显。

治法:清肝泻火。

方药:龙胆泻肝汤加减。龙胆 10g,柴胡 10g,栀子 10g,黄芩 10g,木通 10g,车前子 10g,泽泻 10g,当归 10g,生地黄 15g,甘草 5g。

【外治法】

鱼腥草滴眼液滴眼,3~4 次 /d。

七、风疹性角膜炎

风疹是儿童的一种常见的轻型急性病毒性传染病,一般预后良好。妊娠妇女在怀孕期前 6 个月发生风疹,所产婴儿有各种全身和眼部缺陷(耳聋、智力发育不良、心脏畸形及白内障、角膜混浊、色素性视网膜炎等),因而命名为先天性风疹综合征。而后天风疹则可引起风疹性角膜炎。

【病因及发病机制】

风疹病毒(rubella virus,RV)是一种球形有包膜的单链 RNA 病毒,直径 50~70nm,病毒囊膜上可有针状突起。

【临床表现】

后天性风疹性角膜炎具有比较典型的体征:皮肤出疹后 1 周可出现表层点状角膜炎,常伴有滤泡性结膜炎双眼角膜中央多有 20~70 个散在灰白色针尖大小(多在 0.05~0.1mm 之间)点状浸润,不伴角膜基质的混浊,荧光素着色(−)。伴有较强的异物感、眼痛及畏光等症状。一般 1 周后自愈,不遗留瘢痕。

【诊断及鉴别诊断】

RV 性眼病及角膜炎的确定,取决于先天性风疹的确诊;而后天风疹的诊断有赖于病毒学及血清学检查。

应与流行性角膜结膜炎鉴别。

【治疗】

目前尚无特异性针对 RV 的治疗方法,抗病毒药物治疗一般无效。后天性风疹角膜炎因其预后较好,局部滴用抗菌药防止混合感染即可。

中西医结合

风疹性角膜炎与中医"白涩症"相似。

【辨证论治】

风热客目证

临床表现:异物感、羞明流泪、眼痛,黑睛浅层点状混浊。

治法:疏风清热。

方药:银翘散加减。金银花15g,连翘15g,薄荷10g,淡竹叶15g,黄芩10g,荆芥穗10g,牛蒡子10g,芦根15g,木贼草10g,蝉蜕6g,蒺藜10g,甘草3g。

八、腮腺炎性角膜炎

流行性腮腺炎所合并的角膜炎称为腮腺炎角膜炎(mumps keratitis),临床上虽不多见,但少数患者可病程迁延,发生角膜溃疡,遗留白斑,造成一定的视力损害,故应积极进行防治。

【病因及发病机制】

腮腺炎病毒(mumps virus)是一种与麻疹病毒类似的副黏液病毒,为单股RNA病毒,球形,直径100~300nm,核壳体为螺旋对称性,有囊膜。

【临床表现】

1. 全身表现　流行性腮腺炎多在冬春季发生,常见于5~15岁的儿童。从感染到临床症状出现,一般为16~18日。眼部感染一般同发热、全身不适及腮腺炎(90%)合并出现。急性期男性常并发睾丸炎(25%)、女性常并发乳腺炎(15%)。

2. 角膜炎发病率虽然不高,但具有较为典型的临床特征。

(1)角膜炎发生于腮腺炎发病后5~7日发生,常为单眼性。

(2)视力急剧减退,伴有畏光、流泪,但眼痛不剧烈。

(3)角膜基质呈灰白色混浊、水肿(可能与角膜内皮细胞直接感染病毒而引起的一过性反应有关),但上皮完整,有时也可着色。

(4)恢复快,平均发病后20日恢复,角膜无新生血管生长,多无视力损害。

(5)伴发虹膜炎者少见。若伴发,后弹力层可出现灰白色网格交错状皱褶。

(6)少数可出现表层点状角膜炎及角膜溃疡,愈后遗留角膜瘢痕,影响视力。

【诊断及鉴别诊断】

发热、全身不适、腮腺炎及单眼畏光、流泪症状并发,眼部检查有角膜基质水肿或角膜浅层点状角膜炎体征甚至角膜溃疡。

角膜基质水肿应与单纯疱疹病毒性角膜基质炎及内皮炎鉴别,角膜溃疡应与真菌性角膜溃疡、细菌性角膜溃疡鉴别。但该病多有典型腮腺炎症状并发,诊断多不困难。

【治疗】

1. 全身治疗　恢复期血清与丙种球蛋白能减轻本病。患儿应当卧床休息和隔离。对并发症可分别采取对症治疗。

2. 眼部治疗　局部热敷、散瞳,预防用抗生素滴眼液。对于角膜上皮完好的基质炎或虹膜炎患儿,适当采用糖皮质激素局部滴眼及全身应用,缩短病程,但有溃疡者慎用。

中西医结合

腮腺炎性角膜炎与中医"混睛障"相似。

【病因病机】

1. 风热外袭,上扰目珠,侵犯角膜。

2. 脏腑热盛,肝胆热毒,循经上攻于目,火郁经脉,气血壅滞,角膜混浊与赤脉混杂。

3. 素体亏虚,脾胃虚弱,运化无力,内生湿热,熏蒸于目,上损角膜。

4. 邪毒不解,久伏体内,耗伤阴液,虚火上炎,角膜受灼,发为本病。

【辨证论治】

1. 肝经风热证

临床表现:眼痛,畏光流泪,结膜混合充血,角膜深层混浊,兼见头痛鼻塞;舌红,苔薄黄,脉浮数。

治法:祛风清热。

方药:羌活胜风汤加减。羌活、防风、荆芥、白芷、前胡、柴胡、黄芩、白术、枳壳各10g,川芎6g,甘草3g。结膜混合充血明显者,加金银花、菊花、蒲公英以清热解毒。

2. 肝胆热毒证

临床表现:患眼刺痛,畏光流泪,结膜混合充血,角膜深层呈圆盘状灰白色混浊水肿,伴口苦咽干,便秘溲黄,舌红苔黄,脉弦数。

治法:清肝解毒,凉血化瘀。

方药:银花解毒汤加减。金银花、蒲公英各30g,黄芩、龙胆、桑白皮、天花粉、大黄、枳壳、赤芍、牡丹皮各10g,生地黄15g,甘草3g。黑睛灰白混浊肿胀增厚者,可加车前子、茺蔚子以利水消肿;黑睛赤脉瘀滞甚者,可选加当归尾、赤芍、桃仁、红花以活血化瘀;口渴欲饮者,可加生石膏、知母以助清热;便秘者,加玄明粉以助大黄通腑泻下。

3. 湿热内蕴证

临床表现:患眼胀痛,畏光流泪,结膜混合充血,角膜深层呈圆盘状灰白色混浊水肿,伴头重胸闷,纳少便溏,舌苔黄腻,脉濡数。

治法:清热化湿。

方药:甘露消毒丹加减。藿香、白豆蔻、石菖蒲、滑石、茵陈、黄连各10g,木通6g。黑睛肿胀明显者,可于方中加车前子、薏苡仁以利水渗湿;食少纳呆者,可加陈皮、枳壳以行气悦脾。

4. 阴虚火炎证

临床表现:病变迁延不愈或反复发作,干涩隐痛,结膜混合充血,角膜深层混浊,兼见口干咽燥,舌红少津,脉细数。

治法:滋阴降火。

方药:滋阴降火汤加减。生地黄、熟地黄、当归、白芍、川芎、麦冬、知母、黄柏各10g,柴胡3g。常于方中加木贼、蝉蜕以退翳明目;若腰膝酸软者,可加枸杞子、菟丝子以增滋补肝肾之功。

【外治法】

1. 鱼腥草滴眼液点眼,每日 4~6 次。

2. 湿热敷　将内服中药药渣再次煎水过滤,做湿热敷,每日 3 次。

九、传染性软疣性角膜炎

传染性软疣是一种病毒性皮肤病,多发生于儿童,通过接触传染。其中部分患者可并发传染性软疣角膜病变(molluscs contagiosum)。

【病因及发病机制】

传染性软疣病毒(molluscum contagiosum virus)是痘类病毒的一种,属 DNA 病毒。基本结构与天花病毒相似。

【临床表现】

1. 全身表现　皮疹多发生于 15 岁以下(90%)儿童,躯干、四肢、眼睑和睑缘是好发部位。免疫功能低下的患者(如 AIDS)容易感染本病。

2. 眼部表现　慢性复发性滤泡性结膜炎、卡他性结膜炎表现,常合并点状角膜病变或上方血管翳性角膜炎的发生,临床表现与沙眼相似。少数可发生泡性角膜炎,一般发展缓慢。

【诊断】

典型的全身及眼部表现。

【治疗】

本病系病毒毒性作用的结果。治好皮肤原发病变,角膜病变即可缓解。皮疹可采用液体石炭酸点涂患处,每 3 日 1 次,一般 1~3 次可脱落痊愈。或者用尖刀切开疣体,刮去内容物,再用碘酒、乙醇(或)三氯醋酸涂布疣腔,或用电烙术均能取得彻底治愈。

中西医结合

传染性软疣性角膜炎与中医"角膜生翳""赤膜下垂""血翳包睛"相似。

【病因病机】

1. 外感风热毒邪,内有脾胃积热,外邪与内热相结合于睑里,胞睑脉络壅阻气血失和而发椒疮。因治疗失时,脾胃热盛,热瘀血分,侵犯角膜,而致"角膜生翳"。

2. 三焦蕴热,郁于脉络,因热致瘀,因瘀留热,软疣病毒毒邪,三者互为因果,形成"血翳包睛"。

【辨证论治】

1. 肝肺风热,血热壅滞证

临床表现:眼干涩、疼痛、畏光、流泪,结膜混合充血明显,角膜散在性点状溃烂,舌红,苔黄,脉数。

治法:疏风清热,凉血化瘀。

方药:归芍红花散加减:当归、赤芍、草木贼、决明、谷精草、蝉蜕、红花、大黄、白芷、黄芩、栀子各 10g,生地黄 15g,甘草 6g。随症加减:若球结膜充血较甚,加龙胆、牡丹皮、紫草加强凉血活血之功效。

2. 心肝积热,热瘀互结证

临床表现:眼球刺痛、畏光流泪,角膜布满新生血管,结膜混合充血呈暗红色,伴口苦咽干,舌红,苔黄,脉数。

治法:清心泻肝、凉血化瘀。

方药:破血散加减:黄连、栀子、连翘、大黄、红花、当归、赤芍、牡丹皮、苏木、刘寄奴、蝉蜕各 10g,蒺藜、生地黄各 15g,甘草 6g。随症加减:若头痛眼痛加龙胆以泻肝热;口渴喜饮加生石膏以清胃热,心中烦热,小便短赤,加竹叶泻火。

第六节　结核、麻风、梅毒性、角膜病变

一、结核性角膜病变

结核是一种古老的慢性传染病,至今仍为重要的传染病。据 WHO 报道,全世界每年约有 800 万新病发生,至少有 300 万人死于该病。中华人民共和国成立后其发病率大为降低,值得注意的是近几年来,有些地区又有上升趋势。结核病主要引起肺部感染,眼睑、眼眶、泪器、结膜、角膜、巩膜、葡萄膜、视网膜以及视神经等眼部组织均可直接或间接受到感染。

【病因及发病机制】

1. 病原菌　结核分枝杆菌(tuberculosis mycobacterium)是引起结核病的病原,主要分为人、牛、鸟、鼠等型,对人类致病者主要是人型菌,牛型菌较少,鸟型更少。

2. 发病机制　结核性角膜病变是在眼部其他部位的结核病灶基础上发生,因此多为继发性,可发生于以下情况:

(1)由周围的结膜或巩膜的结核病变蔓延而来。

(2)从虹膜、睫状体的结核结节沿 Schlemm 管而感染。

(3)葡萄膜结核灶播散出的结核菌,直接侵犯角膜的后部组织。

【临床表现】

1. 结核性巩膜角膜炎　由邻近巩膜结核蔓延而来。开始在角膜缘出现睫状充血,接着在相应的角膜周边部出现深层浸润(边缘性角膜炎),然后融合成三角形或舌形深层浸润,严重时呈瓷白色(硬化性角膜炎)。病程进展迟缓,时好时坏,每次发作都遗留瘢痕和新生血管形成,最后形成广泛角膜瘢痕或角膜葡萄膜炎而导致失明。

2. 结核性角膜基质炎　多发生于青年女性,单眼受累。可由邻近病灶感染所致或对结核菌素过敏有关。好发于角膜下方,浸润多在基质中层和深层,常局限于一定区域内,表现为灰黄色结节状浸润。由于混浊扩大、融合,有时也可呈弥漫性浸润。新生血管深浅不一,表层血管在形态上具有一定的典型性:很少有毛刷状血管翳形成。角膜后壁常有黄色油脂样沉着物或假性前房积脓形成。病程缓慢,时愈时发,可延续数年之久。最后遗留瘢痕(或钙化)混浊,视力严重受损。

3. 结核性中央性角膜炎　临床表现与单纯疱疹病毒性盘状角膜基质炎极为相似,但无浅层角膜炎病史,角膜感觉正常,睫状充血轻或无。新生血管先出现于深部,仅在晚期才有表层新生血管出现。痊愈后遗留中央区白斑,并呈钙化样变性。

4. 结核性角膜溃疡　非常少见,常发生于与球结膜相邻近的角膜周边部,也可由于角膜基质炎侵犯上皮而形成溃疡。角膜浅、深层均有新生血管侵入,病情顽固,久治不愈,常可引起混合感染和发生角膜穿孔,造成严重后果。

5. 泡性角膜炎　多数是对结核菌蛋白过敏所致,青少年较多见。患者身体其他部位常有活动性结核灶存在。角膜内有 1mm 直径圆形或卵圆形灰黄色浸润灶,常伴有血管伸入,称为束状角膜炎。反复发作,病灶此起彼消,左右眼交替发生延绵多年。愈后遗留角膜瘢痕,影响视力。

【诊断及鉴别诊断】

根据患者多有结核病史,结核菌素试验阳性,单眼患病及特征性的角膜体征,诊断并不困难。

主要与梅毒性角膜基质病变相鉴别:

1. 结核性多为单眼发病;梅毒性则是双眼居多。

2. 结核性好发于角膜的下方;梅毒性多侵犯全角膜。

3. 结核性混浊为深浅不一,浓淡不均;梅毒性则为弥漫性均一的灰白色混浊。

4. 结核性病程分期不明确;梅毒性分期明显。

5. 结核性病程较长,反复发作,时好时坏;梅毒性极少有复发。

6. 以结核菌素做皮内试验对结核性有一定价值;而康 - 华氏反应对梅毒性的诊断有一定价值。

【治疗】

1. 全身抗结核治疗不宜单独使用,一般至少联合使用两种或两种以上药物,常用的抗结核药物有异烟肼、利福平、链霉素、卡那霉素、双氨柳酸等。

2. 局部治疗　局部滴链霉素、利福平滴眼液。角膜基质炎可采用糖皮质激素滴眼。

3. 增强体质,加强营养,小儿接种卡介苗,接受充分阳光照射及新鲜空气,休息等,应用结核菌素进行脱敏治疗等。

中西医结合

结核性角膜病变与中医"混睛障"相似。

【病因病机】

病原菌结核分枝杆菌侵犯角膜导致角膜病变。

【辨证论治】

1. 湿热蕴蒸证

临床表现:角膜基质混浊,色灰黄,反复发作,缠绵不愈,眼睑红肿,流泪疼痛,伴头重胸闷,溲黄便溏,口黏,舌红苔黄腻,脉濡。

治法:清热化湿。

方药:三仁汤加减。杏仁 9g,滑石(包煎)12g,白豆蔻、厚朴、通草、淡竹叶、薏苡仁、半夏各 10g,黄连 6g。随症加减:若病灶污秽,兼见胸闷恶心,咳嗽有痰,加黄芩以清热化痰。

2. 阴虚邪留证

临床表现:病情日久,迁延不愈,角膜病灶渐愈,结膜充血,轻度畏光,干涩不适,伴舌红少津,脉细或数。

治法:滋阴散邪。

方药:加减地黄丸加减。生地黄、熟地黄各 12g,石斛、牛膝、当归、羌活、防风各 10g,枳壳 9g,杏仁 6g。

3. 余邪未尽证

临床表现:病至后期,角膜星翳不消,舌红少津,脉缓或细。

治法:滋阴祛邪,退翳明目。

方药:滋阴退翳汤加减。玄参 10g,麦冬 12g,生地黄 15g,天花粉 10g,荆芥穗 10g,防风 10g,木贼草 10g,蝉蜕 10g,密蒙花 10g,蒺藜 10g,薄荷 6g,甘草 3g,若有余热加黄芩以清热降火。

二、麻风性角膜病变

麻风是一种全身性慢性传染病,流行广泛,主要分布在东南亚地区。目前发病已大幅度下降,据统计我国剩下病例已不足 7 万。麻风除侵及皮肤及外周神经,引起麻风结节病变外,还可侵及体内各脏器及组织,眼也是最常受累的器官,25% 可引起麻风性角膜炎(leprotic keratitis),患者不仅失去触摸的感觉,还丧失视力,是一个不可逆的双重悲剧,给患者及其家属带来极大的痛苦。

【病因及发病机制】

1. 病原菌 麻风分枝杆菌,是麻风病的病原菌,其形态、染色与结核杆菌相似,是一种典型的胞内菌,患者渗出物标本中可见大量麻风杆菌存在于细胞内,故称麻风细胞。

2. 发病机制

(1)原发性角膜病变:麻风分枝杆菌直接通过上皮或角膜血管侵入角膜,局部繁殖发病或通过抗原抗体变态反应而发病,主要表现为角膜基质炎。

(2)继发性角膜病变:麻风分枝杆菌通过血液感染眼和面部,造成面神经的颞颧支和三叉神经的表面支受损,使眼睑位置异常,正常瞬目反应消失,导致暴露性角膜炎、麻痹性角膜炎及眼干燥症发生。

【临床表现】

1. 眼部病变 主要侵犯眼前部,眼后部的结构很少发生病变。表现为秃眉、秃睫毛、倒睫、兔眼、角膜炎、上巩膜炎、巩膜炎、虹膜睫状体炎及葡萄膜炎。

2. 角膜病变

(1)念珠状角膜神经病变:是早期重要的与神经有关的角膜病变,神经有局限性肿胀,呈念珠状(beading)。病变的神经中有成堆的麻风细胞及少量的淋巴细胞及浆细胞浸润,该病变可自行消退,也可因钙化而持续存在数年之久。

(2)浅层点状角膜炎:是麻风病发病头十年中最常见的一种角膜病变。自觉症状轻微,开始时病变常出现在颞上象限的近角膜缘处,上皮下基质内有小而分散的灰白色点状混浊。因病变细微,常被漏诊。随病情发展,点状混浊可扩展到其他象限,并互相融合向深层侵犯。瞳孔区受累时则影响视力。

(3)血管翳性角膜混浊:麻风病发病后 20 年内,随着角膜炎的发展,血管由角膜中央生长,引起血管翳性角膜混浊。通过血行使更多的麻风菌进入角膜,产生新的浸润性病变,有时在新生血管网眼中形成"珍珠"样小麻风瘤。严重时可扩展到邻近的结膜。

(4)角膜麻风瘤或结节:发病早期,结节性病变少见。如发生,偶尔见于外侧角膜缘附近的上巩膜。这种病变多发生于晚期患者(病程 20 年或 20 年以上)。结节可多发,甚至环绕角膜缘发生,但最常见、最大的结节多在外侧部角膜缘发生。结节若侵及全层角膜时,可发生硬化性角膜炎、角膜变性或各种慢性角膜病变。

【诊断及鉴别诊断】

诊断为麻风的患者出现典型的眼部病变时不难诊断及鉴别。

【治疗】

1. 全身抗麻风药物治疗口服二氨基二苯砜(DDS)100mg,每日4次,氯苯芬嗪(clofazimine)100mg,每日2次,可使病情得到控制,角膜浸润消退。

2. 局部滴糖皮质激素或抗生素滴眼液。

3. 有结节者或行单纯切除术,或联合角膜上皮成形术或自体角膜缘移植术。

4. 晚期患者视角膜病灶范围大小、深浅可选用板层或穿透性角膜移植术。

中西医结合

麻风病性角膜病变与中医"混睛障"相似。

【病因病机】

麻风分枝杆菌侵犯角膜导致角膜病变。

【辨证论治】

1. 风热客目证

临床表现:异物感、畏光流泪、眼痛,角膜浅层点状混浊。

治法:疏风清热

方药:银翘散加减。金银花20g,连翘、菊花、黄芩、牛蒡子、桔梗、荆芥、芦根、秦皮各10g,甘草3g,薄荷6g。

2. 余邪未尽证

临床表现:病至后期,角膜星翳不消,舌红少津,脉缓或细。

治法:滋阴祛邪,退翳明目。

方药:滋阴退翳汤加减。玄参10g,麦冬12g,生地黄15g,天花粉10g,荆芥穗10g,防风10g,木贼草10g,蝉蜕10g,密蒙花10g,蒺藜10g,薄荷6g,甘草3g。若有余热加黄芩以清热降火。

三、梅毒性角膜病变

梅毒是一种性传播疾病,可侵犯人体很多器官、组织,如皮肤、黏膜、心血管系统、神经系统等,危害极大。眼部可引起多种损害,如结膜炎、角膜炎、巩膜炎、葡萄膜炎、脉络膜视网膜炎、视神经炎、斜视、上睑下垂、瞳孔异常等,偶见角膜缘硬性病变、近角膜缘球结膜树胶肿、眶骨骨膜炎。角膜病变主要表现为梅毒性角膜基质炎(syphilitic parenchymatous keratitis)。

【病因及发病机制】

1. 病原菌　梅毒螺旋体,又称苍白螺旋体,是引起人类梅毒的病原体,自然感染仅限于人类。梅毒可分为先天性和获得性两种,前者从母体通过胎盘传给胎儿,后者通过性接触传染。

2. 发病机制　可能是感染的梅毒螺旋体通过上皮或角膜缘血管引起;更可能是胚胎期或后天感染的梅毒螺旋体,随血行播散到角膜,致敏角膜组织,当稳存体内其他部位的梅毒螺旋体抗原或毒素再次随血流到达已致敏的角膜时,因局部抗原抗体变态反应或抗原抗体补体反应而发病。

【临床表现】

1. 先天性梅毒性角膜基质炎　发病年龄多为 5~20 岁,小于 5 岁或大于 20 岁者极少见。男女之比为 1∶3,双眼同时或先后发病(间隔数周~数月)。临床上分为四期:

(1)初期:症状不明显。裂隙灯检查可见上方角膜周边部,基质呈雾状混浊,轻度水肿,少量细微角膜后沉着物,经 1~2 周发展为进行期。

(2)进行期:刺激症状明显,50% 以上角膜上方周边部出现局限性、扇形血管翳性炎性浸润,波及基质深层,随后向中心和全周发展,角膜呈毛玻璃样模糊,有毛刷状新生血管长入角膜板层向,常伴有虹膜睫状体炎发生,数周后进入高峰期。

(3)高峰期:全角膜基质混浊,浅层基质密布新生血管,表层呈肩章样越过角膜缘,深层呈毛刷状扫帚状进入板层。角膜呈暗红色,看不见眼内情况。持续 2~4 个月。

(4)退行期:炎症缓慢减退,从周边部开始,上皮层和浅基质层逐渐清亮,但中、深基质层仍然混浊。弥漫性云翳和血管影子可终身存在。角膜后可见管状、嵴状、网状或膜状玻璃样条纹。历时数月至 2 年。

先天性梅毒除角膜基质炎外,常合并马鞍鼻、Hutchinson 齿、软腭裂、口角皲裂、前额膨隆、马刀状胫骨、神经性耳聋等其他先天性梅毒体征。目前本病在我国国内已极罕见。

2. 获得性梅毒性角膜基质炎　由后天梅毒所致的角膜基质炎,临床极为少见,多为单眼受累,也可双眼同时或先后患病。临床上分为:潜伏期(1 期)、泛发期(2 期)和晚期(3 期)。获得性角膜基质炎多见于泛发期,也可见于晚期,但少见。炎症反应比先天性梅毒性角膜基质炎轻,常侵犯角膜某一象限,良性趋势,伴有前部葡萄膜炎。患者年龄较大,有梅毒病史,血清康-华氏反应阳性。

【诊断及鉴别诊断】

1. 根据眼部及角膜表现结合全身体征、性乱史、患者或患儿父母梅毒病史等初步诊断。

2. 病灶处取材,光学显微镜暗视野油镜下检查螺旋体。房水、玻璃体取材,荧光抗体直接染色,荧光显微镜检查螺旋体。血清学检查:康-华氏反应。

角膜基质浸润应与结合性角膜炎相鉴别。

【治疗】

1. 全身驱梅治疗　成人后天性梅毒常用青霉素 G 肌内注射或静脉注射,治疗需持续 10~15 日。先天性梅毒的常用药物是苄星青霉素,青霉素 G,连续 10 日。

2. 糖皮质激素治疗　口服泼尼松。

3. 局部治疗　应用糖皮质激素滴眼液滴眼,可明显抑制炎症,缩短病程,恢复视力。必要时可结膜下注射,但需较长时间继续治疗。对角膜炎后遗留瘢痕,可考虑性穿透性角膜移植手术。

中西医结合

梅毒性角膜病变与中医“混睛障”相似。

【病因病机】

1. 梅毒所致肝胆热毒,循经上攻,火郁经脉,气滞血瘀,赤白相杂,角膜混浊不清。

2. 梅毒日久,邪毒久伏,耗气伤阴,上损角膜。

【辨证论治】

肝胆热毒重者,治宜驱梅解毒;后期气阴两虚者,宜益气滋阴,补虚托毒。外治以消障退翳和扩瞳为要。

1. 肝胆热毒证

临床表现:畏光流泪,结膜混合充血,角膜混浊。伴牙齿排列不齐、稀疏、呈木钉状、楔子形、门齿凹切、色污灰无光泽、听力迟钝、重听甚至耳聋,为神经性,鞍鼻、血清康 - 华氏反应均为阳性,年龄多在 10~20 岁,其双亲有梅毒史,便秘溺赤,口苦苔黄,脉数。

治法:驱梅解毒,活血退翳。

方药:土茯苓汤合银花解毒汤加减。土茯苓 30g,金银花、蒲公英、车前子各 15g,天花粉、桑白皮、龙胆、黄芩各 10g,枳壳、蔓荆子、大黄、甘草各 5g,云南白药 0.5g。随症加减:伴瞳神紧小,烦渴者,加生石膏以清热泻火,除烦止渴;阴虚者,加玄参,麦冬以养阴清热。

2. 气阴两虚证

临床表现:病久不愈,或愈后复发,眼内干涩,疼痛轻微,结膜稍充血,角膜深层混浊,并有新生血管伸入,伴全身乏力,夜寐多梦,舌红苔少,脉细。

治法:益气养阴,解毒。

方药:还阴解毒汤加减。土茯苓、黄芪各 20g,金银花、生地黄各 15g,当归、党参、连翘、黄芩、麦冬、苦参、白芍、玄参各 10g,川芎、黄连、甘草各 5g。随症加减:翳久不退者,加蝉蜕 5g,蛇蜕 3g,木贼草 6g 以退翳明目。

【外治法】

同角膜基质炎。

【经验方】

解毒退翳汤(《眼病妙方精选》) 金银花、蒲公英各 15g,土茯苓 30g,车前子、密蒙花、薏苡仁各 10g,龙胆、黄芩、焦栀子、柴胡各 6g。此方用于治疗本病肝经湿热,热毒尤重者。

【名医经验】

姚和清认为,本病多为父母遗传,血中有病,毒气郁遏,邪火上攻故而至此。治宜清热解毒活血为主。方用解毒活血汤(生地黄、土茯苓各 30g,赤芍、当归尾、桃仁、黄芩、紫花地丁各 10g,川芎、红花、黄连、甘草各 5g)。

四、非结核分枝杆菌性角膜病变

非结核分枝杆菌性角膜炎(CNTM)是由非结核分枝杆菌引起的以角膜基质多灶性浸润为主的慢性炎症。1965 年 Turner 和 Stinson 报道了第一例 NTM 角膜炎,随后,有关 NTM 角膜炎的报道不断增多。近年来由于角膜屈光手术的普及和眼部激素的广泛使用,该感染有集中发生的趋势。

【病因及发病机制】

非结核分枝杆菌(non-tuberculous mycobacteria,NTM)属于需氧杆菌,广泛分布于自然环境中,由于具有抗酸染色阳性的特性,故又称抗酸菌。NTM 可以引起人类很多疾病,包括颈淋巴结炎、角膜感染、肺部疾病及皮肤溃疡等,近年来由该菌所致的感染呈上升趋势。根据 NTM 的生物学特性(主要是菌落色素及生长速度)Runyon 将其分为四组,引起角膜感染的 NTM 均属于第Ⅳ组(快速生长 NTM),其中以偶发分枝杆菌及龟分枝杆菌最常见。由于非结核分枝杆菌可污染医院中的试剂和冲洗液,已成为院内感染中常见的细菌之一。大多数 NTM 角膜炎都与角膜手术、外伤及配戴角膜接触镜有关。

NTM 细胞壁上的脂肪酸和糖脂可使其逃避吞噬细胞清除而在组织内长期生存,角膜基质的相对缺氧状态又使 NTM 处于休眠状态而不致病,但是当机体免疫力下降或局部使用激素时,休眠状态的 NTM 可随时转入增殖期,研究发现 NTM 的增殖周期长,生长缓慢,一般 20 小时左右,所以临床上 NTM 性角膜炎潜伏期长,发病过程缓慢,并可呈持续带菌状态。现代免疫学的观点认为 NTM 性角膜炎是一种免疫紊乱状态下发生的疾病,细菌使角膜的免疫平衡失调,向病理性免疫反应方向发展。

【临床表现】

NTM 性角膜炎起病缓慢,病灶往往迁延不愈。早期症状为畏光、流泪、眼红、部分患者有眼痛,但不明显;随病情发展会出现视力下降。典型的临床体征包括角膜基质多灶性点状浸润、无痛性角膜溃疡及基质脓疡,少数患者可发生角膜穿孔,进展期出现卫星病灶及前房积脓。有些患者在感染早期可表现为角膜基质内细小线样混浊(“毛玻璃样”外观),逐渐发展成为基质环形浸润、钱币形角膜炎以及感染性结晶样角膜病变等。可有类似单纯疱疹性角膜炎的线状或树枝状上皮性角膜溃疡;对于无痛性角膜溃疡以及角膜脓疡应与厌氧菌性以及真菌性角膜溃疡相鉴别。

实验室常用的检查方法包括涂片染色镜检、培养及动物实验。涂片抗酸染色镜检可给临床提供一个初步的实验室诊断,其优点为简便、快捷,但敏感性较低。用金胺若丹明(auramine-rhodamine)对涂片进行荧光染色后镜检,敏感性明显提高。对于角膜溃疡可直接刮取溃疡处组织进行抗酸染色镜检及培养;而 LASIK 术后瓣下浸润的患者则应掀开角膜瓣取材进行涂片和培养。NTM 培养时间比普通细菌长,判定结果一般需 7~60 日。另外,分子生物学技术(主要是 PCR 技术)可快速、敏感、特异地对 NM 做出诊断。

【诊断及鉴别诊断】

根据临床表现可做出 NTM 性角膜炎的临床诊断,病因诊断须依靠实验室检查。实验室常用的检查方法包括涂片染色镜检、培养及动物实验。

当角膜病变呈线状或树枝状,并伴有上皮性角膜溃疡时应注意与单纯疱疹性角膜炎相鉴别;对于无痛性角膜溃疡以及角膜脓疡应与厌氧菌性以及真菌性角膜溃疡相鉴别。

【治疗】

NTM 性角膜炎的治疗原则为:局部治疗与全身治疗相结合,药物治疗与手术治疗相结合,急性期禁用激素。

对于早期 NTM 性角膜炎,首选 1%~2% 阿米卡星(Amikacin)滴眼液,每 30~60 分钟一次,连续使用 48 小时,之后酌情减量;对于中、重度患者可同时给予结膜下注射 4% 阿米卡星 0.5ml。阿米卡星对角结膜上皮有明显的毒性作用,且易产生耐药菌株,故最近有学者提出局部使用新的大环内酯类药物如克拉霉素、罗红霉素或阿奇霉素来作为治疗的首选药物。对于重度患者应同时口服克拉霉素片或阿奇霉素片,均为 500mg/ 次,2 次 /d。

氟喹诺酮类抗生素对 NTM 有较强的抗菌活性,以新一代氟喹诺酮类中的加替沙星效果最好,其滴眼液浓度为 0.3%,且对角膜的毒性较氨基糖苷类抗生素低。

对于药物治疗无效病情继续发展的患者应考虑手术治疗,手术包括角膜病灶清除术、板层角膜移植或穿透性角膜移植术,术后局部使用阿米卡星或加替沙星滴眼液可防止病情复发。

中西医结合

非结核分枝杆菌性角膜病变与中医"混睛障"相似。

【病因病机】

非结核分枝杆菌侵犯角膜导致角膜病变。

【辨证论治】

1. 风热上犯证

临床表现：角膜点状或树枝状混浊，畏光流泪，眼痛。

治法：疏风清热。

方药：银翘散加减。金银花 20g，连翘、菊花、黄芩、牛蒡子、桔梗、荆芥、芦根、秦皮各 10g，甘草 3g，薄荷 6g。随症加减：若角膜点状、树枝状混浊扩大成团，聚集成片，眼痛剧烈，为热毒较盛，加板蓝根、大青叶、紫草、菊花以增清热解毒之功。

2. 湿热蕴蒸证

临床表现：病久缠绵不愈，形成角膜溃疡以及角膜脓疡，不痛。

治法：清热化湿。

方药：三仁汤加减。杏仁 9g，滑石（包煎）12g，白豆蔻、厚朴、通草、淡竹叶、薏苡仁、半夏各 10g，黄连 6g。随症加减：若病灶污秽，兼见胸闷恶心，咳嗽有痰，加黄芩以清热化痰。

（张仁俊　高延娥　原　越　田庆梅）

第三十五章 角膜变性与营养不良

第一节 角 膜 变 性

一、角膜老年性环

【病因及发病机制】

病因复杂,具体原因尚不清楚,可能与家族或非家族性的异常高脂血症有关,已发现Ⅱ型的高脂血症患者常有双眼的角膜老年环,但与其他型高脂血症的关系不大。当40岁出现老年环时,常提示血液中低密度脂蛋白和胆固醇升高,这也是诊断这个年龄段冠心病的指标之一。老年环是最常见的角膜混浊,发生率在20%和35%之间,随着年龄的增长发生率也随之增加。在50~60岁人中约60%人有角膜老年环,而年龄在80岁以上的老人几乎全部有老年环。男性比女性多见,单眼的老年环十分少见,仅发生在一些颈动脉疾病的患者眼上。

角膜标本病理学检测只能用冷冻切片,用常规固定技术会造成标本脂质的溶解。随着病程不同,光镜下可显示从前弹力层到后弹力层不同阶段的脂质颗粒的沉积。沉积由细胞外胆固醇、胆固醇酯、磷脂和甘油三酯组成。这些脂质,尤其是血管起源的低密度脂蛋白,是从角巩膜缘毛细血管渗漏到角膜内。老年环多发生在血管分布多的区域。在角膜温度高的区域,血管的渗透性增加容易引起脂质沉积,因为角膜上方和下方是角膜最温暖的地方,而中央角膜温度最低,所以老年环多在周边角膜形成。

【临床表现】

角膜老年环是角膜外脂质在角膜基质的环形积,双眼对称地发生,表现为周边角膜的黄白色环。初发时出现在上、下方的角膜缘内,逐渐发展,形成环状,为1mm宽,外界清楚、内界模糊的黄白色环状改变,与角膜缘之间有一透明的角膜带分隔。老年环的内界边缘通常不清,但中央角膜不会受累。

【诊断及鉴别诊断】

根据发生年龄、临床特征及排除相关眼病而诊断及鉴别。

【治疗】

本病无自觉症状,对视力也无影响,一般不发展至角膜中央,无需治疗。

二、Vogt 白色角膜缘带

Vogt 白色角膜缘带 1930 年由 Vogt 首先报告,是一种较为常见的年龄相关性角膜变性。40~60 岁人中 55% 发病,60~69 岁 67% 发病,70~79 岁 93% 发病,80 岁以上 100% 发病。

【病因及发病机制】

病因不明。组织学上表现角膜上皮下前弹力层的透明样变性,Ⅰ型可伴有钙质沉着。

【临床表现】

发生于睑裂部角膜缘内上皮下白色新月状混浊的角膜变性,可双眼对称,临床上分为Ⅰ型和Ⅱ型。Ⅰ型混浊与角膜缘有一窄的透明带分开,混浊不规则,间有透明空泡,早期可有钙沉着性带状变性;Ⅱ型混浊为半月形,发生于鼻侧是颞侧的 1.7 倍。混浊在裂隙灯下可呈细微的白色放射线状排列。

【诊断及鉴别诊断】

根据临床特征诊断及鉴别。

【治疗】

无需治疗。

三、角膜谷粉样变

角膜谷粉样变是 Vogt 于 1930 年首先报道的,常发生于年龄较大的人群。

【病因及发病机制】

病因不明,组织学发现类似于后弹力层前病变的角膜细胞内的脂褐色空泡。有家族发病的报道。

【临床表现】

可双眼发病,但不对称。角膜基质深层散在灰白色混浊,像粉尘样分布,以中央部明显。

【诊断及鉴别诊断】

根据临床特征诊断。

【治疗】

一般无特殊治疗,影响视力时可行角膜移植。

四、老年沟纹样角膜变性

老年沟纹样角膜变性文献报道极少,常发生于老年环与角膜缘之间透明间隙内,小于 0.5mm 宽的假沟纹样浅沟样改变,两边有斜坡,上皮完整,无炎症改变及新生血管长入,这些浅沟样病变进展十分缓慢,不会造成角膜穿孔,无需治疗。

五、周边角膜滴样 Hassall-Henle 小体

周边角膜后弹力膜的滴状改变,以老年人多见。膜前改变呈带状层样,膜后改变呈非带状层且随年龄增加而增厚,周边角膜局限性结节状增厚可见于成年早期。这些 Hassall-Henle 小体与发生于角膜中央的营养不良性水滴状赘疣相似。

六、角膜浅凹

为一种较常见的老年性角膜变性。病因不清,可能与年龄相关,也可能与角膜缘多种病变及戴角膜接触镜等有关。浅凹呈椭圆形或蝶形,多发生于颞侧角膜周边部,与角膜缘平行。

中西医结合

角膜变性中的老年环与中医"偃月侵睛"相似。

【病因病机】

1. 老年体弱,肝肾阴虚,水不涵木。

2. 思虑过度,劳瞻竭视,肝血耗损,目失所养。

3. 过食肥甘,恣酒嗜辛,痰火内生,瘀阻经络,形成偃月翳障。

【辨证论治】

1. 肝肾阴虚证

临床表现:年老体弱,偃月侵睛,或沿角膜周边呈环形混浊,伴腰膝酸软,头晕目眩,舌红少苔,脉细。

治法:补益肝肾,滋阴明目。

方药:杞菊地黄丸加减。熟地黄 15g,山茱萸、山药、牡丹皮、茯苓、泽泻、枸杞子、菊花各10g,随症加减:若见烦躁失眠者,加女贞子、墨旱莲、楮实子以增滋阴之力。

2. 肝血不足证

临床表现:偃月侵睛,睑内色淡,伴面色无华,舌淡,脉细。

治法:补血养肝,退翳明目。

方药:四物补肝散加减。熟地黄 15g,当归、白芍、谷精草、首乌各 10g,川芎、木贼、蝉蜕各 5g。随症加减:若伴见气短乏力者,加黄芪、人参以双补气血。

3. 痰火阻络证

临床表现:角膜周围环形混浊,渐向中央发展,伴头重而眩,食少胸满,舌苔黄腻,脉滑。

治法:化痰清热,活血通络。

方药:清痰饮加减。法半夏、陈皮、茯苓、枳壳、炒栀子、黄芩、天花粉、竹茹、木瓜、丹参、赤芍各10g,胆南星、甘草各5g,随症加减:头昏视矇者,加菊花、蝉蜕以疏风清热,退翳明目。

【物理疗法】

捏脊疗法:从长强至大椎穴。以两手指背横压在长强穴部位,向大椎穴推进,同时以两手拇指与食指将皮肤肌肉捏起,交替向上,直至大椎,为 1 次。如此连续 6 次,在推捏第 5~6次时,以拇指在肋部用隐力将肌肉提起约 4~5 下,捏实后,再以两拇指从命门向肾俞左右推压 2~3 下。此疗法有调理脾胃、调和阴阳、疏通经络的功效。

【外治法】

一般无特殊治疗,影响视力时可行角膜移植。

【中成药】

1. 参苓白术颗粒　本药具有健脾益气的功效,适应用于脾胃虚弱、食少便溏、气短咳嗽、肢倦乏力者。

2. 复方羊肝丸　本药具有养血祛风、散热退翳的功效,适用于早期白内障、眼干燥症、夜盲症、角膜薄翳等。

【食疗方】

1. 山药沙参猪瘦肉汤

组成:山药 30g,南沙参 20g,猪瘦肉 100g,冰糖适量(糖尿病患者不加冰糖)。

功效:滋阴清热。

适应证:角膜变性。

方解:山药补脾益胃,生津,沙参滋阴清热。

制法:将山药、沙参洗净,猪瘦肉切块,入锅中加 4 碗水,煎至 1 碗,加入冰糖溶化服食。

用法:可作菜肴,每日 1 次。3~5 日为 1 个疗程。

2. 玉竹粥

组成:玉竹 15~20g(鲜品用 30~60g),粳米 60g,冰糖适量(糖尿病患者不加冰糖)。

功效:滋阴清热。

适应证:角膜变性。

方解:玉竹滋阴清热,粳米健脾益气养胃。

制法:先将新鲜玉竹去须切细,加水煎汤取汁,或用干玉竹煎取浓汁后去渣,入粳米,加适量水煮为稀粥,放入冰糖溶化后服食。

用法:早、晚分服。3~5 日为 1 个疗程。

【经验方】

1. 补肝散　羚羊角、细辛、羌活、茯苓、楮实子、人参、玄参、车前子、夏枯草、防风、石斛各等份。为细末,每服 3 g,食后米饮调下。

2. 坠翳散　细辛 5g,防风 15g,黄芩 15g,大黄 25g,车前子 15g,青葙子 15g,决明子 15g,石决明 15g,蒺藜 15g,蝉蜕 10g,密蒙花 10g,玄参 10g。此方主治偃月障症及微有头额痛者。

【角膜变性的中西医治疗新思路】

角膜变性指由于某些疾病引起的角膜组织退化变质并使功能减退。引起角膜变性的原发病通常为眼部炎症性疾病,少部分原因未明,但与遗传无关。西医治疗主要是手术及激光治疗。角膜变性中最常见的是老年环,其余的各种角膜变性都较少见。角膜老年环属中医"偃月侵睛"的范畴。本病患者多年老体弱,以正虚为主,虚则补之,阴亏者滋阴,血虚者补血。年轻者多与痰火阻络有关,治当化痰清热,活血通络。

第二节　角膜营养不良

角膜营养不良指角膜组织受某种异常基因的决定,结构或功能进行性损害并发生具有病理组织学特征的组织改变。是一组少见的遗传性、双眼性、原发性的具有病理组织特征改变的疾病,与原来的角膜组织类症或系统性疾病无关,此类疾病进展缓慢或静止不变。在患者出生后或青春期确诊。

一、上皮基底膜营养不良

【病因及发病机制】

上皮基底膜营养不良是最常见的前部角膜营养不良。表现为双侧性,可能为显性遗传,也称地图点状指纹状营养不良。病理组织学检查可见基底膜增厚,并向上皮内延伸,上皮细胞不正常,伴有微小囊肿通常位于基底膜下,内含细胞和细胞核碎屑。

【临床表现】

女性患病较多见,人群中发病率约 2%。主要症状是自发性反复发作的疼痛、刺激症状及暂时的视力模糊。角膜中央上皮层布满灰白色小点混浊面(图 35-2-1),也有可能发生上皮反复性剥脱等病变。

【诊断与鉴别诊断】

根据病史及症状和体征即可诊断与鉴别诊断。

【治疗原则】

局部可使用 5% 氯化钠滴眼液和眼膏,人工泪液等黏性润滑剂;上皮剥脱时,可戴软性角膜接触镜,也可刮除上皮后,加压绷带包扎;部分患者采用准分子激光去除糜烂角膜上皮,可促进新上皮愈合,有较满意效果;适当用刺激性小的抗生素滴眼液和眼膏预防感染。

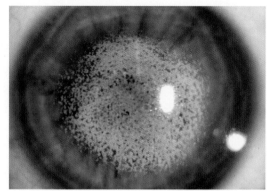

图 35-2-1　上皮基底膜营养不良
角膜中央上皮层布满灰白色小点混浊

二、基质层角膜营养不良

【病因及发病机制】

颗粒状角膜营养不良是角膜基质营养不良之一,属常染色体显性遗传。目前的研究证实颗粒状角膜营养不良为 5q31 染色体位点上的角膜上皮基因发生改变所致,病理组织学具有特征性,角膜颗粒为玻璃样物质,用 Masson 三重染色呈鲜红色,用 PAS 法(过碘酸 - 雪夫染色)呈弱染,沉淀物的周围部位被刚果红着染,但通常缺乏典型淀粉特征。颗粒物的确切性质和来源仍然不清,可能是细胞膜蛋白或磷脂异常合成或代谢的产物。

【临床表现】

患者 10~20 岁发病,但可多年无症状。双眼对称性发展,青春期后明显。发病时除视力有不同程度下降外,可不伴随其他症状。当角膜上皮出现糜烂时可出现眼红与畏光。角膜中央前弹力层下可见灰白点状混浊,合成大小不等界限清楚的圆形或不规则团块,形态各异,角膜混浊逐步向实质深层发展(图35-2-2),病灶之间角膜完全正常透明。

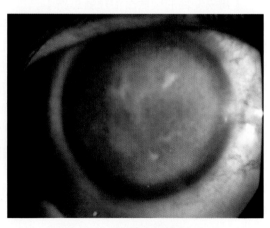

图 35-2-2　基质层角膜营养不良
角膜混浊逐步向实质深层发展

【诊断及鉴别诊断】

根据病史及症状和体征即可诊断。

【治疗原则】

早中期无需治疗。当视力下降明显影响工作与生活时,考虑进行角膜移植术或准分子激光的治疗性角膜切削术(PTK),一般可获良效,术后可复发。

三、格子状角膜营养不良

格子状角膜营养不良由 Biber-Haab 和 Dimmer 首次报道,是一种较常见的角膜基质营养不良。国内病例报道也于近年逐渐增多。

【病因及发病机制】

常染色体显性遗传病,病因未完全明了,可能是基质内异常角膜细胞释放溶酶体导致角膜基质氨基葡聚糖或胶原发生变性。角膜基质内有淀粉样蛋白沉积。

【临床表现】

1. 1 岁左右发病,双眼对称,单眼少见。

2. 早期因为复发性上皮糜烂,可有不同程度的刺激症状。晚期视力进行性下降。

3. 裂隙灯显微镜检查 年轻的患者早期特征性改变为前基质折光小点、丝状条纹、上皮下白色小颗粒、中央角膜基质雾状混浊。病变角膜可有复发性角膜糜烂伴有轻微角膜基质混浊。这些表现有时易与单纯疱疹性角膜炎混淆。随着年龄增长,格子状条纹可增加、增粗、向深层或周边发展,角膜混浊进行性加重,甚至有新生血管长入。

【诊断及鉴别诊断】根据遗传学特征及临床表现诊断及鉴别。

【治疗】

1. 早期对症处理 如治疗复发性角膜上皮糜烂等。

2. 晚期如视力减退,可行 PTK、板层或穿透性角膜移植,但术后仍可复发。复发的比例大于颗粒状及斑状营养不良。

四、角膜软化症

【病因及发病机制】

角膜软化症由维生素 A 缺乏引起,如治疗不及时,则发生角膜干燥、溶解、坏死、穿破,最后形成粘连性角膜白斑或角膜葡萄肿。维生素 A 缺乏引起的眼部干燥症每年至少使全球 20 000~100 000 婴幼儿失明。主要病因为伴有麻疹肺炎、中毒性消化不良等病程迁延的疾病或慢性消耗性疾病程中未及时补充维生素 A 等情况,也见于消化道脂类吸收障碍导致维生素 A 吸收率低。

【临床表现】

双眼缓慢起病,夜盲症往往是早期表现,暗适应功能下降。泪液明显减少,结膜失去正常光泽和弹性,色调污暗,眼球转动时,球结膜产生许多与角膜缘平行皱襞,睑裂区内外侧结膜上见到典型基底朝向角膜缘的三角形泡沫状上皮角化斑,称 Bitot 斑。角膜上皮干燥、无光泽、感觉迟钝,角膜中央出现似毛玻璃样外观(图 35-2-3),随后上皮脱落,基质迅速变薄坏死,合并继发感染、前房积脓。如不及时发现处理,整个角膜软化、坏死、穿破,甚至眼内容物脱出。世界卫生组织将眼表改变分为三个阶段:①结膜干燥,无或有 Bitot 斑;②角膜干燥,点状上皮脱失角膜凹陷斑;③角膜溃疡,伴有不同程度角膜软化。维生素 A 缺乏还可致全身多处黏膜上皮角质化如皮肤呈棘皮状,消化道及呼吸道的上皮角化,患儿可能伴有腹泻或咳嗽。维生素 A 缺乏的幼儿还伴有骨骼发育异常。

【诊断及鉴别诊断】

根据病史、症状和体征即可诊断及鉴别诊断。

【治疗】

角膜软化症的治疗原则是改善营养,补充维生素 A,防止严重并发症。病因治疗是最关键的措施,纠正营养不良,请儿科或内科会诊,加强原发全身病的治疗。大量补充维生素 A,每日肌内注射 2.5 万~5 万 U,治疗 7~10 日。同时注意补充维生素 B。眼部滴用鱼肝油滴剂,每日 6 次。适当选用抗生素滴眼液及眼膏,以防止和治疗角膜继发感染。检查欠合作的幼儿患眼,应滴用表面麻醉剂后,用眼钩拉开眼睑后再滴眼,以免加压使已变薄的角膜穿破。

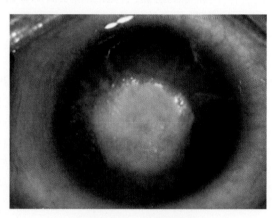

图 35-2-3　角膜软化症
角结膜欠光滑、无光泽、中央角膜出现似毛玻璃样外观

中西医结合

角膜软化症与中医"疳积上目"相似。

【病因病机】小儿脏腑娇嫩,脾常不足,复因饮食不节,或偏嗜食物,或哺养不当,或患寄生虫病之类消耗性疾病,以致脾胃受伤,精微失运,肝血不足,目失濡养而成。

【辨证论治】

1. 肝血不足证

临床表现:夜盲,眼内干涩,角膜无光泽,频频眨目,舌淡红,苔薄白,脉细。

治法:滋补肝血。

方药:猪肝散加减。用枸杞子 10g 煎水煮猪肝 200g 食用。食欲不振,为脾虚湿困,加苍术 3g 研末,撒于肝内煮服,以健脾燥湿;若脐周疼痛,为腹内虫积,加使君子 3~6g,研末空腹服,以杀虫消积。

2. 脾气不足证

临床表现:夜盲,眼内干涩,或黑睛雾状混浊,纳呆厌食,大便唐薄,睡眠露睛,舌淡苔薄,脉弱。

治法:补脾益气。

方药:参苓白术散加减。党参 10g,白术、山药、麦芽各 6g,苍术 3g,薏苡仁 6g,砂仁、甘草各 3g,配猪肝 200g。若脘腹胀满,加厚朴 3g 以理气健脾;完谷不化、四肢不温,加熟附片 3g 以温阳健脾。

3. 脾虚肝旺证

临床表现:干燥,黑睛混浊,甚或溃烂,畏日羞明,烦躁不宁,精神萎靡,舌红,脉虚。

治法:健脾清肝。

方药:肥儿丸加减。党参 10g,白术、茯苓各 6g,黄连、芦荟、密蒙花各 3g,菊花 6g,甘草 3g;若见腹大如鼓、青筋显露,加厚朴 3g,莱菔子 5g 以健脾理气消积;若午后低热,去黄连,加鳖甲、青蒿以滋阴清热;若见前房积脓,加金银花、蒲公英以清热解毒。

【物理疗法】

捏脊疗法　从长强至大椎穴。以两手指背横压在长强穴部位,向大椎穴推进,同时以两手拇指与食指将皮肤肌肉捏起,交替向上,直至大椎,为 1 次。如此连续 6 次,在推捏第 5~6 次时,以拇指在肋部用隐力将肌肉提起约 4~5 下,捏实后,再以两拇指从命门向肾俞左右推压 2~3 下。此疗法有调理脾胃、调和阴阳疏通经络的功效。

【外治法】

1. 用鱼肝油滴眼剂、抗生素滴眼液滴眼,小牛血去蛋白提取物眼用凝胶点眼。

2. 1% 阿托品滴眼液滴眼散瞳。

【中成药】

1. 参苓白术颗粒　本药具有健脾益气的功效,适应用于脾胃虚弱、食少便溏、气短咳嗽、肢倦乏力者。

2. 复方羊肝丸　本药具有养血祛风、散热退翳的功效,适用于早期白内障、眼干燥症、夜盲症、角膜薄翳等。

【食疗法】

1. 菠菜炒猪肝

组成:菠菜 250g,猪肝 150g,精盐、作料各适量。

功效:补肝,养血,明目。

适应证:肝血不足之角膜软化症。

方解:菠菜养血止血、滋阴润燥,猪肝补肝明目养血,上述 2 种食材组合具有补肝、养血、明目的功效。

制法:菠菜用油炒软即可。猪肝切片清炒,加入精盐、作料即可。

用法:可作中、晚餐菜肴,每日 1 次,7 日为 1 个疗程。

2. 鹌鹑炒胡萝卜

组成:鹌鹑 2 只,胡萝卜 100g,精盐、作料各适量。

功效:健脾益气,补肝明目。

适应证:脾虚气弱型角膜软化症。

方解:鹌鹑补中益气,清利湿热;胡萝卜健脾和胃,补肝明目。上述 2 种食材配合在一起具有益气健脾、养血明目的功效。

制法:将鹌鹑去毛及内脏,洗净切块,胡萝卜洗净切块,放入容器内,加适量水炖至肉熟,加入精盐、作料即可。

用法:可作中、晚餐菜肴,每日 1 次,7 日为 1 个疗程。

【经验方】

张厚兴用归芍银花汤治疗角膜软化症,基本处方为:金银花 15g,当归、白芍、车前子、天花粉各 6g,青黛 3g,槟榔 5g,神曲、夜明砂、谷精草各 10g。每日 1 剂,水煎,早晚分服。大便干燥者去神曲,发热加羚羊角 2g,服药期间忌食干燥、生冷、酸辣食物。

【名医经验】

张怀安认为患儿虫积成疳,脾胃虚弱,脾病及肝,肝热内生,上攻于目,则夜盲;畏光流泪,白睛干燥,抱轮红赤,黑睛混浊;舌质红、苔薄黄、脉弦均为脾虚肝热之征。治宜健脾清肝,退翳明目。肥儿丸加减方中人参补元气;白术苦温燥湿健脾;茯苓甘淡渗湿;与黄连、胡黄连合用以清热,使热从下焦泄出;甘草甘平,和中益脾;山楂、炒麦芽、神曲消导化食;使君子杀虫;鸡内金消食健脾;夜明砂为入厥阴肝经血分药,能活血消积明目;菊花、蝉蜕退翳明目。全方共奏健脾消积、清热杀虫、退翳明目之功。配合针刺四缝穴,点刺挤出少许黄白色透明黏液,此法简便、快速、安全有效,具有消炎、消肿、止痛、清热等作用,临床上有确切疗效。

【中西医结合治疗角膜营养不良经验】

张丽昌治疗婴幼儿角膜软化症23例,40只眼,肌内注射维生素AD注射液,每日1次,每次1ml,连续3~5天,待症状减轻,改服浓缩维生素AD滴剂,局部点抗生素眼液、淡鱼肝油眼液,涂0.1%阿托品眼膏,与此同时,涂以素高捷疗眼膏,每2~3小时一次,当角膜溃疡愈合后,加涂消蒙眼膏。此外,加服中药散剂,由党参、莲子、茯苓、山药、山楂等药组成。

【角膜营养不良中西医治疗新思路】

西医学认为本病主要由缺乏维生素A所引起。中医认为疳积上目,多因小儿疳积、脾胃虚弱、肝虚血少、目窍失养而致夜盲、眼珠干燥、畏光流泪、黑睛混浊,甚至溃烂穿孔而失明的眼病。治疗新思路:早防早治,尽早补充维生素A,尽早配合中药治疗,减少并发症发生。西医以改善营养,补充维生素A为主,防止严重并发症。病因治疗是最关键的措施,纠正营养不良,加强原发全身病的治疗。本病发展快,病情重,需中西医结合治疗迅速控制病情,挽救视力,辨证需注意掌握治病求本原则,进行整体辨证论治,肝血不足者滋补肝血,脾气不足者补脾益气,脾虚肝旺者健脾清肝。

(喻京生　张仁俊　颜家朝　赵　凡)

其他类型的角膜病变 第三十六章

第一节 神经麻痹性角膜炎

神经麻痹性角膜炎(neuroparalytic keratitis)是支配角膜的三叉神经眼支受到损害,导致角膜知觉消失、神经营养障碍而引起的一种角膜炎症。

【病因及发病机制】

本病的发病常与下列因素有关:

1. 外伤、手术　如三叉神经瘤行三叉神经节的切除、某些药物注射破坏三叉神经节等。

2. 肿瘤　如三叉神经周围的脑膜瘤、神经纤维瘤等。

3. 炎症和病毒感染　常见单纯疱疹病毒和带状疱疹病毒感染造成的三叉神经节功能损害,导致三叉神经麻痹,从而造成角膜失去知觉和反射性瞬目功能,对外界有害刺激的防御能力减弱,同时伴有角膜营养代谢障碍,进而引起角膜病变。

【临床表现】

由于角膜知觉减退或消失,眼部刺激症状不明显,可伴有结膜和眼睑部位感觉减退或消失。患者常于继发感染后因眼红、视力下降、分泌物增多就诊。发病早期,可于睑裂区出现角膜上皮点状脱落,随病情发展,上皮脱落区扩大呈片状,继之形成溃疡,一旦继发感染,则形成化脓性角膜溃疡,且易出现角膜穿孔。如有眼睑闭合不全,睑裂部的角膜更易发生持续性角膜上皮缺损或无菌性溃疡(图 36-1-1)。

【诊断及鉴别诊断】

1. 详细询问与三叉神经损伤有关的病史。

2. 进行面部及角膜的知觉检查,眼部刺激症状不明显,上皮片状脱落,形成溃疡。

可与下列疾病相鉴别:

1. 暴露性角膜炎　眼睑不能正常闭合导致角膜暴露于空气中,角膜知觉是否存在为其鉴别要点。

2. 单纯疱疹性角膜炎深基质型和带状疱疹病毒性角膜炎　前者有反复发作的病

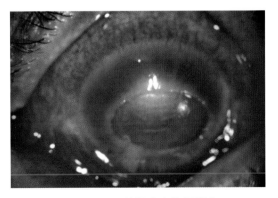

图 36-1-1　**神经麻痹性角膜炎**
睑裂区角膜上皮脱落呈片状,继之形成溃疡

史,后者有明显的三叉神经支配分布区域皮肤的损害。

【治疗】

1. 病因治疗　积极治疗导致三叉神经损伤的原发疾病。

2. 药物治疗　发病早期使用人工泪液、润滑剂等保护角膜上皮,适量给予抗生素滴眼液及眼膏预防感染,口服维生素 B_1、维生素 B_{12}、肌苷片等药物促进神经恢复。继发感染者按化脓性角膜溃疡处理。

3. 可配戴软性亲水性角膜接触镜保护角膜。

4. 手术治疗　同暴露性角膜炎。

中西医结合

神经麻痹性角膜炎与中医"暴露赤眼症"或"暴露赤眼生翳"相似。

【病因病机】

1. 外感毒邪,侵及肝经,上扰目珠。

2. 久病耗伤气血,脾虚气弱,津不上承,睛珠失养而发病。

3. 风邪中络,经脉不利,水谷精微不能上行滋养目窍。

【辨证论治】

1. 肝经热毒证

临床表现:角膜混浊扩大加深,结膜混合性充血,眼睑红肿,兼见口苦咽干,大便秘结,小便黄,舌苔薄黄,脉弦数。

治法:清热解毒,退翳明目。

方药:银花解毒汤加减。金银花 15g,蒲公英 15g,蜜桑皮 10g,天花粉 10g,枳壳 10g,龙胆 10g,车前子(包煎)12g,黄芩 10g,大黄(后下)5g,甘草 6g。加减:病情严重,体实热盛者倍用金银花、蒲公英、大黄;胃纳欠佳去大黄,加青皮 10g。

2. 脾胃虚弱证

临床表现:久病之后或热病后期,视物昏花、角膜混浊,不知疼痛,瞬目减少,兼见神疲乏力,食少倦怠,腹泻便溏,舌质淡、边有齿痕,脉细弱。

治法:健脾益气,升阳退翳。

方药:补中益气汤加减。人参 10g,白术 10g,当归 10g,陈皮 10g,升麻 6g,柴胡 6g,炙甘草 6g,黄芪 30g,蒺藜 10g,木贼 10g,山药 12g。加减:兼见面部麻木者,加全蝎 10g,钩藤 12g后下。

3. 风邪中络证

临床表现:患眼不痛不酸,睫状充血,角膜混浊,视物如隔大雾,常伴口眼歪斜或肢体麻木。

治法:祛风通络。

方药:牵正散合消风散加减。白附子 3g,僵蚕 6g,全蝎 1 条,荆芥 6g,防风 9g,当归 9g,生地黄 9g,蝉蜕 6g,甘草 3g。加减:属风热者加金银花 15g、连翘 10g、大青叶 15g、板蓝根 15g;夹痰者加陈皮 10g、半夏 10g;气滞者加柴胡 10g、青皮 10g;血瘀者加桃仁 10g、红花 10g;血虚者加黄芪 15g、阿胶 10g;属肝阳化风者加钩藤 12g、天麻 10g;肢体麻木加秦艽 10g、桑枝 10g;后期有云翳者加木贼 10g、蒺藜 15g。

【物理疗法】

针刺治疗:取穴太阳、攒竹、丝竹空、睛明、球后、风池、合谷、百会每日1次,留针30分钟。

第二节 暴露性角膜炎

暴露性角膜炎(exposure keratitis)是由于眼睑闭合不全、使角膜暴露于空气中引起的角膜病变。

【病因及发病机制】

任何原因引起的眼睑不能正常闭合,使角膜暴露于空气中,缺乏泪液湿润,可出现干燥、上皮脱落继而发生感染。主要包括以下几种情况:

1. 眼睑缺损、眼睑畸形、睑外翻、面神经麻痹或脑血管疾病后遗症、上睑下垂术后等情况造成的眼睑闭合不全。

2. 眶内肿瘤、甲状腺相关眼病、眶蜂窝织炎等可导致眼球突出,眼睑不能完全遮盖角膜。

3. 全身麻醉、深度昏迷等情况导致眼球不能转动、引起角膜干燥。

【临床表现】

病变初期,可表现为眼痛、眼干、异物感,检查可见暴露区球结膜充血水肿、表面干燥,角膜病变多位于下 1/3 处,表面粗糙,角膜上皮点状糜烂,继而融合成片、上皮脱落,浅基质层呈灰白色混浊,由于长期炎症刺激且病变靠近角膜缘,常可见浅层新生血管自角膜下缘向病灶生长。长期角膜上皮缺损易继发感染,则表现为感染性角膜炎改变。

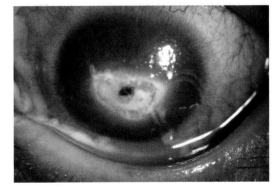

图 36-2-1　暴露性角膜炎
角膜上皮缺损继发感染,进而出现角膜穿孔

【诊断及鉴别诊断】

1. 病史　眼睑不能正常闭合的病史。

2. 症状　眼痛、畏光、眼干。

3. 体征　暴露区结膜及角膜表面干燥,角膜病灶常位于下方,上皮脱落,易继发感染出现感染性角膜炎特征改变。角膜上皮缺损继发感染,进而出现角膜穿孔(图36-2-1)。

与神经麻痹性角膜炎相鉴别:后者是三叉神经眼支受损,角膜失去知觉和反射性瞬目的防御作用,以及角膜营养发生障碍,导致角膜上皮脱落并继发感染。角膜知觉是否存在是两者鉴别要点。

【治疗】

1. 病因治疗　去除致病因素,如眼睑整形修复、矫正睑内翻,治疗眶内肿瘤或全身疾病,对于昏迷或全身麻醉(简称全麻)患者结膜囊内涂大量抗生素眼膏。

2. 药物治疗　症状较轻者可白天滴用人工泪液,睡前涂抗生素眼膏保持角膜湿润,重症患者可佩戴湿房镜。继发感染者按感染性角膜炎治疗。

3. 手术治疗　可行睑缘部分或全部融合术,待致病因素改善或去除后可分离融合的睑缘,对于致病因素持续存在,又对外观要求不高者可不分离。不能接受上述术式者可行球结膜遮盖术减少感染机会。对于已继发严重感染者,可行角膜移植联合球结膜遮盖术治疗。

中西医结合

暴露性角膜炎与中医"暴露赤眼生翳"相似。

【病因病机】

1. 由于眼睑不能遮盖角膜,泪液不能涂布于眼球表面,角膜失润而干燥。

2. 角膜暴露于外,易受风热之邪侵袭,风热之邪伤津耗液,津液不足,目失濡养而干燥生翳。

3. 风热之邪引动肝火,或暴怒伤肝,肝火上炎于目,则见角膜生翳扩大加深而病重。

【辨证论治】

1. 阴液不足证

临床表现:眼睑闭合不全,干涩疼痛,畏光流泪,角膜干燥,睫状充血,口渴咽干,舌质红,少苔,脉细。

治法:滋阴润燥。

方药:十珍汤加减。生地黄 10g,当归 10g,白芍 10g,天花粉 10g,天冬 10g,麦冬 10g,石斛 10g,人参 10g,蝉蜕 10g,蒺藜 10g,甘草 3g。

2. 外感风热证

临床表现:眼睑闭合不全,患眼疼痛,角膜出现溃陷,恶风发热,口渴咽痛,舌质红,苔黄,脉弦数。

治法:清肝明目,疏风散邪。

方药:石决明散。石决明 30g,决明子 30g,赤芍 10g,青葙子 10g,麦冬 10g,羌活 10g,栀子 10g,木贼 10g,大黄 10g,荆芥 10g。

3. 肝火上炎证

临床表现:角膜生翳或溃陷,结膜混合性充血,畏光羞明,涩痛,口苦易怒,舌质红,苔黄腻,脉弦数。

治法:清肝泻火。

方药:龙胆泻肝汤加味。龙胆 10g,赤芍 10g,黄芩 10g,栀子 10g,柴胡 10g,生地黄 10g,甘草 3g,防风 10g,蒺藜 10g,蝉蜕 10g,菊花 10g。

【中成药】

清开灵注射液 40ml 加入 0.9% 氯化钠注射液 250ml,每日 1 次静脉滴注,10 次为 1 个疗程。

第三节　药物性角膜炎

药物性角膜炎是指由于长期或频繁应用滴眼剂导致角膜组织的病理性改变。

【病因及发病机制】

以往该病不常见,但近年来由于滴眼剂的滥用,尤其是长期应用,导致药物本身或防腐剂对角膜的毒性损害越来越普遍。所以针对性用药、适时停药或减量应用是预防本病的关键。

临床上引起药物性角膜炎的药物主要包括以下几种：

1. 抗生素滴眼剂　如氨基糖苷类、喹诺酮类等。

2. 抗病毒类滴眼液　如利巴韦林、阿昔洛韦、更昔洛韦等。

3. 抗青光眼类药物　如β受体阻滞剂、碳酸酐酶抑制剂、前列腺素类药物等，可降低患者泪膜稳定性，加重角膜刺激症状。

4. 非甾体抗炎药　如普拉洛芬、双氯芬酸钠滴眼液。

5. 局部麻醉剂　如奥布卡因、丁卡因、丙美卡因等。

6. 防腐剂　如羟苯乙酯、苯甲醇、山梨酸、苯酚、苯扎溴铵等。临床应用的大部分滴眼液均含有防腐剂以保证药剂质量、防止药剂的微生物污染，但同时防腐剂可破坏角膜上皮微绒毛，降低泪膜与角膜的黏附性，高浓度时可损伤角膜内皮。

【临床表现】

患者眼部有刺激感，可表现为畏光、干燥感，病情加重后可表现为烧灼感、眼磨痛、流泪、视力下降。检查可见早期出现角膜上皮粗糙、浅层点状混浊，随病情进展，结膜充血，角膜上皮可出现点状糜烂、水肿，继而表现为假树枝状角膜溃疡，此时常被误诊为病毒性角膜炎，但加用抗病毒药物往往使病情进一步加重，需注意结合病史以鉴别。该病若不能及时发现并正确治疗，病情严重者可出现角膜溶解、穿孔。

【诊断】

1. 有原发眼病史或眼部手术后需用药者，长期、频繁滴用多种药物，病情逐渐加重或减轻后又加重，眼表持续性炎症但前房炎症不明显。

2. 眼痛、畏光、流泪、烧灼感等眼部刺激症状，伴视力下降。

3. 角膜上皮点状糜烂、水肿，可出现假树枝状角膜溃疡。

4. 减少用药后症状减轻。

【治疗】

1. 药物治疗　停止或适当减少使用正在应用的滴眼液，仅保留必要的治疗药物。给予促进角膜上皮修复的药物，如小牛血去蛋白提取物眼用凝胶、重组人表皮生长因子滴眼液等，严重病例可给予自体血清滴眼。应用不含防腐剂的人工泪液缓解眼部不适。对于周围炎症反应较明显者，可适当应用糖皮质激素滴眼液减轻炎症反应。全身可补充维生素 B₂、维生素 C 增强营养。

2. 戴高透氧性软性亲水性角膜接触镜保护角膜，减少机械损伤。

3. 手术治疗　角膜溃疡长期不愈合者可行羊膜覆盖或球结膜遮盖术。

4. 预后　对于原角膜无损伤患者，本病易早期发现，经停药或减少用药等治疗后预后较好，但对于一些病程长、诊断不明又长期大量应用滴眼液者，该病诊断较困难，可能造成误诊，不当用药又可加重病情，造成恶性循环，则预后较差，甚至可能导致角膜溃疡穿孔。

第四节　酒渣鼻性角膜炎

酒渣鼻是一种慢性充血性皮肤病，侵犯鼻上方、前额中央部、鼻部及颊部，病变的特点是皮肤潮红、毛细血管扩张、丘疹及皮脂腺肥大,其晚期是肥大性酒渣鼻,较常见于30~50岁女性,但病情严重者常是男性患者。

【病因和发病机制】

病因不明,可能与辛辣食物、精神因素、嗜酒、内分泌失调、毛囊蠕形螨感染、高温和寒冷刺激有关。

发病机制可能是在皮脂溢出的基础上,因感染或冷热刺激等因素导致颜面部血管运动神经失调,毛细血管长期持续扩张,并在此基础上出现皮肤损害。

【临床表现】

1. 全身表现　本病可分为三期:①红斑期:在鼻部、两颊、前额等部位对称发生红斑。红斑初为暂时性,反复发作后持久不退,并在鼻翼、鼻尖等部位出现表浅如树枝状的毛细血管扩张,使面部持久性发红;②丘疹脓疱期:病情继续发展,在红斑基础上出现大小不等的丘疹、结节、脓疱,毛细血管扩张更加明显,皮肤损害时轻时重,可持续数年;③鼻赘期:病情长久者,鼻部及皮脂腺及结缔组织增生,致使鼻尖部肥大,形成大小不等的紫红色结节状隆起。

2. 眼部表现　酒渣鼻性角膜炎多为双眼发病,且易复发,眼部病情发作与鼻部病变相关,当皮肤损害加重时,眼部症状也会加重。患者有畏光、流泪等症状。病变开始时首先是球结膜充血,后蔓延至角膜,角巩膜缘出现浅层新生血管,并且出现灰白色浅层基质浸润,随着病情的发展,浸润逐渐加深,在角膜边缘或中央形成溃疡,溃疡底部有束状新生血管长入,累及瞳孔区的出现视力下降,溃疡愈合最终形成瘢痕。本病经常伴发溃疡型睑缘炎,睑缘损害和角膜病变密切相关,有慢性病程。

【诊断和鉴别诊断】

1. 首先应明确酒渣鼻的诊断,应有皮肤科的诊断证据。

2. 根据眼部酒渣鼻性角膜炎的临床表现与溃疡性睑缘炎鉴别。溃疡性睑缘炎睑缘皮肤睫毛囊及其腺组织亚急性炎症,睫毛根部有黄色脓痂,而眼部酒渣鼻性角膜炎无溃疡性睑缘炎的临床表现。

【治疗】

1. 全身治疗　去除病因,规律生活,调整内分泌失调,避免过冷、过热刺激以及精神紧张,注意劳逸结合。鼻部和面部可以使用复方硫磺洗剂涂擦,外用1%甲硝唑霜可以杀灭毛囊虫,脓疱多时应使用抗生素制剂涂擦。炎症明显的患者可口服抗生素。

2. 眼部治疗　每日按摩睑板腺及清洗睑缘,局部滴用抗生素滴眼液,同时加用含激素类滴眼液,伴有角膜损害者需对症治疗,必要时可行角膜移植术,如联合使用人工泪液可以收到更好的疗效。

中西医结合

中医古籍未明确表述酒渣鼻性角膜炎,依据其发病特点,与中医"聚星障"相似。

【病因病机】

1. 肝胆湿热,循经上犯,熏蒸角膜而发病。

2. 肝血不足,目失濡养而发病。

3. 素体肾阴亏虚,阴虚阳亢而发病。

【辨证论治】

1. 肝胆湿热证

临床表现:涩痛畏光,睫状充血,角膜雾状混浊,口苦,便秘溲黄,舌红,苔黄腻,脉滑数。

治法:泻肝利胆,清利湿热。

方药:龙胆泻肝汤。龙胆 9g,黄芩 9g,栀子 9g,泽泻 9g,木通 6g,车前子(另包)9g,当归 12g,生地黄 12g,柴胡 9g,甘草 6g。

2. 肝血不足证

临床表现:干涩疼痛,角膜大泡反复发作,畏光流泪;头昏,面色不华,口唇色淡;舌质淡,脉细。

治法:补血养肝。

方药:四物汤加减。熟地黄 12g,白芍 10g,当归 10g,川芎 6g,制首乌 10g,枸杞子 12g,菊花 10g,炙甘草 3g。

3. 阴虚阳亢证

临床表现:眼睛涩痛,睫状充血,畏光流泪,角膜大泡,雾状混浊,失眠盗汗,舌质红,无苔,脉弦细。

治法:滋阴潜阳。

方药:明目地黄汤加减。熟地黄 30g,生地黄 30g,白芍 10g,女贞子 10g,墨旱莲 10g,珍珠母 10g,怀牛膝 10g,茯苓 10g,车前子(另包)10g,泽泻 10g,青葙子 10g。

【中成药】

肝胆湿热证选用龙胆泻肝丸,肝血亏虚证用四物颗粒或当归补血颗粒(胶囊),阴虚阳亢证用石斛夜光丸或明目地黄丸。

第三十七章 角膜肿瘤

真正角膜的肿瘤临床并不多见,但由于角膜缘上皮细胞增生活跃,故角膜肿瘤大多为起源于角膜缘上皮组织的鳞状上皮不典型增生或原位癌性改变,或为先天性肿瘤性病变。它们既累及角膜又涉及球结膜,因而临床上多称为眼球表面肿瘤(epibulbar neoplasma),现就临床较常见的先天性角膜肿瘤(皮样瘤)、角膜良性肿瘤(角膜缘乳头状瘤)、角膜恶性肿瘤(鳞状细胞癌、恶性黑色素瘤)分别论述如下;

第一节 先天性角膜肿瘤

先天性角膜肿瘤是胚胎发育过程中一种组织从其正常位置异位至本不该有这种组织的其他部位所致的一种先天性异常,又称为迷芽瘤(choristoma)。先天性肿瘤多见于儿童,好发于角膜缘,以角膜皮样瘤(corneal dermoid tumor)常见。

角膜皮样瘤

角膜皮样瘤(corneal dermoid tumor)是一种先天性肿瘤,来自胚胎的皮肤,属典型的迷芽瘤。肿瘤随年龄增长可侵犯到角膜瞳孔而影响视力。

【病因和发病机制】

角膜皮样瘤是一种跨越角膜缘部的先天性纤维脂肪瘤,为胚胎时期胚裂闭合过程中,表皮及其附件嵌入组织所形成。目前认为角膜皮样瘤与遗传因素有关,遗传方式可为常染色体显性遗传或隐性遗传及性连锁遗传。但有部分学者认为,本病没有遗传倾向。

【临床表现】

单眼或双眼发病,以少年期儿童多见,好发于角膜颞侧或颞下方角膜缘。主要表现为略呈黄色或粉红色微隆起的半球形实性肿物,质硬呈橡皮样(图 37-1-1),表面被表皮而不是被结膜上皮所覆盖,可有长短不一的毛

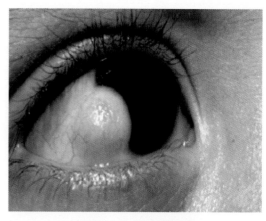

图 37-1-1　角膜皮样瘤
粉红色微隆起的半球形实性肿物质硬呈橡皮样

发。肿瘤一般侵及角膜基质浅层,并可逐渐增大,尤以在外伤、刺激后和青春期生长速度加快。有时肿瘤可围绕角膜缘360°生长而呈环状,并向角膜和结膜扩展,使角膜透明区变小,角巩膜缘界限不清,并引起角膜散光、弱视和继发性斜视,称为环状角膜皮样瘤综合征。若同时合并有耳前附件、耳屏前瘘管以及脊椎异常和面部半侧萎缩,则称为Goldenhar综合征。本病一般不会发生恶变。

【诊断】

1. 根据病史及临床表现。

2. 为实质性肿块,多位于颞下方。

3. 病理组织检查 其结构为致密结缔组织,上皮向上,真皮向下,表层为复层磷状上皮所构成。

【治疗】主要为手术治疗。其手术方式视肿瘤的大小和角膜受累的情况而定。对浅而小的肿瘤,可单纯行肿瘤切除或联合板层角膜移植术;若肿瘤较大且侵犯范围较广而深,则需考虑同时行穿透性角膜移植术。如肿瘤累及眼前节,则应进行眼前段重建术。

第二节 角膜良性肿瘤

角膜缘乳头状瘤

【病因和发病机制】角膜缘乳头状瘤(limbic papilloma)多属于良性肿瘤,常见于成年人。从病因学上可分为病毒感染和肿瘤性质两类,但在组织学上无法鉴别。前者常为多发性,后者多为单发性。

【临床表现】发生在下方穹窿结膜、睑缘、内眦部及角膜缘部位,角膜缘型可累及角膜组织。肿瘤形状特点为基底宽阔,呈灰红色,似草莓状。该病依其临床特点,按肿瘤生长部位分为可分结膜型、角膜缘型两种类型:

1. 结膜型 肿瘤起源于角膜缘,但不向周围扩展,一般以乳头状增生的形式向表面生长,推之可动,极易摘除。很少发生恶变。

2. 角膜缘型 起源于角膜缘,向角膜侧生长蔓延,而不侵犯球结膜,有时可侵犯全角膜,故该型又称为角膜乳头状瘤。裂隙灯显微镜下可见乳头表面有弯曲的新生血管(图37-2-1),瘤体与其下的角膜或巩膜紧密粘连。表面粗糙不平,呈菜花状或桑椹状,分离时易出血。一般生长较快,可能会发生鳞状细胞恶变。

【诊断诊断与鉴别诊断】

根据病史和临床表现、病理组织检查即可诊断及鉴别。

【治疗】

结膜型乳头状瘤由于有蒂,活动性好,且瘤体往往不大,手术切除效果较好。但结膜切除必须足够,并切除一部分正常结膜,遗

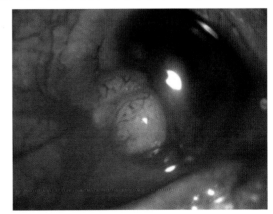

图37-2-1 角膜缘乳头状瘤
乳头表面有弯曲的新生血管

留的缺损区可用结膜或羊膜移植修复。角膜缘型乳头状瘤由于基底宽,相对较固定,且切除后易复发,并可发生恶变,故切除应彻底,对基底部可加以电烙治疗,必要时可行角结膜移植术。对侵犯角膜者可同时行浅层角膜切除和板层角膜移植或羊膜移植术。如有恶变,可辅以冷冻、激光、放射治疗。

中西医结合

虽然古代文献对于眼部肿瘤描述不多,据《目经大成》的描述,与中医"鱼子石榴"相似。

【病因病机】

因先天肝血不足或后天情志抑郁,肝失条达,肝开窍于目,肝气不舒,气机郁滞,则致目络受阻;血行不畅,气滞血瘀,则致角膜失濡,肿物增生。

【辨证论治】

1. 气滞血瘀证

临床表现:角膜生灰白或黄色肿物,边缘不清,结膜混合充血,视物模糊,羞明流泪,伴头胀目眩,胁肋胀满,舌紫,苔薄,脉弦细。

治法:理气活血,通络消瘀。

方药:大七气汤加减。青皮、陈皮、香附、三棱、莪术、川芎、归尾各15g,桔梗、官桂各12g,炙甘草6g。

2. 正虚瘀结证

临床表现:角膜肿物日久,质坚硬,结膜混合充血,视物不清,疼痛,羞明流泪。伴面色萎黄或黧黑,舌质淡紫,舌光无苔,脉弦细。

治法:大补气血,活血化瘀。

方药:八珍汤合化积丸加减。黄芪30g,当归、白芍、熟地黄、三棱、槟榔、莪术、苏木、瓦楞子、香附各10g,人参、茯苓、白术、海浮石、阿魏各10g,炙甘草6g。加减:若舌光无苔,脉象细数,阴伤甚者,加生地黄、北沙参、石斛等养其津液。

【物理疗法】

1. 低温冷冻疗法 国内外报道低温治疗效果满意。冷冻可以破坏局部组织细胞,使之发生无菌性坏死。其机制为快速冷冻使细胞内外形成冰晶,蛋白质变性,细胞及细胞核遭到破坏。冰晶形成导致细胞脱水,使细胞内液电解质紊乱,产生细胞酸中毒,同时,冷冻使局部组织的血液、淋巴循环中断,进一步加剧了组织细胞的死亡。此外冷冻后局部组织释放出组织特异性抗原,激发机体产生组织特异性抗体,从而防止肿瘤的复发。冷冻具有无痛苦、可重复应用、少瘢痕形成、操作简单、并发症少、安全有效等特点。但应注意把握冷冻时间和深度。

2. 激光治疗 瘤体较小的可以用激光治疗。激光具有高温迅速杀灭病毒、气化病灶、不出血、对正常组织损伤小、无感染、无瘢痕、无疼痛、治疗灵活等优点。

【外治法】

1. 外用眼药 人类乳头状瘤病毒(HPV)感染患者可选用某些抗病毒滴眼液,如阿昔洛韦滴眼液、更昔洛韦滴眼液、干扰素滴眼液等滴眼。

2. 针灸疗法 阳白、攒竹、风池、膈俞。前头痛者加上星、头维、率谷、太阳,后头痛者加后顶,巅顶痛者加百会。方法:针以泻法,其中上星、头维、率谷、太阳、后顶等点刺出血。

3. 羊膜移植法 羊膜为胎盘的最内层,抗原性极低,含有Ⅳ型胶原整和素、板层体等多种成分。可作为结膜上皮的合适附着物。结膜及结角膜乳头状瘤切除术后采用羊膜移植为重建眼表、抑制瘢痕形成、减少复发开辟了一条有效的治疗途径。

【中成药】

1. 平消胶囊　含郁金、马钱子粉、仙鹤草、五灵脂、白矾、硝石、干漆(制)、枳壳(麸炒)。口服,一次 4~8 粒,一日 3 次。功效活血化瘀,止痛散结,清热解毒,扶正祛邪。对肿瘤具有一定的缓解症状、缩小瘤体、抑制肿瘤生长、提高人体免疫力、延长患者生命的作用。

2. 西黄胶囊　人工牛黄、人工麝香、乳香(制)、没药(制)。口服。一次 4~8 粒,一日 2 次。具有解毒散结、消肿止痛的功效。

【经验方】

1. 血松胶囊(《中医防治头颈及骨软组织肿瘤》)　血竭 10g,甘松香 12g,羊胆粉 30g,茉莉花 10g。共研细末,装胶囊 100 个,口服,每次 2 粒,每日 2 次。具有止血生肌、敛疮解毒的功效。

2. 加减杞菊地黄汤(《中医防治头颈及骨软组织肿瘤》)　生地黄、山茱萸、牡丹皮、泽泻、菊花、枸杞子、僵蚕各 10g,全蝎 3g,金银花 20g,薄荷 6g,连翘 10g,水煎服,每日 1 剂,分 2 次服。具有滋阴通络消瘀的功能。

【名医经验】

张尧贞精于辨证求因,用药灵活,认为痰凝气郁,聚于眶内而成肿瘤,治宜把握痰之病机、病位,以治气治血为先,立理气、活血、利湿、行水、消痰、泻肝为法,乃治痰独到之处,尤以土茯苓、昆布、海藻、石韦用治眼科肿瘤,实为经验之谈。基本方药:以夏枯草、海藻、昆布、土茯苓、石韦、牡蛎、三棱、莪术等为基本方,随证加入赤芍、白芍、归尾、石决明、炒白术,水煎,每日 1 剂,分 2 次服。

【中西医治疗角膜良性肿瘤新思路】

近期研究表明,角膜肿物中角膜皮样瘤是最常见的角膜良性肿物。绝大多数角膜皮样瘤位于角膜缘部,肿物长入基质层引起角膜组织排列改变,加之肿物本身的重力及牵拉作用,可形成较大的角膜散光,严重影响患者视力。治疗角膜皮样瘤应根据角膜受累程度,采用不同的手术方式。对于早期浸润深度较浅,位于角膜浅层的,单纯手术切除仍然简单有效,是主要的治疗方法。角膜基质大部分受累应联合板层角膜移植,眼表和虹膜色素上皮间所有组织受累,行穿透性角膜移植。有学者认为,局部彻底切除联合部分板层角膜移植,能有效治疗角膜皮样瘤,可以减少术后复发的概率,提高患者视力。同时,有文献报道,采用双黄连注射液静脉滴注,配合抗病毒中药内服(如大青叶、苦参、鹤虱、蝉蜕、赤芍)对治疗乳头状瘤有一定疗效。

第三节　角膜恶性肿瘤

一、角膜鳞状细胞癌

角膜鳞状细胞癌(corneal squamous cell carcinoma)是一种原发性上皮恶性肿瘤,亦可由癌前病变及色素痣、获得性黑色素沉着症等发展而来。

【病因和发病机制】

本病病因不明,可能与长期紫外线照射有关,发生于角膜溃疡遗留的瘢痕基础上或翼状胬肉术后或创伤后,也可原发于健康的角膜上。但由于此病在热带地区高发,而且在着色性干皮病患者中发病率亦较高,故认为紫外线的照射是其诱发因素之一。据推测,紫外线照射等因素可引起 DNA 受损,当 DNA 修复延迟或失败时,可导致体细胞突变和肿瘤细胞生长。

目前认为,此病可能与感染人乳头状瘤病毒(HPV)有关,有人已通过单克隆抗体及核酸杂交技术在患者体内检测到 HPV16、18 基因型。

【临床表现】多见于 50~70 岁的老年人,男性居多。好发于睑裂部角膜缘部位,尤以颞侧常见。初发时表现为角膜缘处微小的灰白色胶样隆起,类似疱疹或斑块,很快增大至杏仁大小。肿瘤肥厚,基底较宽,表面凹凸不平,富含血管而呈粉红色乳头状或胬肉状。随着肿块的不断增大,最后可在睑裂部形成菜花状肉芽样肿块(图 37-3-1),并可因出血而使肿块呈棕黑色外观。多数角膜鳞状细胞癌的恶性程度较低,可在相当长时间内仅在局部缓慢生长,形成一个隆起的肿块,或在水平面蔓延发展。其发展的方式主要有三种:①向眼球表面扩展,形成乳头状粉红色隆起,与周围结膜组织界限明显。②沿角、结膜表面蔓延,向前侵犯角膜,可引起角膜炎和虹膜睫状体炎;向后累及球结膜及上下穹窿结膜,或围绕角膜缘形成环状肿块。③穿破前弹力膜,肿瘤细胞向基质内浸润。由于后弹力膜构成一道屏障,因而肿瘤常沿角膜缘 Schlemm 管侵入巩膜静脉窦,进入眼内,在虹膜、睫状体、房角及脉络膜上腔内形成转移性癌灶,引起剧烈眼痛或头痛。当有继发感染时,可有耳前和颌下淋巴结的肿大、压痛。淋巴结转移者少见,仅极少数病例在数月或数年发生转移而死亡。

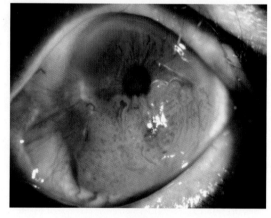

图 37-3-1　角膜鳞状细胞癌
成乳头状粉红色菜花状肉芽肿块隆起

【诊断】

1. 根据病史和临床表现。

2. 50~70 岁老年患者,常见于男性。

3. 超声生物显微镜(UBM)有助于了解肿瘤侵犯角膜的深度。

4. 确切诊断需要依靠病理组织检查。

【治疗】

早期诊断,尽早切除,由于肿瘤早期仅侵及角膜上皮,未破坏前弹力膜,可彻底切除肿瘤并送病理检查。但手术范围应足够大,应彻底切除受累的结膜和浅层角膜,同时行板层角膜移植。必要时术后局部辅以 ^{90} 锶 β 射线照射治疗。一般早期手术切除后 5 年复发率较低;对中、晚期肿瘤侵入眼内或眶内的病例可行眼球摘除或眶内容剜出术;若广泛受累而又不愿做眼球摘除或眼内容剜出者,可试行局部 ^{90} 锶 β 射线或软性接触性 X 线照射,但治疗反应重,可致剧烈虹膜炎、巩膜坏死和继发性青光眼。近年来有人报道冷冻治疗近期效果良好,但远期效果有待观察。有淋巴转移者术后可加用化疗。

二、角膜恶性黑色素瘤

角膜恶性黑色素瘤（malignant melanoma of the cornea）是一种高度恶性的肿瘤。

【病因和发病机制】

角膜组织内本无色素细胞,角膜恶性黑色素瘤绝大多数是由结膜或角巩膜缘的黑色素瘤扩展而来,单纯位于角膜的原发性恶性黑色素瘤非常罕见。原发者可能来源于角膜神经中的 schwarm 细胞,或由上皮层基底细胞发展而来,或源于以前存在的交界痣、复合痣,也可能是以角膜缘为起点的黑色素细胞通过新生血管移行或迷走于角膜内的色素细胞转移而来。角膜恶性黑色素瘤的发生还可能与局部的外伤、炎症刺激等有关,尤其是紫外线 P（波长 280~325nm）在肿瘤的发生过程中起重要作用。

近年的研究证实,眼部黑色素瘤患者的 P53 基因异常,第 6 及 8q 染色体有异常。另有研究支持第 2、3 号和 6q 染色体上的隐性癌基因可能起着某种作用。发生在年轻妇女的结膜黑色素瘤有 40% 的病例为雌激素受体阳性。

【临床表现】

好发于成年人,以 40~60 岁多见,男女无明显差别。肿瘤多位于角膜缘。早期为大小不等的黑色素结节,依其色素的多少而分别呈黑色、棕色或淡红色,或为原有的色素痣或获得性色素沉着症病灶迅速增大,色素和血管增多（图 37-3-2）,活动度降低或出现炎症反应;亦可表现为无色素性结节,但临床上色素性黑瘤约为无色素性黑瘤的 5 倍。继而结节破溃形成溃疡,基底凹凸不平,富含新生血管,容易出血,出现血性泪水。其后,随着肿瘤的迅速增长而形成菜花状肿块,可覆盖角膜和充满整个结膜,甚至突出于睑裂之外。肿瘤可在上皮和前弹力层之间或沿角膜神经通道蔓延,一旦突破前弹力层可侵入角膜基质,但穿破眼球者少见;或沿 Schlemm 管累及睫状体与虹膜,向眼内侵犯;肿瘤细胞还可通过耳前、颌下或颈淋巴结转移至肺或其他远处器官,或经血管和淋巴管转移到肝、脑、脊髓等器官导致死亡。

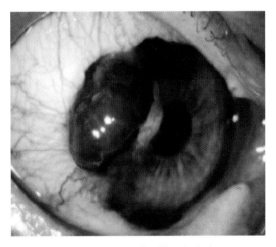

图 37-3-2　**角膜恶性黑色素瘤**
黑色素和血管增多

【诊断】

1. 40~60 岁中老年患者。

2. 角膜缘大小不等的黑色素结节,或原有的色素痣或获得性色素沉着症的病灶迅速增大,色素和血管增多或出现炎症反应;继而结节破溃形成溃疡,其后,肿瘤迅速增长,形成菜花状肿块。晚期肿瘤可侵入眼内,或转移至肺、肝、脑、脊髓等远处器官。

3. 病理组织检查发现有大的多边形细胞,核呈圆形或椭圆形,核仁明显,细胞质丰富,含有细小的黑色素颗粒,或有纺锤形细胞,或细胞染色质深等特殊改变。

【治疗】

对眼球表面的黑色素痣迅速增大或有明显炎症时,应及时切除并做病理检查,以明确诊断。若肿块仅局限于角膜,尚未突破深层,未累及前房角及虹膜睫状体者,可采取单纯的肿物切除联合全板层角膜移植术。术中如剖切至后弹力膜附近仍发现有色素残留者,应改行穿透性角膜移植术。如肿瘤侵入眼内或眶内应分别行眼球摘除或眶内容剜除术。必要时术后进行放射治疗,但大剂量的放射治疗往往造成眼球萎缩。对有全身转移者,可采取联合化疗方案。达卡巴嗪是目前治疗黑色素瘤最有效的药物,但单独使用患者往往不能耐受,可与亚硝脲、顺铂、卡铂、长春花碱等联合使用。

中西医结合

虽然古代文献对于眼部肿瘤描述不多,据《目经大成》的描述,与中医"鱼子石榴"相似。

【病因病机】

外感风热毒邪,内因肝胆郁热,热毒阻滞眼部,日久成患;或心肝火旺,循经上扰,郁热耗阴;或肝肾阴虚,相火妄动,湿热毒蕴。

【辨证论治】

1. 肝火上炎证

临床表现:角膜菜花样肿物,边缘不清,结膜混合充血,视力下降,头痛目痛,伴心烦易怒,耳鸣,面红胁胀,口苦口干,舌红,苔黄燥,脉弦数。

治法:疏肝解郁,泻火解毒。

方药:当归龙荟丸加减。当归 10g,黄芩、黄柏、八月札各 6g,龙胆、炒栀子、黄连各 3g。

2. 热毒上壅证

临床表现:角膜肿物,灼热疼痛红肿,视物模糊,伴身热口渴,尿黄,舌质红,舌黄,脉弦数。

治法:清热明目,解毒散结。

方药:仙方活命饮加减。白花蛇舌草 30g,金银花、蒲公英、穿山甲(先煎)、菊花各 15g,陈皮、当归尾、赤芍、白芷、天花粉、皂角刺、车前子各 10g,乳香、没药各 5g。加减:头痛剧烈,加川芎、三棱、莪术各 10g,内热盛者,加大黄 6g。

3. 肝肾阴虚证

临床表现:眼部放疗中,局部红肿,干涩难耐,口干咽干,舌红有裂纹,光剥无苔,脉细数。

治法:滋补肝肾,解毒降火。

方药:杞菊地黄丸(《医级》)加减。枸杞子、生地黄、山药、茯苓、石斛各 15g,菊花、山萸肉、泽泻、牡丹皮、僵蚕、连翘、黄芩各 10g。

【物理疗法】

1. 微波热凝固治疗 为近年来发展的一种新技术。微波加热效率高,副作用少,能直接杀伤肿瘤细胞,同时也能提高机体的免疫功能;微波联合放疗或者化疗,可以减少后两者的剂量,从而减少它们的毒副作用。临床上已经广泛使用微波治疗各种肿瘤。眼部肿瘤位置特殊,治疗方法较少。随着微波技术的发展,在眼部肿瘤的治疗中,微波治疗可以起到重要作用。

2. 冷冻疗法 在表面麻醉下,根据肿瘤的大小、形状、部位选用相应冷冻头,使之直接于肿瘤接触,并稍加压。使用液氮(或二氧化碳)冷冻器,采用多次短时间冷冻为宜。

【外治法】

1. 针灸疗法　取阳白、印堂、瞳子髎、风池、肝俞、胆俞、肾俞、太冲。缓慢进针,轻刺激,每隔 5~10 分钟行针 1 次,每日 1~2 次。适用于角膜恶性肿瘤各期。

2. 敷贴疗法　白芷、麻油各 120g,黄芪、细辛、当归、杏仁、防风、松脂、黄蜡各 30g。上药共为细末,熬成膏,外敷太阳穴处。适用于角膜恶性肿瘤。

【中成药】

1. 六神丸　由麝香、牛黄、冰片、珍珠、蟾酥、雄黄组成。每服 5~10 粒,每日 2~3 次。具有解毒、祛瘀、消肿、开窍的功效。适用于眼部恶性肿瘤。

2. 小金丹　由白胶香、制草乌、五灵脂、地龙、木鳖子、乳香、没药、麝香、当归等组成。具有散瘀通络的功效。适用于痰瘀互结之眼部恶性肿瘤。

【食疗方】

1. 香菇炖鸡肉

组成:香菇 20g,鸡胸肉 150g,玉米粒 100g,胡萝卜 20g,精盐、佐料各适量。

功效:补脾益气,扶正祛邪。

适应证:脾胃虚弱,气血不足,机体免疫功能低下。

方解:香菇增强人体抗病能力,抗肿瘤活性,调节机体免疫功能;鸡胸肉增强体力,强壮身体;玉米补中益气;胡萝卜补气健胃。上述 4 种食材搭配在一起具有补脾益气、扶正祛邪的功效。

制法:将香菇、玉米粒淘净,放入汤锅,注入适量清水,开大火煮开,煮滚后转小火;放入胡萝卜丁、香菇片,搅拌均匀再煮一会儿,然后把鸡胸肉倒进锅中,用筷子搅开,使之快速烫熟,加入精盐佐料即可。

用法:可作中、晚餐菜肴食用。3~5 日为 1 个疗程。

2. 绿豆藕片汤

组成:粗壮肥藕 100g,绿豆 50g,精盐佐餐各适量。

功效:清热解毒,养胃补虚。

适应证:身体虚弱,正气不足。

方解:熟藕养胃滋阴,健脾益气;绿豆清热解毒,明目。上述 2 种食材搭配在一起可起到养胃、扶正、清热、解毒的功效。

制法:藕去皮洗净,绿豆用清水浸泡后取出,装入藕孔内,放入锅中,加清水炖至熟透,加入精盐佐餐各适量即可。

用法:可作中、晚餐菜肴食用。3~5 日为 1 个疗程。

【名医经验】

段凤舞认为眼科肿瘤辨证既要重视局部生长部位,也不能忽视全身症状,宜全面综合分析病情。基本方药:牛膝、茺蔚子、车前子、茯苓、玄参、桔梗、黄芩、木通、防风、郁金、大黄(后下)、玄明粉。适合于眼部恶性肿瘤。

【中西医结合治疗角膜恶性肿瘤经验】

林丽珠认为治疗角膜肿瘤所致癌痛不能单纯为止痛而止痛,应遵循"急则治其标,缓则治其本"原则,根据患者不同的临床表现,通过望闻问切,分析病因病机,辨表里寒热虚实,辨脏腑及归经,因证施方,不能只想使用中药止痛。也不应拘一方一药,掌握理气化痰、破瘀散结、扶正固本三大关键,把握标本同治的原则。痛症治疗重在调气和血,痛因虽多主要与气血失调有关,不外乎气滞、血瘀、血虚、寒凝或兼而有之,相互影响,故不可偏废。

【中西医治疗角膜恶性肿瘤新思路】

对于角膜恶性肿瘤,中医重在调节人体气血阴阳平衡,扶正祛邪,治法多以中药内服调节免疫为主,配合外用腐蚀直接去除瘤体。在角膜恶性肿瘤中恶性黑色素瘤发展迅速、转移早而广泛、预后差、病死率高。临床上采用的手术治疗、化学治疗、放射治疗,虽能取得一定疗效,但很难彻底治愈。近年来,各种癌基因及抑癌基因相继发现,分子生物学各种手段也日益发展与完善,使得基因治疗成为时下治疗肿瘤的热点。此外,尚有放射性 ^{125}I 粒子组织间植入、双极等离子等新方法的涌现,能够对眼部恶性肿瘤精确定位治疗。近年的实验研究结果表明,将 VEGI 和 cyclo-VEGI 应用于以新生血管为靶点的眼部肿瘤治疗中,具有很高的研究价值和潜在的应用前景。综合来看,眼部肿瘤诊治的中西医规范化培训、完备的相关学科知识、及时的随访是提高疗效的关键。

（张仁俊　喻京生）

非机械性角膜外伤 第三十八章

眼部化学和热烧伤是我国最常见的致盲眼病之一,在眼外伤的发病率中占 7.7%~18%。其中化学烧伤 68.9%,热烧伤 31.1%,化学烧伤是热烧伤的 3.2 倍。

第一节 角膜碱烧伤

【病因及发病机制】

角膜碱性烧伤的病理机制复杂、并发症较多及预后不佳。目前,角膜碱性烧伤按照疾病的临床过程可分为急性期、营养紊乱与血管新生期及瘢痕修复与并发症期。

根据我国 1982 年眼外伤与职业性眼病协作小组通过的分度标准分为:

Ⅰ度:上皮损伤,上皮混浊脱落,但前弹力层及角膜基质未受损失,痊愈后不留痕迹。

Ⅱ度:仅基质浅层水肿,未累及深层,故深层仍保持透明。

Ⅲ度:实质浅层水肿,混浊显著,角膜呈磨玻璃状,角膜实质较深层也受损伤,虹膜隐约可见。

Ⅳ度:角膜全层受累,呈瓷白色混浊,虹膜看不见。

【临床表现】

1. Ⅰ度(轻度)

症状:畏光、流泪、刺痛,轻度视力下降。

体征:眼睑皮肤轻度充血、水肿。结膜充血,角膜上皮层有不同程度的损伤。裂隙灯显微镜下,角膜上皮层区域性混浊和剥脱,浅基质有或无轻度水肿,在上皮修复之后消失,虹膜、睫状体正常。

有些物质,如电石、石灰、水泥和金属的结晶等,在引起眼烧伤之后,易于残留于结膜和角膜表面,一旦残留,病程常会延长。轻度眼烧伤一般预后较好,但在碱烧伤后,有时出现角膜上皮反复剥脱,痊愈时间则会延长。

2. Ⅱ度(中度)

症状:除轻度烧伤症状之外,如角膜烧伤波及光学区,视力下降较为明显。

体征:眼睑皮肤的Ⅱ度烧伤,可损伤到角质层和生发层,由于渗出液体的集聚,皮肤出现水疱,其周围皮肤充血、水肿、眼睑痉挛。如果没有继发感染,10 天左右炎症逐渐消退,表层变成一层薄薄的痂皮,痂皮脱落后,一般不留瘢痕。

中度烧伤时,结膜水肿,球结膜苍白。有时结膜表面出现纤维膜,在穹窿部由于纤维素性渗出增多,视功能的恢复与角膜损伤程度密切相关,角膜组织出现不同程度的水肿和上皮损伤,角膜变得无光泽、混浊,角膜缘血管网在中度烧伤时可能出现功能性痉挛,但很快又被血管扩张所替代,角膜缘出现不同程度的水肿。

3. Ⅲ度(重度)

症状:Ⅲ度角膜烧伤,由于碱性物质损伤了末梢神经,知觉下降,患者的刺激症状比中等烧伤要轻。在Ⅲ度烧伤时,由于角膜严重混浊,视力明显下降,但在受伤当时,有时还保存部分视力,几天之后,视力会逐渐下降,尤其是氨水烧伤。随着时间的推移,混浊逐渐加重,视力也随着下降。

体征:眼睑皮肤出现坏死。损伤不仅涉及皮下组织,还可损伤眼轮匝肌肉,甚至部分睑板,表面形成灰白色痂皮,愈合常留眼睑变形。

在Ⅲ度烧伤时,严重的结膜水肿并不常见,常见的是结膜下出血。结膜出现坏死,但一般不超过睑、球结膜的一半,有时波及巩膜表面。受损结膜表面的血管有着不同的变化,即扩张、狭窄和血栓形成。结膜血管损伤,特别是末端血管襻受损,严重时可加速角膜混浊。如果结膜坏死范围不大,修复就较快;如果深层结膜出现坏死,又波及部分表层巩膜,则损伤程度越重,修复过程就越慢。在这种情况下,开始有成纤维细胞增殖和血管新生,最后形成肥厚性瘢痕,睑、球结膜粘连,甚至出现眼球运动障碍。

重度烧伤时,角膜受损明显,炎症和坏死同时存在,多数患者损伤波及上皮层和基质深层,有时角膜内皮也可出现不同程度的破坏,角膜混浊像"毛玻璃",虹膜模糊可见,但看不清前房的详细情况。

Ⅲ度烧伤,角膜缘贫血在1/4~1/2,角膜缘的破坏程度对角膜损伤的修复起着重要的作用。Ⅲ度烧伤常常合并有虹膜睫状体炎,其症状为充血、纹理不清,颜色改变,前房渗出。

4. Ⅳ度烧伤

临床表现:与严重眼烧伤相似,不过角膜知觉和视力下降更为明显,一般视力预后较差。碱性眼烧伤中最严重的程度,常常是不可逆的深度组织损伤(图38-1-1),预后不良。眼睑皮肤大面积烧伤,可波及眼轮匝肌和睑板。睑缘如果发生坏死,最后脱落,形成睑缘缺损;如果眼睑和球结膜同时发生烧伤,则可形成严重的睑球粘连和眼睑畸形。

碱烧伤是湿性坏死,渗入组织较深,角膜全层或几乎全层混浊,灰暗无光,这是碱性物质引起的,称为"第一次混浊"。当其脱落之后即形成溃疡,暴露了深层组织,虽然不太透明,但有时可看到前房、虹膜、瞳孔及晶体的情况,而这种情况不会持续太久,一是走向穿孔,二是形成"第二次混浊",为了防止

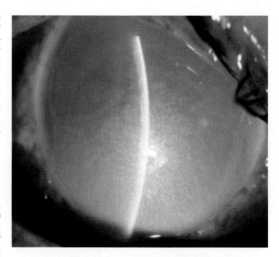

图 38-1-1　角膜Ⅳ度碱烧伤

前者发生,在积极治疗下,也可走向修复。开始有大量成纤维细胞增殖和血管新生,新生血

管可以改善局部营养,促进修复,防止穿孔,保存完整的眼球。Ⅳ度烧伤的患眼常有眼压调节紊乱,有时眼压升高形成顽固性难治性青光眼。一旦睫状体受损严重,也可造成持续的低眼压。

在严重烧伤时,烧伤后的坏死组织是良好的细菌培养基,诸如泪膜、结膜上皮和角膜上皮等已破坏的天然保护屏障,防御功能减弱,使感染机会增加,在特别严重烧伤的炎症期,结膜囊细菌培养阳性率达 84%,常见的是溶血性葡萄球菌和其他条件致病菌,铜绿假单胞菌较少。

【治疗】

一、角膜化学烧伤的急症处理

角膜化学烧伤首先应尽快清除致伤物及其产生的有害物质,以便减轻眼部组织的进一步损伤。主要方法如下。

(一) 结膜囊冲洗

及时大量的无毒液体冲洗对化学烧伤的急救来说至关重要。从理论上讲,角膜碱性烧伤应该使用弱酸性冲洗液冲洗,以使酸碱中和,但不可为了寻找合适的弱酸性冲洗液而延误抢救时间,否则碱性致伤物对眼部组织的作用时间延长,致使损伤继续加重。冲洗的基本原则应是争分夺秒地在现场就地取材,用大量清水、无毒溶液或缓冲液冲洗眼部。目前,工作场所中较易得到的是自备冲洗液及自来水,科研及医疗场所则最好使用生理盐水及平衡液。一般有条件时不宜用清水。清水对角膜而言是低渗液体。在冲洗的过程中,部分清水与化学致伤物会进入深层角膜组织,故使用高渗溶液,可使部分清水与化学致伤物从深层角膜组织向外渗出。有学者认为,在处理严重的角膜碱性烧伤病例时,使用输液器及微量泵自动滴眼液持续冲洗眼部,能够最大程度地去除化学致伤物。也有一些学者认为,在充分的冲洗后,使用物理吸附的方法可最大程度地减少角膜组织内的致伤物。在眼部充分冲洗后,利用硅胶的强吸水性,吸出碱性烧伤后残留于组织间隙的致伤物,以减少其对眼部的损害。然后再辅以冻干血浆的生理盐水溶液滴眼,以改善受伤组织的营养状况。并通过实验证明,硅胶吸附法在治疗Ⅱ、Ⅲ度角膜碱性烧伤方面具有良好的疗效,且耐受性良好。此方法能够弥补冲洗结膜囊的不足,具有减少致伤物向深层渗入、加速角膜上皮修复、减轻角膜混浊及减少角膜新生血管的形成等优点。故采用硅胶吸附法还可减轻炎症细胞的浸润及瘢痕的形成,缩短病程。刘春民等的研究结果表明,与结膜囊填充硅胶法相比,硅胶吸附法在碱性烧伤早期的治疗中效果更佳。但在使用硅胶吸附法时,应注意避免硅胶颗粒与眼表直接接触。因为硅胶颗粒能够与强碱发生化学反应,生成硅酸钠。该物质是一种常用的工业黏合剂,能够与角膜组织粘连,进而阻断硅胶继续发挥吸附性能。另外,硅胶颗粒残留还可致局部刺激,影响角膜上皮细胞愈合,甚至有诱发角膜穿孔的可能。在碱性烧伤早期利用活性炭的物理吸附作用能够吸附已渗入角膜组织的部分碱性物质,从而促进角膜上皮的修复,效果良好。

(二) 前房穿刺

在眼部彻底冲洗后,前房仍会残留部分碱性物质,这不仅会直接损伤眼组织外部,还会引起前房内房水成分的变化。尽早清除前房内的有害物质,对治疗严重的角膜碱性烧伤至关重要。前房穿刺应在化学烧伤后 1~12 小时之间进行,否则就无临床意义。陈剑等对碱性烧伤前、伤后第 1 日、第 3 日及第 7 日房水的中分子物质含量变化进行研究,结果发现伤后第 3 日房水的中分子物质含量明显高于其他时间。中分子物质具有生物毒性,分子量在 300~5 000 道尔顿之间。眼部碱性烧伤后,葡萄膜中的前列腺素其主要生物活性作用是引起血管通透性增加,使炎性细胞渗出。多形核白细胞(polymorphonuclear leucocytes,PMN)又可进一步刺激前列腺素 E2 及中分子物质的产生,从而使炎症反应进一步加重。兔眼碱性烧伤后,眼内房水中的纤维连接蛋白(fibronectin,FN)含量增加,伤后 60 分钟时达到高峰,然后逐渐下降,约 30 日后才恢复正常。原慧萍等的实验结果表明,兔眼碱性烧伤后,房水中的丙二醛含量与正常值相比明显升高,超氧化物歧化酶的活力与正常状态相比明显下降。Wickstrom 等的研究结果显示,眼碱性烧伤后房水中的葡萄糖含量下降。在急性期和营养障碍期由正常的 35.6% 下降到 22.7% 或者更低,在伤后 1 周可降至正常的一半左右。说明在眼部碱性烧伤后,房水内有害物质的含量增多或活性升高,但组织所需的营养物质含量却大幅下降。前房穿刺除了可降低碱性物质造成的直接损伤外,还可清除房水中的有毒有害物质、促进房水更新及加速新陈代谢,进而减少和预防并发症的发生。因此,眼碱性烧伤早期行前房穿刺十分必要。李艳颖等通过角膜新生血管面积测定及角膜病理学检查后发现,前房穿刺对角膜碱性烧伤有积极的治疗作用,并且发现,行多次穿刺效果更为显著。

(三)放射状球结膜切开

该方法主要应用于Ⅲ、Ⅳ度角膜碱性烧伤。发生碱性烧伤后,在水肿的球结膜上做数条放射状切口,以便结膜组织排出下液,从而减轻对眼组织的压力,有利于水肿的消退,改善局部循环及营养状态。采用放射状切口的目的是避免破坏眼表的血管。碱性烧伤后早期行放射状球结膜切开并进行冲洗有利于迅速降低眼表的 pH 值,减轻或中止残碱造成的进一步损害、炎症反应及并发症等。

二、角膜碱性烧伤的早期治疗方法

此期治疗的目的主要是促进角膜上皮细胞再生及眼表分化、增加角膜细胞胶原产物、抑制与胶原酶活动相关的溃疡、控制炎症、消除氧自由基及预防感染等。

1. 预防感染治疗　局部应用抗生素,以预防继发性感染。目前,临床常用喹诺酮类及氨基糖苷类抗菌药物滴眼液局部滴眼。

2. 散瞳治疗　如果碱性烧伤程度较轻,无明显虹膜睫状体炎,可使用 0.25% 的东莨菪碱滴眼液滴眼。除散瞳作用外,此药还具有解除血管痉挛和改善微循环的功能。中等程度的碱性烧伤可使用复方托比卡胺滴眼液滴眼,可产生较快及较强的散瞳效果,6~8 小时后散瞳作用消失,使虹膜得到收缩运动,进而减少虹膜粘连的发生。对于严重的碱性烧伤,仍需使用 1% 的阿托品滴眼液散瞳,以解除睫状肌痉挛,减轻虹膜炎症。

3. 降眼压治疗　在碱性烧伤初期,会发生暂时性眼压升高,此时可以局部使用 β- 受体阻断剂类滴眼液滴眼。如采用 0.5% 的马来酸噻吗洛尔滴眼液滴眼,每日 2 次。眼压升高显著时,可给予碳酸酐酶抑制剂口服,如乙酰唑胺片 250mg 口服,每日 3 次。必要时给予 20% 的甘露醇注射液 250ml 静脉滴注,每日 1~2 次。碱性烧伤初期行前房穿刺可能造成眼压降低,但碱性烧伤初期眼部刺激症状较重,眼压检查有一定困难,必要时给予表面麻醉后检查,但麻醉不可过于频繁,以免影响角膜上皮细胞的愈合。

三、角膜碱性烧伤早期治疗的常用药物

（一）肝素

肝素是一种直接抗凝剂，为 d- 葡糖胺、L- 艾杜糖醛酸及 d- 葡糖醛酸交替组成的黏多糖多硫酸酯，带有大量负电荷，是动物体内一种天然的抗凝血物质。肝素在临床上广泛应用于血栓性疾病及弥散性血管内凝血的治疗，具有防治心肌梗死、脑梗死、心血管手术及外周静脉术后血栓的形成以及体外抗凝等作用。近年来，肝素的使用也拓展到眼科领域。肝素具有抑制细胞增生、减轻炎症反应、预防纤维蛋白渗出、减轻角膜及晶体后囊的混浊、抑制后发性白内障形成、降低视网膜脱离发生率以及降眼压等作用。临床中可以采用 1∶1 000 的含有肝素钠的滴眼液滴眼，每日 4~8 次。对于严重病例也可采用 375U（配制成 0.3U/ml）的肝素钠注射液做结膜下注射，此方法具有溶解角膜缘血栓、疏通和恢复血液循环的作用。一般每日或隔日注射一次，5~6 次为 1 个疗程。但过多使用肝素有增加出血及诱发角膜新生血管的风险。

（二）维生素 C

维生素 C 为酸性己糖衍生物，是稀醇式己糖酸内酯，具有参与抗体及胶原形成、组织修补（包括某些氧化还原作用）、维持免疫功能、参与羟化反应、促进碳水化合物的利用、保持血管的完整以及促进非血红素铁吸收等作用。可促进苯丙氨酸、酪氨酸及叶酸的代谢，以及脂肪与蛋白质的合成。同时维生素 C 还具备抗氧化、抗自由基及抑制酪氨酸酶的形成等功效。在人眼的房水中，维生素 C 的浓度是血浆浓度的 15~20 倍，它参与角膜胶原及组织细胞间质的合成。眼碱性烧伤后，碱性物质除了对眼组织造成直接损伤外，还可使角膜蛋白溶解软化，迅速向深部扩散，破坏细胞内外的维生素 C。在碱性烧伤早期，角膜组织中的维生素 C 含量显著下降，仅健康角膜的 1/3~1/6。原慧萍等的实验结果表明，兔眼角膜房水中的维生素 C 浓度随碱性烧伤程度明显下降，由于角膜烧伤区胶原合成明显减少，易造成角膜溃疡及穿孔。而角膜胶原的形成能够促进角膜损伤后创面的修复。赵勤的研究结果表明，成纤维细胞必须摄取脯氨酸与赖氨酸才能合成胶原链，而脯氨酸与赖氨酸的羟化过程需要维生素 C 的参与。当维生素 C 缺乏时，不稳定且未经羟化的胶原分子对蛋白酶的抵抗力较弱，易被蛋白酶分解，而形成角膜溃疡。维生素 C 呈弱酸性，碱性烧伤后局部使用可以部分中和碱性物质。维生素 C 可抑制炎症中 PMN 的活性，并且可作为一种水溶性抗氧化剂清除自由基，使得自由基及胶原酶减少，保护眼组织免受损害。维生素 C 还能改变角膜上皮细胞内磷酸腺苷的浓度，使得碱性烧伤后的再生角膜上皮细胞内谷胱甘肽氧化的还原比率更趋向正常的状态。谢立信的研究结果表示，维生素 C 具有稳定角膜内皮细胞的作用。

眼碱性烧伤后，宜早期局部及全身大量使用维生素 C，用 5%~10% 维生素 C 溶液滴眼，每日 3~4 次；10% 维生素 C 溶液 0.5ml 行结膜下注射，每日 1 次；维生素 C 片口服，0.5g/ 次，每日 3~4 次；有葡萄膜炎发生时，可以采用维生素 C 注射液静脉滴注，每日 2g，连续使用 2~3 周。将患眼房水中的维生素 C 浓度提升到 15mg/100ml 后，即可避免或减少角膜溃疡的发生。Levinson 的研究结果显示，维持前房充足的维生素 C 水平可以克服局部坏血病。静脉注射与房水相同剂量的维生素 C，房水中维生素 C 的浓度比结膜下注射的维生素 C 更高。但需注意反复结膜下注射维生素 C 会加重对结膜的刺激及增加睑球粘连形成的风险。张奕霞等的研究结果显示，将羊膜浸于维生素 C 原液中，然后移植于眼部，羊膜细胞因子的活性未发

生改变,说明维生素 C 可安全地应用于患眼移植中。患眼眼表的氢氧化钠遇到维生素 C 会生成维生素 C 钠盐和水,患眼眼表的氢氧化钙遇到维生素 C 会生成维生素 C 钙盐和水,维生素 C 钠盐和维生素 C 钙盐沉淀于眼表,可避免损害眼内组织。因此,使用维生素 C 溶液冲洗结膜囊可以减轻碱性烧伤对眼表的损害。

(三)胶原蛋白水解酶抑制剂和基质金属蛋白酶抑制剂

胶原蛋白水解酶能够消化自然胶原蛋白,正常的角膜组织中不存在胶原蛋白水解酶。眼碱性烧伤后,烧伤区的 PMN 被浸润,促使成纤维细胞产生一种胶原蛋白水解酶前体,当胰蛋白酶与 PMN 的溶酶体溶解产物接触,便能被激活为胶原蛋白水解酶。同时,胶原蛋白水解酶的活性还依赖于钙离子和锌离子的浓度。局部胶原蛋白水解酶的增多会促进胶原溶解,不利于碱性烧伤后角膜创面的修复。因此,角膜碱性烧伤后使用胶原蛋白水解酶抑制剂非常必要,它能够防止角膜溃疡的进一步发展。基质金属蛋白酶(matrix metalloproteinase,MMP)可作为降解细胞外基质的介质,在组织修复、组织重建及细胞迁移过程中起着重要的作用。MMP-1 存在于正常角膜基质中,能够降解 Ⅰ、Ⅱ 及 Ⅲ 型胶原蛋白;MMP-2、MMP-9 存在于角膜上皮细胞和基质中,能够分解明胶、Ⅳ 与 Ⅴ 型胶原蛋白,MMP-2 还可分解 Ⅶ、Ⅹ 型胶原蛋白;MMP-3 存在于角膜基质中,能够分解 Ⅲ、Ⅳ、Ⅴ 及 Ⅸ 型胶原蛋白、明胶、层粘连蛋白、蛋白多糖及 FN,而且 MMP-3 还可以活化 MMP-1 和 MMP-9。角膜碱性烧伤后,PMN 产生胶原蛋白水解酶,使 MMP 含量显著增加,进而降解胶原蛋白、明胶、蛋白多糖及 FN 等,形成角膜溃疡甚至穿孔。

常用的胶原蛋白水解酶抑制剂及基质金属蛋白酶抑制剂的种类及使用方法如下:

1. 依地酸二钠　可络合钙和锌离子,从而减低眼组织内钙和锌的浓度,以达到减低胶原蛋白水解酶的活性,因其络合反应是可逆的,故作用时间较短,需频繁使用。常用滴眼浓度为 0.37%,每日滴眼 4~6 次,亦可做眼浴。

2. 半胱氨酸和乙酰半胱氨酸　两者除了可以不可逆地络合钙离子外,还可以还原酶分子中的二硫键,进而直接抑制胶原蛋白水解酶的活性。半胱氨酸溶液不稳定,使用时需临时配置,故临床使用受限。乙酰半胱氨酸的作用与半胱氨酸相同,但溶液较为稳定,溶液配置后冷藏可使用约 1 周。常用方法为乙酰半胱氨酸滴眼液(粉剂为 80mg,溶剂为 5ml),每 2 小时滴眼一次。有文献报道,半胱氨酸和乙酰半胱氨酸均可减少碱性烧伤后角膜溃疡的发生率。

3. 柠檬酸钠　柠檬酸钠的作用机制是抑制 PMN 的趋化及浸润,减少胶原蛋白水解酶及其他水解酶的产生并抑制其活性,使基质维持在相对稳定的状态。随着新生血管的长入,基质中成纤维细胞数量增多,产生大量胶原纤维,使被破坏的基质得以修复,减少了角膜溃疡及穿孔发生率。Haddo 等还通过实验证实,柠檬酸钠依赖于钙离子和镁离子。常用生理盐水配制成 5%~10% 的溶液(pH 值＝ 7.2)滴眼。

4. 伊洛马司他　是一种人工合成的作用较强的基质金属蛋白酶抑制剂,可作用于MMP-1、MMP-2、MMP-3、MMP-7、MMP-8、MMP-9、MMP-12、MMP-14 及 MMP-26 中。刘海霞等通过动物实验证实,角膜碱性烧伤后,使用伊洛马司他滴眼液能够抑制胶原蛋白水解酶的活性,减少角膜胶原纤维的破坏,从而减少角膜溶解的发生率。Sotozono 的研究结果显示,兔角膜碱性烧伤后,局部应用基质金属蛋白酶抑制剂可以减少感染因子表达并降低损害程度。常用滴眼液浓度为 400μg/ml。

5. 基质金属蛋白酶组织抑制剂(tissue inhibitor of metalloproteinasw,TIMP) TIMP 共分为 TIMP-1 及 TIMP-2 两种类型,可以人工合成。许多类型的细胞均能分泌 TIMP-1 及 TIMP-2,两者有各自独立的生化特性,纯化的重组 TIMP-1 有较强的抑制胶原蛋白水解酶、基质降解酶及白明胶酶的作用。Paterson 等通过实验证明,在碱性烧伤后的治疗中,使用重组的 TIMP-1 或合成的 TIMP-1,角膜溃疡及穿孔的发生率均明显低于未使用组。

6. 卡托普利 是临床上广泛使用于治疗高血压疾病的药物,可以与基质金属蛋白酶活性中心的锌离子结合,从而发挥抑制基质金属蛋白酶活性的作用。卡托普利结膜下注射可抑制金属蛋白酶活性,从而发挥抑制大鼠角膜新生血管的作用。孙昊等的研究结果显示,卡托普利结膜下注射可以显著抑制兔角膜碱性烧伤后新生血管的形成。

7. 四环素类药 四环素类药物是有效的胶原酶抑制剂,可以减少组织溃疡、促进创面愈合及抑制新生血管的形成。常用药物为四环素眼膏,每日 4 次涂于患眼,也可使用盐酸多西环素片按说明书口服。

(四) 糖皮质激素

糖皮质激素是一类具有多种生物学活性的化合物,由肾上腺皮质分泌,也可由化学方法人工合成。它不仅可调节糖类、脂肪及蛋白质的生物合成,还可作用于免疫过程的多个环节,且对细胞免疫及体液免疫均有抑制作用。临床上广泛应用于多种疾病的治疗。但在角膜碱性烧伤的治疗过程中,能否使用糖皮质激素及使用时机一直存有争议,甚至还一度在碱性烧伤治疗中禁用。在眼碱性烧伤后早期使用地塞米松,可大大降低患者发生角巩膜融解的概率。说明糖皮质激素通过抑制 PMN 的浸润而产生抗炎作用。此外,糖皮质激素有抑制碱性烧伤后结膜杯状细胞丢失的作用。

碱性烧伤后糖皮质激素的使用方法为,局部使用地塞米松或妥布霉素地塞米松滴眼液滴眼,每日 4 次,连续使用 1 周;早期炎症反应严重时可酌情全身使用糖皮质激素,一般不超过伤后 3 日;在伤后 4~5 周角膜溃疡愈合后,可再次局部使用低浓度的糖皮质激素滴眼液滴眼。

(五) 表皮生长因子

表皮生长因子(epidermal growth factor,EGF)是一种由 53 个氨基酸组成的单链多肽,通过与细胞膜上的受体结合而发挥生物学作用。它对角膜的主要作用包括加速角膜上皮细胞创伤的愈合、促进角膜基质层胶原合成及促进内皮细胞的创伤修复。Maldonado 等通过实验证实,EGF 是人类角膜上皮细胞移行的重要刺激因子,整合蛋白是其发挥作用的重要媒介。近年来,关于 EGF 的作用机制主要有两种说法。一种说法认为,EGF 是通过磷脂酶信号途径促发上皮细胞的增殖;而另一种说法则认为,上皮细胞创口愈合与 EGF 依赖胰岛素的途径有关。有学者认为,EGF 对创伤修复的促进作用并非完全取决于所使用的剂量大小,其 40 倍浓度的变化对角膜上皮细胞的再生也不会产生显著性差异。相反,另一些学者的研究结果表明,高浓度 EGF 可以抑制细胞增殖。Kim 等对 EGF 治疗实验性碱性烧伤的最佳浓度进行研究,结果显示 5mg/ml 是促进上皮细胞再生修复的最佳浓度。此外,EGF 还具有逆转糖皮质激素抑制上皮细胞再生和延缓创口修复的作用。

(六) 纤维连接蛋白

纤维连接蛋白(fibronectin,FN)为含糖的高分子蛋白,主要生物学特性是参与细胞与细胞间的黏接,具有连接细胞与基质的锚链蛋白以及调节细胞的运动等作用,有生物黏固剂之称。

临床上常将 EGF 与 FN 联合使用,EGF 能够刺激角膜细胞增殖、增加胶原合成、提高角膜基质的再生能力、促进角膜上皮细胞的分裂及加速角膜损伤的愈合过程。但 EGF 不具备促进角膜上皮细胞黏附和移行的功能,单独使用 EGF 易造成角膜上皮细胞反复剥脱。FN 恰好弥补了这一不足,它能够增加新生角膜上皮细胞与基质前表面的黏附力,促进上皮细胞向伤区移行和黏附。国内外有多位学者报道,两者联合使用效果良好。使用方法为两者混合后滴眼,每日 4 次,间隔使用。

(七)转化生长因子 -β

转化生长因子 -β(transforming growth factor-β,TGF-β)是一个由 112 个氨基酸组成的多肽链,通过二硫键连成二聚体,具有多种调节功能、控制细胞生长分化及刺激细胞外基质生成等作用。Cordeiro 等的实验结果表明,在参与创伤修复的大量细胞因子中,TGF-β 是调控胶原合成的最关键因子,被公认为器官纤维化的治疗靶标。从而减轻碱性烧伤后的炎症反应。

(八)免疫抑制剂

免疫抑制剂是对机体的免疫反应具有抑制作用的药物,能够抑制与免疫反应有关巨噬细胞的增殖和功能,从而降低抗体免疫反应。它主要用于器官移植的抗排异反应和自身免疫性疾病中。在眼部发生化学烧伤时,自身致敏作用是影响病情的一个重要环节。目前,临床常采用 1% 环孢素 A 及 0.1% 他克莫司滴眼液滴眼,每日 2~4 次。

(九)自体血清

自体血清即从患者自身的血液中提取的血清,去除了血液中的细胞成分和凝血因子,含有氨基酸、维生素、无机盐、脂质、蛋白质以及大量的活性因子。自体血清中包含生理泪液的大多数成分,与泪液的生物力学和生物化学特性也较为相似,pH 值和渗透压也相近。自体血清的使用方法为,每日 4~6 次滴眼,或结膜下注射,隔日一次。自体血清分离后需 4℃ 冷藏或 –20℃ 冷冻保存。

(十)动物血清制品

小牛血去蛋白提取物是 1955 年由德国学者从发育旺盛的小牛血清中提取的低分子量物质,它能够促进细胞内线粒体的呼吸过程、加强组织氧的利用及维持人体的重要子酶的生理功能,具有改善组织营养、刺激细胞再生及加速组织修复的作用。国内的一项多中心临床试验表明,采用小牛血去蛋白提取物滴眼液治疗机械性角膜上皮损伤的疗效显著。Groot 等的研究结果表明,在角膜碱性烧伤的治疗中,小牛血去蛋白提取物能阻止角膜继发性损害,从而防止损伤组织范围扩大及加深,促进角膜组织的修复。使用方法为小牛血去蛋白眼用凝胶点眼,每日 4 次,需 4℃ 冷藏保存。

(十一)视黄酸

视黄酸(又称维甲酸)是身体中的维生素 A 在体内代谢所产生的活性物质,以全反式视黄酸和 13- 顺式视黄酸两种同分异构体的形式存在。具有促进细胞分化、加速细胞凋亡及抑制细胞增殖等功能,并在胚胎发育、调控上皮细胞生长及促进内皮细胞增殖与分化等过程中发挥重要的作用。视黄酸还具有抗炎作用,可通过抑制 PMN 趋化,从而缓解细胞反应介导的炎症反应。常用方法为视黄酸配制成 0.3mg/L 浓度的溶液滴眼,每日 4 次。视黄酸在阳光下不稳定,溶液需避光保存。

（十二）羊膜匀浆上清液

羊膜是胎盘的最内层，与人眼结膜的组织结构相似，无血管、神经及淋巴，有一定弹性，可分为上皮层、基底膜、致密层、成纤维细胞层及海绵层。基底膜含有大量胶原蛋白、FN 及层粘连蛋白。在新鲜及冷藏保存的羊膜中，均检测出羊膜能够表达 EGF、TGF、碱性成纤维细胞生长因子、肝细胞生长因子及角质细胞生长因子等因子。这些细胞因子在眼表修复中能够促进上皮细胞分化、移行及黏附。羊膜匀浆上清液可以有效促进大鼠碱性烧伤后角膜上皮细胞的增殖、抑制炎症细胞浸润、减少角膜新生血管形成及抑制成纤维细胞的激活与增殖，进而促进角膜烧伤后创面的愈合，减少角膜瘢痕形成。常用方法为羊膜匀浆上清液滴眼，每日 4~6 次，羊膜匀浆上清液需冷藏保存。

（十三）融合蛋白

Salica 等研制出一种新的融合蛋白。这种蛋白由丝氨酸蛋白酶抑制剂 Trappin-2 的 N- 末端部分和分泌性细胞蛋白酶抑制剂组成。他们在碱性烧伤诱导的鼠角膜新生血管模型中，局部使用融合蛋白治疗，其对角膜新生血管的抑制作用好于空白对照组，并且发现患者角膜基质中多形核细胞的数量显著减少。

第二节　角膜酸烧伤

【病因及发病机制】

随着工业化程度的不断发展，酸性物质在工业生产、实验室及日常生活中与人们接触的机会日益增多。酸性物质造成的眼表损伤不可完全避免。

因酸性物质的浓度不同，其与眼表接触的时间各异，因此对组织造成的损害也有差别，轻者只有轻度的结膜充血和角膜上皮损伤，重者可使眼组织烧焦坏死，甚至穿孔，视力丧失。

【临床表现】

1. Ⅰ度（轻度）

症状：畏光、流泪和刺痛，受伤当时患者可有视力减退，一般数日即可恢复。

体征：眼睑皮肤水肿，结膜充血或有轻度水肿，角膜上皮混浊。混浊的上皮一旦脱落，前弹力层和基质可以完全透明。如无感染，上皮修复较快，一般不留瘢痕，视力可以完全恢复。

2. Ⅱ度（中度）

症状：比轻度眼烧伤症状稍重，视力下降。

体征：眼睑皮肤充血、水肿，同时有水疱出现，数日后结痂，痂皮脱落后，少留瘢痕。受伤处结膜变得苍白，血管数量减少，常伴有点状和片状小出血。角膜缘缺血不超过 1/4，烧伤区角膜混浊、增厚，边界较清。虹膜受累较轻，一般瞳孔无大变化，预后较碱烧伤要好。

3. Ⅲ度（重度）

症状：眼部刺激症状明显，视力下降，烧伤区角膜知觉几乎消失。

体征：皮肤多层坏死，蛋白凝固，由于硫酸可使组织碳化，形成的痂皮多呈灰暗或焦黑色，愈后常引起眼睑畸形。结膜烧伤处呈灰黄色，部分凝固性坏死，血管消失，残留者也多有栓塞。如睑球结膜同时被烧伤，其结局会留下不同程度的睑球粘连。角膜缘烧伤范围达1/2。Ⅲ度酸烧伤角膜混浊达基质深层，但与碱烧伤引起者相比其边界比较清楚，与深层健康组织分界也比较明显。当浅层坏死组织脱落后，常常裸露出深层透明组织，如能在治疗过程中保留这些透明组织免遭破坏,对晚期手术治疗非常有利。

Ⅲ度酸烧伤时引起虹膜睫状体的炎症、晶体的混浊和眼压紊乱,比碱性烧伤者少而轻。

4. Ⅳ度烧伤

症状:同碱性眼烧伤,在烧伤初期视力可明显下降,甚至失明。

体征:眼睑皮肤全层受损,组织坏死形成灰暗甚至焦黑的痂皮,愈后留下眼睑畸形。结膜呈白色或黄色坏死,失去弹性,干燥如纸,易碎。烧伤波及巩膜,坏死组织脱落后形成溃疡,如睑球结膜同时受损,则形成不同程度的睑球粘连。角膜缘缺血在 1/2 以上,在烧伤初期即可直接出现全层严重角膜溃疡,状如"白瓷",且无光泽,看上去如煮熟的"鱼眼",在经过数日或 1 周之后,表层坏死组织脱落。如烧伤损及全层则会发生穿孔;如果深层尚残留后弹力层及内皮层,患者会感到视力有所好转。通过坏死组织脱落区,可以看到虹膜、瞳孔和晶体的情况。但是穿孔的威胁仍然存在。即使不穿孔,也会形成"第二次混浊",且逐渐被结缔组织和新生血管所覆盖,形成角膜白斑。虹膜睫状体充血、水肿、渗出,晶体和玻璃体出现程度不同的混浊。

Ⅳ度眼酸烧伤,睫状体和前房角均可受损,根据其破坏的程度,眼压可以出现持续性升高,也可以出现眼压下降,甚至出现眼球萎缩。

【治疗】

1. 羊膜移植是目前治疗急性期的烧伤最有效的方法,不论哪度烧伤,尽可能早行羊膜移植术均有效。应用原则是在急症处束后即可行羊膜覆盖,手术的时间越早效果越好。

2. 自体或同种异体角膜缘干细胞移植术适用于眼部烧伤修复期或角膜缘干细胞功能失代偿但角膜基质基本透明者。单眼烧伤行健眼角巩膜缘干细胞移植;双眼烧伤行同种异体角膜缘干细胞移植。

3. 板层角膜移植联合角膜缘干细胞移植,适应于眼烧伤修复期的角膜缘干细胞功能失代偿同时伴有角膜基质的混浊者或严重睑球粘连者。

4. 穿透性角膜移植联合异体角膜缘移植(KLAL)治疗重度角膜烧伤。重度角膜烧伤晚期的患者往往因角膜和角膜缘干细胞均遭到严重破坏,角膜全层混浊伴角膜新生血管化而失明,PKP 联合 KLAL 是新的手术方法,也可以同时解决角膜混浊和角膜缘干细胞受损的问题,联合手术可以减少术后并发症和免疫排斥反应。

眼前节重建术治疗眼部重度热、化学烧伤。对眼部重度热、化学伤造成的全角膜自溶穿孔、全角膜血管化且因虹膜广泛前粘所致的继发性青光眼和并发性白内障的患者,眼前节重建术才有保存眼球、恢复眼前段结构的连续性、挽救部分视力的可能。

第三节　角膜热灼伤

【病因及发病机制】

火焰直接作用于眼组织所引起的损伤为灼伤,由于热源传导引起的损伤为烫伤,火焰灼伤与热源传导对组织所造成的损伤反应相仿,统称为热灼伤。

眼热灼伤的病理改变主要取决于热灼伤的严重程度,轻度角膜表层热灼伤,表层混浊,境界清楚,上皮脱落后基质完全透明,一般在 2~3 日内痊愈,不留瘢痕。基质层热灼伤,角膜混浊,边界不清,大量多形核白细胞浸润,水肿,严重者基质层胶原纤维收缩、凝固、坏死,这类热灼伤痊愈缓慢。广泛的重度热灼伤,由于结膜坏死,角膜营养缺乏,角膜溃疡加重,甚至穿孔。

眼热灼伤后,眼表组织出现急性炎症反应。在伤后 24 小时,在热灼伤附近可见到多形核白细胞浸润。被活化的多形核白细胞释放大量炎症介质,包括血管活性胺、花生四烯酸、溶酶体酶、血小板活化因子等各种细胞因子。这些物质作用于炎症反应的多个环节,

【临床表现】

1. Ⅰ度(轻度)

症状:畏光、流泪、异物感、疼痛和眼睑痉挛等,视力减退。

体征:伤处眼睑皮肤充血。如为火焰灼伤可能同时有眉毛和睫毛的烧焦。结膜充血或混合充血,部分或全部角膜表层混浊,少光泽,边界较清。混浊的上皮一旦脱落,角膜变得透明。如无感染,上皮修复较快,一般不留瘢痕。

2. Ⅱ度(中度)

症状:比轻度眼烧伤症状稍重,视力下降。

体征:眼睑皮肤充血、皮肤水疱出现,水疱可自行破裂,露出底部的鲜红真皮,这种创口如无感染,2 周左右痊愈。结膜充血或混合充血,受伤处结膜变为灰白色,附近结膜水肿。烧伤区角膜混浊、灰白色,边界较清。如伤及基质,数日后由于瘢痕组织的修复,局部混浊可变重。这种热灼伤伤口愈合较慢。

3. Ⅲ度(重度)

症状:眼部刺激症状明显,视力下降,烧伤区角膜知觉迟钝。

体征:眼睑皮肤不同程度的热灼伤,有时深达眼轮匝肌或睑板,睑组织表面烧焦变色,此时创面有较多渗出,极易感染,感染的创面也难以愈合,病程迁延。结膜烧伤处坏死,呈灰白色,附近结膜水肿,坏死组织脱落后裸露巩膜。角膜缘烧伤范围达 1/2。角膜混浊达基质深层,水肿和不同程度的坏死,边界较不清晰。

Ⅲ度热烧伤时引起虹膜睫状体的炎症、前房水轻度混浊。

4. Ⅳ度烧伤

症状:由于眼表面神经末梢受损,自觉症状比客观症状轻。

体征:损伤波及眼睑全层,组织坏死形成灰暗甚至焦黑的痂皮,愈后留下眼睑畸形,睑内、外翻,眼睑闭合不全,眼球失去保护,并发症更加严重。睑球结膜同时受损,则形成不同程度的睑球粘连。角膜缘缺血在 1/2 以上,在烧伤初期即可直接出现全层严重角膜溃疡,由于坏死组织较多,创面容易感染,加速了穿孔的机会,愈后常形成粘连性角膜白斑。

Ⅳ度眼烧伤,睫状体和前房角均可受损,引起严重的葡萄膜炎;根据其破坏的程度,眼压可以出现持续性升高,也可以出现眼压下降,甚至出现眼球萎缩。

【治疗】

原则上是防止感染,注意眼压,促进修复、再生和减少新生血管。

眼睑皮肤浅层热灼伤,主要防止创面感染,促进伤口愈合。常用暴露疗法,便于清除渗出,局部涂有效的抗生素眼膏,也可涂湿润烧伤膏。

1. 预防感染治疗　局部应用抗生素,以预防继发性感染。目前,临床常用喹诺酮类及氨基糖苷类抗菌药物滴眼液局部滴眼。

2. 散瞳治疗　如果热烧伤程度较轻,无明显虹膜睫状体炎,可使用 0.25% 的东莨菪碱

滴眼液滴眼。除散瞳作用外,此药还具有解除血管痉挛和改善微循环的功能。中等程度的热烧伤可使用复方托比卡胺滴眼液滴眼,可产生较快及较强的散瞳效果,6~8 小时后散瞳作用消失,使虹膜得到收缩运动,进而减少虹膜粘连的发生。对于严重的热烧伤,仍需使用 1% 的阿托品滴眼液散瞳,以解除睫状肌痉挛,减轻虹膜炎症。

3. 降眼压治疗　在热烧伤初期,会发生暂时性眼压升高,此时可以局部使用 β- 受体阻断剂类滴眼液滴眼。如采用 0.5% 的马来酸噻吗洛尔滴眼液滴眼,每日 2 次。眼压升高显著时,可给予碳酸酐酶抑制剂口服,如乙酰唑胺片 250mg 口服,每日 3 次。必要时给予 20% 的甘露醇注射液 250ml 静脉滴注,每日 1~2 次。

4. 肝素　徐斌的研究结果表明,肝素具有抑制细胞增生、减轻炎症反应、预防纤维蛋白渗出、减轻角膜及晶体后囊的混浊、抑制后发性白内障形成、降低视网膜脱离发生率以及降眼压等作用。临床中可以采用 1∶1 000 的含有肝素钠的滴眼液滴眼,每日 4~8 次。对于严重病例也可采用 375U(配制成 0.3U/ml)的肝素钠注射液做结膜下注射,此方法具有溶解角膜缘血栓、疏通和恢复血液循环的作用。一般每日或隔日注射一次,5~6 次为 1 个疗程。但过多使用肝素有增加出血及诱发角膜新生血管的风险。

5. 胶原蛋白水解酶抑制剂　热烧伤后胶原酶活性,伤后 7~14 日胶原酶分解胶原的能力明显增强,因此,胶原酶抑制剂很快增加能够消化自然胶原蛋白,早用比晚用效果要好。

1)依地酸二钠:可络合钙和锌离子,从而减低眼组织内钙和锌的浓度,以达到减低胶原蛋白水解酶的活性,因其络合反应是可逆的,故作用时间较短,需频繁使用。常用滴眼浓度为 0.37%,每日滴眼 4~6 次,亦可做眼浴。

2)半胱氨酸和乙酰半胱氨酸:两者除了可以不可逆地络合钙离子外,还可以还原酶分子中的二硫键,进而直接抑制胶原蛋白水解酶的活性。半胱氨酸溶液不稳定,使用时需临时配置,故临床使用受限。乙酰半胱氨酸的作用与半胱氨酸相同,但溶液较为稳定,溶液配置后冷藏可使用约 1 周。常用方法为乙酰半胱氨酸滴眼液(粉剂为 80mg,溶剂为 5ml),每 2 小时滴眼一次。有文献报道,半胱氨酸和乙酰半胱氨酸均可减少碱性烧伤后角膜溃疡的发生率。

6. 手术治疗

1)眼睑深度热烧伤后的处理:可在伤后当日或数日内,将伤口内坏死组织切除,使其露出健康组织,行全厚皮瓣移植,同时行粘连性睑缘缝合术,使上、下睑保留吻合 2~3 个月,可以减轻患眼疼痛,也可以减少热烧伤的炎症反应,同时加快愈合,减少瘢痕。

2)热烧伤后结膜坏死组织的处理:切除坏死组织,如缺损不大,可将周围的结膜作潜行分离,拉拢两侧结膜,用 10-0 尼龙线做间断缝合。如缺损较大,可取健侧眼球结膜做游离结膜移植,以修复球结膜缺损面。

3)羊膜移植是目前治疗急性期的烧伤最有效的方法,不论哪度烧伤,尽可能早行羊膜移植术均有效。应用原则是在急症处理后即可行羊膜覆盖,手术的时间越早效果越好。

4)自体或同种异体角膜缘干细胞移植术,适用于眼部烧伤修复期或角膜缘干细胞功能失代偿但角膜基质基本透明者。单眼伤行健眼角巩膜缘干细胞移植;双眼烧伤行同种异体角膜缘干细胞移植。

5)板层角膜移植联合角膜缘干细胞移植,适用于眼烧伤修复期的角膜缘干细胞功能失代偿同时伴有角膜基质的混浊者或严重睑球粘连者。

6)穿透性角膜移植联合异体角膜缘移植(KLAL)治疗重度角膜烧伤。重度角膜烧伤晚期的患者往往因角膜和角膜缘干细胞均遭到严重破坏,角膜全层混浊伴角膜新生血管化而失明,PKP 联合 KLAL 是新的手术方法,也可以同时解决角膜混浊和角膜缘干细胞受损的问题,联合手术可以减少术后并发症和免疫排斥反应。

7)眼前节重建术治疗眼部重度热烧伤。对眼部重度热烧伤造成的全角膜自溶穿孔、全角膜血管化且因虹膜广泛前粘所致的继发性青光眼和并发性白内障的患者,眼前节重建术才有保存眼球、恢复眼前段结构的连续性、挽救部分视力的可能。

中西医结合

非机械性角膜外伤的碱、酸烧伤属中医"石灰烧伤""热灼伤"的范畴。

【病因病机】

1. 碱性化学伤致伤物主要有氢氧化钾、氢氧化钠、石灰、氨水等。

2. 酸性化学伤致伤物主要有硫酸、硝酸、盐酸及某些有机酸。

【辨证论治】

1. 热邪侵目证

临床表现:眼部灼热刺痛,畏光流泪,视物模糊,眼睑难睁,结膜混合充血,角膜生翳,或瞳孔缩小或有酸(碱)性物质附于眼球表面,舌红,脉数。

治法:平肝清热,明目退翳。

方药:石决明散加减。石决明 20g,决明子 15g,赤芍 10g,青葙子 10g,麦冬 10g,栀子 10g,木贼草 5g,大黄(后下)10g,羌活 10g,荆芥 10g。大黄勿久用,中病即止。平素脾胃虚寒者,去大黄、决明子;目赤甚者,可选加生地黄、牡丹皮、芜蔚子等凉血活血之品;边界不清,甚则前房积脓者,可参照"凝脂翳"。

2. 阴亏翳留证

临床表现:伤已初愈,仍自觉视物昏蒙,目中干涩,羞明不适,结膜红肿消退,或结膜仍留少许赤脉细丝,角膜留下形状不规则的混浊面,兼口渴便秘,舌质红,苔薄少津,脉细数。

治法:养阴退翳明目。

方药:消翳汤加减。木贼 5g,密蒙花 5g,蔓荆子 10g,枳壳 6g,甘草 5g,柴胡 10g,川芎 5g,当归尾 10g,生地黄 15g,荆芥 10g,防风 5g。若口渴明显者,可去防风、荆芥、柴胡疏风发散之品,加天花粉、麦冬、石斛增强养阴生津之力。若大便干燥,可加火麻仁润肠通便;阴虚夹湿热者,可选用甘露饮加密蒙花、谷精草,木贼、决明子等明目退翳之品。

【物理疗法】

1. 急救冲洗　最迫切和有效的急救措施是伤后立即就地用清水彻底冲洗,冲洗越迅速、彻底,预后越好。最好就地用氯化钠注射液或自来水冲洗;若条件不具备,也可用其他清洁干净水冲洗;或让患者将眼部浸于水中,反复开合眼睑。应注意充分暴露穹窿部结膜,冲洗清除残余的化学物质。

2. 手术治疗　病情严重者应根据病情选择球结膜切开冲洗术、前房穿刺术、结膜囊成形术及角膜移植术等。

【外治法】

1. 创面清创处理在眼部彻底冲洗后即进行适当的创面清创处理,清除颗粒样物质和失活的眼表组织,并进行抗感染治疗。

2. 药物治疗伤后急性期应频滴抗生素滴眼液;如出现瞳孔紧小或粘连,须用 1% 硫酸阿托品滴眼液或眼药膏散瞳,或酌情应用糖皮质激素类滴眼液。

【中成药】

1. 消朦片　本药具有明目退翳、镇静安神的功效,适用于角膜薄翳、斑翳、白斑、白内障及神经衰弱。

2. 开光复明片　本药具有清热散风、退翳明目的功效,适用于肝胆热盛引起的暴发火眼,红肿痛痒,眼睑赤烂,角膜薄翳,畏光流泪。

【食疗方】

1. 小炒菊花肉

组成:鲜菊花 200g,猪肉 400g,白糖 20g,酱油 2 匙,料酒、干淀粉、精盐各适量。

功效:养血平肝,去翳明目。

适应证:酸碱伤目。

方解:菊花清肝明目,猪肝补肝明目。

制法:将菊花洗净,沥干水分,裹上干淀粉,入热油锅中炸至金黄色,捞出;猪肉切丝,入热油锅中拨散炒透,捞出沥油,备用。炒锅留底油,将酱油、白糖、料酒调匀后下锅,煮匀起泡,用锅铲稍推,以防止糊锅,再入炸猪肉丝、菊花瓣,翻炒几下,即可食用。

用法:可作中、晚菜肴,3~5 日为 1 个疗程。

2. 枸杞炒猪肝

组成:鲜枸杞 120g,猪肝 200g,姜丝、葱末、料酒、精盐、酱油、熟猪油、胡椒粉、香菜末各适量。

功效:养血平肝,去翳明目。

适应证:酸碱伤目。

方解:枸杞滋阴明目,猪肝补肝明目。

制法:将枸杞洗净;猪肝洗净,切片,入沸水锅中焯后捞出备用。锅内加水适量,放入枸杞、猪肝片、姜丝、葱末、料酒,大火烧沸,改用文火煮 5~7 分钟,调入精盐、酱油、熟猪油、胡椒粉,撒上香菜,即可食用。每日 1 剂,分 2 次服,连服 15 天。

用法:可作中、晚菜肴,3~5 日为 1 个疗程。

【经验方】

1. 拨光散(《济阳纲目》)　主治服凉药不愈,伤眼结膜长期充血,畏光流泪,或上下睑皮赤烂。

2. 明目解毒汤(《疯门全书》)　主治麻风、目昏、目赤、目斜。

【名医经验】

1. 黄连解毒汤加味(《中西医结合眼科杂志》)　黄连、黄芩各 3g,栀子、连翘各 9,黄柏、桑白皮各 6g,茯苓、瓜蒌仁各 12g,川厚朴花 2.4g,每日 1 剂,水煎服。适用于眼化学性损伤。

2. 解毒四物汤(《张皆春眼科证治》)　生地黄 18g,金银花 15g,当归尾、蒲公英、酒黄芩各 15g,赤芍、牡丹皮、玄参各 9g,川芎 3g。每日 1 剂,水煎服。功效清热解毒、凉血散瘀,适用于眼化学性外伤之急性期。

【角膜酸碱伤中西医结合治疗新思路】

酸碱伤目古代早有认识,如《银海指南》就有治疗石灰烧伤及热灼伤的记载,故其治疗主要从清热解毒、凉血活血、养阴生津、祛风退翳等方面着手。西医急救主要是彻底清洗创面,防止感染,促进创面愈合,预防并发症的发生。严重者除去坏死组织,保持创面清洁,局部应用抗生素及其他促进创面愈合的药物治疗。有角膜坏死时,可行羊膜移植,或带角膜缘上皮的全角膜板层移植,晚期主要治疗并发症。

第四节　电光性眼炎

【病因及发病机制】

电光性眼炎是角膜上皮细胞和结膜吸收大量而强烈的紫外线所引起的急性无菌性炎症,是临床上最常见的辐射性眼病之一。紫外线来源于自然光源(如太阳光、紫外线)和人工光源(如电弧焊),自然光源指的是高山、雪地、沙漠、海面等环境下日光中大量反射的紫外线,人工光源为电焊、气割、紫外线、消毒、印刷工业的摄影制版、电影行业等各种灯光应用场所。

紫外线对组织有光化学作用,使蛋白质凝固变性,角膜上皮坏死脱落,数小时后出现剧烈的眼部刺激症状,患者紧急到医院就诊,是一种常见的眼科急症。

【临床表现】

患者一般在夜间就诊,且均有电焊强光或紫外线灯照射史。早期或轻者表现为不同程度的双眼异物感、灼热感,重者双眼刺痛、畏光流泪、眼红、眼睑痉挛、视物模糊,并可伴有颜面部的灼热感及疼痛,皮肤潮红。裂隙灯显微镜检查可见球结膜充血水肿,角膜不同程度混浊、上皮粗糙、呈点状或片状剥脱、荧光染色呈阳性、瞳孔可缩小。

临床分型根据病情严重程度分轻、中、重 3 型。轻型:轻度疼痛或仅有异物感,轻度畏光、流泪,结膜轻度充血,角膜荧光素点状着色面积 <1/3 ;中型:眼痛、畏光、流泪、烧灼感明显,眼睑及面部皮肤潮红、结膜充血、瞳孔缩小,角膜荧光素点状着色面积在 1/3~2/3 ;重型:双眼疼痛剧烈,高度畏光、流泪,眼睑痉挛,视物模糊或虹视,眼睑痉挛和红肿,皮肤潮红并可见暗红色灼烧斑,结膜充血、水肿明显,角膜荧光素着色面积大于 2/3。

【治疗】

电光性眼炎的治疗以止痛、防止感染、减少摩擦及促进上皮的恢复为原则。

(1)患者在结合病史通过裂隙灯显微镜检查明确诊断后,给予 0.75% 盐酸丙美卡因,滴 2~3 次,每次间隔为 5~10 分钟,患者眼部疼痛症状可逐渐得以缓解,同时有效地消除患者的恐慌和紧张心理。

(2)0.5% 盐酸左氧氟沙星滴眼液滴眼,4 次 /d,以预防感染。

(3)重组牛碱性成纤维细胞生长因子滴眼液促上皮修复治疗,每 1~2 小时 1 次至角膜上皮完全愈合。

(4)建议患者可采用局部冷敷,以缓解不适、充血和疼痛。

中西医结合

电光性眼炎属中医"风火伤目"的范畴。

【病因病机】因电焊或气焊的紫外线照射眼睛,产生紫外线性损害,引起角膜、结膜浅层病变。

【辨证论治】

阳热灼目,风热外犯证

临床表现:双眼疼痛剧烈,高度畏光、流泪,眼睑痉挛,视物模糊或虹视,眼睑痉挛和红肿,皮肤潮红并可见暗红色灼烧斑,结膜充血、水肿明显,角膜荧光素着色面积大于 2/3。

治法:祛风清热,凉血解毒。

方药:银翘散加减。金银花 20g,连翘、菊花、黄芩、牛蒡子、桔梗、荆芥、芦根、秦皮各10g,甘草 3g,薄荷 6g。

【物理疗法】

1. 冷敷或冰敷。

2. 眼部按摩四白穴、风池穴。

3. 戴有色眼镜。

【外治法】

1. 可局部用新鲜人乳、牛乳、鸡蛋清。

2. 0.75% 盐酸丙美卡因滴眼液,滴 2~3 次。

3. 复方熊胆滴眼液、左氧氟沙星滴眼液滴眼。

4. 局部应用重组牛碱性成纤维细胞生长因子滴眼液、小牛血去蛋白提取物凝胶。

机械性角膜外伤 第三十九章

第一节　角膜上皮擦伤

【病因及发病机制】

角膜位于眼球的前方,透明无血管,具有屈光及保护眼球的作用。由于角膜位于眼球前方,容易受到损伤。钝器或锐器引起角膜上皮的条状或片状小缺损,导致角膜上皮擦伤。

【临床表现】

患者常有眼痛、畏光、流泪、眼睑痉挛,甚至视力下降。裂隙灯下见角膜上皮层有条状或片状擦伤痕,荧光素染色可清楚显示擦伤的面积和范围(图 39-1-1)。角膜擦伤可伴有其他部位的外伤,如前房积血、外伤性白内障等。角膜擦伤后反复出现的角膜上皮脱落(反复性角膜糜烂),患者可有反复发作的剧烈疼痛畏光、流泪、眼睑痉挛,检查见同一部位角膜上皮缺损。

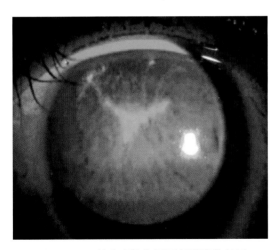

图 39-1-1　荧光素染色显示角膜擦伤范围

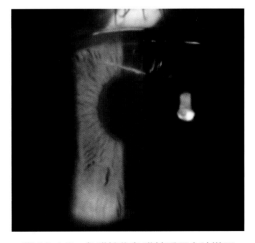

图 39-1-2　角膜挫伤角膜基质层水肿增厚

【治疗】

角膜擦伤的治疗原则主要是预防感染,促进角膜上皮愈合,可使用抗生素滴眼液及促进上皮生长的滴眼液治疗。对于外伤后反复发生的角膜上皮脱落,除了常规预防感染及促进上皮生长的滴眼液治疗外,自体血清点眼及绷带式角膜接触镜可促进角膜上皮愈合。各种治疗效果不佳时,也可尝试角膜上皮刮除以清理病变区上皮生长的基底部,使角膜上皮有新的修复愈合环境。

角膜上皮擦伤中西医结合治疗可以参照本章第三节角膜挫裂伤。

第二节　角膜挫伤

【病因及发病机制】

角膜挫伤是指钝性物体打击、高压液体或气体的冲击力直接作用于角膜和巩膜或通过眶内组织的反作用而影响角膜和巩膜所引起的损伤。常由玩具手枪、气枪子弹、钝性物体撞击所致。儿童由于喜欢玩玩具手枪和玩具气枪而伤及角膜的多见;成人的角膜挫伤常由工作中的器具如板手、砂轮等引起。轻者引起挫伤性角膜水肿,严重者可导致角膜组织的层间裂伤有角膜板层的层间撕裂、后弹力层或角膜内皮的损伤。常伴有眼部其他组织的损伤,如前房积血、虹膜裂伤等。角膜挫伤主要表现为角膜基质层水肿、增厚,可累及角膜后弹力层及内皮层引起纹状水肿。可能系突然的外力作用,使角膜内陷,角膜的层间或内皮受损破裂,房水经过破裂的角膜内皮和后弹力层进入角膜基质所致。此外,高眼压或低眼压也可加重角膜水肿的程度。患者可有视力下降,如合并前房积血等眼内组织受损时则视力下降更明显,由于角膜感觉神经丰富,一旦受伤,临床症状明显。

【临床表现】

临床表现有角膜板层的层间撕裂、后弹力层或角膜内皮的损伤,常伴有眼部其他组织的损伤,如前房积血、虹膜裂伤等,则受伤眼视力明显下降。

【治疗】

单纯的角膜水肿可局部用激素类滴眼液点眼,晚上可使用激素眼膏。经治疗 2~5 日后,水肿可很快消退。如角膜水肿范围大且严重,合并有眼内组织损伤时,也可静脉滴注地塞米松 10mg 每日 1 次,或泼尼松 30~50mg 每日 1 次顿服。但要注意眼压的观察以及激素的减量,以免出现激素性高眼压。

中西医结合

角膜挫伤与中医"撞击伤目"相似。

【病因病机】

多因钝性物体如球类、拳头、棍棒、铁块、砖石、皮带等击伤眼部,或高压液体、气体冲击眼部,或乘车时急刹车造成眼部撞击所致。一般除接触处直接受伤外,还可由通过强烈震荡、暴力输导、钝力传递等作用,伤及眼部深处组织,造成角膜、葡萄膜、晶体,眼肌、视神经等组织受损。

【辨证论治】

1. 络伤出血证

临床表现:眼睑青紫,重坠难睁;球结膜出血,前房积血,眶内瘀血,眼球突出;眼底出血等。

治法:凉血止血,消瘀凉血。

方药:十灰散加减。大蓟 10g,小蓟 10g,茜草 10g,侧柏叶 10g,白茅根 30g,栀子 10g,棕榈皮 8g,荷叶 10g,牡丹皮 12g,大黄 10g。若头痛眼胀,加夏枯草以平肝清热。待血止之后,其离经之瘀血,拟消瘀活血为治,用祛瘀汤加减,当归 10g,赤芍 10g,桃仁 10g,泽兰 10g,丹参 15g,川芎 6g,郁金 10g,三七粉 3g。角膜混浊,加蝉蜕、木贼草以退翳明目;畏光流泪,可防风、蔓荆子、羌活以祛风清热;结膜混合充血,伴有虹膜刺激症状加龙胆、黄芩、石膏以清热降火。

2. 气滞血瘀证

临床表现:外伤斜视,角膜混浊,瞳孔不正,散大不收;眼底水肿,视物不清;眼压升高,眼球胀痛。

治法:行气活血,化瘀止痛。

方药:血府逐瘀汤加减。桃仁 10g,红花 9g,当归 9g,生地黄 15g.,川芎 10g,赤芍 10g,牛膝 10g,桔梗 6g,柴胡 6g,枳壳 6g,车前子(包煎)15g,防风 10g。如疼痛剧烈,加乳香、没药破瘀止痛;瞳孔不正,散大不收,加香附、白芍、五味子等顺气酸收之品;眼底明显水肿,可加泽泻、茯苓利水消肿;若有眼偏斜,加僵蚕、白附子舒筋缓急;若晶体混浊,可加石决明、蒺藜等退翳明目之品。

【物理疗法】

1. 眼睑出血时,可用鲜生地黄,或生大黄粉,或白萝卜捣烂外敷,或冷敷以止血。3 日后改用热敷以促使消散。

2. 前房积血可选用三七、丹参、红花、川芎液局部电离子导入。

【外治法】

1. 角膜混浊,局部滴用抗生素滴眼液或千里光滴眼液或黄芩苷滴眼液,并涂穿心莲眼膏。

2. 眶内出血致眼球突出,或眼睑皮下气肿,可加压包扎,并禁擤鼻涕,避免打喷嚏。

3. 眼珠刺痛,可用生地黄、红花、芙蓉叶捣烂,以鸡蛋清调匀,隔纱布垫敷患眼,常有止痛消瘀之效。

4. 伤情严重,特别是有血灌瞳神、眼底出血等情况者,宜眼垫封盖双眼,卧床休息。血灌瞳神者应取半卧位,并配合口服醋甲唑胺降低眼压,以防高眼压发生。

5. 晶体脱位于前房内,前房积血六七日不消散,外伤性白内障,可择期手术治疗。

6. 合并有眶骨骨折颅底骨折等情况,须请有关科室会诊,共同诊治。

【中成药】

1. 云南白药胶囊　本药具有化瘀止血、活血止痛、解毒消肿的功效。

2. 活血明目片　本药具有止血、促进淤血吸收、抗炎等的功效。

【食疗方】

1. 枯草活血汤

组成:夏枯草 15g,炒香附 9g,三七 3g,没药 6g,瘦肉 100g,精盐,佐料适量。

功效:清肝理气,活血止痛。

适应证:眼外伤早期疼痛。

方解:夏枯草清肝降火;香附疏肝理气;三七活血化瘀;没药活血止痛,瘦肉补中益气。上述 5 种食材搭配在起具有清肝理气、活血止痛的功效。

制法：将 4 种药洗净，猪肉切片，一起入锅加水适量煮汤，30 分钟后，加入精盐、作料适量即可。

用法：可作中、晚餐菜肴，每日 2 次。7 天为 1 个疗程。

2. 桃仁红花瘦肉汤

组成：桃仁 10g，红花 5g，三七粉 3g，瘦肉 100g，精盐、佐料适量。

功效：活血祛瘀，养血明目。

适应证：眼外伤中晚期。

方解：桃仁、红花活血祛瘀；三七粉活血化瘀，止痛明目，瘦肉补中益气，上述 6 种食材配合在一起具有活血祛瘀、养血明目的功效。

制法：将 3 种药洗净，猪肉切片，一起入锅加水适量煮汤，30 分钟后，加入精盐、作料适量即可。

用法：可作中、晚餐菜肴，每日 2 次。

第三节　角膜挫裂伤

角膜挫裂伤是由机械性钝力引起的角膜非穿通性损伤。根据伤及角膜的部位分为角膜上皮擦伤、角膜板层挫裂伤及角膜钝挫伤。

【病因及发病机制】

1. 角膜上皮擦伤　由于外力致角膜上皮缺损，感觉神经末梢受到刺激，患者有明显的磨痛、畏光、流泪等刺激症状，角膜上皮缺损区荧光素钠染色着色（+），若发生感染，可引起角膜溃疡。我国是农业大国，角膜上皮擦伤多见，是感染性角膜炎的主要风险因素。

2. 角膜板层挫裂伤　致伤物伤及角膜板层组织，使角膜板层组织掀开但未穿的，可以继发感染，愈合后瘢痕可造成角膜不规则散光。

3. 角膜钝挫伤　因挫伤力导致角膜急剧内陷，主要伤及角膜基质层或内皮层，受伤部位角膜水肿、混浊，或有后弹力层皱褶，是因为角膜基质层和后弹力层破裂所致，常伴有眼内组织结构损伤，如前房积血、房角后退、虹膜根部离断、晶体脱位、玻璃体积血和视网膜脉络膜水肿等严重挫伤，同时可合并视神经挫伤性损害。

【临床表现】

1. 视力不同程度减退。

2. 裂隙灯检查　可见角膜上皮缺损，角膜板层组织撕裂、呈瓣状掀起，角膜组织水肿等（图 39-3-1）。

3. 伴有眼内组织挫伤性损害。

【诊断】

1. 有眼部外伤史。

2. 有角膜刺激症状。

3. 裂隙灯检查见角膜的损伤；角膜 OCT 检查，可见角膜组织损害的深度和水肿的程度；眼部 B 超检查可以发现玻璃体病变，伴有

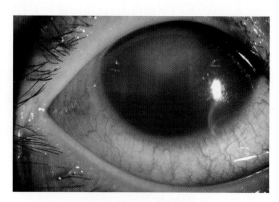

图 39-3-1　眼球钝伤
角膜中央基质中度水肿，可见后弹力层皱褶，前房积血

眶组织损伤时应做眼眶 CT 检查。

【治疗】

1. 角膜上皮擦伤,可涂抗生素眼膏包眼,促进角膜上皮愈合。

2. 角膜板层挫裂伤治疗的关键是显微镜下精细复位缝合,如果组织坏死应剪除,愈合后视力欠佳的患者可以选择板层角膜移植术。

3. 角膜钝挫伤除了控制炎性损伤外,还应请相应科室处理眼内组织损伤及并发症。

中西医结合

角膜挫裂伤与中医"撞刺生翳"相似。

【病因病机】

1. 角膜受损,风热乘虚外袭。

2. 角膜外伤,风热入里,热毒炽盛。

3. 角膜损伤,湿热上犯。

【辨证论治】

1. 风热外袭证

临床表现:角膜外伤初期,刺激症状明显,畏光流泪,干涩不适,红痛不甚。

治法:祛风清热,活血退翳。

方药:当归红花散加减。当归尾 10g,赤芍 10g,川芎 10g,白芷 10g,防风 10g,黄芩 10g,车前子 10g,木贼 10g,红花 6g,谷精草 15g,金银花 20g,泽泻 12g。

2. 热毒炽盛证

临床表现:角膜外伤较重,伤处浸润混浊,疼痛畏光,泪多沙涩,充血明显,口干口苦,苔黄脉数。

治法:清热解毒,活血退翳。

方药:清止瘀血汤加减。黄芩 15g,金银花 15g,当归 15g,赤芍 15g,生地黄 15g,川芎 15g,白芷 15g,天花粉 15g,黄连 5g,红花 5g,蒲公英 20g,酒大黄 10g,苏木 10g,枳壳 10g,青葙子 10g,木贼草 10g。

3. 湿热上犯证

临床表现:角膜外伤,实质层水肿较甚,久治不消,视物模糊,角膜雾浊。

治法:祛风清热,活血利水。

方药:清热利湿汤加减。黄芩 12g,栀子 12g,通草 12g,车前子 12g,泽泻 12g,防风 12g,茯苓 20g,谷精草 15g,蒺藜 15g,桔梗 10g,苏木 10g,红花 6g。

第四节　角膜及巩膜穿通伤

【病因及发病机制】

角膜与巩膜位于眼球外壁以及眼的前段,具有屈光及保护作用,易受外伤引起角巩膜的全层裂伤,属于开放性眼外伤。锐器如尖刀、剪刀、铁屑等直接刺伤或穿透角巩膜所致。

【临床表现】

角巩膜穿通伤口是眼球穿通伤的主要表现,可伴有视力下降,眼内组织的脱出及损伤

(图 39-4-1),球内异物的存留,严重的还可引起眼内炎。

根据国际眼外伤分类体系,开放性眼外伤分为 3 个解剖分区:Ⅰ区指局限于角膜内(包括角巩膜缘),Ⅱ区指角巩膜缘后 5mm 内的巩膜区域,Ⅲ区指超过角巩膜缘后 5mm 的区域。不同区域的损伤特点不同。Ⅰ区及Ⅱ区伤口:累及区域包括角巩膜缘、睫状体及扁平部区域,损伤通常导致角膜损伤、瞳孔变形、瞳孔缘撕裂、虹膜根部离断、房角后退、外伤性白内障、晶体脱位等。Ⅲ区伤口:损伤常累及视网膜,可导致玻璃体出血、视网膜或脉络膜脱离、脉络膜上腔出血、眼内异物、眼内炎等。

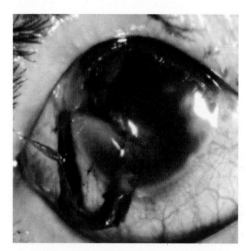

图 39-4-1　眼内组织的脱出及损伤

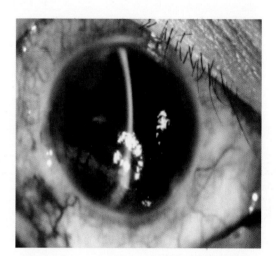

图 39-4-2　一期手术使眼内组织回复到原位

【治疗】

手术治疗　一期手术主要目的是恢复眼球完整性,需要尽早进行。术前认真清洗结膜囊,术中在显微镜下再次仔细清洗伤口。清晰完整的手术视野对于辨别眼组织以及伤口修复非常重要,因此术中要彻底止血。必要时可临时深层缝合结膜及 Tenon's 囊做牵引缝线,以便更加清晰地暴露手术视野,使对位缝合更加准确。通常采用钝性分离方法分层暴露伤口处组织,尽量不剪切眼组织。所有一期伤口要求密闭缝合。一期手术结束时一定要恢复前房和眼压,尽可能使眼内组织回复到原位(图 39-4-2),为二期手术提供良好的解剖基础。开放性眼外伤的一期联合手术如下:

1. 外伤性白内障　对于开放性眼外伤合并外伤性白内障患者,原则上应尽量分期完成手术,即一期修复开放性伤口,待炎症消除后择期行白内障手术。一方面因为一期手术时角膜水肿、晶体结构辨别不清、眼前节炎症反应重,在此情况下,如果进行白内障手术,可加重术后炎症反应及损伤;另一方面,二期手术时眼前节基本恢复稳定,可以充分考虑角膜散光、眼轴长度等因素,能够更加准确测量伤眼 IOL 度数,从而最大限度地提高患者视力。

对于晶体已破裂、大量晶体皮质溢出者,在手术视野清晰、术者有丰富白内障手术经验的情况下,可考虑在角膜修复缝合的同时吸出白内障。根据损伤以及白内障形态的不同,可选择超声乳化、小切口白内障手术、手动助吸或经睫状体平坦部晶体切除等方式完成手术。

2. **晶体脱位** 合并晶体半脱位者一般先行一期伤口修复,术后观察。若玻璃体大量溢入前房或高眼压不能控制,则需手术处理。合并晶体完全脱位者,如果脱位于前房。可在修复开放性伤口后行晶体吸除;如果脱位于玻璃体腔则应选择一期修复开放性伤口,二期行玻璃体切除联合脱位晶体切除。

3. 开放性眼外伤合并眼内异物者,伤后眼内炎的发病率为 6.9%~16.6%,因此原则上应尽快取出眼内异物,最大限度降低异物对眼球的机械性和化学性损伤。然而临床上由于眼内异物的性质、损伤位置以及污染程度等差别,以及手术医师的经验不同,往往需要综合考虑,以便确定最佳手术方案。

中西医结合

机械性角膜外伤与中医"真睛破损"相似。

【病因病机】

1. 眼球被刀、剪、锥、针等锐利之物刺破。

2. 高速飞溅之金石铁屑,或爆炸之碎石破片飞射入眼(异物多存留于珠内或眶内)。

3. 被过猛之钝力撞击挤压,或跌仆碰打造成眼珠破裂。

【辨证论治】

1. 眼珠破损,风邪乘袭证

临床表现:角巩膜破裂,葡萄膜脱出嵌顿,疼痛剧烈,胞睑难睁,畏光流泪,视力剧降。

治法:除风益损,清热散瘀。

方药:除风益损汤加味。防风 10g,前胡 10g,藁本 10g,生地黄 12g,川芎 10g,当归 10g,赤芍 10g,金银花 15g,黄芩 10g,连翘 10g。若疼痛剧烈,加乳香、没药以散瘀止痛;黑睛混浊,加木贼草、蝉蜕以退翳明目。

2. 外邪壅聚,热毒炽盛证

临床表现:创口污浊浮肿,结膜混合充血,胞睑肿胀,或黄液上冲,或健眼受累。

治法:清热解毒,凉血化瘀。

方药:经效散合五味消毒饮加减。水牛角 50g,赤芍 12g,当归尾 10g,金银花 15g,连翘 15g,蒲公英 15g,紫花地丁 10g,天葵子 10g,大黄 10g,生甘草 3g。若累及健眼出现交感性眼炎,可用还阴救苦汤以清泄肝胆,祛风清热。

【物理疗法】

1. 眼睑出血时,可用鲜生地黄,或生大黄粉,或白萝卜捣烂外敷,或冷敷以止血。3 日后改用热敷以促使消散。

2. 血灌瞳神可选用三七、丹参、红花、川芎液局部电离子导入。

【外治法】

1. 外治先处理伤口,如创口小、对合良好,又无眼内组织脱出者,可不必缝合,予以散瞳,涂抗生素眼膏,加敷料包扎,但不宜加压包扎。

2. 如较大的球结膜、角膜巩膜穿通伤口,在局部麻醉下清洁伤口,球结膜可采用连续缝合;角膜巩膜采用层间缝合;如合并眼睑穿透伤,应仔细分层缝合;如有玻璃体脱出,用剪刀剪除;如有葡萄膜脱出或眼内组织嵌顿,原则上也应剪除,但若脱出较少,又未超过 24 小时,在用抗生素液充分清洗后送回眼内;如有晶体嵌于伤口,应充分清除,并做前房冲洗后,注入无菌空气,以防虹膜粘连;如角膜破碎不便于缝合,可用结膜瓣封盖;如眼球严重破坏,眼内容物脱出较多,视力完全丧失,无治愈希望者,可考虑做眼球摘除;如眼内有异物,特别是金属性异物,更应手术取出。

3. 局部用广谱抗生素滴眼液,或清热解毒类中药滴眼液滴眼,如黄芩苷滴眼液、千里光滴眼液滴眼。

4. 根据病情可结膜下注射抗生素,或结合全身运用抗生素。

5. 散瞳可用 1% 阿托品滴眼液或眼膏,如虹膜已有粘连,瞳孔散不大者,可用强力扩瞳剂选择靠角膜缘外 1mm 处做结膜下注射。

【中成药】

1. 云南白药胶囊　本药具有化瘀止血、活血止痛、解毒消肿的功效。

2. 活血明目片　本药具有止血、促进瘀血吸收、抗炎等的功效。

【食疗方】

1. 桃红炒猪肝

组成:桃仁 9g,红花 10g,茜草 10g,猪肝 200g,精盐、佐料各适量。

功效:活血祛瘀,清肝明目。

适应证:角巩膜穿通伤早期。

方解:桃仁活血祛瘀;红花活血通经,散瘀止痛;茜草凉血止血,活血化瘀;猪肝补肝明目,养血。上述 4 种食材搭配在一起具有活血祛瘀、清肝明目的功效。

制法:将桃仁、红花、茜草 3 种药水煎取汁,猪肝切片,一起入锅煮汤,加入精盐、作料即可。

用法:可作早、晚菜肴,每日 2 次,7 天为 1 个疗程。

2. 当归白芍瘦肉汤

组成:当归 10g,川芎 10g,白芍 10g,防风 9g,瘦肉 100g,精盐、佐料各适量。

功效:除风益损,活血祛瘀。

适应证:角巩膜穿通伤中晚期。

方解:当归、川芎、白芍、养血活血;防风祛风散邪;瘦肉补中益气。上述 5 种食材搭配在一起具有除风益损、活血祛瘀的功效。

制法:上述 4 种药材洗净瘦肉切片,同放入砂锅内,加适量水煎熬 30 分钟后,加入精盐、佐料各适量即可。

用法:可作早、晚菜肴,每日 2 次,7 天为 1 个疗程。

【经验方】

活络明目饮(《千家妙方》)　生地黄、白芍、川芎、生蒲黄各 9g,当归、茺蔚子各 12g,黄芩、炒山楂各 6g,功效活血祛瘀,引血归经。用于治疗眼外伤玻璃体出血并发白内障,有一定疗效。

【机械性角膜外伤中西医结合治疗新思路】

张健、张仁俊等认为外伤性前房出血属于中医学"血灌瞳神"范畴。外伤睛珠,导致血不循经,溢于络外,积于瞳神,神水循环受阻,变生他症,故以祛风止血、活血利水为治则,自拟祛风活血利水方进行治疗。受伤之际,风邪袭入,故以藁本、防风、前胡祛风散邪,遵《原机启微》除风益损汤之意;丹参、牡丹皮、生地黄、三七清热凉血活血;益母草、车前子利水活血明目。出血早期(发病 3 日内)加生蒲黄、白茅根、黄芩以加强清热凉血止血之功;出血后期(发病 3 日后)加川芎、郁金、桃仁、红花以行气活血祛瘀;如大便秘结加大黄既可泻下攻积,又兼活血祛瘀。诸药合用,共奏祛风止血、活血利水之功,止而不滞,活血而不破血。现代研究表明,上述药物可显著缩短出血和凝血时间,改善微循环,扩张血管,降低血管阻力,降低全血黏度,降低血小板表面活性,抑制血小板凝集,激活纤溶,对抗血栓形成,从而改善血液的理化特性,降低毛细血管通透性,促进组织损伤的再生与修复,并具有一定的抗炎作用。

第五节　角膜生物性损伤

【病因及发病机制】

主要是昆虫的毒液进入到角膜,或者因一些有毒气体的接触引发的生物毒性反应。临床上常见的为蜂蜇伤;因鳀鱼离开水后易腐败,其散发的气体为硫化氢、二氧化硫等混合物,可造成全身多器官损害,眼部损伤是海上作业人员鳀鱼腐败气体导致的常见病变之一。

【临床表现】

患者均以眼部表现为主,畏光、流泪等刺激症状明显,视力不同程度下降,根据体征的严重程度分为轻、中、重度损伤。轻度损伤表现为结膜充血水肿,伴或不伴黏液样结膜分泌物;中度损伤除上述表现外还伴有角膜上皮损伤,重度损伤还同时伴有前房闪辉等葡萄膜炎表现。

【治疗】

对症治疗。就诊后眼部治疗:患者取仰卧位,0.75% 盐酸丙美卡因表面麻醉 3 次,0.9% 氯化钠注射液经输液皮条冲洗结膜囊,清洗时注意用棉签轻柔分开眼睑,眼睑肿胀明显、分开眼睑困难者可用开睑器开睑;清洗时勿用力压迫眼球,避免动作粗暴伤及角膜上皮组织而加重患者刺激症状,并用无菌棉签轻轻拭去结膜囊内分泌物,特别注意清理干净穹窿结膜内分泌物。清洗后遵照医嘱给予妥布霉素滴眼液滴眼,4 次 /d,抗感染;贝复舒滴眼液滴眼,4 次 /d,促进角膜上皮修复;夜间入睡前涂用贝复舒眼膏。对于伴有前葡萄膜炎患者,加用妥布霉素地塞米松滴眼液抗炎;复方托吡卡胺滴眼液滴眼,3 次 /d,解除睫状肌痉挛,以减轻疼痛、充血、水肿等反应。滴用滴眼液时,个别患者前房炎症反应重,刺激症状明显者,可酌情短期静脉滴注抗生素治疗,静脉滴注维生素 C 促进角膜组织修复。

中西医结合

角膜生物性损伤与中医"昆虫咬伤"相似。

【病因病机】

1. 眼球被昆虫咬伤。

2. 毒素侵入角膜。

【辨证论治】

1. 毒邪初袭证

临床表现:伤眼红肿,疼痛刺痒,触之灼热有硬结。

治法：祛风清热解毒。

方药：荆防败毒散加减。羌活、防风、柴胡、前胡、荆芥、桔梗各 10g，独活、川芎、甘草各 5g。

2. 内热壅盛证

临床表现：伤眼红肿如桃，坚硬拒按，疼痛剧烈。

治法：泄热解毒。

方药：内疏黄连汤加减。黄连 30g，芍药 30g，当归 30g，槟榔 30g，木香 30g，黄芩 30g，栀子 30g，薄荷 30g，桔梗 30g，甘草 30g，连翘 60g。若结节坚硬，加穿山甲、皂角刺。

3. 毒蕴成脓证

临床表现：伤眼红肿变软，跳动样疼痛。

治法：清热解毒散结。

方药：黄连解毒汤合透脓散加减。黄连 10g，黄芩 10g，黄柏 10g，栀子 10g，牡丹皮 10g，赤芍 10g，金银花 15g，甘草 3g，蒲公英 10g，野菊花 10g，白芷 10g，川芎 10g，穿山甲 5g，皂角刺 10g。

【外治法】

可选用硫酸庆大霉素滴眼液、双氯芬酸钠滴眼液、氟米龙滴眼液、氯替泼诺混悬滴眼液、重组牛碱性成纤维细胞生长因子滴眼液，小牛血去蛋白提取物眼用凝胶，必要时切开引流。

第六节　角膜上皮内生

【病因及发病机制】

前房内角膜上皮生长是角膜裂伤或者穿通伤后，以角膜或结膜上皮通过创口向前房内侵入，并沿角膜内壁、虹膜表面迅速增殖延伸为主要表现的严重并发症。常常因为破坏房角结构引起难以控制的青光眼。上皮生长呈进行性，进行缘不规则，为不整齐的灰线，其后为薄纱样膜组织，由一层或数层上皮细胞所构成，氩激光光凝病变区可立即出现白点。1937 年，Perera 将上皮在前房内生长方式分成 3 种类型，即虹膜珍珠肿、虹膜囊肿、上皮内生。

1. 病理学　珍珠肿一般为灰白色实心肿物，由复层或立方上皮细胞向心性排列而成。肿物呈圆形，位于虹膜表面，与创口无联系。生长缓慢，罕有超过 2mm 直径者。

虹膜囊肿为浆液性，壁菲薄透明，由单层或复层扁平上皮构成。多由角膜或结膜上皮植入虹膜后生长而成，故又称植入性囊肿。囊肿与虹膜和创口关系密切，后壁常有部分色素。囊肿大多位于前房虹膜表面，但也可位于后房或睫状体部位。后者常因位置隐匿而使诊断发生困难。囊肿内充满含有蛋白和胆固醇的无色或淡黄色液体，溢于前房可引起持续的炎性反应。

前房内上皮生长其危害性远较前两种情况更为严重。眼球穿通伤后，以角膜或结膜上皮通过创口向前房内侵入，并沿角膜内壁、虹膜表面迅速增殖延伸为主要表现的严重并发症，常常因为破坏房角结构引起难以控制的青光眼。上皮生长呈进行性，进行缘不规则，为不整齐的灰线，其后为薄纱样膜组织，由一层或数层上皮细胞所构成，氩激光光凝病变区可立即出现白点。

2. 病因学 角膜裂伤或者穿通伤后引起上皮植入前房的主要原因是:

(1)伤口关闭不良或延迟愈合,使伤口附近的上皮组织可沿伤口间隙侵入前房。最初,上皮细胞可从含有血浆成分的房水中获得营养,数日或数周后,创缘愈合,上皮与外界隔绝,上皮细胞团只能从所植入的组织中获得营养。随着细胞增殖,细胞团越来越大,终使其中心细胞因缺乏营养而发生坏死,并被上皮细胞的浆液性分泌或房水所取代,因而形成囊肿。

(2)受伤过程中或术中如有上皮细胞被带入前房,只要有适当条件,就可增殖形成囊肿。

(3)创口如发生眼内组织或其他异物嵌顿,也将为上皮侵入前房提供条件。

(4)使用低质量的缝线和不恰当的缝合。

(5)房水成分的改变与囊肿形成和上皮生长也有密切的关系。有实验表明,正常房水中蛋白含量甚少,可抑制细胞生长,而再生房水蛋白含量明显增加,几与血浆相似,可营养上皮细胞。因此,手术或外伤后,形成血浆样房水可能是植入的上皮细胞生长的必要条件之一。

【临床表现】

1. 虹膜珍珠肿 为灰白色实性肿物,有时可呈现珍珠样反光,故名。由于生长缓慢,可在长时期内不引起任何症状。

2. 虹膜囊肿 其临床表现主要取决于囊肿的大小和部位。早期,囊肿较小,可仅有瞳孔变形和虹膜轻度移位或隆起,位于虹膜后面或房角者常难于被发现。这一期间,患者可无任何临床症状。当囊肿继续生长,可因"毒性物质"释放,引起持续性炎性反应,表现为房水闪光或角膜后色素颗粒沉着。当囊肿生长几乎占据整个前房时,可因阻塞房角而引起继发性青光眼。此时,患者可有严重的葡萄膜炎反应和高眼压,而出现畏光流泪、眼胀眼痛、视力减退等。在某些病例,虹膜囊肿不仅限于前房内生长,而且可自角巩膜缘穿破,在结膜下生长,甚或在巩膜层间生长。

3. 前房内上皮生长 一旦发生前房内上皮生长,患者可于数周内突然出现畏光、流泪、眼痛等症状,而且常随病变进展而加重,但皮质激素治疗可缓解症状。早期检查可发现不规则的后弹力膜皱褶。典型病例可在角膜后面发现薄纱样膜,自创口向下延伸。其进展缘为一曲折的灰白色线,将病变部和正常部角膜分开。病变部分角膜可发生水肿、混浊,并有新生血管长入。如上皮生长侵犯虹膜,则虹膜可出现纹理消失,或因牵拉而出现移位和变形。当上皮侵犯房角时,可因房水排出障碍而发生难以控制的青光眼。

【治疗】

1. 预防 预防包括清除伤口周围的异物、渗出物和上皮组织,高质量的和严密的伤口闭合;避免任何组织和异物在伤口内嵌顿;防止任何可能将上皮带入前房的技术操作。

2. 治疗 对于虹膜囊肿,一经诊断,即应积极进行治疗,治疗以手术切除为主。手术应在显微镜下操作,力求完整摘除囊肿,对怀疑可能残留者应尽量切除。如囊肿已超过1/2前房,手术切除难以完成。因此,早期发现早期治疗至关重要。某些病例,在采取手术之前,试用激光治疗,颇有临床意义。可用氩激光反复光凝囊壁,使其发生坏死;也可用 YAG 激光切开囊壁,使其皱缩,然后再以氩激光光凝。激光治疗对含有色素成分的囊肿效果更好。

前房内上皮生长是眼外伤后严重的并发症之一,一般预后较差。手术切除或刮除很难彻底,特别是处理角膜后病变,可引起严重角膜失代偿,术后常需要做穿透性角膜移植。其他方法如冷冻、激光、放射等,作为症状治疗有时可能有效。对于晚期病例,如青光眼已发展到绝对期,眼压持续不降,引起严重眼痛和头痛,则可考虑行眼球摘出术。

中西医结合

角膜上皮内生与中医"撞刺生翳"相似。

【病因病机】

因机械外伤而致角膜上皮损伤及角膜慢性炎症。

【辨证论治】

1. 风热外犯证

临床表现:患眼视力下降,结膜轻度充血,眼部异物感,角膜伤口黏合不良,患眼红痛,在角膜伤口下呈现乳白色线状或团状沉积物。

治法:祛风清热。

方药:归芍红花散加减。当归、赤芍药各 20g,红花、栀子、黄芩各 15g,生地黄、连翘、大黄、防风、白芷 12g,甘草 9g。

2. 湿热上犯证

临床表现:患眼视力下降较剧,结膜混合充血较明显,畏光流泪,眼部异物感加重,角膜瓣边缘有炎性浸润,并可见片状树枝状,白色混浊物沉积。

治法:清热利湿。

方药:清热利湿汤加减。黄芩、栀子、木通、车前子、泽泻、防风、茯苓、谷精草、蒺藜、桔梗、苏木、红花。

【外治法】

可选用硫酸庆大霉素滴眼液、双氯芬酸钠滴眼液、氟米龙滴眼液、氯替泼诺混悬滴眼液、重组牛碱性成纤维细胞生长因子滴眼液,小牛血去蛋白提取物眼用凝胶,必要时清除角膜瓣下上皮细胞。

第七节　角膜色素样沉着

角膜色素样沉着是临床常见的征象,有的沉着物是色素,但有的并非色素,这里统称为色素样沉着。在病因上,有些是局部因素,有些则是全身病在角膜上的表现,物质可沉积在角膜的各个层次。现就角膜血染、角膜铁质沉着、角膜铜质沉着、角膜碘沉着等分别论述如下:

一、角膜血染

角膜血染是由于外伤或其他原因导致的前房出血及高眼压,使含铁血黄素进入角膜内皮细胞和角膜基质而形成血染,发生率约为 5%。

【病因及发病机制】

常发生在眼球钝挫伤致前房大量出血,伴有虹膜根部离断,房角后退,血细胞阻塞房角或小梁网,致眼压持续升高;或因为眼内血管病变和高眼压,导致前房出血,红细胞的降解产物和含铁血黄素进入角膜板层间,导致角膜为棕褐色颗粒沉着形成血染。

【临床表现】

角膜呈棕褐色,累及全角膜,但角膜并无明显水肿,眼内组织窥不清(图39-7-1)。患者可有高眼压,但很多患者就诊时眼压正常,可能在出血早期伴有高眼压病史。当大量前房积血且伴有高眼压时,应行超声生物显微镜(UBM)检查,了解房角情况,UBM可以显示虹膜是否有根部断离,房角后退。前房积血(图39-7-2),角膜血染(图39-7-3),在数月或数年后可恢复透明,一般从角膜周边部开始,但取决于角膜内皮细胞的数量及功能。

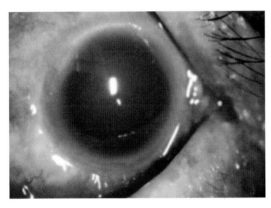

图 39-7-1　角膜色素样沉着呈棕褐色

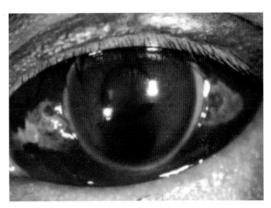

图 39-7-2　前房积血

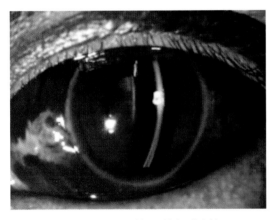

图 39-7-3　裂隙灯下的角膜血染

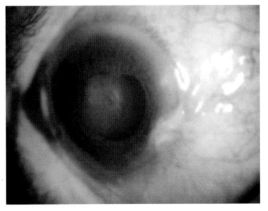

图 39-7-4　角膜周围见环形铁锈沉着

【诊断】

1. 外伤和其他眼内出血病史。

2. 典型临床表现。

3. 测量眼压。

4. UBM检查房角和睫状体;B型超声检查,了解玻璃体是否有积血及视网膜是否有病变。

【治疗】

1. 早期应行前房冲洗术,彻底清除前房内的积血。

2. 药物治疗应用铁离子螯合剂,如 0.5% 依地酸二钠(EDTA)滴眼液。

3. 对已形成角膜血染的患者,尤其是儿童,为预防弱视应考虑行角膜移植术。

二、角膜铁质沉着

角膜铁质沉着,一种是眼内铁质异物遗留,导致角膜内皮和基质内铁质沉着;另外一种是角膜上皮内的铁质沉着,临床上并不少见,只是由于后者无特殊临床意义而被忽视。

【病因和发病机制】

1. 铁性异物是最常见的眼内异物,铁在眼内被氧化,并逐步在眼内扩散,久之则出现眼球铁锈沉着症,也称铁睛症。可以波及角膜、虹膜、晶体、玻璃体和视网膜等眼内组织,严重者最终会导致失明,角膜铁锈沉着只是眼球铁锈沉着症的一部分。

2. 临床上也有单独侵犯角膜的铁质沉着,常见于角膜铁质异物,如不及时取出、会在角膜异物周围形成铁锈沉着环(图 39-7-4)。

3. 角膜上皮铁质沉着,如圆锥角膜、角膜瘢痕、角膜变性、角膜屈光手术后,甚至在正常人角膜睑裂部位,角膜上皮内也能看到"铁线",可能与泪液铁含量变化和泪液膜的液体力学改变有关。

【临床表现】

角膜铁质异物时,如果异物较小,异物嵌顿在角膜基质内,异物周围角膜有环形锈染,并伴有角膜基质轻度水肿。

眼内异物导致的角膜铁质沉着,常见的还有晶体异物,晶体铁质异物很小时,晶体可在一段时间内保持透明,但局部可见白内障,晶体前囊下有多量细小棕色颗粒,经较长时间后可在前囊下形成棕色铁锈斑,也可以发现对后部组织如视网膜、视神经的损害,进而影响视功能。

角膜上皮铁线沉着,临床上常见于圆锥角膜的锥底,称为 Fleischer 环;在正常人的睑裂部位下、中 1/3 角膜交界处上皮内的铁线称为 Hudson Stahli 线;翼状胬肉头部角膜上皮内的铁线称为 Stocker 线,以及在角膜移植缝线内环和角膜屈光手术切口附近上皮内均可以发现铁沉着。

【诊断和鉴别诊断】

1. 外伤的病史,需仔细询问受伤现场及异物的性质,必要时应将异物鉴别,区分是否磁性异物及性质。

2. B 型超声检查是必要的,同时应做 UBM 检查,以防止在房角及睫状体的细小异物被遗漏。

3. 必要时行眼眶 CT、MRI 检查。

主要应与非铁质异物相鉴别。

【治疗】

1. 原则上,角膜异物及眼内铁质异物均应尽早取出。当异物细小,晶体尚透明,视力良好或在球壁内的细小异物,应当随访观察,可以选择择期取出。早期眼球铁锈沉着症患者,应当坚决取出异物。

2. 角膜铁锈环,可用 0.2%EDTA 滴眼液治疗,部分铁锈环可以吸收,轻者可以消退。取铁锈环时,可以轻轻刮除锈坏,切忌大范围损伤角膜组织强行刮除,否则会导致更大的瘢痕而影响视力。

3. 角膜上皮内的铁线无需治疗,不影响视功能。

三、角膜铜质沉着

临床上可见到因铜睛症患者或者肝豆状核变性时,角膜出现 Kayser-Fleischer 环。Kayser-Fleischer 环是 Kayser 于 1902 年最先报道,Fleischer 于 1903 年加以补充描述,故称为 Kayser-Fleischer 环,简称 K-F 环。这是一种特征性诊断疾病的体征,主要见于 Wilson 病(肝 - 豆状核变性)及其他肝病引起的铜代谢障碍患者。

【病因及发病机制】

晶体铜质沉着是眼内铜质异物或者细小铜异物在角膜基质内未及时取出,铜离子在组织内氧化和沉着所致。另外,常见于肝豆状核变性患者的 K-F 环,是由于肝内病变导致铜代谢紊乱所致。当发生铜代谢障碍时,血清中铜含量降低,组织中能与铜结合并起运载作用的一种含硫蛋白质反而增加与铜的亲和力,使铜在组织中聚集增多。

【临床表现】

1. 铜异物可以导致化脓性眼内炎,对眼部组织损害重于铁质异物。晶体铜异物,可以产生向日葵样白内障,后囊呈草绿色。沉积在角膜后弹力层或角膜基质内可以有淡绿色。

2. Kayser-Fleischer 铜环(简称 K-F 环)多见于 Wilson 病,即肝豆状核变性和其他肝病引发的铜代谢紊乱。Wilson 病是一种常染色体隐性遗传病,本病为双眼发病,多见于儿童,对视力一般没有影响。在裂隙灯下检查,可见后弹力层靠近角膜缘位置,有环形宽 1~3mm 的金黄色或黄绿色铜颗粒沉着,环的边缘色泽较深,越向中央色泽越淡,与角膜缘之间有一透明带隔开。房角镜检查或角膜共聚焦显微镜检查更加清楚。

全身可以有神经系统病变表现及肝功能异常等。①神经系统:肌肉强直性震颤并逐渐加重;②肝功能异常:可出现黄疸、肝大和腹水,严重者出现肝功能衰竭;③眼部可出现向日葵形白内障,是由于铜沉着于晶体前囊或后囊所致;④骨骼系统:患者可出现骨质疏松,易发生骨折。另外,眼外肌和眼内肌可发生麻痹,眼球呈不规则痉挛运动,可发生眼球震颤和夜盲症等。

【诊断】

1. 外伤导致铜质异物眼内存留病史。

2. 有明确的肝豆状核变性、肝功能异常的临床诊断。

3. 角膜和眼内典型的临床表现。

【治疗】

1. 铜质异物必须及早取出,控制化脓性炎症。

2. 肝豆状核变性治疗

(1)限制铜摄入量,少食含铜高的食物,如牛肉、羊肉、动物肝脏、贝类。

(2)促进铜物质排泄,如 D- 青霉胺和 EDTA 等,应在专科医师的帮助下进行治疗。

(3)局部应用 0.2%EDTA 滴眼液治疗,经过治疗后,Kayser-FIeischer 环会逐渐减轻。

四、角膜碘沉着

该病主要发生在全身长期服用含碘量高的食物、药物,国内外均有抗心律失常的药物胺碘酮引起的角膜碘沉着的报道。

【病因和发病机制】

胺碘酮是广谱抗心律失常药,对心脏多种离子通道均有抑制作用,对心房扑动、心房颤动、室上性心动过速和室性心动过速都有效。本药主要在肝脏代谢。

【临床表现】

胺碘酮长期应用可见角膜褐色颗粒沉着,不影响视力,停药后微粒可逐渐消失。少数患者发生甲状腺功能亢进或减退及肝坏死。

【治疗】

微细沉淀可在停止治疗药物后很快消失,一般不影响视力,无需特殊治疗。

中西医结合

角膜色素样沉着是临床常见的征象,有的沉着物是色素,但有的并非色素,这里统称为色素样沉着。其中角膜铁质沉着、角膜铜质沉着与中医"异物入目"相似,角膜血染与中医"撞击伤目"相似。古代、现代中医文献对角膜铜质沉着,角膜碘沉着没有相关记载和描述。

【病因病机】

多因钝性物体如球类、拳头、棍棒、铁块、砖石、皮带等击伤眼部,或高压液体、气体冲击眼部,或乘车时急刹车造成眼部撞击所致。一般除接触处直接受伤外,还可由通过强烈震荡、暴力输导、钝力传递等作用,伤及眼部深处组织,造成气血受挫、组织受损,甚则挫伤、眼肌、视神经受损。

【辨证论治】

1. 络伤出血证

临床表现:眼睑青紫,球结膜出血、前房积血、眶内瘀血、眼球突出、眼底出血等。

治法:凉血止血为先,消瘀凉血为后。

方药:十灰散加味。大蓟10g,小蓟10g,茜草10g,侧柏叶10g,白茅根30g,栀子10g,棕榈皮8g,荷叶10g,牡丹皮12g,大黄10g。若头痛眼胀,加夏枯草以平肝清热。待血止之后,其离经之瘀血,拟消瘀活血为治,用祛瘀汤(《中医眼科学》)加减。当归10g,赤芍10g,桃仁10g,泽兰10g,丹参15g,川芎6g,郁金10g,三七粉3g。若有黑睛混浊者,加蝉蜕、木贼草以退翳明目;若有畏光流泪者,可加防风、蔓荆子、羌活以祛风清热;若有抱轮红赤、瞳神紧小者,加龙胆、黄芩、石膏以清热降火。

2. 气滞血瘀证

临床表现:眼球偏斜,角膜混浊,瞳孔散大不收,视物不清,视网膜水肿,眼压升高,角膜色素样沉着。

治法:行气活血,化瘀止痛。

方药:血府逐瘀汤加减。桃仁10g,红花9g,当归9g,生地黄15g.,川芎10g,赤芍10g,牛膝10g,桔梗6g,柴胡6g,枳壳6g,车前子(包煎)15g,防风10g。如疼痛剧烈,加乳香、没药破瘀止痛;如有瞳神不正或散大不收,加香附、白芍、五味子等顺气酸收之品;若有眼底明显水肿,可加泽泻、茯苓利水消肿;若有斜视,加僵蚕、白附子舒筋缓急;晶珠混浊,加石决明、蒺藜等退翳明目之品。

【物理疗法】

1. 眼睑出血时,可用鲜生地黄,或生大黄粉,或白萝卜捣烂外敷,或冷敷以止血。1~2日后改用热敷以促使消散。

2. 前房积血,角膜血染,可选用三七、丹参、红花、川芎液局部电离子导入。

【外治法】

1. 晶体脱位于前房内,要进行手术处理。前房积血六七日不吸收,外伤白内障,应手术治疗。

2. 合并有眶骨骨折颅底骨折等情况,须请有关科室会诊,共同诊治。

【中成药】

1. 云南白药胶囊　本药具有化瘀止血、活血止痛、解毒消肿的功效。

2. 活血明目片　本药具有止血、促进瘀血吸收、抗炎等的功效。

【食疗方】

1. 当归丹参瘦肉汤

组成:当归15g,丹参12g,三七粉3g,没药6g,瘦肉100g,精盐、佐料各适量。

功效:活血镇痛,散瘀消肿。

适应证:角膜色素样沉着(早期)。

方解:当归活血通络;丹参散瘀消肿,止血明目;三七散瘀止血,消肿镇痛;没药活血止痛,散血明目,上述5种食材搭配在起具有活血镇痛、散瘀消肿的功效。

制法:上述同放入砂锅内,加适量水煎熬30分钟后,加入精盐、佐料各适量即可。

用法:可作早、晚餐菜,每日2次,3~5日为1个疗程。

2. 三七当归老鸭汤

组成:桃仁10g,红花5g,当归10g,三七粉5g,老鸭100g,精盐、佐料各适量。

功效:活血祛瘀,养血明目。

适应证:角膜色素样沉着(中晚期)

方解:桃仁、红花活血祛瘀;当归活血祛瘀;三七粉止血活血,散瘀消肿。老鸭滋阴,上述配合在一起具有活血祛瘀、养血明目的功效。

制法:上述同放入砂锅内,加适量水煎熬30分钟后,精盐、佐料各适量即可。

用法:可作早、晚餐菜,每日2次,3~5日为1个疗程。

第八节　角膜创伤修复及瘢痕的防治

一、上皮及Bowman's膜损伤的修复

角膜上皮创伤的修复过程因受损伤的部位、范围和深度不同而变化。一般来说,面积较小的单纯上皮缺损,可在24小时内愈合;较大面积(>1/4象限)的上皮缺损,常需2~3日才能修复。损伤部位接近角膜缘者易于愈合,近中央区的角膜损伤,愈合则较为缓慢。有研究表明,不同区域角膜上皮的增殖速率不同,从角膜缘、角膜周边部至中央部,角膜上皮的增殖速率是逐步递减的。

角膜上皮损伤的修复过程,主要包括损伤区邻近的上皮细胞体积增大,并向损伤区移行

以及基底层细胞增殖等过程。有研究表明,即使角膜中央部上皮损伤,角膜缘上皮细胞及全部结膜上皮也出现旺盛的细胞分裂。实验研究发现,当角膜上皮全层损伤后,邻近创面的损伤细胞首先丧失其表面的微绒毛。在损伤后 1 小时之内,相应部位的上皮基底层细胞开始变扁平,角膜上皮细胞的桥粒连接和糖原储存均减少,表明它即将运动。同时,纤维连接蛋白、糖蛋白、纤维蛋白原和纤维蛋白沉积在受损区裸露的角膜创面。多形核白细胞经角膜缘血管网到达创伤区,开始清除细胞残留物。伤后大约 6 小时,上皮细胞开始以 0.75mm/min 的速度向缺损区移行,横过暴露的基底膜,形成新的单层上皮。同时,基底层细胞也开始有丝分裂。在损伤后早期的 15 小时内,上皮细胞移行极其活跃,移行前缘的上皮细胞开始伸出许多伪足,伪足的运动由细胞支架的肌动蛋白丝提供动力。细胞支架丝插入半桥粒附着斑电子致密层的内面,这可能与细胞的黏附有关。因为角膜上皮细胞依靠半桥粒连接于基底膜,在上皮细胞增殖和迁徙的过程中,如果基底膜不健全或缺乏半桥粒的联结,新生的角膜上皮则黏附不牢,出现新生上皮反复脱落的现象。当缺损区填充后,细胞之间因存在接触性抑制,使细胞停止运动,其形态再度恢复至鳞状,基底层细胞亦变为柱状。与此同时,DNA 合成也开始进行。伤后 24~48 小时内,伤口内的上皮增生达到高峰,并形成上皮栓,所有多形核白细胞全部消失。伤后 3~4 日,当上皮栓逐渐消失后,创面基底细胞出现有丝分裂象,表层新形成的上皮很快与邻近上皮相接。再生的上皮对其下方的基质固有细胞有明显的激活作用。但在伤口未被新生或移行的上皮覆盖之前,角膜基质固有细胞不可能转化为成纤维细胞。

如果上皮损伤时基底膜未受损,上皮细胞可依靠基底膜附着于其下方的基质。伤后 2 日,便会出现半桥粒。此后不久,上皮与基质即可形成牢固黏附。如果基底膜受损缺失,上皮修复速度将大大降低,有时还会迁延不愈,甚至上皮化障碍。在上皮修复的初期,上皮缺损区及其邻近部位由于上皮细胞的移行而变薄,细胞排列也不整齐。同时,尽管上皮细胞在伤后 24 小时即可分泌形成基底膜的物质,但此时的基底膜并不完善,因而细胞间的连接也不牢固。因此,新生的角膜上皮层很容易剥脱或被水肿液所分离。只有上皮修复后数周,随着损伤附近的角膜上皮基底细胞不断分裂增殖,使变薄区的上皮细胞恢复到正常的 5 层或 6 层细胞结构,新生的上皮细胞层才能牢固地与基底膜黏附。由于上皮可以再生,而且愈合过程中无血管和纤维组织参与,所以,单纯角膜上皮层创伤,其愈合后并不会留下瘢痕。但上皮损伤后会引起炎细胞向受损区聚集,多形核白细胞和单核细胞能延缓上皮受损区的修复。因此,持续存在的炎症反应可能会导致角膜上皮的长期缺损,并进而累及上皮细胞的基底膜复合体和前部基质,最终引起纤维组织增生,导致瘢痕形成。

如果角膜表面损伤严重,伤及基底层上皮细胞的基底膜复合体和前部基质,上皮修复的速度将大大降低,有时甚至迁延不愈。因为新的基底膜复合体需在伤后 5~7 日才开始形成。如果基底膜损伤严重,则需 6~8 周方能形成新的比较坚固的基底膜,也只有到此时,新生的上皮才能与下方的基质比较牢固地黏附。例如,化学伤时,常常不仅伤及角膜上皮,还伤及角膜缘上皮甚至结膜上皮,尤其当角膜缘干细胞广泛受损时,常常出现角膜上皮修复困难或反复性上皮糜烂,而且,常有结膜样上皮和新生血管长入角膜。这种愈合方式部分与角膜和结膜上皮细胞所固有的不同再生能力有关,特别是在角膜缘干细胞广泛损伤后,上皮再生的来源发生困难,创面迟迟不能修复,那么上皮下的成纤维细胞就会增生,并引起浅层基质的瘢痕形成。它表现为一种纤维细胞性血管翳,由粗细不等的 n 型胶原纤维排列而成,可伴有或不伴有新生血管。这种血管翳是基质固有细胞受到刺激转变成成纤维细胞后的产物，可位于上皮与前弹力层之间，或位于浅层基质，引起角膜混浊，导致患者视力下降。

二、角膜上皮广泛损伤的修复

角膜上皮广泛损伤的愈合方式不同于局部损伤的愈合。近年大量研究证实：角膜上皮细胞分裂增殖的源泉在角膜缘干细胞，一旦角膜缘干细胞被破坏，这种功能就会发生障碍。干细胞是成熟机体中具有多潜能，自我维持，细胞周期长，能够进行不对称细胞分裂，缺乏分化特征，形态和生化上处于原始幼稚阶段的细胞。多项研究均表明，角膜干细胞位于角膜缘上皮层基底部，具有细胞更新和组织再生功能。Toft 曾提出，正常的结膜对角膜上皮细胞群的维持起一定作用，局部受损时可影响结膜的转向分化而发生异常。正常情况下，它能补充角膜上皮的脱落，维持眼表面的稳定，成为阻止结膜血管侵入的一种屏障，同时对维持角膜的透明状态及视功能有重要意义。如果整个角膜受损，且超过了角膜缘，损伤到干细胞，这时创面修复的上皮来源只有依靠周围的结膜。如果把角膜缘干细胞全部或部分切除，就会引起结膜上皮向心性生长、角膜血管化和上皮复发性糜烂等致使愈合延迟。这时，结膜上皮细胞向角膜上皮细胞的转化在形态、生化和功能上均大大延迟。同时，随着创面的慢性炎症、持续性上皮缺损、复发性糜烂、基质新生血管和无菌性溃疡等的相继出现，患眼的病情就会进一步恶化。在持续性上皮缺损区边缘的上皮细胞常形成一条隆起的边缘线，阻止其他上皮细胞移行和有丝分裂。损伤后发生化学变性的基底膜也没有新的合成。

角膜表面杯状细胞的出现是结膜上皮向角膜过度生长的证明。杯状细胞在角膜表面出现的部位与基质血管化的部位相对应，此处的生化状态也不断改变，这也许是结膜来源的上皮细胞代谢的需要。结膜上皮移植于角膜表面时，发生转向分化，有角膜样上皮生长，但修复的角膜表面主要为结膜细胞表型，并出现进行性角膜血管翳。角膜缘移植与结膜上皮移植比较证实，两者分别通过单克隆抗体 AM-3 和 AE-5 与结膜上皮黏蛋白、角膜上皮分子量6.4 万角蛋白特异性结合，结膜上皮移植术后角膜表面为结膜上皮表型，角膜缘移植术后角膜表面形成角膜上皮表型。Tsai 等通过动物实验表明，在减少角膜新生血管方面，角膜缘上皮移植优于结膜上皮移植。以上研究支持角膜上皮干细胞位于角膜缘的概念，并提示角膜缘损伤后，角膜缘上皮移植比结膜上皮移植更能有效地重建眼表面。

来源于结膜的角膜上皮也可以影响角膜基质对以后损伤的反应。对覆盖结膜来源上皮的兔角膜的研究发现，标记的基质新生血管对以后的损伤会产生反应。这可以解释为什么角膜缘区被破坏后角膜会生成新生血管并结膜化，也可以解释为什么角膜表面严重损伤后进行角膜缘上皮移植比结膜移植的效果会更好。角膜缘上皮细胞培养与角膜中央和结膜上皮细胞培养相比较发现，角膜缘上皮细胞的复制效率很高，而且角膜缘上皮细胞被适当移植后也有黏附能力，并可形成复层上皮。这些发现也支持角膜干细胞位于角膜缘的说法。目前，人工培养的人角膜缘上皮细胞可以作为自体移植物，帮助受损眼表的修复。

由于 Bowman's 膜无再生能力，当它受外伤缺损时，开始将由上皮细胞向上生长填补，以后则由基质层内角膜细胞所分泌的胶原或由成纤维细胞所充填。所以，在创伤愈合之后，多少要留下一些永久性的角膜混浊。当损伤伤及角膜基质深层时，新生的角膜上皮可以长入基质伤口内，从而填塞伤口缝隙，并形成上皮细胞栓，待伤口内为新形成的胶原填塞后，后者可以将上皮栓推向表面。

三、基质层创伤的修复

角膜穿通伤后,伤口附近的基质固有细胞完全变性,缺损区很快被纤维蛋白凝块充填。创伤区的基质水肿,创口附近的固有细胞转化为成纤维细胞样的细胞。伤后 2 小时内,这些细胞的 RNA 含量和内质网池增加,开始合成蛋白。伤后 2~5 小时,创面出现多形核白细胞,参与对坏死细胞和细胞外碎屑的蛋白水解酶清创。伤后 24 小时,DNA 合成和基质固有细胞摄取氚标记胸苷达最高峰。伤后 3 日内,这些激活的基质固有细胞到达伤口边缘,与创缘平行排列,并分泌胶原(主要为 n 型胶原)和氨基葡聚糖(主要是硫酸软骨素)。角膜缘血管网的多形核白细胞通过泪膜到达基质伤口,其他多形核白细胞通过移行穿过基质到达伤口。

伤后第 1 周末,成纤维细胞和多形核白细胞侵入纤维栓。伤口愈合过程中分泌大量胶原,随着胶原的堆积,创面张力不断增加,新合成的胶原排列很不规则,均为直径较大的细胞外纤维胶原。到第 8 周末,炎细胞消失,仅留下大量的成纤维细胞。角膜细胞受到来自浸润细胞释放的活性因子的刺激而呈活性,逐渐向伤口处聚集并转化为成纤维细胞,合成胶原纤维,以修补损伤组织。胶原组织逐渐填满缺损区,直至伤口愈合。在此期间,一个重要的调节因子即为转化生长因子 P(TGF-p),可由损伤修复过程中的角膜细胞表达合成,它可控制细胞生长和分化,刺激角膜细胞外基质(ECM)的合成和不断沉积,从而加速受损的角膜基底膜和基质的重建与修复,促进角膜伤口的愈合。另外,角膜上皮细胞、内皮细胞和角膜基质细胞亦能分泌维生素连接蛋白(fibranectin,FN),后者沉积于角膜伤口内,它对于角膜伤口的愈合能起到促进作用。由于新形成的胶原纤维和板层排列紊乱,故常有不同程度的瘢痕形成。

维持角膜基质的透明必须满足两个条件,即基质各胶原纤维的直径必须相同,相邻两个胶原纤维之间的距离须短于可见光波长的一半,这样屈光指数的波动才不会引起散光。基质瘢痕形成以后会干扰这些重要的参数。瘢痕组织中胶原纤维的直径变化很明显,在相邻两纤维的纤维断裂,纤维排列的整齐性被挤乱,不能像正常角膜的板层结构那样,呈格子样排列。角膜基质中的蛋白聚糖是影响胶原纤维空间排列的重要决定簇。最近发现,创伤后愈合过程中的成兔角膜蛋白聚糖的化学和细胞化学性能与正在发育角膜的部分相同。基质瘢痕组织与正常角膜比较,它所含的硫酸软骨素蛋白聚糖非常大,而其氨基葡聚糖的侧链长度却正常。在某些病理状态下如角膜内皮功能障碍,所引起的基质水肿,胶原纤维之间因液体聚集使基质增厚,失去透明性而变得混浊,但由于单个的胶原纤维并没有发生变化,一旦水肿消退后,胶原纤维的空间结构便可恢复正常,基质也随之恢复透明。

机械性损伤,如挫裂伤,角膜伤口常不整齐,甚至有组织缺损,所以,愈合过程较慢,形成的瘢痕常较明显,而且愈合后常导致局部变形,造成严重散光。如果挫裂伤造成角膜板层分离,常因裂伤上下组织表面的粗糙不平而致愈合后瘢痕明显,锐器所致的角膜伤口,如角膜环钻伤口等因组织对合整齐,故愈合较快,愈合后形成的瘢痕也较轻。

新形成的瘢痕,其抗张力需不断加强,常需数月之久。如角膜中央穿透伤之后 10 日,虽已有多层上皮覆盖似已愈合,但基本没有抗张力,10~40 日后抗张力增加,相当于正常角膜抗张力的 8%~36%,在术后 40~100 日,其抗张力增加,但也不如正常角膜。伤后 3~6 个月,伤口抗张力强度持续增加。Cintron 等证实,成兔的角膜基质伤后会产生结构性巨分子,胶原交叉样排列与自然发育形成的角膜相近,但瘢痕组织更致密,永远不可能恢复到正常角膜那样的规则排列状态,而呈现不同程度的混浊。由于角膜瘢痕的抗张力直至最后也不如正常角膜组织,一旦受到挫伤,容易从瘢痕处裂开。因此,对于做过放射状角膜切开或穿透性角膜移植的患者,应特别注意防止外伤,特别是钝挫伤。

四、后弹力层及内皮细胞层创伤的修复

(一) 后弹力层创伤的修复

一般情况下,后弹力层的损伤,往往伴随着内层的破坏。单纯后弹力层损伤而内皮层保持完好者极为少见,甚至是不可能的。后弹力层破裂后,断端因弹性而向基质层一侧卷缩,常形成后三角形伤口,房水进入基质而致基质水肿。作为创伤愈合应答的一部分,任何形式的内损伤均会发生这种非特异性应答,即重新形成的内皮都会沉积或分泌一层新的后弹力层。例如,圆锥角膜的急性后弹力层破裂,随着内皮的移行,重新覆盖其裸露基质后部的移行内皮细胞在形成一层完整的新的内皮面后,就会分泌出新的后弹力层。通常情况下,后弹力层的修复要在内皮修复愈合 1 个月后才逐渐开始。若伤口整齐,修复后的内皮细胞仍是单层,功能也正常;若伤口对合不整齐,修复后的内皮细胞可形成多层,而且还会分泌含有原纤维带状胶原、基底膜物质和细丝的胶原层。后弹力层虽可再生,但新生的后弹力层较正常薄,卷曲的后弹力层断端,可在后弹力层修复后终生残留。后层角膜创伤愈合的时间可由数月延长至数年,那时后弹力层与内皮的形态和厚度才可恢复正常。

(二) 内皮细胞层创伤的修复

对兔和猫的研究表明,兔的角膜内皮细胞可进行有丝分裂,猫和灵长类动物的角膜内皮也有一定的有丝分裂能力。但人的角膜内皮,在受到各种物理或化学性损伤后,主要是依靠损伤区附近正常的角膜内皮通过细胞体积增大、移行和再排列而重新构成一个完整的单层内皮细胞区。当后层角膜损伤后,后弹力层的断端立即收缩,并向基质层一侧卷曲,邻近的内皮细胞丧失,创面形成一纤维蛋白栓。伤后数小时内,毗连的内皮细胞开始伸出伪足,凭借阿米巴式的运动向创面移行,从而形成一个新的完整的单层内皮细胞层。在此期间,细胞面积增大,细胞变扁,其形态类似于成纤维细胞。内皮缺损区修复的时间因创面的大小而不同。根据内皮创面的大小,缺损完全修复一般需要 1 周或更长的时间方能逐渐由邻近的内皮细胞移行填补。

尤其损伤面积较大时,愈合过程将很漫长,甚至无法愈合而致角膜长久水肿混浊。在活体,细胞外间质的糖蛋白、表皮生长因子(EGF)和肌动蛋白对角膜内皮生长和形成的调节起重要作用。有研究表明,兔的角膜内皮伤口修复过程 2~9 日。在修复过程中,移行的内皮细胞突可能交叉,但随着细胞体的聚集合拢,细胞突逐渐变短。当伤口再次被移行的内皮细胞完全覆盖时,细胞之间就产生接触性抑制,形成新的细胞连接。同时,内皮细胞也丧失其在移行时的那种成纤维细胞形态。一般在内皮创伤后 5 日,桥粒的紧密连接便再度形成,而缝隙连接的恢复则较晚。

由于内皮是通过其体积增大、移行和再排列来修复其缺损区的,故修复区的内皮细胞比远离创面的细胞面积明显增大。但只要内皮面完全修复后,其“泵”功能和屏障功能便恢复正常,基质的水肿逐渐消退,角膜厚度恢复正常,透明度增加。只有当内皮创面过大,内皮通

过其体积增大、移行和再排列而不能重新构成一个完整的单层内皮细胞层时,角膜基质才会发生水肿,严重者上皮发生大泡性改变。

五、角膜瘢痕的防治

角膜创伤的愈合大多数最终都会有瘢痕形成。瘢痕形成即是角膜创伤愈合的象征,但浓密的瘢痕常常导致患者视力的严重减退。因此,如何既促进角膜创伤的快速愈合,又尽可能地减少瘢痕的形成,已成为人们极为关切的一个问题。

影响角膜创伤修复和瘢痕形成的因素有许多,除了取决于损伤的部位、范围和程度外,与损伤的早期处理以及创伤修复过程中的治疗措施是否恰当也有密切的关系。

1. 正确处理早期角膜创伤 角膜创口愈大、愈深,其愈合过程将愈漫长,愈合后形成的瘢痕也将更加明显。贯通伤要比非贯通伤愈合更加困难,并发症也更多。伤口整齐,对合严密,愈合相对较为顺利,瘢痕较少,局部变形也轻;若伤口不规则、不整齐,愈合较慢,瘢痕较多,局部变形加重,如果存在组织缺损,则愈合更慢,瘢痕更加明显,角膜变形及散光程度就更加严重。错位对合的伤口,愈合过程漫长,且愈合不牢;同质愈合,则比较快而牢固。一般来说,儿童角膜伤口的愈合只需几周时间,与之相同的成人角膜伤口则要几个月或更长时间才能完全愈合。尤其当有炎症存在时,角膜与组织的成纤维细胞增生,可使胶原的产生速度加快。炎症与同时发生的细菌感染之间的相互与协同作用也会加速角膜基质的瘢痕形成。因此,在角膜创伤的早期处理中,清除嵌顿于伤口中的眼内组织,精确地对合伤口边缘组织,以避免发生错位愈合;同时消除伤口死腔,预防感染,可起到促进伤口愈合,减少瘢痕形成的作用。

2. 合理应用生长因子 生长因子是血液和组织自身形成的多肽物质,通过把愈合所需的物质聚集到创伤部位和诱导新细胞增殖,并作为分子信号和介质,结合到特定的细胞表面受体,在创伤愈合和促进细胞生长与增殖过程中起着重要作用。近年来发现不少生物活性因子均可影响角膜伤口的愈合过程,现简述如下:

(1)表皮细胞生长因子与角膜创伤修复:正常生理状态下,几乎所有的体液和分泌物中都存在 EGF,它通过与细胞膜上的特异性受体结合,对表皮、间皮和内皮细胞等都有促分裂和促成熟作用。在创伤愈合过程中,EGF 能产生趋化信号,使创伤修复细胞和蛋白聚集到损伤区域,促进角膜创伤修复。实验和临床研究证实,局部应用 EGF 具有如下作用:①刺激角膜上皮细胞分化,使上皮细胞内纤维连接蛋白合成增加,促进角膜上皮愈合;②促进角膜基质层胶原合成和激活基质细胞及成纤维细胞增殖,促进角膜基质愈合;③实验条件下可促进角膜内皮细胞的再生;④能够增强角膜伤口的抗张力。EGF 并不能诱导角膜上皮细胞的黏附及移行。

(2)角膜上皮细胞修复的基础是由两条相似但多肽链不同的片段组成;人角膜中除Bowman's 膜外均存在有 FN,其中以基质中含量最高。FN 对细胞的黏附、趋化、组织修复和角膜细胞的吞噬活性具有重要的影响。有研究指出,在角膜受伤后数小时内,角膜伤口的表面即有 FN 的沉积,并持续存在于迁移的上皮细胞之下,直至创口完全愈合。尽管目前临床上仍未发现纤维连结蛋白有刺激角膜上皮创伤愈合的作用,但最近的实验研究证实,纤维蛋白促进角膜上皮创伤愈合主要是通过以下机制:①黏附作用 FN 能与胶原特异性地结合,具有介导细胞和胶原之间的附着和粘连,为上皮细胞的迅速移行和粘着提供支架的作用;另外，在缺乏基底膜的创面上，FN 可与基质胶原紧密结合，同时促使上皮细胞黏附于基质上，为上皮细胞的迅速移行、完成修复提供不可缺少的基础。②促进修复构成细胞附着和迁移的基质，增加上皮细胞和成纤维细胞的移行和转运能力，从而促进角膜伤口的修复。FN 的上述作用是剂量依赖性，即随着 FN 用量的增加，其作用增强。但 FN 缺乏促进上皮细胞分裂增殖的能力。最近有学者发现，透明质酸也可以促进伤后角膜上皮细胞的移行，它的作用机制可能与 FN 相似。

（3）转化生长因子 -β 与角膜创伤修复：实验资料和临床观察结果都证实，TGF-β 在角膜创伤（非化学性损伤）愈合过程中具有以下作用：①诱导角膜细胞和单核细胞向创伤处趋化游走，这些细胞可转化为成纤维细胞，参与伤口的愈合；②刺激角膜细胞外基质的合成和不断沉积，加速损伤的角膜基底膜和基质的重构和修复；③促进成纤维细胞和上皮细胞分泌 FN、胶原和氨基多糖；④增加某几型胶原与 FN 的 mRNA 水平；⑤直接刺激 I 型胶原启动子和 FN 启动子的活性；⑥增加细胞与细胞间质的相互作用；⑦对角膜上皮细胞的增殖具有修饰作用，可以避免上皮细胞过度增殖；⑧促进角膜新生血管的愈合。另一方面，TGF-β 的这种作用，又会导致角膜伤口局部纤维化和瘢痕形成，使原有的组织结构消失。房水中亦有 TGF-β 的存在，其中 61% 为活性形式。

（4）碱性成纤维细胞生长因子与角膜创伤修复：碱性成纤维细胞生长因子（bFGF）是哺乳动物和人体内存在的一种非常微量的多肽，由 155 个氨基酸组成的多肽，分子量 1.75 万，等电点为 9.6。其生理功能非常广泛，是一种多功能细胞生长因子。bFGF 对创伤修复过程的炎症反应阶段、细胞增殖分化及肉芽组织形成阶段、组织重建阶段均有显著的促进和调节作用。可以加速伤口修复，减少病理性瘢痕产生，改善创面愈合质量。

在正常状态下，bFGF 主要以低活性或无活性状态存在于细胞外间质中。角膜受损后，外源性 bFGF 与靶细胞的 bFGF 受体结合，可激活细胞内信号传递系统，从而产生促细胞生长分化和分裂增殖的活性及其他非分裂源活性。

六、准分子激光治疗性角膜切除术

准分子激光治疗性角膜切除术（phototherapeuitckeratectomy，PTK）是利用准分子激光（excimerlaser）具有的单个光子能量高，穿透性极微，可直接打断组织的共价键而不产生热效应，以及其光束能量分布均匀等特点，对角膜浅层病变组织进行精细的切削以恢复其透明性。与传统的板层角膜移植比较，具有安全、简便、疗效可靠、不需要供体角膜、术后恢复时间短、无排斥反应等优点。因此，对角膜中央前弹力层和浅层基质层瘢痕或混浊、角膜表面不平整、上皮基底膜异常等可采用准分子激光治疗性角膜切削术治疗，以有效地改善患者视力，减轻患者的不适达到美观的效果。请参照第五十二章第五节。

七、手术治疗

对因角膜创伤及各种角膜病变所遗留的严重浅、中层角膜白癜以及角膜营养不良或变性，均可采用板层角膜移植。近年来，随着深板层角膜移植术的开展，对 Descemet's 膜以前部分角膜混浊进行深板层角膜移植术，使供体材料保存时间及方法不受限制，术后排斥反应也较轻，收到了良好的效果。但对累及后弹力层和内皮层的全层角膜白癜，则应采用穿透性角膜移植术。具体可以参照第四十三章。

中西医结合

角膜瘢痕在中医属"宿翳"的范畴。

【病因病机】

多因角膜外伤伴感染所致。

【辨证论治】

1. 余邪未尽证

临床表现:视物昏蒙,轻微羞明流泪,稍感不适,角膜溃疡修复,留有瘢痕,球结膜充血不明显,荧光染色阴性,伴舌红苔薄,脉弦。

治法:祛风清热,退翳明目。

方药:方药拨云退翳丸加减。黄连 6g,天花粉 10g,菊花 10g,薄荷 10g,防风 10g,荆芥 10g,蔓荆子 10g,木贼 10g,蝉蜕 6g,蛇蜕 6g,密蒙花 10g。

加减:结膜充血,加金银花、黄芩以清热。

2. 阴津不足证

临床表现:眼干涩,角膜溃疡修复,留有瘢痕,球结膜充血不明显,荧光染色阴性,伴口干咽燥,舌红,少苔,脉细。

治法:养阴明目退翳。

方药:滋阴退翳汤加减:生地黄 15g,知母 10g,玄参 10g,麦冬 10g,蒺藜 10g,木贼 10g,蝉蜕 10g,菊花 10g,青葙子 10g,甘草 3g。

加减:头痛头晕加石决明以平肝潜阳。

3. 气血凝滞证

临床表现:病程较长,视物不清,留有薄翳,球结膜充血不明显,荧光染色阴性,伴舌质暗红,脉弦涩。

治法:活血化瘀,退翳明目。

方药:消翳汤加减:生地黄 15g,赤芍 10g,当归尾 10g,川芎 6g,红花 10g,木贼 10g,密蒙花 10g,柴胡 10g,防风 10g,荆芥 10g,蔓荆子 10g,石决明 15g。

加减:舌淡脉弱者,加太子参以养气阴,唇舌色淡,加熟地黄、首乌以养血;若腰膝酸软、遗精失眠者,合杞菊地黄汤加减,或改用开明丸内服,逐渐调理,缓以图功,结膜充血明显,加金银花、黄芩以清热。

【物理疗法】

1. 用退云散或八宝眼药或荸荠退翳散点眼,每日 3 次,以磨障退翳。

2. 针刺治疗　取睛明、承泣、翳明、太阳、光明、合谷,每日 1 次,留针 15~30 分钟,有退翳消障之功。

【外治法】

1. 球结膜下埋线　常规消毒,表面麻醉和局部麻醉后,用 0~1 号羊肠线埋入球结膜下,环绕角膜周围 1 圈,离角膜缘 2~3mm 远,线头不结扎,但不可外露,紧贴结膜剪断,涂以消炎眼膏,眼垫封盖 1~2 日。对聚星障引起的角膜翳,一般不采用。

2. 发疱疗法　用斑蝥液(斑蝥 10 个,浸于 95% 乙醇 30ml,10~15 日即成)少许,置于内关穴,保护好周围皮肤(可用胶布剪孔,孔对内关穴),起疱后抽取疱液 0.5~ 1ml,注射于球结膜下,2~3 日 1 次,下次发疱可更换另手内关穴。对病程短的薄翳、斑翳有一定效果。

3. 乙基吗啡滴眼 自 0.5% 开始,渐增至 1%、2%、3%、5%、10%,用过 10% 后,用黄降汞眼膏点眼,再从 1% 开始,渐增至 2%、3%,用完 3% 后,又从 0.5% 的乙基吗啡开始,如此循环应用,坚持 6 个月至 1 年,可消退部分瘢痕翳障。但对聚星障引起者一般不用,以免引起复发。

4. 位于角膜中央的厚翳,可考虑做角膜移植手术。

【中成药】

1. 云南白药胶囊 本药具有化瘀止血。活血止痛。解毒消肿的功效,适应用于眼科血症,包括外伤导致的眼内、外出血,但不宜久用,久用易伤正气。

2. 活血明目片 本药具有止血、促进瘀血吸收、抗炎等的功效,适应用于外伤性眼内、外出血,但不宜久用,久用易伤正气。

【食疗方】

参照本章第 4 节角膜及巩膜穿通伤。

【经验方】

滋阴退翳明目汤加减(《中西医眼科临证备要》) 生地黄 15g,玄参 15g,青葙子(包煎)15g,石决明(包煎)15g,当归 10g,谷精草 10g,蒺藜 10g,车前子(包煎)10g,防风 10g,木贼 6g,蝉蜕 6g,黄连 3g,甘草 5g。若觉痒涩有泪,加荆芥、薄荷以祛风散邪,加乌贼骨、蒲公英以增退翳明目之功。

在外治方面,有用活血化瘀药物的,如用通脉灵制成滴眼剂滴眼、用活血退翳药物制剂、将蝉蜕、蛇蜕制成注射剂做球结膜下注射;有用平肝退翳药物的,如用珍珠层粉眼膏点眼并结合湿热敷或蒸气吸入等。据报道这些方法均有一定效果。

【名医经验】

1. 李传课(《角膜炎证治经验》)对角膜云翳治以养阴活血,退翳明目,方药:玄参 10g,麦门冬 12g,天花粉 10g,蝉蜕 10g,茯苓 10g,赤芍 10g,蒺藜 10g,夏枯草 10g,丹参 12g,甘草 3g。外点八宝眼药。

2. 李传课(《角膜炎证治经验》)对角膜遗留云雾状不透明体治以养阴化瘀,退翳明目。方药:玄参 12g,麦门冬 12g,沙参 12g,白芍 12g,木贼 6g,蝉蜕 3g,蒺藜 9g,丹参 12g,丹皮 10g,赤芍 9g,红花 6g,甘草 3g。局部继点用狄奥林,对于病情日久的老翳、厚翳,服药不能奏效。但近代眼科工作者对如何缩小和减薄瘢痕做了一些研究。本症在临床上较为难治,前人治疗本病,大多运用大方复方,如拨云退翳散、天麻退翳散、开明丸等。

【中西医结合治疗宿翳经验】

1. 陈慧采取中西医结合治疗角膜炎以促进角膜云翳吸收,选用抗生素、抗病毒药,辅助中草药治疗 101 例角膜炎患者的疗效观察。遵循中医"急则治其标,缓则治其本"的原则,发病急性期以清热泻肝、活血化瘀,缓解期以养阴柔肝,退翳明目为主。组方中连翘清热解毒;丹参、大黄、鸡血藤凉血、活血化瘀;柴胡、龙胆、菊花清热泻肝;配合蝉蜕、木贼、石决明、蒺藜、女贞子、白芍养阴柔肝,明目退翳;炙黄芪、党参补中益气。结果:在 101 例患者中痊愈的有 68 例,占总人数的 67.33%,留有角膜云翳的有 22 例,占 21.78%,留有角膜白斑的 8 例,占 7.92%,无好转的 3 例,占 2.97%,其总有效率为 96.82%。结论:采用中西医结合治疗角膜炎效果好,疗效肯定。

2. 张仁俊等将 183 例(183 眼)患者随机分为 3 个组。A 组(碘化钠球结膜下注射组),B

组(中药组),C组(中药配合碘化钠球结膜下注射组)。设计了3个退翳基本方:方1:黄芪、防风、白术、太子参、蛇蜕、大青叶、秦皮;方2:知母、生地黄、防风、黄芩、密蒙花、蒺藜、石决明、谷精草、木贼;方3:黄芪、党参、白术、防风、菟丝子、蒺藜、蝉蜕、蛇衣、谷精草、当归尾、红花、丹参。在3个基本方基础上进行辨证施治、随症加减;设定统一诊断疗效标准,并进行随访观察。结果:疗效观察显示:有效率A组62.1%,B组66.7%,C组92.3%。结论:退翳方有促进角膜瘢痕吸收,恢复角膜透明的功效。取中医之长,补西医之短,达到了标本兼治的目的,从而证实本法具有疗效理想、副作用少、复发率低等优点。

【角膜创伤修复及其瘢痕防治的中西医治疗新思路】

本病早防早治,扩瞳抗感染,尽早配合中药治疗,减少并发症发生。西医以抗菌、扩瞳等局部治疗为主,中医则以辨证论治为主。退翳药物使用,应宜早不宜迟,浸润期用之,可促使浸润迅速消退,不留瘢痕;溃疡期用之,可促使溃疡早期愈合,少留或不留瘢痕;瘢痕早期用之,可使瘢痕逐渐减薄。在诊疗过程中一定要注重整体观念,消除恶性循环,及时调理机体阴阳平衡,从而提高机体的抗病能力,促进角膜上皮早日修复。

(李山祥　张仁俊　喻京生　张铭连　张　越)

手术源性角膜及眼表损伤 第四十章

◉ | 第一节 手术源性眼干燥症

【病因及发病机制】

①患者手术前无干眼症状,手术以后出现了干眼症状;②患者手术前已存在干眼症状,手术后干眼症状加重。屈光手术对泪液分泌造成的影响主要是由于手术对角膜中央区感觉神经的损伤,破坏了泪液分泌的神经反射通路,导致基础性和反射性泪液分泌均减少。角膜知觉减退还导致瞬目减少,泪液蒸发增强。手术损伤引起的炎性反应又可以加重干眼症状,进一步减少泪液分泌。术后角膜形状的改变也可以造成泪液动力学异常。白内障手术引起的干眼症状与角膜缘或角膜上皮细胞的损伤、手术切口损伤神经、手术中液体对于眼表面上皮细胞的冲洗,以及手术后用药对眼表面上皮细胞的毒性作用等因素有关:若患者同时合并糖尿病,这些影响因素的作用会更大,有学者报道糖尿病患者行超声乳化白内障摘除后泪液分泌在术后半年仍不能恢复到术前水平。青光眼滤过术后上方球结膜形成的隆起型滤过泡可以影响泪膜的形成,术后球结膜下注射 5- 氟尿嘧啶也可明显损害泪膜的功能。另外,不同手术对眼表面上皮的损伤可以引起黏蛋白表达的异常,术后应用糖皮质激素类药物,以及药物内普遍存在的防腐剂对角膜上皮的毒性作用,均可以影响泪膜的成分与功能。③与眼科手术相关的干眼症状对手术质量的影响,角膜屈光手术后干眼症状将对角膜损伤的愈合造成影响,术后容易出现上方浅层点状角膜炎、复发性上皮脱落、角膜表面形状不规则、弥漫性板层角膜炎、角膜瓣皱褶、上皮内生,以及感染等术后并发症。

【临床表现】

基础性和反射性泪液分泌均减少,角膜知觉减退还导致瞬目减少,泪液蒸发增强。

【治疗】

与眼科手术相关的眼干燥症重在预防。建议对所有眼表面手术以及经眼表面的眼前、后节手术患者进行术前泪液分泌检测和泪液功能评估,充分估计发生与眼科手术相关的干眼症状的可能性,并在术前加以必要的干预措施。大量角膜屈光手术患者术前曾长期戴角膜接触镜,泪液分泌和泪膜质量在术前就有不同程度的下降;部分患者之所以选择角膜屈光手术,是因为存在干眼症状而对角膜接触镜的依从性下降;这些患者术后干眼症状加重的可能性也明显增加,眼科医师应在术前对这种矛盾加以充分评估。对于这类患者,围手术期干眼症状的处理非常重要。眼科医师应在术前针对干眼症状进行治疗,只要在术前很好地控制眼表面损害,在这类患者实施 LASIK 仍然安全。术后也可达到预期的手术效果。在手术过程中,特别是眼表面与眼前节手术,眼科医师要注意保护睑板腺、泪腺排出口,避免对角结膜上皮细胞和眼表面神经不必要的损伤,尽量缩短手术时间,对时间较长的手术可使用黏弹剂对眼表面上皮进行适当保护。

在充分了解各种与眼科手术相关的干眼症状产生原因的基础上,眼科医师可以根据其原因进行相应的处理。与眼科手术相关的干眼症状一般具有一定的自限性,如屈光手术引起的泪液缺乏性眼干燥症通常持续大约 6 个月到 1 年。随着感觉神经末梢的再生,角膜知觉逐渐恢复,患者的泪液分泌功能会逐渐恢复。但是,笔者仍主张对这类眼干燥症进行积极治疗,以减轻患者不适症状,避免其他眼干燥症相关的并发症。与眼科手术相关的眼干燥症的治疗与临床一般眼干燥症的治疗不完全相同。在治疗此类眼干燥症时,眼科医师既要考虑眼干燥症本身的治疗,又要考虑手术的因素。在药物的选择方面,眼科医师应尽可能缩短术后用药时间与减少每天用药的量。同时应考虑药物对手术创口愈合的影响,选择对手术创口无影响或影响极小的药物。人工泪液仍然是与眼科手术相关的眼干燥症的主要治疗手段。由于防腐剂具有上皮毒性作用,所以笔者建议尽量使用不含防腐剂的人工泪液。对那些术前评估于术后很可能发生眼干燥症的患者,笔者建议术后在泪小管上放置临时性胶原泪道塞,以减少泪液的排出。术后使用神经生长因子可以促进感觉神经末梢的再生,从而缩短术后干眼症状持续的时间。对于屈光手术后严重的干眼症状,眼科医师给予患者使用 20% 自体血清,也可以达到良好的治疗效果。

手术源性眼干燥症中西医结合治疗可以参照第 31 章第 8 节干燥性角结膜炎。

第二节　白内障手术源性角膜损伤

【病因及发病机制】

白内障手术后常短期应用激素、抗生素,如果患者眼部对药物、赋形剂或防腐剂敏感,即可发生点状上皮糜烂或角膜炎,通常在术后 3~4 周产生,敏感患者常有视力下降,眼红或异物感。过敏反应可由局部治疗引起。无论何时患者出现痒感,眼红、眼睑结节和红斑。由于下睑的改变,角膜可出现下部着染。有学者报道角膜溶解的发病率约为 0.01%,发现所有患者均与胶原血管疾病有关。Descemet's 膜大范围脱离可引起顽固性角膜水肿。手术创伤可致角膜内皮细胞丢失。其他因素包括灌注液、超声能量、化学因素等。

【临床表现】

严重视力障碍,最终形成大泡性角膜病变(bullous keratopathy)。

【治疗】

润滑剂、高渗液、角膜上皮营养剂等。在某些病例,尝试佩戴治疗性软性接触镜是有益的。必要时行角膜移植术,患者获得较好视力。

中西医结合

根据本病的临床特征,属中医"外伤引动肝热瘀滞"的范畴。

【病因病机】

白内障手术源性角膜损伤术后并发症。

【辨证论治】

1. 肝胆湿热证

临床表现:患眼白内障手术后 3 天,视力恢复不理想,结膜充血,角膜水肿。

治法:清利肝胆。

方药:石决明散加减。石决明 20g,决明子 15g,赤芍 10g,青葙子 10g,麦冬 10g,栀子 10g,木贼草 5g,大黄(后下)10g,羌活 10g,荆芥 10g。

2. 气血瘀滞证

临床表现:患眼术后第 7 天,视力恢复不甚理想,结膜充血,角膜水肿轻度混浊。

方药:谷精草汤加减。石决明、菊花、石斛、谷精草、茺蔚子、泽泻、木通、车前子、枸杞子、生地黄、玄参。

【外治法】

可选用复方托吡卡胺、重组牛碱性成纤维细胞生长因子滴眼液,维生素 B、维生素 C 片,维生素 A、维生素 E 丸,甘露醇注射液。

第三节 准分子激光屈光性手术角膜损伤

【病因及发病机制】

由于准分子激光屈光性角膜手术因角膜瓣制作不良等原因,而导致角膜并发症。

【临床表现】

患者眼干、角膜水肿混浊,视力下降。

【治疗】

主要是病因治疗、对症治疗和适当的角膜营养剂的应用。多数病例糖皮质激素为一线用药,滴眼液或口服;严重者加用免疫抑制剂,抗代谢药物、N 细胞抑制剂、烷基化合物等,严重病例需要 PRK 手术治疗。

中西医结合

根据本病的特征,属中医"昏睛障"的范畴。

【病因病机】

因准分子激光屈光性角膜手术而导致角膜并发症,可能与过敏或板层间的炎症反应有关。患眼视力下降,结膜充血,疼痛,畏光,流泪,异物感,角膜混浊水肿,角膜瓣下及层间,有明显浸润灶。

【辨证论治】

1. 肝经风热证

临床表现:患眼视力稍降低,疼痛,流泪,异物感,结膜不充血,角膜轻度混浊。(按 Linebarger 四级分类法类似 1~2 级)。

治法:祛风清热。

方药:羌活胜风汤加减。羌活、防风、荆芥、白芷、前胡、柴胡、黄芩、白术、枳壳各 10g,川芎 6g,甘草 3g。

2. 肝胆热毒证

临床表现:患眼疼痛,畏光,流泪,异物感,视力下降,结膜充血,角膜水肿,混浊,浸润性层间浸润明显,前房偶尔可见闪辉细胞(按 Linebarger 四级分类法类似 3~4 级)。

治法:清热泻火解毒。

方药:银花解毒汤加减。龙胆、桑白皮、黄芩、蔓荆子、大黄、天花粉、枳壳各 10g,生地黄、赤芍各 15g,金银花、蒲公英各 20g,甘草 3g。

【外治法】

醋酸泼尼松龙滴眼液、妥布霉素地塞米松滴眼液、庆大霉素双氯芬酸钠滴眼液、普拉洛芬滴眼液、重组牛碱性成纤维细胞生长因子眼用凝胶、小牛血去蛋白提取物眼用凝胶,必要时行角膜瓣下冲洗。

第四节　眼前节毒性反应综合征

眼前节毒性反应综合征(toxic anterior segment syndrome,TASS)由 Monson 等于 1992 年首次提出,是在白内障或其他眼前段手术后 12~24 小时内发生的一组急性前房无菌性炎症。主要症状是视物模糊,无明显疼痛或疼痛较轻。该病在临床上并非少见,但是以往经常由于认识不足而未能及时明确诊断和查找病因。该病有可能群发,危害严重,是除眼内炎外白内障手术后另一令眼科医生棘手的并发症,应当引起眼科医生的密切关注。

【病因及发病机制】

TASS 可以散发,也可以暴发,其致病原因较为广泛和复杂。从目前已经收集到的信息来看,还没有发现 TASS 发生的单一致病因素,进入眼内的任何物质都有导致 TASS 的潜在可能。

1. 平衡盐溶液术中使用的平衡盐溶液化学组成不适当,pH 值 <6.5 或 >8.5,渗透压 <200mOsm 或 >400mOsm 都会对角膜内皮细胞造成急性损伤,继而引起角膜水肿。研究显示上述角膜水肿的发生机制与内皮细胞间连接的急性破坏和屏障功能的急性丧失有关,若残存的内皮细胞不能及时移行覆盖受损区域,就会出现持续性角膜水肿。

2. 防腐剂或添加剂氯化苯常被用做局部抗生素的防腐剂,一旦进入眼内会产生毒性反应。亚硫酸氢盐是肾上腺素溶液中的防腐剂,如果术中用于维持瞳孔散大,也有产生毒性反应的可能。为预防眼内炎,有些医生会在灌注液中加入抗生素,一旦过量就有可能导致 TASS。最近有报道显示,白内障手术后涂用的眼膏可能会通过切口(尤其是透明角膜切口)进入眼内,眼膏含有的矿物油或防腐剂可导致眼前节毒性反应。

3. 黏弹剂生物提纯度不够高的黏弹剂,如果大量残留于前房可能造成眼内毒性反应。黏附于器械表面或管道内的黏弹剂在消毒灭菌过程中容易发生变性,如清洗不彻底进入眼内会引发 TASS。

4. 洗洁剂或灭菌剂用于眼科手术器械、管道清洗时的酶类或非酶类洗洁剂,可聚集沉淀在器械的内外表面,其活性成分只有在 140℃以上高温下才可被灭活,多数高压灭菌器温度只能达到 120~130℃,因此一些活性成分可能进入眼内,从而导致角膜内皮损伤。Mamalis 等人在眼用平衡盐溶液中加入 1.56% 酶清洁剂,发现对人角膜内皮细胞有严重损伤。Unal 等人报道了 6 例患者因术中使用了经戊二醛处理过的器械而导致 TASS,这些器械在进行高压蒸汽灭菌前曾使用 2% 戊二醛溶液浸泡,使用前未经冲洗。6 例患者中,3 例因角膜内皮功能失代偿实施了穿透角膜移植术,2 例患者施行了角膜移植联合抗青光眼手术。Liu 等人曾报道一组 TASS 病例,含有防腐剂 0.01% 氯苄烷铵(洁尔灭)的冲洗液误入眼内而发病。

5. 其他因素灭菌后残留细菌体释放的内毒素、蛋白质,手术器械残留的金属离子(如锌、铜离子)和硫酸盐,眼内麻醉剂盐酸布比卡因和盐酸利多卡因,以及制造工艺不良的人工晶体等都有造成 TASS。

TASS 几乎都是快速发病,多在术后 12~24 小时内发生。之所以发病这样快,可以从其毒性物质代谢动力学方面进行分析:前房容积约为 250μl,后房容积约为 50μl,晶体体积约为 250μl,人工晶体的体积约 30μl,所以白内障术后前后房的容积大约是 520μl。房水产生的速率为 2μl/min,毒性物质在前后房的残留时间至少是 4.4 小时。

TASS 的发生率可能比我们预想的要多。对于轻者,可能由于局部使用糖皮质激素后好转而没有深究其病因,只认为是患者的个体反应较重而已。如果手术过程很顺利,但出现比预期更重的炎症反应,在排除眼内炎后,都应当怀疑 TASS。某眼科医院曾发生 2 例 TASS,一例术后 2 年角膜仍有局部水肿,合并虹膜萎缩和瞳孔变形;另一例病情较轻,仅表现为角膜弥漫性水肿,术后 3 周角膜恢复透明,伴虹膜轻度脱色素。这 2 例 TASS 均为儿童先天性白内障,属于散发病例,但都发生于儿童,是巧合还是必然? 回顾可能的原因,2 例手术使用的器械、眼内植(注)入物和清洗消毒程序与成人白内障手术是一样的,唯一不同的是,2 例患儿均在术中行后囊膜切开和前玻璃体皮质部分切除,玻璃体切割头是经戊二醛浸泡消毒的,虽术前已经充分清洗,但仍然存在戊二醛残留的可能性。如果是残留戊二醛造成的 TASS,那么就不难理解为什么儿童病例发生得多。

【临床表现】

1. 标志性体征是弥漫性角膜水肿,术后无明显原因的急性角膜水肿,可伴有轻度睫状充血。前房反应较重,常有纤维素性渗出,严重者出现前房积脓。可伴有虹膜括约肌和小梁网的损伤、出现进行性虹膜萎缩、瞳孔不规则散大,严重者会继发青光眼。TASS 一般不影响眼后节,但有时因前房炎性反应较重而累及前部玻璃体。

2. 裂隙灯检查可见角膜弥漫性水肿、增厚,伴有轻度睫状充血、前房有纤维素样渗出,虹膜萎缩和 / 或瞳孔不规则散大,严重者可以继发青光眼,眼后节组织无明显受累。

【诊断和鉴别诊断】

诊断主要依据患者的病史、临床症状、眼部体征和实验室检查作为诊断依据。

1. 多见于过程顺利的眼前段手术后 12~24 小时。

2. 患者视物模糊,无明显疼痛或疼痛较轻,裂隙灯检查可见弥漫性角膜水肿等体征。

3. 房水或玻璃体细菌培养为阴性,糖皮质激素治疗有效。

鉴别诊断主要与感染性眼内炎相鉴别。感染性眼内炎多发生于术后 2~7 日,多伴有眼痛症状,少有弥漫性角膜水肿和继发青光眼,而且炎性反应通常会累及房水、玻璃体及其他眼后节组织,细菌培养多数为阳性,对抗生素治疗相对敏感。

【治疗】

1. TASS 发生后,早期加强局部糖皮质激素和非甾体抗炎药物的应用。严重者可全身使用糖皮质激素。

2. 一般不建议前房冲洗,因为一旦出现毒性反应,前房的损伤已经造成。如果瞳孔区有渗出,可使用复方托比卡胺滴眼液点眼以活动瞳孔,不建议使用长效散瞳剂(阿托品眼膏)。如考虑前房毒性物质较多,尚未代谢完毕,须及时行前房冲洗术。

3. 眼压升高酌情对症治疗,应长期监测眼压。

4. 如果不能确定患者是 TASS 还是感染性眼内炎，可以先按感染性眼内炎治疗。对药物治疗无效的患者需对症手术治疗，继发青光眼者行抗青光眼手术，角膜内皮功能失代偿者可行穿透角膜移植术或内皮移植术。

TASS 的预后视病情严重程度而不同。轻者数天至数周好转，中度需 3~6 周角膜恢复透明，严重者会导致角膜内皮功能失代偿、继发青光眼和瞳孔散大。部分患者经过抢救性治疗后，角膜逐渐水肿消退，视力有不同程度的恢复，眼压正常，角膜内皮细胞数量明显减少但尚能代偿。多数患者因角膜内皮细胞失代偿或继发青光眼而需行角膜移植手术及抗青光眼手术。

（李山祥　张仁俊　喻京生　张铭连）

主要参考文献

1. 项俊, 徐锦江. 难治性角膜溃疡新药物治疗[J]. 中国眼耳鼻喉科杂志, 2010；10(4):258-260.
2. 吴欣怡. 角膜内皮炎[J]. 眼科, 2012, 21(3):162-165.
3. 王婷, 刘军彩, 王姝婷, 等. 丝状角膜炎角膜丝状物构成分析[J]. 中华实验眼科杂志, 2013, 32(11):1061-1064.
4. 史伟云, 王婷. 我国真菌性角膜炎诊断和治疗中的几个问题[J]. 中华眼科杂志, 2013, 49(1):2-5.
5. 鹿秀海, 高彦, 张莉, 等. 真菌性角膜炎 334 例的病原学分析[J]. 中华眼科杂志, 2013, 4(1):12-15.
6. 高秀云, 高莹莹. 系统性红斑狼疮患者眼表损害和角膜知觉减退及其相关性研究[J]. 福建医药杂志, 2014, 36(4):16-18.
7. 谢立信, 临床角膜病学[M]. 北京:人民卫生出版社, 2014.
8. 16 张仁俊, 毕宏生, 张铭连, 等. 实用眼科药物学[M]. 北京:人民军医出版社, 2015.
9. 文中华, 李淑琳, 张玉明, 等. 原发性干燥综合征干眼的中西医结合治疗临床研究[J]. 眼科新进展, 2015, 35(12):1166-1169.
10. 邓陶然, 肖毅. 慢性移植物抗宿主病的治疗进展[J]. 器官移植, 2016, 7(1):67-71.
11. 肖可人, 何书喜. 角膜胶原交联治疗角膜融解的研究进展[J]. 国际眼科杂志, 2016, 16(6):1060-1062.
12. 李娜, 方雨巍, 彭华. 彭华教授诊治白涩病的经验[J]. 国医论坛, 2016, 31(3):27-28.
13. 王一帆, 宋立. 浅谈"玄府学说"在干眼辨证中的应用[J]. 中华中医药杂志, 2017, 3(32):1132-1134.
14. 祁怡馨, 谢立科, 郝晓凤, 等. 逍生散颗粒对干眼杯状细胞影响的临床研究[J]. 中国中医眼科杂志, 2017, 27(3):163-168.
15. 刘聪慧, 刘爱琴. 中西医结合治疗角膜内皮炎疗效观察[J]. 四川中医, 2017, 35(6):175-178.
16. 卢红宇, 孙跃民. 中医辨证为主治疗角膜内皮炎 50 例临床观察[J]. 江西医药, 2014, 49(10):1099-1100.
17. 黄圣邓. 角膜移植术后发生内皮型排斥与病毒性角膜内皮炎临床特征分析[J]. 中国实用医药, 2017, 12(6):113-114.
18. 孙旭光. 阿米巴性角膜炎诊断与治疗[M]. 北京:人民卫生出版社, 2019.

角膜手术　　第五篇

第四十一章　眼库与角膜保存

第一节　标 准 眼 库

眼库是为角膜移植手术获取和分配眼组织的一种非营利机构,其工作包括角膜捐献的接收、保存、分配、科学研究、教学等。

一、审核

眼库应设置在持有《医疗机构执业许可证》的综合性医院、专科医院;所有眼库应遵守《中华人民共和国卫生行业标准:眼库管理》所规定的医学标准;任何机构申请成立眼库应经过省级卫生行政部门指定有关专家委员会的现场考察和咨询,专家委员会按照眼库标准对眼库的场地、设备、人员配备、质量管理进行考察和审核。经审核后,该眼库应定期接受全国范围内的眼库考察,以保证所有眼库均能达到统一的眼库标准要求。眼库的审核和重新审核前应发出书面通知。对审核不合格的眼库,给予 1 年的整改期;整改期后审核仍不合格,应取消眼库资格。如果获知眼库违反医学标准,则可进行事先不通知的审核;如果眼库拒绝接受审核,将被暂停或撤销眼库资格。

二、人员及管理

1. 主任　眼库应设主任,应由掌握外眼疾病、角膜手术或 / 和外眼疾病研究的专门知识、并具有眼科高级专业技术资格的眼科医生担任。眼库主任全面负责眼库的各项管理工作,定期检查眼库运行状况,起草眼库文书文件,制定眼库的规章制度及操作规程,领导眼库的教学和科研,负责眼库供体材料的质量。眼库可设主任助理,协助主任负责眼库的日常管理工作。

2. 工作人员　眼库应至少设一名专职工作人员。

(1)眼库医生:应具有眼科中级专业技术资格的医生担任,熟悉角膜病和角膜移植手术,主要参与供体的获取与保存、供体的检查、质量评估、质量保证,术前患者检查及术后随访等。

(2)眼库技术员:应具有医学相关专业背景,大专以上学历人员担任,眼库技术员应为专职人员,主要负责处理眼组织材料相关的工作。

3. 管理　各眼库应制定有关供体筛选、获取、处理、评价和运输分配的操作手册,并严格按操作手册执行。眼库接受省级卫生行政部门的监督和管理。

三、场所和设备

1. 场所　眼库场所应包括：眼库办公室、眼库实验室和眼组织保存室等,各房间应独立或相对独立,每个房间的面积不小于 $15m^2$。

2. 设备

(1)眼库办公设备应具备电脑及网络、专用的电话和传真号码。

(2)眼库实验室及眼组织保存室应具备超净工作台,4℃恒温冰箱,-20℃恒温冰箱,角膜内皮反射显微镜(眼库专用)和裂隙灯显微镜。

(3)设备的保养和清洁应达到眼库工作的最低要求。

3. 感染控制与医疗废物处理

(1)感染控制与安全性：各眼库应根据《消毒管理办法》和《医院感染管理办法》等相关政策法规的统一规定,制定感染管理相关制度及感染控制档案。各眼库应建立安全操作制度,如发生事故,应紧急处理,并向上级汇报。

(2)废物处理：眼库的医疗用品垃圾应按照《中华人民共和国传染病防治法》《医疗废物管理条例》规定执行,并按照《医疗废弃物分类目录》进行分类管理。

第二节　角膜材料的采集和选择

一、角膜材料的采集

1. 眼库工作人员在现场进行眼组织摘取前,应了解捐献者的生前愿望,并获得捐献者执行人(直系家属或其他法律规定人员)的同意并签署知情同意书。

2. 取材方法

(1)尸体原位剪取带巩膜环的游离角膜片。

(2)全眼球摘除：是一种很实用的方法,有利于保护角膜内皮细胞及消毒,有利于板层角膜移植取材,有利于巩膜移植的开展,有利于供体材料的简单保存如抽干房水的全眼球保存等。全眼球摘除后安入义眼片仍可保持尸体容貌,死者家属满意。

二、角膜材料的选择

为了保证眼库获取眼组织材料的质量达到医学要求,应对供体进行严格的筛选、记录。

1. 供体的基本情况

(1)现病史。

(2)既往史。

(3)家族史。

(4)疾病诊断及死亡原因。

(5)各种化验报告及病理学报告。

(6)治疗经过及特殊用药情况。

(7)眼部病史及检查。

2. 供体年龄与摘取时间

(1)供体年龄:供体组织的质量和年龄之间的关系尚未明确,因此,适宜的供体年龄由眼库医学专家决定,一般宜控制在 2~80 岁之间。

(2)摘取时间:从死亡、摘取尸眼、切取角膜到保存的理想时限,因死亡时所处的环境和临时保存尸体的方法不同而异,通常角膜的保存应在死后尽快实施,对每一供体的死亡 - 摘取尸眼时间、保存时间和 / 或死亡摘取角膜时间应予以记录,如供体在被摘取尸眼或原位切取角膜之前已经冷藏,也应加以注明。

(3)活体供体:从活体摘取和处理手术用眼组织应采取与所有尸体组织相同的标准 ,例如采集同样的供体病历、记录和血清学检查等。

3. 捐献者筛选

(1)需要特殊处理的情况:患有以下疾病的捐献者组织可能对眼库工作人员构成危害,需进行特殊处理:

1)急性病毒性肝炎。

2)艾滋病或 HIV 血清学阳性。

3)急性病毒性脑炎或不明原因的脑炎。

4)克雅病。

5)狂犬病。

6)其他国家法定的严重传染病如非典型性肺炎、禽流感等。

(2)禁忌证

1)绝对禁忌证:患有下列疾病的供体组织对受体的健康存在危害或危及手术的成功,不应用于角膜移植手术。①死因不明;②急性病毒性肝炎;③狂犬病;④克雅病(Creutzfeldt-Jakob disease,CJD),新变异型克雅病(variant Creutzfeldt-Jakob disease,vCJD)或家族成员患克雅病;⑤死因不明的中枢神经系统疾病;⑥痴呆,除外由脑血管病,脑肿瘤或脑外伤引起者。中毒或代谢引发的痴呆须经眼库主任和眼科医学专家会诊决定是否可接受,并应经其批准;⑦亚急性硬化性全脑炎;⑧进行性多灶性脑白质病;⑨先天性风疹;⑩Reye 综合征(急性脑病合并内脏脂肪变性综合征);⑪急性病毒性脑炎或不明原因的脑炎或进行性脑病;⑫急性败血病(菌血症、真菌血症、病毒血症);⑬急性细菌性或真菌性心内膜炎;⑭急性白血病;⑮急性播散性淋巴瘤;⑯乙肝表面抗原阳性的供体;⑰人类嗜 T 淋巴细胞白血病病毒(HTLV)Ⅰ型或Ⅱ型感染;⑱丙型肝炎血清学检测阳性者;⑲ HIV 血清检测阳性者;⑳眼固有疾病:a. 视网膜母细胞瘤;b. 眼前段恶性肿瘤;c. 眼部转移的恶性肿瘤;d. 眼球或眼内急性感染,包括结膜炎、巩膜炎、虹膜炎、葡萄膜炎、玻璃体炎、脉络膜炎、视网膜炎等。

2)相对禁忌证:患有下列眼部疾病的供体组织对受体的健康或角膜移植手术的成功存在潜在的危险,是否采用及用于何种手术方式由眼库主任决定。①使用后可能妨碍手术成功的眼病,如角膜中央瘢痕、圆锥角膜和球形角膜等;②翼状胬肉或其他累及角膜植片中央光学区的结膜或角膜表面疾病。③既往有内眼或眼前节手术史:a. 屈光性角膜手术,如放射状角膜切开术、角膜镜片层间镶入术;b. 激光角膜切除术;c. 眼前节手术,例如白内障摘除术、人工晶体植入术和青光眼滤过手术,经显微镜检查不能达到眼库内皮细胞密度标准;d. 激光手术如氩激光小梁成形术、视网膜光凝术后等。

(3)供体筛选的适应证:除非存在以上禁忌证的情况,所有符合年龄和采集时间要求的捐献者均可以成为供体。

(4)供体记录:筛选供体宜提供以下各种记录表格及文书:①医学病史询问单;②体格检查记录;③实验室检查记录;④用药史记录;⑤眼部检查记录;⑥其他。

第三节 角膜质量及内皮活力的鉴定

一、组织评估

1. 大体检查　应检查角膜组织的透明度、上皮缺损、异物、污染和巩膜的颜色等。

2. 裂隙灯显微镜检查　应检查角膜的上皮,基质和内皮,记录角膜上皮和基质及内皮的损伤和病变等。

3. 角膜内皮细胞密度检查　做角膜内皮细胞密度计数,记录角膜内皮细胞密度的检查方法和结果。

二、质量控制

1. 污染控制　控制角膜材料污染是眼库质量控制的首要内容之一。国外普遍采用聚乙烯吡咯烷酮碘消毒眼球,与常用抗生素冲洗液相比,它有明显的杀菌效果,从而保障更低的污染率;其适宜的浓度是 5mg/ml,浸泡 2 分钟,由于中期保存法是在 4℃环境下,抗生素的杀菌效力明显减低,因而在放入低温保存箱前,将材料置于常温下数小时可加强抗生素的杀菌能力。器官培养保存液含有血清且保存温度适宜,微量的微生物即可迅速繁殖,由此可造成保存过程中相对高的污染率。虽然检出器官培养液保存的角膜污染率高于 4℃保存的角膜并因此而丢弃,却保证了临床所用材料的安全性。

2. 微生物学培养　尽管供体眼微生物污染并不一定导致感染,术后如发生感染,也不与手术前或手术时的培养相关,但是眼库宜对供眼进行培养,可在手术前和 / 或手术时对供体眼组织和 / 或保存液进行微生物学检测。

3. 微生物筛选　对将用于手术的供体组织进行 HIV、乙型肝炎、丙型肝炎和梅毒的筛选。在发放保存组织用于移植之前,应记录阴性筛选检测结果。

4. 组织病理学检查　对源于全身恶性肿瘤的供体眼组织,应在移植前进行角膜缘、巩膜和脉络膜的组织病理学检查(包括快速冰冻切片等),以排除恶性肿瘤的眼部转移。

三、内皮活力鉴定

内皮细胞在维持角膜功能上的重要性,使其密度成为评价角膜质量的主要指标之一。发生角膜植片原发失败,主要是因为取材、保存或手术产生的严重内皮损伤。

1. 移植前供体角膜内皮细胞密度应大于 2 000 个 /mm²,可以满足角膜的脱水状态,维持角膜的正常功能。如果手术中内皮细胞损伤极少,则保存的角膜内皮细胞密度标准可低达 1 500 个 /mm²。

2. 实验室评价角膜内皮细胞密度的方法

(1)光学显微镜下人工计数。成本低廉,易于施行,即使是欧洲发达国家仍有许多眼库在使用,但这种方法也有明显的缺陷,即主观影响大、重复性差、计数欠精确,原因是显微镜的标尺没有精确的参照校准,也受计算方法、技术人员的经验影响。

(2)现代眼库专用的角膜内皮镜。可以分析内皮细胞密度、六角形细胞百分比、细胞形态变异情况,测量角膜厚度,而且具有较高的精度,可重复性好,能够对角膜质量进行较全面的检查,可保证出库材料质量的可靠性。

第四节 角膜保存技术

所有用于临床手术的眼组织应严格执行无菌技术,保存组织应注明保存时间。

一、短期保存

采用湿房保存方法将角膜保存于4℃可以在48h内使用,保存的角膜组织应注明保存的温度和日期。

湿房保存时,整个供体眼球经消毒处理后放置在无菌罐中,并置于4℃的湿润环境中。角膜内皮层就暴露于捐赠者死后的房水中,随着时间延长,房水中的少量养分消耗殆尽,同时产生许多有害代谢产物。因此,存储的时间越短,对角膜内皮细胞的影响就越小,接受角膜移植的患者术后恢复越好。

湿房保存是目前所有角膜存储技术中最简单、最便宜的,但基本上缺乏对供体角膜的微生物检测和质量评价,所以不利于合理安排患者进行择期手术,容易造成宝贵的角膜材料浪费。

二、中期保存

中期角膜保存主要是使用角膜保存液在2~6℃条件下保存角膜片达到4~14日。角膜保存时间的延长,为手术患者争取更多的时间,对医生来说,手术时间得以灵活调整,甚至满足了血液测试和角膜运输的时间,使保存角膜组织的质量符合临床移植需要。

Optisol液是目前使用范围最广的保存液,被包括美国在内的多数国家眼库所采用,其主要是K-液和Dexsol液的混合物,含有葡聚糖,2.5%硫酸软骨素、维生素、三磷酸腺苷前体(腺苷、肌苷和腺嘌呤)等。Optisol液不仅延长角膜安全保存时间至2周以上,还保证了良好的角膜保存效果:角膜的厚度稳定,内皮细胞保持单层结构,极少有异常形态改变。国内相关研究表明,某眼科研究所研制的DX液,以细胞培养基为基础液,添加了皮质类固醇,去除了多种维生素及上皮细胞生长因子等复杂成分,降低了角膜保存过程中的代谢,减少增殖,同时皮质类固醇可稳定各种生物膜,增强了细胞对外界毒素的抵御力,其保存1周内的角膜内皮细胞形态与Optisol保存的角膜内皮细胞形态及功能无明显差异,是比较理想的价格低廉且适合国内国情的角膜保存液。

三、长期保存

(一)器官培养法

目前,器官培养法已经成为欧洲眼库最常用的角膜保存法,主要是模拟人正常的角膜存在环境,在30~37℃环境下使用培养液进行培养,并定时换液,继而达到维持角膜正常生理代谢状态、保持角膜活性的目的。角膜器官培养法将保存时间延长5周左右,角膜透明度和内皮细胞功能仍能保持良好。较长的保存时间可以合理安排手术、检查材料的安全性,且潜在的角膜损伤在模拟生理条件下可进一步发展而表现明显,导致供体最终被定为不合格材料,从而减少术后角膜植片原发、迟发衰竭的发生率。但是器官培养保存角膜对设备及检测要求较高、操作复杂、易发生感染,且费用较高,因此在我国现阶段环境下较难推广。

（二）甘油保存法

将供体组织浸泡于甘油中冰冻保存的一种方法,将保存时间延长至数月甚至数年。但由于脱水作用,这种方法属于非活性保存法,一般仅用于做板层移植或角膜溃疡穿孔和破裂伤时短时间无法获得新鲜角膜材料的急诊角膜修补术,较少用于穿透移植术。此法保存的角膜是我国急诊角膜手术时常用的角膜来源,为许多患者免除了眼球摘除之苦。且由于保存方法操作简单易行,价格便宜,在我国许多基层医院仍为实用性较强的保存方法。

（三）深低温保存法

将角膜在冷冻剂保护下,降低温度到 $-80℃$,再贮存于 $-196℃$ 液氮中,使角膜内皮细胞处于代谢状态——"休眠状态",使用时进行适当的复温处理,恢复角膜活性。此法可完全抑制细胞的代谢,免除了因代谢产物积聚所带来的毒性作用,也避免了器官培养过程中必须进行换液以维持代谢所需,此外,深低温保存时,亦会抑制微生物的繁殖,使角膜免遭微生物侵犯而受污染。深低温保存法克服了许多其他角膜保存方法的弊端,但是该方法保存的设备昂贵,过程复杂,技术要求较高,而且复温时易造成角膜内皮细胞损伤。在中国一般患者难以负担,医院也难以开展。但尽管如此,随着冷冻保护剂的开发和利用,在未来的中国医疗环境中,深低温保存角膜有广阔的发展前景。

第五节　如何因地制宜开展角膜保存工作

制约我国角膜病发展的主要瓶颈是眼库的角膜供体来源匮乏问题,而现有的眼库地区分布不均衡,发展程度参差不齐,东部沿海地区较集中,而中西部地区相对较少。缺乏统一的管理及资源优化配置机制。潘志强等提出应该合理、适度地发展眼库,建立眼库网络,保障眼库供应能力。即利用我国有限的资源,在一些大型中心城市建立大型眼库,开展角膜中期保存和器官培养保存工作。而在中型城市设立初级眼库,开展眼球湿房保存和角膜干燥保存,建成眼库网络体系,进而产生周边辐射效应。

（王兴荣　原　越）

第四十二章　板层角膜移植术

板层角膜移植(lamellar keratoplasty)是部分层面的角膜移植,首先切除病变的角膜层面组织,保留正常的组织,切除病变部分用相应层面的正常的角膜组织替代,维持接近正常的角膜结构,称为板层角膜移植。

板层角膜移植具有许多穿透性角膜移植不能相比的优点:手术较安全,无需进入前房;植片成活率高;术后炎症反应低;排斥反应的发生率较低;术后不易发生持续的角膜内皮细胞损伤,从而提高了疗效,减少移植失败的发生率。对移植材料要求不高,手术时间可以随意安排,即使是长期保存的灭活材料亦可使用。适应范围广,如严重化学伤或烧伤,大面积活动性炎症或溃疡,血管特别多的广泛白斑,角膜明显变薄等,不宜做穿透性角膜移植,但可行板层角膜移植。

第一节　适应证及禁忌证

【适应证】

1. 中浅层角膜白斑　因细菌、真菌或病毒感染,以及外伤所致的后遗性瘢痕,如限于浅、中层,多数病例可得到良好效果。有些瘢痕(特别是化学伤和热烧伤引起的)血管较多,只要能把瘢痕及血管剖切干净,板层角膜移植就可取得一定的光学效果。在爆炸伤病例,往往有多量的角膜异物,只要后层透明,仍可取得较佳效果。

2. 各种基质浅层的角膜营养不良和角膜变性

(1)带状角膜变性:为钙盐沉于 Bowman 层及浅层基质的病变,EDTA 或联合准分子激光治疗无效时,可考虑板层角膜移植。

(2)透明性周边角膜变性(pellucid marginal degeneration,PMD):角膜下方周边部带状变薄,变薄的区域和邻近的角膜组织隆起。单纯穿透性角膜移植难以恢复视力。新月形的板层角膜移植加固变薄的区域,易引起严重的散光,需要应用接触镜增加视力。

(3)颗粒状角膜营养不良:主要表现为角膜中央区浅基质内散在、白色、边界清楚的颗粒沉着,颗粒之间应透明,否则会明显影响视力,病变表浅可以应用准分子激光治疗。如果无准分子激光,或病变较深考虑板层或穿透性角膜移植。术后植片也可以发生颗粒状角膜营养不良,复发的病变一般较浅,用准分子激光可以治疗。

(4)格子状角膜营养不良:为角膜基质的淀粉样物质沉着,引起复发性上皮糜烂和视力下降。药物治疗无效,病变表浅和视力下降不明显考虑准分子激光治疗性角膜切削术,如果视力下降明显或病变较深考虑板层或穿透性角膜移植,但植片有复发营养不良的可能。

3. 角膜结构重建

(1)各种角膜变性:Terrien's 变性等。

(2)周边溃疡性角膜炎:蚕蚀性和风湿性角膜溃疡等。

(3)角膜无菌性溃疡:神经麻痹性角膜溃疡等。单纯疱疹性角膜炎病情严重,多次复发后可形成角膜瘢痕,导致视力下降,甚至失明。角膜移植手术是最佳的治疗方式。以往以为穿透性角膜移植能够彻底清除角膜病灶组织,切断病毒抗原抗体的免疫反应,取得较好的临床治疗效果,但有资料显示,穿透性角膜移植手术成功率较低,植片免疫排斥和单纯疱疹性角膜炎复发是导致手术失败的主要原因。通过基质底部切割行标准化深板层角膜移植,切割至后弹力层,可有效清除病变组织,得到非常光滑的后弹力层界面,再将去除后弹力层和内皮层的植片对合,可产生良好的层间对合效果,有效避免术后层间的瘢痕和散光,提高术后视觉恢复效果。

4. 圆锥角膜 主要表现为角膜中央基质进行性变薄,最终导致角膜穿孔的一种致盲性角膜疾病。深板层角膜移植是治疗圆锥角膜的首选。在圆锥角膜临床前期至急性水肿期之前,患者角膜内皮细胞层及后弹力层保持完整,是进行深板层角膜移植手术的最佳适应证之一。手术适应证包括圆锥角膜;角膜视轴中央 1mm 直径混浊;角膜曲率≤55D;矫正视力,最好戴硬性角膜接触镜的矫正视力在 0.5 以上者或有多次穿透移植史;一眼曾接受穿透性角膜移植后,反复出现免疫排斥,另一眼为穿透移植的高危眼,应优先考虑此术;一眼行穿透性角膜移植术后,在短期使用糖皮质激素眼药后出现并发性白内障、继发性青光眼者;术后不能及时来复诊,或居住在偏远地区的患者。

5. 先天性角膜异常 主要常见于儿童的角膜皮样瘤,单纯切除疗效欠佳,应彻底切除病变组织,再行板层角膜移植术。

【禁忌证】

1. 结膜囊有急、慢性炎症 如细菌或病毒性结膜炎,必须先得到有效控制才能手术。

2. 眼干燥症 眼干燥症可导致术后植片上皮延迟愈合,继而引起植片基质混浊,对于眼干燥症患者,术前需经药物或手术使泪液分泌 >5mm/5min;眼部有明显干燥者,手术后植片易混浊和自溶。因角膜感染等原因必须手术患者,必要时术中缩小睑裂,术后长期大量滴用不含防腐剂的人工泪液、戴湿房镜。

3. 慢性泪囊炎、睑板腺急性化脓性炎症,需先治疗泪囊炎、睑板腺急性化脓性炎症,治愈后后再考虑行角膜移植术。

4. 单纯疱疹性角膜炎行板层角膜移植术后极易出现复发,要重视围手术期治疗。

5. 暴露性角膜炎 一般在原发病控制前不建议行角膜移植术,但因角膜感染等原因必须行穿透行角膜移植术时,建议行穿透性角膜移植术联合球结膜遮盖术,或联合睑缘融合术。

6. 化脓性眼内炎 对于角膜外伤、角膜感染所致眼内炎患者,不适合行板层角膜移植术。

7. 葡萄膜炎 角膜移植手术不利于控制葡萄膜炎,需在眼内炎症控制稳定后方才考虑手术。

8. 化脓性眼内炎　对于角膜外伤、角膜感染所致眼内炎患者,不适合行板层角膜移植术。

9. 青光眼　青光眼可导致视功能丧失,使角膜移植术失去提高视力的意义。如在术前已检查出青光眼,需经药物或手术等方式控制眼压后再手术。

10. 视网膜脱离　一般不建议行角膜移植术,但因眼部情况存在手术意义时,角膜混浊影响眼底手术时,建议行角膜移植术保证清晰视路,以利于行玻璃体切除术。

11. 全身疾病不能耐受手术者全身情况不能耐受眼科手术,内科控制全身病后再考虑行角膜移植术。

【术前用药】

术前应用 0.5% 左氧氟沙星滴眼液或盐酸左氧氟沙星滴眼液每日 4 次,点眼 3 日。

【缩瞳】

术前缩瞳是非常重要的,可使用硝酸毛果芸香碱滴眼液等术前半小时开始点眼,10 分钟一次。术前必须很好的了解瞳孔缩瞳情况,如果术中出现角膜穿孔等并发症,小瞳孔状态有利于并发症的处理。

第二节　手术方法

板层角膜移植手术的技术要求:剖切植床的范围和深度原则上要求彻底清除混浊组织和新生血管,必要时深度可剖切到接近后弹力层以使植床透明,周边可达巩膜部。植床和植片的边缘要整齐,适合用环钻划界者尽量以环钻划界,使植床植片良好吻合及缝合时植片受力均匀以减少散光。植床的边缘要避免经过瞳孔区,以免瘢痕影响视力。植床和植片剖切面均要力求平整光滑,以减少术后界面瘢痕化程度,有利于改善视力。

1. 麻醉　多数采用球周或球后麻醉,婴幼儿、全身严重疾病的老年患者或不能自主配合手术患者可给予术中镇静或全身麻醉。

2. 开睑　多数使用开睑器开睑,注意根据患者睑裂大小选择合适的开睑器,同时应将贴膜夹于开睑器内。对不适宜放置开睑器的患者,可采用缝线开睑:于眼睑中央部距睑缘 3mm 处,上下睑各做一条牵引线,用蚊式止血钳固定在消毒巾上。

3. 消毒　含碘 5% 聚维酮碘消毒术区皮肤,含碘 0.5% 聚维酮碘消毒结膜囊 1 分钟嘱患者上下左右转动眼球,使消毒药液充满结膜囊,然后 0.9% 氯化钠注射液冲洗。

根据角膜病变的性质及大小确定植床范围,植床的中心应尽可能与瞳孔中心相对应,即角膜光学中心,缩瞳后瞳孔中心微偏角膜光学中心鼻侧。在使用环钻时,均匀施压,缓慢转动环钻,往复环切,在切除达 1/2 时停止钻切,用板层剖切刀逐层板层剥离角膜基质,一般不少于 4/5 角膜厚度,剖切时勿穿透入前房。环切时尽可能使环钻与角膜表面相垂直,以有利于植片与植床的对合,减少术后散光(图 42-2-1)。

4. 植片的制备　在植床制作完毕或边界确定后,方可制备角膜植片。甘油保存的角膜材料,经 0.9% 氯化钠注射液冲洗后,放置于 1∶4 000 妥布霉素水中复水,放置在切割枕上,内皮面向上,位置居中,垂直按压环钻,可以听到切透角膜组织的特殊声音或感受到穿透感,切下的角膜植片去除内皮,放置于潮湿纱布上待用;如果是干燥保存的植片,先把干燥保存的角膜片放在平衡盐水中复水,待角膜植片柔软。把角膜片缝合在约眼球大小的纱布团上,然后按全眼球上制备植片的方法进行。

目前取植片有 2 种方法:

(1)自动角膜刀法:将眼球用纱布包绕巩膜固定后,剪除眼球的残存结膜,自角膜缘外 2~3mm 作巩膜板层切口深度 0.5mm,刀上装上 0.5mm 的厚度板后,进行板层切割,然后根据植床的大小选择环钻,制备植片。

(2)刀片取片法:用环钻划界切开供眼角膜板层(其深度与植床相匹配,一般切口深约 0.5mm)之后,用刀片在同一板层剖切移植片。在移植片的剖切过程中,重要的操作是撕而不是割,保持角膜干燥可使医生看清剖切的平面,要使植片与角膜底层保持 60° 左右的角度并拉紧植片,使之连续不断地看见界面的纤维,用刀尖切断呈白色的纤维,就很容易地沿一个平面使角膜板层分离。由于植片剖出后不能再修改,故剖切时力求平整,且镊子不应过多伤害植片边缘。

5. 植片的缝合　将植片盖于植床表面,多采用间断对位缝合。第一针间断缝合位于 12 点位,然后依次缝合 6 点位、3 点位、9 点位。4 针缝合完毕后,擦除角膜植片表面液体,检查勒痕是否呈正方形,如不是正方形,需拆除部分缝线重缝。缝合深度一般控制在角膜 4/5 厚度上,缝线跨度约 2mm,均匀结扎。一般植片直径在 7.0mm 及以内,只缝 12 针,7.0mm 以上缝合 16 针(图 42-2-2)。

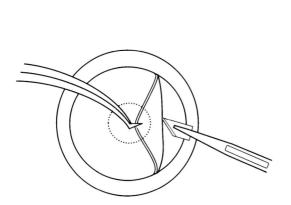

图 42-2-1　角膜板层移植植床制备
环钻划界后徒手板层剖切

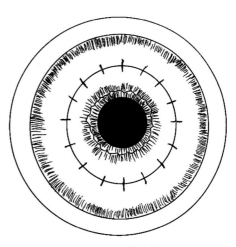

图 42-2-2　植片缝合
将植片盖于植床表面,采用间断对位缝合

7. 连续缝合法　可避免多针间断缝合的线头刺激。先在 12、6、9、3 点方位处作定位性间断缝线,然后开始连续缝合,方法同间断缝合,放射状分布,缝线针距要尽量均匀,针数随植片大小而定,7~7.5mm 的植片一般缝合 16 针。缝合完毕后,用冲洗针或无齿镊收紧每个线环,最后结扎缝线,把线结埋于植床外围的线道之中,然后拆除间断缝线。

8. 调整散光　术毕时应检查缝线张力是否均匀,使用 Placido 盘检查角膜散光情况,散光环为椭圆形或其他非圆形时,需调整散光。以椭圆形为例,应在长轴上进一步加强缝合力度,同样可在短轴上拆除缝线或再次缝合时减小缝合力度。

结膜复位缝合:将分离的受眼角膜缘和结合膜对位缝合在植片缘上,使其形成完整的眼表面。在结膜穹窿部的球旁注射庆大霉素 2 万 U 和地塞米松 2.5mg。

第三节 手术并发症的预防及处理

【术中并发症及处理】

1. 眶压过高 考虑可能由于注入眶内的药物过多或眶内出血所致,可进行较长时间的间歇按压,加强局部按压及按摩以减轻眶压。眶内压过高可导致眼内压增高,板层剖切植床时易出现角膜穿孔、眼内容物脱出,增加术中缝合的难度,如控制不好眶压,宁可停手术择期再手术。

2. 植床出血 常见于角膜有新生血管的疾病,长期慢性炎症可刺激角膜基质出现新生血管。角膜多量新生血管的疾病可在板层剖切植床时尽可能切断新生血管,电凝止血或使用肾上腺素棉片压迫止血,待其出血停止后再缝合植片。

3. 钻孔偏位 在使用环钻时,均匀施压,缓慢转动环钻,往复环切,一旦发生偏位,不易纠正。

4. 角膜穿孔 一种为环钻环切时用力过大切透角膜;另一种较为常见,为板层剖切角膜时造成底层角膜植床穿孔,当穿孔微小时,无需特殊处理。

(1)如穿孔口较小又在角膜边缘,可以继续行板层角膜移植,手术后前房内注入无菌空气形成气密前房。

(2)如穿孔口较大,超过 1mm,如有新鲜供体角膜备用,可行穿透性角膜移植。

(3)如穿孔较大,眼库也没有新鲜供体角膜备用,可以将原板层角膜原位缝合,之前前房内注入无菌空气形成气密前房,待二期再行穿透性角膜移植手术。

5. 板层角膜移植术后层间积液

(1)原因:发生术后层间积液(又称双前房)的主要原因可能是手术中使用甘油冷冻保存的供体角膜,复水时间过长,角膜植片增厚水肿或缝合过紧所致。术后缝合过紧以及受体植床扩张(如圆锥角膜)是引起板层角膜移植术后发生层间积液的主要原因,层间积液通常于术后 2 小时之内出现,早期观察并及时处理层间积液可减少严重并发症的发生。

(2)少量的层间积液可不用处理,24 小时自行吸收。当层间积液位于全植片下时,可以在显微镜下,点表面麻醉药物后,采用 0.12 显微平镊将植片和植床交界处轻轻撑开,层间积液自然流出,植片与植床贴附,在显微镜下行角膜层间放液处理后,再次在裂隙灯前检查层间积液是否消失,如仍有较多层间积液,可再次行层间放液。

对部分板层角膜术后易发生层间积液的患者,应在术后 4~5 小时在裂隙灯下观察是否有层间积液,如已有较多的积液,应立刻按上述方法处理,以免发生继发性青光眼。

6. 层间积血

(1)原因:由于角膜基质内大量新生血管生长,手术后毛细血管出血积聚于角膜层间所致。发生层间积血后应全身应用凝血药物,防止出血加重。如发生少量点状层间积血,一般不需要手术处理,积血可以自行吸收,但最终形成类脂质结晶影响视力。

(2)手术时机:如发生大片状或弥漫层间积血,术后不要立刻冲洗,一般在手术后 3~5 日进行层间积血冲洗。过早进行冲洗容易发生再出血,而过晚进行冲洗则容易发生角膜血染。

(3)预防层间积血的重要问题是彻底切除植床血管,如果切除困难,可以轻度灼烙封闭血管。在角膜中央部明显的类脂质结晶影响视力或美容者,可以行二次穿透性角膜移植术。

7. 脉络膜下出血或驱逐性出血　手术过程中由于眼压过度降低,导致一条或两条脉络膜静脉破裂,发生脉络膜出血,出血可位于脉络膜局部或广泛扩散,当脉络膜破裂时可发生驱逐性脉络膜出血。如术中出现眼压突然升高,前房变浅,瞳孔区出现棕色反光,应立即终止手术,紧密缝合切口。在脉络膜隆起部位剪开球结膜,切开巩膜,放出脉络膜下的积血,降低眼压,整复虹膜,缝合切口。全身紧急静点 20% 甘露醇,保持头高脚低位利于静脉回流。驱逐性出血后果严重,大多数情况下医生难以有时间采取抢救措施,眼内容往往几秒钟内脱出殆尽。因此,术中应逐渐降低眼压,始终保持眼内压处于正压状态,预防驱逐性出血的发生。

【术后早期并发症及处理】

1. 感染或感染复发　术后角膜植片和 / 或植床出现浸润灶,前房出现积脓,则需在做病原学检查基础上,全身及局部应用抗生素抗感染治疗,如进展到眼内炎则预后差。

2. 层间积液　术后角膜内皮功能未完全恢复,无法完全泵出层间渗出的液体,造成植片与植床层间出现积液,少量积液可不处理或自创缘放出积液,多量积液易造成瞳孔阻滞,继而出现继发性青光眼,需尽早放出层间积液。

3. 瞳孔阻滞或玻璃体 - 睫状环阻滞　早期可散瞳、糖皮质激素局部点眼(真菌感染患者禁用)和全身给予脱水剂,瞳孔阻滞者可行激光周边虹膜打孔,建立前后房沟通。对玻璃体 - 睫状环阻滞用散瞳剂不好转者,应尽早行睫状体平坦部玻璃体切除术,以减轻玻璃体的压力。

4. 排斥反应　板层角膜移植术术后排斥率极低,如出现排斥则需全身及局部抗排斥治疗,局部用环孢素,他克莫司点眼。

5. 角膜上皮延迟愈合　角膜移植术后常规包双眼,限制活动,排查眼干燥症、倒睫等可能影响上皮愈合的因素,局部用庆大霉素双氯芬酸钠滴眼液、普拉洛芬滴眼液、重组牛碱性成纤维细胞生长因子滴眼液、小牛血去蛋白提取物眼用凝胶点眼。必要时可配戴绷带式角膜接触镜。

6. 术后散光　角膜移植术后易出现不规则散光,可在复查期间根据角膜地形图、散光环检查及验光结果调整散光,如完全拆除缝线后仍有较大散光,可行散光矫正术或配戴硬性透气性角膜接触镜(RGP)。

【术后中晚期并发症及处理】

(一) 缝线松脱

术后 1 个月内,缝线松脱,往往造成此处植片翘起,虽然不会造成植片移位,但往往会引起较大的散光,故原则上可重新进行缝合。

(二) 角膜植片上皮延缓愈合与植片溃疡

1. 一般部分板层移植术后上皮愈合慢或上皮剥脱的问题较少,但在全板层移植术后,上皮修复困难或上皮大片剥脱的现象屡见不鲜。

2. 原因　术后有眼干燥症,Schirmer 泪液分泌试验 <6mm/5min,或泪膜结构不完整;术眼睑闭合不全,眼睑缺损或兔眼症;倒睫、睑内翻;角膜缘干细胞功能不全或干细胞缺乏;植床角膜内皮细胞功能失代偿。

3. 临床表现　结膜充血不退或加重,角膜上皮可见缺损,最常见的是植片中心部上皮缺损,用虎红或荧光素染色可以明确诊断。上皮缺损如不及时处理,可发展为植片溃疡,如移植供体是采用干燥保存者,溃疡形成往往难以自行愈合,且造成继发感染。

4. 处理

对因治疗:矫正睑位置异常,补充人工泪液,自体或异体干细胞移植,"兔眼"明显者可考虑行眼睑永久性缝合。

对症处理:时间短,范围较小的上皮缺损,可用自体血清、胶原酶抑制剂、表皮生长因子滴眼以及包扎术眼。

对较大的上皮缺损或植片浅溃疡,经药物治疗无效时,可用羊膜覆盖,促进溃疡愈合。

如植片溃疡大而深或溃疡迅速发展而无法控制者,可考虑更换植片。

5. 预防

(1)对角膜缘干细胞缺乏者,在行板层移植术时,考虑用带有新鲜角膜上皮的供体,并同时行自或异体干细胞移植术。

(2)对泪液少者,可先用 0.02%CsA 滴眼液滴眼治疗后,使泪液分泌量有所增加后再考虑手术。

(3)术后早期应用角膜上皮保护剂及人工泪液。

(三) 排斥反应

1. 原因

(1)植床大量新生血管,术中又无法彻底清除新生血管者。

(2)供体为带新鲜上皮或供体带新鲜异体干细胞者。

(3)术后未重新预防排斥的治疗措施。

2. 临床表现　常见有视力下降、睫状充血,80% 可见上皮排斥线,荧光素染色排斥线常常着色,排斥线由一侧向他侧发展,或由周边向中央发展,随后逐渐消失,一般植片上不留下混浊的痕迹,如上皮排斥不能被控制,特别是植床大量新生血管者,可引发基质型免疫排斥,造成植片的水肿、混浊,严重者可造成植片自溶坏死。对带异体干细胞的板层移植术后,早期常常见板层供体的角膜缘血管怒张,充血为暗红色,相应处可见上皮排斥线。

3. 治疗　对有异体干细胞移植的全板层移植术后,口服泼尼松的量应加大,一般 1mg/(kg·d),口服药物维持时间为 2~3 个月。并局部用 1%CsA 滴眼液滴眼,有条件者可口服 CsA 以减少排斥反应,维持异体干细胞的生理功能。

(四) 术后感染

1. 原因

(1)供体材料污染,结膜囊带菌。

(2)手术过程污染。

(3)术中感染灶清除不彻底。

(4)术后植片上皮愈合不良,溃疡继发感染。

2. 临床表现　早期在术后 2~4 天内,植片或层间在裂隙灯下可见黄白色点状菌落灶生成并迅速蔓延,可伴有层间植床溃疡及前房积脓,尤为干燥保存的供体,植片一旦有浸润,病灶往往难以控制,有的在 3~5 天内波及全植片。

3. 处理

(1)在大量广谱抗生素局部和全身应用的同时,做细菌、真菌培养,共聚焦显微镜检查。

(2)植片溃疡较浅,可用药物可先控制再行病灶切除,加羊膜覆盖术。

(3)植片感染范围扩大,可考虑更换植片。

(4)对来自植床的感染,考虑改行穿透性角膜移植术。

4. 预防

(1)注意供体材料的无菌处理。

(2)对病灶较深,板层移植把握性不大的患者,果断采用穿透性角膜移植术。

(3)植片上皮愈合欠佳者及早处理。

(五)原发角膜病复发如 HSK 复发、真菌复发、链格孢霉菌性角膜炎

处理

(1)对单纯疱疹性角膜炎患者,如病灶不是明显偏中心尽可能行穿透性角膜移植术。

(2)对真菌性角膜炎,病灶较深,伴有前房积脓者,一般选用穿透性角膜移植术。

(3)Mooren 溃疡,在术中注意结膜囊的处理,全身情况的观察,并延长糖皮质激素的全身用药时间,及术后告诉患者 CsA 局部的应用,一般维持半年以上,有助于控制复发的发生。

(六)层间上皮植入性囊肿

是板层移植术后植床与植片之间上皮细胞植入增生出现的囊肿,随术后时间延长而逐渐增大。

1. 原因

(1)最常见为术后对植床角膜上皮去除不彻底,残留岛状上皮所致,尤为对边缘性角膜变性的后弹力层膨出者行板层移植时,术者为避免植床穿孔而惧怕彻底清除上皮,术后并发症更易发生。

(2)部分板层移植时,植床与植片之间对合不良,缝合不紧密时,上皮易从间隙处长入层间。

(3)去除的角膜上皮通过缝线带入层间。

(4)上皮沿植片缝线线道侵入,后两者情况临床上少见。

2. 临床表现　术后 1 个月左右,层间某个象限出现乳白色的病灶,并逐渐扩大发展为团块状囊肿,如囊肿在视轴区,早期即影响视力。如在眼周边,早期则无任何表现,常被患者疏忽,当囊肿随时间增大,常导致散光加重,视力也逐渐下降,有时可见上皮团块推压植片,使植片局部隆起。如植片是植入性上皮囊肿,可以看到层间有囊腔,如为沿缝线过道侵入的上皮细胞,则在层间为弥漫性灰色混浊。

3. 处理　周边部小的层间囊肿,可以不行治疗,但需严密观察。也可拆除相应的缝线,用虹膜恢复器和小尖刀轻轻刮除层间上皮,边刮除边冲洗,彻底清除后再缝合。上皮植入性囊肿若侵及视区,视力明显下降者,则应考虑更换角膜植片。

4. 预防

(1)去除上皮时就仔细将上皮擦干净,并用平衡盐液反复冲洗,对后弹力层膨出或角膜变薄的患者,在去上皮时以免反复搔刮擦伤角膜造成角膜植床穿孔,可用 1% 地卡因棉片覆盖 1~2 分钟后,易去除上皮。

(2)植片与植床之间缝合不宜留有缝隙。

(3)缝合时,缝针应从镜片一侧进入,不可从受体一侧进入。

(七)层间类脂质结晶沉积

主要是因为层间积血,或由于有新生血管对植床刺激,导致层间渗出,其中脂质不被吸

收而日久沉积在植片上,呈闪光片状结晶,如很少,不需治疗;如很多,应考虑穿透性角膜移植术。

（八）其他并发症

1. 角膜植床新生血管。

2. 丝状角膜炎　临床常见病,异物感、疼痛、易复发,治疗十分棘手。发病机制不明确,可能与角膜上皮细胞或角膜上皮基底膜损伤有关。

角膜丝状物主要由坏死脱落的角膜上皮细胞包裹黏液形成,这些组成与下列因素有关:基底膜与前弹力膜结合异常,部分角膜卷成一上皮卷状,而松脱的上皮部分很快被新的上皮修复;类黏液形成过多,多见于眼干燥症和病毒感染(腺病毒、HSV)等;神经麻痹性角膜炎,瘢痕性角膜结膜炎(沙眼、天疱疮等);还可见内眼手术后包扎过久。角膜移植术后的丝状角膜炎常见于术后早期,包眼、闭眼过多和眼部有炎症密切相关。

治疗为除去致病原因,有条件应根据丝状物组成分析后用药:炎症细胞多,局部滴用糖皮质激素滴眼液和非甾体抗炎眼药(普拉洛芬)。如丝状物以黏液、弹力纤维为核心的患者,则应用角膜滑润剂和黏液溶解剂(乙酰半胱氨酸)、1% 环孢素滴眼液。顽固的患者,应在表面麻醉后尽量从根部除去丝状物后,按上述药物治疗。

第四节　术后处理

手术完毕后,可常规球结膜下注射地塞米松和广谱抗生素(如庆大霉素),涂广谱抗生素和皮质类固醇眼膏,如植片上皮完好,用绷带包扎术眼即可,如植片上皮缺损,则用绷带包扎双眼。术后应每天换药,用裂隙灯显微镜观察植片的透明度及伤口的对合情况。待植片上皮修复后,可用激素和抗生素滴眼液滴眼。在无血管的角膜,要待手术 3~6 个月后才能拆线。在有血管的角膜,伤口愈合较快,如发现有血管长入缝线区或缝线已松动者,可酌情提早拆除该处缝线。拆线后应给予类固醇皮质激素和抗生素滴眼液滴眼。

第五节　深板层角膜移植术治疗圆锥角膜

圆锥角膜是一种以角膜扩张为特征,致角膜中央部向前凸出、变薄呈圆锥形并产生高度不规则散光的角膜病变(图 42-5-1)。晚期会出现急性角膜水肿,形成瘢痕,视力显著减退。本病多发于青少年,常双眼先后进行性发病。圆锥角膜的组织病理学特征是角膜上皮的基底膜水肿、破裂、变性,晚期成为 1~2 层扁平的上皮细胞。前弹力层肿胀、纤维变性,呈波浪状,早期就有多处断裂,并为下方基质胶原所填充,留下线状瘢痕,若在瞳孔区即可影响视力。最明显的病理改变为中央部角膜基质变薄,锥顶部仅为正常角膜厚度的 1/5~1/2。浅层基质板层排列紊乱,基质细胞呈淀粉样变性,后弹力层及其附近的基质有大量皱褶。约 12% 的患者在病变后期可出现后弹力层破裂,形成急性圆锥。1~2 个月后,后弹力层增生修复形成瘢痕,将严重影响视力。

深板层角膜移植术是一种完全去除病变的角膜基质组织直至暴露后弹力层,再移植供体角膜组织的手术方法,适用于所有未累及后弹力层和内皮的角膜疾病。这种手术的方法是用一定直径的环钻去除角膜基质,然后用同样口径或略大一些的环钻,裁取供体角膜片,用线严密地缝于患者角膜上。

【术前用药】

术前应用 0.5% 左氧氟沙星滴眼液或盐酸左氧氟沙星滴眼液每日 4 次,点眼 3 日。

【缩瞳】

术前缩瞳是非常重要的,可使用硝酸毛果芸香碱滴眼液等术前半小时开始点眼,10 分钟一次。术前必须很好地了解瞳孔缩瞳情况,小瞳下有利于术中进行前房操作,如果术中出现角膜穿孔等并发症,小瞳孔状态有利于并发症的处理。

【手术方法】

1. 麻醉 多数采用球周或球后麻醉,对于不能自主配合手术患者可给予术中镇静或全身麻醉。

2. 开睑 多数使用开睑器开睑,注意根据患者睑裂大小选择合适的开睑器,同时应将贴膜夹于开睑器内。对不适宜放置开睑器的患者,可采用缝线开睑:于眼睑中央部距睑缘 3mm 处,上下睑各做一条牵引线,用蚊式止血钳固定在消毒巾上。

3. 消毒 用含碘 5% 聚维酮碘消毒术区皮肤,用含碘 0.5% 聚维酮碘消毒结膜囊 1 分钟,嘱患者上下左右转动眼球,使消毒药液充满结膜囊,然后用 0.9% 氯化钠注射液冲洗。

4. 制备植床 根据角膜 Fleischer 环大小确定植床范围,植床的中心应尽可能与瞳孔中心相对应,即角膜光学中心,缩瞳后瞳孔中心微偏角膜光学中心鼻侧。在使用环钻时,均匀施压,缓慢转动环钻,往复环切,在切除达 1/2 时停止钻切,在基质间注入滤过空气,使基质增厚以利于剖切。角膜基质注气后,基质增厚,用板层剖切刀逐层板层剥离角膜基质,如果在基质注气时形成后弹力层大泡,则更加有利于完全切除角膜基质,达到后弹力层,剖切时勿穿透入前房。环切时尽可能使环钻与角膜表面相垂直,以有利于植片与植床的对合,减少术后散光。

5. 角膜穿刺口 一般在基质注气完毕后,剖切达深基质层时,在颞下方角膜缘处穿刺进入前房以放出部分房水,以降低眼内压,以利于剖切角膜基质。

6. 植片的制备 在植床制作完毕或边界确定后,方可制备角膜植片。甘油保存的角膜材料,经 0.9% 氯化钠注射液冲洗后,放置于 1:4 000 妥布霉素水中复水,放置在切割枕上,内皮面向上,位置居中,垂直按压环钻,可以听到切透角膜组织的特殊声音或感受到穿透感,切下的角膜植片去除内皮,放置于潮湿纱布上待用。

7. 植片的缝合 将植片盖于植床表面,多采用间断对位缝合。第一针间断缝合位于 12 点位,然后依次缝合 6 点位、3 点位、9 点位。4 针缝合完毕后,擦除角膜植片表面液体,检查勒痕是否呈正方形,如不是正方形,需拆除部分缝线重缝。缝合深度一般控制在角膜 4/5 厚度上,缝线跨度约 2mm,均匀结扎。一般植片直径在 7.0mm 及以内,只缝 12 针,7.0mm 以上缝合 16 针(图 42-5-2)。

8. 虹膜周切 在角膜植片缝合 8 针后可在穿刺口处做周边虹膜切除,以利于前后房沟通,防止出现继发性青光眼。

9. 恢复前房 如前房浅,可用钝针头自穿刺口处注入平衡盐溶液(BSS),恢复前房深度及眼压,检查水密情况、是否伴有虹膜前粘;如前房仍恢复不佳,也可使用滤过空气注入形成前房。

10. 调整散光 术毕时应检查缝线张力是否均匀,使用 Placido 盘检查角膜散光情况,散光环为椭圆性或其他非圆形时,需调整散光。以椭圆形为例,应在长轴上进一步加强缝合力度,同样可在短轴上拆除缝线或再次缝合时减小缝合力度。

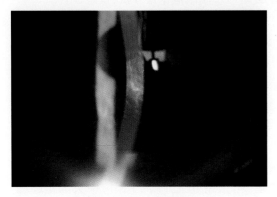

图 42-5-1　圆锥角膜
角膜中央偏下方前凸、变薄,浅基质可见
灰白色混浊,Vogt 线(+)

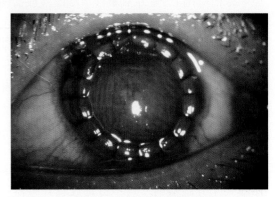

图 42-5-2　深板层角膜移植
术后第 1 天

【术中并发症及处理】

1. 眶压过高　考虑可能由于注入眶内的药物过多或眶内出血所致,可较长时间的间歇按压,加强局部按压及按摩以减轻眶压。眶内压过高可导致眼内压增高,板层剖切植床时易出现角膜穿孔、眼内容物脱出,增加术中缝合的难度,如控制不好眶压,宁可暂停手术,择期再手术。

2. 植床出血　电凝止血或使用肾上腺素棉片压迫止血,待其出血停止后再缝合植片。

3. 钻孔偏位　在使用环钻时,均匀施压,缓慢转动环钻,往复环切,一旦发生偏位,不易纠正。

4. 高眼压　多见于注气时气体进入前房过多、气体进入后房时,自穿刺口放出前后房气体即可;气体进入脉络膜上腔时,需以针头刺破睫状体扁平部巩膜,放出脉络膜上腔气体。

5. 角膜穿孔　一种为环钻环切时用力过大切透角膜;另一种较为常见,为板层剖切角膜时造成底层角膜植床穿孔,当穿孔微小时,无需特殊处理,当穿孔范围较大时,可尝试前房注气以使底层植床紧密贴附于植片,可减轻层间积液,如穿孔区过大时,则需改行穿透行角膜移植术。

6. 脉络膜下出血或驱逐性出血　手术过程中由于眼压过度降低,导致一条或两条脉络膜静脉破裂,发生脉络膜出血,出血可位于脉络膜局部或广泛扩散,当脉络膜破裂时可发生驱逐性脉络膜出血。如术中出现眼压突然升高,前房变浅,瞳孔区出现棕色反光,应立即终止手术,紧密缝合切口。在脉络膜隆起部位剪开球结膜,切开巩膜,放出脉络膜下的积血,降低眼压,整复虹膜,缝合切口。全身紧急静点 20% 甘露醇,保持头高脚低位利于静脉回流。驱逐性出血后果严重,大多数情况下医生难以有时间采取抢救措施,眼内容往往几秒钟内脱出殆尽。因此,术中应逐渐降低眼压,始终保持眼内压处于正压状态,预防驱逐性出血的发生。

【术后并发症及处理】

1. 感染或感染复发 术后角膜植片和或植床出现浸润灶,前房出现积脓,则需在做病原学检查基础上,全身及局部应用抗生素抗感染治疗,如进展到眼内炎则预后差。

2. 层间积液 术后角膜内皮功能未完全恢复,无法完全泵出层间渗出的液体,造成植片与植床层间出现积液,少量积液可不处理或自创缘放出积液;多量积液易造成前房变浅,底层植床与虹膜相粘连,出现继发性青光眼可能,可采用前房成形术或前房注气术处理。

3. 切口渗漏 手术完毕后未检查水密情况,可伴有浅前房和低眼压,一般包双眼,加压包扎可以缓解,如经过非手术治疗不能修复,应当考虑手术缝合渗漏处。

4. 瞳孔阻滞或玻璃体-睫状环阻滞 早期可散瞳、糖皮质激素局部点眼(真菌感染患者禁用)和全身给予脱水剂,瞳孔阻滞者可行激光周边虹膜打孔,建立前后房沟通。对玻璃体-睫状环阻滞用散瞳剂不好转者,应尽早行睫状体平坦部玻璃体切除术,以减轻玻璃体的压力。

5. 排斥反应 全身及局部抗排斥治疗(极少见)。

6. 角膜上皮延迟愈合 角膜移植术后常规包双眼,限制活动,排查眼干燥症、倒睫等可能影响上皮愈合的因素,必要时可佩戴绷带式角膜接触镜。

7. 术后散光 角膜移植术后易出现不规则散光,可在复查期间根据角膜地形图、散光环检查及验光结果调整散光,如完全拆除缝线后仍有较大散光,可行散光矫正术或佩戴RGP。

关于圆锥角膜急性期行穿透角膜移植问题,以往教科书上均认为圆锥角膜急性期不是穿透性角膜移植术的适应证,而这部分患者应用绑带加压包扎,或佩戴特制的角膜接触镜,等待角膜水肿消退,瘢痕形成后(一般为3~4个月)再考虑行穿透角膜移植术。但随着眼科显微手术器械的改进及手术技巧的提高。圆锥角膜急性期已不再是手术绝对禁忌证(图42-5-3、图42-5-4),但必须采取适当的有效措施。在急性圆锥时期手术有两个不利条件:①角膜中央混浊水肿区面积较大,由于上皮下和基质层积水,圆锥凸度较后弹力层急性穿破前更大,在这种情况下应用常规钻切技术制作植床,术后会造成明显的近视和散光;②基质层弥漫水肿也使术者难于精确合理地选择环钻的口径。比较明智的做法是,等到急性圆锥水肿区由弥漫转为局限状态时(发生急性后弹性层破孔1个月左右)再开始手术,其时水肿区与正常厚度角膜区已经界限分明,圆锥凸度亦相对减低。在使用环钻制作植床以前,先对圆锥角膜变薄区行角膜热成形术。具体步骤是:先热凝最薄的锥顶,热凝头以螺旋方式由中央逐渐向周围扩展,直至圆锥部位的角膜胶原因受热皱缩,角膜前表面曲率恢复到正常外形时,再用环钻按常规技术制作植孔。制作植孔前对圆锥热成形术的目的,是为了能够得到一个比较正常的受床,减少手术后的近视和散光,避免术后产生中央平周边陡峭的桌面状角膜地形图而无法在术后必要时佩戴角膜接触镜。如能注意并克服上述弊端,则对急性圆锥角膜行穿透角膜移植术同样能获得与稳定期手术相同的效果,并使患者提前获得增视效果。

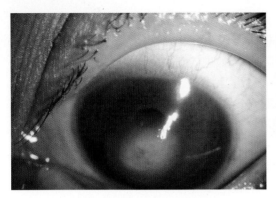

图 42-5-3　圆锥角膜急性水肿期

后弹力层可见破裂口

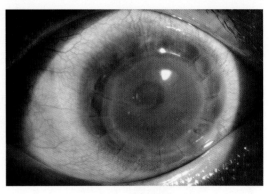

图 42-5-4　圆锥角膜术后

患者术后 1 个月,仍可见中央区底层植床不规则
线性混浊,该处为原后弹力层破口处

用"大泡法"板层角膜移植治疗圆锥角膜;

手术方式首选"大泡法";手术以彻底切除圆锥角膜(图 42-5-5、图 42-5-6)基底为原则,根据角膜地形图以及术前裂隙灯检查情况决定环钻直径大小。手术方式首选"大泡法",即通过植床层间注气后逐层剖切制作移植植床,达到充分暴露后弹力层后进行植片覆盖。若无法形成大气泡或大气泡形成不良时,则将手术方式改为手法逐层湿剥,即逐层剥除角膜前部基质至充分暴露后弹力层前膜。角膜植床制作完毕后,将所有患者均按大于植床 0.25mm 的植片以环钻钻取后撕去内皮和后弹力层后覆盖于植床,以 10-0 尼龙缝线非张力性缝合上下左右四针,后逐渐加压并缝合剩余 12 针缝线,后拆除前四针及其较松的缝线进行重新缝合。调整角膜缝线松紧度后埋线。

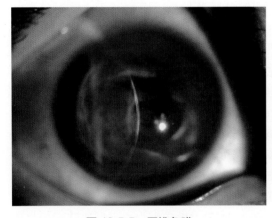

图 42-5-5　圆锥角膜

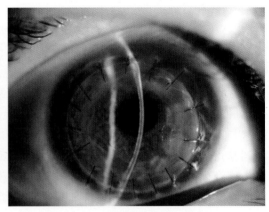

图 42-5-6　板层角膜移植术后 2 个月

第六节　板层角膜移植术治疗角膜营养不良

角膜基质营养不良主要包括以下三种:颗粒状角膜营养不良、格子状角膜营养不良、斑块状角膜营养不良。治疗角膜基质营养不良的主要方法是角膜移植术,包括穿透角膜移植

术和板层角膜移植术。在中国,因角膜营养不良行角膜移植的病例占角膜移植总量的 4%,占儿童期角膜移植总量的 7.1%。国外的一些报道显示,因角膜营养不良行角膜移植的病例占角膜移植总量的 4%~24%。

颗粒状角膜营养不良(granular corneal dystrophy)是一种常染色体显性遗传的营养不良,是由于染色体 5q31 的基因缺陷引起的。早期表现为角膜浅基质层的细点状和放射的线状混浊,随后可出现各种不同形态的浅基质白色混浊,有些在裂隙灯的后照法检查下,混浊点可呈半透明状。较常见的为较均匀的面包屑或雪片状混浊,边界不规则(图 42-6-1、图 42-6-2)。还有一些早期为周边部分混浊,相对中央为透明。而在角膜基质内的混浊病灶的数量可不等,分布为随机样,形态也可为链状、环状和树枝状,通常角膜荧光染色为阴性,而泪膜破裂时间与基质混浊病灶区是否高出角膜表面有关。本病不影响内皮细胞,板层角膜移植术可完全切除病灶,但该疾病复发概率较高。目前复发机制不清,没有能够降低复发概率的合适药物。

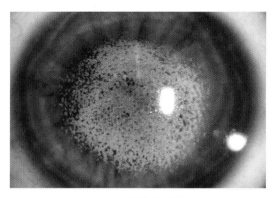

图 42-6-1　颗粒状角膜营养不良
较均匀的面包屑或雪片状浅基质白色混浊,
混浊间基质透明

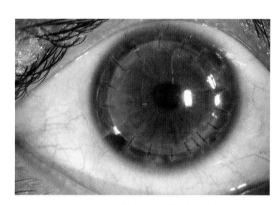

图 42-6-2　颗粒状角膜营养不良术后
患者角膜移植术后 1 个月

格子状角膜营养不良(lattice corneal dystrophy)是一种常染色体显性遗传性眼病。经常有角膜上皮的剥脱,自觉症状较明显。早期在裂隙灯下可见角膜上皮下细的格子状线条。在线条的边缘有点状混浊。随后可发生角膜中央的浅基质层的雾状混浊。格子状的混浊线条变粗,伴有大小不一的混浊点。可见角膜新生血管。一般格子状混浊线条不侵犯到角巩膜缘。早期出现角膜上皮反复糜烂时,可行准分子激光 PTK 治疗。如出现中央基质层混浊,影响视力时可行部分板层角膜移植术,但有些患者存在术后角膜病灶复发的情况。

板层角膜移植术治疗角膜营养不良手术方法参照本章第二节。

斑块状角膜营养不良(macular corneal dystrophy)是一种常染色体隐性遗传性疾病,是三种典型的角膜基质营养不良中最严重但又最少见的一种,早期明显影响视力。角膜病变初期表现为角膜中央浅基质的细小 Haze 样混浊,有的为半透明环状。以后这些 Haze 逐渐溶合为多形,不规则的灰白样(图 42-6-3、图 42-6-4)。随病情进展向角膜周边延伸和角膜深基质发展,当角膜混浊区域向表面扩展凸出角膜表面呈结节状,会引起角膜不规则散光;当混浊区域向弹力层发展时,裂隙灯下可见角膜后有大量的内皮赘疣。与其他的角膜营养不良不同,斑块状角膜营养不良在病程发展至晚期,均可出现角膜变薄,因此提醒手术者,在行角膜移植术前,要行角膜测厚。如角膜植床已明显变薄,要改变手术方式,以避免手术时植片与植床对合不良。该疾病影响角膜内皮,术前务必检查角膜内皮,如因基质混浊较重导致无法测量内皮细胞,则需根据临床经验评判术后出现内皮功能失代偿风险,必要时改行 PKP。LKP 术后复发多表现为植床混浊逐渐加重,植床植片交界处灰白色物质沉积,逐渐融合成片,并向植片中央扩展。轻度复发时可能不会明显影响视力,但会影响患者的视觉质量。外伤和多次手术可能是复发的另一相关风险因素。LKP 术后并发症的发生率低,长期稳定性及安全性较 PKP 术好,但术后视力预后差和复发率高是其主要问题。

斑块状角膜营养不良手术方法参照本章第二节。

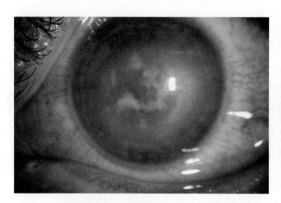

图 42-6-3　斑块状角膜营养不良
不均匀斑片状混浊,混浊间基质不透明

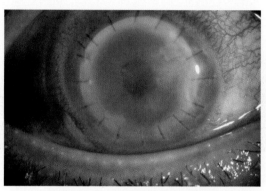

图 42-6-4　斑块状角膜营养不良
患者术后第 14 日

第七节　板层角膜移植术治疗边缘性角膜变性

角膜边缘变性(terrien marginal degeneration)又称 Terrien 边缘变性,在 1900 年首次被 Terrien 所描述,是一种双眼慢性疾病,角膜边缘部变薄,角膜基质层萎缩,同时伴有角膜新生血管翳,晚期可形成局限性角膜葡萄肿,最终导致角膜穿孔。流行病学调查显示,男性发病率高于女性,中、老年较多,但也有在儿童时发病的报道。因发病缓慢,有时在长达 20 年后才出现明显的视力下降,是一种严重危害视力的慢性角膜变性疾病。板层角膜移植术是治疗本病有效的方法。

【适应证】

角膜病变膨隆,出现明显的角膜散光,影响到矫正视力,佩戴角膜接触镜也难以奏效,角膜测厚和角膜地形图检查均发现角膜明显的大散光时行板层角膜移植术。板层角膜移植术的术式选择必须根据病变的范围来决定,一般是半月形、指环形和全板层移植三种术式。即便有自发性穿孔或轻微外伤导致破裂,仍可行板层角膜移植术。

【手术方法】

1. 半月形移植术(图 42-7-1、图 42-7-2)

(1)根据角膜变性受累的范围大小,从角膜缘剪开球结膜并分离松解,使结膜后退,暴露病变区的角膜缘和角膜组织。电凝轻度灼烧止血，一般结膜分离的范围应大于病变角膜 2~3mm，以便于术中进行手术操作。

（2）沿角膜缘后 1~2mm 处板层切开巩膜组织，深达 1/2 巩膜深度，长度要超出角膜病变区 1~2mm。环钻划界，用角膜板层刀在角膜病变区外 0.5~1mm，即角膜变薄区外，沿病变的外缘划界，角膜缘、巩膜缘切口的末端在病变区外的两端角巩膜缘处相汇合。

（3）板层的剖切分离从巩膜切口开始，板层刀做水平板层切削。当剖切到达病变区角膜时，如果病变角膜厚度 <1/2 正常角膜厚度时，剥离暂停，然后再从角膜侧向病变区剥离，是否持续板层剥离，同样取决于病变的深度。如果病变区组织已经变薄，用镊子轻轻牵拉病变角膜就可以将就病变角膜与植床分离，或者用镊子轻轻刮除即可，避免植床穿孔。如术前已判断局部病灶已达后弹力层，则在术中需及时前房穿刺放液以降低眼压，减少底层植床穿孔风险。

（4）供体角膜片制作采用甘油干燥冷冻保存的眼球。从供体眼球上采用同样的方法取下与切除病变角膜大小相似的供体角膜，角膜上皮刀将供体角膜的色素组织、内皮及后弹力层刮除。

（5）将供体角膜片上皮面向上放于植床。采用 10-0 的尼龙线缝合间断缝合植片。缝合的要点是：首先将供体角膜缘与受体角膜缘对合、两端缝合，之后缝合角膜侧角膜植片，做三角形的固定。采用角巩膜剪去掉多余部分的巩膜组织，进行角膜植片的缝合，最后缝合巩膜侧的间断缝线，以巩膜侧缝线的松紧来调整角膜植片的平整度和角膜曲率。

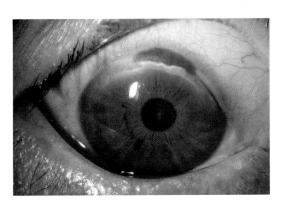

图 42-7-1　角膜边缘变性
上方角膜边缘部变薄，角膜基质层萎缩，局部达
后弹力层、膨隆

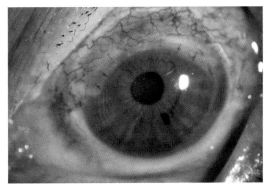

图 42-7-2　角膜边缘变性术后
患者术后 7 日

2. 指环状移植术　角膜缘环形切开球结膜，巩膜的切开部位和深度同部分板层角膜移植术，中心部位根据病变范围选取不同直径的环钻，最好用可调节深度的负压环钻钻切角膜，然后用相同的方法剥离植床、供体植片，间断缝合植片。

【术后处理】

同板层角膜移植术，常规全身和局部使用广谱抗生素预防感染，全身和局部使用糖皮质激素预防免疫排斥反应发生，手术后包眼促进角膜上皮的愈合。

第八节　板层角膜移植术治疗真菌性角膜炎

真菌性角膜炎(Fungal Keratitis)是由致病真菌感染角膜引起的一种严重的角膜炎,其起病缓慢、病程长、致盲率高。多有植物性外伤史或长期使用抗生素和激素病史。检查可见角膜浸润灶呈白色或灰白色,致密,表面干燥、粗糙不平,稍隆起,形状不规则,溃疡周围有基质溶解形成的浅沟或抗原抗体反应形成的免疫环,部分病灶周边可见毛刺状"伪足"或点状卫星灶(图 42-8-1、图 42-8-2),角膜后可有斑块状沉着物,感染向基质深层进展可穿透后弹力层导致虹膜睫状体炎,甚至出现前房积脓。

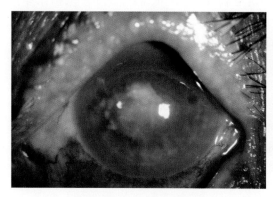

图 42-8-1　真菌性角膜炎

角膜中央灰白色病灶,可见伪足及卫星灶

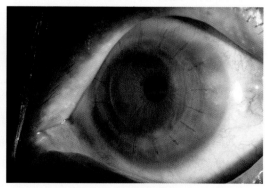

图 42-8-2　真菌性角膜炎术后

患者术后第 14 日

【适应证】

当真菌性角膜炎角膜病灶深度 >1/2 角膜厚度,但尚未达到角膜后弹力层,且病灶面积较大累及瞳孔区时,板层角膜移植术是最佳选择,手术成功的关键在于术中彻底清除病灶。

【手术方法】

1. 麻醉　多数采用球周或球后麻醉,婴幼儿、全身严重疾病的老年患者或不能自主配合手术患者可给予术中镇静或全身麻醉。

2. 开睑　多数使用开睑器开睑,注意根据患者睑裂大小选择合适的开睑器,同时应将贴膜夹于开睑器内。对不适宜放置开睑器的患者,可采用缝线开睑:于眼睑中央部距睑缘3mm 处,上下睑各做一条牵引线,用蚊式止血钳固定在消毒巾上。

3. 消毒　含碘 5% 聚维酮碘消毒术区皮肤,含碘 0.5% 聚维酮碘消毒结膜囊 1 分钟嘱患者上下左右转动眼球,使消毒药液充满结膜囊,然后 0.9% 氯化钠注射液冲洗。

4. 制备植床　根据角膜病变的大小确定植床范围,植床的中心应尽可能瞳孔中心相对应,同时保证植床缘位于角膜病灶缘外 1mm。在使用环钻时,均匀施压,缓慢转动环钻,往复环切,在切除达 1/2 时停止钻切,用板层剖切刀逐层板层剥离角膜基质,第一层一般尽可能深地切除病灶,反复在有菌剖切易增加术后感染复发风险,剖切完毕后用氟康唑注射液冲洗眼表。环切时尽可能使环钻与角膜表面相垂直,以有利于植片与植床的对合,减少术后散光。

5. 植片的制备　在植床制作完毕或边界确定后,方可制备角膜植片。甘油保存的角膜材料,经 0.9% 氯化钠注射液冲洗后,放置于 1∶4 000 妥布霉素水中复水,放置在切割枕上,内皮面向上,位置居中,垂直按压环钻,可以听到切透角膜组织的特殊声音或感受到穿透感,切下的角膜植片去除内皮,放置于潮湿纱布上待用。

6. 植片的缝合 将植片盖于植床表面,多采用间断对位缝合。第一针间断缝合位于 12 点位,然后依次缝合 6 点位、3 点位、9 点位。4 针缝合完毕后,擦除角膜植片表面液体,检查勒痕是否呈正方形,如不是正方形,需拆除部分缝线重缝。缝合深度一般控制在角膜 4/5 厚度上,缝线跨度约 2mm,均匀结扎。一般植片直径在 7.0mm 及以内,只缝 12 针,7.0mm 以上缝合 16 针。

7. 调整散光 术毕时应检查缝线张力是否均匀,使用 Placido 盘检查角膜散光情况,散光环为椭圆性或其他非圆形时,需调整散光。以椭圆形为例,应在长轴上进一步加强缝合力度,同样可在短轴上拆除缝线或再次缝合时减小缝合力度。

【术后处理】

同板层角膜移植术,全身或局部须使用抗真菌药物防原发病复发,全身和局部使用广谱抗生素预防细菌感染,禁用糖皮质激素。同时嘱患者注意休息,促进术后角膜上皮的愈合。

如术后观察期间出现基质浸润,考虑存在真菌复发可能时,可在原有治疗基础上进行基质内氟康唑注射液注射。控制仍不佳者,可酌情行角膜病灶切除、更换角膜植片或改行部分穿透性角膜移植术。

第九节 板层角膜移植术治疗蚕食性角膜溃疡

蚕食性角膜溃疡(rodent corneal ulcer)又称 Mooren 溃疡,是一种慢性、进行性、疼痛性角膜溃疡,初起病变位于角膜周边部,沿角膜缘延伸,并向角膜中央匐行性进展,最终可累及全角膜。病变起始于角膜缘,多从睑裂区开始发病,表现为角膜缘充血及灰色浸润。随后浸润区出现角膜上皮缺损,继而形成溃疡,溃疡沿角膜缘呈环形进展,并向中央区浸润,浸润缘呈穿凿状,略隆起。溃疡一边进展一边修复,并有新生血管长入病变区,病变最终可侵犯全角膜。部分患者溃疡向深层进展,可导致角膜穿孔。有证据表明这是一种免疫介导的疾病,确切病因不清,可能的因素包括外伤、手术或感染(肠道寄生虫感染、带状疱疹、梅毒、结核、丙型肝炎等)。蚕食性角膜溃疡的经典外科治疗为角膜病灶区相邻球结膜切除术,但仅限于早期病变,进展期病变应考虑带角膜缘的板层角膜移植联合免疫抑制剂局部治疗。

【适应证】

1. 免疫抑制剂与糖皮质激素联合治疗无效或复发者。

2. 结膜切除治疗无效,或愈合后复发者。

3. 蚕食性角膜溃疡进行性发展,累及角膜旁中央区或累及象限超过 1 个象限者。

4. 周边角膜溃疡导致角膜近穿孔或已穿孔者。

【手术方法】

角膜移植治疗蚕食性角膜溃疡,应根据病变的部位、形态、大小、深度等设计手术方式。如病变仅侵犯周边角膜,且溃疡浸润缘位于角膜缘内 3mm,则做新月形板层角膜移植;病变侵犯 1/2 周以上的周边部角膜或浸润缘接近角膜旁中央区,则可行"D"型板层角膜移植;溃疡累及 2/3 周边角膜而角膜中央有 8mm 直径左右正常角膜组织者,可作指环状板层角膜移植;若病变侵犯中央瞳孔区,则考虑全板层角膜移植。同时伴有周边角膜穿孔患者,可修补穿孔处后再联合板层角膜移植。病变区相邻结膜切除后,如缺损范围大可行羊膜移植。

1. 先做与溃疡相邻的结膜切除,宽度约 2mm,完全暴露巩膜。彻底切除溃疡区的病变组织,可用环钻或板层刀划界,划界范围应在距离溃疡边缘外 0.5~1mm 左右的健康角膜处。角膜缘部切除范围可大一些,减少复发的概率。

2. 切除病变的板层角巩膜组织,形成植床,植床的角膜侧边缘要整齐、垂直,但巩膜侧不强调整齐的边缘,只需切除表层病变巩膜,形成平坦、光滑的创面即可,尽量避免损伤房角,以免术后继发青光眼。角膜溃疡的基底部需完全去除,基质底层尽量剖切至透明区。

3. 如做新月形植片,需精确调整角膜侧弧度,植片与植床必须吻合良好。"D"型植片强调切口避开中央瞳孔区。做指环形植片时,更强调植片中央环状边界与受体角膜的圆岛状组织紧密对合,注意植片的厚度等于中央植床的厚度,这样可避免中央植床长期水肿甚至导致溃疡复发。

4. 对于角膜穿孔的病例,有两种处理方法:第一,如角膜穿孔,有虹膜脱出并嵌顿于伤口内,则在做植床划界后,切除病变前层角膜组织,然后再用镊子小心撕除脱出虹膜表面上皮,再做板层角巩膜移植,这样术中前房不会消失,术后形成粘连性角膜白斑。第二,若溃疡穿破口较大,虹膜脱出严重,不能保留者,可修补穿孔处后再联合板层角膜移植。先做好植床后,切除脱出的虹膜,用薄层基质覆盖于穿孔区,并将此薄层基质用 10-0 尼龙线缝合固定于底层植床,而后再放置植片,并缝合固定。

5. 为降低蚕食性角膜溃疡复发的风险,术中应该注意以下几点:①病变组织必须切除干净;②植片与植床必须吻合良好;③尽量减少缝线(图 42-9-1~ 图 42-9-3)。

【术后处理】

同板层角膜移植术,常规全身和局部使用广谱抗生素预防感染,手术后包眼促进角膜上皮的愈合。特别强调术后务必规范使用糖皮质激素和免疫抑制剂,如醋酸泼尼松龙滴眼液、环孢素滴眼液或 FK506 滴眼液。强调患者定期随访复诊,良好的患者依从性可显著提高患者长期预后。

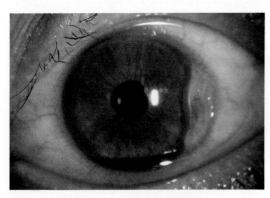

图 42-9-1　蚕食性角膜溃疡
颞侧角膜缘处可见潜掘状溃疡

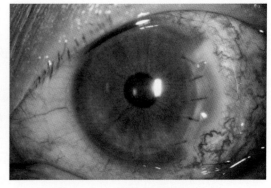

图 42-9-2　蚕食性角膜溃疡术后
患者术后第 7 天,植片与植床对合好,
未见复发迹象

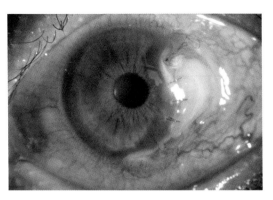

图 42-9-3　蚕食性角膜溃疡术后复发

患者术后 5 个月,蚕食性角膜溃疡复发

第十节　板层角膜移植术治疗角结膜皮样瘤

角结膜皮样瘤是一种类似肿瘤的先天性异常,肿物内由纤维组织和脂肪组织构成,来自胚胎性皮肤组织,属典型的迷芽瘤。皮样瘤为一圆形、扁平、黄色或粉红色、像小山丘状的肿瘤,表面可见有毛发,常发生在颞下及颞侧方(图 42-10-1)。角巩缘常为肿瘤的中心,肿瘤一半在角膜上,另一半在巩膜表面,但肿瘤可发生在角膜上的任何部分。角结膜皮样瘤治疗以手术切除为主,肿物切除联合板层角巩膜移植是最理想的手术方式(图 42-10-2)。手术前后应及时验光配镜,对矫正视力不良者应配合弱视治疗,以期达到功能治愈。

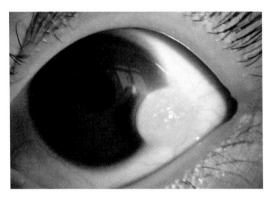

图 42-10-1　角结膜皮样瘤

角膜颞下方可见黄色肿物,表面可见毛发

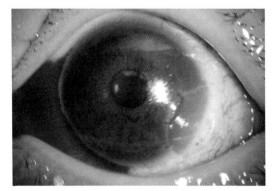

图 42-10-2　角结膜皮样瘤术后

患者术后第 3 天

【手术方法】

角膜缘的角膜皮样瘤切除后,用带角膜缘的角巩膜板层植片修复创面,术后因散光消除,视力多有增加。如果为角膜中央部巨大皮样瘤,应及时施行板层移植术,以防止发生弱视,此类病例,如果术中确定角膜为全层混浊,则二期行部分穿透性移植。

首先沿皮样瘤巩膜部边缘剪开球结膜,以确定皮样瘤巩膜侧的边界。电凝笔烧灼巩膜表面血管,以利于巩膜侧划界。在皮样瘤角膜区边缘外透明角膜处,徒手或用环钻划界,并剖切出尽可能透明的角膜植床,继而越过角膜缘剖切切除巩膜区皮样瘤,术中注意烧灼止血以保持术野清晰。然后移植同形、等大的板层角巩膜植片,植片的角巩缘必须对准术眼的角巩缘创面,以10-0尼龙线间断缝合固定植片,后将球结膜分离前徙,遮盖板层植片巩膜部分。

【术后处理】

同板层角膜移植术,常规全身和局部使用广谱抗生素预防感染,全身和局部使用糖皮质激素预防免疫排斥反应发生,手术后包眼促进角膜上皮的愈合。需注意角结膜皮样瘤患者多为儿童,术后依存性差,故在手术结束时术中多佩戴绷带式角膜接触镜以利于角膜植片上皮愈合。

（张培成　张铭连　李从心）

飞秒激光辅助的穿透性角膜移植术 第四十三章

  飞秒激光是一种以脉冲形式运转的固体激光,持续时间极短,是目前人类在实验条件下所能获得的最短脉冲。眼用飞秒激光的脉冲持续时间为 600~800 飞秒,飞秒就是 10^{-15} 秒,属于超短脉冲远红外激光(1 053nm)。飞秒激光具有极高的瞬时功率,可达百万亿瓦,且能聚焦到比头发丝直径还小的空间区域,使电磁场的强度比原子核对其周围电子的作用力还高很多倍。飞秒激光可通过光爆破作用对角膜组织进行切削,以极低的能量瞬间在极小的空间产生极高的能量强度,使组织电离,产生等离子体,在组织中形成微泡,大量微泡聚集成微腔,依靠激光束焦点处的微等离子体形成的光爆破作用切割组织。它穿过透明组织到达组织内部聚焦点时,光束几乎无衰,因此可准确定位于角膜组织进行切削。飞秒激光对角膜组织的切削非常精细,可准确控制切削的深度和形状,切削面也非常光滑,这些特点使其适合应用于 LASIK 膜瓣的制作、板层角膜移植手术、角膜基质环植入术、穿透性角膜移植术等。尽管飞秒激光目前在眼科主要应用于角膜屈光手术,但很多角膜移植专家也非常看好这一新设备,并积极开展应用飞秒激光进行角膜移植手术的研究。应用飞秒激光可以制作角膜植片和植床,切割各种病变组织,即使存在严重的角膜瘢痕和角膜水肿,也可以将角膜切开。因此,飞秒激光在角膜移植手术中具有很大的应用潜力。

  穿透性角膜移植(penetrating keratoplasty,PK)是角膜移植手术的经典术式。为减少术后散光和控制术后屈光状态,眼科医生一直在寻求新的角膜切割方法。为保持钻切的垂直性,有人将手动环钻改为马达驱动的机械性环钻和各种负压吸引环钻,但仍不能完全避免植片边缘不整齐或不对称,还会导致术后散光。后来有人应用准分子激光和 YAG 激光等进行角膜切割,可使钻切的植片和植床更精确,并可制作对合标志,使缝合更均匀。但这些方法切割速度较慢,应用准分子激光进行环钻的时间长达 7.4 分钟,且不能全层切穿角膜,还需要显微剪刀切开剩余部分,因此限制了其临床应用。飞秒激光可替代传统的环钻,制备植片和植床,其切割速度较准分子激光明显加快。最初的切割过程设定为从角膜内皮面开始逐渐上移至上皮面,最后用钝性分离器将植片和角巩膜环分开。目前的飞秒激光仪器可从上皮面切割供体角膜,减少了内皮面切割所致的植床植片对合角度的差异,利于植片和植床准确对合,减少术后散光。Meltendorf 等应用 10kHz 的飞秒激光,水肿离体角膜进行环钻的时间约 154~188 秒,所制作的角膜植片切缘光滑。目前飞秒激光器的频率进一步提高,切割速度更快。

  飞秒激光还可以根据需要制作特殊形态的植片。Seitz 等在猪角膜应用飞秒激光制作

"倒蘑菇形"角膜植片,希望通过眼压的作用,使植片稳定贴附于植床,实现无需缝合或减少缝合的自闭性切口。Jonas 等应用飞秒激光在猪角膜上制作了圆锥形植片,其内皮面较宽,上皮面较窄,并制作了 4 个凹槽,增加植片和植床结合的精确性和稳定性。有学者应用飞秒激光,还可将角膜的植床和植片行"Z"字形切割,使切口密闭更好,对合更精确,因此减少了术后散光。然而李绍伟尝试应用"Zig-Zag"形状的切割,临床操作难度大,因角膜组织较软,尤其是圆锥角膜患者,导致该型切口对合比较困难,缝合起来松紧难以把握,导致 2 例圆锥角膜患者切口对合欠佳,产生较明显瘢痕,术后散光也达到了 5.0D。

飞秒激光对角膜的切割更加精确,因而制作出的植片和植床的匹配程度更高,可减少缝合,更利于伤口愈合,减少缝线诱发的散光,视力恢复好。Buratto 成功应用飞秒激光对 7 例圆锥角膜或大泡性角膜病变患者进行"蘑菇形"或"礼帽形"角膜移植手术,术后视力恢复均获得了满意效果。应用飞秒激光还可以进行偏中心角膜移植。由于偏中心角膜移植术后常出现较大散光,目前应用较少。飞秒激光对供、受体的精确切割可能会显著改善这种手术的屈光效果,而且飞秒激光可进行不同形状的切割,可避开瞳孔区,保证视觉质量,还能最大限度地减少不必要的切割,保留健康组织,减少免疫排斥反应。例如对于一个直径 8mm 的角膜白斑,如果仅中央 5mm 累及内皮层,以往需作 8mm 直径的 PK,但应用飞秒激光只需制作一个中央只穿透 5mm 范围的蘑菇形的植床和植片,这样只有 5mm 范围的异体内皮,可减少排斥反应。另外,应用飞秒激光行角膜楔形切开还可以矫正传统 PK 术后出现的大散光。

第一节 适应证及禁忌证

【适应证】

穿透性角膜移植术,虽然根据不同的手术条件会有些不同的操作,但其总的原则及基本术式是相同的,根据临床诊断不同,选择手术适用证。

(一) 角膜瘢痕

1. 炎性瘢痕 细菌、真菌或病毒感染后所致的角膜瘢痕,要求病程稳定后 3-6 个月进行手术,因为此时炎症得到有效控制,上皮愈合后,角膜组织仍会有炎性水肿,需要有一个较长时间的炎症吸收和组织修复过程,瘢痕水肿消退后,使病灶直径缩小到最小程度,患者的视力也会有不同程度的恢复,应避免过早施术给患者带来的不必要的损失。最终的瘢痕形成是否需要穿透性角膜移植,一是要看瘢痕是云翳、斑翳还是白斑,另一方面还要看患者的视力情况以及是否是单眼,如果术前视力 ≤ 0.5,手术不应做;如果视力 ≤ 0.3,对有丰富经验的手术医师来说要慎重考虑,如果视力 <0.1,应当采取手术。如果是单眼患者,应另当别论。如果是单眼或全身条件较差,也不应盲从手术。对 HSK 的炎性瘢痕,不宜等待时间过久,要了解患者的复发周期规律,在炎症静息到一定程度后即应施术,以防再次复发,而失掉相对稳定期手术的机会。

2. 角膜穿透伤性瘢痕常常是粘连性角膜白斑,要考虑在行穿透性角膜移植的同时,还要做瞳孔成形术,术中难度增大,并且术后并发症也会增加,要请经验丰富的术者施术。临床很常见的是早期伴有外伤性白内障,晚期除粘连性白斑外,还有膜性白内障或是无晶体眼。如果角膜破损严重,伤口缝合困难,应做穿透性角膜移植,同时做白内障摘除,有后囊破裂者,还应同时行前段玻璃体切除术。是否 Ⅰ 期植入后房型人工晶体,取决于后囊是否完整,外伤程度,玻璃体和视网膜损伤程度及术者的经验,前房人工晶体不考虑Ⅰ期植入,如果缺乏经验或不能确定手术的效果,尽量采取Ⅱ期人工晶体植入的方法。对术前房角有粘连或术后有可能形成虹膜粘连者,术前还应先做Nd-YAG激光虹膜周边切除术,预防术后继发性青光眼。

（二）角膜化学伤

属于高危角膜移植范围,据既往统计,是穿透性角膜移植的一大难题,术后免疫排斥率高达70%以上。在化学伤的早期,一般不主张穿透性角膜移植术。穿透性角膜移植主要是为了增视的目的,因此,要求眼表功能基本稳定,即泪液分泌正常,角膜缘干细胞有维持正常眼表的基本功能,眼内压控制正常,视网膜有一定功能。既往我们面对一些化学伤患者,先行板层移植改良基底,然后再行穿透性角膜移植,这些病例长期随访,植片基本都因免疫排斥而混浊。现在,我们主要从两个方面解决这些化学伤的患者对角膜内皮细胞仍能代偿者,首先是通过带新鲜上皮的异体角膜板层移植,联合自体或异体角膜缘干细胞移植,有时还要辅助羊膜移植来重建眼表,术后常规应用免疫抑制剂。然后,在眼表稳定后3~6个月,再考虑增视性穿透移植。另一方面,对角膜内皮细胞已判定完全破坏而发生失代偿者,自体或异体干细胞移植,联合穿透性角膜移植,只要免疫抑制控制得当,植片透明率较既往明显提高。在行高危移植时,眼内植入CsA缓释药物,可能是最有前途的抑制术后免疫排斥的给药途径。对那些角膜大量新生血管或假性胬肉覆盖、眼内压未得到控制、光感定位不确切或电生理检查明显异常的患者,行穿透性角膜移植术是徒劳的。

（三）角膜内皮细胞的功能失代偿

角膜内皮细胞密度降低到其泵功能不足以维持角膜正常的生理脱水状态,或因其功能异常,有时会两者兼有,这些患者表现为角膜水肿,上皮大疱,眼刺痛难忍,临床上也诊断为大泡性角膜病变。最常见的原因是白内障手术导致的内皮细胞损伤,严重化学伤或误将药物注入前房等原因,使角膜水肿,厚度 >620μm,如果在1~3个月内不能恢复透明,任何药物或羊膜覆盖术治疗均难再奏效,应做穿透性角膜移植术。Fuchs角膜内皮营养不良,主要是内皮细胞功能障碍,晚期角膜表现为上皮大疱和不同程度的水肿。还有另外一些眼病,诸如闭角型青光眼和糖尿病患者,晚期均有内皮细胞密度变化和功能障碍,如果再次遇到内眼手术时,发生内皮功能失代偿的机会就会明显增加,失代偿后唯一有效的治疗就是穿透性角膜移植术。

（四）与遗传有关的角膜病

1. 先天性角膜发育异常如先天性角膜混浊、巩膜化角膜等,应在发生弱视前手术。

2. 角膜营养不良实际是与遗传有关的先天性角膜基质变性改变,临床常见的是颗粒状,斑块状和格子状角膜营养不良,一般视力低于0.1方考虑行穿透性角膜移植。

3. 圆锥角膜一般在完成期行穿透性角膜移植术。

（五）角膜严重感染或穿孔

当角膜化脓性感染用药物治疗难以奏效,患者面临丧失眼球的危险时,应考虑治疗性穿透性角膜移植。角膜穿孔,经药物治疗不宜形成前房时,也应考虑穿透性移植。总之,在角膜严重感染,特别是HSK活动期,是否手术是有争议的。因为炎症期手术,手术操作的难度大,手术后并发症多,植片直径也常常较大,术后排斥率也高,因此,原则上应当是在炎症控制后在静息期手术。但在临床上常常遇到药物治疗效果不好,病程进展,患者面临丧失眼球和视功能危险,此时,只要有经验的手术医师认真操作,手术成功的机会明显增加。

(六) 其他

如角膜破裂伤、角膜血染、角膜化学染色、角膜热灼伤,以及因角膜透明度影响到内眼复明手术时,均需要行穿透性角膜移植术。

【禁忌证】

1. 青光眼　如果术前检查确诊患者有青光眼存在,必须经药物、激光或抗青光眼手术有效地控制眼压后方可进行穿透性角膜移植术。

2. 眼干燥症　角结膜的实质性干燥会使穿透性角膜移植术后植片上皮愈合困难,进而导致植片混浊。因此,对眼干燥症患者,必须重建眼表和泪液分泌 ≥ 10mm/5min 后才能进行手术。

3. 眼内活动性炎症　如葡萄膜炎、化脓性眼内炎等不宜手术。如果因角膜穿通伤形成化脓性眼内炎,角膜透明度不够,可以行穿透性移植术联合玻璃体切除术。

4. 麻痹性角膜炎　该病因角膜营养障碍致角膜混浊,在原发病治愈之前不宜手术。

5. 视网膜和视路功能障碍　弱视、严重的视网膜病变、视神经萎缩或视路的其他损害,术后难以达到增视效果的患者不宜手术。如果是因美容的要求可以考虑行美容性角膜移植术。

6. 附属器化脓性炎症　如慢性泪囊炎、溃疡性睑缘炎等,要待化脓性感染治愈后再行穿透性角膜移植术。

7. 患者全身情况不能耐受眼科手术　患有严重高血压、心脏病或糖尿病患者,应在得到内科有效治疗后,再考虑行穿透性角膜移植。

8. 获得性免疫缺陷病(AIDS)　不能行穿透性角膜移植。

◉ | 第二节　手 术 方 法

【术前准备】

1. 抗生素滴眼液滴眼,清洁结膜囊。正常人的结膜囊抗生素滴眼,2 小时 1 次,可以达到无菌的目的。如果有结膜囊或附属器的化脓性炎症,炎症控制后,必须做结膜囊细菌培养,连续 3 次阴性后方可手术。但要用穿透性角膜移植治疗药物不能控制的角膜感染例外。

2. 术前应进行洗眼、冲洗泪道。

3. 角膜感染或穿孔的患者,20% 甘露醇 250ml 术前 1 小时静脉滴注(成人),以减轻眶内和玻璃体腔内压力。

4. 术前 2 小时,口服 Diamox 0.5g 和地西泮 5mg。

5. 全身麻醉患者,应按全身麻醉准备。

6. 角膜穿孔患者,术前不洗眼,应在麻醉后手术台上抗生素溶液冲洗结膜囊。

7. 角膜移植联合白内障摘除患者,术前应计算植片人工晶体的屈光度,并准备人工晶体植入器械。

8. 有角膜新生血管或虹膜新生血管者,应在术前应用止血药物。诸如角膜表面大量新生血管、假性胬肉等,首先应进行眼表重建手术,等眼表稳定后才能进行穿透性角膜移植术。或行穿透性角膜移植术的同时行异体环形干细胞移植术。否则,近期可以获得植片透明,但远期终因免疫排斥反应致植片混浊,或植片重新被血管膜覆盖。

【手术方法】

（一）局部阻滞麻醉

局部阻滞麻醉是关系到手术成败的关键因素之一。麻醉不充分,术中眼球转动和眼轮匝肌会导致手术损伤眼内组织或眼内容脱出。麻醉致眶内出血或组织严重水肿,增高的眶内压会使眼内压增高,钻切角膜后前突,使虹膜组织容易嵌顿在缝合切口处,不利于术中的缝合操作,有时也会出现术后的虹膜前粘连、加重术后的前房反应、术后继发青光眼及免疫排斥等并发症,严重者有缝针损伤透明晶体形成手术性外伤白内障的危险性。因此,必须充分麻醉眼轮匝肌和充分球周浸润麻醉。

（二）眼球外加压

局部麻醉出针后,应用 Honan 气囊加压。但更方便适用的方法是应用两块纱布垫放在眼睑上,用手掌的鱼际肌部位对眼球方向均匀施加压力,压力控制在 40~50mmHg,2~3 分钟后放松加压 5~10 秒,加压时间总控制在 10~15 分钟,可使眼球充分软化。对角膜穿孔或后弹力层膨出患者,加压应更加轻微或不加压。

（三）眼球固定

开睑器开睑后,为便于术中角膜定位,便于操作和保持钻切角膜后眼球不变形,有经验的术者常规可以仅缝上、下直肌牵引固定缝线即可。对于缺乏手术经验、儿童患者、无晶体眼或植片直径在 8.5mm 以上者,建议缝合 Flieringa 环。

（四）手术步骤

1. 植床直径选择　植床直径大小应根据角膜病变的性质及大小来决定。单纯角膜瘢痕,植床直径应与病变大小同径,但一般应保持在 7~8mm。因为直径偏小不利于术后增视的效果,且较小的植片内皮细胞总数较少,容易导致术后植片内皮细胞功能失代偿。而植片直径 >8mm 时,术后免疫排斥率增加,但总的原则还是要彻底清除病变,尤其是角膜感染性活动性病变。

2. 植床的中心定位　植床的中心力求在角膜光学中心,应当位于正常人瞳孔中心,约在角膜中心的鼻侧约 1mm,因此,缩瞳以后,瞳孔中心微偏角膜光学中心的鼻侧。植片偏位移植,除了增视效果会受影响外,偏中心移植还会增加穿透性角膜移植的免疫排斥率。

3. 供体角膜植片的制备　将供体角膜片固定于制作植床上,如供眼压过低,应从视神经断段处注入适量 BSS 以恢复眼压,以利于完成植片制作。

4. 受体病变角膜的切割　飞秒激光切割参数与供体角膜切割参数基本相同,根据病变性质和大小,供体与受体切割直径相同或略大 0.1~0.3mm,激光切割完毕,将患者移至内眼手术室。

5. 植床的剪切　钝针头经过一侧切割隧道穿入前房后,房水溢出,此时应向前房内注入 0.01%N- 脱甲基卡巴胆碱缩瞳,瞳孔会在数秒钟内缩成 1~2mm 大小,此时再经穿透处向前房内注入黏弹物质,常用的是透明质酸钠,当前房重新恢复以后,钝性分离移除病变角膜。

6. 缝合植片　首先用 BSS 轻轻冲洗植孔中的黏弹剂和残存的缩瞳剂,然后重新把黏弹剂滴到植孔上,把制备好的植片用托盘放置在植孔上,第一针间断缝合是在 12 点钟位,有术者习惯用双齿的角膜镊自己缝合,有的术者则愿助手把 6 点钟位的植片固定好,12 点钟位直接用角膜缝合镊缝合。3 点钟、9 点钟位仍间断缝合固定。4 针间断缝完之后,要用吸水海绵吸去角膜植片表面液体,使在显微镜下可以看到角膜植片上清楚的正方形,瞳孔位于正方形中心。如果不成正方形,应调整缝合线位置重缝,使其一定成正方形。缝合深度及密度有经验的医生缝合深度会均匀地控制在角膜厚度的 4/5 以上,接近后弹力层,均匀的缝合深度不仅有利于创口愈合,而且可以减少手术性散光,植床和植片每针的缝合宽度或称为跨度,应当在 3mm 左右,太短或太长均不宜控制均匀的拉力。

缝线方式:缝线需用 10-0 尼龙角膜缝线,而角膜移植的缝针及缝线与白内障手术的要求是不同的,因为角膜缝针必需是带侧翼的铲针。铲针上的缝线、粗细均一,有良好的拉力,因此,术前必须选择使用适合角膜移植的缝线,才能使手术结果稳定。缝线有的术者喜欢间断缝合,因为间断缝合的优点是手术容易控制深度,针距及手术时间,最大的优点是术后容易选择不同时间,在不同子午线上拆线来调整手术性散光,缺点是针数缝少容易漏水,针数过密容易散光及结瘢,一般直径在 7.5mm 以内,只缝 12 针间断缝线为宜,直径 8mm 以上植片应缝合 16 针间断缝线。连续缝合常用在圆锥角膜或角膜内皮变性的无新生血管的增视性穿透性移植术中,但也应先缝 4~8 针间断缝合后再重新连续缝合,术毕时把间断缝合拆除,但有人也喜欢保留,使间断和连续结合。连续缝合的优点是只有一个埋藏线结,术后瘢痕轻,远期的手术性散光可能轻,早期可以通过调整缝线松紧解决手术性散光。但缺点是一旦在调整缝线时或缝合时断线,就要重新再缝合,另外,中晚期的角膜散光也不能再通过缝线调整来实现。间断和连续缝线相结合,这种方法是先用 10-0 尼龙线做间断缝合,然后再用 11-0 特制的角膜缝线做连续缝合,间断缝线可以在不同时间拆除调整手术性散光,这种方法的优点是切口密闭特别好,也可以调整散光,但操作较复杂,手术时间长,角膜多次缝合容易结瘢,连续缝合一旦断线也是需要再次重缝。

7. **重建前房** 当缝合完成后,应用 BSS 从缝线间插入 23 号钝性针头,注入 BSS 约 0.2ml,使之形成正常深度的水密前房。此时应观察是否有漏水现象。一般成功的缝合很容易一次性形成前房。另外,应观察是否有虹膜前粘连,此时会发现瞳孔不圆,瞳孔向前粘连方向移位,应把针头重新插入虹膜前粘连的缝线间注入 BSS,虹膜很容易解除粘连,瞳孔成为圆形,如果眼压高,可以适当放出部分液体,使眼压保持正常水密状态。个别病例,术中眶内或眼内压力高,前房形成困难,或因植片或植孔制备时不齐,术毕难以形成水密状态,也可以用滤过空气注入前房使其形成气密状态。也有时术中因植片较混浊,不容易观察清楚前房,也应先注气观察是否前房形成良好,然后放出气体改注 BSS 形成水密后结束手术。

8. **手术性散光观察** 术毕时应当在显微镜下观察缝线针眼的间距和植片与植床上的跨度是否均匀一致,如果明显变短或变长的缝线应当拆除重缝,但连续缝线时应在缝合术中立即调整而在术毕时不可再调整,这是很多术者喜爱间断缝合的原因之一。在重建前房后,植片和植床上表面应当是对合良好,在同一个光滑平整的角膜子午线面上。更准确的方法是在手术显微镜上装一个 Placido 盘附件,手术结束后直接检查植片上的投影是否是一个圆形,如果是椭圆形,应在短径的子午线上拆除 1 根缝线,重缝的线打结松紧时应在散光盘直接控制下进行拉紧缝线且使其成为圆形结扎。也可以在椭圆形长径方向拆线重缝时打结可稍松一点,也可以使其成为圆形,应在短径还是长径方向重缝,必需应用显微镜上的角膜曲率计做出判断。但在实际临床工作中,是依靠术者的经验,显微镜观察植片的平与凸状态,来决定是打紧短径的缝线结还是放松长径的缝线结。这种情况不是绝对的,即使术毕时完全形成了一个圆形光环,在术后第 2 日、第 3 日再测角膜曲率时,仍然会有手术性散光,故手术者的经验在增视性穿透性角膜移植术中是最为重要的因素。

9. 术毕结膜下注射妥布霉素 2 万 U 和地塞米松 2.5mg,拆除上下直肌缝线,涂抗生素眼膏,包单眼。

第三节　手术并发症的预防及处理

【并发症及处理】

1. 眶内压过高　穿透性角膜移植术的局部麻醉效果是很重要的,绝不像白内障手术可以表面麻醉下进行,要求局部麻醉后眼肌不能有任何动感,故麻醉不当,注入眼内的药液过多或眶内出血,均会导致眶内压过高,使眼内压相对过高,这种情况应较长时间的间歇加压,使眼内压下降,眼压高也自然缓解,如果眶压解决不好,眼内压过高,宁肯中止手术改日再做,也不应强行手术,因为制备植床后,虹膜和晶体均会前突,增加术中缝合的难度和虹膜前粘连及眼内组织脱出的风险。有人认为可以在术中采取脱水的方法解决,这在实际应用中会有很多问题,患者难以较长时间静卧配合,脱水后又会有小便问题,再者,实际的脱水效果也并不理想,这种情况下应当机立断停止手术为上策。

2. 植床出血　常见于角膜有新生血管的患者,因为治疗性穿透移植植床或多或少的有新生血管是很常见的现象,故钻切植床时遇到出血现象实属常见。因为肾上腺素能使瞳孔散大,故不宜应用肾上腺素类药物压迫止血,可以应用透明质酸钠注入到出血部位等待 2~3 分钟后可以血止,如不止血,一定不要灼烙止血以防组织灼伤,还可用压迫止血。对有较多血管的植床不宜做常规穿透移植,应列为高危移植病例去处理。

3. 植孔偏位植床偏位　关键是预防,对初学者来说可能操作时易发生,熟练的手术者通过术前压痕确定准确的穿透部位是容易做到的。一旦发生了偏位,也不易再做纠正,只能做为教训。

4. 虹膜损伤　一种原因是压力过大突然钻透角膜而损伤下面的虹膜,当时并不容易发现,只是在术后发现虹膜组织表面有环形或半环形虹膜损伤的表现,虹膜损伤处萎缩,瞳孔轻度或中度散大或不圆整。极个别的情况下会出现钻透虹膜现象,使其部分虹膜环形断裂,更严重的损伤就是晶体也被钻破,形成外伤性白内障,属恶性并发症,只要术前认识到这种可能性是完全可以避免的。一旦出现应用 11-0 尼龙线缝合虹膜,并且做晶体囊外摘除,二期再考虑植入人工晶体。常见的虹膜损伤是在剪切角膜片时,剪刀头把嵌入虹膜组织剪破,在虹膜上形成一个破洞,此时可以用 11-0 尼龙线缝合,处理得当仍然可以保持圆瞳孔而不影响手术结果。

5. 晶体损伤　一种是上述的钻切中失误而导致晶体破裂,另一种是因为术前药物或其他原因瞳孔散大,药物在术中缩瞳无效,在制备植孔时误伤晶体,这种情况只能做囊外摘除,二期再植入人工晶体。

6. 植孔边缘不规则　制备植孔时,在植床周围钻切的深度不一致,故剪切时常不容易在原钻切的部位剪切整齐,有时因经验不足,剪切时剪刀不与切口垂直,形成内外口的直径不同,这种情况不容易形成水密状态或易造成手术性散光。

7. 眼内出血　因为突然穿透角膜后房水溢出,眼压快速降低,视网膜片状出血现象会有发生,如不在黄斑区,术后不容易发现,也不影响视力。比较严重的并发症是脉络膜出血,当穿透角膜组织,房水溢出后,发现虹膜逐渐贴紧角膜组织,在穿透处有虹膜脱出,此时会感到眼内压不仅不消失而且在升高,此时应立即间断缝合,关闭切口,中止手术,回病房应用降压和脱水药物,这种情况恢复视力和二次手术机会是很多的,但如果没有经验或未发现,或在剪切植床后发生,或遇上是暴发性脉络膜出血,后果就非常险恶,但不要立即决定行眼内容物剜出术,应当力争重新关闭原植片切口,回病房处理,待经各种检查,确实证明已无法再做恢复视功能和保存眼球的手术时,才能做其他手术。

8. 供体内皮细胞损伤　飞秒激光制作角膜植片时,可避免由于角膜环钻不锋利或冲切时用力过猛等导致的植片靠边缘的部位内皮细胞受到挤压伤而死亡。一种情况是手术技术不熟练,缝合植片时操作粗暴,使植片在术中多次推拉移位,或缝合时夹持不当均会导致内皮细胞严重损伤。另一种情况是重建前房时不顺利,反复向前房内注气或注水,植片会立即变的水肿加剧。植片是否会恢复透明,取决于在术中内皮细胞的损伤程度。

【手术注意事项】

大部分穿透性角膜移植所需注意的问题均已在相关章节提及,对于飞秒激光辅助的穿透性角膜移植手术,有特别注意的方面,李绍伟的研究中阐明:①在进行角膜切割时,必须标记角膜中心,以防切偏。急性圆锥角膜水肿,看不清瞳孔,未作中心标记,易造成偏中心移植。②比较合适的角膜切口是礼帽型和蘑菇型,此类切口密闭好,术后抗张力强。但如出现术后高眼压,从角膜切口放液比较困难,应该注意。

● | 第四节　术后处理

【术后处理】

1. 常规检查

(1)视力、跟压。

(2)定期检查曲率、验光(术后 1 周、1 个月、3 个月、半年至 1 年)。

(3)裂隙灯检查注意植床有无睫状充血、新生血管长入、免疫排斥线、缝线情况等。

2. 常规用药

(1)泼尼松:①术后 1 周内,按 1mg/(kg·d)口服,每日 1 次,8am。②1 周 ~10 日减量,按每周减 5mg(儿童除外)。③原则上,1.5~2 个月内停用口服泼尼松。

(2)糖皮质激素局部应用(滴眼液及眼膏):①术后 1 个月内,滴眼液 4~6 次,眼膏每晚用。②眼膏每晚 1 次,用至 2~3 周,无排斥迹象可停用。

(3)抗生素局部应用(滴眼液及眼膏):①感染性角膜溃疡,术后根据病情继续局部抗感染治疗 2~3 周,滴眼液每日 4~6 次,眼膏每晚用。②光学性 PKP 一般不使用抗生素。

(4)环孢素 A:①术后 10~14 日,根据角膜上皮情况,开始用 CsA 滴眼液,每日 4 次,用至术后 1 年至 1 年半。②对于有经济能力的高危角膜移植患者,口服 CsA 胶囊 100mg/d(成人量),同时泼尼松减至维持量。CsA 可口服至术后 6 个月以上。

(5)辅助用药:①维生素 B、维生素 C、肌苷等;②服用糖皮质激素应同时补充维生素 K。

3. 原发病治疗根据原发病继续抗细菌、真菌或抗病毒治疗,详见相应各节。

4. 术后拆线常规

(1)必须立即拆线:①缝线周围有感染,应拆除并使用抗感染药物。②术后 1~2 个月内发现缝线松动,应拆除松线并根据术后角膜曲率及验光结果,考虑是否重新缝合。

(2)发现沿缝线处及周围有新生血管:①术后 1 个月内,应随诊观察。②术后 1 个月后,应考虑拆除。

(3)术后 6 个月开始,根据角膜曲率和角膜地形图,考虑调整缝线,拆除屈光力大的经线上的缝线。

(4)术后 1 年,原则上拆除全部缝线。

5. 术后并发症的处理 穿透性角膜移植的并发症,分为术中、围手术期及术后晚期并发症。术中并发症已在手术步骤中做了详细的描述,有些围手术期并发症也在文中做了相应描述,但有些围手术期和晚期并发症表现的比较复杂和处理上很棘手,是导致手术失败的主要原因,处理这些并发症时少走弯路,对提高手术成功率是至关重要的。

(1)穿透性角膜移植术后继发青光眼:穿透性角膜移植术后,继发性青光眼是比较棘手的问题,处理不当常导致手术失败。常见的原因是术后葡萄膜炎,一方面患者可能术前是严重角膜感染,尤其是活动期炎症进行手术,葡萄膜的炎症较重,术中不容易控制眼压,术毕时也不容易使前房形成水密状态,故术后容易造成虹膜前粘连,致房角关闭或是瞳孔广泛后粘连或是瞳孔区渗出膜所致的前后房水通路阻塞,而继发性眼压升高;另一方面免疫排斥反应有时也会继发眼压升高;再者,术后长期利用糖皮质激素滴眼,也是发生青光眼的主要原因。对继发性青光眼患者,首先应当去除病因,然后应用降眼压药物治疗,仅对个别患者疗效欠佳者,才考行行抗青光眼手术治疗。

处理原则:①去除病因,对因治疗,如在穿透性角膜移植术前后控制葡萄膜炎症和抗免疫排斥治疗等。②药物治疗先选滴眼药物控制眼压,部分患者可以得到眼压的有效控制。眼压控制欠佳者,局部滴眼药物联合全身降眼压药物,但全身用药不能长期维持,故对该种患者仍应考虑手术治疗;对类固醇性青光眼,首先停用糖皮质激素药物,多数患者在停药后眼压恢复正常。Castroviejo,经发现立即应用 20% 甘露醇静脉滴注,局部应用降眼压药物及频繁滴用缩瞳剂,密切观察眼压。③手术治疗:a.虹膜广泛与植片前粘连造成前后房阻滞者,行透明角膜植床侧隧道切口,用 Healon 注入以辅助分离前粘连和重建前房。b.瞳孔广泛后粘连用高效散瞳药不能使之扩大者,虹膜呈驼背状,同时行 YAG 激光虹膜周切术,充分控制炎症。c.严重化学伤,对药物不能控制眼压而结膜情况良好者,选择小梁切除术。结膜囊瘢痕严重的新生血管性青光眼、无晶体眼患者行抗青光眼阀植入术或行睫状体光凝或冷冻术。④围手术期的处理及建立严格的术后随访制度,也是减少穿透性角膜移植术后继发性青光眼的重要措施。

(2)穿透性角膜移植术后免疫排斥反应:角膜移植失败的主要原因是免疫排斥反应。因为板层角膜移植和无新生血管的穿透性角膜移植,术后免疫排斥率很低,一般新鲜板层角膜移植后不超过 10%,故只要术后及时随诊和适当应用糖皮质激素和环孢素滴眼液,都会获得植片透明愈合的结果。角膜移植是目前组织移植中成功率最高的手术,其主要原因是角膜不含血管和淋巴管,处于相对的免疫"赦免"区,如圆锥角膜行穿透性角膜移植后排斥反应发生率低于 10%。但多种致病因素可以破坏角膜这种解剖学特性,使穿透性角膜移植术后的排斥反应发生率大大增加,眼科界把这类角膜移植患者称为高危移植患者。

穿透性角膜移植术后排斥反应的发生率国内外报告不一,多在 10%~30% 之间,而高危移植患者术后的排斥反应发生率则高达 40%~65%。笔者统计结果中不同高危因素组排斥反应发生率分别为:新生血管化植床为75%,大植片移植为34%,偏中心移植为28.6%,双侧或二次移植为25%,严重感染及穿孔为2.7%,接受皮肤或其他器官移植术后为100%。应分清哪型排斥反应,并尽可能驱除引起排斥反应的诱因。

(3)穿透性角膜移植术后植片溃疡形成:角膜移植术后植片发生溃疡的原因是多方面的,在许多角膜移植书中描述很少。溃疡发生在术后2周后,在植片边缘或中央发生浅溃疡,病原学检查往往为阴性,一旦植片发生溃疡,临床治疗非常困难,如合并细菌或真菌感染极易出现植片溃疡穿孔。所以,术后早期保持结膜囊的清洁和防止治疗药物污染,应用无药物结晶样沉积的抗生素是极为重要的,早期如能针对病因学治疗,疗效明显,当植片溃疡形成而治疗效果欠佳时,应当及早下决心更换新的健康植片,等待观望常常使病程迁延和不能获得增视效果。

角膜移植术后植片溃疡形成的病因是综合性的。从溃疡形成的时间上看,多发生在术后2~10个月间。从植片的神经再生研究结果表明,穿透性角膜移植术后,角膜完全无感觉或感觉明显受抑制,即使手术后较长时间,也只有极少数基质神经再生。再生的神经纤维局限于上皮下神经丛。Tervo等观察穿透性角膜移植术后29年的患者植片感觉仍未恢复正常,并且再生神经的密度和功能均明显低于正常角膜。所以,角膜植片的神经营养调控功能未达正常程度,以及植片感觉功能未完全恢复正常,为植片溃疡形成创造了病理生理学基础。如植片溃疡形成在植片中央,也可能是与此有关的佐证,因为越靠近植片中央,神经再生需时愈长和再生神经密度愈低植片溃疡形成亦与内皮型免疫排斥反应有关。因为内皮型排斥反应之后,角膜植片内皮细胞功能失代偿,导致植片水肿和上皮大疱,此时的植片上皮细胞很容易剥脱,而新生的角膜上皮胶原酶的活性很强,导致角膜胶原纤维组织自溶,这是植片溃疡形成的另一种病理机制。因此,在治疗植片溃疡的病例时,使用胶原酶抑制剂是非常重要的。自体血清中含有r巨球蛋白,是一种良好的胶原酶抑制剂,同时血清成分所含营养丰富,有利于植片溃疡的愈合。此时,应停用糖皮质激素滴眼,也是因为糖皮质激素能激活胶原酶的活性,并且能抑制上皮细胞和胶原组织的修复。如果为了抑制免疫排斥反应,应改为全身应用或局部改用1%环孢素滴眼液滴眼。感染是植片溃疡形成的高危因素,因为植片神经功能恢复不良,所以,一旦发生植片感染,常常自身的防御机制受限,药物疗效远不如在未手术的角膜组织明显。但还有些因素在植片溃疡形成中是会起作用的,如缝线松动未及时拆除、自我揉眼所致的轻度外伤、泪膜的功能不良、术后长期应用氧氟沙星滴眼液滴眼等,尽管未找到确证的相关关系,但却是不可忽视的原因。长时间的用糖皮质激素滴眼,会导致上皮细胞的再生和修复机制障碍,再加之新生上皮细胞的胶原酶活性,这些病例的植片溃疡形成也不能排除与此有关。

处理方法:诊断及药物治疗同角膜溃疡章节,在药物不能控制的情况下应尽早手术。单纯上皮缺如可行羊膜移植手术;较深溃疡行结膜瓣遮盖,较深及全层溃疡需行再次角膜移植。

(4)穿透性角膜移植术后散光及其矫治:角膜移植术后难免会发生散光,即使一个完全透明的植片,术后裸眼视力仍欠佳,这与术后较大角膜性散光有关,当散光过大时,框架眼镜及软性接触镜矫治的效果矫正不理想时,直接影响角膜移植的光学效果和患者的生存质量。当然,一般的散光仍然可以通过戴镜解决,但对多数病例来讲,在角膜曲率计和地形图检查指导下,在适当时机选择性拆线矫治散光是有效的。对完全拆线之后,如果仍然有戴镜难以矫治的散光,还可以考虑应用 PRK 治疗,对穿透性角膜移植应慎重,以防过早拆线,造成切口漏水。

拆线注意事项:

1)间断拆线时间穿透性角膜移植术后尽可能在 3 个月以上,最好在 6 个月开始。

2)拆线检查与准备常规裂隙灯检查,包括植片的透明性、角膜上皮是否有光泽、缝线拉力、穿透性角膜移植术后有无植片免疫排斥反应迹象等。电脑及检影验光,角膜曲率计检查,部分病例采用角膜地形图辅助设计拆线的轴向和根数。

3)麻醉表面麻醉,0.4% 表面麻醉滴瞳或奴佛卡因 3 分钟 1 次,共 2 次。

4)拆线原则:首先根据检查结果确定拆线轴向及根数,角膜曲率陡峭即角膜屈光力较大的经线为拆线轴向。该轴向可能是对称性,也可能是非对称性。拆线根数依散光度及术后时间而定,一般 -3.00DC 以下者,拆除 2 根;-3.00~-6.00DC 者拆除 4 根;>-6.00DC 者,拆 6 根,随着术后时间延长,可酌情增加拆线根数。拆线时如超过 4 根(在同一轴向两端各拆二根)时,应分二次拆除,即在首次拆除后第二天再做曲率和验光检查,决定是否继续增加拆线根数。

5)拆线方法用尖刀片挑断缝线,从植床侧将缝线拉出,手法要轻柔,尽量保护上皮组织,拆线后包扎术眼或用抗生素滴眼液滴眼 1~2 日。

6)随访拆线后第 1~2 日观察角膜上皮生长情况,复查角膜曲率,检影验光和角膜地形图对比观察,以拆线后 15~20 日的检查结果与拆线前比较。

关于选择性拆线:

1)指导选择性拆线的方法选择:角膜是一种弹性组织,遵循"组织松解原理"和"角膜弹性半球定律"。根据角膜弹性半球定律,某经线上半径缩短,则这经线中央区曲率变大,屈光力增大,与之垂直经线上发生相反的变化。以往很多学者采用角膜曲率计测量角膜移植术后曲率,然后选择断线的方向。角膜曲率计具有准确性和重复性高(适用于屈光度在正常范围的规则角膜)等特点,但角膜曲率计仅将角膜同一子午线上的 2 个对应点(各距角膜中心1.5~2mm)作为 1 个测量点,以估测该子午线上角膜曲率半径,它忽略了角膜周边区的曲率分布情况;另外角膜曲率计在设计上将角膜假设为对称的规则圆锥体,对经过手术的角膜所出现的某一子午线上不对称曲率分布情况时则会出现错误的散光结果。因此应用角膜曲率计对角膜轴向不对称的散光易出现误差,有时甚至得出相反的结果,对角膜直径 3mm 以外的区域不能做出正确的判断,所以单纯利用角膜曲率计指导选择性拆线并不理想。角膜地形图检查仪可准确地显示散光的性质(对称或不对称)、轴向,但是角膜地形图不如散光环直观,而且价格昂贵,患者不容易接受,不利于在基层医院开展。散光盘同角膜地形图一样可直观非定量地显示角膜的屈光状态,对不对称性散光更容易做出判断,而且操作简便。利用散光盘检查发现,本组大部分患者存在不对称性散光,因此利用散光盘指导术后选择性拆线操作更精确、简单,而且价格便宜。

2)选择性拆线术后视力及散光变化选择性拆线术后所有患者裸眼视力和矫正视力都有不同程度提高,最佳矫正视力提高行数比裸眼视力提高行数多。选择性拆线术后视力提高的主要原因是拆线后角膜散光变小,部分不规则散光变成可以矫正的规则散光,术后视力更容易矫正。

3)影响选择性拆线术后散光变化的因素分析:多种因素可以影响选择性拆线散光的变化,术后时间、病因以及选择性拆线前散光都可以影响术后散光变化。拆线的时间越早,引起的曲率变化越大,其主要的原因是因为早期切口愈合不完全,拆线后引起角膜的弹性变化和曲率的改变大;PKP 术后时间越长,切口愈合的越好,拆线后所引起的角膜弹性和曲率变化越小。推荐进行选择性拆线调整穿透性角膜移植术后散光应在术后 8 个月左右效果明显,但有个体差异,应根据角膜曲率变化进行。在不同病因引起的散光变化中,圆锥角膜患者拆线后引起的散光变化最大,其原因主要是圆锥角膜属于自身胶原性疾病,角膜韧性等和正常的角膜不同,另外圆锥所在部位和程度以及病变本身具有的角膜屈光状态不稳定的特点,均可影响选择性拆线术后的散光变化。所以对于圆锥角膜的患者,应该适当延长术后选择性拆线的时间,推荐术后 1 年才进行选择性拆线调整术后散光。选择性拆线术后 1、2、3 个月角膜曲率的变化不大,说明选择性拆线 1~3 根,在术后 1 个月,角膜的曲率变化基本稳定,所以如果此时散光盘下的散光环还欠圆,就可以进一步利用散光盘指导选择性拆线,减少角膜的散光。选择性拆线前散光的大小也影响拆线后曲率变化,拆线前角膜的散光越大,拆线后所引起的散光变化也越大,其原因主要是因为缝线的松紧在不同术者之间差别很大,术后如果将很紧的缝线拆除,必定引起明显的角膜的弹性和曲率变化。散光盘指导 PKP 术后选择性拆线可以很好地调整角膜移植术后散光,方法简单易操作。术后不同时间、病因以及拆线前的散光大小对选择性拆线对角膜曲率变化有影响,应该根据具体病因和术前散光大小在术后不同时间进行选择性拆线矫正术后散光。关于选择拆线矫治散光的时机,则根据手术方式和伤口的愈合时间选择。穿透性角膜移植术后,在 6 个月时较为安全,因为此期组织愈合趋于稳定,拆线后伤口不至于自行裂开,另一方面又会产生较好矫治散光的效果,但此时是否是最佳时间,尚待进一步观察。有报告在穿透性角膜移植术后 3 周即可拆除过紧的间断缝线矫正散光,无并发症发生。选择性拆线的时机和方法,应根据术前眼的情况综合分析后决定,并应了解拆线后散光轴向和度数变化预测性较差的情况,部分患者拆线前设计与拆线后效果并不吻合,有时产生较大的误差。其原因可能与切口愈合瘢痕的内应力变化、拆线时切口内皮面部分开裂、或某些疾病如圆锥状角膜、边缘性角膜变性等造成的角膜屈光状态不稳定性和多变性有关。过早的拆线有导致切口裂开的危险,而过晚则角膜屈光状态基本稳定,丧失了有利时机,使可通过选择性拆线矫正的散光遗留至全部拆线后,影响视力的恢复。选择性拆线虽可有效地矫正部分散光,但效果受诸多因素的干扰而预测性较差,只可作为术后散光的补救方法,其最好的治疗措施为进一步提高手术技巧,革新手术器械,将手术性散光降至最低限度对选择性拆线尚不能矫正的散光,可在全部拆线后 1~3 个月,待角膜屈光状态稳定时,争取松解性角膜切开术或准分子激光角膜散光切削术治疗。

(5)穿透性角膜移植术后缝线松脱:缝线松脱是角膜移植术后常见并发症,一般成人穿透性角膜移植,常在术后 3~6 个月开始调整缝线以纠正术后散光,对于缝线是松或脱,要根据手术后时间及眼部情况,决定拆线后的处理。

常见原因:

1)手术技巧缝线太浅、线结脱掉、滑结、线结太松或太紧。

2)患者眼部条件及年龄,如炎症期手术和新生血管化植床易出现缝线松脱,小儿穿透性角膜移植术后拆线时间应提前。

3)圆锥角膜可能因圆锥角膜植床的质地问题,往往术后早期就可出现某个象限的松线。

临床表现:患者自诉有异物感,局限性眼部充血,分泌物多,检查时易发现缝线松,常见缝线周围有新生血管伸入,有的在缝线周围有浸润,缝线表面常常有大量分泌物附着。

处理：

1）原则上只要缝线松脱，不论术后多长时间均需拆除，因为松脱的缝线不仅易诱发感染，且也易刺激免疫排斥反应发生。

2）术后早期松脱并引起伤口裂口，前房消失者应重新缝合。

3）术后早期松线，虽然此处创口已愈合，但此经线上因线松，造成大的散光者，也需重缝。圆锥角膜患者在缝线处再缝合术后，仍易造成此处的再松线。

4）线松因植床新生血管而引起，及时拆线后，应注意防止诱发感染和排斥反应，一般不需再缝合。

(6) 穿透性角膜移植术后伤口漏水或裂开：此并发症可发生在术后任何时期。拆线前，多因手术技巧、方式和高眼压引起，拆线时常与拆线技巧有关，拆线后与外伤有关。

原因：①缝合植床与植片时过浅，未达到角膜厚度的 2/3 以上，尤其对有角膜水肿组织，未掌握缝合的技巧。②植片与植床缝合深度不一，创口对合不良。③缝线两侧跨度过小，没有足够的张力控制创口对合。④对过薄的植床缝合时，缝线穿透角膜全层，房水沿缝线隧道渗漏。⑤对植床瘢痕化时缝合的密度不够。⑥拆线过早，伤口裂开。⑦拆线手法不对，线结拉开伤口。⑧术后高眼压。⑨角膜溃疡，原发病复发，致伤口裂开。⑩外伤致缝线断裂。

临床表现：术后常表现为浅前房，眼压低，小的渗漏应行溪流试验检查，常可见阳性征。漏水明显者，常见前房消失，虹膜前粘连或虹膜嵌顿，拆线时因用力不当，可见拉线时有房水漏出现象，或前房突然消失。外伤常有受伤史，常可见缝线断、伤口裂开的表现。

处理：①伤口轻度渗水浅前房者，可双眼包扎，口服 Diamox。一般 2~3 日伤口可愈合，前房恢复正常。②创口漏水明显，有虹膜脱出者应及时重缝。③缝线隧道渗漏者，应拆除重缝。④因眼外伤致伤口裂开，特别是严重外伤致眼内容脱出者，应细心处理眼内脱出物，视情况做晶体切除、前玻切、重新缝合伤口，注意抗感染药物的应用，以免造成眼内感染。

预防：①注意缝合技巧、缝合深度、跨度，对不同患者采取不同的缝合技术，如无血管的植床采用单或双连续缝合，对血管多的植床采用间断缝合，对瘢痕多的植床，间断缝合的线不少于 16 针，植床薄者，可采用桥式移植。②准确掌握拆线时机或注意拆线技巧。成人穿透性角膜移植拆线时间常在术后 12 个月，儿童根据年龄大小应适当缩短，对植床瘢痕化者应延长拆线时间，拆线前 2 小时常规口服 Diamox0.5g 以降低眼压、拆线时线结埋的较深，与植床黏合较紧时不可强行拉动，可顺着线道的方向缓缓拉出。③拆线一定要在手术显微镜下进行，要准备锋利的尖刀片切断靠植片侧的缝线，便于拉出植床侧的埋藏线结。显微平镊要对合良好，容易抓紧缝线。表面麻醉要充分，要应用开睑器，小儿拆线需要全身麻醉，拆线要有经验的医师进行。拆线后涂抗生素眼膏，包单眼 1~2 日，拆线的第 2 天要复诊观察上皮是否修复等。

(7) 穿透性角膜移植术后原发病复发：不同疾病和不同条件下手术及术后的处理，复发率是不一样的，朱志忠报道 49 例单纯疱疹性角膜炎行穿透移植术后，仅有一例复发，而行板层角膜移植的 108 例就有 12 例复发。Panda 等报道，感染性角膜溃疡术后复发率为 4%，阿米巴角膜炎术后复发率高达 20%。Meisler 报道格子状角膜营养不良术后复发率高达 48%，最长的病例术后 26 年才复发。

原因：一方面是原发病灶未清除干净，其二是与原发病的性质有关，如单纯疱疹性角膜炎，病毒原发感染后，在三叉神经节或角膜内潜伏，潜伏感染的 HSV-Ⅰ病毒经神经轴浆流至角膜病灶,造成疾病复发,当穿透性角膜移植术清除病灶,同时也切断了神经轴浆流,这也切断了病毒复发的传递通路,但穿透性角膜移植术后1年,部分神经在植片内恢复,仍然又成为复发的源地。角膜本身也可能是单纯疱疹病毒的潜伏地,当术中并未完全清除病灶,这种情况下极易造成角膜炎的复发。对于真菌性角膜炎复发,大致是在术后2周以内,主要是因为真菌菌丝在角膜内杂乱无章生长,有的菌丝穿透后弹力层进入前房,术中难以彻底清除病灶,加上目前对真菌又无特殊抗真菌药物所致。而对于角膜营养不良的复发,真正的原因仍不明。

处理:对HSK术后复发,应区别原发病复发,还是免疫排斥反应,对因治疗,局部和全身应用抗病毒药物,一般均能有效控制。对真菌复发除应用大剂量,联合运用抗真菌药物外,可扩大切除角膜感染灶面积,行二次穿透性角膜移植术。而角膜营养不良术后复发,因原发病复发的时间长,进展缓慢,如对视力影响不明显,可随诊观察,视力影响严重者可再行穿透性角膜移植术。

（温 莹 张仁俊）

飞秒激光辅助的角膜内皮移植术

很长时间以来穿透角膜移植术曾一直是治疗角膜内皮病变的唯一选择,虽然随着显微手术技术的提高、手术器械的改进,穿透角膜移植术的成功率已经大幅提高,术后可获得较高的移植片透明率,但穿透角膜移植术存在诸多的缺点。这些缺点包括:由于术中眼部完全开放,存在眼内容物脱出和暴发性脉络膜出血的风险;术后由于创口和缝合等导致角膜曲率的变化和不规则散光限制了视力的恢复;角膜伤口愈合迟缓,容易因外力而致创口裂开;缝线刺激可引起角膜移植片的感染或诱发排斥反应等。因此,角膜病医生一直在探索新的手术方式,试图保留角膜内皮病变患者正常的角膜上皮和基质层,而仅置换角膜内皮层。2000 年以来角膜内皮移植术(endothelial keratoplasty,EK)的问世使这一梦想变成了现实。EK 是角膜移植手术史上的重大飞跃,它完全改变传统的手术方式,将开放式手术变为相对闭合的手术方式,保留了患者自体健康的角膜上皮和基质,在角膜缘部通过5mm 左右的隧道切口完成角膜内皮层的置换,这样可保证眼表的完整性,减少了散光,使视力尽可能得到较好恢复。

国际上 EK 开展至今虽然仅 20 年左右的时间,但是式式一直在不断发展,大致经历了4 个阶段:①后板层角膜内皮移植植术;②深板层角膜内皮移植术;③角膜后弹力层撕除角膜内皮移植术,并根据供体角膜内皮取材方法的不同又进一步分为两种类型,即手工取材的角膜后弹力层撕除角膜内皮移植术(descemet stripping endothelialkeratolasty,DSEK)和自动角膜刀取材的角膜后弹力层撕除角膜内皮移植术(descemetstripping automatic endothelial keratoplasty,DSAEK);④角膜后弹力层角膜内皮移植术(descemet membrane endothelial keratoplasty,DMEK)。EK 出现后,始终保持着经角巩膜缘切口、移植片无缝合的手术方法。手术切口由 8mm 逐渐减小至 5mm 或 3mm。

目前在国外比较成熟的主流术式是 DSEK 和 DSAEK。其手术方法是在角膜缘部制备 5mm 左右的隧道切口,将病变的角膜内皮和后弹力层剥除,然后移植带有 150~200μm 后基质的内皮移植片,通过前房空气支撑移植片与受者角膜的后表面贴附。这种手术会增加角膜的厚度,术后患眼会有轻度的远视。目前国外最新的术式为 DMEK,与 DSEK 相比,DMEK 仅移植带有健康内皮细胞的后弹力层,其手术后的解剖结构更符合角膜的生理状态,但手术难度大,主要体现在以下几点:首先供体角膜后弹力膜的取材比较困难,在取材的过程中会损伤角膜内皮细胞;其次移植片植入眼内后展开有一定的困难,移植片为薄膜状物,在前房内漂浮难以固定,术后更容易发生移植片脱位。因此 DMEK 在国外尚未普遍开展。

EK 最常见的并发症是移植片脱位和角膜内皮细胞的损伤,其中移植片脱位是 EK 后的首位并发症。也是手术失败最主要的原因。EK 最大的特点是移植片与植床之间没有缝合,仅靠前房内气泡的支撑使移植片与植床贴附在一起,因此凡是能导致气泡不稳定的因素均会导致移植片脱位。例如眼内结构不正常的患者如虹膜缺损、晶体缺如、玻璃体切割术后、虹膜萎缩无力,以及儿童或术后无法平卧的患者。但我们相信随着手术技巧不断改进和提高,这些并发症的发生将会不断减少。我国开展 EK 的时间相对较晚,总结国内前期病例资料不难发现,各种内眼手术后内皮失代偿的患者是我国角膜内皮病变的主要人群,而这类患者常因既往的外伤和手术致眼内结构紊乱、结构不完整,使后期的 EK 变得异常复杂,很容易出现移植片植入困难和移植片脱位等问题,给手术带来很大的困难。同时亚洲人眼前节容积小、前房浅,增加了手术的难度。因此与欧美国家比较,我国 EK 后并发症发生概率高而术后视力改善小,这样的状况与技术水平固然有一定的关系,但更多是由于我国患者的基础眼病和手术的复杂程度要远远大于国外。因此在手术开展初期对于浅前房、虹膜条件差及眼前节不正常的患者应审慎选择 EK,尽量避免并发症的发生。

如果应用飞秒激光进行相同直径和深度的切割,可减少操作难度,还可增加对合的准确度,植片与植床的镶嵌更紧密,不易发生植片滑脱。Terry 等应用飞秒激光在尸眼上进行 DLEK。首先应用飞秒激光在受体角膜制作一个直径 9.4mm 深度 400μm 的深板层内皮片切割,同时应用设计好的程序在颞侧制作一个 5.0mm 的隧道切口供内皮植入。供体角膜去除上皮后,同样应用飞秒激光制作角膜内皮植片,以保证供、受体直径和深度的一致性。最后通过 5.0mm 的切口进行内皮移植。Cheng 等应用飞秒激光进行后弹力层膜剥离,对一位大泡性角膜病变患者行角膜内皮细胞移植,术前预先在供体眼球上利用飞秒激光制作深度 400μm、直径 9.5mm 的切削,然后将带巩膜环的膜片置于器官培养液中,使用前用直径 8mm 环钻钻取供体角膜片。患眼采取了撕除后弹力层的方法,术后角膜恢复透明。2009 年 Cheng 等报道,用飞秒激光去准备移植片时,移植片移位发生率很高,Cheng 等随即选择 80 只患有角膜内皮疾病的眼睛,采用飞秒激光角膜内皮移植和传统角膜内皮移植,飞秒激光组术后散光显著较传统组低,但是术后最佳矫正视力,飞秒激光组显著不如传统组,因为飞秒激光可能产生胶原纤维而使接触面变得朦胧,另外,可能与激光能量和激光光斑大小有关。Heinzelmann 等将 47 眼分成两组分别进行飞秒激光辅助的 DSEK 和传统的角膜后弹力层剥除自动角膜刀取材内皮移植术(DSAEK),术后随访 6 个月,结果显示,传统 DSAEK 在最佳矫正视力方面优于飞秒激光组,在散光和角膜内皮细胞技术方面两组没有统计学意义上的差别。最新的文献也未证实飞秒激光辅助的角膜内皮移植在术后最佳矫正视力方面优于传统的 DSAEK。现在的研究着眼于改进激光能量和激光光斑的大小模式,以尽量减少接触面的朦胧。

第一节　适应证及禁忌证

【适应证】

各种角膜内皮病变,诸如 Fuchs 角膜内皮营养不良、大泡性角膜病变(无晶体眼、人工晶体眼、玻璃体切除术后及外伤后无虹膜眼等)、后部多形性角膜营养不良、先天性遗传性内皮营养不良等。近年来也有学者对虹膜角膜内皮综合征(irdocorneal endothelial syndrome，ICE)、PKP 术后内皮功能失代偿的应用报道。

【禁忌证】

详见本章第二节手术方法。

第二节　手 术 方 法

【术前准备】

同穿透性角膜移植手术。

【手术方法】

麻醉及眼球固定同穿透性角膜移植。

1. 角膜植片与植床的制备　将供体眼球固定于制作植床上，如果供眼的眼压过低，从视神经断段处注入适量 BSS 填充以恢复眼压，完成植片的制备。

2. 定位及切口制作　采用视区定位标记器对角膜中心进行定位，以指示后弹力层剥除范围，于 10 点位角膜缘做 3.2mm 侧切口(用来撕除后弹力层和植入角膜内皮植片)，前房内分别注入卡巴胆碱缩小瞳孔，注入黏弹剂支撑前房(以便撕除后弹力层)。于 4 点位再做一1mm 的侧切口。

3. 剥离病变角膜内皮层　角膜内皮刀插入前房按标记的范围切开后弹力层，采用后弹力层剥除钩沿标记线钝性分离并取出角膜内皮和后弹力层。用 BSS 将前房内的黏弹剂彻底冲洗干净。

4. 制作角膜内皮植片　将制作好的供体角膜内皮面朝上，内皮面滴黏弹剂，应用环钻对供体角膜进行钻切。将制备好的内皮层从角膜基质层钝性分离，内皮面向内对折。

5. 植入内皮植片　于 7 点位做 1mm 的角膜侧切口，插入灌注管。将角膜内皮层放入植入器中，放入植入口，从植入口对面的侧切口插入角膜内皮植入镊，钳夹角膜内皮植片边缘，并从植入器中将移植的角膜内皮植片拉入前房。拉入前房的植片内皮面对合状。

6. 前房注气　缝合主切口，从 1mm 的侧切口注入无菌空气，角膜内皮层在无菌空气的充填下与角膜基质层贴附。采用裂隙检查确认无误后，用 10-0 尼龙线缝合侧切口，避免前房内无菌空气泄漏导致内皮层脱落。

7. 术毕结膜下注射妥布霉素 2 万 U 和地塞米松 2.5mg，拆除上下直肌缝线，涂抗生素眼膏，包单眼。

【手术注意事项】

1. 在进行无菌空气形成前房的过程中容易出现前房不能形成的情况，发生这种情况的主要原因是注入无菌空气的切口过大，在注入无菌空气的过程中出现无菌空气泄漏，导致前房不能形成。解决的方法可以采用 10-0 的尼龙线将较大的侧切口缝合至水密状态，然后从小的侧切口注入无菌空气。

2. 前房灌注在植入角膜内皮层的过程中要注意进行前房灌注，从而保证前房内有充足的空间进行相应的操作，否则，角膜内皮层容易出现皱褶、造成内皮细胞损伤。

3. 在进行角膜内皮移植时，供体一般要选择高内皮细胞密度和活性的供体，因为在植入的过程中,内皮移植较常规手术更容易损伤角膜内皮细胞,如选择的内皮细胞活性密度过低,手术后容易出现原发性供体衰竭,导致手术失败。

4. 在采用深角膜板层刀制作角膜内皮层形成人工前房的过程中有两点要注意:①注意形成人工前房的液体衰竭的风险。尽量采用 BSS,对角膜内皮细胞有保护作用。②在形成人工前房的过程中注意控制眼压,避免眼压过高引起内皮细胞的过度损伤。在注入无菌空气的过程中,无菌空气的量应适当,一般无菌空气泡的边缘要刚好超过角膜内皮边缘 $0.5\sim1mm$,眼压控制在 T_{+1}-Tn 为宜。

第三节 手术并发症的预防及处理

【围术期常见并发症及处理】

角膜内皮层脱落进入前房,原因主要有:

1. 手术过程中注入的无菌空气过少,没有将角膜内皮层与角膜基质层紧紧贴附;

2. 手术后患者没有严格按照医嘱限制体位,导致部分区域内皮层脱离;

3. 供体角膜内皮层所带的后基质太厚,或者供体角膜内皮层曲率与受体角膜后表面曲率差别太大,致使 2 层解剖学上不能紧紧贴附。处理的方法:再次手术,重新注入无菌空气,将脱离的角膜内皮层在无菌空气泡的作用下紧紧与角膜内皮贴附。

【并发症及处理】

1. 植片脱位 植片脱位是 EK 最常见、也是最主要的并发症。早期 Price 等报道在前 10 例 DSAEK 患者植片的脱位率为 50%,在以后的手术中植片脱位率逐渐降低到 13% 和 6%。不同手术方式其脱位率的发生不同,总的趋势为深板层角膜内皮移植术(deep lamellar endothelium keratoplasty,DLEK)>DSEK>DSAEK。其主要原因在于植片与植床之间无缝合固定,界面光滑,减少摩擦,使植片易于脱离,在这 3 种术式中 DLEK 植片和植床均为粗糙的界面,脱位率最低;DSEK 植片面较粗糙,植床面光滑,脱位率次之;DSAEK 植片与植床均为光滑的界面,因此脱位率较高。目前改良的方法是剥离完受体的后弹力层后,将旁中央区的基质刮开,暴露粗糙的基质,增加摩擦性。黏弹剂的残留是影响植片贴附的另一个重要因素,在 EK 中尽量选择高聚型黏弹剂,在内皮植片植入前彻底冲净前房内的黏弹剂,在水密的状态下植入植片,避免黏弹剂存留在层间。植片与植床之间有残留的液体或气泡也会阻碍植片的贴附,应在植片植入后推挤角膜表面,排除界面间的液体。这些措施的采纳确实有效地降低了植片脱位的发生率。对于一些特殊病例,如晶体虹膜隔异常,尤其是伴有虹膜缺损的患者,其植片脱位的发生率更高。因为植片的稳定贴附与前房内气泡的稳定性有密切的关系,而晶体虹膜隔的完整性与气泡在前房内的稳定有密切的关系,如果晶体虹膜隔不完整,气泡容易进入玻璃体腔,无法顶住植片,就容易导致植片脱位。上方虹膜缺损的患者,在头部抬高时,气泡容易从缺损的虹膜进入玻璃体腔,因此对于虹膜缺损、无晶体和玻璃体切割术后的患者,行 EK 需格外小心。植片脱位后常规的处理方法是从前房重新注入气泡以复位脱落植片,此法对于大多数患者是可行的,其复位率在 80% 以上,但晶体虹膜隔缺失的患者应用此方法往往失败,最终因反复注气导致植片内皮功能失代偿而改行 PKP,对于此类患者可采用黏弹剂辅助复位的方法,首先在前房内植片下方注入少许黏弹剂,然后再将气泡注入到黏弹剂中,在植片复位后第 2 天将黏弹剂从侧切口释放出来,以避青光眼的发生。

2. 角膜内皮细胞丢失 角膜皮细胞丢失是 EK 的另一个主要并发症,严重者可导致植片原发性内皮功能失代偿。EK 对角膜内皮的损伤远远高于 PKP,在正常生理状态下,成人每年内皮细胞的丢失率为 0.6%,人工晶体植入术后 10 年内每年内皮细胞的丢失率为 2.5%,PKP 术后第 1 年内皮细胞的丢失率为 20% 左右,而 EK 术后不同术式内皮细胞的丢失率不同,小切口 DLEK 的内皮丢失率为 28%,DSEK 为 35%,DSAEK 为 40%。植片的角膜内皮细胞丢失可发生于内皮植片的制备、植片的钻切、植片的折叠、通过小切口植入和植片在眼内展开的过程等环节。目前角膜内皮植片的移植方法有镊子植入法和植入器法两种,其中镊子植入法对内皮的损伤更重,因为此法需要将内皮植片向内折叠,镊子夹住植片植入前房后再展开,在操作过程中,折叠会增加角膜植片内皮面的摩擦和损伤,镊子夹取时在镊子头部接触的部位会直接损伤内皮细胞,在植入前房时为水密状态,前房不稳定和浅前房会使植片植入困难,造成与周围组织的接触和摩擦。亚洲人一般前房浅,植片植入和展开比较困难而需要器械的辅助,在器械接触的过程中对角膜内皮细胞易造成直接的损伤。植入器的使用避免了植片的折叠、夹取,使角膜内皮细胞的丢失率大大下降,但总体的丢失率仍高于PKP,因此如何改变植入方法,减少对内皮细胞的损伤仍然是需要解决的难题。原发性角膜植片内皮功能失代偿是 PKP 术中较少见的并发症,但在 EK 术中则较常见,尤其对于初学手术者更易发生。在早期 EK 手术的开展阶段,原发性角膜植片内皮功能失代偿的发生率高达 45%,随着手术技术的不断提高,其发生率逐渐减少到 10% 左右,Terry 等的研究提示其发生率为 1%。这一严重的并发症与手术医师的操作技术、手术经验有着密切的关系,同时与手术切口的大有直接关系。随着手术切口从 9mm 缩小到 5mm,再缩小到 4.2mm,在植片植入的过程中增加了对内皮的挤压,造成内皮细胞丢和内皮功能失代偿的病例有增加的趋势。因此在使用带有部分角膜后基质的角膜内皮植片时,切口的大小尽量不要 <5mm。原发性角膜植片内皮功能失代偿可发生于首次手术后,但多数发生于植片脱位的反复复位操作后,因此反复的手术操作和对植片的刺激是导致此并发症的主要原因。

3. 排斥反应 角膜移植术后的排斥反应最终引起手术失败。PKP 术后排斥反应的发生率文献报道不一,但导致植片混浊的原因大多源于排斥反应的发生。自 EK 开展以来,排斥反应的发生也有相继报道。但 EK 术后的排斥反应低于 PKP,严重程度也轻于 PKP。其原因在于:①角膜内皮植片置于前房而未暴露于眼表面,免除了与眼表面抗原相关细胞及抗体的接触。② DSAEK 无植床与植片间的缝线,消除了缝线相关排斥反应的发生。③内皮植片未与受体角膜基质的血管直接接触,避免了排斥反应的触发。④角膜内皮植片无上皮细胞的携带,避免了与上皮相关排斥反应的发生。EK 术后植片排斥反应的临床表现与 PKP 比较既有相同之处,又有所区别。由于 DSEK 或 DSAEK 保留了患者自身完整的角膜上皮和基质,也无植片与植床间的缝线,所以排斥反应发生时无上皮排斥,避免了上皮下的浸润,无内皮排斥线,也没有与缝合相关的基质新生血管出现。约 >1/3 的患者排斥反应发生时无任何自觉症状,仅在常规检查时发现。排斥反应的临床表现通常为结膜充血、KP 和 / 或角膜水肿,KP 常为弥漫性,而不是 KP 排斥线。排斥反应所致的角膜水肿要与角膜内皮植片功能失代偿相鉴别,一般来说,在角膜植片透明的情况下突然出现的角膜水肿,或既往中央角膜厚度、角膜内皮细胞计数均正常而在短时间内出现角膜水肿者大多为排斥反应所致,另外应用糖皮质激素后水肿消退也可以证明排斥反应的发生。排斥反应的发生一般与糖皮质激素减量或不规则停药有关,发生 EK 手术排斥反应的危险因素为术前有青光眼,其发生与术后糖皮质激素性高眼压有关,与年龄、性别及是否为双眼手术无关。

4. 瞳孔阻滞性青光眼　瞳孔阻滞性青光眼是 EK 的另一并发症,虽然发生率不高,但后果常较严重,它的发生与前房内注入的气泡有直接关系。植片植入后常担心气泡过小影响植片的贴附,因此往往选择注入较多量的气体以形成前房,使植片更好地贴附于植床。但是气泡过大压迫瞳孔时会阻断前后房的房水流通,引起瞳孔阻滞性青光眼。常用的预防措施是选择性地进行虹膜根部切除,或在气泡支撑植片 10 分钟后将气体放出,保留相当于 50% 前房容积的气泡,使气泡具有一定的流动性,这样既可以支撑植片,又可以预防瞳孔阻滞性青光眼的发生。

第四节　术后处理

同第四十三章第四节术后处理。

（原　越　张仁俊　黄雄高）

角膜缘上皮细胞移植术 第四十五章

第一节 眼表移植

眼表是一个功能性的复合体,由许多相互关联的元素组成,包括眼睑、润滑组织、结膜和角膜。眼表的稳定对维持正常的角膜上皮、保证角膜透明和视力至关重要。眼睑为眼表提供了保护,并通过雨刷样作用将泪液分布至眼表。润滑组织的成分、渗透压和质量都很重要,正常结膜的杯状细胞提供黏液和生长因子,角膜缘被认为是角膜缘干细胞的来源,其作用是维持正常角膜上皮的更新。

眼表重建技术在过去20年中有了很大的发展。眼表重建包括改善眼表环境,特别是控制炎症,更好的润滑,眼睑闭合和减少角化及粘连。正常角膜表型的重建和适当的角膜透明度高度依赖于好的眼表环境。许多移植技术在近年来被采用,包括自体和异体结膜移植、角膜上皮移植术、自体和异体角膜缘移植。这些名词对于组织的来源(自体或异体)以及准确的解剖位置的表达不是很清晰。比如角膜缘移植可以是单独的球结膜移植或角巩膜移植。此外,在过去的20年组织工程技术越来越流行,包括培养和扩增干细胞并移植回宿主或其他受体。

清晰的沟通对于准确比较这些新技术的结果是非常必要的。Holland和Schwartz认识到这些通用名词的必要性,提出了一套通用命名的标准描述这些技术,通常使用类似的命名法。作者提出分类系统的根据是:①组织的解剖来源;②基因来源(自体、异体)。为了包括所有近年来的技术和操作,角膜学会认为有必要提出一套全世界公认的命名。这命名是通过最初的策划委员会制定,关与眼表移植的,由全世界角膜医生组提出,通过后被角膜学会委员会确认。通过进行文献检索确定眼表重建手术的类型决定新的命名应包含哪些。委员会同意扩大由1996年Holland和Schwartz提出的原则,命名是根据以下的标准:①被移植组织的解剖来源;②基因来源:自体或异体,反应后者的组织相容性,是否是活体;③细胞培养技术。

【解剖类型】

眼表重建手术组织的主要解剖来源是结膜或角膜缘。在伴有角膜上皮缺损时,结膜组织越来越被认识到可以作为一种重要的眼表提供者,它可以提供由杯状细胞产生的细胞因子和黏液,有助于眼表的微环境的平衡。同时结膜组织不应与角膜缘组织混淆,只是指局限于球结膜和穹窿部结膜,而且使用穹窿部结膜比球结膜具有理论优势,但这种理论并没有经过科学认证。

角膜缘组织被证明具有干细胞的特点,而且可以进一步分化为两种主要的组织类型,包结膜部角膜缘和角膜部角膜缘,后者包括前部角膜组织和巩膜组织的结合,结膜部角膜缘组织可从对侧眼或活体亲属眼获得。基本原理是获取结膜组织,而不包括角膜组织,尽管前者可能存在较低质量的干细胞,目的是保存供体的角膜缘。结膜移植物的另一项优势是包括球结膜组织,对于同时存在球结膜缺损的病例非常有用。其他黏膜组织,包括颊部、鼻部、腹膜、直肠都被应用移植在睑结膜和重建穹窿部。自体颊部口唇黏膜在组织工程技术中已取得许多成功案例。

【来源】

组织相容性是一项影响移植成功率的重要参数。自体组织是可获得的最好来源,但对于双眼疾病是不可能的。其次,最好的组织来源是最匹配的活体亲属,或至少是父母或子女,没有亲缘关系的组织可以是活体或尸体的,后者应用的可行性是根据保存技术决定的。对于非亲缘关系的活体进行组织配型可以保证良好的组织相容性。

组织工程植片是今年来新开展的眼表手术技术。充分体现了体外细胞培养技术的价值,理论上的优点是不使用高度抗原性组织作为载体。另外,抗原呈递细胞的丢失进一步降低急性和迟发性免疫排斥的概率。

第二节 结膜角膜缘自体移植术

结膜角膜缘移植(CLAU)的手术指征是治疗有症状的部分或全部单眼角膜缘损伤。在1964年的世界角膜大会的讨论中,Jose Barraquer 描述了在眼表烧伤的病例中,将未受累眼的结膜角膜缘植片作为自体移植物使用,作为角膜移植前的准备程序。他提出这样做可以改善角膜上皮的状态,但没有阐述机制。在 1966 年,Strampelli 等人报告了两例已血管化的角膜上,行从供体眼移植的完整环状角膜缘的病例。Kenyon 和 Tseng 在 1989 年报道了自体结膜角膜缘在大范围角膜缘缺损中的使用。

角膜缘损伤的临床体征包括各种角膜结膜化,角膜基质血管化,持续或反复上皮缺损,基质混浊。症状包括低视力,慢性或复发性畏光、流泪等眼部不适。

角膜缘缺损可以是原发的,也可以继发于眼表化学伤或热烧伤、多次手术、慢性炎症、接触镜引起的角膜病变或眼表鳞状化生。

【适应证和术前评估】

目前已认识到眼表其他部位的状况对于角膜缘移植是至关重要的。术前评估必须包括对眼附属器和眼表的全面检查。化学伤和热烧伤角膜缘损伤时眼表或附属器通常同时受累。关于是否手术,需要考虑病变是单侧还是双侧,以及是否有结膜受累。眼睑位置异常、睑球粘连和倒睫都需要在角膜缘移植前进行处理。术前最常见的问题是干眼症状,而且这也是一个主要决定预后的因素。如果水液层缺乏,那么需要进行泪点栓塞,补充人工泪液;同样睑缘炎或眼表炎症应该在术前得到的控制。

术前需要考虑到眼压计的测量可能由于眼表和角膜的异常而不准确。化学伤、热烧伤后继发青光眼和激素相关的眼压升高在术后很常见。当眼表问题非常严重时容易忽略青光眼的问题,这样上皮移植即使成功,也会导致视力的丧失。术前还应该评估受累眼的视觉诱发电位,如果视觉诱发电位消失,那么就没有让对侧眼承担风险的必要,可考虑行其他术式如结膜瓣遮盖,以稳定眼表,增加舒适度。

关于患者手术风险和收益的全面讨论应该在术前进行。特别是供体眼需要承担的风险。如果对侧眼有外伤史,那么应该对结膜,角膜缘和角膜在 CLAU 手术前进行仔细检查。另外,长期戴角膜接触镜可以导致角膜缘干细胞损害,可能成为 CLAU 的不利因素。在眼表化学伤、热烧伤的病例中,CLAU 的时机是个重要的因素,CLAU 可以在急性期进行,以帮助损伤愈合。也可以在角膜结膜化和炎症消退后的稳定期进行。在急性期,如果角膜缘缺血,则结膜角膜缘植片无法存活,需要进行 Tenon's 囊的前移。另外,急性期和亚急性期的炎症通常会导致 CLAU 失败。因此建议等到炎症消退后再行 CLAU。

【手术方法】

手术可以在局部麻醉或全身麻醉下进行。双眼清洁结膜囊,消毒并铺单。安装合适开睑器或缝线开睑。在手术开始时,可以使用缩血管剂如稀释的肾上腺素注射液。

最好先准备受体眼,目的是更好地控制出血。对于全周角膜缘缺损,用角巩膜剪进行 360 度球结膜环状切开,分离结膜使其后退几个毫米。尽可能去除角膜上的血管翳,有些部位粘连紧密,可以用钝性分离或刮刀刮除。如果角膜全部结膜化,角膜缘组织之间的连接丢失,在角膜缘可以轻松的除去,电凝的温度要适当,以减少组织损伤,通常在准备供体时患者眼部出血通常就停止了。在供体制备过程中受体植床要求湿润,除去开睑器,在准备供体时患眼闭眼或遮盖。

对于供体的准备和固定有许多技术,通常的做法是切除 2 到 3 个钟点(60°~90°)上方和下方角膜缘部位。角膜切开的范围可以用标记的 10mm 或 11mm 环钻划至血管弓的末端,供体的结膜范围用笔标记,使转移时定位更容易。在 CLAU 手术中结膜切除的大小取决于受伤眼的状态,如果有原发的角膜缘损伤,结膜看上去是健康的,那么一个小的结膜瓣(宽 2~3mm)带角膜缘细胞就够了,如果对侧眼有明显的结膜疾病,合并瘢痕形成和睑球粘连形成,那么结膜瓣的面积就应该更大,可以提供更多的结膜上皮和杯状细胞,这个结膜植片在上方可以达到 4~6mm,因为上方的结膜比较充裕。

切除结膜的时候应该尽可能保留 Tenon's 囊,一直到角膜缘的连接部位。有些医生喜欢在结膜下注射平衡盐水或麻醉剂使结膜隆起,这种做法是规范的。处理结膜最好是用无齿镊,避免损失组织。角巩膜剪可以用来分离结膜,最好是在有张力的状态下分离比较容易。可以先在角膜缘处做垂直切口,钝性分离结膜下组织,后切除近穹窿部的结膜边缘。一旦结膜被分离至角膜缘,可以掀起到角膜面,用板层刀分离基质至浅层制备角膜边缘,这样做可以轻柔地抬起结膜,使刀尖在表面下方可以清楚地看到。如果角膜边缘在开始时没有标刻,那么供体可以用角巩膜剪的边缘游离,但有时用这种技术会使边界不规则。供体组织在转移时上皮面向上,角膜干细胞缘向外,放在湿纱布上保持湿润。供体部分可以不予处理,或者也可以将结膜前徙至角膜缘,缝合或用胶粘住,减少上皮缺损的面积。涂妥布霉素地塞米松眼膏,移走开睑器,闭眼。

受体角膜缘用同样的方式制备,角膜边界为供体组织对合植入,注意不要让受体植床过深,否则会存在角膜边界的联合部阶梯,阻碍上皮愈合。也可以让供体组织直接放置在受体角膜缘。生物蛋白胶涂抹在受体和供体组织上,放置在解剖位置,并抚平。或者植片也可以用 8-0 可吸收缝线或 10-0 尼龙线,在每个末端,不要出现在巩膜表面上。可吸收缝线相较于尼龙线会引起较多的组织反应和炎症,而且很容易松脱。结膜植片的角固定在浅层巩膜,受体结膜边缘的张力要足够,使其可以均匀的展平。即使是用生物蛋白胶粘,在植片的每个角缝线固定也可以防止松脱。术毕,受体眼戴绷带式角膜接触镜以利于结膜植片角膜缘端平整,利于角膜上皮修复(图45-2-1、图45-2-2)。

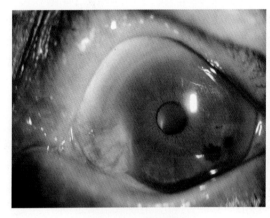

图45-2-1　翼状胬肉
角膜鼻侧可见翼状胬肉

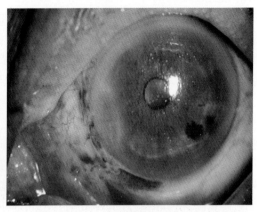

图45-2-2　翼状胬肉切除联合角膜
缘干细胞移植术后

术后一般都会有移植结膜瓣发生水肿的情况。植片通常在5天内发生血管化,在数周内结膜逐渐消肿变薄。在术后几天,角膜上皮以爬行的方式从植片的边界延伸至中央。愈合的速度取决于眼表在移植时的状态和一些其他的因素,如患者的年龄,角膜上皮的进展缘在中央对合,可能产生一个典型的愈合线。如果使用的是上方和下方的植片,那么最后愈合的部位通常是3点和9点处的周边角膜。如果结膜上皮在角膜愈合之前到达角膜缘,需要通过部分结膜上皮切除术以预防复发性角膜结膜化。

【问题】

曾有报道在CLAU手术中可能发生的并发症,这些并发症的发生可能与病例的选择和术前治疗,以及手术技术有关。需关注供体眼的损伤问题,曾经有报道,在一个接触镜诱发的上皮病变的患者,供体眼发生角膜缘缺损的病例。

现在还不清楚在角膜缘完全缺损的病例中,到底需要最小多少的角膜缘可以提供一个稳定的眼表。考虑到在许多临床病例中,只有少数几个钟点范围的正常角膜缘就可以保持角膜透明,所以不需要从供体移植180°的角膜缘。有人曾报道了移植60°角膜缘联合羊膜移植的效果非常好的病例,但是患眼的情况是不正常的,具体手术量无法精确估计。

【与其他手术的联合】

在化学伤、热烧伤和自体移植中羊膜可以帮助剩余的角膜缘干细胞扩增。羊膜移植被广泛与CLAU联合应用,可以降低眼表的炎症反应,提供角膜上皮修复的更好的环境。CLAU可以与穿透或板层角膜移植联合,同时进行或在角膜表面修复之后进行,但是还没有关于联合病例与二期角膜移植手术,术后长期成功率比较的报道。在严重的单侧结膜和角膜缘损伤病例中,伴有严重的睑球粘连,CLAU可以与异体角膜缘移植术(keratolimbal allograft,KLAL)在3点和9点联合,可以防止结膜从3点和9点方向长入。这些患者需要全身免疫抑制剂治疗防止 KLAL 组织的排斥,但是免疫抑制的时间比完全异体组织移植的患者要短。

虽然供体进行 CLAU 的风险很小,但仍然有这样的情况需要多次移植角膜缘干细胞或进行 CLAU 手术,因为需要多次用到结膜本身,术后并发症风险会逐渐增高。

第三节　异体角膜缘移植术

异体角膜缘移植术(keratolimbal allograft,KLAL)是利用角膜捐献者周边角膜作为供体,将异体角膜缘干细胞移植到患有重度眼表疾病的受体眼的一种技术。KLAL 的操作技术已有诸多报道,其中最早的一种被称为"角膜上皮成形术"的技术,描述了如何将角巩膜缘组织从供体眼球上分离下来。Tsubota 及其同事报道用保存的角巩膜部分行干细胞移植,能使手术操作更为方便。Holand 和 Schwartz 进一步改良了该技术,应用两片(而不是一片)角巩膜边缘连接成环,增加了一倍的角膜缘干细胞的供应量,形成隔绝角膜结膜化的屏障。Djajilian 报道的以结膜为基底的超薄 KLAL 技术,仅采用纤维蛋白胶来固定植片,极少用甚至不用周边巩膜。

如果角膜基质有深层瘢痕,KLAL 术后可能需要光学性角膜移植术,或行前部深板层角膜移植(DALK),或行穿透性角膜移植术(PK)。Sundmacher 等报道过一种名为"同源角膜缘联合中央穿透性角膜移植术"的技术,即用保存材料制备角巩植片时,用角膜环钻故意制作一个偏心的穿透性角膜植片扣。采用该种技术,植片 30%~40% 周长包含角膜缘干细胞,受体从单一的操作中同时得到了干细胞和透明的植片两种受益。然而,在严重的角膜缘干细胞障得(LSCD)的疾患,行全周移植角膜缘干细胞可能会更有利,屈光性角膜移植作为阶段性治疗,在 KLAL 术后 3~6 个月后实施,第一次术后眼表炎症的稳定有利于二期手术角膜上皮的愈合。

【适应证】

KLAL 适用于无合适的活体供体且双眼患角缘干细胞功能障碍(LSCD)或者单侧患 LSCD 但对健侧眼损伤有顾虑的患者,患者全身情况需耐受全身性免疫抑制治疗,后者对于 KLAL 术后成功稳定眼表环境、重建正常的角膜上皮是至关重要的。

KLAL 对角巩膜缘主要受累而结膜轻度损伤甚至没有损伤的患者是最理想适应证,这些疾患包括角膜接触镜相关性 LSCD 和医源性 LSCD 等。完全性的 LSCD 需要行 360° 全周 KLAL,而部分性 LSCD 可能只需要扇形 KLAL。

在轻度化学伤、Stevens-Johnson 综合征(SJS)或眼瘢痕性类天疱疮(OCP)、伴有轻中度结膜炎的 LSCD 患者,行 KLAL 手术以前,最好将眼部环境控制在安静状态一年以上,这样可以增加植片存活的概率。KLAL 手术的成功率随结膜炎症的增加而降低,比如在严重的化学伤,SJS 或 OCP 的患者,结膜产生慢性炎症和瘢痕,使得黏蛋白减少和泪液缺乏,眼表角质化的可能性急剧增加,增加手术失败风险。

【术前注意事项】

在实施包括 KLAL 术在内的任何角膜缘干细胞移植手术前,任何眼睑的功能异常和严重的水液缺乏型眼干燥症都必须事先解决。睑裂闭合不全、乱睫、睑缘错位或者角质化等眼睑异常应在 KLAL 术前先行手术治疗,瞬目反射异常甚至缺失的患者行 KLAL 预后不良,易出现持续上皮缺损伴发瘢痕和感染。严重的水液缺乏性眼干燥症患者缺乏必要的泪液成分,KLAL 术后规律应用无防腐剂的人工泪液及自体血清滴眼。

同时伴有青光眼或者眼压控制不良的患者,在实施 KLAL 术前应该先植入青光眼引流装置以控制眼压,因为应用多种抗青光眼药物可能造成眼表毒性,另一方面,KLAL 术后需长期局部应用激素来预防植片排斥,这可能会进一步加剧此前的青光眼病情。

严重的眼表角质化是实施 KLAL 术的禁忌证。未控制的炎症是 KLAL 预后不良的另一个重要因素。羊膜移植可以与 KLAL 联合应用以抑制炎症,促进角膜上皮修复。最后,因为免疫抑制药物的全身应用起重要作用,所以患者的依从性在 KLAL 术前必须得到保证,因为有研究显示,依从性差是术后植片排斥和手术失败的重要原因。

供体组织由眼库提供并保存在营养液中,这样的标准流程极大地提高了临床开展 KLAL 手术的计划性。即便如此,医生在手术前仍必须与眼库沟通保证组织可用,必须让全体参与者认识到 KLAL 手术对特殊组织的要求。与标准的穿透性角膜移植术(PK)和角膜内皮移植术(EK)重点强调角膜内皮和基质不同,用于 KLAL 术的组织强调保护角膜缘上皮,应避免受到任何损伤。"上皮极优"是一个重要的指标,角膜上皮细胞完全正常的。

与 PK 或 EK 组织准备另一个区别是 KLAL 组织制备时角巩膜缘外预留 3~4mm 的结膜和 4~5mm 巩膜,预留这两者能最大限度地减少对角膜缘区域的损伤,并能提供杯状细胞。

【手术方法】

手术可以在局部麻醉或全身麻醉下进行。清洁结膜囊,消毒并铺单。安装合适开睑器或缝线开睑。在手术开始时,可以使用缩血管剂如稀释的肾上腺素注射液。

采用常规部分穿透性角膜移植的方法,将每个材料的中心角膜用 7.5mm 的环钻取下,留下外周角巩膜缘组织。在手术显微镜下将角巩膜缘材科剪成两半,修剪后保留距角巩膜缘约 2~3mm 的巩膜,利用板层刀和角巩膜剪剪去后部巩膜和包括后弹力层和内皮层在内的角膜基质,制备好的 KLAL 植片放置于保存缓冲液中备用。

首先 360° 行包括角巩膜缘部位的翼状胬肉在内的全周球结膜切开,允许保留 2~3mm 宽的结膜。由于多数受体眼此前存在瘢痕牵拉,因此结膜切开后自行后退。术前由于长期慢性炎症,这些患眼的 Tenon's 囊通常极度增厚,可大部分切除,但又需谨慎操作,保留重叠部分的结膜,极少数情况下,可能会有多余的结膜,应预留保守量。局部肾上腺素(1∶10 000)棉片止血,保持术野清晰,板层刀除去异常的角膜上皮和血管翳,谨慎操作,避免切入基质层。

每段 KLAL 植片以 10-0 尼龙线缝合固定在角巩膜缘边缘,底层可用纤维蛋白胶辅助将 KLAL 植片固定到受体表面,在缝合过程中,应在 KLAL 植片表面涂布黏弹剂保护免受损伤。如果供体 KLAL 植片非常薄,亦可仅用纤维蛋白胶固定。放置 KLAL 植片时,应将三段供体植片迅速的相邻铺放,避免出现间隙,这对于结膜细胞在表面爬行生长极为关键。受体和供体结膜紧密连接,这样可以避免受体结膜向植片下生长,形成植入性囊肿。

【术后用药】

在 KLAL 手术结束时,受体结膜下注射类固醇皮质激素佩戴绷带式角膜接触镜和包双眼。应用标准的穿透性角膜移植术后药物:1% 醋酸泼尼松龙滴眼液(或妥布霉素地塞米松磷酸钠滴眼液)点眼每日 4 次(前一个月每日 4 次,随访时根据眼表炎症程度逐渐减量),四代喹诺酮类抗生素点眼,每日四次(直到角膜上皮愈合,绷带式角膜接触镜除去后),0.05% 环孢素点眼每日 4 次(角膜上皮愈合后使用),此外还要频点无防腐剂的人工泪液。

术后炎症可以短期和长期破坏植片中干细胞迁徙和转化的。理想的免疫抑制方案,包括全身应用类固醇、免疫抑制剂。KLAL 术后必须全身应用免疫抑制剂,来防止植片的免疫排斥反应。全身应用类固醇激素类药物(醋酸泼尼松片 30mg 每日晨服,每 5~7 日减 5mg,至停)以控制术后眼部炎症。

【二期光学性角膜移植】

通过 KLAL 手术,实现了眼表稳定,然后可以实施光学性角膜移植来清除深基质瘢痕组织。一般在眼表稳定以后至少 6 个月再实施手术,因为在眼表干细胞移植以后再行 PK 或DALK 术对手术技术是很大的挑战,原植片的瘢痕愈合需较长时间,第一次手术术后炎症静息需较长时间。通常情况下,大尺寸的角膜环钻会到达 KLAL 组织的边界。再次供体的植片应该比植床大 0.5~1mm,因为患有慢性炎症或者因化学性、热性损伤导致的瘢痕,受体植床组织会收缩。以 10-0 尼龙线带植片深部间断缝合,以确保植片和植床完全贴合。

【预后】

有研究报道 KLAL 术后植片存活率从 33% 至 84% 不等。术后需要采取全身免疫抑制以降低植片排斥而继发的手术失败。在评估 KLAL 术后成功率的时候,也要将随访时间这个指标考虑入内。角膜缘干细胞的迁移分化,并维持眼表稳定状态上,可能需要 6 个月甚至更久的时间。因此,评估 KLAL 术后是否成功需要随访 6 个月以上。

第四节　组织工程角膜上皮重建

在过去的几年中,组织工程具有将成年干细胞(SC)和生物材料科学应用到临床的强大转化潜能,已成热门的研究课题。人们相信,由于其存在可塑性,如果能够提供其分化和维系的环境,SC 可以用于外周组织的再生。因此,组织工程的基本策略是构建一个新的生物相容性支架,来结合 SC 和生物活性分子,替换和再生受损的细胞或组织。

角膜是由三个层次组成,表面迅速再生的复层角膜上皮层,中间的角膜基质层,内层的单层角膜内皮细胞层。角膜上皮细胞的稳定不仅对于眼表结构的完整性是一个重要因素,更是维持角膜透明度和保障视功能一个重要的先决条件,角膜上皮的持续更新有赖于 SC,它们位于角膜和结膜之间移行带(即角巩膜缘)的基底上皮。干细胞的维持和功能是通过局部微环境释放的各种内源性和外源性因子来控制的,角膜缘干细胞(LSC)和它们的后代簇积聚在基底上皮处,与特定的细胞外基质成分,如基质成纤维细胞、血管、神经关系密切,后者能为其提供生长和存活因子。LSC 可以对称分裂,自我更新,也可以非对称分化为子代细胞,后者由基底层前向心性迁移,并最终成为有丝分裂后晚期分化的上皮细胞。LSC 可以通过干/祖细胞标记物阳性表达来鉴定,同时 LSC 缺乏角膜上皮分化的标志物,如细胞角蛋白 K3 和 K12。

各种遗传性或获得性疾患均会导致 LSC 功能缺陷或者丢失,如果同时合并局部微环境损伤,就会导致部分或全部的角膜缘干细胞缺乏(LSCD),会对眼表完整性和视觉质量产生严重的危害。诸如 Stevens-Johnson 综合征、黏膜类天疱疮、复发性翼状胬肉、化学或热损伤,均会引起结膜上皮内生、新生血管形成、眼表炎症、溃疡和瘢痕,从而导致上皮愈合障碍,最终导致视力下降。因为功能缺陷或数量缺乏的角膜缘干细胞,眼表无法进行正常的上皮化,这些情况是传统角膜移植(如穿透性角膜移植)的禁忌证。因此,角膜修复可能只能通过以层次特异性干细胞为基础的眼表重建手段来解决上皮功能异常的问题。多层眼表面上皮重建,特别是在双侧 LSCD 的患者,是眼科临床最具挑战性的问题之一。

目前组织工程方法重建角膜上皮利用的成熟 SC(通常是 LSC),来源于或取自于患者(自体)或取自于供体(同种异体)的一小块活体组织,在体外的自然支架(通常是人羊膜)上扩增培养,再传代成三维的上皮结构用来移植。研究人员不断努力改善这种治疗流程,使之规范化,目前着重研究以下几个方面:培养条件中的最优化,以复制干细胞生存的体内小环境,维持其干细胞性;培养流程更安全化,避免使用抗生素;探索自体干细胞的替代物来治疗双侧眼表疾病;评估新型支架辅助干细胞延伸和增强其移植的效能。组织工程角膜上皮移植替代物的挑战包括研发出生物相容性好,机械性能稳定,光学透明的构建物,它要能支持 SC 生长并能在培养和移植后维持其稳定性。

【干细胞来源】

目前已经有很多研究探索了关于角膜缘 SC 的体外培养和随后的临床应用中移植功效的问题。此外,培养的口腔黏膜上皮 SC 已经用于治疗双侧眼表疾病。LSC 及口腔黏膜上皮 SC 以外的其他细胞类型,包括结膜上皮 SC、毛囊 SC、间充质 SC、牙髓 SC、脐带 SC 和胚胎 SC,都可以作为一种组织工程化的干细胞来源,而且它们的临床前期离体和在体动物实验结果都显示出良好的应用前景,使用自体同源细胞进行组织工程化明显具有很大优势,因为这样可以规避同种异体免疫排斥反应的风险以及免疫抑制疗法的使用。通过模拟在体 LSC 微环境,比如通过角膜缘成纤维细胞调控介质,以诱导非角膜来源的干细胞在重建的组织中呈现出角膜上皮样的表型。通过特定角膜上皮标记物(如角蛋白 K3 和 K12)的表达以及通过恢复机械稳定性和透光性来重建受眼表的能力,来评估重建组织作为角膜上皮替代物的适配性。

LSC 为来源的角膜上皮重建的组织工程学基本原理就是:从单眼发病的患者健侧眼角膜缘取得自体同源干细胞以后进行体外扩增。这种培养后的角膜缘上皮细胞移植(CLET)对于 LSCD 患者来说可能是一种很有前景的治疗手段。因为随访 11 个月之后整体成功率有 75%,最常用的扩增手段是使用外植体培养系统,该系统只需取一小块角膜缘活检($1\sim2mm^2$)置于载体上,通常是羊膜组织,随后角膜缘上皮细胞会自行迁移出活检组织并进入载体形成上皮植片。然而,人 LSC 体外载体上细胞生长增殖潜能呈迅速递减的趋势,而且使用角膜缘上皮细胞悬浮液可能会增加培养系统内的干细胞比例。

上皮移植物对于眼表进行远期修复的必要先决条件是需要有足够数量的干细胞。自 Rheinwald 和 Green 的先驱工作以来,已有研究确认,如果与胚胎成纤维细胞共培养的话,上皮干细胞可以长期存活并增殖。可能这样能够在离体条件下重建干细胞的微龛环境。上皮细胞在气液交界面的培养(气举效应)已经解决模拟角膜在体生长环境的问题,所以能够促进细胞分化和分层。研究表明空气暴露下的低氧条件能够进一步促进 LSC 增殖。不仅如此,LSC 和表达胚胎 SC 标记物的间充质微龛细胞共培养可以促进前者保存 LSC 表型。然而,目前临床最常用的方法还是使用人羊膜组织或纤维蛋白作为底物的 LSC,以及鼠 3T3 成纤维细胞饲养层。

为了治疗双侧眼表疾病的患者,可以考虑使用人体其他部位分层上皮组织来源的自体干细胞。该研究领域的近期进展显示结膜上皮、口腔黏膜上皮、表皮、毛囊可以作为备选的自体同源干细胞来源，它们能够用于组建人工角膜上皮和重塑实验动物以及 LSCD 患者的眼表结构。

【角膜上皮重建的载体平台】

扩增干细胞的存活与发挥功能以及成功构建一个新的组织工程化角膜上皮很大程度上依赖于底物载体的结构性和生化性的支持。尽管人羊膜广泛地应用于 LSC 扩增和移植，在角膜上皮组织工程化方面的临床前或临床应用中，很多研究开始测试其他一系列可供选择的生物型、生物合成型或是合成型载体。一个适用于角膜上皮重建的骨架平台应当具有非免疫源性和非炎性特征，具有很好的透光性与机械稳定性，并且能够促进细胞黏附和增生。

1. 人羊膜　最广泛应用于角膜上皮重建的底物是人羊膜（HAM），羊膜由很厚的基底膜与无血管基质及表面的单层上皮构成。除了具有结构稳定性和弹性特征之外。它还具有抗免疫原性，抗血管生成和抗感染的特性，并且含有多种促进上皮化的生长因子与细胞因子。HAM 基底膜组成与人类的角膜和角膜缘结构极为类似，所以羊膜会成为体外扩增 LSC 的理想环境。尽管 HAM 广泛应用于眼表重建并取得了良好的效果，但上皮前体细胞在 HAM 表面进行体外扩增的时候数量会逐渐衰减，说明羊膜在模拟角膜缘微龛环境方面仍有局限性，比如明显的供体内和供体间组织差异，生长因子浓度与蛋白表达方面的差异等。其他的缺点包括，透光性较差，供体相关的感染风险，来源不固定，费用高昂，培养和移植的时候发生皱缩，都促使研究者去探索新的底物支架用于 LSC 扩增与眼表结构重建。不过鉴于其良好的机械特性与支持 LSC 生长的特点，目前羊膜依然是探索支架平台特征性研究的不二之选，不仅如此，研究者开始尝试对羊膜进行修饰，比如冻干，纤维蛋白包裹，或是使用聚乙烯醇水凝胶进行交联来增加其机械稳定性。

2. 去细胞化角膜　尽管去细胞化角膜的主要应用领域是研发人工角膜，同时作为生物支架平台它们也广泛地用于支持培养的角膜缘上皮细胞进行生长和分化。这些组织源性平台能够为功能性重建受损组织，如分层的角膜上皮提供一个合适的细胞外基质。研究者使用了多种处理方法，包括洗涤型手段和非洗涤型手段，对牛、猪、兔等动物或人类尸体角膜组织的去细胞化。

3. 人角膜组织　使用准分子激光手术切削后的角膜组织作为生物支架，成为一种适用于临床的天然移植物，切削的角膜基质具有完整的胶原结构和保持着静息型成纤维细胞表型的活性角膜基质细胞。角膜缘干细胞在切削的角膜组织上进行扩增可以形成分层的角化上皮，其形态与正常角膜类似，并没有任何细胞克隆潜力的改变。

4. 纤维蛋白凝胶　纤堆蛋白胶是一种与伤口修复有关的血浆成分，目前正越来越多地应用于手术治疗中。临床应用的纤维蛋白胶通常储存在二分室系统中，这样可以定量稀释一定体积的人源性纤维白原与凝血酶从而形成具有标准稠度的凝胶。纤维蛋白凝胶是以纤维蛋白为基础的骨架，是一种适用于培养 LSC 的合适底物，能够促进上皮黏附、增殖、迁移和维持干细胞表型。以纤维蛋白为基础的重组上皮组织具有机械稳定性、弹性、良好的透光性，而且似乎可以在移植术后几天内就完全降解。因此，以纤维蛋白为基础的重组上皮组织已经成功地用于治疗 LSC 缺陷的患者。Rama 等人的大规模研究显示治疗成功比例为 82/107 只眼（76.6%），这些患者的角膜表面可以保持稳定，维持角膜无血管和透明的状态，平均随访的时间为 2.91 年（1~10 年）。这种生物基质的特点还包括有稳定的市场来源，临床效用确实，标准化、操作简易，完全且快速的生物可吸收性，以及良好的机械及光学特性。

5. 胶原支架　鉴于胶原在不同组织,如角膜基质中,发挥着主要的结构性支撑作用。目前的研究热点是开发新型的生物材料,来模拟胶原支架的纤维样结构,替代原生的胶原性细胞外基质来支持表面细胞的黏附与生长。Ⅰ型胶原纤维是公认最有效的,也是在组织工程学中应用最广泛的生物材料之一。作为细胞底物之一,胶原凝胶是一种能够替代羊膜的,适宜角膜上皮重组的合适载体。有研究报道,一种从鱼鳞中提取的新型胶原可以用于编织具有良好机械牵张性和透光性的胶原骨架供角膜缘干细胞进行体外扩增。

然而,水化的胶原凝胶含有大量水分所以比较薄弱。胶原通过不同的方式进行交联后提高了机械稳定性,可以形成一种相当稳固的水凝胶。水凝胶的张力强度,屈光指数,透光性和后向散射特性均与天然角膜组织类似,而且能够支持培养的 LSC 保持生长,分层和干细胞的特性。类似的是,与核黄素交联的Ⅰ型胶原凝胶经紫外线照射后仍能够支持 LSC 的黏附,增殖和分化形成多层上皮组织,同时还在基底细胞层保存了干细胞表型特征。然而,化学交联可能会降低胶原支架的生物相容性与细胞重塑,还可能会降低降解率。

玻璃化是一种可以替代化学交联方法,主要通过低温蒸发胶原水分形成菲薄(20μm)、坚硬的玻璃片样结构,然后通过再水化形成机械特性增高的透明胶原膜样结构。这些玻璃凝胶膜由高密度的胶原纤维组成,等同于在体的结缔组织,如角膜基质的前弹力层,它们的光学特性优于其他胶原底物,已经成功用于角膜基质细胞与角膜缘上皮细胞培养和分层上皮组织移植中。

6. 纳米纤维　由于同种异体生物材料可能存在着排斥反应的风险,目前的研究活动主要集中于开发新型生物合成载体用于眼表上皮细胞的更替,合成型多聚体,包括聚酯、聚乙醇酸、聚亚胺酸、聚酰胺酯等,都是传统生物材料的替代品,它们的制造过程与大量修饰有关,所以可以根据实际需求来制定。静电纺丝法是一种使用各种天然或合成的多聚体来生产钠米纤维的常用技术手段,通过调整处理条件和多聚体溶液成分,可以精细调控生成的纳米纤维网具备的各项特征,包括纤维直径,多孔性,机械特性和表面拓扑结构。静电纺丝形成的纳米纤维是一种具有生物相容性的细胞培养底物。这种的纳米纤维网络结构能够模拟细胞外基质的纤维样结构,而且由于材料的表面积 / 体积比值较高,可以支持各种类型细胞的黏附,增殖和分化。

7. 治疗性角膜接触镜　2007 年有国外研究者提出一种理念:人角膜缘上皮细胞可以直接在标准的硅氧烷 - 水凝胶接触镜表面进行扩增,而这种接触镜在临床上主要用于翼状胬肉患者术后的绷带包扎。在一项随访研究中,自体同源角膜缘或是结膜干细胞进行扩增后,将覆被细胞的接触镜转移到三位 LSCD 者的病损角膜表面。2~3 周后移除这些接触镜,所有患者的角膜上皮表面均已完全恢复。移植 1 年后,临床结果显示健康角膜表面的建立以及视力的显著提高。研究者认为通过 FDA 核准的接触镜转移自体同源干细胞可能为 LSCD 患者提供了一种新型安全有效的治疗方法。

【小结】

近些年来,眼部疾病尤其是 LSCD 的治疗已经取得了很多进展,主要是通过以干细胞为基础的各种方法联合各种生物材料或是合成型底物进行角膜上皮的组织工程化,已经广泛地用于体外培养的研究和移植方面的临床应用,目前,培育的角膜缘干细胞移植和培养的口腔黏膜上皮移植是目前仅有的眼科临床认证的组织工程化干细胞治疗方案,临床上最先进组织工程化角膜上皮构建物是在生物降解性蛋白或是羊膜上进行移植。这些治疗方法的优点在能够降低 LSCD 患者出现可能威胁视力的并发症的风险。然而,鉴于有限的组织来源,目前的研究热点主要是寻找更容易获得的自体同源干细胞来源,比如结膜、毛囊来源的干细胞用于角膜上皮再生。自体同源组织显然是一种更加优越、更有利于远期植片存活的移植材料,因其可以避免免疫介导的排斥反应和免疫抑制剂的使用。现在仍有很多挑战,其中包括阐明在体和离体条件下决定干细胞功能和分化的信号传导通路。

（张培成　张铭连）

第四十六章 全角膜移植及眼前段重建

随着显微手术的普及、器械的改进,以及供体材料的制备和保存方法的不断完善,角膜移植术也取得了很大的进展,已由光学性角膜移植(optical keratoplasty)发展到治疗性角膜移植(therapeutic keratoplasty),其手术适应证不断扩大,已成为当前防盲治盲中的一个重要手段。1980 年 Taylor 首先提出重建性膜移植术(reconstructive keratoplasty)的概念,即对尚存光感,眼前部毁害严重,又无其他治疗方法的病例,为确保眼球而施行的一种以角膜移植为主,包括虹膜切除、晶体摘除、前部玻璃体切除及重建前房和恢复眼球形态的多种联合手术。

眼球前段重建术(anterior segment reconstruction,ASR)是一种比较复杂的多联手术,尽管手术效果还不十分满意,还有许多问题有待进一步探讨和商榷,但从控制感染、保全眼球的意义上讲,仍有较高价值。即使植片变浊,只要视功能正常,以后仍有再次手术、仍然有争取复明的希望。

第一节 适 应 证

由各种原因所致的严重眼前部创伤(包括角膜破裂、眼内容物脱出、眼球塌陷等),眼前段感染(真菌性角膜溃疡、细菌性角膜溃疡、病毒性角膜溃疡)只要尚有光感(包括光定位及色觉正常),不合并眼内炎和全眼球炎均为本手术的适应证。

第二节 手 术 方 法

根据移植片是否带有周边板层巩膜环,全角膜移植分为两种术式,一是带有周边板层巩膜环的移植片和植床创缘叠加式缝合的全角膜移植(叠加式缝合全角膜移植)18 例;二是无周边板层巩膜环的移植片和植床创缘边对边缝合的全角膜移植(边对边缝合全角膜移植)32例。50 例中 10 例接受联合手术,包括 2 例白内障患者行白内障囊外摘除术,5 例患眼是无晶体眼或术中有玻璃体脱出者行前段玻璃体切除术,3 例合并有眼内炎或视网膜脱离的患者行临时性人工角膜下经平坦部玻璃体切除术。植床的直径均大于 10mm,移植片直径为11~16mm。两种全角膜移植的主要手术步骤如下。

1. 叠加式缝合的全角膜移植的主要手术步骤

(1)移植片的制备:供体材料于急性创伤死后 6 小时内摘出,置于 4℃湿房保存,24 小时内使用。在供体眼上取出带有 2~4mm 板层巩膜环的全角膜植片,注意切勿损伤眼球周边的角膜缘结构。

(2)植床的制备:沿角膜缘环形剪开球结膜,向后分离并暴露角膜缘后 4~6mm 的巩膜,烧灼止血。缝合直径 18mm 的巩膜环,防止术中眼球塌陷及眼内容物脱出。用钻石刀片或剃须刀片板层全周切开角膜,然后水平刺入前房,将黏弹剂透明质酸钠注入前房并分离虹膜前粘连(必要时用虹膜恢复器分离),用小梁剪剪除 2~3 个虹膜周边孔。切除病变的角膜,保留受体的房角,同时尽可能保留晶体虹膜隔。

(3)移植片的缝合方法:把供体移植片的角膜缘和植床角巩膜游离缘叠加对合,用 10-0 尼龙线做对称 8 针褥式缝合,然后移植片巩膜缘和植床表层巩膜间断缝合 16 针(图 46-2-1)。缝合过程中用透明质酸钠保护角膜内皮和角膜缘上皮,再用眼内平衡盐液形成前房。

(4)结膜的处理:用 8-0 号可吸收线间断缝合,使术眼结膜与移植片的周边角巩缘结构的结膜相连。

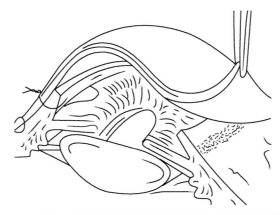

图 46-2-1　叠加式缝合;移植片巩膜缘和植床表层巩膜间断缝合

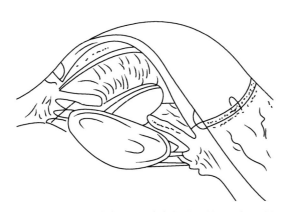

图 46-2-2　边对边缝合;间断缝合角膜移植片,缝线结埋藏

2. 边对边缝合的全角膜移植的主要手术步骤

(1)供体材料取法同叠加式缝合全角膜移植。用直径大于植床直径 1.0mm 的环钻在供体眼上取出不带有板层巩膜环的全角膜移植片。

(2)植床的制备:缝合巩膜环,于角膜缘做环形剪开结膜,向后分离暴露约 3mm 的前巩膜,烧灼止血。以切除所有病变组织为标准,选择适当的环钻做标记。做好标记后,用钻石刀沿标记作 360° 板层深切口,然后进入前房,注入透明质酸钠,分离周边虹膜前粘连,用角膜剪剪除病变的角膜,并用小梁剪剪除 2~4 个虹膜周边孔。

(3)移植片的缝合方法:用 10-0 的尼龙线间断缝合角膜移植片,线结埋藏(图 46-2-2)。用眼内平衡盐液形成前房,用 8-0 可吸收线缝合结膜。

3. 主要联合手术的方法

(1)联合白内障囊外摘除术:在充分软化眼球和巩膜支撑环的保护下,用角膜剪开前囊膜,切口直径为 6mm,挽出晶体核,抽吸晶体皮质。

(2)联合前段开放式玻璃体切除术:直视下切前 1/3 玻璃体。

(3)临时性人工角膜下经平坦部玻璃体切除:于角膜缘全周剪开球结膜并分离,暴露 8mm 的前巩膜,缝合大直径(18mm)巩膜环。去除病变的角膜后,用 6-0 可吸收线缝合暂时性人工角膜,然后进行常规的经平坦部玻璃体切除和视网膜复位术。最后用移植片更换暂时性人工角膜。

4. 其他 对于合并眼睑缺损者,手术后采取非手术措施临时保护角膜移植片。术后 1 周左右行眼睑重建术。轻度的睑球粘连不影响手术操作不予处理,中重度的睑球粘连进行粘连分离联合羊膜移植或唇黏膜移植以后,才考虑施行全角膜移植。

手术中需要注意的问题:ASR 手术是在条件很差的眼上进行,且为多联手术,因此难度大,合并症多,为提高手术成功率,对手术技巧中的几个问题讨论如下。

1. 植片大小的确定 为了提高植片透明率或减少持续性上皮缺损的发生,尽量多保留健康宿主的眼表面组织,采用亚全穿透角膜移植,必要时植孔偏离中心也要保留部分角膜缘 POV 区,以利于术后眼表面重建。植片则应大于植孔 0.5~1mm 为合理,不但可减少继发青光眼和周边粘连的发生,较大的植片还可提供更多的健康角膜内皮细胞,有助于维持植片的透明。

2. 开放式玻璃体切割 完成植孔和摘除晶体后,如玻璃体前界膜保持完整,或玻璃体未出现在虹膜的前面,最好不要触动它,以防玻璃体手术引起的黄斑区囊样水肿和视网膜脱离的发生。若玻璃体已经脱出或病变波及前段玻璃体者,则要采用玻璃体切割器切除,或纤维海棉棒粘住玻璃体用剪刀剪除。玻璃体切割的目的是将创口和前房内残留玻璃体碎屑尽量清除干净,防止因炎症反应而发生虹膜粘连,保证房角的分开。

3. 虹膜的处理 ASR 术中虹膜的处理非常重要,处理不当可造成虹膜前粘连和继发性青光眼的发生,甚至导致手术失败。病程短、眼前段炎症较轻者,如果虹膜括约肌完整,只需做 2~4 个周边虹膜切除即可,因瞳孔收缩时括约肌可有效地将玻璃体阻挡在后面,同时还有效解决瞳孔堵塞的危险。对于病程较长,眼前段炎症严重者,术后有可能发生广泛虹膜前粘连,因此应将虹膜大部分或全部切除,以防止该合并症的发生。

4. 恢复眼球体积 玻璃体切割后,眼球明显塌陷变形,为使眼球恢复正常体积,减少并发症的发生,移植片固定缝合 4 针后,应及时向眼内注入玻璃体代用品。早期我们曾使用空气、平衡盐液和 1640 营养液,虽然对眼内组织反应较轻,但易被吸收,不能很好维持眼内压和保持眼球体积。目前改用 1% 透明质酸钠或 2% 甲基纤维素(HPMC),临床应用取得较好效果,不但能保护角膜内皮,而且可起到暂时将玻璃体和内皮隔开的作用,防止术后玻璃体和角膜粘连。但该类物质在眼内 8~30 日后,就会被分解、吸收,最终被房水所代替。

5. 值得一提的是手术完毕,眼外形虽然恢复正常,由于整个眼前段充满了充填液,为了有效地将角膜内皮与玻璃体隔开或避免房角的阻塞,前房内要注入适当的消毒空气,气泡大小应以 6~7mm 为佳,而且应使其位于虹膜前面,如果空气泡误置在虹膜后面,应吸出重新注射,直到位置正常为止。

第三节 手术并发症的预防及处理

陈家祺等回顾性分析全角膜移植患者 50 例(50 只眼),将术后出现的主要并发症及预防处理办法汇总如下:

1. 免疫排斥反应的预防和治疗 有下列现象之一则诊断为移植排斥反应。

(1)新出现的角膜后白色渗出物。

(2)原先透明的薄的角膜出现角膜水肿合并前房细胞。

(3)角膜内皮和上皮排斥线。开放滴眼后,按表面应用药物不同分为 FK 506 组(31 例)和 Cs A 组(19 例),以预防和治疗移植排斥反应。术后的总排斥数是 31 例,均为内皮排斥反应,表现为移植片内皮排斥线或移植片不同程度的弥漫型水肿增厚伴弥散性尘状角膜后白色渗出物。CsA 组 19 例中,有 16 例(84%)出现排斥,多发生在术后 2~10 个月,经抗排斥治疗后移植片恢复透明 2 例,余眼移植片半透明至混浊伴有不同程度的新生血管长入。FK 506 组 30 例中,有 15 例(50%)患者由于经济问题停用或 FK506 减量后出现排斥反应。与 CsA 组相比,FK506 组发生时间较迟,多发生在术后 3~12 个月,而且排斥反应程度较轻,经抗排斥治疗后排斥反应均控制,其中 6 例移植片恢复透明,余排斥的移植片变为半透明。在既往较长的时间里,虽然我们在临床上常规应用激素的同时应用 1%CsA 预防排斥反应,但仍有较多的患者出现排斥反应。近几年,我们对 FK506 滴眼液的剂型、药效动力学和药代动力学进行研究,证实表面应用 0.05%FK 506 滴眼液在眼前段可以达到有效的治疗浓度,对同种异体角膜移植排斥有明显的预防和治疗作用(文章待发表)。该研究所观察的患者中,FK 506 组无论术后 1 年角膜透明率和术后视力,均比 CsA 组有显著性的提高(分别为 $P<0.05$ 和 $P<0.01$)。FK506 组的患者中,因停用 FK506 后出现排斥,通过局部频繁用药(无需要全身用药)能有效控制排斥反应。FK 506 组手术后 6 个月和 12 个月的角膜透明率分别是 74% 和 61%,而 CsA 组分别仅为 42% 和 24%。

2. 继发性青光眼的治疗

(1)青光眼诊断主要根据视力、角膜移植片情况,眼内压、房角(UBM 检查)等情况判断。眼内压的测定首选 Goldmann 压平眼压计,其次是 Tonopen 或 NCT 眼压计,复杂的病例,结合指测法和临床症状作综合判断。如果病史持续较长时间且移植片混浊者可做 B 超检查确定有否青光眼性视盘病理凹陷以协助诊断青光眼。叠加式缝合全角膜移植组发生青光眼 3 例,发生率为 17%,明显低于边对边缝合全角膜移植组($P<0.01$)。

(2)全角膜移植手术后青光眼的手术治疗:局部药物治疗不能使眼内压降低到正常范围的 21 例,包括手术后房角全部或大部分闭合;化学伤或热烧伤等导致结膜严重病变;无晶体眼及眼前段结构严重破坏。这些患者接受了手术治疗。如应用 2 种以上抗青光眼药物治疗,仍不能使眼内压降到正常范围者采用以下治疗方法:①睫状体冷凝术:上方或下方角膜缘 180° 范围,−50~−60℃,冷冻头直径 2.5mm,每点冷凝 2~3 分钟。②引流管植入 + 羊膜移植:

引流管为医用硅胶管,内径 0.3mm,外径 0.6mm,引流管接入放置于赤道部的引流盘;引流管的上下有两层羊膜包裹(即在巩膜面及结膜下均有羊膜植入)。③Molteno 房水引流植入物:Ⅰ期植入单盘 Molteno 植入物。

(3)青光眼治疗效果评估

1)成功:局部应用或不应用抗青光眼药物的情况下,眼内压为 6~21mmHg(10mmHg=1.33kPa)。

2)失败:局部应用抗青光眼药物的情况下,眼内压 >21mmHg 或眼内压 <6mmHg,需进一步行抗青光眼手术治疗;或有严重的并发症或视力丧失;或拔除引流管(引流管接触角膜内皮可引起角膜水肿,或者引流管堵塞需进行更换)。虽然改进手术技术可以降低全角膜移植手术后青光眼的发生率,但是该研究中仍有 21 例发生局部用药不能控制的青光眼。青光眼如果得不到有效的控制,会导致神经节细胞的破坏使手术后视力逐渐丧失,同时青光眼可以引起角膜内皮丧失,导致大泡性角膜病变,使移植失败。本组病例的角膜移植手术后青光眼较其他青光眼复杂,表现为:手术后房角全部或大部分闭合;化学伤或热烧伤等导致结膜严重的病变;无晶体眼及眼前段结构严重破坏。因此它们不能进行常规的滤过性手术,属于极难治性青光眼。文献报道房水引流植入物可以有效控制角膜移植术后青光眼,成功率在71%~96% 之间。睫状体冷凝是治疗角膜移植手术后难治性青光眼的常用方法之一,但是该手术的并发症多,其中主要的并发症是引起眼球萎缩和移植片失败,因此不能作为有视力眼的首选方法,一般用于视力低于 0.01 的眼。笔者比较了 3 种治疗方法的效果,发现睫状体冷凝手术需要多次冷凝,手术并发症相对较多。房水引流管联合引流管前房外段羊膜移植覆盖是我们根据羊膜具有抑制纤维增生的原理设计的,通过和 Molteno 房水引流植入物比较,疗效基本相同,未见明显的不良反应,手术成本明显降低。

第四节 术后处理

手术后的一般处理:术后静脉滴注头孢哌酮(或根据药物敏感试验选择其他抗菌药物)和地塞米松 5~7 日,后改口服肾上腺皮质激素(激素),逐渐减量,半个月内停用。如为真菌感染,术后静脉滴注氟康唑 1 周,不用或慎用激素。手术后双眼加压包扎,待角膜上皮愈合后开放滴眼。对化学伤或热烧伤的患者,开放滴眼后表面应用人工泪液。详细用药同穿透性角膜移植术。

第五节 临床观察

山东中医药大学附属眼科医院自 2016 年 1 月—2019 年 1 月,全角膜移植手术 37 例。男 26 例,女 11 例。年龄 31~64 岁,平均 46 岁。

真菌性角膜溃疡(图 46-5-1)28 例(镰刀菌 25 例,黄曲霉菌 3 例),角膜感染达角膜缘,广泛内皮斑,伴或不伴前房积脓,术中联合应用 1% 伏立康唑前房冲洗,仔细去除房角及晶体虹膜表面渗出脓液。术后 1 周均上皮化后使用他克莫司滴眼液,术后 1 月原发病无复发,加用激素类眼用制剂。术前视力 LP~FC/20cm,术后 3 个月视力均提高,矫正视力 0.06~0.12。他克莫司滴眼液维持至术后 1 年。随诊期间排斥反应发生率为 45%,植片存活率为 86%(图 46-5-2)。

细菌性角膜溃疡5例(铜绿假单胞菌3例,金黄色葡萄球菌2例)。均起病迅速,发展极快,全角膜迅速软化融解。术前视力:HM/50cm~FC/20cm,术后3个月矫正视力提高至0.15~0.3。伴有新生血管长入植片边缘,1例植片排斥后水肿混浊,4例植片存活。

棘阿米巴性角膜溃疡(图46-5-3)2例,为典型的环形溃疡,下方溃疡边界达角巩膜缘,共聚焦显微镜查见阿米巴包囊。为保全眼球行全角膜移植术(图46-5-4)。术中甲硝唑注射液前房冲洗。术后3天角膜上皮化完成,加用他克莫司滴眼液,术后两周免疫排斥发生,仍无原发病复发,加用激素类滴眼液后排斥反应减轻。术前视力FC/眼前,术后1月复查视力提高至0.1~0.25,植片轻度水肿。

眼外伤致角膜广泛瘢痕、内皮功能失代偿2例。1例为外伤性无晶体、无虹膜,术前视力手动/30cm,术后因未行人工晶体植入,视力无提高,1年后矫正视力0.1,无并发症发生。1例为硅油充填术后无虹膜无晶体眼,术前视力LP,光定位不确切,因患者治疗愿望迫切,全角膜移植联合硅油取出眼内探查手术。术中发现网膜前大量增殖膜牵拉视网膜浅脱离,最终进行了全角膜移植联合硅油置换手术。由于眼内硅油充填,患者角膜植片术后持续水肿,3个月后视力无提高,角膜植片内皮功能失代偿。

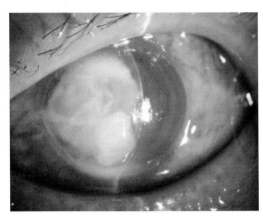

图 46-5-1　真菌性角膜溃疡

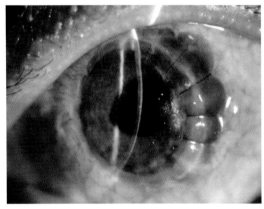

图 46-5-2　全角膜移植术后3个月,视力0.12

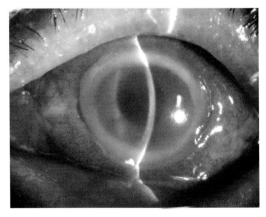

图 46-5-3　棘阿米巴性角膜溃疡

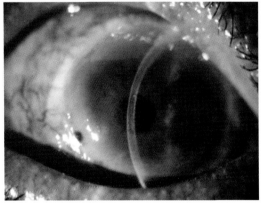

图 46-5-4　术后1个月,视力0.25

（温　莹　张仁俊）

第四十七章　促进角膜上皮愈合术

角膜上皮结构的完整性和功能正常,对角膜的透明性以及视觉质量的保持极其重要。角膜上皮损伤是指由于各种因素导致的角膜上皮屏障功能与完整性被破坏,引起角膜上皮细胞层部分或全层缺失的病理状态。

引起角膜上皮损伤的致病因素繁多,可分为先天性和后天性两大类。

一、先天性致病因素

主要指个体基因突变所致的各种类型角膜上皮和基底膜营养不良以及可以引起角膜上皮损伤的角膜基质营养不良,如格子状角膜营养不良等。角膜内皮营养不良晚期发生角膜内皮细胞功能失代偿,引起角膜持续水肿,可导致角膜上皮下大疱形成,容易引发角膜上皮大范围缺损。

二、后天性致病因素

临床上更为常见,主要包括以下几类。

1. 外伤　机械性外伤可导致复发性角膜上皮糜烂,酸性、碱性化学物质以及热物质损伤角膜可出现持续性角膜上皮缺损,甚至角膜溃疡形成,后期可形成角膜上皮结膜化。

2. 感染性损伤　病原微生物突破角膜上皮屏障,病原体的自身侵袭力及其引起的局部炎性反应,造成角膜上皮细胞及角膜基质融解坏死,导致角膜上皮损伤及基质溃疡形成。

3. 泪膜功能异常　各种类型的眼干燥症,由于泪液分泌量下降或者泪液成分改变,引起泪膜稳定性异常,导致泪膜对角膜上皮的保护作用受损,引起持续存在或反大复出现的角膜上皮缺损。

4. 角膜神经功能异常　可导致角膜敏感性下降,影响泪液的分泌和角膜神经对上皮细胞的营养和支持作用,角膜上皮容易脱落。临床多见于反复发作的单纯疱疹性角膜炎、糖尿病及面神经或三叉神经手术后的患者。

5. 眼表炎性反应　多种原因导致的持续性或严重的眼表炎性反应,可导致黏蛋白减少、角膜上皮修复速度下降,新生角膜上皮反复丢失,如严重的结膜炎和反复的过敏性眼表炎性反应还有免疫相关的炎性反应,如 Steven-Johnson 综合征、干燥综合征、瘢痕性类天疱疮等。

6. 眼睑或睑缘病变　如内翻倒睫可引起角膜上皮不同程度点状脱失;睑缘炎或睑板腺

功能障碍导致睑缘上皮粗糙、不同程度角化或者鳞状上皮化生,在瞬目过程中刮擦角膜上皮,可造成角膜上皮损伤,甚至持续存在角膜上皮脱失。各种原因导致眼睑闭合不全,可导致角膜上皮干燥、脱失,严重者可发生暴露性角膜炎。

7. 角膜变性及内皮损伤　继发于炎性反应、外伤、代谢性疾病的角膜变性,可由于基质微环境异常或者角膜代谢障碍,出现角膜上皮脱失或者糜烂,如角膜带状变性、Salzmann 结节状角膜变性等。或者由于角膜内皮细胞功能失代偿,失去液体屏障功能,引起角膜长期水肿,角膜上皮大泡形成,导致角膜上皮大范围剥脱。

8. 药物及其他　眼科手术时局部麻醉药的使用、角膜上皮持续暴露及损伤、手术导致角膜神经损伤、术后炎性反应等,均对角膜上皮修复有影响,可导致角膜上皮细胞功能障碍。不规范的药物使用、药物本身及赋形剂中添加的防腐剂,也可导角膜上皮更新与修复功能受损。戴角膜接触镜者,由于镜片的力学影响、镜片的透氧率等因素,可造成角膜上皮脱失,具有长期镜片佩戴史、不规范佩戴史或者存在眼表泪液疾病者,发生角膜上皮损伤的危险性增加。全身代谢性疾病,如糖尿病,由于长期受到血糖浓度异常的影响,角膜上皮细胞增殖修复能力下降,容易出现角膜上皮脱失及愈合延迟。维生素 A 缺乏等可引起角膜上皮不同程度角化,上皮发生缺失的风险增加。

由于角膜上皮损伤后的愈合异常会导致角膜瘢痕形成,造成永久视力损伤,因此应对促进角膜上皮愈合的治疗给予高度重视。角膜上皮损伤的治疗原则首先要寻找可能的病因或致病因素,并加以祛除。然后局部治疗为主,有全身相关病史者,联合全身治疗原发病。药物治疗无效的严重患者,或已经严重影响视功能的患者,应及时考虑手术治疗。

第一节　适应证及禁忌证

一、羊膜移植

1. 促进角膜上皮愈合的机制

(1)羊膜为光滑半透明,具有韧性,无血管、神经、淋巴的基底膜,经处理甘油保存后几乎不表达其抗原性,移植后不会引起抗原抗体反应口。

(2)羊膜移植后,暂时覆盖了病变角膜,减轻炎症刺激,避免了瞬目对角膜的干扰。

(3)羊膜具有抗炎、抑制新生血管,减少瘢痕形成,远期完全吸收。

(4)羊膜作为基底膜的作用,羊膜基底膜的Ⅳ型胶原结构与球结膜相似,并有促进上皮细胞增生和分化的作用,在角膜上皮创伤愈合中起到重要作用。

(5)羊膜也是一种生物膜,羊膜可以吸收大量药液,而后以持续高浓度向角膜释放,形成类似药物缓释装置,可最大限度发挥药物的作用。

2. 适应证

(1)各种感染性角膜炎,如细菌性、病毒性角膜溃疡经过相应针对性药物治疗,角膜炎症已控制,但角膜上皮损伤迁延不愈。先决条件是要彻底清除角膜的感染组织,特别是在治疗真菌性角膜炎时尤为重要,否则会使真菌感染加重。羊膜覆盖为周围上皮细胞的生长提供健康的基底膜,促进了缺损区上皮化的形成。

(2)免疫性角膜炎,抗感染、抗免疫治疗效果差。此时羊膜移植发挥基底膜作用,利用周围相对正常的上皮作为再生上皮的来源,促进角膜上皮的修复。另外经处理甘油保存后几乎不表达其抗原性,移植后不会引起抗原抗体反应。术后继续抗免疫治疗。

(3)神经麻痹性角膜溃疡和粥样角膜溃疡,因角膜上皮及神经不健康,角膜营养障碍,导致溃疡很难愈合,羊膜中含有多种生长因子,如成纤维细胞生长因子,肝细胞生长因子,转化生长因子-β等,有利于上皮细胞分化移行,增强上皮细胞黏附性,可以促进角膜上皮的修复。

(4)眼部烧伤,包括酸烧伤、碱烧伤、热烧伤等,应在7~10日内行羊膜移植术,因羊膜中含有多种蛋白酶抑制因子,可以抑制多种蛋白酶,通过抑制多种蛋白酶的作用,促进成纤维细胞的再生及胶原组织的再构建,从而促进角膜溃疡的愈合。

(5)复发性翼状胬肉。

3. 禁忌证

(1)感染菌未控制或感染组织未彻底清除,用羊膜覆盖会加重角膜感染,真菌性感染应用羊膜时更需注意。羊膜只是起到促进角膜溃疡愈合的作用,并无抗感染的功能。

(2)对于角膜烧伤的患者,烧伤后2周左右胶原酶活性增强,应注意角膜溶解的可能,有时羊膜组织在位,而羊膜下方的角膜已经发生溶解,此时应将羊膜拆除,将羊膜组织清除后再行二次羊膜移植或板层角膜移植。

(3)如果出现羊膜基质溶解超过中层角膜,则要小心再次进行的羊膜移植手术不能阻止角膜溶解出现穿孔,因此要考虑行角膜移植。

二、自体结膜移植术

自体结膜移植术,类似于不带角膜缘的结膜组织移植术,及游离的结膜瓣遮盖术,请参考本节以下三、四部分。

三、角膜缘移植术

(一)角膜缘

角膜缘是环绕角膜边缘的部分,宽约1mm。在角膜缘Vogt栅栏区乳头状结构中的某些基底细胞就是角膜缘干细胞,角膜缘干细胞属于单能干细胞,角膜缘上方和下方是含干细胞最丰富的地方,是干细胞移植的供体取材部位,角膜缘对于维持角膜上皮的完整性及稳定性起重要作用,角膜缘上皮细胞不断增殖,为取代脱落细胞和修复缺损区提供细胞来源;同时,角膜缘上皮细胞高度分裂形成的增殖压力为细胞的向心性运动提供动力,也为结膜上皮及新生血管长入起屏障作用。

(二)角膜缘相关眼表疾病

一些病理性改变和损伤导致部分或全部角膜缘干细胞的缺乏,使正常的角膜更新机制失去功能,就必然破坏角膜表面稳定,引起眼表疾患。其主要表现为角膜不同程度的结膜上皮长入、血管化、慢性炎症、持续性溃疡、基底膜的破坏和纤维细胞的侵入。常见的眼表疾病有:

(1)由损伤造成的角膜缘干细胞缺乏:如由于手术破坏导致的角膜缘干细胞数量丧失;化学伤或热烧伤;抗代谢药物(如5-FU)的毒性作用;长期佩戴角膜接触镜导致的角膜病变;严重的感染;免疫原性引起的角膜缘病变;局部药物引起的角膜缘干细胞损害。

(2)角巩缘基质微环境异常导致的角膜缘干细胞缺乏;先天性无虹膜症;神经营养性角

膜病变（神经性或缺血性）；周边性角膜炎症和溃疡或慢性角膜缘炎；翼状胬肉和假性翼状胬肉；及特发性角膜病等。

（三）角膜缘移植术的意义

当各种损伤因素导致角膜缘干细胞缺失或影响其生存环境，使角膜缘干细胞增生和分化功能严重受损，致干细胞缺陷。角膜缘干细胞缺乏的特征为角膜结膜化。角膜缘移植术是用自体或同种异体的健康的角膜缘组织替换受损伤或功能不良的角膜缘组织，角膜缘移植片存活、增殖后起到屏障作用，阻止新生血管的侵入及假性胬肉的形成。并通过供体干细胞的增殖、分化及细胞的向心性移行来修复、稳定受损角膜表面，恢复角膜透明性，维持眼表泪液系统的解剖和生理平衡的作用，重建眼表面。

（四）术式的选择

根据来源分为自体与同种异体（亲属或尸体眼）角膜缘移植术。根据组织深度分为结膜组织角膜缘移植术和角巩膜组织角膜缘移植术。

1. 角膜缘移植首选自体角膜缘组织，角膜缘受累少于 1/4 者，选择患眼未受累健康区域结膜角膜缘移植。角膜缘受累 1/4~1/2 者，选择对侧眼结膜角膜缘移植。自体角膜缘移植术在治疗眼表疾病具有其一定的优越性，复发率低，眼部反应轻，角膜上皮修复时间短，角膜无新生血管等优点。但也有其不足处。若健眼供体组织片取材面积过大，也可能导致供体缘部干细胞失代偿，有继发健眼角膜缘干细胞缺乏症的可能。目前认为 4~6 个钟点的植片范围较适合。

2. 对于那些有双侧和广泛角膜缘缺乏的患者，角膜缘移植有赖于异体来源，供体可以来自 HLA 配型合适的亲属或尸眼。在进行异体角膜缘移植时，排斥反应的发病率很高。移植后应使用有效的激素及免疫抑制剂。

3. 体外培养角膜缘干细胞移植术，采用供体一块组织进行培养扩增再移植，可最大限度的减少对供体的损害，适用于眼表大范围受损的患者。因为仅有上皮而无郎格罕斯细胞和血管，理论上对双眼损伤患者可降低排斥反应的发生。有报道羊膜基质作为角膜缘干细胞的基质，不仅提供了角膜缘干细胞生长的重要生长因子，而且其无抗原性、无血管的特点，尤其适合成为角膜缘干细胞的培养基，但是由于羊膜透明度差于角膜，即便移植成功，也不能恢复角膜原有的透明度，必须采用二次角膜移植术。而且细胞培养技术要求较高，限制了临床推广应用。

4. 若合并有角膜组织缺损、混浊、瘢痕、新生血管形成等，必须彻底去除病变角膜组织方可使患者获得有用视力。根据病变累及深度选择合适剖切深度，角膜病变较浅者可彻底板层剖切后行结膜组织角膜缘移植；病变略深者需行板层角膜移植术（或深板层角膜移植术），根据病变累及形状及范围灵活制备相应植片；病变达全层者可行全板层角膜移植术。

总之，角膜缘干细胞的优选顺序为自体、亲属、尸体；结膜替代物的优选顺序为自体球结膜、羊膜、自体口唇黏膜、异体结膜等。具体的术式选择则依据病情的具体情况而定。

四、结膜瓣遮盖术

1. 促进角膜上皮愈合的机制

（1）结膜覆盖起到机械性的保护作用，还可以保护角膜溃疡面不受胶原酶、铁蛋白酶及其他溶解酶的溶解作用，免除炎性分泌物刺激。

(2)结膜瓣含有丰富的血管和淋巴管,能将多种营养物质、抗炎细胞及抗炎因子运送到角膜病灶表面,有助于减轻炎症反应、杀灭致病菌。

(3)Tenon 囊富含胶原纤维和成纤维细胞,利于溃疡修复过程中以胶原纤维为支架形成瘢痕组织,为上皮修复提供基础支撑。

(4)以结膜瓣替代缺损的角膜组织,可部分恢复角膜厚度,防止角膜穿孔的发生。

2. 适应证

(1)难治性角膜溃疡,针对性用药治疗无效、病程长、病情反复迁延,包括各种感染性角膜溃疡、无菌性角膜溃疡及角膜移植术后植床或植片溃疡等。结膜瓣遮盖术作为一种较简单手术方法可以使这些复杂难治的角膜溃疡尽快愈合,达到控制炎症、挽救眼球的目的,为行其他手术治疗创造条件。

(2)对于部分角膜濒临穿孔或已发生角膜穿孔范围较小的患者,在缺乏角膜供体材料的情况下,可先行角膜溃疡清创联合双层结膜瓣遮盖术保存眼球为日后行角膜移植术争取时间创造条件。

(3)翼状胬肉切除联合结膜瓣转移。利用健康球结膜组织遮盖暴露的巩膜,阻止结膜上皮下组织及新生血管向角膜生长,起屏障作用,从而防止胬肉再发。优点:①减少了感染机会;②取角膜缘处结膜瓣组织,损伤小,干细胞完好无损;③适应范围广,无论原发或复发翼状胬肉均适宜;④复发率低,是手术的根本目的。

3. 禁忌证

(1)感染性角膜溃疡程度重,病情控制不理想,病变已累及后弹力层及内皮层、尤其是角膜穿孔的患者,术后感染可能加重,因结膜瓣遮挡或角膜混浊难以观察病情变化,应尽可能选择 PKP 术。

(2)单纯的结膜瓣遮盖治疗较大的角膜穿孔,因结膜瓣较薄,难以抵抗眼内压,易造成葡萄肿,漏水,虹膜前粘连,继发性青光眼等并发症,影响患者的视力预后或以后的复明手术的效果。所以若穿孔范围较大,选角膜移植更为合适。

第二节　手术方法

一、羊膜移植

1. 羊膜的制备　选择剖腹产,无艾滋病、乙肝、丙肝及梅毒感染产妇的胎盘,在无菌条件下,用生理盐水清洗干净胎盘表面的血迹,用含有抗生素(50μg/ml 青霉素、50μg/ml 链霉素、100μg/ml 新霉素和 2.5μg/ml 两性霉素 B 的无菌生理盐水浸泡胎盘 15 分钟,钝性分离羊膜和绒毛膜,将羊膜剪成 30mm×30mm 大小,上皮面朝上贴附于高压灭菌的硝酸纤维膜上,放入纯甘油中保存,24 小时后取出羊膜置入另一纯甘油瓶内密封放入 -4℃冰箱内保存。处理之后各取 3 块羊膜进行细菌培养和真菌培养,培养阴性后方能进行临床应用,按常规低温保存技术放置于冰箱,每 3 个月更新 1 次。用时从甘油瓶中取出,用生理盐水清洗干净羊膜表面的甘油,再放入含庆大霉素(2 000U/ml)的生理盐水中浸泡 15 分钟复水待用。

2. 羊膜移植手术的两种形式,第一种为羊膜覆盖在眼表,另一种为羊膜移植,将羊膜缝合在缺损或溃疡的角膜处,羊膜起到提供健康基底膜的作用,角膜的上皮愈合修复在羊膜上皮面之上。临床常用的为单层羊膜覆盖、多层羊膜覆盖等。视病变的深度选用双层羊膜或单层羊膜覆盖在溃疡面上,最好与溃疡边缘大小相吻合,间断缝合在溃疡面上,再用一个较大的羊膜覆盖在全角膜上,起到羊膜接触镜的作用,使溃疡表面的小羊膜起到上皮基底膜的作用,利于溃疡处的上皮愈合。

3. **手术方法**　手术开始前,先将羊膜置于常温平衡液中复水 20 分钟备用。常规表面麻醉或球旁阻滞麻醉、冲洗结膜囊、消毒皮肤后,用显微镊子或去上皮刀尽量去除角膜表面松动的上皮和表面坏死组织,直至清洁的角膜基质,生理盐水冲洗术眼后,将新鲜羊膜或复水后的保存羊膜上皮面朝上平铺于角膜上,用 10-0 尼龙线于角膜缘内 0.5mm 经角膜板层连续缝合,在角膜缘外 2mm 经巩膜板层间断缝合 1 周(8 针),使羊膜片平整紧密贴附于角膜表面,且层间无积液,剪除多余羊膜。

二、自体结膜移植术

请参考本节第三、四部分。

三、角膜缘移植术

1. 按眼科手术常规消毒、铺巾、麻醉。

2. **植床的制备**　需要先确定受体眼植床方位和面积,切除受体眼缺损较严重的角膜缘结膜,包括透明角膜和结膜,并去除角膜表面的新生血管膜,胬肉组织及结膜下的瘢痕组织。对于胬肉病例,按常规方法切除胬肉组织,角膜切除范围超过胬肉头部 0.5mm,深度相当角膜前弹力层,切除后角膜上不残留血管及纤维结缔组织,周边切除 4~5mm 宽的球结膜,暴露出光滑的巩膜表面。复发性胬肉分离时勿损伤内直肌。对于化学烧伤、热烧伤的病例,先做宽 4~5mm 宽球结膜环形切除,然后尽量切除角膜溶解坏死组织,清除缺血坏死的角膜缘、结膜及浅层巩膜组织,露出透明角膜和光滑巩膜表面并烧灼止血。对于眼表肿瘤者尽量将肿瘤切除干净,睑球粘连者应仔细分离。

3. 植片制备

(1)结膜组织角膜缘:在结膜下注射 2% 利多卡因 + 少量肾上腺素,分离出不带筋膜的球结膜移植片,大小以植床暴露的巩膜面范围为宜。至角膜缘处以尖刀片向角膜内侧分离,越过角膜缘 0.5~1mm,得到相应大小带有球结膜与角膜缘干细胞完整的移植片。从另眼所取角膜缘组织不超过整个角膜缘的 1/3。应尽量取健眼上、下方角膜缘组织,切取量大的可分段切取。取材区处理:小的取材区无需处理,较大的取材区可将球结膜缝合固定于浅层巩膜 1-2 针。

(2)角巩膜组织角膜缘:分为板层移植及全层移植,方法同角膜移植。

4. 缝合:将植片上皮面朝上平铺于植床上,植片与植床的角膜缘位置对合,展平植片用 10-0 线间断缝合,外侧固定于巩膜浅层。

四、结膜瓣遮盖术

(一)角膜溃疡及穿孔处的结膜瓣遮盖

1. 常规表面麻醉或球旁阻滞麻醉、冲洗结膜囊、消毒皮肤后,在手术显微镜下用去上皮刀或角膜板层刀刮除角膜病灶区的坏死组织及病灶区周边的部分角膜上皮,刮除的组织行病原微生物培养,若组织较多可行组织病理学检查。用角巩膜剪沿近溃疡处的角膜缘剪开球结膜,根据角膜病灶的位置及大小决定角膜缘外球结膜剪开的范围,根据病灶的宽度决定结膜瓣的宽度,制作可完全覆盖角膜溃疡区域的结膜瓣。10-0 尼龙线将结膜瓣间断缝合于溃疡周围相对正常的角膜组织上,缝线跨结膜瓣及正常角膜组织各约 1mm,深度约达 1/2 角膜基质厚度,使结膜瓣边缘与溃疡边缘对位良好、结膜瓣与角膜病灶表面贴附紧密。缝合完毕进行埋线处理。

2. 根据病灶的具体情况制作适宜的结膜瓣。

(1)位于角膜缘且面积较小的病灶,可采用单蒂结膜瓣;位于角膜中央或旁中心、尤其是面积较大的角膜病灶,制作双蒂桥状结膜瓣。

(2)如溃疡表浅,坏死组织少,可制作一个较薄而足够大的结膜瓣;如溃疡较深,坏死组织多,结膜瓣可带多点筋膜组织,以增强溃疡灶抵抗眼内压的能力;如溃疡伴有穿孔,应尽可能水密缝合结膜瓣,或双层结膜瓣,即先以一小的游离结膜瓣缝合填塞穿孔,再另予结膜瓣覆盖。

(二)翼状胬肉切除联合结膜瓣转移

切除胬肉组织,暴露巩膜后,于 6 点位角巩膜缘球结膜下注射 2% 利多卡因 +0.75% 布比卡因等量混合液约 0.4ml,沿角膜缘剪开球结膜,分离球结膜与筋膜组织,做 10mm×3mm 转移结膜瓣,其蒂部不能过小,保留 3mm 即可。用镊子牵拉结膜瓣,做 180° 转移,覆盖裸露的巩膜表面,注意结膜瓣正反面不要颠倒。用 10-0 尼龙线间断缝合球结膜及结膜瓣,结膜瓣两端各缝两针固定于浅层巩膜上。

第三节 手术并发症的预防及处理

一、羊膜移植

1. 角膜上皮的延缓愈合

(1)病灶区的变性或坏死组织会阻止或延缓角膜上皮的修复,因此术中植床基底部病灶应清除干净,且尽量平滑。

(2)羊膜上皮面稍粗糙,基底膜面光滑。羊膜上皮面需朝向上,光滑的基底面与角膜相贴,提供上皮修复的光滑支架。在显微镜下可用显微平镊轻轻夹持羊膜组织,基底膜面的基底膜组织容易被夹持成拉丝状,而上皮面则无此现象。

(3)羊膜与角膜需贴附紧密,层间不留积液或积气,否则其基底膜作用减弱。

(4)外圈缝线以角膜缘外 2~3mm 为宜,距角膜缘过近,会增加角膜缘干细胞损伤,不利于角膜缘干细胞分化、移行,距角膜缘过远,则结膜出血、水肿往往较重,增大了手术难度,并能加剧术后炎症反应。

2. 羊膜过早脱落

(1)羊膜缝合时需带浅层角膜组织,球结膜缝合时,需带羊膜达浅层巩膜。

(2)修剪多余羊膜时,以缝线外保留 3mm 为宜,保留过少,羊膜容易因缝线切割作用而过早脱落,保留过多,羊膜容易在瞬目作用下产生卷边,也会过早脱落。

（3）可再次行羊膜移植。

3. 感染加重 角膜的感染组织未彻底清除,术后没有足量的针对性药物治疗,是感染加重的主要原因。

4. 角膜溶解穿孔 角膜烧伤后 2 周左右胶原酶活性增强,应注意角膜溶解的可能,此时应将羊膜拆除,度过溶解期后再行二次羊膜移植或板层角膜移植。

二、自体结膜移植术

请参考本节第三、四部分。

三、角膜缘移植术

1. 供体角膜缘功能失代偿 移植物取材范围不要超过周缘的 2/3,切取量大的可分段切取。

2. 供体假性胬肉和创面愈合延迟 为供体角膜缘组织切取太深或范围过大造成,应避免损伤穹窿结膜。

3. 受体持续性角膜上皮缺损。应用促上皮修复药物同时可予以双眼包盖、羊膜覆盖术、睑裂缝合术等。

4. 免疫排斥反应 在进行异体角膜缘移植时,由于角膜缘都含有大量的朗格汉斯细胞以及丰富的血管,排斥反应的发病率很高。表现为植片炎症的反应、出血、球结膜水肿等。局部和全身免疫抑制药物治疗。

5. 植片不存活 清创时要彻底的清除眼表坏死组织及瘢痕组织,直至血循环征象出现,植床面要大于病灶范围 0.5mm-1.0mm。否则残留坏死组织引起强烈的炎症反应,导致植片溶解脱落。植片位置、形状、大小要与植床匹配,缝合确实固定于深层组织(睑板、巩膜等),各种组织尽量细密缝合,不留死角,止血应适当。综合治理眼表结构:如有倒睫、睑裂闭合不全、睑内翻等先期手术解决。泪液分泌异常者应注重人工泪液的合理应用,必要时配戴角膜接触镜、泪点塞、睑缘缝合等。

四、结膜瓣遮盖术

1. 结膜瓣边缘浸润加重,角膜溃疡进一步扩展。角膜溃疡区清创不彻底,术后没有足量的针对性药物治疗,感染未能控制是主要原因。应予对症、抗感染治疗。药物治疗效果欠佳,可行溃疡清创或羊膜覆盖术。必要时改行 PKP 术。

2. 结膜瓣回退或溶解 ①结膜瓣过小:结膜瓣术后会发生一定程度的收缩,术中应注意结膜瓣的宽度应略大于角膜溃疡区的宽度,且结膜瓣必须完整,不能出现纽扣孔。②结膜瓣所受拉力过大:如果距角膜缘远端的 Tenon 囊组织松解不充分,会使术后结膜瓣受牵拉而造成结膜瓣回退或缝线处撕裂,溃疡区暴露致手术失败。③结膜瓣过薄:由于结膜瓣下 Tenon 囊组织的胶原纤维在促进角膜溃疡的修复过程中起到支架作用,结膜瓣过薄,可能导致角膜溃疡修复困难。④结膜瓣蒂部的血供不良,所以角膜中央的溃疡以行双蒂桥状结膜瓣遮盖为好,桥状瓣两端均可提供丰富的血供,且蒂宽 >5mm。⑤患者伴有糖尿病、脑血栓、脑瘤术后等全身病,导致睑裂闭合不全,神经麻痹,结膜薄且脆,弹性差。⑥结膜瓣回退或溶解者可行结膜瓣重缝术,必要时改行 PKP。

3. 角膜穿孔　常发生在术前角膜过于菲薄或已存在较大穿孔者。①术中清除病灶应谨慎,避免人为造成后弹力层膨出或角膜穿孔,导致前房消失、虹膜膨出、继发青光眼或感染扩散等并发症。②合理进行术前评估,角膜穿孔应选择范围较小者,若穿孔范围较大,选角膜移植更为合适。③手术中注意切净角膜坏死组织,否则易造成漏水,结膜愈合不良,导致手术失败。

第四节　术后处理

一、羊膜移植

术毕结膜囊涂抗生素眼膏,术眼包扎。术后第一日针对原发病治疗,根据术前不同病因给予相应抗炎、抗感染、营养角膜、激素、改善血供等治疗,角膜荧光素钠染色,观察角膜上皮是否完整,10~14 日羊膜溶解后拆线。

1. 抗炎药物的应用　糖皮质激素滴眼液可以抑制角膜新生血管并稳定和减轻炎症反应。但会激活胶原酶,导致角膜溶解,因此术后以应用低浓度的糖皮质激素滴眼液为好,对于真菌性角膜溃疡患者术后应禁用糖皮质激素滴眼液。对于免疫相关性角膜溃疡,在严密观察下,术后可加大局部和全身应用糖皮质激素药物的剂量。

2. 肝素的应用　化学烧伤患者存在眼前节缺血者,术后应用肝素可以帮助改善血液循环,用法为 1 000~2 000U/ml,每 5~30 分钟应用 1 次,直到血样泪液出现,再逐渐减量。

3. 抗生素的应用　对于非感染性角膜炎患者术后应用抗生素的目的主要是预防感染,局部少量、短期应用即可。对于感染性角膜炎患者术后应给予足量的针对性抗生素药物治疗。

4. 扩瞳药物的应用　出现前房反应时,需应及时用药物以活动瞳孔,但是要慎用阿托品,避免瞳孔在扩大的情况下发生后粘连或出现继发性青光眼。

二、自体结膜移植术

请参考本节第三、四部分。

三、角膜缘移植术

术毕结膜囊涂抗生素眼膏,术眼包扎。植片贴附良好后,尽早开放滴眼。用妥布霉素滴眼液、重组牛碱性成纤维细胞生长因子眼液,每晚涂氧氟沙星眼膏,待眼表荧光素染色呈阴性后加用典必殊眼液点眼,之后逐渐减量。行板层角膜移植及异体结膜角膜缘移植患者酌情应用激素及免疫抑制剂。注意观察植床及植片的愈合情况。术后 7 日拆除结膜缝线,20 日左右拆除角膜缝线。

四、结膜瓣遮盖术

术毕结膜囊涂抗生素眼膏,术眼包扎。术后第一日针对原发病治疗,根据术前不同病因给予相应抗炎、抗感染、营养角膜、激素、改善血供等治疗,裂隙灯显微镜观察感染控制及结膜瓣与角膜的对合情况,注意观察结膜瓣有无回退及融解、结膜瓣下浸润有无加重、前房炎症反应有无减轻、缝线有无松动等变化。球结膜缝线于术后 7 日左右拆除,角膜缝线如有松动及时拆除,如无松动则于术后 2~3 周拆除,以保证结膜瓣与角膜愈合良好。

(温 莹 李从心 黄雄高)

第四十八章 角膜移植联合手术

第一节 穿透性角膜移植联合前部玻璃体切除术

严重角膜穿通伤常合并虹膜嵌顿、外伤性白内障和玻璃体疝,这种复杂的眼前段外伤一期角膜清创缝合后,角膜混浊并伴有白内障、玻璃体疝,后期的治疗非常棘手,需要行穿透性角膜移植联合前部玻璃体切除术,这样术后才有可能恢复部分视功能。

【适应证】

1. 严重的角膜穿通伤后角膜白斑或角膜裂伤,伴有外伤性白内障、虹膜外伤或前粘连、前房玻璃体疝,无视网膜脱离且视网膜功能尚好。

2. 年龄小于 8 岁的患者,严重角膜穿通伤清创缝合术后角膜瘘,伴有外伤性白内障,晶体皮质溢出,继发性青光眼。

手术最佳时机:外伤清创缝合术后 3 个月。

【禁忌证】

1. 严重的角膜感染。

2. B 超显示视网膜脱离。

3. 慢性泪囊炎。

【术前准备】

1. 裂隙灯检查了解角膜混浊的范围,虹膜、晶体、玻璃体等情况。

2. B 超检查了解玻璃体、视网膜等眼后节情况,超声活体显微镜(UBM)了解前黏性白斑的范围、前房玻璃体疝的程度及范围、晶体位置及悬韧带情况。

3. 术前 1 小时常规使用甘露醇注射液 250ml 静脉滴注,术前 2 小时口服醋甲唑胺 50mg,以降低眶压、眼压及减轻后房压力。

4. 左氧氟沙星滴眼液、双氯芬酸钠滴眼液(或普拉洛芬滴眼液)每日 4 次点眼,用 1~3 日。术前充分散瞳是非常重要的,可使用 0.5%~1% 托吡卡胺或 2.5%~10% 去氧肾上腺素滴眼液等术前半小时开始点眼,10 分钟一次。

【手术方法】

1. 麻醉 采用球后阻滞麻醉联合眼轮匝肌麻醉,充分软化眼球。有条件者尽量采用全身麻醉。

2. 制作植床 缝合角巩膜支撑环,即 Flieringa 环,以支撑眼球外形。根据角膜病变的情况选择合适口径的角膜环钻,首先在正对瞳孔中心的角膜表面标记光学中心,再以此为中心应用环钻钻切植孔。当钻切深度达到 2/3 以上角膜厚度时,停止钻切,然后选择方便自己操作的方位,应用 15 度穿刺刀刺穿尚未穿透的植口,用角膜剪沿切环轻巧地剪开角膜片。

3. 处理虹膜　向前房内注入适量的黏弹剂,钝性分离前粘连的虹膜组织,必要时可以使用囊膜剪剪除前粘连的虹膜。

4. 白内障摘除　如果隐约可能看到晶体,则可注射黏弹剂进前房,前囊行开罐式截囊或前囊膜连续环形撕囊,再沿植孔扩大切开超过 180°;如果通过混浊的角膜完全不能看到晶体,则可直接沿植孔扩大切开超过 180° 再前囊行开罐式截囊或前囊膜连续环形撕囊。前囊下水分离,用黏弹剂针头伸至前囊膜下,缓慢注入眼用平衡盐液,可见水沿囊膜下、赤道部、后囊下波浪状流动。囊膜与皮质的充分分离,有利于皮质的彻底清除。水分层,用黏弹剂针头伸至核和皮质之间,注入眼用平衡盐液,可以观察到不同层次的晶体核周围出现"金色"反光环。边注水边轻轻旋转晶体核,使晶体核浮起。通过挤压法或者直接冲洗法娩出晶体核。临时间断缝合切口 2~3 针。用注吸式双腔管吸除残留的晶体皮质。如果角膜混浊致不能分辨眼内结构,可不必做临时性角膜切口缝合,一手提起切开的角膜瓣(切口前唇),另一手冲洗前房及囊袋内的皮质。

如果晶体已经脱位或前囊膜破裂,可以用注吸式双腔管吸除残留的晶体皮质。

5. 前部玻璃体切除　前房及晶体囊袋内注射黏弹剂,前部玻切头切除脱出的玻璃体。如果晶体后囊膜破裂,前部玻切头切除残留的晶体皮质以及脱出的玻璃体。前房内注射缩瞳剂至瞳孔缩小。

6. 完成植孔及植片制作　一旦瞳孔缩小,即沿着环钻切开的板层切开完成植孔。核对供体角膜信息,制备供体植片。植片制作方式同穿透性角膜移植术。

7. 缝合及前房重建　把制备好的植片,内皮面向下,放置在植孔上,10-0 的尼龙线自 12 点钟位开始进行缝合,缝合的深度控制在角膜厚度的 4/5 或以上,每针跨度在 2.5~3mm 左右,之后依次缝合 6 点、9 点、3 点。然后在这些钟点依次间断缝合。修剪缝线,使线结埋藏于受体角膜组织内,以减少缝线刺激和浅表角膜血管化。防止术后虹膜前粘连的关键措施是重建前房。注液重建前房达到液密或注气重建前房达到气密。

该类患者属于复杂眼前段外伤,笔者不建议 I 期植入人工晶体,因为术前人工晶体屈光计算不准确,而且植入人工晶体术后并发症增多,感染性眼内炎的概率也会增加。最好在角膜拆线后 II 期植入人工晶体。

【术后处理】

1. 术后全身静脉应用抗菌药物。

2. 其余处理同穿透式角膜移植术。

需要注意的是,联合手术术后反应往往较穿透式角膜移植术重,因此术后需要加强局部抗炎处理。

【手术并发症及处理】

1 后囊破裂　引起后囊破裂的原因:前囊撕囊不连续向后囊撕裂;过度牵拉悬韧带引起断裂;出核过程中辅助工具损伤;后囊抛光过程中损伤后囊膜;锐利的核碎块刺破后囊。手术过程中发生后囊破裂,容易导致核块下沉,如果核碎块位于前部玻璃体,可采用前部玻璃体切除方法取出;如果核碎块较大,脱入玻璃体位置较深,应请玻璃体视网膜专业医生采用后路玻璃体切除术的方法取出。

2. 悬韧带断裂　核大、撕囊口过小，仍用力旋核或旋拨核时用力过重，可造成悬韧带断裂。如果悬韧带部分断裂，未超过180°，可考虑植入囊袋张力环；超过180°，可考虑行白内障囊内摘除。

3. 驱逐性脉络膜上腔出血　手术过程中由于眼压过度降低或术前长期高眼压，术中眼压突降，导致一条或两条脉络膜静脉破裂，发生脉络膜上腔出血，出血可位于脉络膜局部或广泛扩散，当脉络膜破裂时可发生驱逐性脉络膜上腔出血。是最严重的术中并发症。危险因素包括青光眼、内眼手术史、外伤、炎症、高血压、心动过速、高度近视及球后注射过量麻醉药物造成表层巩膜静脉压升高。

脉络膜上腔出血最初的症状是术中出现后房压力突然升高，虹膜脱出，前房变浅，瞳孔区出现棕色发光或眼底出现棕褐色山丘状或半球状隆起，且逐渐发展。最后眼内容物通过植孔大量脱出。患者常伴有烦躁不安。

处理措施：一旦发现脉络膜上腔出血的先兆或症状，应立即终止手术，关闭植孔或紧密缝合切口。封闭切口后，行多个巩膜穿刺口进入脉络膜上腔以引流出血，切口为 T 行以充分引流。全身紧急静点 20% 甘露醇，保持头高脚低位利于静脉回流。驱逐性出血后果严重，大多数情况下医生难以有时间采取抢救措施，眼内容往往几秒钟内脱出殆尽。因此，对于高危患者，采取全身麻醉手术，避免眼压波动过大和屏气动作，尽量缩短手术时间，减少手术创伤，尽量避免脉络膜上腔出血的发生。

4. 前葡萄膜炎　由于手术器械过多刺激或残余晶体皮质反应引起，多见于同时伴有糖尿病或葡萄膜炎的患者。表现为前房渗出性炎症反应。局部或全身应用皮质激素，每日散瞳活动瞳孔，以防止虹膜后粘连。

5. 眼内炎　是术后最严重的并发症。一般于术后 1~4 日急性发作，伴有眼部疼痛和视力显著下降。早期体征可能仅有房水闪辉增加，很快便出现前房或玻璃体积脓。一旦怀疑眼内炎，应尽快抽取房水和玻璃体进行细菌和真菌的培养及药敏试验。治疗可局部或全身应用大量抗生素，当获得细菌培养和药敏结果后，立即调整敏感抗生素。早期可先玻璃体腔注射万古霉素和头孢他啶，严密观察病情变化，必要时及时行玻璃体切除术。

余同穿透式角膜移植术。

第二节　穿透性角膜移植联合白内障囊外摘除与人工晶状体植入术

角膜混浊合并有白内障时，而且是致盲性角膜病变和白内障，如果需要行角膜移植手术，同时需要行白内障手术，医生会有两个选择：一个是先单做角膜移植手术，然后再做白内障摘除与人工晶体植入术；另一个选择是角膜移植和白内障联合手术。联合手术的优点：减少手术次数，减轻患者经济和精神负担，减少早期浅前房，瞳孔阻滞眼压升高的风险。联合手术的缺点：术中后囊破裂的风险加大；术后炎症可能增加，脉络膜脱离风险加大；很难准确计算人工晶体的屈光度。随着角膜移植技术和白内障技术的成熟，穿透性角膜移植联合白内障囊外摘除与人工晶植入术也就成为越来越多医生的首选。这样术后既可帮助患者恢复视力,又可避免角膜移植术后再实施白内障手术对角膜植片内皮造成创伤。

【适应证】

1. 角膜白斑和白内障同时存在　各种原因导致的角膜白斑需要做穿透性角膜移植术,同时合并有成熟或近成熟期白内障。

2. 大泡性角膜病变合并白内障　角膜内皮功能失代偿需要做穿透性角膜移植术,同时伴有白内障手术指征。

3. 角膜内皮变性或者营养不良合并白内障　以下条件具备一条同时伴有白内障手术指征者:①角膜超声厚度测量,角膜中央厚度 >620μm;②角膜内皮显微镜检查每个视野均可见病理性黑区、油滴状赘疣或内皮细胞密度 <1 000/mm^2;③早上视力比下午差,角膜后弹力层皱褶和上皮下水肿、角膜弥漫性水肿或有周边新生血管。

4. 非感染性角膜穿孔或者角膜瘘合并白内障。

【禁忌证】

1. 严重的角膜感染。

2. B 超显示视网膜脱离。

3. 慢性泪囊炎。

4. 不适合做穿透性角膜移植,如干燥综合征、眼干燥症、泪液分泌试验 <3mm/5min、活动性 HSK 或巩膜炎波及到角膜等。

5. 增殖性糖尿病视网膜病变、不能控制眼压的青光眼、反复发作的葡萄膜炎等。

6. 眼前节发育异常不适合植入人工晶体。

【术前准备】

1. 裂隙灯检查　了解角膜混浊的范围,虹膜、晶体、玻璃体等情况。

2. B 超检查　了解玻璃体、视网膜等眼后节情况,超声活体显微镜(UBM)了解角膜、虹膜、晶体位置及悬韧带情况。

3. 植入的 IOL 屈光度计算　对于能检查角膜屈光度和眼轴的病例常规应用 SRK(T)公式,计算植入的 IOL 屈光度。对于没法检查角膜屈光度的患者,可以根据对侧健眼的角膜屈光度测量结果,计算 IOL 屈光度。患者术后预留屈光度可能与实际屈光度存在一定的差别,因为它不仅受植入 IOL 屈光度的影响,还受植片和植床直径差的大小、角膜缝线的松紧程度等因素影响。每个医生可以根据自己的经验适当调整 IOL 屈光度。

4. 术前 1 小时常规使用甘露醇注射液 250ml 静脉滴注,术前 2 小时口服醋甲唑胺50mg,以降低眶压、眼压及减轻后房压力。

5. 左氧氟沙星滴眼液、双氯芬酸钠滴眼液(或普拉洛芬滴眼液)每日 4 次点眼,用1~3 日。术前充分散瞳是非常重要的,可使用 0.5%~1% 托吡卡胺或 2.5%~10% 去氧肾上腺素滴眼液等术前半小时开始点眼,10 分钟一次。

【手术方法】

1. 麻醉　采用球后阻滞麻醉联合眼轮匝肌麻醉,充分软化眼球。有条件者尽量采用全身麻醉。

2. 制作植床及晶体核取出　缝合角巩膜支撑环,即 Flieringa 环,以支撑眼球外形。根据角膜病变的情况选择合适口径的角膜环钻,首先在正对瞳孔中心的角膜表面标记光学中心,再以此为中心应用环钻钻切植孔。当钻切深度达到 2/3 以上角膜厚度时,停止钻切,然后选择方便自己操作的方位,应用 15° 穿刺刀穿刺尚未穿透的植口,向前房内注入适量的黏弹剂,用角膜剪沿切环轻巧地剪开角膜片。

前囊膜连续环形撕囊,前囊下水分离,用黏弹剂针头伸至前囊膜下,缓慢注入眼用平衡盐液,可见水沿囊膜下、赤道部、后囊下波浪状流动。囊膜与皮质的充分分离,有利于皮质的彻底清除。水分层,用黏弹剂针头伸至核和皮质之间,注入眼用平衡盐液,可以观察到不同层次的晶体核周围出现"金色"反光环。边注水边轻轻旋转晶体核,使晶体核浮起。通过挤压法或者直接冲洗法娩出晶体核。冲洗干净囊袋内的皮质。虹膜表面及囊袋内注入黏弹剂。

注意要点:①瞳孔直径不宜小于 5mm,避免环形撕除前囊困难,而且前囊口容易偏小,不利于娩核;②娩核时方法要得当,动作要轻柔,以免损伤晶体悬韧带或后囊;③冲洗皮质时要轻巧,以免后囊破裂,玻璃体脱出。

3. 植片制作及缝合 核对供体角膜信息,制备供体植片。植片制作方式同穿透性角膜移植术。把制备好的植片,内皮面向下,放置在植孔上,10-0 的尼龙线自 12 点钟位开始进行缝合,缝合的深度控制在角膜厚度的 4/5 或以上,每针跨度在 2.5~3mm 左右,之后依次缝合 6 点、9 点、3 点。然后在这些钟点依次间断缝合。修剪缝线,使线结埋藏于受体角膜组织内,以减少缝线刺激和浅表角膜血管化。

4. 人工晶体植入 前房及晶体囊袋内注射黏弹剂,通过切口植入人工晶体至晶体囊袋内,应用 10-0 尼龙缝线关闭切口,前房内注射卡巴胆碱注射液 0.1ml,瞳孔缩小。双腔管清除眼内黏弹剂。

5. 形成前房 防止术后虹膜前粘连的关键措施是重建前房。注液重建前房达到液密或注气重建前房达到气密。

植入人工晶体的时机不同医生会有不同见解,有的选择开放状态植入人工晶体,有的选择闭合状态植入人工晶体。笔者认为闭合状态植入人工晶体的优点是手术操作更安全,人工晶体囊袋内植入率更高。

【术后处理】

同穿透式角膜移植术,但是需要注意的是,术后反应往往较穿透式角膜移植术重,因此术后需要加强抗炎处理及活动瞳孔。

【手术并发症及处理】

1. 后囊破裂 引起后囊破裂的原因 前囊撕囊不连续向后囊撕裂;过度牵拉悬韧带引起断裂;出核过程中辅助工具损伤;后囊抛光过程中损伤后囊膜;锐利的核碎块刺破后囊。手术过程中发生后囊破裂,容易导致核块下沉,如果核碎块位于前部玻璃体,可采用前部玻璃体切除方法取出;如果核碎块较大,脱入玻璃体位置较深,应请玻璃体视网膜专业医生采用后路玻璃体切除术的方法取出。如果存在环形前囊,可以考虑人工晶体睫状沟植入。

2. 悬韧带断裂 核大,撕囊口过小,仍用力旋核或旋拨核时用力过重,可造成悬韧带断裂。如果悬韧带部分断裂,未超过 180°,可考虑植入囊袋张力环;超过 180°,可考虑行白内障囊内摘除,Ⅱ期人工晶体巩膜固定。

3. 驱逐性脉络膜上腔出血 手术过程中由于眼压过度降低或术前长期高眼压,术中眼压突降,导致一条或两条脉络膜静脉破裂,发生脉络膜上腔出血,出血可位于脉络膜局部或广泛扩散,当脉络膜破裂时可发生驱逐性脉络膜上腔出血。是最严重的术中并发症。危险因素包括青光眼、内眼手术史、外伤、炎症、高血压、心动过速、高度近视及球后注射过量麻醉药物造成表层巩膜静脉压升高。

脉络膜上腔出血最初的症状是:术中出现后房压力突然升高,虹膜脱出,前房变浅,瞳孔区出现棕色发光或眼底出现棕褐色山丘状或半球状隆起,且逐渐发展。最后眼内容物通过植孔大量脱出。患者常伴有烦躁不安。

处理措施:一旦发现脉络膜上腔出血的先兆或症状,应立即终止手术,关闭植孔或紧密缝合切口。封闭切口后,行多个巩膜穿刺口进入脉络膜上腔以引流出血,切口为 T 行以充分引流。全身紧急静点 20% 甘露醇,保持头高脚低位利于静脉回流。驱逐性出血后果严重,大多数情况下医生难以有时间采取抢救措施,眼内容往往几秒钟内脱出殆尽。因此,对于高危患者,采取全身麻醉手术,避免眼压波动过大和屏气动作,尽量缩短手术时间,减少手术创伤,尽量避免脉络膜上腔出血的发生。

4. 前葡萄膜炎　由于手术器械过多刺激或残余晶体皮质反应引起,多见于同时伴有糖尿病或葡萄膜炎的患者。表现为前房渗出性炎症反应。局部或全身应用皮质激素,每日散瞳活动瞳孔,以防止虹膜后粘连。

5. 虹膜损伤　术中剪切角膜时可能损伤虹膜。为避免损伤,穿透角膜后,前房内应注入足够的黏弹剂维持前房。如有损伤,应用进口 10-0 聚丙烯线缝合虹膜。

6. 眼内炎　是术后最严重的并发症。一般于术后 1~4 日急性发作,伴有眼部疼痛和视力显著下降。早期体征可能仅有房水闪辉增加,很快便出现前房或玻璃体积脓。一旦怀疑眼内炎,应尽快抽取房水和玻璃体进行细菌和真菌的培养及药敏试验。治疗可局部或全身应用大量抗生素,当获得细菌培养和药敏结果后,立即调整敏感抗生素。早期可先玻璃体腔注射万古霉素和头孢他啶,严密观察病情变化,必要时及时行玻璃体切除术。

余同穿透式角膜移植术。

第三节　穿透性角膜移植联合虹膜成形术

穿透性角膜移植联合虹膜成形术主要适用于外伤性虹膜部分缺失、角膜白斑合并虹膜前粘连。随着角膜移植技术和显微技术的成熟,穿透性角膜移植联合虹膜成形术成为越来越多眼科医生的首选。

【手术适应证】

1. 角膜白斑和虹膜缺损同时存在　各种原因导致的角膜白斑需要做穿透性角膜移植术,同时合并有各种原因造成的部分虹膜缺损。

2. 大泡性角膜病变合并瞳孔明显上移　角膜内皮功能失代偿需要做穿透性角膜移植术,同时伴有瞳孔明显上移。

3. 前粘性角膜白斑　在穿透性角膜移植术中形成虹膜缺损。

【手术禁忌证】

虹膜缺损范围较大,超过 180°。

【术前准备】

1. 裂隙灯检查 了解角膜混浊的范围,虹膜、晶体、玻璃体等情况。

2. B超检查 了解玻璃体、视网膜等眼后节情况,超声活体生物显微镜(UBM)了解前粘性白斑的范围、虹膜缺损的程度及范围、晶体位置及悬韧带情况。

3. 术前1小时常规使用甘露醇注射液250ml静脉滴注,术前2小时口服醋甲唑胺50mg,以降低眶压、眼压及减轻后房压力。

4. 左氧氟沙星滴眼液、双氯芬酸钠滴眼液(或普拉洛芬滴眼液)每日4次点眼,用1~3日。

【手术方法】

1. 麻醉 采用球后阻滞麻醉联合眼轮匝肌麻醉,充分软化眼球。有条件者尽量采用全身麻醉。

2. 制作植床 缝合角巩膜支撑环,即Flieringa环,以支撑眼球外形。根据角膜病变的情况选择合适口径的角膜环钻,首先在正对瞳孔中心的角膜表面标记光学中心,再以此为中心应用环钻钻切植孔。在接近钻穿角膜前,停止钻切,然后选择方便自己操作的方位,应用15度穿刺刀刺穿尚未穿透的植口。前房注入黏弹剂,再沿植孔扩大切口,完成植床制作。

3. 虹膜成形 在虹膜节段缺损处用无齿镊夹住瞳孔缘虹膜,在近瞳孔缘虹膜括约肌处用10-0聚丙烯线全层缝合1针,然后在虹膜中部做全层间断缝合1~2针,周边部不需缝合,相当于周边虹膜切除。

瞳孔上移者,先仔细分离剪除虹膜表面的机化粘连,然后将两侧虹膜对齐,10-0聚丙烯线全层间断缝合2~3针,将角膜中心对应处虹膜剪开并修整形成中央瞳孔。

4. 完成植片制作及缝合 核对供体角膜信息,制备供体植片。植片制作方式同穿透性角膜移植术。把制备好的植片,内皮面向下,放置在植孔上,10-0的尼龙线自12点钟位开始进行缝合,缝合的深度控制在角膜厚度的4/5或以上,每针跨度在2.5~3mm,之后依次缝合6点、9点、3点。然后在这些钟点依次间断缝合。修剪缝线,使线结埋藏于受体角膜组织内,以减少缝线刺激和浅表角膜血管化。

5. 前房重建 防止术后虹膜前粘连的关键措施是重建前房。注液重建前房达到液密或注气重建前房达到气密。

注意事项:①虹膜缝针时,一定要避免损伤晶体。持针器要牢牢钳住缝针,穿过虹膜时要避免与晶体接触。穿过虹膜后,要先松开无齿镊,马上用无齿镊夹住缝针,然后再松开持针器,以免针掉到晶体表面上。②打结拉紧缝线时应小心以防虹膜撕裂。缝线结扎后断线不要用刀片切割,以免切割缝线时的拉力使缝线割断虹膜组织。

【术后处理】

同穿透式角膜移植术,但是需要注意的是,术后反应往往较穿透式角膜移植术重,因此术后需要加强抗炎处理。

【手术并发症及处理】

1. 晶体损伤 引起晶体损伤的原因有:①广泛且浓密的角膜混浊,手术时看不清前房,且瞳孔又散大,钻穿植床时房水流出前房突然消失,损伤晶体;②虹膜前粘连导致前房浅甚至消失,钻穿植床时无房水流出,造成判断失误,损伤晶体;③手术器械碰触晶体或缝合虹膜时缝针接触晶体,引起晶体损伤或囊膜破裂。预防措施有术前缩瞳,切开前房后注入黏弹剂,缝针时注意技巧等。

2. **虹膜撕裂** 引起虹膜撕裂的原因有:缝合虹膜跨度小,张力大,拉紧缝线时的力量不均匀等。预防措施有:缝合虹膜时跨度要适中且虹膜要对称,拉紧缝线时的力量均匀,用剪刀剪除缝线。

3. **驱逐性脉络膜上腔出血** 手术过程中由于眼压过度降低或术前长期高眼压,术中眼压突降,导致一条或两条脉络膜静脉破裂,发生脉络膜上腔出血,出血可位于脉络膜局部或广泛扩散,当脉络膜破裂时可发生驱逐性脉络膜上腔出血。是最严重的术中并发症。危险因素包括青光眼、内眼手术史、外伤、炎症、高血压、心动过速、高度近视及球后注射过量麻醉药物造成表层巩膜静脉压升高。

脉络膜上腔出血最初的症状是术中出现后房压力突然升高,虹膜脱出,前房变浅,瞳孔区出现棕色发光或眼底出现棕褐色山丘状或半球状隆起,且逐渐发展。最后眼内容物通过植孔大量脱出。患者常伴有烦躁不安。

处理措施:一旦发现脉络膜上腔出血的先兆或症状,应立即终止手术,关闭植孔或紧密缝合切口。封闭切口后,行多个巩膜穿刺口进入脉络膜上腔以引流出血,切口为 T 行以充分引流。全身紧急静点 20% 甘露醇,保持头高脚低位利于静脉回流。驱逐性出血后果严重,大多数情况下医生难以有时间采取抢救措施,眼内容往往几秒钟内脱出殆尽。因此,对于高危患者,采取全身麻醉手术,避免眼压波动过大和屏气动作,尽量缩短手术时间,减少手术创伤,尽量避免脉络膜上腔出血的发生。

4. **虹膜炎** 由于手术器械过多刺激或残余晶体皮质反应引起,多见于同时伴有糖尿病或葡萄膜炎的患者。表现为前房渗出性炎症反应。局部或全身应用皮质激素,每日散瞳和缩瞳活动瞳孔,以防止虹膜后粘连。

5. **眼内炎** 是术后最严重的并发症。一般于术后 1~4 日急性发作,伴有眼部疼痛和视力显著下降。早期体征可能仅有房水闪辉增加,很快便出现前房或玻璃体积脓。一旦怀疑眼内炎,应尽快抽取房水和玻璃体进行细菌和真菌的培养及药敏试验。治疗可局部或全身应用大量抗生素,当获得细菌培养和药敏结果后,立即调整敏感抗生素。早期可先玻璃体腔注射万古霉素和头孢他啶,严密观察病情变化,必要时及时行玻璃体切除术。

余同穿透式角膜移植术。

第四节　穿透性角膜移植联合小梁切除术

穿透性角膜移植联合小梁切除术主要适用于角膜病变并伴有青光眼、高眼压者。

【手术适应证】

角膜病变伴有青光眼、高眼压等情况者。

【手术禁忌证】

1. 严重的角膜感染。

2. 合并慢性泪囊炎。

3. 干燥综合征、眼干燥症、泪液分泌试验 <3mm/5min、活动性 HSK 或巩膜炎波及到角膜等。

4. 合并增殖性糖尿病性视网膜病变、反复发作的葡萄膜炎等。

【术前准备】

1. 裂隙灯检查　了解角膜混浊的范围,虹膜、晶体、玻璃体等情况。

2. B超检查　了解玻璃体、视网膜等眼后节情况,超声活体显微镜(UBM)了解前黏性白斑的范围、前房角关闭的程度及范围、晶体位置及悬韧带情况。视野检查了解残余视功能情况。

3. 术前1小时常规使用甘露醇注射液250ml静脉滴注,术前2小时口服醋甲唑胺50mg,以降低眶压、眼压及减轻后房压力。

4. 左氧氟沙星滴眼液、双氯芬酸钠滴眼液(或普拉洛芬滴眼液)每日4次点眼,用1~3日。

【手术方法】

1. 麻醉　采用球后阻滞麻醉联合眼轮匝肌麻醉,充分软化眼球。有条件者尽量采用全身麻醉。

2. 制作结膜瓣　上直肌牵引固定线,做以角膜缘为基底或穹窿部为基底结膜瓣。以角膜缘为基底的结膜瓣手术操作比较麻烦,手术视野暴露差,形成的滤过泡相对比较局限而且高。以穹窿部为基底的结膜瓣较好进行手术操作,手术视野暴露好,形成的滤过泡相对比较平坦而且弥散,术中如使用抗代谢药物术后易发生伤口漏。

3. 做板层巩膜瓣电凝封闭切口处巩膜表层血管,做一以角膜缘为基底的3mm×4mm方形、梯形2/3厚度板层巩膜瓣。

4. 制作植床:根据角膜病变的情况选择合适口径的角膜环钻,首先在正对瞳孔中心的角膜表面标记光学中心,再以此为中心应用环钻钻切植孔。在接近钻穿角膜前,停止钻切。

5. 小梁切除:①前房穿刺放液:在患者角膜缘2点方位用前房穿刺刀做1mm切口,前房穿刺放液,降低眼压,前房注入少量黏弹剂;②做小梁切除:在巩膜瓣下作角膜缘组织切除,切口选择在透明角膜带区域,切除2mm×2mm大小的角膜缘组织;③虹膜周边切除:做一宽基底的虹膜周边切除,其宽度应超过小梁切除区,以免术后发生虹膜堵塞滤口或与滤口处发生前粘连;④缝合巩膜瓣:用10-0尼龙线缝合巩膜瓣上方两角各一针,如渗漏明显可在瓣的两侧再各缝一针;⑤结膜缝合:以角膜缘为基底的结膜瓣用10-0尼龙线连续分层缝合结膜和筋膜。以穹窿部为基底的结膜瓣用10-0尼龙线在结膜瓣两侧各缝合一针,缝合时要带少许浅层巩膜组织以免结膜后退。整理结膜瓣,结膜瓣前缘不能内转。

注意要点:①巩膜瓣制作要求宁大勿小,宁厚勿薄。因为太小的瓣一般滤过量较大,而大的巩膜瓣可以弥补滤过过强的机会更大,巩膜瓣对合好的机会也更大。太薄的巩膜瓣容易引起针孔漏水和容易穿破,术后滤过过强、浅前房的概率会增加;②现代意义的小梁切除,其切除的是角膜和角膜-小梁组织,而传统意义的小梁切除,其切除的是小梁网组织。这样做的目的是避免切口偏后碰到粗大的睫状体根部引起出血;③Ⅱ度放房水剪除巩膜瓣下角膜缘组织块时,虹膜很容易脱出,可以先剪穿虹膜一小口,放出后房水,缓解后房压力,避免虹膜突然膨出,前房消失和虹膜晶体隔前移。而前房穿刺放液为Ⅰ度放房水,其放出前房水,缓解前房压力。

6. 植片制作及缝合　核对供体角膜信息,制备供体植片。植片制作方式同穿透性角膜移植术。把制备好的植片,内皮面向下,放置在植孔上,10-0的尼龙线自12点位开始进行缝合,缝合的深度控制在角膜厚度的 4/5 或以上,每针跨度在 2.5~3mm,之后依次缝合 6 点、9 点、3 点。然后在这些钟点依次间断缝合。修剪缝线,使线结埋藏于受体角膜组织内,以减少缝线刺激和浅表角膜血管化。

7. 形成前房:防止术后虹膜前粘连的关键措施是重建前房。注液重建前房达到液密或注气重建前房达到气密。

【术后处理】

1. 联合小梁切除除术中,板层巩膜瓣的分离或角膜移植床的环钻操作,在低眼压下较困难,应在未切除小梁之前做好植床的环钻划界及钻切到适当深度即止。然后再作小梁切除,及巩膜瓣缝合。用尖刀沿角膜环钻划界切除少许,用角膜显微剪完成植床制作,及缝合植片。

2. 前房重建因为小梁切除术后房水较易渗漏,前房形成较困难或不能维持,可增加巩膜瓣的缝合以减少渗漏。再从角膜创口注入平衡盐溶液形成前房,若前房形成不满意,可用黏弹剂形成前房或注入过滤空气形成前房,防止虹膜前粘连。

3. 术后注意加强抗炎及眼压改变。如果用黏弹剂形成前房,术后应加用降眼压药。

【手术并发症及处理】

1. 巩膜穿破　引起巩膜穿破的原因有:分离巩膜瓣时没在同一平面进行或用力拉扯巩膜瓣。一旦发现需要立即进行修补,一定要保证前房能形成。如果前房不能形成或破口太大则用异体巩膜覆盖修补,结膜瓣水密缝合。

2. 虹膜周切时出血　引起虹膜周切时出血的原因是:小梁切除时切口偏后,损伤虹膜根部或睫状体,引起出血。处理方法:①烧灼止血;②药物止血,是使用蘸有肾上腺素液的棉签轻压止血;③提高眼压止血,迅速缝合切口,前房注入黏弹剂或林格氏液提高眼压。预防方法:小梁切除时切口尽量偏前,切除角膜或角膜 - 小梁组织,减少损伤虹膜根部或睫状体的机会。

3. 驱逐性脉络膜上腔出血　手术过程中由于眼压过度降低或术前长期高眼压,术中眼压突降,导致一条或两条脉络膜静脉破裂,发生脉络膜上腔出血,出血可位于脉络膜局部或广泛扩散,当脉络膜破裂时可发生驱逐性脉络膜上腔出血。是最严重的术中并发症。危险因素包括青光眼、内眼手术史、外伤、炎症、高血压、心动过速、高度近视及球后注射过量麻醉药物造成表层巩膜静脉压升高。

脉络膜上腔出血最初的症状是:术中出现后房压力突然升高,虹膜脱出,前房变浅,瞳孔区出现棕色发光或眼底出现棕褐色山丘状或半球状隆起,且逐渐发展。最后眼内容物通过植孔大量脱出。患者常伴有烦躁不安。

处理措施:一旦发现脉络膜上腔出血的先兆或症状,应立即终止手术,关闭植孔或紧密缝合切口。封闭切口后,行多个巩膜穿刺口进入脉络膜上腔以引流出血,切口为 T 行以充分引流。全身紧急静点 20% 甘露醇,保持头高脚低位利于静脉回流。驱逐性出血后果严重,大多数情况下医生难以有时间采取抢救措施,眼内容往往几秒钟内脱出殆尽。因此,对于高危患者,采取全身麻醉手术,避免眼压波动过大和屏气动作,尽量缩短手术时间,减少手术创伤,尽量避免脉络膜上腔出血的发生。

4. 虹膜炎　由于手术器械过多刺激或残余晶体皮质反应引起,多见于同时伴有糖尿病或葡萄膜炎的患者。表现为前房渗出性炎症反应。局部或全身应用皮质激素,每日散瞳和缩瞳活动瞳孔,以防止虹膜后粘连。

5. 眼内炎　是术后最严重的并发症。一般于术后 1~4 日急性发作,伴有眼部疼痛和视力显著下降。早期体征可能仅有房水闪辉增加,很快便出现前房或玻璃体积脓。一旦怀疑眼内炎,应尽快抽取房水和玻璃体进行细菌和真菌的培养及药敏试验。治疗可局部或全身应用大量抗生素,当获得细菌培养和药敏结果后,立即调整敏感抗生素。早期可先玻璃体腔注射万古霉素和头孢他啶,严密观察病情变化,必要时及时行玻璃体切除术。

6. 术后前房延缓形成或浅前房　浅前房分低眼压性和高眼压性浅前房。低眼压性浅前房的原因包括结膜缺损渗漏,滤过过强,脉络膜脱离,房水生成减少(如炎症、低分泌、睫状体休克等)。高眼压性浅前房的原因包括恶性青光眼,滤过性手术后瞳孔阻滞,迟发性脉络膜上腔出血等。

按 Spaeth 分类法,将浅前房分为三度:浅Ⅰ度,中央前房形成,周边虹膜与角膜内皮相接触;浅Ⅱ度,除瞳孔区前房存在外,全部虹膜面均与角膜内皮相贴;浅Ⅲ度,前房消失,晶体前囊(人工晶体光学面)和全部虹膜面均与角膜内皮相贴。

(1)低眼压性浅前房的最常见原因是切口渗漏,滤过过强、脉络膜脱离。根据眼压情况及滤过泡情况分析原因,根据原因及时处理。

1)结膜缺损或切口渗漏:裂隙灯下检查滤过区结膜是否有缺损渗漏(Seidel 试验)。在结膜囊内或滤过泡处滴入 2% 荧光素钠溶液并轻微压迫滤过泡上缘,即可发现缺口渗漏处呈绿色溪流现象。根据是否施加压力而出现溪流现象分为主动溪流和被动溪流。未施加压力即自行渗漏者为主动渗漏,属于主动溪流;施加压力才出现渗漏者为被动渗漏,属于被动溪流。

轻度切口渗漏可进行加压绷带包扎,密切观察。严重的切口渗漏或经加压包扎等处理后 3~7 日仍无效者,应尽早行切口缝合修补或羊膜移植。结膜伤口渗漏重在预防。结膜缝合时以角膜缘为基底的结膜瓣用 10-0 尼龙线连续分层缝合结膜和筋膜。以穹窿部为基底的结膜瓣用 10-0 尼龙线在结膜瓣两侧各缝合一针,缝合时要带少许浅层巩膜组织以免结膜后退,必要时其中间可以间断缝合固定于角膜浅层一针。缝合后要整理结膜瓣,结膜瓣前缘不能内转。

2)滤过过强:表现为大而弥散的滤过泡、浅前房、低眼压。往往伴有前房积血、脉络膜脱离。处理方法:散瞳,短效和长效散瞳药交替使用效果更好。局部用小纱枕在滤过区加压包扎,减少房水自巩膜瓣下流入结膜组织。局部和全身加强抗炎治疗。

3)脉络膜脱离:多因切口渗漏、滤过过强或炎症引起。多继发于术后数天的浅前房、低眼压。B 超可确诊。当有切口渗漏时,应加压包扎或修补切口,恢复前房。如是滤过过强,表现为大而弥散的滤过泡、浅前房、低眼压。术后早期的脉络膜脱离,针对病因积极处理并局部、全身加强抗炎,散瞳。要有耐心,尽量保守治疗。

脉络膜上腔放液 + 前房形成术的手术适应证:①保守治疗 1~2 周左右无好转迹象;②角膜内皮计数少,Ⅲ度浅前房,估计不能耐受长时间无前房至角膜内皮严重受损;③严重高隆的脉络膜脱离和睫状体脱离(脱离范围大),保守治疗无好转,且威胁到黄斑者。

低眼压性浅前房患者的情绪问题需要引起医生的足够重视,医生要积极跟患者沟通,患者情绪恶化、睡眠质量差都会加重浅前房。

（2）高眼压性浅前房的常见原因是恶性青光眼，滤过性手术后瞳孔阻滞，迟发性脉络膜上腔出血。

1）恶性青光眼是指任何原因导致房水逆向流入玻璃体腔内引起前房消失，眼内压不断增高的一种特殊类型的青光眼。可能原因是：①手术中及术后后房间隙消失导致房水错误流入玻璃体腔；②脉络膜膨胀推动后脱离的玻璃体前移；③睫状体水肿产生睫状环 - 晶体或睫状环 - 玻璃体阻滞；④葡萄膜炎渗出导致睫状体、晶体和玻璃体前界膜之间的粘连。

处理：保守治疗和手术治疗。保守治疗包括局部和全身抗炎治疗，散瞳，脱水，镇静，局部使用降眼压药物。一般 5 天为一个观察疗程，如前房无好转趋势，则可以考虑手术治疗。手术治疗一般遵循的顺序为：玻璃体腔水囊穿刺抽吸联合前房形成术，经睫状体扁平部行前段玻璃体切除联合前房形成术，晶体摘除联合前部玻璃体切除术，Phaco+IOL 联合后囊膜环形撕除联合前段玻璃体切除术，经睫状体扁平部行晶体咬切联合前段玻璃体切除术。玻璃体腔水囊穿刺抽吸联合前房形成术是处理恶性青光眼的首选手术方式。

2）滤过性手术后瞳孔阻滞的原因有不完全的虹膜切除或术中未做虹膜周边切除或术后虹膜周边切除口和瞳孔缘完全后粘连或膜闭。临床表现为：眼压高，浅前房，虹膜周切口缺如。但周边虹膜膨隆，中央前房仅轻 - 中度变浅。处理：激光切开不完全的周切口或重新作虹膜周边切开。

3）迟发性脉络膜上腔出血常见于儿童青光眼以及伴有眼底血管病变患者。临床表现：术后突然眼压升高，浅前房或无前房，患者诉剧烈眼痛。B 超显示脉络膜上腔出血病灶脉络膜局部隆起，出血声像。处理措施：镇静，止血，活血。建议早期以止血为主，2~3 周后再给予活血化瘀。如出血量多，必要时行后巩膜切开，严重时还需行玻璃体视网膜手术及硅油填充术。

7. 滤过泡失败　不同时期的滤过泡失败处理措施是不同的。Kronfeld 将滤过泡分为四型：Ⅰ 型（微小囊状型）滤过泡呈微小囊状隆起，泡壁薄，贫血，近角膜缘处可见分房状微小囊。Ⅱ 型（弥散扁平型）滤过泡呈弥散扁平状隆起，泡壁略厚，轻度贫血或有较小的新生血管。Ⅲ 瘢痕型）滤过泡不显，球结膜与巩膜粘连。Ⅳ 型（包囊型）滤过泡局限高度隆起与周围球结膜界限清楚，泡壁厚呈硬结状，表面及周围充满新生血管。Ⅰ 型、Ⅱ 型为功能型滤过泡，Ⅲ 型、Ⅳ型为非功能型滤过泡。

（1）术后早期滤过泡失败是指小梁切除术后早期发生的滤过泡具有失败倾向的滤过泡。包括：①滤过外口原因：早期滤过泡瘢痕化、瘢痕倾向和包裹性囊状泡。处理措施：加强抗炎，加强按摩，尽早拆除缝线或激光断线，滤过泡旁注射抗代谢药物 5-FU，滤过泡针刺分离等。滤过泡针刺分离是处理早期滤过泡失败简单、实用和有效的办法，能有效地挽救一部分濒临失败的滤过泡。滤过泡针刺分离防止分离时出血是十分关键的环节，如果出血，意味着滤过泡内瘢痕化的风险再次增高。建议要把握好分离的时机，如果滤过泡周围血管非常充盈，暂时不要操作，先加强抗炎，同时加用收缩血管的药物。行滤过泡针刺分离术前需要辅助房角镜和 UBM 检查除外滤过道内滤口阻塞导致的房水排出受阻造成的早期滤过泡失败。②滤过内口原因：未剪除虹膜、巩膜瓣下角膜缘组织块残留、炎症渗出物或凝血块等堵塞内口。处理措施:加强抗炎,重新手术切除角膜缘残留组织,激光切断周边虹膜等。

(2)术后后期滤过泡失败是指术后 3 个月或以上非功能型滤过泡,且眼压不降。常见原因:①内瘘口被肉芽组织阻塞;②滤过泡瘢痕化;③包囊型滤过泡。给予降眼压药物,如最大剂量药物仍不能控制眼压可考虑再次抗青光眼手术。

余同穿透式角膜移植术。

(张武林　张　越)

人工角膜植入术 第四十九章

人工角膜是治疗角膜白斑的最早设想，其应用至今已有 200 余年的历史。近几十年来，随着材料学的发展，人工角膜的研究取得了巨大的进步。全世界约有 17 个中心成立了一个人工角膜组织，该组织促进了人工角膜的发展。

第一节 人工角膜材料

人工角膜根据材料的不同可分为软性和硬性，其中软性以 PHEMA 等软性材料为中央光学区，周边由多孔材料组成，此类人工角膜以 Alphocor 为代表，硬性人工角膜是以 PMMA 为光学镜柱，周边支架可由各种材料组成，软性人工角膜由于对患者的眼表要求比较高从而限制了其临床应用。由于异质材料与生物组织之间的相容性问题一直是影响人工角膜手术成败的关键因素，因此人工角膜试用过多种材料：

一、光学镜柱部分

光学镜柱部分曾用过聚甲基丙烯酸羟乙酯（PHEMA）、聚甲基丙烯酸甲酯（polymethylmethacrylate，PMMA）；硅胶（sili-cone）、水凝胶（hydrogel）和丙烯酸酯（acrylics）。波士顿人工角膜使用所有材料均是聚甲基丙烯酸酯（PMMA），PMMA 是我们熟识的人工晶体的材料，多年来的临床应用证明其有很好的生物相容性。

二、支架部分

支架部分曾用过多孔聚四氟乙烯（expanded polytetrafluroethylene，ePTFE）；氟碳化合物（fluorocarbon）；碳纤维（carbon fiber）；四氟乙烯均聚物（proplast）；聚氨基甲酸乙酯（polyuethane）；水凝胶（hydrogel）；涤纶（dacron）；钛钽合金和羟基磷灰石（hydroxyapatite）；羟基磷灰石具有较高的生物相容性和生物融合性，无生物降解作用是理想的生物材料，1997 年，Leon 等将其作为人工角膜支架，植入兔眼角巩膜内板层与同种表层角巩膜之间，结果可见良好的血管化，无感染及排异现象。我们应用羟基磷灰石用于加固人工角膜植床，动物实验证实羟基磷灰石粉具有刺激植床角膜结缔组织增生的作用，应用它充填支架与组织间的空隙，可加强人工角膜的固定作用减少人工角膜植入后房水渗漏等并发症。

第二节 植入体的形态

硬性人工角膜的形态主要有两种:领扣式和光学芯 - 裙边式。目前全世界应用最广泛的硬性人工角膜有波士顿人工角膜(也叫 Dohlman-Duane 人工角膜),骨齿人工角膜手术(osteo-odonto-keratoprosthesis,OOKP),俄罗斯 Moroz 人工角膜,其中 OOKP 和俄罗斯 Moroz 人工角膜属于光学芯 - 裙边式设计,适用于严重化学伤和自身免疫病晚期眼表严重损伤患者,但是由于这两类手术对于眼表有破坏性,是患者最后的选择。而且这两种手术是需要分两期完成。而波士顿人工角膜属于领口式设计,对于患者的眼表无破坏,基本等同于一般传统的角膜移植手术,可以多次手术,并且具有可逆性,适用于角膜缘缺乏,血管化明显以及多次角膜移植失败的患者。

波士顿人工角膜分两种,即波士顿Ⅰ型和波士顿Ⅱ型。Ⅰ型是简单的领扣式设计,适用于有正常瞬目和泪液功能的角膜病患者,如多次角膜移植失败等;Ⅱ型人工角膜适用于瘢痕性眼表疾病终末期患者,它比Ⅰ型人工角膜多了一个前突部分,这个部分可以从眼睑皮肤穿出,其他结构与Ⅰ型相同,眼睑缝合可以保护 Stevens Johnson 综合征及类天疱疮患者的眼表组织,减少组织溶解的发生率。

在人工角膜前后盘之间需要一个角膜植片作为载体,可以使用供体角膜植片或者自体角膜。我国的角膜供体严重匮乏,根据已有的经验,除角膜太薄不能使用外,用自体角膜为载体的波士顿Ⅰ型人工角膜手术是解决我国角膜供体匮乏的一个解决方案。

第三节 人工角膜植入术技巧

一、适应证

由于人工角膜异质材料与生物组织之间的相容性问题尚未得以完全解决,由此引起的并发症往往导致手术的失败,因此对手术适应证的掌握十分严格。原则上是选择角膜遭受严重损坏或病变所致的双眼盲或独眼盲而又不能接受同种异体穿透性角膜移植手术,或行角膜移植术预后不良以及多次发生角膜移植排斥反应的角膜盲病例。

由于世界经济发展的不平衡,各国生活水平和卫生状况差异较大,角膜病的发生率和致盲情况亦有不同,在西方国家,伴有明显新生血管化和结膜损害的化学烧伤,晚期眼类天疱疮,与感染、风湿性关节炎及其他胶原血管性疾病有关的角膜溶解综合征,Stevens-Johnson综合征,发性角膜移植排斥反应,晚期干燥病以及应用穿透性角膜移植难以获得成功的大泡性角膜变;在发展中国家还有晚期沙眼、营养缺乏所致的眼干燥症、盘尾丝虫病等。第三世界国家晚期角膜病发生率较高且穿透性角膜移植效果较差,提示有大量这样的患者需通过人工角植入术重建视力。

二、禁忌证

人工角膜植入术的目的是使患者获得有用视力,因此术后不能重建视力的患者不能手术,无光感、眼球萎缩、ERG 和 VEP 检查证实视神经和视网膜有严重病变且伴有不可逆致盲者;另一眼具有有用视力,或可通过治疗获得有用视力的患者不必手术;一眼已行人工角膜植入术已获部分视力者也不宜手术。经检查光定位不准确、色觉不准确、视野明显缩窄或弱视者属相对禁忌证。

三、手术方法

手术方法依赖人工角膜的设计形式,有一期和二期植入人工角膜两大类。目前大部分采用一期植入的方法。以波士顿人工角膜植入术为例。

（一）波士顿Ⅰ型

1. 全身麻醉可以有效地控制眼压,使手术过程更安全,所以推荐使用全身麻醉。

2. 麻醉满意后,用 8.5mm 环钻制作角膜植片,植片中央用 3mm 环钻钻出小孔,人工角膜镜柱可以穿过。

3. 后盘套至镜柱,用钛制锁扣固定,组合成人工角膜 - 角膜植片复合体。

4. 如果采用新鲜供体植片就使用 8.25mm 环钻制作植床。

5. 尽量不切除虹膜,这样可以防止术后眩光。术中可以做 1 个或 2 个虹膜根切。

6. 如果是人工晶体眼可以根据术中情况取出或保留人工晶体,如有白内障可做囊外摘除,注意保留完整的后囊。最近的一组数据显示,波士顿人工角膜术后由于长期使用糖皮质激素等多种因素,白内障的发生几乎是不可避免的,所以手术时晶体是透明的,也建议做晶体摘除。因为波士顿人工角膜有无晶体眼的度数设计,所以人工晶体的安装并不重要。

7. 手术最后与传统角膜移植相同,把人工角膜 - 角膜植片复合体用 10-0 尼龙线缝合 16 针固定在植床上,埋线。

8. 放置绷带式接触镜。术后使用接触镜可以减少泪液蒸发,防止脱水,减少干燥对角膜上皮的伤害,从而可以预防角膜植片的坏死和溶解。推荐术后长期使用软性接触镜,但要注意定期清洁,如果接触镜丢失后要重新放置新接触镜。如不用角膜接触镜,术中也可以采取全结膜遮盖手术,只留中央光学区角膜开放。

（二）波士顿Ⅱ型

Ⅱ型人工角膜手术除了去除所有眼表上皮包括结膜和角膜上皮外,其他同Ⅰ型类似。Ⅱ型人工角膜在植入时采用了 Cardona 和 Devoe 的人工角膜技术,做永久性眼睑缝合,把上眼睑中央皮肤切开小口可以让人工角膜穿过,缝紧镜柱周围的皮肤。术前或术中做青光眼阀植入以治疗和防止术后高眼压。

第四节　并发症预防、处理和随访

一、并发症

关于人工角膜术后的并发症,在其实施初期很多,例如:人工角膜前膜、眼内出血、感染、房水渗漏、葡萄膜炎、人工角膜后膜、视网膜脱离、青光眼、组织溶解、人工角膜脱落等。研究表明发生率最高的是人工角膜后膜,其次青光眼。近年来,由于人工材料的不断改进,手术方法不断完善以及预防措施的不断增加,使术后并发症不断下降,现列其主要者如下。

1. 组织坏死和溶解

(1)人工角膜周围组织坏死和溶解使眼内液沿着光柱外溢,即所谓"漏水"。这是一个严重并发症,最后可以导致眼内感染、眼内炎、人工角膜脱出、眼球萎缩。如果患者术后出现漏水,可以再次行波士顿人工角膜置换,但载体需异体人工角膜。Ⅱ型人工角膜镜柱周围皮肤收缩到人工角膜前盘的边缘时需及时进行皮肤的修补。一旦发生漏水也需要重新手术。

(2)人工角膜光学镜柱周围出现组织坏死的原因大致如下:①手术时的创伤。②人工角膜对组织是个异物,同时又有一定的重量,无疑会影响周围组织的物质代谢和水合作用。Cardona 等发现:早期在光学镜柱周围产生组织坏死的患者约 75% 在下方。另外支架的弯曲度与角膜的弯曲度不相符合处也容易引起组织坏死。③当周围组织不能很好的保护人工角膜时,泪液中的溶酶体酶、胶原酶以及其他水解酶就会乘虚而入,促进周围组织的无菌性坏死。因此,一旦发现光柱周围角膜变薄,说明已有无菌性坏死的存在,应及时早期给予处理。

(3)预防措施:①人工角膜植入术前应稳定原发病,控制眼部炎症。②术后常规应用人工泪液,戴软性角膜接触镜,以减少泪液蒸发,防止脱水,减少干燥对角膜上皮的伤害,从而预防角膜植片的坏死和溶解。术后口服金属蛋白酶抑制剂多西环素 50~100mg,每日 2 次,但要定期检测肝功能。

2. 人工角膜后膜 镜柱后膜是各种人工角膜术后最常见的并发症,主要包括以下几种:

(1)早期的人工角膜后膜:是组织对人工角膜的正常反应,是一层薄薄的半透明膜,不太影响视力。为了预防这种人工后膜的形成,在植入人工角膜时,其光学镜柱后端必须进入前房 1.5~2.0mm,如果是无晶体眼,最好进入玻璃体。

(2)后期发生的人工后膜:此膜易发生在人工角膜植入术后 6 个月,其原因有:①术后诱发原来疾病复发,尤其是虹膜睫状体炎;②术后前房出血;③晶体皮质残存。这类人工角膜后膜,常常影响视力,有时相当严重,为了减少这种并发症的发生,需注意以下几方面:①术前要使原发疾病稳定,例如在化学腐蚀伤后的白斑,人工角膜植入术不能早于 1年。② Stone 等提出在术前将 0.2% 枸橼酸钠注入前房可减少人工角膜后膜的形成,肝素也有此作用。③如果在植入的同时要做白内障摘除,最好采用囊内摘除术,如果囊破,切忌残留皮质于前房。④剥离或切除钻孔附近的虹膜出血时要彻底止血。⑤如有玻璃体脱出,要进行前部玻璃体切割,不能残留于钻孔。⑥术后局部或全身应用抗生素和类固醇皮质激素。并不是所有后膜都需要治疗,①当影响视力时可通过 YAG 激光去除,激光的能量不应超过 3.0mJ。②厚度大或者有新生血管的后膜需要手术切除或者摘除人工角膜。

3. 人工角膜前膜 人工角膜前膜也是人工角膜常见的并发症,可以使视力下降,但对眼球没有威胁。此类并发症的原因,多是因为在术前对混浊角膜的厚度估计不足,人工角膜植入后,其光学镜柱的前部分与混浊角膜的上皮层在一个平面上或稍低,因此上皮层和结缔组织很容易覆盖人工角膜光学镜柱表面。为了预防前膜的形成,术前要准确估计角膜的厚度和表层加固组织的厚度。在人工角膜植入后光学镜柱的前部分要高出上皮层 0.1~0.2mm。过于突出,患者易产生异物感。治疗方法:前膜可以用环钻钻除,周围稍加电凝,如果反复发生可更换人工角膜。

4. 青光眼 为人工角膜植入术后常见的严重并发症,一旦发现,宜用药物控制,药物无效者,要进行手术治疗,但有些病例,非常顽固,最后导致已获得的视力又复丧失。Ⅰ型人工角膜植入术后出现的继发性青光眼发生率在 2%~28% 之间。

(1)人工角膜植入术后青光眼的诊断和随访往往比较困难,眼压只能依靠医师的经验用手指来测量。随诊时密切注意观察视乳头,做视野检查。

(2)预防和治疗方法:植入青光眼阀或行眼内睫状体光凝是比较有效的预防和治疗方法,对有高眼压史的患者,局部滴用降眼压药物,口服碳酸酐酶抑制剂可有效降低眼压,但不可长期使用。另外,术前进行眼压的评估与控制,减少炎症和其他干扰因素导致的并发症对于青光眼的预防起着十分重要的作用。在严重瘢痕化如自身免疫性疾病(如 Stevens-Johnson 综合征、眼部天疱疮等)和化学伤后,青光眼出现得特别多。在这些病例中,通常在引流阀后,会在引流阀小盘周围厚的机化膜而严重阻碍了房水向其他组织的引流,因而导致高眼压。Dohlman 的课题组提出,把房水引流到另外一些不容易纤维化的组织也许是解决问题的一个办法。由于植入人工角膜有控制眼内压的迫切需要,他们延续了上述的研究,把房水引流到上皮化的空穴中(上颌骨窦、筛窦、泪囊和下盖穹隆)。但需要掌握严格的适应证及预防感染。

5. 人工角膜植入术后感染 人工角膜眼内炎的发生率并未明显高于传统角膜移植。但是由于有机材料与生物角膜之间缝隙的存在,患者需要终生随访用药,预防眼内炎的发生。需使用不同菌谱的抗生素,局部使用万古霉素和氟喹诺酮类药物。Ⅱ型术后持续性使用预防性抗生素比Ⅰ型更重要。眼液要点在镜柱周围皮肤的裂隙上,预防性用药使细菌性眼内炎的发生率大大减少。一旦发生眼内炎,及时做结膜囊拭子细菌培养和抗生素眼内注射。入院后使用局部和静脉用抗生素,必要时行玻璃体切除手术。

6. 无菌性玻璃体炎 玻璃体炎可在人工角膜植入术后任何时候发生,患者视力可能急剧下降,甚至达手动,它与感染性眼内炎十分相似,但不会像眼内炎那样疼痛,低眼压和充血。细菌培养为阴性。尽管如此,有些患者呈现的症状与细菌性眼内炎一致。经过几天或几周的结膜下注射曲安奈德和局部大剂量抗生素用药后,玻璃体可以变得清亮,视力可以恢复到原来水平。这种无菌性眼内炎可能是患者对人工角膜材料的一种免疫反应,自身免疫病的患者往往对 PMMA 敏感度高于其他品种。临床上有时很难鉴别是无菌性还是感染性眼内炎,所以当我们处理患者时首先按照感染来处理,给予抗炎治疗的同时给予糖皮质激素,待细菌培养结果出来再针对性进行用药。

二、随访

人工角膜虽然得到了很大的进展,但仍然不是一个非常成熟的和完全过关的手术,术后处理对于人工角膜来说是非常关键的。术后随诊的频率随每个患者的病情而定,一般来讲,术后 1 天、1 周、3 周及术后的半年内每月 1 次,半年后至少要每半年 1 次。如果视力突然下降或眼局部疼痛或不适,应随时就医进行检查和治疗。检查必须在裂隙灯显微镜下进行。要注意人工角膜表层组织的厚度,钻孔边缘是否与光学镜柱边缘对合紧密,有无渗漏。用指压法检查眼压为了保持结膜囊的清洁。建议每天滴 1~2 次抗生素滴眼液。对于眼睑不全闭合,结膜干燥者还要加滴人工泪液或鱼肝油。晚上要涂抗生素眼膏。结膜炎或睑板腺炎要及时给予治疗,定期进行结膜涂片或培养,根据细菌情况进行用药,长期用药要注意耐药性。许多人工角膜的患者术前常常患有其他眼病,术后要继续给予治疗,防止复发和进步恶化。

（温　莹　原　越）

人工生物(组织工程)角膜   第五十章

🔖 | 第一节　上皮细胞培养

目前人们已在构建组织化角膜上皮方面取得了很大进展。大量动物及临床研究聚焦在各种种子细胞通过不同的诱导方式能否向角膜上皮细胞转化。这些种子细胞包括胚胎干细胞、角膜缘干细胞、皮肤干细胞、骨髓间充质干细胞、口腔黏膜上皮细胞等。

上皮细胞培养目前主要有以下几种方式:

在体外环境下在角膜缘基质上培养,是早期比较流行的培养方式。角膜缘环境对干细胞的调节作用已得到肯定,主要表现为维持其增殖力和诱导其向角膜上皮细胞定向分化。研究表明角膜缘基质对其上皮细胞具有去分化和抑制凋亡的作用,有助于维持角膜缘干细胞的干细胞性质,而中央角膜基质则能诱导分化和凋亡。胚胎干细胞(embryonic stem cells,ESCs)属于全能干细胞,几乎可以向所有的成年组织分化。将体外分离培养的 1~4 代人和兔皮肤干细胞种植在兔角膜基质上,同时将带有皮肤干细胞的角膜基质片移植到角膜缺损模型,皮肤干细胞会在角膜基质的调控下可以横向分化发育成表达角膜上皮细胞特异性标志蛋白 K3/K12 的细胞,呈现 AE5 抗体阳性;并可形成类似角膜上皮外观透明的多层细胞结构,而角膜都基本透明。

体外与角膜上皮细胞共培养是目前比较通用的干细胞诱导方法。其主要是在体外尽量模拟出目的细胞的生活环境作为诱导条件,向目的细胞进行分化。共培养可分为间接共培养及直接共培养。前者指干细胞与诱导细胞不直接接触,诱导细胞对干细胞产生的诱导作用只限于可溶性细胞因子的作用。后者也称为混合培养,诱导细胞对干细胞不仅有可溶性细胞因子作用,还可充分接触,其中最常用的是 Transwell 系统,它在体外轻松模拟体内细胞生长环境,而且可以更好地展现细胞分化过程中的形态与功能变化。研究显示,表皮干细胞具有可塑性。在角膜缘基质组织及角膜上皮细胞的调控下,可以横向分化为类角膜上皮细胞。

与体外诱导相比较,体内角膜基质层及角膜缘的天然三维环境对于干细胞向角膜上皮细胞诱导分化提供了更充分的作用。有研究将培养有骨髓间充质干细胞的羊膜缝合到角膜缘缺损的兔角膜表面,1 个月后原本粗糙干燥的角膜表面粗糙程度减轻,新生血管略有减少。角膜表面和基质浅层存在抗人核抗体染色阳性的细胞,角膜表面细胞 CK12(细胞角蛋白 12)染色阳性,而基质层未见 CK12 阳性细胞。人的骨髓间充质干细胞(hMSCs)由于所在部位不同,可以在周围组织的诱导下向不同方向分化,角膜表面的细胞向角膜上皮细胞分化,而基质层中的细胞未分化为角膜上皮细胞。但也有研究认为 hMSCs 可以有效重建角膜上皮,但是并不向角膜上皮转化,其机制可能与 hMSCs 可以减少炎性反应及新生血管的产生有关。

第二节　内皮细胞培养与移植

角膜内皮细胞是由神经嵴产生的单层扁平的六角形细胞,通过发挥自身的屏障功能和液泵功能来维持角膜的透明性和正常厚度。角膜内皮细胞密度与年龄呈负相关,并且会因眼外伤、白内障手术、急性闭角型青光眼等造成的内皮损伤急剧衰减。一旦损伤只能依靠周围细胞扩大移行来弥补填补缺损的细胞区域。当角膜内皮细胞密度下降到其生理临界值(约 500 个 $/mm^2$)时,会造成角膜水肿混浊,角膜内皮功能失代偿,严重时导致角膜内皮盲。穿透性角膜移植术(PKP)是目前取代受损或病变人角膜内皮细胞,恢复角膜透明度的主要临床手段。但是由于供体材料严重短缺及供体角膜年龄限制,加上 PKP 目前尚无法克服手术病例的免疫排斥反应和其他并发症,严重制约其临床的广泛开展。因此,应用组织工程学方法体外培养内皮细胞已经逐渐引起了眼科学界的重视。角膜内皮组织工程要求其种子细胞具备分化成单层角膜内皮的潜能。组织工程中构建角膜内皮的首选种子细胞即角膜内皮细胞,但其增殖能力弱限制了其临床的广泛应用。目前研究中使用的种子细胞或具备种子细胞可能性资质的细胞主要包含以下几类。

人角膜内皮前体细胞具有自我更新能力,可以分化为一种或多种类型的细胞以形成成熟的组织。但与干细胞相比,它的增殖能力有限,能维持自身细胞群体的大小,致瘤性低,是正在探索中的理想角膜内皮细胞种子细胞。研究证实,在组织重建和角膜内皮细胞移植中使用从角膜内皮获得的前体细胞优于其他来源的干细胞;从体外培养的角膜内皮细胞中分离的前体细胞与源组织有自然关联,并在培养过程中经历了分化,在充当种子细胞时比直接从供体角膜获得的前体细胞更为适宜;从培养的角膜内皮细胞中分离的前体细胞与源细胞相比拥有更强和更稳定的增殖能力。

骨髓间充质干细胞是骨髓内的一种未分化细胞,可多向分化为成骨细胞、脂肪细胞、成纤维细胞、视网膜细胞等间叶细胞和其他胚层细胞,可塑性强;其通过骨髓穿刺较易获得,体外扩增 104 倍后不丢失分化潜能,通过 T 细胞转化为致敏淋巴细胞可一定程度实现免疫耐受。研究证实,骨髓间充质干细胞具备分化为角膜内皮细胞的潜力,可作为体外培养角膜内皮细胞的种子细胞,但目前还没有发现其特异性的细胞抗原标志,培养过程中的异质性一定程度上限制了其应用。

骨髓内皮祖细胞(BEPCs)属成体干细胞的一种,起源于中胚层卵黄囊血岛,由成血管干细胞分化而来,与造血干细胞的起源相同。研究证实,分离培养的人 BEPCs 成多边形或短梭形,与人角膜内皮细胞形态相似,能结合 UEA-1 并摄取 Ac-LDL,表达 CD133、CD34 以及人角膜内皮细胞特异标志的Ⅷ型胶原,可能成为组织基因工程人角膜内皮细胞培养种子细胞的研究热点。

脐血是脐带内及胎盘近胎儿一侧血管内的血液,其主要包含造血干细胞和间充质干细胞。与骨髓相比,脐血有来源更为充足;免疫原性较弱;免疫排斥发生率更低。人脐血间充质干细胞更为原始,具有更强的增殖能力、较低的HLA-ABC(经典人类白细胞抗原Ⅰ类抗原)和HLA-DR(人类白细胞DR抗原)表达。研究证明,人脐血间充质干细胞经定向诱导能分化为人角膜内皮细胞表型的细胞,逐渐填补受损或缺失的角膜内皮,在一定时间段内保持角膜透明度。

血管内皮细胞(VECs)作为角膜内皮细胞种子细胞,动物实验已获得一定的成功。VECs与角膜内皮细胞在结构与功能方面存在很多相似之处。两者都是介于液体层与实质层之间的单层扁平上皮细胞:角膜内皮细胞介于房水与角膜基质之间,承受眼压;VECs介于血液与血管基质之间,承受血压。两者都承担从液体层中获取养分和清除代谢产物的液泵功能,并且两者细胞膜上都具备水通道蛋白Ⅰ和Ⅳ、上皮细胞钠离子泵这两个维持细胞内外水平衡功能的离子泵结构基础。但VECs可再生能力强,受损后可很快增生修复来恢复完整的内皮屏障。研究证实,移植后的VECs能使角膜水肿程度显著降低,且无明显免疫排斥反应。

人羊膜上皮细胞(hAECs)具有较全面的多向分化潜能,因其具有含量丰富、较易获得、免疫原性低、无致瘤性、不引起伦理争议、与角膜内皮细胞一样来源于神经嵴等其余胚胎干细胞和成体干细胞所不具备的优点,有望成为人角膜内皮细胞体外培养的理想种子细胞。

第三节　载体(支架)材料的选择

种子细胞的来源、支架材料和三维构建是组织工程角膜研究的主要内容。角膜组织工程多需依赖载体来种植种子细胞,目前广泛应用的载体主要包括天然载体和人工合成可生物降解载体两大类。作为角膜组织工程的载体,应满足以下几点:①良好的生物相容性。自身及其降解产物对机体无毒性,不引起排斥反应和炎性反应,不致畸变。②载体携带具有生物诱导性的多种角膜细胞生长因子,可诱导自体多种角膜细胞沿材料支架生长繁殖。③载体材料的降解速率与植入角膜细胞形成组织器官的速率相匹配,在载体完成为角膜组织提供模板功能后,可被完全降解吸收或成为与新生组织相互融合的组成部分。④可按角膜组织的特点和缺损情况进行塑形,形成一定的曲率,达到完善的形态修复。⑤具有一定的坚韧性和与人体角膜相似的各种物理和化学性能,可加工成型,能形成三维立体结构,为细胞在载体中生长和物质代谢提供足够的空间。

将体外培养完成的上皮细胞植入受体,可采用无载体法和有载体法2种方式。无载体法往往能快速黏附且无需缝合,但是存在术后早期脱落的可能性。对于有载体法,载体材料往往需要具备透明性好、韧性佳、生物力学强、生物相容性好和无菌性等特征。通常采用羊膜作为载体,但存在透明性不够及早期载体融解等问题。胶原凝胶、纤维蛋白凝胶、聚乙烯膜、明胶壳聚糖膜、丝纤蛋白膜、人晶体前囊膜、角蛋白膜、聚甲基丙烯酸酯水凝胶、聚乙二醇水凝胶、热可逆聚合物、纳米纤维支架等在研究中均有使用,虽都具有较好的透明性,但是这些载体往往缺乏一定的韧性,生物力学特性或者生物相容性差。目前有研究显示接触镜具有潜在广阔的临床应用前景,并可进行产业化。将体外培养好的角膜内皮细胞作为移植材料植入受体时需要转移到合适的载体材料上,该材料需同时具备薄、透明性好、韧性佳、生物相容性好等特点,目前常用的载体有后弹力层、羊膜、胶原基质、水凝胶、脱细胞猪角膜基质和壳聚糖膜等。体外培养角膜内皮细胞,选择合适的载体制作移植片,运用已成熟的角膜内皮移植技术进行手术,以期发挥良好功能,是组织工程角膜内皮的最终目的。

本节将对常用的组织工程角膜的支架材料进行简要介绍。

一、天然载体材料

(一) 羊膜

随着组织工程学的发展,羊膜作为工程化角膜上皮的载体日益受到重视。羊膜为胎盘最内层的半透明组织,上皮面向羊水,厚度为 0.02~0.05mm。羊膜作为体外培养的载体,具有以下优势:

1. 羊膜是人体中最厚的基底膜,含有高浓度的碱性成纤维细胞生长因子(bFGF)和肝细胞生长因子(HGF),有利于上皮细胞的分化、移行,并能加强基底上皮细胞的附着和防止上皮细胞凋亡。

2. 羊膜不含 HLA-A、HLA-B、HLA-C 及 DR 等抗原成分,移植后不被宿主排斥。

3. 羊膜具有抗微生物特性,因此可降低术后感染的发生率。

4. 羊膜可诱导 TGF-β_1、TGF-β_2、TGF-β_3 等在创伤愈合中与成纤维细胞活动有关的信号下调,从而达到抗纤维化效果,减轻瘢痕形成。此外,TGF-β 还是 LSC 生长的重要因子,使羊膜尤其适合角膜干细胞的培养。

5. 其基底膜富含的 IV 型和 V 型胶原、层粘连蛋白、纤维连接蛋白和各种整合蛋白等成分可促进上皮黏附、生长、分化。

6. 羊膜还具有活跃的物质转运功能,能允许一些小分子物质如尿素、葡萄糖等通过。以上特点使羊膜被认为是工程化角膜上皮的最佳载体。近年来,有关羊膜作为 LSC 体外培养的载体的报道有很多。由于羊膜来源广泛,制备成本低,加之具有独特的优点,在眼科应用中具有广阔的前景。但因新鲜羊膜的透明度欠佳,目前羊膜基底膜更为常用。因羊膜厚度及生物力学强度的限制,难以应用于组织工程全层角膜的构建,主要作为成分角膜的支架材料。

(二) 角膜基质

角膜基质有完整的细胞外基质(ECM)、基底膜、前弹力层和基质,可使培养的干细胞和上皮细胞紧密附着,促进细胞的生长。完整的天然角膜基质存在着复合生长因子,可诱导调节细胞的生长、繁殖和分化。脱细胞角膜植片是目前较理想的组织工程角膜支架材料,其胶原纤维排列整齐,具有自然间隙及与人体角膜同等屈光指数,含有表皮生长因子、成纤维细胞生长因子及其受体,能促进角膜细胞的黏附、生长、增生和分化,具有良好的生物力学性能和组织相容性、免疫原性低、来源广泛等特点,且抗张强度及应力应变与人角膜相似。猪角膜与人角膜具有相似的解剖以及光学特征,因此可能能够作为人角膜基质的理想替代品,从而在板层角膜移植中发挥良好的作用。理想的猪角膜基质脱细胞方案是完全去除异种移植中的细胞成分和抗原物质来消除宿主的免疫反应,同时能够保证细胞外基质的结构和角膜基质纤维的排列不受到破坏,并能保持角膜的透明性,具有良好的韧度,能够耐受缝合过程,移植术后宿主的上皮细胞覆盖及基质细胞的长入。最常用的脱细胞技术有:除垢剂联合生物制剂、高渗氯化钠、磷脂酶 A2、醇类、血浆电泳、冷冻干燥和超高压静水力学加压,又可简单分为物理法、化学法和酶法。在众多的脱细胞猪角膜产品中。由我国科学家自主研发的生物工程脱细胞角膜基质(艾欣瞳）去年获得国家食品药品监督管理总局颁发的医疗器械注册证书，成为全球首个生物工程角膜产品。而另外一个脱细胞猪角膜产品脱细胞角膜植片（优得清）近期也通过了国家食品药品监督管理总局审批，将在国内临床上使用。

（三）角膜后弹力层

角膜后弹力层（DM）由 CECs 分泌形成，是 CECs 的天然载体和最佳培养基质，含有层粘连蛋白与Ⅳ型胶原，对 CECs 的黏附有积极作用。研究证实，将兔角膜内皮细胞移植到牛 DM 载体上培养，7 日后形成一个密度为 3 000 个 /mm² 的完整单层内皮层。由于人 DM 材料来源有限，异种 DM 有望成为其替代品，目前猪 DM 是首选，但其免疫原性问题尚有待实验考证。

（四）晶体前囊

晶体前囊由Ⅳ型胶原组成，是良好的促修复材料。研究显示，将晶体前囊用酶消化法处理后作为载体移植培养 HCECs，培养的细胞形态、密度及标志物表达都与原始细胞相似。

（五）胶原

胶原纤维有良好的生物相容性，是目前研究较多的组织工程角膜的支架材料。胶原纤维是正常角膜基质的主要组成成分，构成角膜基质板层。尽管经过改良后的胶原纤维支架的性能明显改善，但是胶原材料的稳定性较差，具有降解快、机械强度小等缺点。对此缺点可采取物理、化学交联方法来解决，如热交联、UV 和 X 射线交联等物理方法，物理交联不会引入有毒化学物质，但不易获得很好的交联强度，也难以获得均匀一致的交联。化学交联方法能获得均匀一致的交联，但交联过程会引入有毒的交联剂和不良的副效应。如今用聚环氧化物交联等，不会引入明显的毒性，又可获得理想的交联效果。

（六）丝素蛋白

丝素蛋白具有良好的生物相容性、光学透明性和可降解性，移植后不影响受体角膜的生物力学特性，且移植术后患者的屈光效果佳。近年来，丝素蛋白开始成为组织工程角膜支架材料研究的热点。研究证实，丝素蛋白可支持人角膜上皮的生长，也可支持人角膜内皮细胞的生长，表明丝素蛋白可作为组织工程角膜上皮和内皮重建的支架材料。近年来，国内外学者还将丝素蛋白和壳聚糖或胶原合成复合材料，用于组织工程角膜基质的重建，该复合材料具有良好的透明度，但其生物力学强度与正常角膜相比仍存在较大差距。

二、人工合成材料

（一）a- 聚脂类

聚乳酸（PLA）、聚羟基乙酸（PGA）及其共聚物 PLLA 和 PLGA 是一种典型的可生物降解的高分子材料。这种材料因可支持细胞黏附、分化，在体内降解为乳酸或羟基乙酸，而这两种物质都是三羧酸循环中间代谢物，且吸收和代谢机制明确并具有可靠的生物安全性，因而 PLA 和 PGA 作为第一批可降解材料被美国 FDA 批准用于临床，是迄今研究最广泛、应用最多的可降解生物材料。作为组织工程支架材料，PLA、PGA 及其共聚物生物材料不仅具有良好的生物相容性、生物可降解性和降解可调性，而且可以诱导某些基因的上调转录。目前，聚乳酸类支架材料已被广泛地用于骨、软骨、皮肤等组织的载体材料，并显示其良好的应用前景。而在角膜组织工程方面，多利用 PLA 与 PGA 按一定比例混合形成均匀的羟基乙

酸 - 乳酸单体的聚合物作为载体培养角膜细胞。但是此类载体在应用中也发现不少缺点，如 PLA 的疏水特性，在活体环境下，其表面和蛋白质存在不可控的强相互作用，其生物及细胞的相容性在许多条件下都不能满足组织工程支架材料的要求，因此目前正在用各种方法对其进行改善。

（二）角膜接触镜

1997 年 Pelligrini 等以治疗性亲水的软性角膜接触镜为载体种植体外扩增的 LSC，并自体移植到单眼眼表损伤患者取得了成功，去除接触镜后，2 年随访观察，以组织学、免疫组化及蛋白印迹等方法均证明形成了完整的角膜上皮。但软性角膜接触镜不具可溶性，质硬，本身不影响干细胞增殖分化，因此它仅用作一种支架，不被大多数人采用。

三、展望

应用组织工程技术重建人角膜是角膜盲患者有效的治疗方法，也是从根本上解决了角膜移植供体缺乏和术后免疫排斥反应等问题的关键。组织工程角膜的研究已经历了将近 20 年的发展，在角膜内皮重建与移植方面取得了可喜的成绩，但其临床应用还存在着许多难点，有待于进一步的实验与临床研究。在载体的选择上，须考虑材料的降解性、溶解性、免疫原性以及人体远期效应，选择能最大程度模拟体内环境和维持体内性状的合适载体。羊膜、丝素蛋白因厚度较薄，仍只用于成分角膜构建的研究，如要用于全层角膜的构建，还需要进一步改良。胶原等材料因透明度欠佳、机械强度较差且不能形成角膜曲率等原因，距临床应用还有一定的距离。脱细胞猪角膜基质是目前较为理想的组织工程角膜的支架材料，目前已有产品在中国上市，用于板层角膜移植。虽然经过国内外学者不懈的钻研，组织工程角膜取得了快速发展，但目前可应用于临床的产品种类还很少，且疗效欠佳，远远不能满足临床需要。构建具有良好透光性、机械强度、生物相容性，且免疫排斥反应轻、拥有类似自然角膜曲率的组织工程角膜仍是我们进一步研究的方向。何种种子细胞既来源广泛、易于诱导为具备长期增殖能力的 HCECs，又能避免致瘤性和免疫排斥反应，也将是组织工程角膜内皮重建面临的一个研究重点。相信通过国内外学者的共同努力，这些难点会一一得到解决，具有生物活性的组织工程角膜广泛应用于临床将使角膜内皮盲患者重见光明成为可能。

第四节 生 长 因 子

一、表皮生长因子

1962 年 Cohen 首次在小鼠的颌下腺中发现一种小分子蛋白，定名为表皮生长因子（epidermal growth factor，EGF）。表皮生长因子（epidermal growth factor，EGF）是一种多功能生长因子 . 具有广泛的生物学功能。EGF 通过与其受体结合后，可以促进创伤的愈合、细胞的增殖和分化。越来越多的研究表明 EGF 及其受体对人体的神经系统、消化系统、呼吸系统、生殖系统等均有一定的作用。

1. EGF 是最早确立结构的一种多功能生长因子，通过与其受体结合，在体内外具有诱导细胞增殖、分化和迁移，维持上皮细胞正常新陈代谢的作用。EGF 的缺乏或过度表达能够破坏组织细胞正常生理功能，最终导致疾病的发生。EGF 通过与其受体结合在靶细胞中产生生物效应,酪氨酸激酶的激活是 EGF 发挥功能的第一步,激活 ERK/MAPK 通路启动信号转导使细胞内钙水平上升,糖酵解和蛋白质合成及特定基因的表达增加,最终引起 DNA 和细胞增殖。

2. EGF 受体　EGFR 是一种具有酪氨酸蛋白激酶活性的膜表面传感器,普遍表达于人体的表皮细胞和基质细胞,EGFR 有 6 种不同的配体,它们是 EGF、转化生长因子 d 和双调蛋白的唯一受体,并与其他 C-erbB 家族受体有共同的配体 β- 细胞素、肝素结合表皮生长因子(heparin-binding EGF,HB-EGF)、表皮调节因子。EGFR 与其配体结合后,通过形成同源二聚体或异质二聚体,将信号转导到细胞内并启动一系列级联反应,使信息传达到核内。EGFR 可激活多种下游信号路径,产生多种生物学效应,如促进细胞增生、移行、分化等。

3. EGF 与角膜疾病　角膜损伤角膜作为一种高度特化的透明组织,具有维持视功能和保护眼球的功能,如何促进眼外伤、屈光手术和角膜移植手术等导致的角膜损伤的修复已成为基础科学和临床研究的重要方向。有研究发现,EGF 对促进角膜上皮细胞增殖具有正调控作用,对修复角膜基质、增加角膜伤口,张力强度等也起重要作用。角膜内皮细胞具有表达 EGF 的及其受体的 mRNA,EGF 通过自分泌和旁分泌的方式与其受体结合调节内皮细胞生理功能,李姝燕等观察培养的兔角膜内皮细胞周期变化,发现 EGF 和层粘连蛋白均有促进角膜内皮细胞 DNA 合成并进入细胞增殖周期的生物学作用,且两者协同能够增加内皮细胞的增殖力。EGF 促进角膜愈合过程中可减少基质新生血管生成,对角膜异物剔除术后、角膜炎、角膜外伤、糖尿病角膜病变效果良好。基于 EGF 在角膜损伤修复中的重要作用,EGF 制剂已经应用于临床,其中使用最广泛的为重组人表皮生长因子(rhEGF)。张静等发现在乙醇烧灼兔及大鼠角膜滴 rhEGF 能够促进角膜损伤修复并缩短修复时间,进一步研究发现 EGF 是通过修复微绒毛形态加速上皮细胞分裂和生长的方式促进角膜上皮愈合。王一宁等在 rhEGF 治疗外伤性角膜上皮缺损临床随机对照试验发现,治疗组角膜创面修复程度明显优于对照组,角膜创面修复完全、上皮覆盖均匀,说明 rhEGF 滴眼液能很好地促进角膜上皮细胞修复再生,缩短病程。

二、碱性成纤维细胞生长因子

碱性成纤维细胞生长因子(basic fibroblast growth factor,bFGF)在 1974 年被首次发现,属于成纤维生长因子家族,目前该家族有 23 个成员。bFGF 有广泛的生物学功能,如刺激新生血管的形成、促进胚胎组织的发育和分化、参与创伤的愈合和组织再生、调节内分泌及神经营养作用、维持细胞的存活、调节凋亡的发生等,尤其在中胚层或神经外胚层来源细胞的增殖分化过程中发挥重要作用。bFGF 在眼部尤其是角膜中的作用一直为基础及临床工作者所关注。

1. bFGF 的性质　bFGF 是一个广泛存在于各组织细胞中的多功能调节蛋白,不同种属间同源性很高。在人体中共有五种亚型,分子量 18~34kDa 之间(分别为 18、22、22.5、24 和 34kDa),由同一 mRNA 按不同起始位置翻译而成,哺乳动物中尚未发现其 mRNA 的拼接现象。其中四种亚型分子量相对较高,且含有胞核定位片段,故存在于细胞核内,发挥类似转录因子的作用;而 18kDa 的亚型则可溶于胞质,能以近似囊泡形式释放到细胞外基质中。

bFGF 各项功能的发挥离不开与各类受体以及结合蛋白的相互作用。这些受体和蛋白质包括:①具有酪氨酸激酶活性的膜受体(FGFRs),又称高亲和力酪氨酸激酶受体,此类受体是 bFGF 发挥其主要功能的基础,又可分为 FGFR-1、FGFR-2、FGFR-3 及 FGFR-4;②低亲和力受体,主要包括位于膜上和细胞间基质中的一系列硫酸乙酸肝素蛋白多糖(HSPGs),HSPGs 介导 bFGF 与高亲和力受体的结合,且能使 bFGF 免于降解,同时也可能介导其在胞核的存留;③其他蛋白,包括一些分泌型的结合蛋白和 FGFR 片段等。各种受体和蛋白在 bFGF 功能发挥的过程中发挥着不同的作用。

2. bFGF 及其受体在角膜中的分布 bFGF 作为角膜的正常生理成分,一般以低活性或无活性的状态存在于角膜各层,包括内皮细胞、基质细胞、前后弹力层、上皮细胞甚至基质中的巨噬细胞,其中在基底膜结构中含量相对较高。在眼化学性烧伤、新生血管等条件下,角膜各结构中的 bFGF 均有不同程度的升高,一般在上皮细胞中的含量变化最为明显。

3. bFGF 与角膜新生血管的关系 bFGF 在血管发生发展各环节中均发挥重要作用。bFGF 激活血管内皮细胞表面的 FGFR1/FGFR2 等受体后,多个信号通路如促分裂原活化蛋白激酶(MAPK)、1- 磷脂酰肌醇 -3- 激酶(PI-3kinase)和蛋白激酶 C(PKC)通路等同时被激活,引起血管内皮细胞增殖和移行。实际上,bFGF 诱导新生血管的过程中涉及的许多细胞及细胞因子组成了一个复杂的网络。基于其他组织的研究证明,bFGF 是炎症细胞趋化因子,而聚集后的炎症细胞如单核细胞、淋巴细胞及肥大细胞等也能表达 bFGF,以及 VEGF、TNF-α、IL-1 等并增加 bFGF 的促血管生成作用;同时,白介素等炎症因子可提高血管内皮细胞对 bFGF 刺激的敏感度;活化的血管内皮细胞本身亦可分泌 bFGF 等因子,使 bFGF 的效应被逐级放大。

4. bFGF 与角膜新生淋巴管的关系 研究发现不同剂量的 FGF 能诱导不同形式的血管—淋巴管新生。当 FGF 含量较低时(低于 12.5ng),几乎能诱导单纯的淋巴管长入囊袋附近,此时新生血管仍局限于角膜边缘;若移除 FGF 微粒,其血管将较快消退而淋巴管仍能持续约半年之久。诱导新生淋巴管的作用呈剂量依赖,高于某一剂量则能同时诱导较强的血管新生。另外,基质损伤时,基质细胞产生大量的 HSPGs,可介导 FGF-2、VEGF-C、VEGF-D 等弥散至角膜缘处;同时 bFGF 可能通过诱导炎症细胞或角膜基质细胞源性的 VEGF-C 和 VEGF-D 升高而引起淋巴管生成,应用 VEGFR3 抗体或可溶性 VEGFR2 均能完全抑制此效应。bFGF、VEGF-A 及 VEGF-C 均能同时诱导新生血管及淋巴管,但又有各自不同的特点。肉眼下观察,bFGF 诱导的小血管之间界限清楚,顶端呈较清晰的丛状,而 VEGF-A 的血管丛呈较弥漫的“假性出血状”,在其顶端与内部均难以区分单根的血管,VEGF-C 者则介于两者之间。

5. bFGF 与角膜创伤修复及内皮 - 间充质转化 bFGF 对角膜创伤修复并未通过抑制角膜成纤维细胞凋亡发挥作用,而在其间充当重要角色的是角膜内皮 - 间充质。角膜内皮 - 间充质转化(EMT)是外伤或其他原因导致角膜受损后组织修复的其中一种形式,异常的内皮细胞重新获得增殖能力,丧失单层细胞的接触抑制,并改变其细胞形态及胶原分泌,引起局部细胞外基质的改变。临床上存在于后弹力层及内皮细胞层之间的角膜后纤维膜(RCFM)即为 EMT 的典型表现。角膜创伤后,炎症细胞尤其是多形核白细胞产生大量的 IL-1β。IL-1β 是主要的促炎症及创伤修复因子,可使正常的内皮细胞极大地增加各亚型 FGF-2 的合成或分泌。升高的 bFGF 引起的 H-3 激酶信号转导通路显著而持续的活化是 EMT 的重要环节。EMT 实际上是 bFGF 参与角膜创伤修复的一种特殊表现,一般情况下,内皮细胞的修复方式是单纯的移行或伸展。至于内皮细胞选择不同修复方式的具体机制则不明确。

6. bFGF 在其他角膜疾病中的临床应用　临床上,bFGF 相关制剂已应用多年,主要集中于创伤修复方面,对多种形式角膜损伤及病变均有良好效果。在国内,将其相关制剂应用于各种类型的角膜炎、角膜点状病变、角膜外伤及术后损伤的治疗,临床观察均有确切的疗效。在大疱性角膜病变中,bFGF 通过迅速诱导新生血管形成,并使病变角膜症状得以缓解。近年来,随着眼干燥症在全球的发病率迅速升高,将 bFGF 制剂应用于眼干燥症的治疗一直受到眼科界的关注,但其具体的机制和效果有待进一步研究和评价。

三、转化生长因子 -β

TGF-β 家族是一组具有高度同源性、结构相似性、功能多样性的细胞因子,是由 112 个氨基酸组成的多肽,包括 TGF-β、活化素、抑制素、骨形成蛋白（BMP）等。TGF-β 是由二硫键连接的 2 个各含 112 个氨基酸单位组成的二聚体,其相对分子质量为 25 000。X 线衍射晶体分析结果表明,成熟的 TGF-β 的空间结构为伸展型。人 TGF-β 的 cDNA 已克隆出,明确了其基因定位,并发现 TGF-β 有 5 种异构体,而人体中只存在 TGF-β1、TGF-β2 和 TGF-β3 这 3 种。通常 TGF-β 以两种形式存在,大多数类型的组织和细胞合成与分泌的是无活性的 TGF-β 前体复合物,称潜活 TGF-β,由 TGF-β 二聚体、潜伏相关蛋白和附加的二硫键结合蛋白组成。需经转化成为成熟 TGF-β,才具有生物活性。TGF-β 能够调节细胞增生、分化、黏附、迁徙、ECM 的合成及细胞凋亡。TGF-β 由多种正常细胞和转化细胞分泌,主要包括血小板、巨噬细胞、成纤维细胞、星形胶质细胞、活化的 T 细胞及大多数炎性细胞等。许多眼组织细胞（包括正常角膜细胞）表达 TGF-β,尤其是 TGF-β2。TGF-β2 对眼前段的发育具有重要的作用。

在角膜创伤修复中,TGF-β 表达显著增高,并可引起其相应 TGF-β 受体（TGF-βR）表达的增加。在静止状态下,TGF-βR 由 2 个 I 型受体（TGF-βRI）和 2 个 II 型受体（TGF-βR II）组成异构四聚体,存于细胞表面,其自身具有蛋白丝氨酸 / 苏氨酸激酶催化活性。TGF-β 促纤维化的作用主要是通过 Smads 信号途径实现的。

在人体眼部的研究中,TGF-β1 和 TGF-β2 是胶原及蛋白多糖构成的重要刺激物,促进 ECM 合成,同时抑制胶原蛋白的降解,其中又以 TGF-β2 与角膜基质纤维化关系最为密切。在创面愈合晚期,TGF-β3 在促进 ECM 降解、减少瘢痕形成等方面起重要作用,可抑制角膜基质瘢痕形成及改善预后。在正常角膜基质中,TGF-β1 和 TGF-β2 局限于角膜上皮和基质中,而 TGF-β3 在角膜中表达水平极低。在角膜损伤修复中,TGF-β 亚型表达增高,且从细胞质移入细胞核,尤其是在伤口愈合的早期。TGF-β 主要作用是加快炎症反应,促进伤口愈合,在伤口愈合早期抑制 TGF-β 表达,可能会导致伤口愈合延迟,但 TGF-β 在后期过度表达可能是导致 ECM 合成与降解失衡、过度沉积,造成组织纤维化的主要原因。目前认为,TGF-β 主要是通过上调或下调某些因子,如 TGF-β 促进 CTGF 表达上调、介导角膜细胞表面硫酸角质素蛋白聚糖表达下调和抑制 ECM 降解酶等途径发挥作用。

总之,TGF-β 是角膜损伤修复中关键的调控因子,是与角膜基质瘢痕形成最密切的细胞因子,明确其在角膜损伤修复发生和发展中的作用机制及信号传导通路,研究对其进行选择性和特异性调节的途径或药物,进一步有效调节 ECM 合成与降解之间的平衡,对防治角膜基质瘢痕形成、促进角膜愈合、降低角膜病致盲率具有重要意义。

◉ | 第五节　人工生物角膜的构建

一、人工角膜的发展和生物角膜的出现

1789 年,法国眼科医师 Pellier de Quengsy 首先提出了人工角膜的设想。此后,人工角膜的研究发展经历了 200 多年,在几代眼科学家和生物学家的不懈努力下,人工角膜技术日益完善。大多数人工角膜材质为人工无机材料,由光学柱镜和支架两部分构成。根据材料的不同可分为软性和硬性:软性人工角膜以 PHEMA 等软性材料为中央光学区,以 Alphocor 为代表,由于对患者的眼表要求比较高从而限制了其临床应用;硬性人工角膜是以 PMMA 为光学镜柱,设计上大致可归为领扣式和光学芯 - 裙边式两类。目前全世界应用最广泛的硬性人工角膜有波士顿人工角膜(也叫 Dohlman-Duane 人工角膜),骨齿人工角膜手术(OOKP),俄罗斯 Moroz 人工角膜。而且这两种手术是需要分两期完成。人工角膜植入术适用于常规角膜移植失败的双眼角膜混浊失明的患者,包括严重的化学烧伤、热烧伤、晚期天疱疮以及 Stevens-Jonhnson 综合征等各种病因导致的严重角膜血管化以及严重眼干燥症的患者。由于其对眼部结构改变和影响较大,所以不作为角膜盲的常规手术治疗手段进行推广。

然而,当前包括中国在内的世界上大多数国家的角膜供体来源困难,限制了传统角膜移植手术的开展。流行病学数据显示,中国可能有单眼和双眼角膜盲患者 301.5 万,而每年施行的角膜移植手术例数约为 5 000 例,主要原因是目前我国的角膜捐献量远无法满足手术需求,并且我国角膜供体紧缺的现状很难在短期内改善。

近年来,随着细胞生物学、组织工程学和材料学的广泛和深入研究,寻求人角膜替代物的巨大的需求推动着组织和工程化角膜创新技术的快速发展。人工生物角膜,又称组织工程角膜,是利用组织工程技术将角膜的种子细胞接种于支架材料上进行体外培养,建立细胞和生物材料的三维复合体,即重建与正常角膜功能相同或相似,且具有正常生理功能、可用于体内移植的角膜替代品,以取代人体供体角膜,从根本上解决角膜供体来源缺乏的问题。

人工生物角膜构建的三要素是:种子细胞、支架材料和诱导种子细胞在支架材料中生长增殖、分化的构建技术。根据角膜组织学来源不同,人工生物角膜的构建可以分为组织工程角膜上皮的构建、组织工程角膜基质的构建和组织工程角膜内皮的构建三类。目前组织工程角膜基质构建技术已经在临床上应用,组织工程角膜上皮的构建技术和内皮的构建技术处于基础实验阶段,尚未在临床上应用,本节分别对其进行简要介绍。

二、组织工程角膜上皮的构建

角膜缘干细胞缺乏是角膜缘上皮或者间质损伤引起的一类角膜疾病的总称。临床上很多严重的眼表疾病,如严重的外伤(化学伤、热烧伤等)、Stevens-Johnson 综合征和眼瘢痕性类天疱疮等都与角膜缘干细胞缺陷有关,都会因为角膜上皮失去再生和修复能力,而最终致盲。角膜缘干细胞理论催生了治疗角膜缘干细胞缺乏的多种术式,如角膜缘角膜瓣移植(KLAL)、结膜角膜缘自体移植物(CLAU)和活体相关的结膜角膜缘移植(lr-CLAL)等。所有这些术式都需要大量的角膜缘供体组织。如果角膜缘干细胞缺乏病情较重,残存的正常角膜缘面积较小,将阻碍以上术式的实施。异体角膜缘移植还存在排斥反应的风险,即使应

用了免疫抑制剂，该风险仍然会在术后随着时间延长而增加。此外，我国角膜供体来源匮乏，目前对此尚无行之有效的解决手段。因此眼科研究者将目光转向体外扩增角膜上皮细胞，采取组织工程学技术治疗角膜缘上皮缺乏，即培养的角膜缘干细胞移植术（cultivated limbal stem cell transplantation，CLET）。这项技术只需要一个小的供体活检，减少了组织的采集量和对供体眼睛的风险。

自体细胞是首选的角膜上皮细胞来源，自体细胞很难在双侧眼均发病的的情况下实施。3T3 细胞培养基是目前多数研究采用的培养基。人源性饲养层或者采用完全没有任何饲养层的培养方法已经逐渐取代了 3T3 培养基。人羊膜作为常用的组织工程支架材料，已经被广泛应用于眼表病变的治疗。人类和动物胶原蛋白，纤维蛋白，角膜接触镜，人类晶体前囊膜和蚕丝纤维等也已经作为替代支架材料在有些研究应用。三维组织工程支架材料（RAFT）技术也发展迅速。

目前已上市的角膜缘干细胞产品有 Holoclar 等。Holoclar 是一种已经被欧洲药物管理局 2015 年 2 月"有条件"批准的含有自体角膜缘干细胞的治疗产品。Holoclar 适用于因物理或化学眼部灼伤引起的中度或重度角膜缘干细胞缺乏症的成人患者。该产品使用致死剂量放射线照射过的 3T3-J2 滋养层和胎牛血清，使角膜缘干细胞在纤维蛋白层中培养扩增。一项名为"HLSTM01"的多中心，病例系列，非对照，回顾性队列研究显示，该产品的成功率为 72.1%，并且未见与细胞和培养成分相关的不良反应发生。尽管如此，该产品的使用依然受到了欧洲药品管理局的严格监管。尽管关于角膜缘干细胞移植的基础及临床研究成果令人振奋，但目前仍存在很多问题，如手术实施标准尚未确立、手术成功率不高、潜在安全风险、术后排斥反应、培养与手术程序复杂、治疗费用高昂等，均需进一步研究解决。

三、组织工程角膜基质的构建

深板层角膜移植技术（DLK）的出现是现代角膜移植革命性进展之一。适用于所有未累及内皮细胞的前基质角膜病变的所有病种，包括我国高发的各类感染性角膜炎。DLK 由于保留了患者自身的角膜内皮细胞，从而具有避免内皮排斥反应和眼内并发症少、术后激素使用时间短、视力恢复快、内皮细胞密度不随着时间的推移下降等诸多优点，是角膜防盲的最佳手术策略。深板层移植已经逐渐成为未累及角膜内皮病变的主流手术。由于 DLK 不再需要移植内皮细胞数量足够的供体角膜，而只要移植支架组织，因此供体年龄、活性保存时间等都不再被严格限定，对于中国这样一个供体材料极其匮乏的国家意义尤其重大，而且从组织工程的产业化角度，用不需要活性细胞的异种角膜基质来替代人角膜基质可能是比较容易实现的。

猪角膜与人角膜具有相似的解剖以及光学特征，因此可能能够作为人角膜基质的理想替代品，从而在板层角膜移植中发挥良好的作用。理想的猪角膜基质脱细胞方案是完全去除异种移植中的细胞成分和抗原物质来消除宿主的免疫反应，同时能够保证细胞外基质的结构和角膜基质纤维的排列不受到破坏，并能保持角膜的透明性，具有良好的韧度，能够耐受缝合过程，移植术后宿主的上皮细胞覆盖及基质细胞的长入。最常用的脱细胞技术有：除垢剂联合生物制剂、高渗氯化钠、磷脂酶 A_2、醇类、血浆电泳、冷冻干燥和超高压静水力学加压，又可简单分为物理法、化学法和酶法。

四、组织工程角膜内皮的构建

角膜内皮细胞通过发挥自身的屏障功能和液泵功能来维持角膜的透明性和正常厚度。穿透性角膜移植术（PKP）是目前取代受损或病变 HCECs，恢复角膜透明度的主要临床手段。由于角膜内皮功能失代偿而需要施行穿透性角膜移植术的主要疾病有：大泡性角膜病变、Fuchs 角膜变性、角膜内皮血染等。由于供体材料严重短缺及供体角膜年龄限制，加上 PKP 目前尚无法克服手术病例的免疫排斥反应和其他并发症，严重制约其临床的广泛开展。因此，应用组织工程体外培养高密度、具备常规六角形态和健康内皮功能、可替代甚至优于供体角膜的 HCECs 是当前研究的重中之重。

目前，人角膜内皮细胞体外培养扩增技术已得到较大改进，分离培养方法多种多样。多能干细胞诱导分化成角膜内皮细胞的研究正逐渐成为研究热点。骨髓间充质干细胞、脐血间充质干细胞、脂肪间皮细胞、胚胎干细胞等多种类型干细胞向角膜内皮细胞分化诱导的研究已取得突破性进展，但目前仍存在许多亟待解决的问题和挑战。将体外培养好的角膜内皮细胞作为移植材料植入受体时需要转移到合适的载体材料上，该材料需同时具备薄、透明性好、韧性佳、生物相容性好等特点，目前常用的载体有后弹力层、羊膜、胶原基质、水凝胶、脱细胞猪角膜基质和壳聚糖膜等，仍处于动物实验阶段。

五、展望

人工生物角膜构建的终极目标是研制出免疫原性、组织相容性、生物力学、透明性和厚度等特性与人角膜完全相同的材料，然而目前还远未到达替代全层人角膜的时代。随着成分板层角膜移植手术的进步和分子生物学、细胞生物学、生物工程学和材料学等多学科的交叉发展，我国供体材料匮乏的局面将大为改观。

（王萌萌）

异种角膜移植的实验研究

角膜移植是治疗角膜盲的重要手段之一,但因材料供不应求,使这一手术受到很大限制。因此,国内外学者不断进行着对异种角膜材料的探索。近年来,组织工程角膜成为研究的热点,其构建的难点在于寻找合适的载体。曾有学者试用胶原、人工合成材料和羊膜,但都因其本身固有的缺点,而逐渐失去其在本领域的研究价值。在不断探索中发现,异种角膜基质作为组织工程角膜的载体,具有很多优点,这无疑给异种角膜基质的研究增添了更大的意义。

第一节 异种板层角膜移植

Babel 和 Bourquin(1952)对异种板层角膜移植(lamellar heterokeratoplasty)做了不少工作。他们曾用公羊、母绵羊、马、猪的板层角膜给兔移植,观察时间为 24 个月,部分实验动物植片透明,同年 Choyece 用猫与人的新鲜角膜给家兔作角膜移植的实验研究取得成功,使异种板层角膜移植取得了一些希望。

1958 年 Kamata 用新鲜的鸡角膜给兔做板层角膜移植,结果失败。Kuwabara(1962)预先将植片用受主血清加以浸泡,术后则多获成功。沙洛和徐锦堂等也得出了同样的结论。

Basm 和 Ormby 取公牛和尸眼给家兔做板层角膜移植,在 24 周内分期进行了组织学检查,发现移植片保留有供眼角膜的正常组织。

Kuwabara 认为:不经过受主血清浸泡的鸡板层角膜片给兔眼移植,1 个月后植片混浊,并有新生血管长入;猫角膜即使经过受主血清浸泡,移植后,板层植片也变混浊。而孙洪臣却得出了不尽相同的结论:他进行了 5 组实验(鱼→兔;蛙→兔;鸡→兔;猫→兔和兔→兔),观察时间 3 个月,鸡给兔和兔给兔植片透明率近似,猫给兔次之,鱼给兔和蛙给兔的效果最差。

应用蜂蜜脱水低温保存的鸡板层角膜片给兔移植,术后 3~5 日,受主角膜上皮细胞爬过创缘,8~12 日完全覆盖移植片,开始上皮层较薄,3 个月时达正常厚度。术后 6 个月,扫描电镜揭示:植片上的上皮,其排列和微绒毛的结构,均与受主(兔)相同。

术后 1 个月,透明植片的组织切片,角膜基质内的角膜细胞全部解体、消失,这些被解体的角膜细胞可能是被受主的角膜细胞或来自周围的白细胞所吞噬。在光镜下基质的胶原纤维板片还维持其原有状态。可以推想：当植片基质内角膜细胞完全消失或逐渐恢复的时候，植片仍保持完整透明，恐怕是有赖于胶原纤维结构的完整。

术后 2 个月的组织切片，在基质内可找到新生的角膜细胞，开始只在植片边缘，继而出现在中心，6~9 个月植片修复逐渐完全，它们不仅在形态上与受主的一样，在排列和间隔上也与受主近似，因此可以说：蜂蜜脱水低温保存的异种（鸡）角膜片，在给兔移植后，除胶原纤维保留外（观察 9 个月，光镜下所见），上皮和基质角膜细胞均被受主的所替代。

一、异种表面角膜镜片术

自 1979 年 Kaufman 提出表面角膜镜片术，并和 Werblin 进行了临床应用以来，由于各国学者的共同努力，这一手术在近几年来有了很大的进展。众所周知，角膜移植不能广泛开展的原因之一，是材料来源不足，表面角膜镜片术从一开始，就遇到了这个困难。为了改变这种状态，很多眼科工作者总是在不断地寻找异种角膜供体。1982 年 Werblin 等报道用猪眼角膜为供体，猴眼为受体，进行了异种表面角膜镜片术的实验，结果 2 例猪表面角膜镜片迅速上皮化，获得透明愈合，观察时间为 12~15 个月；用牛眼角膜为供体，猴眼为受体的 1 例表面角膜镜片术，于术后 3 周，由于上皮生长不良，植片完全混浊而失败。1983 年 McDonald 等同样用猪角膜为供体，猴眼为受体，进行了异种表面角膜镜片术的实验，共施术 11 例。观察时间 5~30 个月，4 例手术成功，其中 2 例存活时间 12~30 个月，屈光矫正 +16.5~+32D，7 例因不能上皮化而脱落，失败原的因可能是猪角膜没有前弹力膜，猴角膜上皮难以覆盖供眼表面角膜镜片。

从 1986 年开始，陈建苏等对异种表面角膜镜片术进行了实验研究，先后应用新鲜人角膜、鸭和鹅角膜作供者，冷冻切削后，置 MK 液中保存，当天手术，猴眼作受体，共作实验猴 6 只（人→猴 4 只、鸭→猴 1 只、鹅→猴 1 只）。术后 4~7 日，新生上皮完全覆盖表面角膜镜片，观察时间 1.5~24 个月，植片均透明。1992 年皮玉成、徐锦堂应用甘油脱水保存 30~60 日的人角膜，复水、冷冻切削后给猴进行表面角膜镜片术的实验研究，3 例实验猴有 2 例透明，1 例因层间上皮植入失败，观察时间为 6~24 个月。这一结果说明，脱水保存的角膜材料也有可能应用于表面角膜镜片术。

表面角膜镜片术作为一种板层屈光性角膜成形术，其供体角膜组织经过了冷冻、切削和解冻等一系列处理过程，角膜上皮细胞和角膜细胞已完全失去活力，基质层也有不同程度的水肿。手术后异种表面角膜镜片术也和同种表面角膜镜片术一样，必须经历一个相当复杂的创伤修复过程。

异种表面角膜镜片的愈合过程大致分为上皮化（epithelialization）和角膜细胞再分布（repopulation）两个方面。就上皮修复而言，镜片虽于术后 1 周左右为受主角膜上皮所覆盖，但上皮细胞超微结构的正常化则需较长时间，一般说来，需要 6~12 个月。Busin 报道：上皮细胞的屏障功能需在术后 4 周才能恢复。由于术后相当一段时间上皮细胞连接疏松，基底细胞分化不良，即或是轻微的损伤，也会造成明显的上皮剥脱和严重的后果。

镜片内角膜细胞的再分布过程表现出高度的个体差异。受主的角膜细胞自周边进入镜片，先聚集于镜片的后部，参与镜片与受主前弹力膜之间的愈合，然后再均匀地分布于整个植片，皮玉成等报道 1 例透明的人→猴表面角膜镜片术，术后 6 个月时，镜片中心部分的角膜细胞仍然很少。

根据现有的实验资料,异种表面角膜镜片术能否成功与下列几点有密切的关系:

(1)供体角膜要有一定的厚度和大小,以利切削。

(2)供体和受体角膜都要有前弹力膜,这是手术成功的重要条件

(3)经过快速冷冻切削的表面角膜镜片,其上皮全部丢失,基质内的角膜细胞已无生机,移植的组织是一个有屈光度的胶原薄板,因此它的排斥反应很低。

(4)供片与受体角膜在形态结构及其光参数上要尽量一致,以利于术后表面角膜镜片的透明愈合和可控屈光度数的矫正。

二、屈光性异种显微板层角膜层间植入术

王智崇等应用新西兰白兔 8 只作为受体,应用新鲜猪角膜作为供体,应用气动显微切开刀首先在角膜上切除直径 7.5mm,厚度 100m 的角膜片,弃之,再切取直径 5.5mm,厚 50~150μm 的角膜基质植片,植入兔角膜中央层间。结果愈合良好,角膜层间植片透明无 1 例发生排斥反应,观察时间 6 个月,矫正度数为 +5~+19D。

异种角膜材料来源广泛,使术者在角膜植片的加工中有较大的筛选余地,可以毫无顾虑的摒弃任何不符合要求的角膜植片,重新制作,Lee 等报道,新鲜角膜基质有利于术后屈光的恢复。

三、免疫学问题

异种板层角膜移植,表面角膜镜片术和屈光性异种显微板层角膜层间植入术,在移植过程中由于脱水保存,或冷冻切削,上皮细胞层已被破坏,而屈光性异种显微镜板层角膜层间植入术本身就是一片基质,角膜基质的免疫原性极低。王智崇、徐锦堂等利用抗 CD25 单克隆抗体和抗 CD71 单克隆抗体标记活化的 T 淋巴细胞,检测了其细胞免疫的情况,得到了角膜三层组织(上皮层、基质层和内皮层)活化 T 淋巴细胞的比率,间接地获得了角膜三层含细胞组织免疫原性的相对值,即角膜内皮约占 70.73%,角膜上皮约占 27.65%,角膜基质仅占 1.62%,可见角膜基质的免疫原性是很低的,从细胞免疫的角度,异种角膜基质移植有可能获得成功。

关于体液免疫,早在 1962 年 Kuwabara 就在异种角膜移植动物血清中发现种属特异性抗角膜抗体,并认为与免疫排斥反应有关。Nelken 等在同种角膜移植机体血清中也测到特异性抗角膜抗体。Ros 等测定豚鼠→Lewis 大鼠穿透性角膜移植术后受体的抗体变化,发现术前受体体内只有低水平的 IgM,检测不到 IgG,但是,排斥反应发生后,两种抗体的水平明显升高。在预致敏的相同移植中,穿透性角膜移植后,受体体内的体液免疫水平也明显升高。

Willey 等通过实验发现,将新鲜的和冻干的异种镜片植入角膜周边时,受主产生抗体,植入中央时,受主则无抗体产生。何宇光等分别测定同种板层移植和异种板层移植术后血清抗体变化,发现同种移植不出现抗体变化,而异种组的血清和泪液中均有抗休的升高,表明异种角膜基质所含的抗原足以有效的诱导免疫排斥反应。但是,唐娜等用 ELISA 检测的结果不支持这一看法,他们发现异种穿透性角膜移植动物,手术前后血清中抗角膜基质抗体无差异。Jager 等也从受主血清中检测到抗角膜上皮抗原的抗体,但是他们认为它与角膜移植排斥反应无关。

赵莺等选择新西兰白兔眼作为受体,鸵鸟角膜为供体,将其分为 A 组兔 - 兔非处理组、B 组鸵鸟 - 兔非处理组、C 组鸵鸟 - 兔组,沙利度胺 200mg/(kg·d)灌服,持续 4 周,和 D 组鸵鸟 - 兔组,泼尼松 1 周内 0.1mg/(kg·d)灌服,之后每周减量 0.005mg,持续 4 周共 4 组,每组 6 只兔。术后每天在裂隙灯下观察植片的反应,并按 Holland 标准给植片评分:术后 4 周各组取全部的角膜植片行 RT-PCR 和免疫组化检测 VEGF 的表达,取角膜植片之前测量新生血管的长度、根数、钟点数及角膜的圆周半径。

结果显示:在 4 周的观察时间里,A 组和 C 组均没有出现排斥反应。B 组各兔出现排斥反应的时间分别为第 13 日、第 14 日、第 16 日、第 20 日、第 15 日、第 17 日,D 组各兔出现排斥反应的时间分别为第 25 日、第 22 日、第 23 日、第 24 日、第 22 日、第 24 日。各组 MST 比较,C 组与 B 组间、C 组与 D 组间、B 组与 D 组间差异均有统计学意义(均为 $P<0.01$),同时 A 组与 B 组间差异也有统计学意义($P<0.01$)。C 组兔观察到有轻微的嗜睡、疲乏、腹泻。

术后 4 周时新生血管的测量结果:除 C 组外,其余各组角膜上均有新生血管生长,在显微镜下计数后,得出如下结果:新生血管面积平均值(单位:mm^2)A 组为 28.826 8 ± 3.220 641,B 组为 166.206 4 ± 5.240 761,C 组为 0,D 组为 41.791 7 ± 3.073 993,(各组兔的角膜直径平均为 7.5mm)。运用检验和完全随机方差分析的方法分析:A 组与 B 组间差异非常显著($P<0.001$),B 组、C 组与 D 组间两两比较差异均有统计学意义($P<0.01$)。

术后 4 周时角膜植片 VEGF 的 mRNA 检测结果及蛋白表达:PCR 结果用电泳条带面积强度值表示。mRNA 含量为 VEGF 条带和 β-actin 条带的比值。使用完全随机的方差分析:先比较正常组、A 组(同种异体移植非处理组)和 B 组(异种移植非处理组)3 组间 mRNA 含量的差别;再比较异种移植不同组 B 组(异种移植非处理组)、C 组(异种移植 THD 组)和 D 组(异种移植泼尼松组)间 mRNA 含量的差别。结果显示:正常组、A 组和 B 组 3 组间以及 B 组、C 组和 D 组 3 组间 mRNA 含量的差有统计学意义($P<0.000\ 1$)用 SNK 法做两两比较结果显示,各组两两比较均有非常显著差异($P<0.000\ 1$),即可以认为 B 组的 mRNA 含量大于 A 组并大于正常组,A 组也大于正常组:同时 C 组的 mRNA 含量小于 D 组且小于 B 组。D 组的 mRNA 含量小于 B 组。

证实沙利度胺通过抑制 VEGF 的表达抑制异种板层角膜移植术后新生血管的生长,从而延长角膜植片的存活时间。

何宇光等行鸡对兔异种板层角膜移植为实验模型,动态测定了受体手术前后特异性体液免疫和非特异性细胞免疫状态。

受体为日本大耳白家兔,供体为健康湖北土鸡角膜去上皮后做成板层角膜(0.3 × 6.0mm),在手术放大镜下用 8-0 单丝尼龙线连续缝合。术后不予免疫抑制剂仅用抗生素眼药 18 天后拆去缝线。另取同一种类家兔作自体及同种异体板层角膜移植作为对照组。术式及术后处理同实验组,各为 15 只。各组均观察 3 个月。

免疫指标测定方法:

1. 特异性抗角膜抗体的测定　角膜抗原按 Nelken 氏方法用多个角膜的浸液分别制备鸡、兔角膜抗原。经反复冻融、低温离心(-20℃,6 000/min)分离提纯后用国产 751 型紫外分光光度计蛋白含量,鸡角膜抗原为 290μg/ml,兔角膜抗原为 572μg/ml。无菌分装后保存于 -20℃备用。在动物手术前及术后 1、2、3、4、8、12 周时分别用酶联免疫吸附测定(ELISA)测定各组动物血清和泪液中特异性抗角膜抗体水平。血清为抽取家兔耳中央动脉血离心后获得,泪液用消毒海绵收集。抗原包被浓度经梯度试验后确定为 1:50(鸡角膜抗原)、1:100(兔角膜)。pH 值 9.6 碳酸盐缓冲液稀释后滴于聚苯乙烯凹孔板 4℃过夜。待测血清用 pH 值 7.4PBS- 吐温 1:40 稀释,泪液取原液。均用 100μl 加入已包被抗原的凹孔板内 37℃孵育 3 小时。清洗后加入酶标记的羊抗兔 IgG 37℃孵育 1 小时。清洗后再加邻苯二胺过氧化氢底物反应液室温下 30 分钟后在 GXM-401 型酶标分光光度计 492nm 波长测定光吸收值(O.D),以此表示抗体水平。上述各步反应间均用 pH 值 7.4PBS- 吐温液清洗凹孔板三次并甩干。

2. 外周血淋巴细胞转化试验　采用微量全血 ^{3}H-TdR 移入法于检测抗体的同时测定。日产 RPMI-164 为培养基,PHA(广州 83-1102)为刺激原。取耳中央动脉血 0.3ml 加入培养基 9ml 中混匀分为 6 管,三管加 100μgPHA 另三管作对照。37℃、5%CO_2 条件下培养 72 小时后每管加入 ^{3}H-TdR(上海原子核研究所 841025)luCi,再培养 18 小时取出过滤于 49 型滤膜经水洗、固定、透明后浸于 PPO 闪烁剂中,用 FJ-2100 型液体闪烁计数器测定各管每分钟脉冲数(CPM)。以刺激指数 S·I 表示淋母细胞转化程度。S·I= 加 PHA 管 cpm 值 / 未加 PHA 管 cpm 值。

结果:

1. 体液中特异性抗角膜抗体测定情况　异种角膜移植组于术后第二周时血清和泪液中均有特异性抗角膜抗体升高,第三周达峰值,以后渐下降至第八周时消失。泪液中抗体水平较血清中为低。而出现时间、消长程度两者有一致关系。均为种属特异性。对照组未出现抗角膜抗体。

2. 外周血淋巴细胞转化试验结果　术后各组动物淋巴细胞转化均呈增高。异种组于术后第三周时最高,四周后下降。第八周时降至术前水平。对照组术后第一周最高,四周后恢复至术前水平。

3. 其他检查　异种角膜移植组动物角膜植片术后第三周时有新生血管长入,刺激反应严重,全部混浊。组织学检查发现有大量淋巴细胞浸润于植片,板层纤维紊乱。透射电镜检查可见浸润细胞攻击、破坏供体角膜细胞的细胞毒现象。对照组术眼反应轻微,植片无混浊。异种角膜移组多数动物角膜于第四周后反应减轻,血管萎缩并可逐渐恢复一定程度透明。

四、术后神经再生问题

陈根云等将新鲜、甘油脱水猪角膜基质材料正位植入兔角膜层间建立动物模型,术后定期观察植入角膜基质神经再生的状况。

试验方法:分别取直径 10mm,厚 0.2~0.25mm 的新鲜及甘油保存的猪眼角膜基质层组织做为供体待用。固定新西兰白兔眼球后,制作一个直径 9.5mm、厚约 160μm 带蒂角膜瓣(蒂位于上方,15°~20°)。瓣下切除厚 200~250μm 基质组织,植入已制备的新鲜(A 组)或脱水(B 组)角膜基质材料,10-0 尼龙线连续缝合角膜瓣。四环素眼膏涂眼。睑缘水平褥式缝合,缝线打活结。术后每日 2 次解开睑缘缝线,冲洗结膜囊,涂入四环素眼膏,持续 10 日。术后 3 个月拆除角膜缝线。2 组动物分别于术后 1 个月、1.5 个月、2 个月、3 个月、4 个月、5 个月各处死 1 只。分离基质层组织,用直径 10.5mm 环钻钻取,按上、下、鼻、颞象限分为 4 份,做好标记,放入 4% 中性甲醛液中固定 15 日左右。采取水平连续冰冻切片,切片厚约 30μm,记录好切片的层次、方位。按照温蔚介绍的染色方法(Gross-Schultze 改良的 Bielschowsky 法)进行角膜神经组织染色,以正常角膜为对照。

结果：

1. 新鲜材料植入组神经再生状况 术后 1 个月，有的象限植床创缘可见神经束断面有细小的新生神经纤维伸出。神经纤维和髓鞘的断端都可见增生延长。有时可见再生始基，染色明显深于再生的神经纤维，两者之间分界鲜明。再生的神经纤维染色浅淡，细小，形态尚柔和，在低倍镜下呈丝状，高倍镜下呈波浪状。术后 1.5 个月，植床 - 材料界面仍明显，材料内未见神经纤维长入。术后 2 个月，植床组织内再生的神经纤维密度增加，直径增粗，染色比 1 个月时明显加深。变性组织明显的象限再生的神经纤维形态、走向明显异常，围绕变性组织杂乱丛生，可发出分支相互交织，或沿变性组织弧状绕行或折向生长，但未形成明显的神经纤维瘤样结构。变性组织不明显的象限再生的神经纤维可突破植床 - 材料界面长入基质材料内。这些神经纤维多斜向走行，细小，染色浅淡，无分支。3 个月后，变性组织外围神经纤维进一步增粗、变密，呈不规则状交叉，折向处可见结节状膨大，但仍未见神经纤维瘤样结构形成。基质材料内再生的神经纤维增粗、变形，染色加深，体态僵硬曲折，可见 2 根神经纤维呈十字交叉现象。部分区域可形成稀疏的神经纤维丛状结构。术后 4 个月，植床 - 材料界面变性组织减轻，基质材料周边区可见大的神经纤维束再生，偶见芽生分支，并可见许多中间无神经再生的髓鞘再生。前基质层可见神经纤维交织成丛。术后 5 个月，周边区神经纤维密度增加，中央区无明显改善，但再生的神经纤维形态已有部分恢复，渐显柔和。

2. 脱水材料植入组神经再生状况 脱水材料植入组再生神经的来源、形态变化均和新鲜材料植入组基本一致，只是在再生时间上稍有差异。植床创缘内神经再生的时间为术后 1.5 个月，并于术后 3 个月突破变性组织薄弱区长入材料的边缘。但在 4 个月以后，神经再生的状况和新鲜材料植入组无明显差异。

本研究观察到，基质材料内再生的神经纤维主要来源于受体中基质层创缘内的神经纤维束和神经纤维丛，可能有少部分来源于残留的深、浅基质层神经纤维丛。此外，神经纤维和髓鞘的生长速度并不完全一致，可能依局部环境条件对谁更为有利而定。如果环境条件更为利于神经再生，则可见新生的神经纤维突出于髓鞘之外。如果相反，则可见再生髓鞘中间不伴有神经再生。这 2 种情况在本研究中均可见到。后一种情况在同种角膜材料移植的文献中也有报道，因此，可以认为与材料的种属来源无关。在本研究中，受体角膜基质神经的再生过程表现出非匀速的特点，以术后 4 个月神经再生的速度为快。这种特点和以前文献报道的结果不一致，说明不同的角膜手术后角膜基质神经的再生过程有不同的特点，验证了实验之前的推测。受体角膜基质神经再生的速度各时期不一，主要和术后不同时期影响角膜基质神经再生的因素不同有关。术后 1 个月内创伤反应的影响还未消除，炎症反应相对较重，神经再生的微环境和条件不适宜，影响了神经再生。手术中所使用的角膜缝线为国产缝线，刺激性较大，可能会影响神经纤维的再生速度，因此手术缝线拆除后，神经再生的速度可见加快。有研究表明，异种角膜基质植入后 3~4 个月，2 种不同种属来源的角膜基质会产生融合反应。此时界面变性组织逐步软化、减轻，胶原纤维改建，神经再生的结构基础得到改善，所以，术后 4 个月神经再生的速度明显加快。术后 5 个月时基质层中央区神经再生速度缓慢，原因不明，可能和角膜中央区营养供应相对较差，神经再生所需要的各种生长因子不足有关，也有可能和个体差异有关。但是，术后 5 个月时再生神经形态开始改建，趋向正常。因此，可以推测术后 5 个月开始再生神经可能要经历一个形态改建时期。至于改建时期的长短、改建程度以及形态改建后神经再生的速度是否再次加快，本研究由于观察期有限,无法定论。在观察期内,新鲜、脱水2种材料植入后神经再生的形态变化基本一致,只是在再生时间上稍有差异,表明甘油脱水保存工序对材料植入后基质神经再生形态没有影响,但对基质神经再生过程有一定程度的影响。这种结果既不支持异体角膜以及角膜材料不同保存方法对角膜神经的再生过程和分布形态均有一定程度影响的观点,也和深低温保存对移植术后角膜神经再生形态和过程并无影响的结果有出入。因此,在不同的角膜材料和不同的保存方法对角膜神经再生的影响这个问题上应该具体问题具体分析。本研究中,甘油脱水保存的异种角膜基质早期不易神经再生,但在术后4个月时神经再生率和新鲜异种膜基质已无明显差异,说明甘油脱水保存工序对材料的早期神经再生率有一定程度的影响,而对远期神经再生率没有影响。究其原因可能与甘油脱水保存工序对角膜胶原纤维造成的损伤在术后4个月可以得到一定程度的修复,神经再生的结构基础改善有关。另外,有研究表明,甘油脱水保存的异种角膜基质在植入术后4个月可有稀疏的角膜细胞再生。这些再生的角膜细胞可能为神经再生提供一定的营养成分和神经生长因子,促进神经的再生。界面的变性组织是影响神经再生时间和程度的重要因素,这个观点在本研究中得到了进一步的证实。本研究还发现,界面的变性组织对再生神经的形态和走向也有相当大的影响。变性组织减轻后,再生神经的形态有一定程度的恢复也从另一个角度支持这个观点。这提醒临床医师在角膜手术中一定要从微创的角度出发,提高手术质量。

但在本研究中,界面的外围组织内始终未见创伤性神经纤维瘤的形成,说明2种同质性材料相容性好,界面变性组织形成轻,神经纤维易于突破长入,不足以形成神经纤维瘤样结构。本研究发现,新鲜材料植入组角膜基质神经再生的时间、程度和其他学者报道的同种角膜基质植入后神经再生的时间、程度基本一致,表明角膜基质材料的种属来源对神经再生并无多大程度影响,异种角膜基质和同种角膜基质都易于神经再生,神经再生率高,这可能与角膜基质材料,尤其是新鲜材料,含有许多天然的细胞外基质蛋白有关。例如纤维粘连蛋白、腱蛋白、胶原糖蛋白、层粘连蛋白、氨基葡聚糖等。有学者认为,这些细胞外基质蛋白具有促进创伤修复和神经纤维生长的功能。由于异种角膜基质相对于同种角膜基质有更为广泛的来源。因此,完全有理由认为,异种角膜基质材料的开发应用前景将更为广阔。

第二节 异种穿透角膜移植

一、实验研究

自1824年Reisinger用兔角膜给猫移植之后,100多年来,虽然几经失败,人们还是在做着艰苦的探索。由于近年来手术技巧及免疫抑制剂的不断改进,使这一问题有了一些转机,1965年BR用36只鸡的角膜,给兔眼作穿透性角膜移植,结果有1只植片透明达1年11个月。Haq应用宝石石斑鱼(Epinephelus areolatus)的角膜,给人做了8例穿透性角膜移植,4例得到了初步成功,但观察时间较短,仅4~6周。1984年Kelley等报道用人角膜给Rhesus猴移植,共做12只(12眼),6眼的供片是6.5mm,6眼为9.5mm,小植片术后迅速透明,术前供片内皮细胞密度为2 800~1 700个/mm^2,术后6个月6只透明植片的内皮减少到850~1 600个/mm^2。大植片术后反应较重,6只中5只植片很快变混,仅1只植片透明近1年。

上述报道说明异种角膜移植在某种条件下,可以保持一定时间的透明愈合。

在前人的启示下,徐锦堂等进行了两组实验。第一组是鸡角膜给兔移植,供片及植床的钻径均为 5.5mm,共做家兔 14 只,观察时间 2~9 个月,结果 6 只透明,3 只半透明,5 只全混。第二组用人角膜给猴移植,共做 4 只,第 1 只和第 4 只猴的供片直径是 7.5mm,植床直径为 7.0mm,第 2 和第 3 只猴的供片直径为 6.2mm,植床直径为 6.0mm。结果:第 1 只猴 17 天死亡,死前植片透明。第 2、第 3 只猴植片透明达 1 年以上,第 4 只猴植片透明 4.5 个月。3 号实验兔术后 3 个月内皮细胞密度为 2 400 个 /mm^2。术后 8 个月,下降到 1 933/mm^2;2 号实验猴术后 8 个月内皮细胞的密度为 2 570 个 /mm^2,术后 13 个月时为 1 800 个 /mm^2。植片内皮的丢失率超过生理下降速度。扫描电镜检查证实:鸡角膜内皮可在兔眼生存 9 个月以上,人角膜内皮可在猴眼生存 14 个月以上。免疫排斥反应,早期和轻型者可用激素控制,后期和新生血管明显者,激素难以奏效。这两种动物实验模型的初步成功,为今后研究异种角膜移植提供了有用的资料。

二、免疫排斥反应问题

徐锦堂等用鸡给兔穿透性角膜移植为动物模型,研究异种角膜移植排斥反应的特点及治疗。

随机分组:①正常对照组:实验兔 7 只;②自体穿透性角膜移植组(自体移植组):实验兔 14 只;③同种异体穿透性角膜移植组(同种异体移植组):实验兔 7 只;④异种(鸡→兔)穿透性角膜移植组(异种移植组):实验兔 28 只;⑤异种穿透性角膜移植激素治疗组(异种移植激素治疗组):实验兔 17 只,每日结膜下注射地塞米松 2.5mg;⑥异种穿透性角膜移植 CyclosporinA 治疗组(异种移植 CsA 治疗组):实验兔 3 只,每日肌内注射 CsA25mg/kg;⑦异种穿透性角膜移植 CsA(15mg/kg)+ 激素治疗组(异种移植 CsA+ 激素治疗组):实验兔 3 只。

手术方法:按穿透性角膜移植术常规进行。环钻直径:受眼:6.0mm,供眼:6.2mm。应用 10/0 单丝尼龙线进行连续缝合。

术后治疗:除特殊治疗外,均应用了 0.25% 氯霉素滴眼液、1% 阿托品滴眼液滴眼,0.5% 四环素眼膏涂眼,每日 3 次。

观察时间:观察 20~40 日。

检测方法:①采用放射免疫法测定房水内 PGE$_2$ 含量;②采用微量全血,^{3}H-TdR 掺入法,使用液体闪烁计数器测定外周血淋巴细胞转化程度;③按 Nelken 氏法制备角膜抗体,应用酶联免疫吸附测定特异性角膜抗体;④用光镜和电镜查角膜移植片和脾脏变化。

结果:①该移植与同种异体移植排斥反应性质相同,但发生率高、出现较早、反应严重;②该移植术后房水中 PGE$_2$ 含量的增加、角膜新生血管的出现与排斥反应的发生密切相关;③同种异体穿透性角膜移植组术后 20 天房水中 PGE$_2$ 含量、血清中特异性角膜抗体和外周血淋巴细胞转化程度均高于自体移植组,已潜在有排斥反应因素;④异种穿透性角膜移植以细胞免疫应答为主,有体液免疫参与;⑤地塞米松和环孢素 A 可抑制异种角膜移植引起的排斥反应。

异种穿透性角膜移植术后排斥反应的临床表现和病理改变,大致可归纳下列几点:①在一个技术上成功的透明植片再次出现炎症反应;②炎症过程主要限于植片,不影响受体主组织;③反应开始于植片边缘,靠近血管之处;④病理学改变主要是局部充血、组织水肿、淋巴细胞和浆细胞为主的浸润。上述改变在同种异体穿透性角膜移植时也可见到,所不同者,异种穿透性角膜移植排斥反应发生率高,出现时间较早,炎症反应明显。

异种穿透性角膜移植房水中 PGE_2 含量变化与排斥反应的关系:在异种移植组术后 10 日时,房水中 PGE_2 含量升高,但自体移植组含量相仿,这是由于手术引起的外伤性炎症所致。在术后 20 日时自体移植组房水中 PGE_2 恢复正常,而异种移植组则继续上升,此时血清中特异性角膜抗体和外周血淋巴细胞转化程度也明显增高,这说明此时房水中 PGE_2 含量升高与排斥反应有关。随着排斥反应的减轻,房水中 PGE_2 的含量、血清中特异性角膜抗体和外周血淋巴细胞转化程度也都逐渐下降,从上述现象可以得出结论:房水中 PGE_2 含量的变化反映着排斥反应的状态。另外在动物实验中发现:同种异体移植没有发生排斥反应的实验兔,与正常对照组和同期自体移植组相比,房水中 PGE_2 含量较高,外周血淋巴细胞转化程度也偏高,光镜下在植片基质内可以找到少量的淋巴细胞和浆细胞,这说明此时有潜在的排斥反应存在,只不过是在临床上没有表现出来,因此对于同种异体角膜移植术后应给予免疫抑制剂。Form 等和 BenEzra 在鸡胚卵黄囊膜上的实验,证实了 PGE_2 诱发新生血管生成,认为在各种刺激新生血管生成的因素中,PGE_2 可能是关键因子之一。该实验进一步证实了这一观点。在排斥反应期间,房水中 PGE_2 升高,角膜的新生血管增多;排斥反应后期,PGE_2 含量下降,新生血管减退;在异种移植 CsA+ 激素治疗组,PGE_2 含量较低,新生血管也少出现。

异种穿透性角膜移植术后外周血淋巴细胞转化程度的变化:在同种异体和异种穿透性角膜移植中,外周血淋巴细胞转化程度均有升高,但是异种移植组较为明显,其脾脏内淋巴细胞增生也比较活跃,淋巴小结数量明显增多,这些现象都提示:异种角膜移植所引起的排斥反应是以细胞介导的免疫反应为主,与同种异体角膜移植所引起的排斥反应性质相同,但在程度上较为严重,表现比较明显。

异种穿透性角膜移植术后血清中特异性角膜抗体水平的变化:对于角膜移植术后的排斥反应有没有体液免疫反应参与,各家认识不一,从该实验来看,兔→兔同种异体角膜移植组,术后血清中特异性角膜抗体水平很低,说明参与甚少。而在鸡 - 兔异种角膜移植组,从术后第一周起血清中特异性角膜抗体明显升高,3~4 周时达峰值,以后逐渐下降,2 个月后下降接近同种异体移植组水平,因此可说:异种角膜移植,除了细胞介导的免疫应答之外,明显有体液免疫参与。

异种穿透性角膜移植排斥反应治疗的探讨:异种(鸡→兔)穿透性角膜移植术后局部应用地塞米松,术后排斥反应明显减轻,在观察的 17 只实验兔中,有 13 只在观察期内植片透明;而没有用激素治疗的 21 只,在观察期内仅有 3 只透明。这一结果与我们以前的报道一致,在激素治疗下,鸡→兔穿透性角膜移植,有的植片透明长达 9 个月。人→猴的穿透性角膜移植,植片透明长达 2 年以上。应用 CsA 肌内注射治疗鸡→兔穿透性角膜移植实验兔 3 只,在 30 天观察期内,植片一直透明。应用 CsA(半量)肌内注射 + 地塞米松结膜下注射治疗鸡→兔穿透性角膜移植,3 只实验兔在 30 天的观察中,植片全部透明,效果满意。从现有资料和结果来看,激素与 CsA 协同应用,有相辅相承之功,可以降低前房水中 PGE_2 的含量、血清中特异性角膜抗体水平和外周血淋巴细胞转化程度,可以减少角膜血管新生,从而抑制免疫排斥反应的发生,延长异种植片在受主角膜上的存活时间。

(原 越 张小燕)

第五十二章 屈光性角膜手术

角膜屈光手术是通过改变角膜曲率来矫正屈光不正。因为角膜屈光力约占整个眼球屈光力的 70%，所以该手术可以更有效的矫正眼球的屈光状态。此类手术具备安全、有效、简便、预测性好和稳定等优点，现在已成为主流的屈光手术。按照改变角膜曲率方法的不同，将其分为两大类，即非激光角膜屈光手术和激光角膜屈光手术。非激光角膜屈光手术主要有角膜放射状切开术（radial keratotomy，RK）、角膜松解切开术（astigmatic keratotomy，AK）和基质内角膜环植入术（intrastromal corneal Ring，ICR）。其他非激光角膜屈光手术包括：角膜楔形切除术、角膜磨镶术、角膜热成形术、角膜内镜片术和角膜表面镜片术等。激光角膜屈光手术包括准分子激光屈光性角膜切削术（photorefractive keratotomy，PRK）、准分子激光原位角膜磨镶术（laser in situ keratomileusis，LASIK）、飞秒激光辅助准分子激光原位角膜磨镶术（femtosecond laser-assisted laser in situ keratomileusis，FS-LASIK）、飞秒激光角膜基质透镜取出术（femtosecond lenticule extraction，FLEx）、飞秒激光小切口角膜基质透镜取出术（small-incision lenticule extraction，SMILE）。

第一节 角膜放射状切开术

角膜放射状切开术（radial keratotomy，RK）是在角膜光学区外的旁周边部做条数不等的非穿透性放射状切开。由于周边部角膜的非穿透性切口降低了角膜的硬度，因此在眼内压的作用下，角膜切口部位发生膨隆，使周边角膜曲率半径减小，屈光度变大，而未切开的角膜中央视区由于角膜组织无伸展性而呈代偿性变扁，曲率半径增大，相应地减小了一定程度的屈光度，从而改变了角膜的屈光状态。该手术因为预测性差、屈光回退、矫正范围窄等问题的产生，随着激光角膜屈光手术在临床上广泛应用，目前角膜放射状切开术已不被推荐使用。

【适应证】

1. 年龄 18~50 周岁。

2. 近视屈光度在 −2.00D~−6.00D。

3. 散光度 <−6.00D。

4. 近视屈光度稳定 1 年以上。

5. 矫正视力 0.8 以上，经检查无任何眼疾。

6. 屈光参差。

7. 因工作需要,不适合佩戴框架眼镜或隐形眼镜者。

【禁忌证】

1. 绝对禁忌证

(1)圆锥角膜。

(2)进行性近视。

(3)单眼畸形或另一眼功能不良者。

(4)眼局部或有影响切口愈合的全身疾病。

(5)有眼部疾病如白内障、青光眼、胶原性疾病、眼部活动性炎症、眼部干燥症等。

2. 相对禁忌证

(1)年龄 <18 岁或 >50 岁。

(2)近视度数低于 2.00D 或高于 8.00D。

(3)由于斜视或其他原因引起的弱视。

(4)近视度数超过 4.00D 的驾驶员。

(5)对抗性特强的运动员、特警等特殊人员,手术应特别谨慎。

【术前检查】

1. 眼部常规检查　包括裸眼视力、矫正视力、近视力、裂隙灯及眼底检查、眼压检查、角膜直径测量。

2. 屈光检查　包括电脑小瞳验光和散瞳验光。

3. 角膜曲率测定　同时记录角膜 90° 和 180° 两条经线的数值。

4. 眼球生物测定　分别用超声仪及超声测厚仪测量眼轴长度及角膜厚度。角膜厚度通常采用九点测量法,包括角膜中心、瞳孔缘及周边部各象限(上、下、颞、鼻)处的角膜厚度,精确度为 0.001mm。

5. 角膜地形图检查　应用角膜地形图检测仪对 RK 前后角膜前表面的屈光性状况作详细而客观的定量检查,将有助于解决如下问题:

(1)有助于 RK 方案的设计。

(2)有助于 RK 效果的预测。

(3)有助于定量客观评估 RK 效果。

(4)有助于客观分析 RK 失败的原因。

(5)能有效鉴别其他角膜形态异常的疾病(如圆锥角膜)。

6. 角膜内皮细胞检查　对于角膜内皮细胞数低于正常或形态异常者,原则上不考虑 RK。

7. 角膜知觉检查。

【术前准备】

1. 按常规角膜手术准备,术前预防性使用广谱抗生素滴眼液点眼。

2. 术前进行泪道冲洗。

3. 术前缩瞳,以利于术中确定视轴位置。

4. 对于术前较紧张的患者,可在术前 30 分钟口服适量镇静剂。

【手术步骤】

1. 按内眼手术要求常规消毒铺巾,手术应在同轴光源手术显微镜下进行。

2. 麻醉　通常选用 0.5% 丁卡因表面麻醉及 2% 利多卡因进行球结膜下浸润麻醉。对于小部分紧张或不能很好配合的患者,可以采用 2% 利多卡因进行球后或球周麻醉。

3. 调刀　根据角膜超声测厚仪测的数据调整好金刚钻石刀的深度,并将钻石刀放在校正器的固定架上,对准标尺旋转到希望达到的深度,校正准确无误后将刀放于手术台上备用。

4. 调试手术显微镜　使显微镜的光轴与视轴同轴,并让显微镜的光轴落在患者角膜顶点。

5. 开睑　一般采用钢丝开睑器,以减少钻石刀刃被开睑器碰伤的机会。

6. 光学中心定位　角膜光学中心的准确定位对 RK 疗效影响甚大。光学中心偏位太大,可造成患者术后单眼复视和矫正视力不良。当角膜中心点确定后,用无菌记号笔或泪道冲洗针头在角膜表面做视轴定位标记。

7. 光学区定位　应用光学区定位环,让该环的十字形交叉中心对准已标记好的视轴,轻压角膜让其留下一环形印痕,此环的内缘即是放射状角膜切口的起点或终点。

8. 切口标记　采用切口标记器在角膜压印。

9. 固定眼球　常用的方法有两种,一种是单齿固定镊镊紧角膜缘处结膜作固定;另一种方法是用巩膜固定环,又称 Thomtons 环,其内径为 16mm,环的下方有小齿,可以咬住巩膜上的球结膜,该方法固定眼球有两个优点:一是患者不能转动眼球,而医生可以在一定范围内转动患者的眼球到所需的位置和方向。另外一个优点是固定环可使眼球均匀受压,有效均匀提高眼压以确保切口深度。该法缺点是易造成钻石刀刃损坏。

10. 放射状角膜切开　切开方法有美式切法和苏式切法两种,前者是从角膜中央向周边部切开,后者是由角膜周边部向中央部切开。美式切法优点是易使各方向的光学区端切口点齐,切口整齐,缺点是切口方位及角膜缘端切口点不易把握。苏式切法优点易把握切口方向,易发现穿孔并及时退出刀刃,缺点是难以把握光学区端的切口点而使刀刃误入角膜光学区。现在也有人采用双刃钻石刀,将美式切法和苏式切法综合应用,其方法是先在角膜旁中心区进刀,先采用苏式切法,当刀刃端到达环形标记内缘后,接连进行美式切法,其优点是发挥了两种切法的长处。切口的外端点应止于角膜缘内 0.5mm,不要损伤 Vogt 栅栏和角膜缘的毛细血管。切口的先后顺序,以 8 条切口为例,先用右手操刀,左手固定眼球,首先切 9 : 00 方位水平切口,然后做 7 : 30、10 : 30、12 : 00 方位切口。改左手操刀,右手固定眼球,依次完成 3 : 00、1 : 30、4 : 30、6 : 00 方位 4 个切口。

11. 冲洗切口　完成角膜切开后,应仔细冲洗切口。

12. 结膜下注射庆大霉素 2.0 万 U,术眼单纯覆盖眼垫。

【术后处理】

1. 术后可根据情况口服止痛药。

2. 术后连续 3 日滴用抗生素滴眼液和促角膜上皮修复滴用液。

3. 术后全身应用抗生素 3 日。

4. 术后第 3 日,使用皮质类固醇滴眼液连用 4 周。

【并发症及处理】

1. 术中并发症

(1)球后麻醉失误:常见有球后出血、针头刺穿眼球和视神经创伤等。处理:应立即停止手术,查明原因,再决定是否继续手术。

(2)切穿角膜后果:内皮损伤、晶体损伤、虹膜前粘连、上皮内生、术后散光、眼内炎、术后欠矫等发生概率增高。处理:对于小穿孔,应查明原因,可继续手术。对于大穿孔,应立即停止手术,必要时应缝合穿破口。

(3)光学中心偏离视轴:主要是术中光学中心定位失误或不精确所致。光学区越小,偏离的影响越明显。可导致不规则散光、单眼复视和眩目。预防:强调术前缩瞳和使用可调节光亮度的同轴光手术显微镜。

(4)切口条数不准确:切口压痕不清,术者的角膜显微操作技术不娴熟时易发生漏切、重切和切口长度不够。预防:术前精确计算测量,做好角膜压印。

(5)切口进入光学区:此并发症多发生于苏式切法,常见于术眼突然转动、Bell 反射,以及术者操作滑刀。预防:做好眼球固定。

2. 术后并发症

(1)感染性角膜炎:该并发症虽然发生率极低,但后果十分严重,所以必须高度重视防治感染的措施。预防:术中规范无菌操作,围手术期合理应用抗生素。

(2)角膜切口裂开:RK 后,角膜切口愈合处胶原纤维连结中断,由新形成的细胞外基质成分来粘合角膜切口,切口愈合处抗外力强度下降。致使 RK 术患者受钝伤后发生眼球破裂以致失明的危险性增加。预防:避免眼球外伤。

(3)角膜内皮丢失:RK 角膜内皮细胞的明显丢失多见于术中操作失误(如切穿角膜)和术中故意切穿角膜的病例。如按照标准程序进行的 RK,术后角膜内皮细胞的丢失很少,长期观察结果与随年龄增加角膜内皮细胞生理性减少相仿。

(4)上皮星芒状铁质线:术后角膜中央出现棕色铁质沉着线,呈水平状、分枝状与放射状,其密度与长度因人而异。其原因可能是泪液中铁离子析出,沉着在角膜表面低凹处。铁质线不影响视力,无需处理。

(5)屈光方面并发症

1)过矫:由近视变为远视为较常见和重要的并发症,多见于术前轻度近视患者。过矫的原因包括对手术量估计不正确,术后早期角膜水肿及角膜切口本身的作用,术后数年的远期持续作用等。处理:一般可采用配戴框架眼镜,严重者可配戴角膜接触镜或考虑准分子激光进行二次补矫。

2)欠矫:欠矫比过矫发生率较高,其原因包括术后早期屈光回退、手术量不够、扁平角膜和瘢痕过长等。处理:配戴框架眼镜,严重者可戴角膜接触镜或考虑准分子激光进行二次补矫。

3)屈光参差:多见于术后早期或原来两眼就有较明显的近视性屈光参差。处理:轻度的屈光参差可配戴框架眼镜,严重者可配戴角膜接触镜或考虑准分子激光进行二次补矫。

4)散光:如果严格按照标准化的程序进行手术,RK 手术后引起的散光度较小。术后较严重的不规则散光多见于光学区偏位明显、光学区过小、切口进入视区、切口深浅不一、切口明显走轨、术中切穿角膜和多次 RK 等。处理:轻中度的不规则散光可考虑佩戴角膜接触镜,严重者的不规则散光可考虑行穿透性角膜移植手术。

5)出现老视:轻度近视者作 RK 后,在调节储备降低时,其近距离视力会减退。若为过矫,则因远视使老视提前出现。

【手术注意事项】

1. 严格筛选 RK 手术患者。
2. 减少 RK 切口,最好不超过 12 条切口,主张 4~8 条切口。
3. 采用最先进的手术器械。
4. 由经验丰富的医师实施手术。

第二节 激光角膜屈光手术

激光角膜屈光手术矫正屈光不正是屈光手术领域中的一次革命。一直以来都在不断地探索和发展,新理念、新技术、新设备层出不穷。到目前为止,主要分为准分子激光角膜屈光手术和飞秒激光角膜屈光手术。准分子激光角膜屈光手术分为准分子激光屈光性角膜切削术和准分子激光原位磨镶术(laser in situ keratomileusis,LASIK)。准分子激光屈光性角膜切削术又分为准分子激光角膜表层切削术(PRK 与 TransPRK)和准分子激光上皮瓣下角膜磨镶术(LASEK 与 EPI-LASIK)。飞秒激光角膜屈光手术则分为飞秒激光辅助准分子激光原位角膜磨镶术(femtosecond laser-assisted laser in situ keratomileusis,FS-LASIK)、飞秒激光角膜基质透镜取出术(femtosecond lenticule extraction,FLEx)飞秒激光小切口角膜基质透镜取出术(small-incision lenticule extraction,SMILE)。

准分子激光 1975 年被发现,它是波长为 193nm 的紫外光,以打断角膜组织的分子键而产生精细的切削作用,使角膜中央变平矫正近视或变陡矫正远视。1983 年 Trokel 首次对牛眼角膜进行准分子激光角膜表层切削术(photorefractive keratotomy,PRK),到 1987 年,McDonaldu 医生首次将准分子激光角膜表层切削术应用于人眼。PRK 的临床应用极大提高了角膜屈光手术的安全性和可预测性,但其术后疼痛、角膜基质混浊及只适于中低度数等问题仍然制约着此手术的广泛发展。21 世纪初期化学法准分子激光上皮瓣下角膜磨镶术(laser subepithelial keratomileusis,LASEK)和机械法准分子激光上皮瓣下角膜磨镶术(epipolis laser in-situ keratomileusis,Epi-LASIK)先后出现,其术后疼痛、角膜基质混浊等问题得到了一定改善。2009 年经上皮准分子激光屈光性角膜切削术(transepithelial photorefractive keratectomy,TransPRK)正式进入临床。几年的临床应用表明,TransPRK 较以往的准分子激光角膜表层切削术有一定优势,使表层手术又上了一个新的台阶。

1990 年,希腊 Pallikaris 医生提出用微型角膜板层刀制作角膜瓣的 LASIK。术后疼痛时间短、视力恢复快,避免了角膜基质混浊、不规则角膜上皮愈合等问题,较 PRK 手术有了很大的提高,手术的安全性和可预测性更好。尤其进入 21 世纪飞秒激光的出现,FS-LASIK 使得角膜瓣的制作更安全、更理想,是目前主流激光角膜屈光手术。我们追求的屈光手术的理想状态是通过微创甚至"无创"的方式矫正屈光不正并获得完美的视觉效果。全飞秒激光角膜屈光手术的出现无疑是在角膜切割与塑形技术上的一次质的突破,使角膜屈光手术达到一个新的高度。全飞秒激光角膜屈光手术包括 FLEx 和 SMILE。

综上所述,各种手术各有优缺点。在我国,激光角膜屈光手术的开展近 30 年,基本与国外同步,手术量据世界前列,手术方式丰富多样。现阶段如何针对不同患者个体差异和要求,如何根据目前已有的手术的优缺点为患者订制适合自己的手术方案,是我们角膜屈光手术医师必须重视的问题。

一、准分子激光屈光性角膜切削术

（一）准分子激光角膜表层切削术

准分子激光角膜表层切削术（photorefractive keratotomy，PRK）是用角膜上皮刀去除角膜上皮，对角膜前弹力层和浅基质层进行准分子激光屈光性切削的一种矫正屈光不正的手术方式，能最大限度的保证残留基质的厚度，减少术后角膜后表面膨隆、生物力学降低等优势，在 20 世纪 90 年代早期已成为角膜屈光手术的主流术式。

【适应证】

1. 患者本人有手术愿望，对手术效果有合理的预期，精神心理健康。

2. 年龄 ≥ 18 岁（除特殊情况外可适当放宽）。

3. 屈光介质无明显混浊。

4. 近视屈光度数在 −1.00~−6.00D。

5. 散光度数 <6.00D。

6. 屈光参差。

7. 屈光度稳定 2 年以上（每年变化 <0.50D）。

8. 表层切削手术的术后预测中央角膜厚度 >350μm。

9. 配戴角膜接触镜者　软性角膜接触镜需停戴 1 周，硬性角膜接触镜需停戴 3 周，角膜塑形镜需停戴 3 个月以上。

【禁忌证】

1. 绝对禁忌证

（1）对手术有不合理要求，对手术预期过高，精神心理异常。

（2）明显眼睑疾病（闭合不全、睑内外翻、倒睫等）。

（3）眼部活动性炎症、肿瘤等。

（4）重度眼干燥症。

（5）临床型或亚临床型圆锥角膜。

（6）自身免疫系统疾病（系统性红斑狼疮、类风湿关节炎、多发性硬化和糖尿病等）。

2. 相对禁忌证

（1）功能性单眼。

（2）近视度数 >6.00D。

（3）角膜中央厚度 460~480μm。

（4）暗室下瞳孔直径 >7.5mm。

（5）晶体密度较高。

（6）瘢痕体质。

（7）轻度眼干燥症。

（8）轻度角膜内皮营养不良。

【术前准备】

1. 术前专科检查

（1）眼部裂隙灯检查：主要排除眼睑畸形，闭合不全，内翻倒睫；活动性结膜炎；角膜炎；角膜混浊、云翳、瘢翳、新生血管和白内障等。若发现异常，则需进行进一步检查、明确诊断，暂停手术。

(2)眼底检查:排除视网膜出血、变性、黄斑裂孔等眼底病变。

(3)视力:裸眼视力及最佳戴镜矫正视力(远/近)。

(4)眼压:通常先用非接触式的眼压计测量,如有异常再用 Goldman 眼压计测量,连续 3 次取平均值。

(5)眼干燥症相关检查:常用泪液分泌试验、泪河高度测量、泪膜破裂时间、角膜荧光素钠染色等方法综合判断。

(6)屈光度:通过初次小瞳电脑验光后,快速散瞳后检影,主觉验光,次日或手术当天重复验光等多种手段,确保得出一个精确的屈光度数。

(7)角膜形态:通常通过角膜地形图或眼前节分析仪,了解角膜前表面、后表面、全角膜厚度,排除圆锥角膜和临床前期圆锥角膜。

(8)中央角膜厚度:根据医疗单位自身情况,采用 A 超、角膜地形图仪或眼前段 OCT 等设备进行测量和比较。

(9)波阵面像差检查:对于需要进行波阵面像差引导的个性化治疗患者,需要进行该检查。

(10)瞳孔直径测量(自然光及暗环境下瞳孔直径)。

(11)主视眼检查。

2. 患者术前准备

(1)患者应通过图片、模型和动画演示等方式了解手术目的、风险及注意事项,并签署知情同意书。

(2)配戴角膜接触镜的患者需停戴:通常软镜停戴 1 周,硬镜停戴 3 周,角膜塑形镜停戴 3 个月以上。

(3)术前患者应学会做注视训练,以便术中更好配合完成手术。

(4)手术前局部使用抗生素滴眼液,每日 4 次,3 日。

(5)手术前做好个人卫生,包括洗头、面部清洁等。手术当天禁用眼部化妆品。

3. 医生术前准备

(1)术前医生应与患者充分沟通,详细解释手术同意术书上的相关内容,让患者知道手术目的和预期,以及相应的风险和并发症,并让患者签署手术同意书。

(2)根据不同患者的病史及检查结果综合分析,制定个性化的手术方案。

(3)手术当天应再次对术眼进行检查,以确保无异常情况。

(4)术前核对患者的基本信息。

4. 手术环境和设备准备

(1)手术之前按照要求对手术室进行清洁和消毒。

(2)调节手术室的温度与湿度,通常室内温度在 18~25℃ 之间,湿度在 30%~50% 之间。

(3)开机,输入口令密码,预热。

(4)检测激光机输出能量状态,自检。

【手术步骤】

1. 手术前认真核对输入电脑的手术参数,包括患者姓名、眼别、屈光度、角膜曲率、角膜厚度、切削量、切削区大小等,并作好能量校准。

2. 患者平卧于手术床上,常规消毒术眼,铺无菌洞巾。

3. 眼球表面麻醉,术前结膜囊滴表面麻醉剂 2~3 次。

4. 开睑器开睑,根据切削区的范围,常用角膜上皮刮刀轻轻刮除大于切削直经约 1mm 的角膜上皮。这样角膜上皮愈合快、反应轻。

5. 嘱患者注视指示灯,准确对焦,启动自动眼球跟踪系统,启动机器开始切削。去除角膜上皮后应尽快进行激光切削,以免角膜过分干燥或水分过多,影响手术效果。

6. 切削结束后,滴抗生素滴眼液,佩戴角膜绷带镜。

【术后处理】

1. 术后 24~48 小时内,患者会有不同程度的疼痛和异物感,可根据情况口服止痛药。为了减少术后疼痛,促进角膜上皮愈合,可连服 3~5 剂中药栀子胜奇散加减(栀子、蔓荆子、防风、谷精草、蒺藜、木贼、白芷各 12g,苏木、红花、赤芍、乳香、没药 10g,黄芪 20g)。

2. 在角膜上皮完全愈合前,应每天常规裂隙灯检查,排除角膜感染情况,继续滴用抗生素眼液和戴角膜绷带镜。

3. 根据角膜上皮愈合情况去除角膜角膜绷带镜,一般 3~7 日。

4. 当角膜上皮完全愈合后开始加滴类固醇激素眼液。通常术后建议首选使用高浓度激素滴眼液,7 天后改为低浓度激素滴眼液,如 0.1% 氟米龙滴眼液,具体减量方式和用药时间长短根据术后屈光状态和角膜上皮下雾状混浊来调整,通常需要 3~6 个月。

5. 术后应定期复查,通常术后 1 周、1 个月、3 个月、6 个月、1 年和 2 年要进行视力、眼压、屈光度、角膜地形图等检查。

【并发症及处理】

1. 角膜上皮延迟愈合　指 PRK 术后角膜上皮愈合超过 72 小时者。术后角膜上皮延迟愈合,增加了感染的危险性。预防:已知有角膜上皮延迟愈合倾向的患者,应避免做 PRK 手术。处理:密切观察,除外感染的,可配戴角膜接触镜。

2. 角膜上皮下雾状混浊　为 PRK 术后最常见并发症,患者可以完全无症状,也可以出现视力下降、屈光回退和不规则散光等较为严重症状。通常在术后 1~3 个月出现,术后 1 年逐渐消失。如果术后出现明显的角膜上皮下雾状混浊,可再次使用丝裂霉素或再次行 PRK 手术来处理,非常严重的角膜上皮下雾状混浊不消退而严重影响视力则要通过板层角膜移植解决。预防:①建议术后户外配戴太阳镜防紫外线。②术前口服维生素 C。

3. 过矫/欠矫　过矫/欠矫通常定义为术后矫治屈光度与术前预设值相比增加或减少超过 1.00D。如果过矫在术后 6 个月还未见好转,可考虑在屈光状态稳定后进行再次手术。原因:欠矫常见于高度近视的患者,由于患者角膜厚度限制和术前计算软件原因等所致。处理:如果术后欠矫的屈光度较大,需要配戴眼镜或再次手术。

4. 无菌性浸润　术后几周内可能发生无菌性的上皮点状浸润,偶尔出现前基质浸润。原因:可能是由于滴眼液中防腐剂的毒性或者药物过敏所致。处理:在排除感染因素的前提下,可以通过增加局部皮质类固醇药物滴眼来缓解。

5. 夜间视力下降,眩光　部分瞳孔直径较大的患者,在采用小光学区(4~5mm)切削模式下和矫正高屈光度患者术后会出现该并发症。预防:结合波前相差技术和非球面切削方式,采用较大光学区(大于 6mm)切削等个体化治疗方案可以预防此并发症的发生。处理:

对于已经出现此并发症并较长时间未能改善的患者,也可以考虑采用波前相差引导技术进行修复治疗。

6. 偏中心切削　患者手术时头位不正,眼球转动明显,不能很好注视指示灯,会导致激光切削时偏离中心。较大幅度的偏中心切削可以引起患者术后视力下降、光晕和眩光等不适。预防:术前宣教时加强患者注视训练,手术时正确放置患者头位可以防止此并发症发生。处理:对于已经出现此并发症并较长时间未能改善的患者,也可以考虑采用波前相差或角膜地形图引导技术进行修复治疗。

7. 眼干燥症　术后部分患者会有眼干涩、异物感、烧灼感等不适症状;泪液分泌减少,泪膜破裂时间缩短及角膜荧光素钠染色等体征。切削过程中激光破坏角膜神经,激光引起的炎症反应以及负压吸引对结膜杯状细胞的破坏也会影响眼表。预防:对术前严重眼干燥症患者应劝其放弃手术,以免术后干眼症状加重。处理:术后主要靠滴用人工泪液缓解症状,最好选用不含防腐剂的人工泪液以减少长期滴用时防腐剂本身对眼表的损害。

8. 糖皮质激素相关并发症　术后长时间使用糖皮质激素滴眼,会引起眼压升高,白内障及感染风险增大。使用糖皮质激素 10 日以上就要需要检测眼压变化,如果发现眼压升高应尽快停药并局部使用抗青光眼药物滴眼,PRK 术后糖皮质激素引起的眼压升高通常在停用激素后 7~10 日眼压就能恢复正常。引起白内障的患者视白内障严重程度酌情考虑白内障手术治疗。如果角膜感染加重,在停用激素同时加强抗感染治疗。

9. 中央岛状效应　手术后角膜地形图检查发现在切削区中央有一个曲率较大的"岛"状区域,其发生的机制不明,可能与切削时水分积聚于角膜中央以及术后角膜上皮增生等因素有关。这种岛状改变常有逐渐消退的趋势,可在数月或半年左右消失或明显减轻。随着准分子激光机的不断改良和手术技术的不断提高,术后出现中央岛效应的情况已不多见。

LASEK 是应用化学法制瓣,EPI-LASIK 是应用机械性制瓣这两种手术都是保留了角膜上皮和传统的表层切削手术 PRK 相比,LASEK 与 EPI-LASIK 是一种安全有效的矫正屈光不正的激光角膜屈光手术方式。

【适应证】

同 PRK 手术。

【禁忌证】

同 PRK 手术。

【术前准备】

同 PRK 手术。

【手术步骤】

1. 手术前认真核对患者信息和手术参数。

2. 患者平卧于手术床上,常规消毒术眼,铺无菌洞巾。

3. 眼球表面麻醉,术前表面麻醉 2~3 次。

4. LASEK 与 EPI-LASIK 上皮制瓣法

(1) LASEK 上皮制瓣法:角膜上皮环钻压在角膜表面,将 20% 乙醇滴入里面,局限在作用范围内,20~30 秒后,吸除乙醇并移开环钻后,立即用 BSS 充分冲洗。用角膜上皮铲沿着环钻范围仔细分离全层上皮瓣,保留位于 12 点方位的带蒂角膜上皮瓣。

(2) EPI-LASIK 上皮制瓣法:采用微型角膜上皮刀制作带蒂角膜上皮瓣,保留位于鼻侧的带蒂角膜上皮瓣。

5. 掀开制作好的角膜上皮瓣,用吸水海绵拭去治疗区水分。

6. 嘱患者注视指示灯,准确对焦,启动自动眼球跟踪系统,启动仪器开始切削。完成激光切削后,将角膜上皮瓣复位。

7. 滴抗生素、糖皮质激素滴眼液,佩戴治疗用绷带角膜接触镜。

【术后处理】

同 PRK 术。

【并发症及处理】

1. 乙醇渗漏　这是 LASEK 此种手术方式术中特有并发症。术者在术中将上皮环钻放置在角膜上,如果密闭欠佳,乙醇会渗漏至结膜面,患者在术后可能出现眼部疼痛或异物感。此外还有可能影响角膜上皮的愈合,加重术后炎症反应。预防:为避免该情况发生,术者将环钻放到角膜表面时应适当加压,同时嘱患者避免眼球转动。处理:一旦出现乙醇渗漏,应立刻用 BSS 冲洗眼表。

2. 角膜上皮瓣质量差　对某些患者,如长期戴角膜接触镜者或者绝经后的女性,上皮粘连前弹力层较强,在分离制作上皮瓣时比较困难,转换成 PRK 手术。

3. 疼痛　部分患者在术后,特别是在 24 小时内会感觉不同程度的疼痛不适。针对此情况,可给患者 2~3 日镇静止疼药物以缓解症状。为了减少术后疼痛,促进角膜上皮愈合,可用栀子胜奇散加减(栀子、蔓荆子、防风、谷精草、蒺藜、木贼、白芷各 12g,苏木、红花、赤芍、乳香、没药各 10g,黄芪 20g),连服 3~5 剂。

4. 上皮愈合延迟　近视患者角膜上皮通常在术后 3~4 日完全愈合,远视患者因切削范围更大,角膜上皮通常在术后 3~7 日才能完全愈合。对于超过 7 日上皮仍未愈合的患者,应引起高度重视,密切随访,以防发展为角膜基质溶解和进行性感染。这可能是由于严重眼干燥症、角膜缘干细胞异常、防腐剂的毒性等原因引起。

5. 无菌性浸润　术后几周内可能发生无菌性的上皮点状浸润,偶尔出现前基质浸润。可能是由于滴眼液中防腐剂的毒性或者药物过敏所致。在排除感染因素的前提下,可以通过增加局部皮质类固醇药物滴眼来缓解。

6. 视力恢复缓慢　部分患者在术后 24 小时内可能会感觉视力减退,这是由于乙醇导致角膜上皮肿胀和细胞死亡等引起。低度近视和年轻患者的视力恢复比较快,远视和年纪较大患者恢复则相对较慢。另外眼干燥症、感染、药物防腐剂毒性等因素会造成上皮愈合的不规则和缓慢,导致术后早期阶段视力恢复较慢。预防:术前对患者进行一个全面详细的检查,排除不适宜手术的患者。

7. 角膜上皮下雾状混浊　患者可以完全无症状,也可以出现视力下降、屈光回退和不规则散光等较为严重症状。通常在术后 1~3 个月出现,术后 1 年逐渐消失。主要是因为角膜异常胶原的沉积和角膜折射力减低所致。处理:对于高度近视患者,建议在手术结束前使用丝裂霉素。如果术后出现明显的角膜上皮下雾状混浊,可再次使用丝裂霉素或再次行 PRK 手术来处理。对于非常严重的角膜上皮下雾状混浊不消退而严重影响视力者,则要通过板层角膜移植解决。预防:①建议术后户外配戴太阳镜防紫外线。②术前口服维生素 C。

8. 过矫/欠矫　通常定义为术后矫治屈光度与术前预设值相比增加或减少超过 1.00D。包括由术前验光误差、手术室温度、湿度、洁净度差异和术者操作手法等多种因素造成。术后早期的轻度过矫常在术后 1 个月余逐渐减轻,可恢复最佳矫正视力。如果过矫在术后 6 个月还未见好转,可考虑在屈光状态稳定后进行再次手术。欠矫常见于高度近视的患者,由于患者角膜厚度限制和术前计算软件原因等所致。如果术后欠矫的屈光度较大,需要配戴眼镜或再次手术。

9. 复发性角膜上皮糜烂 部分患者术后早晨睡醒睁眼后出现干涩、异物感等不适,通常发生在术后的最初几个月里,一般可以自行愈合。处理:但是如果患者反复出现夜间疼痛加重或症状持续存在,则需要进行干预。局部使用润滑性眼膏以减轻眼表摩擦;全身服用四环素类药物以抑制基质金属蛋白酶 -9;对症状严重且持续时间较长的,还可以采用治疗用绷带接触镜,以改善症状和促进角膜上皮愈合。

10. 夜间视力下降、眩光 部分瞳孔直径较大的患者在采用小光学区(4~5mm)切削模式下和矫正高屈光度患者术后可能出现该并发症。预防:术前结合波前相差技术和非球面切削方式,采用较大光学区(大于 6mm)切削等个体化治疗方案可以预防此并发症发生。处理:对于已经出现此并发症并较长时间未能改善的患者,也可以考虑采用波前相差引导技术进行修复治疗。

11. 糖皮质激素相关并发症 术后长时间使用糖皮质激素滴眼,会引起眼压升高、白内障及感染风险增大。使用糖皮质激素 10 日以上就需要检查眼压变化,如果发现眼压升高,应尽快停药并局部使用抗青光眼药物滴眼。如果角膜感染加重,在停用激素同时加强抗感染治疗。

12. 眼干燥症 术后部分患者会有眼干涩、异物感、烧灼感等不适等症状。原因:切削过程中激光破坏角膜神经。处理:术后主要靠滴用人工泪液缓解症状,最好选用不含防腐剂的人工泪液,以减少长期滴用时防腐剂本身对眼表的损害。预防:对术前严重眼干燥症患者,应劝其放弃手术,以免术后干眼症状加重。

(二)经角膜上皮激光角膜切削术(TransPRK)

对于表层手术和板层手术的选择,角膜屈光手术医生面临着"两难处境",既希望手术安全、效果可靠,又希望患者手术全程及术后体验好、易接受。随着飞秒激光越来越多的应用于角膜屈光手术,术中角膜瓣相关并发症已大大减少,使 LASIK 手术的安全性得到提高,但因制瓣导致的角膜生物力学作用减弱、抗冲击力降低仍令我们暗暗担忧。LASEK 手术的好处就在于避免了制作角膜瓣,但制作上皮瓣时,角膜上皮和基质受到化学物质刺激,再加上机械损伤,上皮的生物活性降低了。制作的上皮瓣准确复位也要求术者医技良好。更早出现的 PRK 手术因术后疼痛程度重、上皮愈合时间长,慢慢地成了医生不愿做、患者不爱做的一种术式,在部分患眼还有发生角膜上皮下雾状混浊的潜在风险,对术后视力水平影响较大。那么有没有更好的手术方式,尽可能保留或不破坏角膜的生物力学作用,降低患者术后疼痛程度,术后角膜上皮愈合更快且能避免严重的术中和术后并发症。

TransPRK 手术是目前唯一可避免术眼与任何器械、设备直接接触的角膜屈光手术方式。由于对角膜上皮和基质的切削是无间断、连续进行的,TransPRK 手术有效缩短了治疗时间,角膜暴露时间短,降低角膜脱水的风险。

【适应证】

同 PRK 手术。

【禁忌证】

同 PRK 手术。

【术前准备】

同 PRK 手术。

【手术步骤】

1. 手术前认真核对患者信息和手术参数。

2. 患者平卧于手术床上,常规消毒术眼,铺无菌洞巾。

3. 眼球表面麻醉,术前表面麻醉 2~3 次。

4. 开睑器开睑,用吸水海绵擦干角膜及结膜囊多余水分。

5. 嘱患者注视指示灯,准确对焦,启动自动眼球跟踪系统,启动仪器开始切削。

6. 完成激光切削后,滴抗生素、糖皮质激素滴眼液,戴软性治疗用绷带角膜接触镜。

【术后处理】

同 PRK 手术。

【并发症及处理】

同 PRK 手术。

【手术特点】

1. 全激光手术　TransPRK 手术属于表层切削手术,手术全程使用准分子激光完成,保证切削精度(0.25μm)。

2. 全程无接触　TransPRK 无需用乙醇来松解上皮,也避免了机械刮擦,使用准分子激光非接触切削角膜上皮,相当于对残余角膜基质床也做了平滑处理,可达到比传统 PRK 或 LASEK 手术更轻柔的上皮去除效果,患者配合也更加轻松。TransPRK 的独特优势还在于上皮去除直径等同于设定切削区直径(光学区 + 过渡区),减小创伤表面,加速愈合过程,更好保护了角膜组织,术后患眼炎症反应也明显减轻。

3. 全程一步完成　TransPRK 采用准分子激光先去除角膜上皮,之后无间断地在角膜基质上完成屈光矫正量的切削,借助准分子激光手术系统的高速切削,手术流程极为连贯。既往也曾有屈光医师应用 PTK 模式来去除角膜上皮,但这种方法需要先进入准分子激光中的 PTK 模块,设置切削深度(如 60μm),完成切削后再进入 PRK 模式,进行屈光矫正的切削。模式转换需要一定时间,基质脱水导致过矫的风险随之增加。除此之外,这种 PTK+PRK 的操作方式也受限于当时准分子激光设备的硬件水平,额外增加的上皮切削体积常常是屈光矫正量的 2 倍或更多,若切削速率慢,将导致角膜暴露时间过长。

4. 应用广泛　TransPRK 是一种应用广泛、多功能的治疗方法,既可用于初次手术,也可应用于增效手术。在二次增效手术方面,如角膜波前像差引导的 TransPRK 个体化切削,尤其适合于曾行 RK 手术或角膜移植的患者,还可用于治疗 Haze 及瘢痕角膜,对于不易制作角膜上皮瓣和具有不规则角膜上皮的病例同样适用。另外,TransPRK 手术无需制作角膜瓣,直接进行角膜上皮和基质切削,更符合术前对角膜前表面的测量结果,实现角膜表面地形图、角膜波前像差数据和切削算法之间的最人对应,有助于获得准确、可靠的个体化切削效果。

(三) 准分子激光原位角膜磨镶术联合个体化切削术

准分子激光原位角膜磨削术是使用一特殊的微型角膜板层刀,先制出一个无屈光度的等厚带蒂角膜瓣,再行准分子激光切削,保留了角膜上皮层和前弹力层的完整性,符合角膜的生理状态,不会引起角膜上皮的过度增生,没有雾状混浊的发生。另外,术后患者反应轻,痛苦小,恢复快,因而愈来愈受到医生的青睐和患者的欢迎。随着飞秒激光技术的发展,该手术的应用在减少。

【适应证】

1. 有合理的手术要求和预期,精神正常、心理健康。

2. 年龄 ≥ 18 岁。

3. 屈光介质无明显混浊。

4. 近视屈光度数在 –1.00D~–10.00D。

5. 远视 +1.00~+6.00D。

6. 散光度数 <6.00D。

7. 屈光参差。

8. 屈光度稳定 2 年以上(每年变化 <0.50D)。

9. 戴角膜接触镜者软性角膜接触镜需停戴 1 周,硬性角膜接触镜需停戴 3 周,角膜塑形镜需停戴 3 个月以上。

【禁忌证】

1. 绝对禁忌证

(1)对手术有不合理要求,对手术预期过高,精神心理异常。

(2)明显眼睑疾病(闭合不全、睑内外翻、倒睫等)。

(3)眼部活动性炎症、肿瘤等。

(4)严重的眼干燥症。

(5)角膜混浊瘢痕明显。

(6)临床型或亚临床型圆锥角膜。

(7)自身免疫系统疾病(系统性红斑狼疮、类风湿关节炎、多发性硬化和糖尿病等)。

(8)不规则散光。

2. 相对禁忌证

(1)功能性单眼。

(2)年龄不满 18 周岁。

(3)妊娠或哺乳期。

(4)暗室下瞳孔直径大于激光切削直径。

(5)晶体密度较高。

(6)瘢痕体质。

(7)轻度眼干燥症。

(8)轻度角膜内皮营养不良。

(9)RK 术后。

【术前准备】

同 LASIK 手术。

【手术步骤】

1. 手术前认真核对输入电脑的手术参数,包括患者姓名、眼别、球镜度数、柱镜度数、散光轴度、角膜曲率、切削量、切削区大小等,并做好能量校准。

2. 角膜板层刀调试。

3. 患者平卧于手术床上,常规消毒术眼,铺无菌洞巾。

4. 眼球表面麻醉,术前表面麻醉 2~3 次。

5. 开睑器开睑,根据切削区的范围,用微型角膜板层刀制作一带蒂的角膜瓣。

6. 嘱患者注视指示灯,准确对焦,启动自动眼球跟踪系统,启动机器开始切削。

7. 切削完毕后,复位角膜瓣并用平衡盐溶液充分冲洗,避免瓣下异物残留,用吸水海绵吸出角膜瓣下的水分,使角膜瓣达到解剖复位。

8. 去除开睑器,嘱患者瞬目,观察确保角膜瓣无皱褶或移位。

9. 裂隙灯下观察患者角膜瓣下有无异物残留或角膜瓣移位。

10. 皮质类固醇和抗生素滴眼液点眼,用硬质眼罩遮盖术眼。

【术后处理】

1. 术后 24 小时内,患者会有不同程度的疼痛和异物感,可根据情况口服止痛药。

2. 术后第 1 日复诊视力,检查角膜瓣对位情况,如果角膜瓣有问题,越早处理越好。

3. 术后 1 周内抗菌药滴眼液滴眼,术后次日开始滴用糖皮质激素,如 0.1% 氟米龙(FML)4 次 /d,以后逐周酌情减量(第 2 周 3 次 /d,第 3 周 2 次 /d,第 4 周 1 次 /d)至术后 1 个月。

4. 术后应定期复查,通常术后 1 周、1 个月、3 个月、6 个月、1 年和 2 年要进行视力、眼压、屈光度、角膜地形图等检查。

【并发症及处理】

1. 游离角膜瓣　如果切削出一个完全的游离瓣,可继续进行手术。首先将游离的角膜瓣上皮面向下暂时放置在一个专用的湿房内,放在湿房内不要向基质面滴 BSS,以免引起基质过度水肿,使角膜瓣复位困难。然后进行激光切削,切削完后将瓣从湿房中取出,轻轻冲洗,按着原来标记的方向放好。此时角膜瓣上的标记是判定角膜瓣上皮面还是基质面的重要标志,同时也是正确对位必不可少的标志。预防:术前检查刀止器是否锁好,选择合适的负压吸引环。

2. 薄角膜瓣或破损瓣　如瓣形成后发现为不完全瓣,则视情况而定:暴露区超过切削区,手术可继续进行;略小于切削区,如条件允许,可考虑将切削区直径适当缩小,同时用潮湿的吸血海绵保护蒂部,或用刀将瓣剥离至充分暴露视区;瓣蒂部位于切削区,则将角膜瓣复位,不要重试切开,以免将角膜瓣折断,1~3 个月后待伤口完全愈合再手术。预防:刀片使用前应在显微镜下检查,最好使用一次性刀片,角膜瓣不要太薄,如不得已需要较薄的角膜瓣应特别注意。

3. 过矫 / 欠矫　过矫 / 欠矫通常定义为术后矫治屈光度与术前预设值相比增加或减少超过 1.00D。如果过矫在术后 6 个月还未见好转,可考虑在屈光状态稳定后进行再次手术。欠矫常见于高度近视的患者,由于患者角膜厚度限制和术前计算软件原因等所致。如果术后欠矫的屈光度较大,需要配戴眼镜或再次手术。

4. 夜间视力下降,眩光　部分瞳孔直径较大的患者,在采用小光学区(4~5mm)切削模式下和矫正高屈光度患者术后会出现该并发症。结合波前相差技术和非球面切削方式,采用较大光学区(大于 6mm)切削等个体化治疗方案可以预防此并发症的发生。对于已经出现此并发症并较长时间未能改善的患者,也可以考虑采用波前相差引导技术进行修复治疗。

5. 偏中心切削　患者手术时头位不正,眼球转动明显,不能很好注视指示灯,会导致激光切削时偏离中心。较大幅度的偏中心切削可以引起患者术后视力下降、光晕和眩光等不适。预防:术前宣教时加强患者注视训练,手术时正确放置患者头位可以防止此并发症发生。

6. 眼干燥症　术后部分患者会有眼干涩、异物感、烧灼感等不适等症状;泪液分泌减少,泪膜破裂时间缩短及角膜荧光素钠染色等体征。切削过程中激光破坏角膜神经,激光引起的炎症反应以及负压吸引对结膜杯状细胞的破坏也会影响眼表。对术前严重眼干燥症患者应劝其放弃手术,以免术后干眼症状加重。术后主要靠滴用人工泪液缓解症状,最好选用不含防腐剂的人工泪液以减少长期滴用时防腐剂本身对眼表的损害。

7. 中央岛状效应　手术后角膜地形图检查发现在切削区中央有一个曲率较大的"岛"状区域,其发生的机制不明,可能与切削时水分积聚于角膜中央以及术后角膜上皮增生等因素有关。这种岛状改变常有逐渐消退的趋势,可在数月或半年左右消失或明显减轻。随着准分子激光机的不断改良和手术技术的不断提高,术后中央岛效应的情况已不多见。

8. 弥漫性层间角膜炎(diffuse lamellar keratitis,DLK)　通常出现在术后 1~7 日,可无自觉症状或有轻微或中度眼部疼痛、异物感、畏光流泪,表现为角膜瓣层间有细小、灰白色颗粒浸润,轻度者多局限角膜层间周边部,通常对视力无明显影响。严重的可累及角膜中央,层间颗粒浸润致密,并伴有角膜瓣水肿,对视力影响较大。一般情况下,轻度的如果及时激素治疗 1 周左右可逐渐吸收,对后期视力无明显影响。如果浸润程度较重,应掀开角膜瓣冲洗,否则处理不当,会影响视力。DLK 发病机制目前不详,瓣下异物残留、眼睑分泌物、消毒液和细菌内毒素是可能的诱因。

9. 角膜上皮内生　周边部轻度上皮内生可以不急于处理,可以密切观察。如果角膜上皮出现在光学区造成视力下降或角膜不规则散光,则需要掀开角膜瓣,彻底清除层间上皮(角膜瓣侧和角膜床面),并仔细复位,必要时 PTK 治疗。预防:术前避免过多使用表面麻醉剂或过度冲洗结膜囊,以免角膜上皮水肿,甚至脱落,术中操作轻柔,尽量减少角膜上皮的损伤,切削完毕,层间冲洗要仔细,尤其角膜缘出血,一定要冲洗干净,并避免角膜瓣贴合不良及移位。中西医结合治疗请参照第三十九章第五节。

个体化切削手术通常是指波前像差引导的准分子激光角膜切削,手术方式可以是LASIK 或表面切削手术,其目的是消除或尽可能降低眼屈光系统的单色像差(包括低阶像差和高阶像差),从而进一步提高患者术后视觉质量。

【适应证】

1. 术前高阶像差较高的患者。

2. 初次角膜屈光手术所致偏中心切削、光学区过小、不规则切削及角膜瓣不良制作,影响患者视觉质量的,需要二次增效手术的患者。

3. 基本与常规角膜屈光手术一致。

【术前准备】

1. 数据采集　数据采集的准确与否直接影响手术效果,精确的检查结果离不开良好的手术设备:目前临床上常用的波前像差仪包括主观和客观两类。目前常用的像差仪基于Hartmann-Shack 等原理,也有采用光路追迹或光程差扫描的。各种仪器均有其优缺点。例如,主观式像差仪测量范围广、检查结果准确,但耗时长,检查时需患者高度配合;客观式像差仪检查时间短,对患者配合要求较低,但检查的准确性依赖良好的图像质量。像差仪必须具有良好的准确性和可重复性。除了精确的检查设备,检查结果还受到泪膜的稳定性、瞳孔大小、注视状态、眼球运动、患者的调节状态等影响。一般情况下,建议每只眼进行 3~5 次检查,如果其重复性高,则可采用。

2. 功能完善的准分子激光系统　目前,用于波前像差引导手术的激光机应有小光斑飞点扫描式激光切削模式。理论上,激光斑直径越小,越有利于矫正高阶像差;而激光直径越小、矫正相同屈光度时需要激光发射的频率越高;但小光斑、高频率的激光对跟踪速度和精度及激光输出能量稳定性要求更高。因此,在选择激光系统时,应综合考虑其性能,而不应片面追求某一指标。

3. 优良的眼球跟踪系统和虹膜图像识别系统　由于波前像差引导手术切削方案更为复杂和精细,因此与传统 LASIK 相比波前像差引导手术对眼球跟踪的精度要求更高。虹膜图像识别系统的问世,是眼球跟踪技术的一次重大革新,这种跟踪系统利用虹膜纹理对眼球进行识别,因此不仅可识别眼球的水平移动,对其旋转运动也可进行识别。

【手术注意事项】

与传统手术相比,波前像差引导手术对手术医师也提出了更高的要求。据文献报道,在使用相同手术系统的情况下,不同医师的手术结果可有很大差异。但由于波前像差引导手术要求精度更高,要考虑的因素也比常规手术复杂,存在一定难度的学习曲线。所以,开展波前像差引导手术的医师应首先具有丰富的常规准分子激光手术经验。

传统 LASIK 是根据验光结果来确定手术参数的,主要切削参数有球镜度数、柱镜度数及轴向、切削区直径等。而波前像差引导的 LASIK 中,除了上述参数之外,还包括波前像差检查数据用于矫正高阶像差。波前像差检查数据量往往很大,由此产生的角膜切削方案也比较复杂。通常的做法是将切削方案的数据文件储存在计算机软盘中,手术时将该文件输入激光机的计算机内,并由此引导和控制激光切削过程。一般来说,除激光切削方案不同外,波前像差引导的准分子激光屈光手术过程与传统准分子激光手术过程是基本相同的。但与传统 LASIK 手术相比,波前像差引导的手术应注意以下几点:

1. 波前像差检查数据的选择　波前像差检查数据是否准确,直接影响手术效果,因此,正确选择波前像差检查数据至关重要。虽然各厂家推荐不同方法作为参考,但术前仍无确切方法验证波前像差检查数据是否准确。一般情况下,每只眼应进行 3~5 次检查,如果其重复性很高,则可被接受。否则,应重复检查,直至达到满意效果。

2. 轻微的偏中心切削　对传统近视性 LASIK 术后视力影响不大,一般来说,偏中心切削若小于 0.5mm 通常不会明显影响术后视力。但是,波前像差引导的个性化切削手术对切削中心的准确性有很高的要求。有研究报道,偏中心 0.1mm 即可对高阶像差的矫正产生影响。此外,多数情况下波前像差检查是术前暗室或散瞳状态下检查的,而手术则在自然瞳孔状态下进行,在这两种状态下,瞳孔中心往往并不一致,有文献报道近 60% 患者散瞳前后瞳孔中心相差 0.1mm 以上,在这种情况下术中应做出相应调整。

3. 角膜参考标记　在常规 LASIK 手术中,许多医生并不注意在角膜缘作参考标记,但对于波前像差引导手术来说,正确的角膜缘标记对术中减少术中眼球旋转至关重要,因为术中出现的眼球旋转可明显影响高阶像差的矫正效果。可在术前标记角膜缘 3 点和 9 点位置,术中根据手术显微镜中的刻度做出调整。目前大多激光系统都采用了虹膜识别技术,可明显减少眼球旋转的影响。

4. 手术参数的调整 与传统手术一样,波前像差引导的手术往往也需要参数调整的过程。用于传统手术的参数调整方案不宜直接用于波前像差引导的手术。在调整参数前,应对环境温度和湿度、角膜刀、角膜基质床暴露时间等影响因素尽量控制到差异最小。

【手术步骤】

同 LASIK 手术。

【并发症及处理】

同 LASIK 手术。

【疗效评价】

与常规 LASIK 比较,波前像差引导手术的主要优点包括:

1. 视觉质量更好 对比研究显示,无论在对比敏感度等客观检查或是患者主观评价方面,个体化切削均优于常规手术。

2. 夜间视力更好 出现眩光、光晕及夜间驾驶困难的比例明显低于传统手术。

3. 多数情况下术后高阶像差仍有增加,但增加的幅度较常规手术小,部分患者术后高阶像差低于术前。

4. 视力更好 研究表明,个体化切削手术后裸眼视力及矫正视力也优于传统手术。

5. 波前像差引导手术还在矫正手术偏中心、眩光等并发症方面取得良好疗效。

【存在问题】

1. 目前仅能矫正术前已经存在的高阶像差,而对手术及愈合过程中产生的高阶像差无法准确预测及控制。

2. 高阶像差的测定尚未标准化,同一只眼睛采用不同的设备测量,可得出不同的结果,而同一系统测量的重复性也不够理想。

3. 高阶像差是动态变化的,人眼的总体像差在一生中随年龄变化而改变。

4. 高阶像差对人眼视觉的影响我们并没有完全了解,理论和临床研究都发现某些像差成分及其特定组合在某些特殊情况下会给视觉带来益处。

5. 无论是传统 LASIK 手术还是波前像差引导的个体化手术,术后角膜的生物力学改变对手术效果具有重要影响,而这些改变目前尚不能准确预测及控制。

个体化切削手术为激光角膜屈光手术带来了美好的前景,使手术疗效上了一个新台阶,但在临床应用中仍存在一些问题需要解决。毕竟角膜不是一块塑料,激光手术对角膜组织进行切削后,角膜发生的改变是极其复杂的,而且每个人的角膜对手术的反应均有不同。理想的个体化手术,不仅应有个体化的手术切削方案,还应对每一个角膜术后的生物力学改变个体化的分析和预测。但在现阶段,我们距离这一目标有很大的距离。这需要我们屈光医师更加努力,使激光角膜屈光手术更完美,使更多的屈光不正患者都享有更高的视觉质量。

二、飞秒激光制瓣角膜屈光手术

飞秒激光是过去 20 年间由激光科学发展起来的最强有力的新工具之一。飞秒是时间的单位,飞秒就是 10 的负 15 次方秒,也就是千万亿分之一秒。飞秒激光是一种以脉冲形式运转的近红外线激光,其波长为 1 053nm。飞秒激光手术的原理有两个,一个是光传输原理,一个是光爆破原理。飞秒激光的光传输原理:手术前,医生将患者的基本信息和手术数据输入电脑。手术中医生操作"飞秒激光"机,用压平锥镜将角膜压平,保持激光头到角膜组织中激光聚焦点的精确距离。飞秒激光机按照医生设定的模式传输激光脉冲,在眼角膜上进行各种靶向切削。这个原理保证了飞秒激光精确定向性和定位性。

飞秒激光的光爆破原理:激光脉冲聚焦到角膜组织中,产生光爆破;每一个脉冲的光爆破,产生一个微离子;每一个微离子,气化大约 $1\mu m$ 的眼角膜组织;气化眼角膜组织产生扩展的 CO_2 气泡,气泡被眼角膜组织吸收,眼角膜组织因此被分离。电脑控制的光学传输系统产生成千上万的飞秒激光脉冲,这些脉冲按照密集的等宽度等间距的篱笆墙式的光栅模式,在同一深度聚焦产生光爆破,在眼角膜组织中形成一层微小直径的气泡,使眼角膜组织分离,形成飞秒激光的切削面。LASIK 手术中制作眼角膜瓣就是运用的这种切削模式形成水平的分离面和垂直面。飞秒激光脉冲还可以在角膜组织中进行任何角度和任何范围的堆砌聚焦,形成角度不同,范围不同的组织分离,所以,飞秒激光可以在角膜移植手术和 LASIK 手术中对眼角膜进行片状切削,制作精美的植片和角膜瓣。

【物理特性】

1. 飞秒激光是一种冷激光,几乎不产生热效应,对作用部位几乎不产生负面影响。

2. 瞬时功率高　飞秒激光具有非常高的瞬时功率,可达到百万亿瓦,其聚焦强度比太阳辐射到地球上的全部光聚焦成针尖般大小后的能量密度还要高。

3. 能量集中　它能聚焦到比头发的直径还要小的空间区域,其电磁场的强度比原子核对其周围电子的作用力还要高数倍。

4. 脉冲短　飞秒激光是目前人类能够获得的最短的脉冲,其精确度可以达到微米级。

【优势】

1. 极高的安全性

(1)避免医源性感染:飞秒激光使人类第一次在角膜手术上离开了板层刀,手术过程中发生交叉感染的概率大大降低。

(2)可重复切割:飞秒激光手术如出现负压环松脱等意外的情况,大部分的飞秒激光仪,医生只需将负压环再次戴上,立即补充激光即可,不需中断手术。

(3)并发症少:飞秒激光制作板层角膜角膜瓣几乎不会发生与角膜瓣相关的严重并发症,例如,角膜板层刀产生的游离角膜瓣、扭扣瓣、碎瓣、破裂瓣、过厚或过薄瓣等;更少发生角膜上皮的损伤。

(4)嵌入式角膜瓣复位准确,咬合紧密飞秒激光对角膜瓣制作可以个性化设置,比如:可以设为角膜瓣与眼球基底呈"地下井盖"型嵌入式咬合,不易错位,术中复位准确,术后抗外力能力要强。

(5)很好的术前预测性:飞秒激光制作角膜瓣厚度的误差值为 $\pm 12\mu m$,用飞秒激光制作的角膜瓣实际得到的厚度与我们预先设定的角膜厚度非常接近,这样在我们可以较精确地计算出术后预留角膜基质层的厚度,既能扩大治疗范围,又能确保角膜基质层在安全范围之内。

2. 视觉质量更完美　用飞秒激光制作的角膜瓣厚度各处相同,更均匀一致的角膜瓣有效避免了板层刀制瓣可能出现的医源性像差等,避免了雾天、下雨天以及夜晚开车等视物条件下出现的眩光、模糊等情况,让近视者获得趋于完美的视觉质量。

3. 不受角膜曲率的影响,适合更多近视患者　飞秒激光制作角膜瓣时使用压平锥镜,首先将具有一定曲度的角膜压平,使之完全呈水平面状态,根据预先设计的要制作的角膜板层厚度,将飞秒激光聚焦在角膜表面与锥状压平镜接触处下方相应深度的角膜基质内,通过扫描切割精确制作出所需要各种不同参数的板层角膜瓣。与机械性角膜板层刀不同,飞秒激光制作板层角膜瓣完全不受角膜曲率的影响,无论角膜曲率高低,均能安全、精确地完成角膜瓣的制作。

【适应证】

1. 对"刀片"或者"切瓣"恐惧的患者。

2. 眼裂小、角膜直径小、角膜平的人,而无法用机械金属刀制做角膜瓣者。

3. 角膜曲率偏陡或偏平坦者。

4. 需要更多个性化参数设计者。

5. 其他同 LASIK 手术。

【禁忌证】

1. 较明显的角膜瘢痕、角膜变性、角膜营养不良、角膜炎等角膜异常者。

2. 角膜移植术后。

3. RK 术后。

4. 其他同 LASIK 手术。

【术前准备】

同 LASIK 手术。

【手术步骤】

尽管不同机型的使用要求、性能特点和具体操作不完全相同,但制作角膜瓣的主要步骤和要点基本一致。下面以某飞秒激光仪为例,介绍其角膜瓣的制作过程和要点。

1. 机器开启、预热,待自检通过后,输入设计相关激光参数和拟制作角膜瓣的参数。

2. 安装手柄 助手在无菌条件下安装手柄上的配件(负压环、间隔箔、手柄盖),确保手柄处于重心居中的位置。需要注意:在安装间隔箔时,用无齿显微镊夹住间隔箔的边缘,间隔箔下不能有气泡。

3. 患者平卧于手术床上,常规消毒术眼,铺无菌洞巾。

4. 眼球表面麻醉,术前表面麻醉 2~3 次。

5. 助手在无菌的情况下把手柄递给手术医师。

6. 医师通过显微镜或飞秒激光仪屏幕在患者眼睛上位置移动并定位。可嘱患者注视激光指示灯。

7. 中心定位好后,启动负压吸引,在负压达到最大值后,再次判断负压吸引是否良好,待确认完毕后,使用脚踏开关开始制作角膜瓣。角膜瓣制作完成后,负压自动去除。

8. 医师把手柄递给助手,助手准备另一眼操作。

9. 医师在显微镜下判断角膜瓣是否制作良好,如良好,则用特制的掀瓣器掀开角膜瓣,如果制作不佳,则改手术方式或择期手术。

10. 嘱患者注视指示灯,准确对焦,启动自动眼球跟踪系统,启动机器开始切削。

11. 切削完毕后,复位角膜瓣并用平衡盐溶液充分冲洗,避免瓣下异物残留,用吸水海绵吸出角膜瓣下的水分,使角膜瓣达到解剖复位。

12. 去除开睑器,嘱患者瞬目,观察确保角膜瓣无皱褶或移位。

13. 裂隙灯下观察患者角膜瓣下有无异物残留或角膜瓣移位。

14. 皮质类固醇和抗生素滴眼液点眼,用硬质眼罩遮盖术眼。

【术后处理】

1. 术后 24 小时内,患者会有不同程度的疼痛和异物感,可根据情况口服止痛药。

2. 术后第 1 日复诊视力,检查角膜瓣对位情况,如果角膜瓣有问题,越早处理越好。

3. 术后 1 周内抗菌药滴眼液滴眼,术后次日开始滴用糖皮质激素,如 0.1% 氟米龙(FML) 4 次 /d,以后逐周酌情减量(第 2 周 3 次 /d,第 3 周 2 次 /d,第 4 周 1 次 /d)至术后 1 个月。

4. 术后应定期复查,通常术后 1 周、1 个月、3 个月、6 个月、1 年和 2 年要进行视力、眼压、屈光度、角膜地形图等检查。

【并发症及处理】

1. 球结膜下出血　主要有负压吸引时间过长或反复吸引等造成结膜下血管破裂所致,飞秒激光制瓣过程中负压较低、时间较短,一般较少发生结膜下出血,患者配合欠佳及初学手术者发生机会大一些。一般无须处理,1~2 周自行吸收。

2. 负压环脱失　飞秒激光制瓣时,由于操作不当或负压环吸引不确切导致负压环脱失。患者过度紧张、睑裂狭小、眼窝凹陷、结膜囊松弛或初学手术者,都是造成负压环脱失的原因。还有年轻患者的眼睑一般比较紧,开睑器不易撑开,此外,小角膜或角膜缘周围组织水肿也可以造成负压环吸引不充分。压力过低时负压环丢失的一个非常重要的提示,应避免继续进行激光扫描。为了避免负压环脱失,在开始启动飞秒激光扫描前,一定要判断确认负压环吸引是否良好,这样可以有效避免负压环脱失。如果出现负压环脱失,为了取得最佳手术效果,最好择期手术或改为微型角膜板层刀制瓣。如果立即进行飞秒激光二次制瓣,则很有可能形成两个层面,容易形成薄瓣、不完全瓣等复杂情况,影响患者视觉质量。预防:术前充分宣教,争取患者合作。嘱患者术中不要随意转动眼球。

3. 角膜基质气泡(opaque bubble layer,OBL)　飞秒激光制作角膜瓣过程中,有时会出现角膜基质微空化泡中二氧化碳和水分吸收较慢使外观呈现白色,如果处于角膜中央,可能遮盖瞳孔,使准分子激光无法自动跟踪瞳孔。发生原因可能与手术过程中压平镜太紧、能量设置过高、气泡排除隧道不畅等因素有关。预防:手术时,适当降低能量、压平镜不要太紧等措施,可减少角膜基质气泡的发生。

4. 角膜瓣掀开困难　原因:主要与飞秒激光参数设置或激光状态有关。能量过低或点间距、行间距过大,使得角膜瓣与下方组织黏滞性较大,不易分离;能量过高,产生非常明显的硬性 OBL,使得角膜组织无法分离或分离困难;侧切时眼球出现转动或水疱渗入,使得侧切不能完成或完成不彻底。预防及处理:合理的激光参数及能量的选择或使用特殊的手术器械帮助掀开角膜瓣。

5. 角膜瓣不全或偏小　飞秒激光制作角膜瓣不同于微型角膜板层刀,角膜瓣不全发生率很低。飞秒激光制瓣过程中,角膜瓣不全的发生主要与负压环吸引不当有关,其处理应该视情况判断是否继续手术或择期手术,如果不全角膜瓣形成的基质床大于激光切削治疗区,则可继续激光治疗;如果小于激光治疗区则应复位角膜瓣,终止激光治疗,择期手术。在激光切削时应该注意保护好角膜瓣的蒂部,避免激光切削到蒂根部,造成角膜不规则散光。此外,缩小切削光区也可以进行激光治疗,但对于暗室瞳孔较大的患者,会影响手术效果。最好的选择是停止手术,择期行飞秒激光制瓣或角膜板层刀制瓣手术。预防:主要是合理应用耦合剂、控制好负压环和调整中心,使角膜压平面超过环形标志线。

6. 前房气泡：飞秒激光制作角膜瓣过程中，飞秒激光可聚集于角膜基质预先设定的深度，对角膜组织进行光爆破，形成切割平面，术中气泡不仅会出现在角膜瓣下，还会出现在周边角膜下、角膜瓣蒂根部，甚至出现在前房中、结膜下及角膜上皮下。其发生的原因主要与角膜过小、角膜瓣直径、能量和气泡排除隧道设置不当等因素有关。手术时，角膜瓣直径的合理设计，其边缘尽量避开角巩膜缘等措施，可减少前房内气泡的发生。

7. 弥漫性层间角膜炎（DLK） 是 LASIK 术后发生的一种弥漫性非感染性的炎症。飞秒激光术后的 DLK，可能与飞秒激光的能量和气泡的聚集等有关，能量越大，发生率越高，由于角膜瓣边缘切割能量更大，因此 DLK 更显著。预防：手术时，适当降低飞秒激光的能量和术中合理应用含有地塞米松的平衡盐溶液进行角膜瓣层间冲洗等措施可降低 DLK 的发生率或减轻其发生的程度。

8. 光敏综合征（transient light sensitivity syndrome，TLSS） 飞秒激光术后，患者表现为双眼对室内光异常敏感，但不影响最佳矫正视力，裂隙灯显微镜检查没有任何异常体征，一般见于术后 2~6 周。原因：目前尚不明确，为飞秒激光特有的并发症。可能与早期飞秒激光所使用的高能量激光有关。处理：局部应用糖皮质激素可以缓解或治愈，降低脉冲能量也可能降低发生率。

9. 彩虹样眩光 是指飞秒激光术后发生的一种在暗环境中看白色光源时，可见到的光谱样彩色放射状条纹的现象，其发生的原因尚不清楚，更多见于激光能量设置较高时。处理：无须特殊处理，症状一般随时间推移逐渐减轻并消失。

10. 角膜瓣下基质混浊（haze） 是指飞秒激光手术后出现类似于表层切削手术后的 Haze 反应，可能是由于角膜瓣制作过薄，损伤了角膜前弹力层的基底膜，刺激角膜上皮产生炎症因子与角膜基质相接触，增加了角膜细胞的活性，产生角膜雾状混浊。LASIK 术后伤口的愈合具有一定的组织学特点，越接近角膜上皮及前弹力层的基质，术后的组织增殖现象及反应越显著，类似的 Haze 反应也越明显。因此，飞秒激光制瓣过程中，有效控制飞秒激光的能量、合理设置角膜瓣的厚度，可以有效控制飞秒激光术后角膜基质层间 Haze 的发生。

三、全飞秒激光角膜屈光手术

（一）飞秒激光概述

飞秒激光是一种以脉冲形式运转的激光。具有脉冲短、瞬时功率高以及精确的靶向定位特点，持续时间非常短，仅几个飞秒（1 飞秒 =$1e^{-15}$ 秒），属于超短脉冲远红外激光（1 053nm）。光裂解爆破效应是飞秒激光作用于角膜组织后产生的一种特殊的反应，即每个脉冲产生的一个微离子，可以爆破大约 1μm 的角膜组织，使之裂解生成 CO_2 气泡和水泡，这样持续不断的脉冲产生成千万计的气泡，这些微小气泡连在一起就形成一个切割面，既可做水平切割，也可以做垂直切割和斜向切割。更重要的是，由于其脉冲短和能量集中，热效应小，对周围组织影响极小。目前飞秒激光在角膜屈光手术中的应用主要有两方面：一方面是代替角膜板层刀，辅助制作板层角膜瓣；另一方面的应用是单独完成角膜屈光矫正的功能。

1. 飞秒激光制作角膜瓣的优点 飞秒激光是一种超精密的生物组织切割工具，目前它在医学领域最重要的应用就是利用它来代替机械刀辅助制作板层角膜瓣，也就是在眼科准分子激光原位磨镶术（LASIK）中发挥微型角膜板层刀的功能。LASIK 手术是目前最常用的屈光手术，在飞秒激光引入之前，该手术的第一步是由机械的微型角膜板层刀来制作一个带蒂的角膜瓣。虽然经过数十年的发展,微型角膜板层刀的性能已经得到了很大的改善,但是由它产生的并发症,例如过厚瓣、过薄瓣、不全瓣、纽扣瓣等仍然是该手术最主要和最严重的并发症。

使用计算控制下的飞秒激光来制作角膜瓣可以克服机械刀根本的局限性,显著地降低因制作角膜瓣导致的并发症,进一步提高了 LASIK 手术的安全性。使用飞秒激光制作角膜瓣拥有下列优点:

(1)所制作的角膜瓣各个部位的厚度均匀一致。

(2)制作的角膜瓣厚度精确,实际值与预设值的偏差为 5~10μm。

(3)可以根据实际需要任意设计角膜瓣边缘切入口的角度、角膜瓣直径的大小、厚度,以及角膜瓣蒂的位置和宽度。

(4)重复性极好,基本所有接受手术的患者都能获得预期想要的高质量的角膜瓣。

(5)使用飞秒激光制作角膜瓣不受角膜表面形态、规则以及角膜曲率大小的影响,因此特别适用于角膜形态不规则或角膜曲率过陡、机械刀无法完成的患者。

(6)飞秒激光制作角膜瓣几乎不出现机械刀制作角膜瓣而出现的过厚瓣、过薄瓣、不全瓣、纽扣瓣等并发症,同时还可以减少不规则散光的发生。

2. 飞秒激光辅助制作角膜瓣的 LASIK 手术的不足

(1)虽然飞秒激光机的性能得到了很大的发展,激光的发生频率也得到了大大提高,使得角膜制作总的耗时明显减少,但是与机械刀相比,其总耗时仍较长。

(2)患者所需的手术费用增加 2~3 倍。

(3)可以出现飞秒激光制作角膜瓣所特有的并发症,例如角膜基质床浅层微小气泡、前房内气泡以及揭瓣困难等。

(二) 不同品牌飞秒激光仪器特点

1. Intralase 飞秒激光平台　Intralase 飞秒激光仪是世界上第一台用于角膜屈光矫正手术的飞秒激光设备。经过十余年的发展,已经由第一代产品发展到第五代产品,激光的频率由 10kHz 发展到 150kHz,制作角膜瓣的时间由 80~90 秒减少到 8~12 秒。在临床上主要与 LASIK 结合进行飞秒激光辅助制瓣激光角膜原位磨镶术即飞秒激光 LASIK(FS-LASIK)。该激光仪最早应用于临床时激光发射频率较低,只有 10kHz,因此使用该激光仪制作角膜瓣需要较长时间,约 60 秒。经过改进后,该激光仪的发射频率显著提高,达到了 150kHz,制作一个角膜瓣耗时大约 10 秒。制作角膜瓣过程中需使用较高的负压,部分患者在角膜瓣制作完成以后出现结膜下出血。还有相当比例的患者在手术后出现角膜基质内微小气泡,密度大、范围广的微小气泡消失较慢,需要等待较长的一段时间才会消失,那么对接下来的准分子激光切削术会造成影响和延误。目前该激光仪使用范围较广,不仅用于制作角膜瓣,还可以作为一种更精确、快速的角膜切割工具来完成板层或穿透角膜移植、角膜基质环植入、角膜散光矫正等角膜手术。

2. WaveLightFS200 飞秒激光平台　与 Intralase 飞秒激光仪相似,也是采用压平式角膜接触,二维切割模式。不同之处在于该飞秒激光仪的激光发射频率有了进一步的提升,达到了 200kHz,成为目前制作角膜瓣中最快的飞秒激光仪,整个制作角膜瓣的过程仅需 6 秒。同时其负压吸引环系统也有了相当大的改进,采用了双负压模式,使得所需的负压更低,而且更稳定。另一方面,该飞秒激光仪采用特殊的排气设计,显著地减少了角膜基质内微小气泡的生成。

3. Femto LDV 飞秒激光平台　LDV 飞秒激光治疗仪是 2010 年开发的一款飞秒激光仪。采用高频率、低能量的飞秒激光技术,是目前商用飞秒激光仪中激光发射频率最高的,达到 1MHz。每一单发的激光脉冲的能量不到 100mJ。Femto LDV 飞秒激光仪制作角膜瓣的优点:小光斑、低能量,一般不会有残留组织,比较容易掀起角膜瓣,而且很少出现角膜基质层的微小气泡,不需要等待就可以进行下一步的准分子激光治疗程序;可以与准分子激光仪共用手术床,患者无需更换手术台就可以完成整个手术,节省手术时间;该飞秒激光仪体积小,质量轻,搬运方便,可以根据需要多家医院或者屈光治疗中心共同使用,从而节约了医疗运营成本。

4. VICTUSTM 多功能飞秒激光平台　该系统具有多种功能,不但可以制作角膜瓣,还可以做白内障(包括做白内障的角膜切口、撕囊、劈核)、角膜手术(如板层或穿透角膜移植、角膜基质环植入、角膜散光矫正等)和老视矫正手术。该工作站发射的激光频率是 160kHz,制作角膜瓣吸附角膜固定眼球时使用负压,且采用半球形负压杯吸附角膜以及三维切割模式。该工作站是目前功能最多、应用范围最广的一种飞秒激光仪。

5. VisuMax 飞秒激光平台　该系统可以发射达到 500kHz 的激光脉冲,但是每一激光脉冲能量仅 170nJ,属于高频、低能激光,使得角膜基质内微小气泡的形成机会降低。该激光系统的负压角膜吸附采用半球形弧形角膜接触,三维曲面切割模式。在手术过程中仅需 35mmHg 左右的负压来吸附角膜,患者在整个过程中均能看见上方的指示灯。

(三)飞秒激光辅助的 LASIK 手术

【适应证】

1. 有合理的手术要求和预期,精神心理健康。

2. 年龄 ≥ 18 周岁,屈光稳定状态 >2 年。

3. 近视 ≤ -12.00D,远视 ≤ +6.00D,散光 ≤ -6.00D。

4. 角膜中央厚度 ≥ 480μm,切削后的角膜基质床残留厚度应 ≥ 250μm。

5. 角膜前后表面高度在 39.00D~47.00D。

6. PRK 及 LASEK 术后的补充矫正。

7. 人工晶体植入术后的残余屈光不正。

【禁忌证】

1. 绝对禁忌证

(1)对手术有不合理要求,对手术预期过高,精神心理异常。

(2)明显眼睑疾病(闭合不全、睑内外翻、倒睫等)。

(3)眼部活动性炎症、肿瘤等。

(4)重度眼表疾病。

(5)角膜混浊瘢痕明显。

(6)临床型或亚临床型圆锥角膜。

(7)RK 术后再度矫正。

(8)自身免疫系统疾病(系统性红斑狼疮、类风湿关节炎、多发性硬化和糖尿病等)。

2. 相对禁忌证

(1)独眼。

(2)近视度数 >–12.00D。

(3)角膜中央厚度 460~480μm。

(4)暗室下瞳孔直径 >7.5mm。

(5)晶体密度较高。

(6)药物可控制的高眼压和青光眼。

【术前准备】

1. 术前专科检查

(1)眼部裂隙灯检查:主要排除眼睑畸形、闭合不全、内翻倒睫、活动性结膜炎、角膜炎、角膜混浊、云翳、瘢翳、新生血管、白内障等。若发现异常,则需进行进一步检查、明确诊断,暂停手术。

(2)眼底检查:排除视网膜出血、变性、黄斑裂孔等眼底病变。

(3)视力:裸眼视力及最佳戴镜矫正视力(远 / 近)。

(4)眼压:通常先用非接触式的眼压计测量,如有异常再用 Goldman 眼压计测量,连续 3 次取平均值。

(5)眼干燥症相关检查:常用干眼量表、泪液分泌试验、泪河高度测量、泪膜破裂时间、角膜荧光素钠染色等方法综合判断。

(6)屈光度:通过初次电脑验光后,快速散瞳后检影,主觉验光,次日或手术当天重复验光等多种手段,确保得出一个精确的屈光度数。

(7)角膜形态:通常通过角膜地形图,了解角膜前表面、后表面、全角膜厚度,排除圆锥角膜和临床前期圆锥角膜。

(8)中央角膜厚度:根据医疗单位自身情况,利用 A 超、角膜地形图仪、眼前段 OCT 等设备进行测量和比较。

(9)波阵面像差检查:对于需要进行波阵面像差引导的个性化治疗患者,需要进行该检查。

(10)瞳孔直径测量(自然光及暗环境下瞳孔直径)。

(11)对比敏感度检查和眩光检查。

(12)对于 35 岁以上且长时间近距离工作的患者,行正负相对调节,调节敏感度检查。

(13)主视眼检查。

2. 患者术前准备

(1)患者应通过图片、模型和动画演示等方式了解手术目的、风险及注意事项,并签署知情同意书。

(2)以前戴角膜接触镜的患者需停戴。通常软镜停戴 2 周,硬镜停戴 4 周,角膜塑形镜停戴 3 个月以上。

(3)术前患者应做注视训练,以便术中更好配合完成手术。

(4)手术前局部使用抗生素滴眼液一天 4 次,使用 3 天。

(5)手术前做好个人卫生,包括洗头、面部清洁等。手术当天禁用眼部化妆品。

3. 医生术前准备

(1)术前医生应与患者充分沟通,详细解释手术同意书上的相关内容,让患者知道手术目的和预期,以及相应的风险和并发症,并让患者签署手术同意书。

（2）根据不同患者的病史以检查结果综合分析，制订个性化的手术方案。

（3）手术当天应再次对术眼进行检查，以确保无异常情况。

（4）术前核对患者的基本信息，将手术数据仔细输入计算机，以确保万无一失。

4. 设备环境术前准备

（1）对手术室常规清洁消毒。

（2）保持手术室温度为 18~25℃，湿度为 30%~50%。

（3）开启飞秒激光仪电源，设备进入开机程序。

（4）输入用户名、口令及注册名、口令。

（5）设备自动预热及各项功能检测。

（6）如自检顺利通过，设备会切换到数据输入状态，即可以输入患者的基本信息及激光参数。

【手术步骤】

1. 患者平卧位于手术床上，眼球表面麻醉。常规消毒术眼，铺无菌洞巾。

2. 撑开术眼眼睑，将吸引环放置于术眼结膜囊内，调整吸引环中央与角膜中央重合。

3. 开启吸引环负压吸引，负压固定术眼。

4. 将锥镜卡入发射头专用卡槽内，上卡槽栓。

5. 术者将锥镜缓慢顺时针下移对准吸引环，使锥镜嵌入吸引环中。

6. 继续下压锥镜，使之压迫角膜至标准位置，当角膜压平范围出现一个黄色的圆环并位于角膜正中，与瞳孔处于同心圆时，表明压平到位，准备激光发射。

7. 点击显示器发射键，脚踩踏板，飞秒激光发射。

8. 角膜被切割的部分在显示器上表示为浅灰白区域，随着飞秒激光的连续扫描，浅灰白区域逐渐扩大，直至整个角膜区域。紧接着，飞秒激光将转为环形发射，边缘切开角膜瓣。

9. 松开脚踏板，取消负压，逆时针旋转上拉使锥镜退出负压环，回到起始位置。取出结膜囊中的负压环。飞秒激光制瓣过程结束。

10. 患者接受准分子切削步骤。

11. 术者用掀瓣器将角膜瓣和基质层用轻柔分开，掀开角膜瓣。

12. 按标准准分子激光程序，完成角膜基质切削、瓣下冲洗、回复角膜瓣，滴抗生素和皮质类固醇滴眼液，用硬质眼罩遮盖术眼，手术结束。

【术后处理】

1. 术后第 1 日复诊，常规检查视力、眼压，裂隙灯观察角膜有无炎症反应，以及上皮及角膜瓣是否损伤。如果有异常，对症处理。

2. 术后局部滴用抗生素和糖皮质激素眼液，一日 4 次，持续 1 周，按需要使用人工泪液，尽量选择不含防腐剂的人工泪液。

3. 术后 1 周、1 个月、3 个月、6 个月、1 年和 2 年复查视力、屈光度、角膜地形图等。

【并发症及预防、处理】

1. 负压丢失 患者眼球转动幅度过大、配合欠佳的情况下可以出现。如果负压丢失发生在激光扫描前，则可以重新放置负压环。如果负压丢失发生在激光扫描过程中，可以再重新放置负压环并重新锁定在患者的治疗界面以相同时间继续进行。

2. 角膜瓣掀开困难 当制作角膜所需的能量不够或光斑间距以及线间距过大时，角膜瓣与剩余基质之间的残留粘连不能完全分开,会造成掀瓣困难。通过调整激光能量、光斑间距以及线间距的参数,就可以改善和解决此并发症。

3. 瓣穿孔　术者在掀瓣时,特别是对于瓣厚度低于100μm的薄瓣,可能出现撕裂角膜瓣引起瓣穿孔。如果出现此类情况,最好重新复位角膜瓣,暂停手术,向患者解释清楚,等角膜伤口愈合3~6个月后再重新手术。预防是关键,设计角膜瓣时不要过于追求薄瓣,同时掀瓣时要格外注意技巧和细致。

4. 角膜瓣皱褶　由于制作的角膜瓣过薄,瓣移动或滑脱以及当眼球受到挤压等因素,使得角膜出现皱褶。瓣皱褶分为明显皱褶和不明显皱褶。明显皱褶是指术后影响最佳矫正视力的皱褶,当出现这种情况时,应该重新掀开角膜瓣,用BSS进行冲洗,再复位。不明显皱褶是指能够客观检查到但并不影响最佳矫正视力的皱褶,此时可以暂不做特殊处理,进一步观察。

5. 角膜瓣水肿　角膜瓣水肿是一种与手术损伤有关的局限于角膜瓣的组织水肿,通常出现在术后24~72小时内。术后应采取常规局部激素治疗和预防性使用抗生素,多能够消肿。如果角膜瓣水肿持续存在,就需要排除其他毒素因素并行相关治疗。

6. 角膜瓣移位　角膜瓣移位是因为外力、药物治疗相关和术后眼干燥症相关的原因使得角膜瓣出现了明显的移动,影响术后最佳矫正视力。如遇到此情况发生,需重新掀开角膜瓣用BSS冲洗后复位。

7. 角膜瓣上皮缺损和部分撕裂　在遇到掀瓣困难时可能会引起此种情况发生。如果损伤面积小,则可以密切观察,如果损伤范围较大,则要进行相应处理,如佩戴角膜接触镜等处理。

8. 角膜瓣偏中心　如果负压环没有放正位置,在制瓣时就可能出现此并发症。在飞秒激光制作角膜瓣过程中这一并发症出现少,因为整个制瓣过程都是在直视下进行,可以最大限度地避免此种情况出现。轻度的角膜瓣偏中心如果不影响光学区行准分子激光切削时,无需特别处理,可继续进行下一步操作。如果偏中心较严重,就不要掀开角膜瓣,等待伤口愈合和屈光稳定后再进行手术,建议等待时间为3~6个月。

9. 角膜瓣下基质混浊　对于过薄的角膜瓣,有可能损伤前弹力层,使得角膜瓣下基质细胞增生和胶原纤维排列紊乱从而引起基质混浊。早期局部用类固醇皮质激素可以有效抑制其进展。

10. 不透明气泡层　该并发症只发生在飞秒激光制瓣过程中。主要是因为初始激光制瓣能量的设置过高,使得脉冲在基质内没有合适的播散空间所致。产生的微小气泡聚集在板层间隙的上方和瓣平面的下方,会干扰后续准分子激光切削,影响眼球追踪和虹膜定位。产生这种情况后,通常需要等待气泡弥散或者用掀瓣器轻柔挤赶气泡至基质床的边缘后才进行准分子切削。最开始调整飞秒激光的能量设置是减少不透明气泡层的根本措施。

11. 弥漫性层间角膜炎　导致此并发症的确切原因目前还不清楚,但普遍认为可能与较高能量进行瓣侧切和术中对角膜瓣边缘过多处理有关。最常见的发生部位是在角膜瓣周边,通常为术后1~7日。局部用类固醇皮质激素眼液治疗,严重者可掀开角膜瓣进行冲洗。

12. 前房气泡　此并发症为飞秒激光所特有。前房内气泡聚集会在准分子切削平台上影响眼球追踪系统的工作。其发生原因可能是激光扫描所致角膜瓣层间微小气泡反向通过Schlemn管进入到前房。如果进入前房气泡少,可以稍微等前房气泡消散吸收后再行准分子切削,如果气泡较多难以短时间吸收,则暂时中断手术(通常约 1 日),待气泡消散后进行准分子切削。

13. 短暂光敏感综合征　这也是一个仅发生于飞秒激光制瓣过程中的特有并发症。考虑和激光高能量切削有关,通常患者术后 6~12 周,视力正常但伴有迟发性畏光等症状,积极的糖皮质激素治疗可缓解症状,可通过设置更低能量来减少此并发症的发生。

14. 眼干燥症　术后部分患者会有眼干涩、异物感、烧灼感等不适。制瓣过程中激光对角膜上皮下神经丛和浅基质神经有损伤,同时因激光引起的炎症反应也会影响眼表。对术前严重眼干燥症患者,应劝其放弃手术,以免术后干眼症状加重。术后主要靠滴用人工泪液缓解症状,最好选用不含防腐剂的人工泪液,以减少长期滴用时防腐剂本身对眼表的损害。飞秒激光制瓣比机械刀制瓣辅助的 LASIK 术后眼干燥症的发生率和严重程度都要低。

15. 感染　感染在飞秒激光辅助的 LASIK 术后发生极低,但是,却能造成严重的视力损害。早期感染通常是革兰阳性菌,晚期以非典型分枝杆菌为主。一旦发现要及时处理,包括早期掀瓣、刮片微生物学检查,瓣下冲洗,局部强力高频抗生素使用。预防是最重要的。

16. 屈光回退　从理论上说,飞秒激光辅助的 LASIK 手术由于有角膜瓣的覆盖,伤口愈合反应很轻微,屈光状态在术后早期即很稳定,但事实上,一些病例,特别是高度近视患者,术后还是有一定程度的屈光回退。产生屈光回退的原因可能与术后角膜后表面膨隆、角膜基质再塑形、眼干燥症等因素有关。

17. 角膜上皮植入　当角膜瓣对合不良,形成小间隙,角膜上皮细胞就可以长入该间隙,沿角膜瓣下移行。针对这一并发症预防是关键,术中角膜瓣应该准确对位。如果准分子激光切削时累及角膜瓣的边缘并损伤了上皮,术后则须戴角膜绷带镜,以预防此并发症发生。当确诊此并发症时,小范围、周边部的角膜上皮植入通常先观察,如果角膜上皮植入进一步发展,甚至累及视轴,则掀瓣仔细清除角膜瓣下和边缘的上皮细胞,复位角膜瓣并戴用角膜绷带镜。

18. 结膜下出血　因为制瓣过程中负压环固定角膜时间较长,使得角膜缘和负压环接触的血管破裂所致,通常初学的术者在不太熟练的操作过程中出现。一般无需特殊处理,术后 3~5 日出血将自行吸收。

(四) 全飞秒激光角膜屈光手术

全飞秒激光角膜屈光手术,即飞秒激光角膜基质透镜取出术(refractive lenticule extraction, ReLEx)的出现无疑是在角膜切割与塑形技术上的一次质的突破,把激光角膜屈光手术带入了一个新的境界和高度。全飞秒激光角膜屈光手术和飞秒激光辅助的 LASIK 手术不同,整个角膜屈光矫正手术均由飞秒激光完成。ReLEx 是利用飞秒激光在角膜基质层制作一个基质内透镜并取出,以达到改变角膜原有屈光状态的目的。根据是否制作角膜基质瓣,ReLEx 可分为飞秒激光透镜取出术(femtosecond lenticule extraction, FLEx)和飞秒激光小切口角膜基质透镜取出术(small-incision lenticule extraction, SMILE)。FLEx 需要掀开角膜瓣后才能将制作的透镜取出,而 SMILE 仅需要在角膜周边做一个 2~4mm 的基质切口,通过这个切口将所制作的透镜取出,实现了真正的"微创"和"无瓣"。FLEx 是在 SMILE 手术前的一个学习过渡性术式,一旦掌握 SMILE 手术后,一般就不会再选择 FLEx 手术。目前已陆续有学者通过研究报道 SMILE 在角膜生物力学稳定性、屈光度稳定性、术后眼干燥症程度、炎症反应和手术并发症等方面较 LASIK 手术有着明显的优势。

【适应证】

(1)年龄不小于 18 周岁,有摆脱框架眼镜或隐形眼镜愿望者。

(2)屈光度数稳定两年以上(每年度数变化 <0.50D)。

(3)屈光矫正范围:近视 –1.00~10.00D,散光 <6.00D。

(4)角膜曲率在 39.00D~48.00D 之间,角膜厚度一般 >460μm。

(5)残余基质床厚度要求 >250μm。

【禁忌证】

(1)眼睑异常,例如眼睑闭合不全、内翻倒睫等。

(2)眼部有活动性感染或炎症性病变。

(3)严重的眼干燥症、青光眼、视网膜病变等。

(4)严重的自身免疫性疾病患者。

(5)精神疾病者。

(6)临床期或亚临床期的圆锥角膜。

(7)角膜组织拟切割的区域内存在较明显的不透明的瘢痕组织。

(8)对手术有过高期望值的患者。

【术前准备】

1. 术前专科检查

(1)眼部检查:主要排除眼睑畸形、闭合不全、内翻倒睫;活动性结膜炎、角膜炎,角膜混浊、云翳、瘢翳、新生血管等;排除白内障、眼底病变。若发现异常,则需进行进一步检查、明确诊断,暂停手术。

(2)视力:包括近视力和远视力检查。

(3)验光:初次电脑验光后,快速散瞳后行检影,综合验光仪验光。次日或手术当天复查,这次复光的数据作为手术基本数据参考,实际输入的数据根据患者的年龄、职业、用眼需求等方面进行综合考虑调整。例如对于需要长期近距离工作的患者,且年龄较大,制订手术方案就要考虑保留部分近视度数。

(4)角膜地形图:是保证手术安全性非常重要的一项术前检测,主要目的是了解角膜前后曲率情况和表面形态,排除圆锥角膜或临床前期圆锥角膜。圆锥角膜有以下三大特征性改变:屈光力增加的区域伴随周围屈光力减小的同心圆区域;上下方屈光力不对称;水平子午线上下方最陡半径轴的偏斜。临床前期圆锥角膜的角膜地形图有以下特点:角膜中央屈光度 > 47D;下方角膜比上方角膜明显变陡,差值不小于 1.26D;同一个体双眼角膜中央屈光度差值 >1D。如果角膜地形图检查异常,需暂不考虑手术,定期复查随访。

(5)中央角膜厚度:目前有多种设备可以进行此项检测,如 A 超、角膜地形图仪、眼前段 OCT 等,如果测量值 <450mm,不建议手术。

(6)眼压:通常先用非接触式的眼压计测量,如有异常再用 Goldman 眼压计测量,主要目的是排除青光眼。

(7)眼干燥症相关检查:常用干眼量表、泪液分泌试验、泪河高度测量、泪膜破裂时间、角膜荧光素钠染色等方法综合判断。

(8)瞳孔直径测量(自然光及暗环境下瞳孔直径)。

(9)对比敏感度检查和眩光检查。

(10)对于 35 岁以上且长时间近距离工作的患者,行正负相对调节,调节敏感度检查。

(11)主视眼检查。

2. 患者术前准备

(1)充分向患者解释手术目的、风险及注意事项,并签署知情同意书。

(2)以前佩戴角膜接触镜的患者需停戴。通常软镜停戴 2 周,硬镜停戴 4 周,角膜塑形镜停戴 3 个月以上。

(3)术前教患者做注视训练,以便术中更好配合完成手术。

(4)手术前有条件应局部使用抗生素滴眼液一天 4 次,连用 3 日。

(5)手术前一天应洗头洗澡,手术当天应避免面部化妆,术前眼局部的皮肤、结膜囊清洁和消毒。

3. 医生术前准备

(1)术前医生应通过图片、动画等方式详细向患者讲明手术原理和过程,让患者知道手术目的和预期,以及相应的风险和并发症,并让患者签署手术同意书。

(2)根据不同患者的病史以及检查结果综合分析,制订个性化的手术方案。

(3)手术当天应再次对术眼进行检查,以确保无异常情况。

(4)术前核对患者的基本信息,将手术数据仔细输入计算机以确保万无一失。

4. 设备及环境术前准备

(1)对手术室常规清洁消毒。

(2)保持手术室温度为 18~25℃,湿度为 30%~50%。

(3)开启飞秒激光仪电源,设备进入开机程序。

(4)输入用户名和密码。

(5)设备自动预热及能量检测。

(6)检测通过后设备会切换到数据输入状态,选择常规模式输入患者基本信息和角膜瓣参数。

【手术步骤】

1. 患者平卧位于手术床上,眼球表面麻醉。常规消毒术眼,铺无菌洞巾,开睑器开睑。

2. 嘱患者注视目标光源,三角海绵擦干角膜上水分,移动手术床操纵杆使术眼角膜逐渐与负压吸环接触,直至负压吸环中心与瞳孔或角膜中心重合,一旦重叠后,水印达到 80% 左右即按下移动操纵杆上方的按钮,使负压环吸住眼球。

3. 电脑自动进入负压自检程序,自测负压正常,激光准备发射,则控制面板上的 LED 变亮,并发出声音信号。

4. 按下脚踏开关,输出激光束,进行激光扫描切割角膜。开始由周边到中央的角膜基质透镜后表面扫描,再做基质透镜的环形边切,然后由中央到周边的基质透镜前表面的制作,最后进行角膜侧切口的扫描制作;完成全部激光扫描后自动解除负压。

5. 放开脚踏,向下移动手术床到安全距离,再平移手术床至 VisuMax 手术显微镜下,调整焦距直到能够看清角膜。

6. 用专门的分离器从切口处进入角膜基质,分离透镜浅层、深层,游离透镜,再用专用组织镊将已分开的透镜取出,并检查透镜边缘是否完整。

7. 用 BSS 冲洗可能残存在于基质腔隙中的组织碎屑。

8. 三角海绵吸尽残留在基质腔隙中水分。

9. 取下开睑器,滴抗生素和皮质类固醇滴眼液,用硬质眼罩遮盖术眼,手术结束。

【术后处理】

1. 术后第 1 天复诊,常规检查视力、眼压,裂隙灯观察角膜有无炎症反应,以及上皮是否损伤。如果有异常,对症处理。

2. 术后局部滴用抗生素和糖皮质激素眼液,一天 4 次,持续 1 周。按需要使用人工泪液,尽量选择不含防腐剂的人工泪液。

3. 术后 1 周、1 个月、3 个月、6 个月、1 年和 2 年复查视力、屈光度、角膜地形图等。

【并发症及预防处理】

1. **基质透镜分离困难**　激光能量的大小是决定基质透镜分离难易与否的重要因素。当所选择的激光能量偏低时,激光在角膜基质的切割面产生的微小气泡不均匀,部分区域容易形成无微小气泡的透明暗区,使得再分离基质透镜时阻力增大。而当所设置的激光能量偏高时,激光在角膜基质的切割面产生的微小气泡过多,使得不易分清基质透镜的边缘和界限,在分离时也会觉得有一定阻力。为预防对这两种情况的发生,手术医师可以根据工程师和自己经验对能量进行调整。如果出现"暗区"范围较小,而且在光学区外围,可以考虑慢慢地钝性分离。如果"暗区"范围较大且位于光学区内,则不宜强行分离,因为这样可能会造成基质层不规则撕裂,造成透镜残留于层间,对术后视力影响较大。一旦出现这种情况,建议改用其他术式来完成。

2. **角膜基质透镜撕裂或不完整**　如果患者度数较低,所制作的透镜就会很薄,再加上能量设置不恰当,在取出薄透镜时就很容易出现撕裂。因此在分离和取出透镜时,特别是对于低度数患者时,更应该小心仔细,以避免该并发症的出现。

3. **欠矫、过矫和手术源性散光**　可能与验光的准确性、不同患者对激光能量反应的个体差异、愈合反应的个体差异、手术时中心定位误差以及调节力差异等因素有关。如果手术后过矫、欠矫和手术源性散光度数较大,影响视力较大,可以定期观察、随诊检查屈光状态。一般观察 6 个月,连续 3 次左右验光,屈光状态稳定时,则可以考虑做增效手术,可以选择准分子激光表面切削术或飞秒激光辅助的 LASIK 手术等。

4. **屈光回退**　部分患者在手术后一定时间内会出现不同程度的屈光回退。可能是与患者手术前屈光状态并不完全稳定、术后过度用眼、患者本身角膜组织对激光切削后愈合反应过强等因素有关。对于屈光回退明显的患者,目前 SMILE 还无法实现第二次角膜基质内透镜的制作,只能转向表层切削手术或准分子角膜基质手术处理。

5. **术后最佳视力恢复延迟**　绝大多数的患者裸眼视力在术后早期都能达到或接近术前最佳矫正视力,但也有少数患者手术后早期裸眼视力达不到预期,需要 1 周甚至更长时间才能恢复。这可能和激光能量和基质透镜取出技巧有关。

6. **角膜上皮脱落**　由于负压吸引环,术前预防用药和表面麻醉药物的防腐剂均可能对角膜上皮产生损伤,如果患者自身有角膜基底膜病变,也可能引起术后角膜上皮的脱落,小面积的脱落无需特别处理,术后滴用人工泪液后会很快修复。如果脱落面积较大,可以使用戴绷带式治疗性角膜接触镜促进角膜上皮修复。此并发症发生率很低。

7. **弥漫性层间角膜炎**　此并发症是一种角膜板层间的炎症反应,多出现在术后 1~7 天,病因不确切,有学者认为手术过程中引入瓣下板层间污染刺激,会引起炎症细胞在角膜板层内浸润。一般在角膜小切口附近出现白色颗粒样细胞,一般不累及中央视轴区。局部使用糖皮质激素滴眼有效。

（申 华 张仁俊）

第三节 角膜基质环植入术

角膜基质环植入术(intrastromal corneal ring segments,ICRS)是一种可逆的非激光性屈光矫正方法,用于矫正低、中度近视。后因手术预测性欠佳终被更理想的准分子激光角膜屈光手术所取代,目前此手术不再用于近视矫正,而主要用于治疗中晚期的圆锥角膜。

飞秒激光辅助的角膜基质环植入术具有更好的预测性、操作时间短、术后并发症风险低、剖切深度统一、中心定位精确以及对称性好等优点。

【适应证】

1. 中晚期圆锥角膜。

2. RK、LASIK 或 PK 手术后有明显的不规则散光者。

3. RGP 能提高视力,但存在佩戴困难者。

4. 不愿接受角膜移植或材料困难。

【禁忌证】

1. 中央角膜厚度 <400μm,周边角膜厚度 <500μm。

2. 眼压 <10mmHg 或 >21mmHg。

3. 内眼手术史、眼部外伤史。

4. 严重自身免疫性疾病。

5. 复发性角膜上皮糜烂。

6. 角膜营养不良。

7. 葡萄膜炎。

8. 糖尿病性视网膜病变。

9. 妊娠女性或哺乳期女性。

10. 期望值过高者。

【术前准备】

1. 视力检查、主观验光、睫状肌麻痹验光。

2. 瞳孔直径测量。

3. 角膜地形图测量。

4. 裂隙灯下眼前节检查。

5. 眼压测量。

6. 角膜厚度测量。

7. 眼轴测量。

8. 眼底检查。

【手术步骤】

1. 根据患者情况选择合适的麻醉方式。常规消毒、铺巾,开睑器开睑。

2. 角膜中央标记。

3. 放置负压环,飞秒激光按设计程序制作角膜隧道。

4. 将设计的角膜基质环植入角膜隧道内,调整至正确位置并检查对称性。

5. 缝合植入处切口。

6. 常规结膜下注射激素和抗生素,包扎术眼。

【术后处理】

1. 戴绷带镜 24 小时。

2. 滴用抗生素、糖皮质激素和人工泪液滴眼液,4 次 /d,使用 1~2 周。

【并发症及预防、处理】

1. 术中注意检查飞秒激光剖切程序,避免切穿角膜。

2. 角膜基质隧道内的慢性炎症和感染　局部及全身使用广谱抗生素,若感染不能控制,则考虑取出基质环。

3. 基质环偏心　可考虑取环后重新定位植入。

4. 创口血管化　局部使用糖皮质激素类药物,可考虑激光治疗。

5. 角膜溶解、基质环暴露　如发生,必须尽快取出,重新制作隧道,植入基质环。嘱患者避免摩擦眼球,配合使用绷带镜。

第四节　角膜成型术

一、激光角膜热成型术

通过使用非接触性钬 YAG 激光(noncontact Ho:YAG LTK)或接触性钬 YAG 激光(contact Ho:YAG LTK)完成角膜热成型术,使角膜的周边区收缩,中央区变陡以达到矫正远视或老视的方法。

【适应证】

1. 治疗范围为 +0.75D~+2.50D,散光不超过 0.70D。

2. 不能配合进行 LASIK 手术患者。

3. 角膜扁平者。

4. LASIK 远视矫正术后效果不满意者。

5. 瞳孔较大者。

【禁忌证】

1. 患者对手术有不切实际的期望值和目的。

2. 屈光状态不稳定。

3. 角膜炎症性疾病、角膜膨出性疾病、眼干燥症等。

4. 全身性疾病如胶原血管性疾病、免疫缺陷性疾病等。

5. 眼球震颤。

【术前准备】

1. 裸眼和矫正视力。

2. 屈光检查,包括睫状肌麻痹下验光和主观验光。

3. 裂隙灯显微镜检查眼前节,特别注意角膜病变。

4. 眼底检查,特别注意有无玻璃体混浊和视网膜脉络膜病变。必要时以三面镜进行检查。

5. 眼压检查,并除外青光眼和高眼压症。

6. 检查角膜曲率半径、角膜地形图检查。

7. 测量角膜厚度。

8. 测量瞳孔直径,包括暗光下瞳孔直径。

9. 术前向患者解释有关手术的过程和指导,要强调保持固视的重要性。在激光发射时,除偶尔有发热感和轻度刺痛,一般没有不舒适感。

10. 仪器准备。

【手术步骤】

1. 角膜表面麻醉剂滴 2 次,间隔 3 分钟,开睑器开睑。

2. 角膜自然干燥约 3 分钟。在角膜干燥期间,让患者注视闪烁的固视灯,不要眼球四处转动。

3. 激光发射。聚焦激光,激光发射时间为 3 秒。连续进行多点照射。

4. 术后常规滴抗生素眼液和非甾体抗炎药。

【术后处理】

1. 滴用抗生素滴眼液,每天 4 次,共 1 周。

2. 术后 48 小时内,滴用非甾体抗炎药和人工泪液,每天 4 次。与 PRK 不同,LTK 术后用非甾体抗炎药的使用可明显减少术后不适感,不要用激素类药物。

【并发症及预防、处理】

如出现上皮愈合延迟、复发性角膜上皮糜烂等,可联合使用绷带镜治疗。

二、传导性角膜成型术

传导性角膜成形术(conductive keratoplasty,CK)是一种无激光及非切削式技术,通过使用一种射频能,经探针插入角膜周边 8~32 个治疗点作用于角膜基质,使每一治疗点处形成胶原收缩,在角膜周边部产生环状收缩作用,从而增加角膜中央的弯曲度,达到降低远视的目的。

【适应证】

1. 远视 +0.75D~+3.25D,散光 <0.75D,或平光性老视。

2. 角膜平均曲率 <46D,眼内压 <20mmHg。

3. 角膜 6mm 光区处角膜厚度 >560μm。

4. 双眼矫正视力 >0.5。

5. 平时戴硬性或透气性隐形眼镜患者需摘镜 3 周,戴软性隐形眼镜者摘镜 2 周后行术前检查,佩戴硬镜者应行两次中央角膜曲率及显然验光的检查,间隔时间为 1 周,两次检查之间的差值在任何子午线上应小于 0.50D,并且角膜镜的影像必须是规则的。

【禁忌证】

1. 圆锥角膜。

2. RK 术后。

3. 穿通性角膜移植术后。

4. 眼前节疾患、眼内疾病、眼睑疾患、角膜异常。

5. 进展性远视。

6. 糖尿病、自身免疫性疾病、结缔组织性疾病、免疫抑制状态、长期口服激素或免疫抑制剂类药物可能会影响伤口愈合者、已形成瘢痕疙瘩者、顽固性角结膜干燥症、孕妇、体内植入电子设备等。

7. 复发性角膜上皮糜烂。

8. 基底膜疾病。

9. 带状疱疹或单纯疱疹性角膜炎。

10. 青光眼、激素性高眼压、术前眼压超过 21mmHg、窄房角。

【术前准备】

（一）术前检查

1. 主观验光、散瞳验光。

2. 裸眼视力、最佳矫正视力、近视力。

3. 裂隙灯检查及检眼镜检查。

4. 角膜地形图检查、中央角膜曲率的测量。

5. 中央及 6mm 圈超声角膜测厚。

6. 眼压测量。

7. 主视眼检查。

（二）手术方案设计

1. 主视眼确立后，进行模拟单眼视的耐受检查，以决定最后的手术量。通常，主视眼则设计为 –0.25~+0.50D，非主视眼的术后屈光度依照患者的年龄不同，设计为 –1.50~–1.00D。

2. 治疗点按需矫正的度数而选择不同的点数及位置。矫正点数在 8~32 个点不等，位置则选择在 6mm、7mm 和 8mm 角膜光区。矫正的度数越大，治疗点越多，但最多进行不超过 32 个点的治疗。治疗位置通常按以下原则进行：矫正 +0.75~+0.875D，在 7mm OZ 治疗 8 个点；+ 1.00~+1.625D，治疗 16 个点，8 个点放置在 6mm，8 个点放置在 7mm OZ；+ 1.75~+2.25D，则治疗 24 个点，在 6mm OZ、7mm OZ、8mm OZ 各治疗 8 个点；+2.375~+3.00D，共治疗 32 个点，在原有 24 个点治疗的基础上，在 7mm OZ 每个治疗点之间加 1 个点，共加 8 个点。

【手术步骤】

1. 麻醉术前 15 分钟开始点 3 次局部麻醉药，每次间隔 5 分钟。

2. 手术开始前应先在显微镜下检查探针，以确保探针未受损害及弯曲变形。

3. 使用 CK 专用的开睑器，充分暴露角膜，术中需注意保证开睑器与眼睑的直接接触，以保证电流回路不会中断。

4. 用 CK 专用标记器标记角膜　让患者注视显微镜上的灯光，涂抹甲紫或孟加拉玫瑰红染料于标记器上，将标记器上十字游丝的交叉点对准视轴中心，将标记器轻轻压下，于角膜表面形成具有 8 个交叉点的环行标记；如用甲紫做标记，则用平衡盐液冲掉多余的染料，然后用无纤维海绵棒将角膜表面的水分充分吸十，以避免能量在潮湿的表面逸散。

5. 根据手术方案表选择适当的治疗参数图，先行 7mm 圈的治疗，如需要再行 6mm 圈及 8mm 圈的治疗，每一圈均自 12 点钟位开始，然后再进行 6 点钟对应位的治疗，以后按顺序成对完成，在行每一个点的治疗时，应将探头的探针准确置于角膜表面的标记点上，并与角膜表面相垂直,向下加压,插入角膜基质深部直至触及绝缘止端,此止端可防止探针过深刺入角膜。

6. 踩下脚踏板释放射频能,仪器的设置参数为:350kHz,0.6W,持续0.6秒。在每一个治疗点上,将探针刺入后应保持在原位不动,直至治疗预设时间结束,拔出探针,然后再进行下一个点的治疗,直至按手术计划将所有的治疗点进行完毕。注意:在每一个治疗点完成后,应将探针用医用无纤维海绵棒进行清洁,以清除组织碎屑,此时应注意不要伤及探针。

7. 双眼术后立即进行角膜曲率计测量或电脑验光,以确定是否有散光出现。

【术后处理】

1. 术后滴用抗生素眼液及非甾体类眼液,最多持续3日,一般不使用糖皮质激素类药物。

2. 可点用人工泪液类眼液。

3. 可使用绷带式隐形眼镜24~48小时,以缓解刺激症状。

【并发症及预防、处理】

1. 无明显术中并发症及术后严重影响视力的并发症。

2. 术后48小时内有眼内烧灼感、异物感及畏光感,治疗点处有轻微上皮缺损、点染及白色基质水肿区域,部分出现角膜后弹力层皱褶;偶有患者术后畏光感3个月消失;术后早期可能因过矫出现重影;部分病例术后散光增加,但会逐渐下降;有学者发现术后出现角膜色素环沉着的病例报道。

3. 术后高阶像差有所增加,但球差术后有所下降。

4. 无术后眼压值超过术前5mmHg以上者,提示术后不会因周边角膜变扁平而使房角过窄影响眼压。

第五节　准分子激光角膜切削术治疗角膜表层病变配合中药治疗

1988年StarK等首先将准分子激光治疗性角膜切削术(excimer laser phototherapeutic keratectomy,简称PTK)应用于临床,治疗角膜疾病。PTK是利用由准分子激光仪发出的高能紫外光,以微米级的精确度切削角膜组织,对非切削区不会产生明显损伤。用PTK切削角膜组织,切削区与非切削区之间可形成更为清晰光滑的界线,加速术后角膜上皮和伤口愈合,不容易形成角膜瘢痕。因其具有良好的可控性,平滑性和安全性,而对治疗浅表性角膜病变及重塑角膜表面具有广泛的应用前景,可部分替代板层角膜移植及穿透性角膜移植术。手术特点、适应证、禁忌证、方法、术后并发症处理、配合中药治疗等分别论述如下。

一、手术特点

1. 在使用同一激光仪同样激光参数的前提下,切削相同深度病变区所需的激光脉冲多于切削正常组织。

2. PTK所治疗的病例,其角膜表面多不平整,激光切削后难以形成一光滑面,术中需用阻滞剂(masking agent)对激光切削作用进行修正。

3. 对角膜基质的切削形状与PRK不同,行PRK时,激光切削深度中央区超过周边区,术后角膜中央形成一个较大曲率半径的球面,以矫正近视。PTK则在角膜上切削掉一块从中央到周边相同厚度的组织,术后较少引起角膜弧度的改变。

二、适应证

PTK 术后要求保留至少 $250\mu m$ 的角膜厚度,对于深度不超过 1/3 角膜厚度的病变包括角膜混浊,角膜表面不规则及复发性角膜上皮糜烂等,均可考虑做 PTK。

1. 角膜混浊　角膜前 1/3,由手术或非手术创伤,角膜炎症,营养不良,变性等所致的角膜混浊,可试行 PTK。

(1)角膜营养不良:治疗角膜营养不良的常规手术方法为板层或穿透性角膜移植术,术后角膜植片上经常产生相同的原发病变。PTK 对于位置表浅的病变有很好的疗效,如角膜上皮及基底膜营养不良(地图状 - 点状 - 指纹状营养不良,Meesmann 营养不良),角膜前弹力层营养不良(Reis-Buckler 营养不良),格子状营养不良,颗粒状营养不良等。病变部位越表浅,疗效越好。此外 PTK 还可治疗板层或穿透性角膜移植术后,移植片上浅表的复发性病变。

(2)角膜瘢痕:PTK 对于治疗角膜基质浅层瘢痕如 PRK 术后角膜雾浊有很好的疗效,术后可显著改善视功能。对于感染或外伤后的深层角膜瘢痕,则疗效较差。由于角膜瘢痕与周围健康组织的密度不同,激光切削率不一致,术后有可能造成不规则散光。

2. 角膜表面不规则　可用于治疗因角膜上皮营养不良,Reis-Buckler 营养不良,带状角膜变性,圆锥角膜顶部及翼状胬肉切除术后所致且视力明显受损的角膜表面不规则。

3. 复发性角膜上皮糜烂　治疗复发性角膜上皮糜烂的传统手术方法是机械刮除角膜上皮及基质浅层。用 PTK 治疗,成功率可达 84%~100%。实际治疗深度为 5~10μm,局限于角膜前弹力层内。

三、禁忌证

1. 活动性感染性角膜病变包括感染性结晶样角膜病变,不宜做 PTK,以免感染向角膜深部及周围扩散。对于单纯疱疹性角膜炎后遗留的角膜瘢痕是否适合行 PTK 治疗,尚有争议。

2. 病变深度超过 1/2 厚度。

3. 基质厚度明显变薄(<250nm)的圆锥角膜。

4. 干燥性角结膜炎。

5. 角膜内皮功能不良。

6. 未控制的葡萄膜炎。

7. 青光眼。

8. 患有影响角膜伤口愈合的全身疾病如胶原血管性疾病,自身免疫性疾病及免疫缺陷,严重的糖尿病等。

9. 远视眼是 PTK 的相对禁忌证,因为 PTK 术后角膜进一步变平,从而加深远视屈光度。

四、术前检查及注意事项

1. 术前检查及评估:

术前检查及评估内容包括裸眼视力及矫正视力,(不规则角膜可试戴小孔镜及硬性角膜接触镜,以评估视力预后)瞳孔大小、裂隙灯显微镜检查(包括角膜病变厚度测量、病变的性质、范围及瞳孔中心的测量),角膜曲率及角膜地形图检查、屈光状态、眼压测量、泪液分泌试验及泪膜破裂时间,散瞳后眼底检查、角膜厚度的测量、角膜内皮细胞分析。

2. 术前准备

术前进行准分子激光仪各项性能校验,保证其处于最佳工作状态。术眼按内眼手术,做泪道冲洗及结膜囊冲洗等准备。

五、手术过程

1. 一般使用表面麻醉,术前 10 分钟用 4% 利多卡因或 0.5% 地卡因点眼 2 次。

2. 患者仰卧位,常规眼周围皮肤消毒,铺无菌孔巾,开睑器开睑。

3. 确定角膜中心,使角膜面保持水平,与激光束垂直相交。

4. 去除角膜上皮　假如上皮下角膜前表面不规则,可直接用激光切削去除角膜上皮;假如上皮下角膜前表面光滑,则可使用机械方法如使用钝性角膜铲刮除角膜上皮。对于角膜中央区表面严重不规则,有明显凸起者,可先用刀片同角膜上皮一起切除,使表面相对平整,在阻滞剂覆盖下进行激光切削。

5. 阻滞剂的选择应用　目前常使用的阻滞剂为 0.5%~2.0% 的羟丙甲基纤维素及透明质酸钠。假如用准分子激光直接切削不规则的角膜表面,由于对凸凹不平组织的切削量基本一致,术后仍不能形成光滑的表面。因此,在 PTK 治疗过程中,要选择一种阻滞剂来填补角膜凹面,使激光仅切削角膜凸起部分,使术后形成一个光滑的角膜面。在术中还应根据角膜表面不规则的程度来选择滞剂,浓度过高太黏稠的阻滞剂不能均匀覆盖于不规则角膜面,而浓度过低太稀薄剂则很难存留在角膜表面,所以．阻滞剂的选择应用应视情而定。

6. 激光切削　PTK 激光参数设定:能量密度 130~180mJ/cm^2;每脉冲切削深度 0.2~0.5μm/pulse;切削直径 6.0~7.0mm。激光切削过程中,术者要密切观察,随时通过摆动患者头位来调整切削部位,通过调整阻滞剂来控制切削面。阻滞剂遇激光击射时呈白色,内有细密小泡,声音柔和;角膜组织遇激光击射则无变白现象,声音较清脆。如果术中不能判断角膜切削深度是否已达到要求,则应通过裂隙灯显微镜检查后再决定是否继续切削。治疗结束后,角膜基质的厚度应保留在 250μm 以上。

7. 在治疗角膜雾状混浊时,为避免复发,可在激光切削后用一浸润 0.02% 丝裂霉素的圆形海绵片(大小与切削区一致)放置在角膜床面 2 分钟,然后用 BSS 充分冲洗 1 分钟。

8. 术毕,局部点抗生素眼液,局部营养类眼用凝胶(小牛血去蛋白提取物凝胶、维生素 A 棕榈酸酯眼用凝胶、表皮生长因子等)。也可戴治疗性角膜接触镜。

术后中西医结合治疗

1. 为了减少术后反应及疼痛,促进角膜创面早修复,可酌情服用中药。术后配合栀子胜奇散加减,方药:蒺藜、谷精草、决明子各 15g,羌活、防风、荆芥、川芎、蔓荆子、菊花、栀子、黄芩、木贼草、密蒙花、黄芪、山药各 10g,蝉蜕 8g,甘草 3g。

术后 24 小时内,患者会有较明显的疼痛,局部点非皮质类固醇抗炎药如安贺拉,双氯芬酸钠滴眼液,口服镇静剂和止疼剂可缓解症状。角膜上皮愈合后,开始点皮质类固醇眼液,如 1% 醋酸泼尼松龙滴眼液,0.1% 氟米龙(FML):第 1 个月每天 4 次,第 2 个月每天 3 次,第 3 个月每天 2 次,第 4 个月每天 1 次,共持续 4 个月。期间根据角膜上皮下雾状混浊情况及眼压做适当调整,长时间持续使用皮质类固醇眼液会带来眼压升高等副作用。

2. 角膜上皮延迟愈合：术后绝大多数患者的角膜上皮在 7 日之内愈合，如超过 7 日，则应视为延迟愈合，角膜上皮延迟愈合可导致角膜上皮下雾状混浊、复发性皮糜烂、角膜感染及角膜溃疡。PTK 术后角膜上皮愈合所需的时间比 PRK 术后长，其原因可能与所伴有的原发角膜疾病有关。术后要注意保护角膜上皮，局部使用不含防腐剂的人工泪液，戴治疗性角膜接触镜。并可酌情服用中药栀子胜奇散加减，在上方中加大黄芪 30g、山药 25g。

原有角膜病变复发：应特别注意静止的单纯疱疹性角膜炎，术后可能复发，甚至病情加重。对于单纯疱疹性角膜炎后遗留的角膜瘢痕是否适合行 PTK 治疗，尚有争议。此外，某些角膜营养不良在 PTK 术后也可复发。经中西医结合治疗，临床治愈后未见复发，病变较表浅，角膜厚度足够，可再做一次 PTK，但术后仍然需中西医结合治疗，严防复发。

六、其他并发症预防处新内容多理及临床观察

1. 远视眼　为 PTK 术后主要并发症，影响术后裸眼视力并产生屈光参差。导致远视的可能原因有：切削区周围角膜上皮过度增生及泪膜增厚造成近视镜效应；术前角膜病变中央薄周围厚，切削后角膜中央比周边更平；激光投射角度导致中央切削多于周边切削；切削直径小。预防：术前选择伴有近视的病例，处理：术中合理使用阻滞剂并改良切削方式，使中央切削与周边切削深度一致或加用远视矫正切削，可减轻或消除术后远视。

2. 角膜表面不规则　可影响视力恢复，甚至出现眩光，光晕，单眼多视等症状。预防：术前按个体正确制订切削方案，术中合理选用阻滞剂，严格遵循操作规程可减轻或避免这一并发症发生。

3. 不完全切削及过度切削　PTK 对于致密的角膜瘢痕及钙质沉积较难完全切除干净，需用更多的激光脉冲数才能获得相同的治疗效果。预防：术中用裂隙灯显微镜监控切削深度并使用阻滞剂可避免不完全切削，并保护周围组织不被过度切削。

4. 临床观察　术后上皮愈合前，每天复查一次。上皮愈合后，1 周、2 周、1 个月、2 个月、3 个月、6 个月及 1 年复查，以后每年复查一次。检查项目与术前基本相同。

（张仁俊　丁辉　刘家琪）

交联是一个使工业材料通过聚合变坚固的常用方法,并在生物工程中起稳定组织的作用。例如,化学交联如戊二醛用于制备对人工心脏瓣膜,物理交联如紫外线通常用于牙科充填材料的固化,病理科组织标本的保存和硬化也需要化学交联戊二醛或甲醛;在角膜老化过程中出现胶原纤维变粗和变质硬的现象,被证明是与随年龄增大而出现的胶原分子糖基化有关;另外一个有意义的临床现象是年轻的糖尿病患者从来不会发生圆锥角膜,即使在少数情况下,圆锥角膜出现在糖尿病发病之前,也会因为糖尿病的出现而使圆锥角膜的病情不再进展,这正是由于糖尿病引起角膜基质内的自发糖基化反应,增强了角膜的强度。受这些现象启发,自 20 世纪 90 年代开始,研究人员开始试图利用光或热处理角膜,通过羟基自由基介导的氧化反应以增强基质胶原纤维的强度。德国的一个研究小组最早在 20 世纪末开始研究如何采用保守治疗来阻止圆锥角膜的病情进展,而避免采用传统的手术疗法,解决临床上角膜供体材料紧张的难题。

紫外光核黄素角膜交联术(corneal collagen crosslinking,CCL)基本原理:CCL 基本原理是光敏剂核黄素(即维生素 B_2)在 370nm 波长紫外光作用下,被激发到三线态,产生以单线态氧为主的活性氧族。活性氧族可以与各种分子发生反应,诱导胶原纤维的氨基(团)之间发生化学交联反应(Ⅱ型光化学反应),从而增加了胶原纤维的机械强度和抵抗角膜扩张的能力。波长度 370nm 被用于 CCL,是因为核黄素在此波长有一个吸收峰。角膜的生物力学属性取决于胶原纤维、胶原纤维束和它们的空间结构组成。通过 CCL 可使角膜的生物力学强度加强。

超微结构改变:角膜基质层(占角膜厚度 90%)共包含有 200~250 个胶原纤维板层,板层之间重叠在一起,各层之间充满黏多糖。人类角膜中的胶原主要是 Ⅰ 型胶原和 Ⅵ 型胶原,其他还有 Ⅲ、Ⅴ、Ⅶ、Ⅷ 型胶原。Ⅰ 型胶原为粗横纤维,呈网状排列,构成基质的支架,Ⅵ 型胶原为丝状结构,在胶原纤维间起连接作用,两者对维持角膜机械张力起主要作用。Wollensak 等对紫外光核黄素引起角膜硬度增加的机制进行了研究。对新西兰大白兔进行 CCL 治疗 4 小时后处死,取角膜制作超薄切片,在电镜下观察角膜胶原纤维直径,发现经过治疗后同 1 眼,前部(50μm 深度)基质胶原纤维直径比后部(350μm 深度)基质增加 93%。前部角膜基质的胶原纤维直径比未处理的对侧眼增加 12.2%,后部角膜基质的胶原纤维直径比未处理的对侧眼增加 4.6%。这一超微结构的改变正是 CCL 疗法提高角膜机械强度的解剖学基础,而胶原纤维直径增粗在前部基质更为显著,与紫外光通过基质时迅速衰减和核黄素吸收紫外光主要在前部基质有关。

耐酶性:角膜内含有各种酶,例如磷酸脂酶、淀粉酶、三磷酸腺苷酶、胆碱酯酶、胶原酶等,这些酶在上皮和内皮细胞内含量较基质多。特别是已经发生角膜溃疡的角膜,不管是感染菌属产生的酶还是自身免疫反应作用,其含酶量及种类也增加。研究发现,经过紫外光核黄素交联的角膜对抗各种酶消化作用的能力显著加强。Spoerl 等研究角膜经过胃蛋白酶、胶原酶和胰蛋白酶作用后,交联后的角膜分别在第 13 日、第 14 日和第 5 日出现溶解,而未经处理的角膜分别在第 6 日、第 6 日、第 2 日出现溶解。提示 CCL 或许可以应用于角膜溃疡的治疗。

第一节　适应证及禁忌证

患者选择是否得当与手术成功与否有很大关系,选择恰当可明显降低手术失败风险,以及术后出现的并发症。

紫外线核黄素角膜交联主要用于抑制角膜膨隆的持续进展,因此对那些进展活动期病变疗效显著。尽管对如何判断角膜是否处于病变活动期尚有争议,但通常来说,角膜胶原交联多用于角膜呈进行性膨隆的成年患者。角膜形态或角膜地形图一旦可以对角膜做出膨隆进展期的诊断,还要包括至少 6 个月到 1 年的随访观察期,才可以对角膜病变是否处于活动期做出相应的判断,如果 K 值增加最大超过 1D,就可认为病变处于活动进展期。

角膜曲率和患者年龄都是影响手术成功与否的重要影响因素。一般手术时,角膜曲率最大值不要超过 65D,角膜曲率过大,手术失败的风险也会相应增加。如果术前角膜 K 值小于 58D,则手术失败的风险可降低 3%。如果患者年龄大于 35 岁,矫正视力达 20/25 或更好,则是角膜胶原交联术后视力下降的危险因素;相反,五六十岁年纪、视力较差的患者,选择紫外线核黄素角膜交联会好一些。因此,尽管角膜胶原交联无明显的手术禁忌,但还是推荐选择那些角膜曲率小于 58D、年龄小于 35 岁、最佳矫正视力达 20/30 或更好的患者进行手术,以降低术后视力减退的风险。

采用标准的角膜胶原交联技术,角膜厚度不低于 400μm 是降低紫外线导致内皮细胞出现损伤的一个重要排除标准。如果手术遵循该标准,则可有效保持角膜内皮细胞的安全,避免出现大量内皮细胞的损伤。动物研究表明:3mW/cm^2 的紫外光照射 0.1% 核黄素浸染的角膜时,能量衰减 95%,500μm 厚的角膜,内皮细胞的紫外线剂量为 0.15mW/cm^2(0.27J/cm^2)。如果没有核黄素,则紫外线在角膜中衰减最多达 30%。在兔子的动物实验中,角膜内皮细胞的毒性阈值为 0.36mW/cm^2(0.65J/cm^2),用 3mW/cm^2 强度的紫外光照射 400μm 厚的角膜,易达到内皮细胞耐受紫外线阈值强度,损伤内皮细胞。尽管圆锥角膜中央厚度通常大于 400μm,但术前最好要做一下角膜地形图以明确判断角膜厚度,以及刮除上皮后角膜基质厚度的改变。需要特别注意的是,如果病变区有上皮增生,则可能会干扰对角膜基质厚度的判断。

圆锥角膜患者行角膜胶原交联,选择标准紫外线核黄素角膜交联适应证:成人(年龄大于 18 岁),角膜进行性异常扩张,如圆锥角膜、屈光术后角膜异常膨隆。

欧洲白内障与屈光手术医师协会认为,角膜胶原交联技术同样适用于儿童和青少年病变患者,不需要考虑病变是否处于进展期。目前研究显示,角膜胶原交联手术之所以重视手术患者纳入的标准,可能与减少手术并发症、降低手术失败率有关。轻到中度的圆锥角膜(角膜曲率小于 65D)应该考虑进行角膜胶原交联治疗。手术患者年龄最大不超过 35 岁,可将术后并发症发生率控制在 1.04%。尽管手术早期预后较好,但术前矫正视力高于 20/25 是术后并发症出现的一个危险因素。(调查发现 CXL 术后 12 个月,患者视力与术前相比要下降 2 行)。

　　紫外线核黄素角膜交联可用于轻中度的圆锥角膜病(最大 K 值小于 65D)的成人以及儿童患者的治疗。若去除角膜上皮层时角膜厚度小于 400m,则要避免采用 Dresden 的角膜胶原交联技术,转而选择保留上皮的角膜交联或低渗性角膜交联。角膜周边变性通常用绷带镜保护角膜缘,但目前尚无确切可靠的检查与圆锥角膜相鉴别。这些患者角膜屈光手术通常并发角膜膨隆,因此即使未发现症状也要进行原发病的治疗。

　　与其他手术一样,角膜胶原交联手术的成功与患者选择也有较大的关系。就目前所知,角膜胶原交联技术在抑制病变进展上有明显疗效,因此,该技术比较适合那些活动进展性角膜膨隆的患者。

　　角膜胶原交联患者的排除标准为保证手术安全有效,并不是所有患者都适合进行角膜胶原交联的。角膜厚度低于 400μm、有单纯疱疹病毒感染史、合并角膜感染、严重的角膜瘢痕或角膜混浊、角膜修复愈合能力差、严重的眼表异常以及合并有自身免疫异常的患者都不适合进行紫外线核黄素角膜交联。一旦确认患者不适合进行角膜胶原交联,无论病变程度如何,都可以考虑进行深板层角膜移植。

　　到目前为止,公开或尚未发布的数据资料显示,角膜胶原交联技术比角膜移植手术的治疗安全性要高,但最终手术选择要根据角膜的膨隆程度而定,而不是根据创伤大小。实际上,角膜胶原交联已经成为治疗圆锥角膜、屈光术后角膜膨隆的常规治疗方法。随着对角膜胶原交联技术认识的不断加深,患者的选择对技术发展和手术疗效均有重要的影响。

　　角膜厚度的安全阈值是主要的排除标准。角膜最薄点厚度对经典的去上皮角膜交联尤其重要。去上皮交联法的系列参数(包括核黄素的浓度、紫外光的强度以及波长和治疗时间)在一系列时间和剂量依赖型动物实验基础上进行了数年的研究,标准的能量 3.0mW/cm^2,照射时间 30 分钟。在此能量基础上,紫外光的作用便主要集中于前方 300μm 的基质层,仅有 7% 的紫外光穿过角膜,晶体仅仅接受 0.65J/cm^2 的能量,远远低于引起白内障的 70J/cm^2 的阈值剂量,也远低于视网膜受到损伤的强度 42J/cm^2。大量研究表明,当角膜厚度 >400μm 时,在此参数下进行的紫外光照射不会对角膜内皮细胞造成损伤。有研究将能量提高到 7.0mW/cm^2,9.0mW/cm^2,从而不同程度缩短手术时间,亦取得良好疗效。

　　在临床病例数不断增加和体内外研究不断加深的基础上,多位国内学者也对 CXL 的安全性进行了进一步探索。为了保护角膜内皮细胞层以及眼睛深层组织,在目前所用的参数设置下,交联的主要效应发生于角膜前部基质 250~350μm 深度的纤维中,这也就要求我们选择病例时需要一个安全阈值,即去除角膜上皮后需要厚度 >400μm。如果余留基质厚度 <400μm,则角膜内皮细胞受紫外线损伤的概率将大大增加。另外研究表明,角膜厚度低可能是交联术后角膜瘢痕形成的一个潜在原因。

　　因此,患者的选择需综合考虑多种因素,还特别需要注意以下几点。

1. 疾病的特殊状态

(1)进展性圆锥角膜:前已述及,依疾病的不同分期,交联的必要性不同。若圆锥角膜的病情一直在发展,则只要角膜厚度在安全阀值内均应考虑及时进行交联。

(2)稳定的圆锥角膜:对处于 2 期至 4 期但病情稳定无进展倾向的患者,理论上可以不进行角膜交联。然而,由于角膜交联的加速进展可能发生在任一阶段,而患者尤其是我国患者定期随访依从性不强,家属对疾病又一知半解,导致医师难以及时把握真实情况,故患者各方面条件允许时,对病情稳定者仍建议进行预防性交联。从某种角度上讲,这也是当前医患关系大环境下的一种选择趋势。

(3)中央角膜瘢痕者:此类是否有手术指征尚存争议。对视力低下无法矫正者,一般情况下,若患者对视力提高无要求,进行角膜移植意愿不强,则只要角膜最薄厚度在安全阀值内均可考虑交联,目的在于阻止其进展产生更多瘢痕,或可能出现的急性圆锥和角膜破裂;若患者拟接受角膜移植手术以提高视力,则交联的意义不大。对于存在角膜瘢痕但矫正视力仍在 0.3 以上者,则十分建议进行角膜交联,以减少日后角膜移植的概率。

(4)患者同时存在其他眼表疾病。某些眼表疾病可能会影响交联后的角膜愈合或增加术后并发症概率(详见第八章),如变应性结膜炎、中重度眼干燥症等,建议这些基础疾病控制良好后再手术。

2. 患者年龄

(1)患者年龄大于 30 岁:理论上讲,30 岁以上患者出现病情进展的可能性很小,但仍有不少患者担心自己将成为那部分"可能性"中的一员,故我院接诊了不少 30 岁以上的圆锥角膜患者。经过详细沟通,大部分患者仍然坚持并强烈要求进行角膜交联,以进一步"避免"疾病进展。

(2)患者年龄小于 18 岁:既往研究表明,18 岁以下患者行角膜交联,效果不及成年人,且交联效应持续时间仅 1~2 年(详见第九章角膜生理学)。理论上讲,此类患者是有交联的绝对指征的,但应当充分与患者尤其是患者家属沟通,取得理解和信任后再予交联。

3. 患者耐受性和依从性　患者不仅要能够耐受去除角膜上皮的不适,还要能够在 60 分钟的手术时间内密切配合治疗,特别是有圆锥角膜的儿童患者或残疾患者如唐氏综合征。根据病变程度及进展,这些患者必要时需要考虑全身麻醉,再进行刮上皮或保留上皮的角膜交联。尽管手术的长期有效性还需要进一步论证,但是如何缩短手术治疗时间,特别是对依从性较差的患者来说也是技术发展所遇到的难题之一。

第二节　手术方法

1. 经典去上皮法　首先除去角膜中央直径为 9mm 区域的上皮,将溶解于 200g/L 右旋糖酐的 1g/L 核黄素滴加到角膜表面,每 3 分钟 1 次,持续 30 分钟,在裂隙灯蓝光照射下,确认紫外光照射前核黄素已经进入前房。用波长为 370nm±5nm,辐射度为 3mW/cm^2 的紫外光照射 30 分钟,相当于 34J 的总照射能量,光束的直径控制为 9mm。在照射过程中,每 5 分钟用核黄素、右旋糖酐和表面麻醉剂冲洗 1 次角膜表面。照射结束后,抗生素眼膏涂眼,并用浸有 3g/L 氧氟沙星的绷带型接触镜盖眼,直至角膜上皮愈合。此方法主要要点:①必须将角膜上皮去掉,以保证核黄素能够扩散进入角膜基质;②在紫外光照射前,必须用 1g/L 核黄素溶液滴加到角膜表面最少 30 分钟;③紫外光辐射度为 $3mW/cm^2$,紫外光必须为单一波长 370nm;④光束的直径控制为 7~9mm;⑤接受交联治疗的角膜厚度必须 >400m,以确保角膜内皮不受损害。

2. 保留上皮法 去上皮法优点是核黄素渗透快、在基质中浓度高、CXL 反应强且深,并且由于大量吸收紫外线,对于角膜内皮、晶体及视网膜保护更好。缺点是术后数天的疼痛、烧灼感和流泪等不适、配戴角膜接触镜的时间延长以及感染风险。因此,人们致力于研究保留上皮的角膜交联术,也被称为跨上皮 CXL(transepithelial CXL)或保留上皮法(epi-on method)保留上皮法的优点是疼痛轻,术后早期舒适性更佳,视力恢复快,感染风险低,配戴合适角膜接触镜时间能缩短的。为了进行跨上皮 CXL,仅改变标准 CXL 一项参数是不够的,需对一系列参数进行调整。增加上皮对核黄素渗透性的几个方法:①药物改变角膜上皮间链接(ethylene diamine tetraacetic acid,EDTA),常用药;氯丁醇(chlorobutanol)、通道形成肽(NC-1059);机械改变上皮渗透性:部分切削,用激光去除表层角膜上皮细胞,使用破坏性工具在上皮层制造凹坑(上皮器)(保留大部分上皮的同时促进核黄素渗透),浅表划痕;②离子导入法(具体内容详见本节)。

对于跨上皮 CXL 来说,核黄素与上皮需要有足够的接触时间。高流体核黄素溶液滴于角膜之后,核黄素会沿着圆顶形角膜表面流走,因此有效接触时间缩短(不足 30 分钟)。在角膜表面放置一圆环后滴加核黄素,或增加核黄素的黏度(如使用甲基纤维素)可使核黄素始终保留于上皮层。重要的是,在紫外线照射前应去除圆环或核黄素液膜,以减少其对紫外线的吸收。同样,富含核黄素的上皮需用平衡盐溶液冲洗以减少其对紫外线的吸收并使大量紫外线进入基质层。

离子导入法:另一种增加渗透性的方法是主动的离子导入。离子导入是一种非侵入性的物理方法,利用组织间低电势梯度来增强分子转运。核黄素带负电荷,在电场中可被加速。首次结果显示电流为 1mA 时离子导入 5 分钟后基质层内有足够的核黄素浓度。离子导入法的优点不仅是基质层核黄素浓度高,而且能将核黄素的渗透时间从 30 分钟减少为 5 分钟。目前离子电渗法实验已在动物及人角膜上开展,其生物力学效果几乎与去除上皮法相同。用来维持核黄素溶液 pH 值和电化学环境的缓冲液和电解质会与核黄素竞争,可能会削弱离子渗透效果。

上皮疏松器、微针头及囊袋技术角膜上皮的渗透性也可以通过机械方法或分离来提高。上皮疏松器可破坏细胞间的连接。另一种方法是通过微针头将核黄素直接注入基质层。这一方法来自皮肤病的药物治疗。而这种方法是否适用于角膜还需将来更多的实验研究,但需要确保使用针后无内皮细胞的丢失、无光学清晰度的改变及无副作用。从基质环与 CXL 联合研究中可知,核黄素可以通过通道或囊袋直接进入基质层。其使用飞秒激光在 100~150μm 深度的角膜基质中切割出一个囊袋,核黄素通过侧切口注入基质囊袋。该方法的优点是上皮核黄素含量低,因此紫外线可无阻碍地穿过角膜上皮进入基质层。

通道形成肽 NC-1059 是一种合成的通道形成肽,可暂时打开完整的角膜上皮屏障,使核黄素渗透进入基质层。它应该对上皮细胞没有毒性。第一个研究通道肽辅助跨上皮 CXL 的实验显示该技术很有前景。

◉ | 第三节　手术并发症的预防及处理

(一) 概述

CXL 已经被证实成功应用于圆锥角膜、术后继发性圆锥角膜、边缘性角膜变性等扩张性角膜疾病的治疗,它可以阻止角膜扩张进一步发展,使角膜曲率降低,视力得到部分提高,从而可以避免或者推迟该类疾病的发展,减少角膜移植,缓解我国角膜资源短缺的问题。目前关于 CXL 并发症的报道虽然很少,严重程度通常也较低,但是临床医生在行该手术之前,必须对 CXL 进行全面的了解,尤其是并发症的发生及术前、术后注意事项。CXL 的潜在并发症包括治疗本身相关的因素,如核黄素和紫外线;其次是刮除角膜上皮和上皮修复过程相关并发症,包括浸润、瘢痕和角膜上皮细胞、基质细胞再造,角膜 haze;最后就是发生概率很低,但一旦发生就很严重的并发症,即角膜内皮细胞的损伤和感染性角膜病变。

如前所述,目前讨论的一个热点和难点就是 CXL 治疗干预的最佳时机。一部分临床医生提倡所有扩张性疾病患者均应在早期接受治疗,第一时间控制病变,等到病变处于进展期再手术则不一定能够控制病情。但有部分医生却建议推迟 CXL 治疗直到有明确的证据证实该疾病仍然在发展,尤其是成年人。为了给患者提供一个最佳的选择,临床医生需要对 CXL 治疗过程中的潜在风险充分理解。

(二) 核黄素与紫外线的安全性

1. 核黄素　目前并未出现关于 CXL 治疗过程中使用核黄素所导致的毒性并发症的发生。核黄素,实质为维生素 B_2,是无毒、可溶性光敏剂,是活细胞的重要成分。相关报道称口服剂量即使达到 43mg,亦不会出现全身任何副作用,而 CXL 治疗过程中,核黄素的平均治疗剂量为 1.2mg,远远低于 43mg 的上限。

2. UVA　紫外线虽然对眼表细胞有损伤作用,但选择 UV-A 而不是能量更大的 UV-B,是因为后者容易导致白内障的发生。同时术中使用核黄素可以使角膜组织对 UV-A 的吸收率由 32% 提高到 95%,选择 370m 波长是因为核黄素在该波长有吸收峰。

标准的刮除角膜上皮的核黄素紫外光照射治疗促发了角膜基质深层的早期细胞凋亡反应。Wollensak 等发现紫外线导致的角膜细胞凋亡呈现为剂量相关性。标准的 $3mW/cm^2$ 的照射剂量所导致的细胞凋亡发生深度大约为 300μm,角膜基质细胞大概在 CXL 术后 4~6 周完成再生。Mazzotta 等报道了在 CXL 治疗进展期圆锥角膜后 5 天,在中央照射区域的角膜上皮下神经纤维缺失,而神经再生需要在术后 6 个月完成。alomar 等报道联合紫外光、核黄素的角膜治疗后反应远远比单纯核黄素或紫外光的大。但是,角膜基质中核黄素的作用,使角膜基质后方的辐射明显减少,包括角膜内皮细胞($0.32J/cm^2$)、晶体前、后表面(分别为 $0.27J/cm^2$ 和 $0.22J/cm^2$),视网膜($0.22J/cm^2$)("核黄素屏蔽")。这些残余的紫外线均小于 $1J/cm^2$,也就相当于户外紫外光照射 1 天的量。紫外线与角膜缘干细胞的潜在关系将在后面章节讨论。

(三) 角膜上皮相关并发症

刮除角膜上皮导致的直接并发症包括术后角膜刺激症状、上皮愈合延迟、无菌性或感染性角膜基质浸润、角膜 haze 和瘢痕。这些并发症可以是角膜上皮愈合过程中的自然反应,也可能是不正确应用药物所导致的医源性损伤,尤其是抗炎药物的过度应用。异常角膜上皮细胞厚度将会导致不可预知的角膜内皮细胞毒性和治疗的失败。

为了达到更好的治疗效果,术中需刮除直径 7~9mm 区域的角膜上皮,确认紫外线完全浸透角膜基质层后,再进行紫外光的照射。去上皮操作和紫外光照射均会导致角膜上皮物理性的损伤,另外核黄素释放的自由基、炎症修复过程均会导致不同程度的角膜创伤愈合反应。

对于去上皮角膜交联,角膜上皮通常在术后 1 周内修复,由于常规佩戴绷带镜,术后不适一般不会特别严重。个别患者上皮修复延迟,但最终均可修复。

对于跨上皮角膜交联,理论上术后不会出现明显的上皮缺损,但手术室湿度、气流大小、术后滴液间隔、离子导入时间和强度、导入环的负压吸引区、紫外光照射时间患者术前眼部状态等众多因素仍可能造成术后早期一定程度的上皮缺损。

(四) CXL 角膜创伤愈合反应

标准治疗过程中刮除角膜上皮将通过角膜上皮细胞释放的炎症趋化因子、细胞因子来调节角膜伤口愈合反应。在这个过程中,肿瘤坏死因子 α 和白介素 -1 为重要的调节因子。临床上,一些观察到的上皮愈合延迟的病例,与中、重度圆锥角膜术后第 1 周戴角膜接触镜相关,尤其是最大曲率位于中央,绷带角膜接触镜的配戴将导致其不断摩擦角膜上皮,导致其上皮持续不愈合。

(五) 无菌性基质浸润

无菌性和感染性角膜基质浸润在 CXL 治疗术后并发症的发生概率非常小。有报道 CXL 继发边界清楚的无菌性浸润病灶,可能是前基质对核黄素或者紫外光照射的超敏反应。有报道 CXL 治疗后无菌性浸润发生的概率为 76%,中央基质瘢痕发生的概率为 2.8%。rodriguez-Ausin 等报道了 2 例 CXL 治疗后 48 小时出现多发周边无菌性浸润病灶,并导致了永久性瘢痕形成。在 Khandelwal 等的一项有 108 例患者的前瞻性、随机研究中,出现了 2 例迟发性上皮缺损,但经过治疗后未出现基质层浸润。

(六) 角结膜感染

角膜上皮层完整性的破坏以及 Bowman 层的暴露是感染性角膜病变发生的高危因素,术后治疗性角膜接触镜的应用以及局部糖皮质激素的应用更是增加了感染的风险。标准的刮除角膜上皮的 CXL 治疗后,应常规局部应用抗生素直到角膜上皮完全修复,可以减少感染性角膜炎发生的概率。

核黄素与紫外线的联合应用具有重要的抗微生物活性,但是部分报道显示感染性角膜病变的发生可能是 CXL 治疗过程中刮除角膜上皮的一个副作用。感染性角膜病变可发生在 CXL 治疗后因为戴软性角膜接触镜导致的角膜上皮持续缺损和局部应用糖皮质激素的患者。另外 1 例报道认为 CXL 治疗后可激发带状疱疹病毒的活性,而导致了带状疱疹病毒性角膜炎。

(七) 基质层重塑

Seiler 和 Hafez 在 CXL 治疗 2 周后,通过裂隙灯显微镜在角膜深基质层观察到了一条明显的分界线,其深度大约为 300μm,这也是标准的 CXL 治疗的理论深度。经角膜上皮的角膜交联术后亦有一条相似但更细的分界线在角膜前基质层。在 CXL 术后早期,在角膜基质前表面平均(102.54 ± 10.02)μm 的深度,可以观察到一均匀的高反射带。角膜基质层分界线(深角膜基质 haze)可以在 CXL 治疗术后 1 个月通过前节 OCT 观察到。分界线的深度,在角膜顶点部位从角膜上皮 -Bowman 层间间隙开始量至角膜基质混浊开始部位,在圆锥角膜患者大致为(205.2 ± 35.0)μm,在扩张性角膜病变患者为(255.50 ± 52.6)m。Seiler 和 Hafez 将这条分界线屈光指数的不同,认为是未治疗的和已经交联的角膜基质层的分界线当考虑到角膜上皮再生后的角膜上皮厚度(约 50μm),Seiler 和 Hafez 报道的 300μm 深度的分界线就与大部分临床研究一致,也符合标准的 CXL 所选择的紫外线和核黄素的参数所产生的最大 200μm 的作用深度以及 94% 的紫外线被前方 300μm 的基质层所吸收,而不会对角膜内皮细胞产生损害。因此,这条分界线并不是 CXL 治疗所产生的一个并发症,而是 CXL 治疗后自然产生,它并不会影响到患者视力。

(八)暂时性和永久性角膜 haze

Salomao 等认为轻度角膜基质 haze 与 CXL 治疗后暂时性角膜成纤维细胞再生相关。成纤维细胞再生在 CXL 治疗后并不明显,这也说明 CXL 后产生的 haze 与屈光性角膜切除术后的永久性基质层 haze 不同,后者的 haze 是继发于成纤维细胞的再生。暂时性的角膜 haze 在角膜交联术后 1 个月可以观察到,3 个月达到高峰,大部分病例在术后 3~12 个月逐渐减弱,而且部分影响临床研究结果。

(九)LASIK 术后继发性角膜扩张行 CXL 治疗后的瓣相关并发症

角膜瓣并发症,包括瓣条纹、角膜上皮细胞内生和瓣溶解,这些并发症可以发生在对 LASIK 术后行标准刮除角膜上皮的 CXL 的患者。在对这些患者行刮除角膜上皮时,一定要额外小心,避免损伤到 Lasik 瓣。如果瓣发生移动,需要小心将其复位,患者需要在术后早期严密观察其瓣相关并发症的发生。如果较多角膜上皮细胞在 LASIK 瓣下增生,则需将这些增生的角膜上皮细胞刮除,否则会导致瓣周边溶解的发生。Khandelwal 等报道了 1 例患者角膜瓣周边发生轻度溶解,2 例患者在角膜瓣周边出现轻度的角膜上皮内生,均无须进行远期进一步干预。

迟发性弥漫性板层角膜炎(diffuse lamellar keratitis,DLK)也可以发生在 CXL 治疗 LASIK 术后的病例。该种并发症比较少见,治疗基本与 LASIK 术后 DLK 基本一致,即局部和口服激素,必要时将瓣掀起。

(十)角膜内皮细胞损伤

紫外光 - 核黄素对角膜细胞以及角膜内皮细胞的毒性作用已经通过了一系列的研究。因为核黄素对紫外光的吸收,所以可以将该毒性作用降到最小。在体外对兔子的动物实验研究中,联合紫外光 - 核黄素治疗后对角膜内皮细胞凋亡的阈值为 $0.36mW/cm^2$($0.65J/cm^2$)。当采用 $3mW/cm^2$ 的照射强度(约 $54J/cm^2$)照射角膜表面时,如果角膜厚度小于 400μm,则会达到损伤阈值。当治疗前角膜厚度小于 400μm,将会发生暂时性和永久性角膜水肿,角膜内皮细胞减少,推测为紫外光照射导致的角膜内皮细胞损伤。所以目前的观点认为需要刮除角膜上皮后,角膜厚度大于 400μm,才能采用标准的刮除角膜上皮的方式。2016 年,一项 Meta 分析指出,常规角膜交联术后 3 个月时,内皮细胞密度平均下降 250 个 /mm^2,之后逐渐恢复到术前水平。与该结论有所不同,目前国内多家学者报道,经治的圆锥角膜患者中均未观察到内皮细胞的丢失,可能与适应证的把握相对严格有关。

低渗性核黄素被用于 CXL 治疗过程中增加角膜上皮的厚度;但是在角膜厚度极薄的圆锥角膜患者中,有相关报道报道了圆锥角膜的进一步进展以及低渗性核黄素的毒性作用。关于薄角膜的处理详见第七章。

第四节 术后处理

原则上,对于圆锥角膜、大泡性角膜病变、边缘变性等非感染性的角膜扩张,术后参考经典去上皮法角膜胶原纤维交联相关的国内外报道,予一定的抗炎抗感染治疗:氯替泼诺混悬滴眼液 4 次 /d,0.3% 玻璃酸钠滴眼液 4 次 /d,妥布霉素地塞米松眼膏每晚涂术眼 1 次,术后 1 周可逐渐减少激素用量,可依术后反应情况酌情调整。考虑去上皮法术后反应一般较重,通常在术后 3 日内均给予地塞米松 10mg 静脉滴注,每日 1 次。

术后观察:术后 1 周内每日行常规裂隙灯检查,观察角膜炎症反应及上皮缺损情况,调整用药。门诊定期复查。糖皮质激素使用时间一般不超过 1 个月,人工泪液长期应用(一般至少 3 个月)。对于跨上皮角膜交联可不必使用全身激素,局部激素使用时间也可酌情缩短。

对于感染性角膜溃疡,术后用药一般同手术前的常规抗感染治疗,可视术后反应及上皮修复情况酌情使用非甾体抗炎药或生长因子。对于暴露性角膜溃疡,依其原有病情使用人工泪液、夜间凝胶,避免手术相关上皮愈合不良。

（原　越）

与角膜病相关的接触镜

第五十四章

第一节　角膜绷带镜

角膜绷带镜,又称绷带型角膜接触镜(bandage soft contact lens,BSCL),是角膜接触镜的一种,由特殊的软质材料制成,其镜片直径较大,直接附着于角膜表面的泪液层,使角膜的创口、裸露的神经、上皮细胞或泪膜等不直接暴露于外界,故能起到类似于绷带的作用,达到治疗眼表疾病的目的。角膜绷带镜于 20 世纪 70 年代问世,早期材质为水凝胶,其成分为聚甲基丙烯酸羟乙酯,这种材质质地柔软,吸水性好,有助于减轻可能造成角膜损伤的外力摩擦,但其透氧性不足,长期戴可引起角膜缺氧等不良反应。20 世纪 90 年代末出现了硅水凝胶材料,其成分为氟化硅氧烷与水凝胶的结合物,透氧能力(DK/t)为水凝胶的 3~6 倍,而且通过亲水化处理提高了镜片的含水量及抗沉淀性,因此适于长期戴,从而逐渐代替了水凝胶镜片。角膜绷带镜材质和功能的不断进步使其在临床领域的应用得以迅速拓展,目前已经成为眼表疾病治疗领域不可或缺的一种手段。

一、角膜绷带镜的作用机制

1. 隔离效果　角膜上有丰富的神经末梢分布,如丝状角膜炎、角膜上皮缺损、大泡性角膜病变等都会引起疼痛症状。戴软性接触镜后角膜与外界相对隔离,可以阻止眼睑对角膜的摩擦和外界对角膜的刺激,从而明显减轻疼痛症状。

2. 绷带效果　角膜接触镜附于角膜表面也起了如同"绷带"一样的稳定、固定作用,可以有利于角膜上皮保持稳定,防止上皮层的脱离,并为上皮细胞移行提供支架,促进上皮快速愈合。

3. 湿润效果　戴角膜接触镜能减少角膜表面泪液的蒸发,保持角膜表面相对湿润的环境。

4. 吸载效果　利用软性接触镜亲水的特性,镜片吸收水分的同时也吸载了部分眼部用药,贮存了药物成分的镜片在配戴后能缓慢地释放出药物,使药物在眼表保持更长的有效浓度。由于增加了药效,可以减少药物滴眼的次数,并且也促进角膜疾病的恢复。

二、角膜绷带镜的应用

1. 非感染性角膜病变

(1)角膜上皮糜烂或缺损:角膜上皮糜烂或缺损伴发的剧烈疼痛以及眼表刺激引起的频

繁瞬目使新生的角膜上皮细胞磨损增加,进而抑制其愈合。角膜绷带镜隔离、绷带、湿润和吸载作用可有效缓解患者疼痛,促进角膜上皮愈合。且与加压包扎相比,戴角膜绷带镜可以使患者在治疗期间得到更好的视觉体验而不影响日常生活,而且可更为持续和稳定地发挥作用。

(2)神经麻痹性角膜炎:神经麻痹性角膜炎是由于各种原因使三叉神经受损,角膜知觉丧失,对外来机械性损伤失去防御反应,在营养代谢发生障碍的基础上,易上皮受损脱落甚至感染。基于角膜绷带镜的优点,可以有保护角膜,促进上皮修复。

(3)大泡性角膜病变:大泡性角膜病变常见于内眼术后,特别是无晶体眼的患者,根本原因是角膜内皮功能失代偿。角膜移植是严重大泡性角膜病变治疗的有效方法,但一般用于其他治疗方法无效的情况下。角膜绷带镜的应用并不能根治角膜大泡,而是避免眼睑与角膜大泡之间的摩擦,同时吸收角膜中多余的水分,使角膜大泡减少,甚至消失,从而缓解患者的疼痛与不适。因此,角膜绷带镜只是一种姑息性的治疗手段。近年来,随着紫外线交联技术和 Rho 相关激酶抑制剂等新治疗手段的出现,角膜绷带镜治疗大泡性角膜病变的报道越来越少见。

2. 角膜外伤

(1)轻微外伤造成的角膜擦伤:排除感染前提下,角膜绷带镜可以缓解症状,促进伤口修复。

(2)角膜化学伤、热烧伤:角膜缘干细胞的严重损伤将造成角膜上皮缺损或者溃疡愈合明显延迟,而在烧伤早期,由于患者眼睑存在不同程度的肿胀且球结膜存在充血和水肿造成眼表不规则,不适合戴角膜绷带镜;随着时间延长,充血和水肿逐渐消退,则可以开始戴角膜绷带镜,一方面,其可以保护角膜上皮细胞,防止瞬目造成的眼表上皮细胞脱落;另一方面,其也可以防止睑球粘连、睑内翻引起的倒睫等对角膜上皮的损害。

3. 非感染性角膜微小穿孔

(1)非感染性角膜穿孔:角膜化学伤、穿孔伤、暴露性角膜炎、神经营养性角膜炎、GVHD相关的角膜病变及翼状胬肉术后、白内障术后角膜溃疡引起的角膜穿孔等。

(2)角膜绷带镜作为一种临时性保护措施,可以防止眼内容物进一步脱出和感染,缓解角膜刺激症状,促进角膜闭合修复。相对于绷带加压法,可以观察到角膜情况和前房深度的变化,且避免了包扎期间不能局部用药治疗的缺点。

(3)治疗小于 2mm 的角膜穿孔是相对安全的,如角膜缺损直径过大,眼内压力大于绷带镜压迫力度,绷带镜难以起到加压绷带作用。若配戴过程中出现异物感明显加重、感染、角膜近穿孔发生全层穿孔、角膜穿孔持续不愈合、前房形成不良等情况立即停用。

4. 眼干燥症　对于水液分泌正常而泪液蒸发过强型患者,硅水凝胶镜片在泪膜表面起到了类似脂质层的作用,减少了水液蒸发,从而改善干眼不适症状。但不适用于治疗水液缺乏型眼干燥症。

5. 眼科手术中

(1)角膜屈光术后:在角膜屈光术中,角膜绷带镜主要用于准分子激光角膜切削术(PRK)、准分子激光原位角膜磨镶术(LASIK)和准分子激光上皮瓣下角膜磨镶术(LASEK)术后。一般术后角膜上皮疏松或缺损的愈合需要数天时间,在此期间可能出现上皮松解、复发性上皮糜烂及上皮植入,造成患者明显不适。使用角膜绷带镜的主要目的是促进角膜上皮损伤修复、缓解疼痛等不适。然而,配戴角膜绷带镜也是造成角膜屈光术后感染性角膜炎的一个危险因素,因此患者应该被告知使用角膜绷带镜的风险并严格术后用药和随访。

(2)角膜移植术后

1)目的是促进角膜上皮化、减轻缝线刺激、减少创缘不整齐或渗漏等。然而有学者认为角膜绷带镜用于角膜移植术后的安全性和有效性仍有待研究。角膜移植术后角膜表面不规则较严重,质软的角膜绷带镜难以有效贴附并居中。术后短期内角膜没有神经支配且免疫功能受到抑制存在感染溃疡的风险。

2)波士顿Ⅰ型人工角膜移植术后,配戴角膜绷带镜已经成为常规治疗手段,其目的在于使包绕人工角膜前盘的角膜组织保持湿润,因该部分角膜易发生干燥、上皮缺失、凹陷或溶解。同时可以提高患者舒适度,发挥药物吸载和缓释作用。然而,长期使用角膜绷带镜也可能促进感染发生。

3)翼状胬肉切除术后:翼状胬肉切除术后的患者在麻醉失效后常感到明显疼痛,待别是创面较大的患者。角膜创面尽早上皮化对缓解患者术后不适、避免感染和视力重建非常重要。绷带镜可发挥一定作用。

4)白内障术后:不缝合自闭式透明角膜切口是目前白内障的主流术式,其优点是术后视力恢复快、舒适度好、无缝合造成的散光等并发症,但若创口不规则造成术后早期水密性不足,病原体便可能由泪膜自损伤部位进入眼内,诱发眼内炎。作为一种辅助治疗手段,角膜绷带镜可以发挥屏障功能,直接防止外界污染物进入眼内,同时加速创口愈合及上皮化。在白内障术后较大或愈合不良的切口预防性治疗方面,可以明显降低感染的风险。

5)青光眼滤过术后:结膜渗漏是青光眼滤过术后常见的并发症。局部加压包扎是术后早期常用的干预手段但易出现诸如加压部位不确切、长期加压引起角膜水肿等问题。研究发现角膜绷带镜可以有效限制滤过改善前房深度,促进滤过泡渗漏的修复,防止结膜渗漏造成的浅前房。与传统治疗方式相比,患者不需要遮盖术眼,可以正常视物,医师也可以随时检查观察结膜切口愈合情况和前房深度。不仅可以继续用药,而且还具有药物缓释功能。

三、角膜绷带镜的配戴要求

1. 镜片下无气泡、与角膜紧密贴合,嘱患者转动眼球后镜片无移位。

2. 理想的配戴适状态为3点接触状态,即镜片与角膜顶点和周边3点相应区域轻微接触。瞬目动作时接触镜上下活动约1mm为最佳。

3. 嘱患者配戴绷带式角膜接触镜期间尽量不揉眼睛,不用力挤眼,以免造成镜片脱落。

四、角膜绷带镜配戴所致并发症

1. 角膜水肿和充血 主要是由于配戴角膜接触镜时间过长所致角膜缺氧所致。

2. 感染 细菌性角膜炎是戴角膜接触镜后可能出现的一种具有高度危险性的、急性并发症。因为角膜绷带镜会迅速吸收蛋白,这为细菌的黏附提供了条件。角膜绷带镜还可以影响角膜上皮细胞正常的增生、分化,甚至造成角膜缺氧水肿,这为细菌入侵角膜基质提供了机会。另外,角膜绷带镜会影响眼表和泪膜的微环境,破坏眼表本身的抗感染机制,因此,配戴角膜绷带镜时应对患者认真宣教,患者不必每日更换镜片,但一旦出现眼红、眼疼、分泌物增多时应及时就诊。

3. 眼干燥症 其原因并不明确,可能是角膜接触镜与角膜之间泪膜的厚度相对变薄而导致渗透压升高;长期配戴角膜接触镜引起的炎性反应也可造成泪液分泌减少;脂质、蛋白质、钙质在镜片的沉着加重眼干等不适;由于硅水凝胶材质角膜绷带镜吸水性强,达到一定饱和后可以锁住水分,如果水液分泌不足,镜片为了维持其水分的饱和度而不断自泪膜吸收水分,反而加重干眼症状,这可能是泪液分泌不足患者配戴角膜绷带镜后需要频繁点用人工泪液才能维持眼部舒适度的原因。

第二节 硬性透气性角膜接触镜

硬性透气性角膜接触镜(rigid gas permeable contact lens,RGP)自 20 世纪 50 年代开始应用,当时由于原材料透明塑胶(聚甲基丙烯酸甲酯)是不透氧性的,带来角膜水肿、变形或新生血管等并发症,无法推广。直至 20 世纪 70 年代末,随着角膜接触镜材料的发展成熟,计算机控制的多种设计方式,验配技术的不断规范,使得硬镜的验配得到推广。并开始应用于近视儿童。

一、RGP 的特点

1. RGP 接触镜有其独特的优质光学特性和硬质特性,光透过率大,镜片不容易随角膜形状而改变,当戴于角膜表面,可形成一个镜片—泪膜—角膜的光学成像体系,能有效消除角膜表面散光、避免棱镜效应和异常放大率,并能明显减少高度屈光不正者的波前像差。

2. RGP 接触镜均采用高透氧材料制成,其透氧系数 DK 值可达 80~140,足以满足角膜对氧气的需求。RGP 的含水量小于 3%,低含水量可抵抗蛋白质和脂类的沉积。镜片直径小(约 9.10mm)。这些特性保证了角膜得到充分的氧供,实现了镜片下的正常泪液交换,降低了角膜感染的风险,从而使配戴更加安全。

二、RGP 的应用

1. RGP 在圆锥角膜治疗中的应用 圆锥角膜病多在青年期发病,对青壮年视力损坏较大。近年来近视眼屈光手术术前检查,通过角膜地形图仪、角膜内皮镜检测,容易筛查出圆锥角膜临床前期、早期病例。该期圆锥角膜不规则散光,视力明显下降,框架眼镜矫正难以提高视力。RGP 恰是矫正该期圆锥角膜病最佳选择。其原理主要是利用 RGP 对圆锥角膜膨隆部位的压迫及通过 RGP 与角膜之间形成的泪液镜作用,从而有效控制圆锥角膜的发展和矫正圆锥角膜所形成的不规则散光。发生率最高的并发症是由于镜片的压迫使瞬目降低,反射性的泪液分泌量减少而引起眼睛的干燥感,应用人工泪液能明显改善。

2. RGP 在屈光不正矫正中的应用 高度近视、特殊散光等引起的特殊类型屈光不正,常由于角膜形态发生异常或屈光度较高,配戴框架镜之后,往往无法获得良好的视力矫正效果。且由于光学镜片自身放大率的问题,传统框架眼镜会引起视网膜物像放大或缩小、视野小等特有的光学缺陷,度数越高造成的球像差、彗像差、色像差、像的畸变等会明显加大,影响矫正视力或舒适的视觉感受,还可诱发屈光不正性弱视等眼部疾病。某些特殊的屈光不正,如高度近视,还会导致患者产生焦虑和抑郁等心理问题。

（1）高度近视：戴框架眼镜常很难达到最佳的视觉矫正效果，而 RGP 由于其优越的光学特性，对这部分患者亦能取得满意的视力矫正效果。

（2）特殊散光：一般指混合散光、高度散光及后天的不规则散光。RGP 通过泪液与角膜组成新的光学系统，发挥泪液透镜效应来弥补角膜表面的不规则，使角膜的光学界面恢复平整光滑，很好地矫正包括不对称散光和不规则散光在内的角膜散光，显著降低棱镜效应，从而能够获得更佳的矫正视力及对比敏感度，消除像差，提高视觉质量。

3. RGP 在儿童的应用

（1）控制儿童近视发展：随着人们生活和用眼习惯的改变，近视的发病率逐年增高，年龄呈低龄化趋势。控制玻璃体腔的扩大和巩膜的伸展，成为控制近视的一个重大的研究方向。RGP 在矫正近视方面的作用，已得到国内外视光学界的肯定。其良好的光学矫正作用使外来物像焦点能准确地落在视网膜黄斑中心凹范围，刺激该区域视觉细胞的功能活动和发育，从而引起视觉功能的改善，改善提高患者的视力，有效控制眼轴长度的增加，降低角膜曲率。

（2）弱视治疗：屈光不正及屈光参差性弱视，治疗关键是矫正屈光不正，解决形觉剥夺，使视网膜得到清晰的像刺激，进而刺激弱视眼对应的视中枢促进其发育。而 RGP 相对于框架眼镜更接近眼光学后节点，戴后双眼视网膜像大小相似，从而使双眼对应的视中枢得到同时刺激。被认为是弱视治疗和疗效巩固的有效方法。

4. RGP 其他应用

（1）准分子激光原位角膜磨镶术后的微小散光矫正。

（2）无晶体眼的屈光矫正。

5. 不良反应及并发症

（1）眼干燥症、过敏、角膜擦伤或角膜溃疡、感染、角膜缘新生血管等

（2）防护措施：①触摸镜片时注意严格洗手，防止手部细菌引起眼镜感染。配戴镜片外出后，外界更多的灰尘和烟雾进入眼睛，因此应该更换镜片。注意镜片保存盒要干净，每周彻底清洗镜片盒 1 次，必须每天更换盒内护理液；②尽量避免戴 RGP 过夜，避免因长时间阻隔氧气而引起角膜溃疡；③配合使用人工泪液点眼；④出现眼部不适，及时就医。

第三节　角膜塑形镜

角膜塑形镜（orthokeratology，OK 镜），是通过戴一种与角膜表面几何形态相逆反的特殊设计的高透气性硬性角膜接触镜，对角膜实施合理的、可调控的、可逆的程序化塑形，从而降低角膜屈光力，提高裸眼视力。

一、角膜塑形镜片设计的基本原则

现代的角膜塑形镜矫正近视的作用机制是：镜片采用反几何的设计方式，即镜片的光学区后表面较角膜前表面平坦，反转弧区比光学区陡 6~12D。与角膜前表面之间有一小裂隙，对角膜产生负压吸引作用。戴镜后通过镜片的机械压迫作用，眼睑的活动对镜片的按摩作用，镜片下泪液的液压作用等可以改变角膜形态，从而影响屈光度的改变。降低近视屈光度，提高裸眼视。

二、角膜塑形镜的作用机制

1. 由于机械压迫的作用,角膜曲率由陡到平。

2. 角膜上皮的重新分配　角膜上皮细胞由中央向周边推移。

3. 上皮细胞的压缩　角膜中央上皮变薄。

4. 细胞压缩伴随细胞间液的转移　由于压力作用,细胞间液由中央向周边转移。

5. 细胞有丝分裂增加　导致周边部位的细胞增生。

6. 细胞滞留增加　整夜戴接触镜可减缓或阻止上皮细胞的脱落。使得中周部上皮增厚。

7. 基质的重塑　上皮细胞长期的代谢改变可能会改变基质的解剖和生理结构。

三、角膜塑形镜的适应证

1. 眼部无眼病如结膜炎、角膜炎、青光眼、眼干燥症、严重沙眼等。

2. 无角膜外伤,未做过角膜屈光手术等。

3. 眼压应在正常范围内即 10~21mmHg 范围内。

4. 角膜中央厚度大于 0.4mm。

5. 瞳孔大小正常。

6. 全身无免疫低下疾病。

7. 卫生条件良好,卫生习惯良好,服从医师指导,具备自制能力,年龄大于 12 周岁。

8. 屈光条件　近视度数降幅不超过 600 度,顺规散光小于 175 度,逆规散光小于 75 度,近视度数与散光度数之比大于 2,角膜平坦 K 值小于 46D,角膜平坦 K 值与希望降低近视度数之差大于 36D,角膜中央 E 值大于 0.3。

四、角膜塑形镜的并发症

1. 角膜上皮损伤　角膜塑形镜是夜戴型角膜接触镜,角膜的氧供较少,戴镜时间过长、干涩等均可能使角膜处于持续相对缺氧状态。缺氧的情况下,角膜上皮细胞的无氧代谢加强,乳酸生成增多并进入基质层,使角膜组织的渗透压增高,导致水分进入基质层增多,引起角膜水肿,水肿的上皮易脱落。同时,戴镜过程中的操作不当,护理液的毒性因素,镜片及异物摩擦等也可能造成上皮脱落。处理方法为:Ⅰ级以下的上皮损伤可以不做处理或者仅用人工泪液滴眼;Ⅱ级以上的上皮损伤,应适当给以抗生素滴眼预防感染,同时暂停戴镜数天,待角膜上皮缺损治愈后再戴镜进行矫治。

2. 结膜炎　引发炎症的诱因很多,如镜片加工问题对结膜的不良刺激;镜片清洁度的问题、出现沉淀物等;用眼卫生习惯不良等;护理方法不正确,护理用品的不良刺激;镜片超期使用,高度污染、变形,甚至有破损等。配戴前首先要排除眼部疾病,了解患者的眼病史,经常出现结膜炎及个人卫生习惯不好的患者最好建议其不要配戴隐形眼镜。必须教会患者正确的配戴方式及做好卫生宣教。处理方法:选用适当的抗炎药治疗结膜炎,改善症状;轻度的炎性反应,自觉症状不明显,可不必停戴镜片,通过增强镜片清洁力度,适当减少戴镜时间,配合滴眼液治疗可很快好转;重度结膜炎症,自觉症状明显者应停戴镜,集中治疗好转后再恢复戴镜。

3. 重影及眩光 多发生在配镜初期。重影是由于镜片基弧的塑形作用未完全到位,镜片直径与角膜直径不匹配或中心定位欠佳,导致角膜瞳孔区出现一种或多种屈光度,折射后产生不同焦点导致注视目标旁的虚影。经较长时间的磨合或重新设计定片后可改善。眩光多发生在近视和散光度数较高的镜片偏位者,其机制与重影的发生类似。经过重新定位与配合适后,症状多可缓解或消失。

4. 角膜炎,角膜后沉着物(keratic precipitates,KP),角膜云翳 卫生条件较差,未严格按照医嘱配戴且不积极配合复查,眼部不适未引起重视,直到引起严重后果才到医院复诊。复诊后均停戴并结合药物治疗,病情得以控制。

第四节 美容性角膜接触镜

一般光学隐形眼镜为矫正屈光不正,以达到正常视力为目的,适应工作、生活和体育锻炼的需要,但随着科学技术的迅猛发展及人民生活水平的不断提高,对眼睛的医学美容亦显得迫切特别是角膜白斑、无虹膜性怕光、白化病等。由于目前尚无法通过药物的办法消散其白斑,特别是青少年角膜白斑要面对婚恋,寻找合适的工作、正常社交等。手术费用昂贵,义眼则眼球运动受到限制,配戴美容性角膜接触镜(俗称美容性隐形眼镜或美容镜)为他们提供了很好的选择。

1. 有孔(光学中心可透光)美容镜 适用患者一般都存在不同程度的有用视力。此镜片瞳孔区透明,周边为模拟虹膜形状和色泽的设计。对有屈光不正的眼,还可采用带有屈光度数的有孔美容镜来矫正屈光不正。但注意此类镜片的定位和稳定性要求较高。

(1)角膜旁中央白斑患者,采用带有屈光度数的有孔美容镜来矫正屈光不正及遮盖白斑,既保留了有用视力又遮盖了角膜白斑而美容。

(2)虹膜 - 瞳孔异常者,包括无虹膜、虹膜缺损、虹膜色素缺陷(白化病)及外伤性瞳孔散大患者等。由于缺少瞳孔对光线的控制,常表现为畏光和视力低下,模拟虹膜形状和色泽设计的有孔美容镜可以发挥人造瞳孔的作用。既可保留有用视力又可遮挡过强过多的光线进入眼底,解除畏光现象,可以自然睁开眼睛,提高工作效率,达到美容。

(3)无眼部异常者,适用有色的接触镜来改变虹膜的颜色,起美容和装饰的效果。

2. 无孔(光学中心不透光)美容镜 适用患者一般都无有用视力。无孔美容镜能有效地遮盖角膜,使患眼既能保持眼球的运动,又能与健眼的色泽、瞳孔大小基本一致,达到比较理想的美容目的。

(1)无视力的角膜白斑。

(2)轻度角膜葡萄肿。

第五节 特殊类型角膜接触镜

1. 用于弱视治疗的特殊角膜接触镜

(1)高度正球镜:对弱视程度轻微者,可利用高度正球镜的云雾法,使健眼视力低于弱视眼,完成单眼遮盖。

(2)黑色软镜:对弱视程度重者可利用黑色软镜完全遮盖健眼,完成单眼遮盖。

但应注意镜片卫生状况和儿童自主操作能力的培养。

2. 用于色盲的特殊角膜接触镜　用于色盲的接触镜是红染的接触镜,通过红色的接触镜的配戴改变色盲眼对红绿颜色明暗度的区分,实质上并未能提高辨色能力,一般为单眼配戴,选择戴在非优势眼上。

（温莹　原越）

主要参考文献

1. 周宏健,文丰,陆斌,等.飞秒激光辅助穿透性角膜移植手术的疗效观察[J].国际眼科杂志,2014,14(10): 1822-1824.

2. 张秀兰,王家伟.难治性青光眼的治疗策略[J].眼科,2015,24(3):214-216.

3. 张晨霞,张鑫,穆红梅,等.硬性透气性角膜接触镜治疗儿童屈光参差性弱视的临床疗效[J].中国眼耳鼻喉科杂志,2015,15(6):391-394.

4. 聂亚梅,周素君,刘波,等.角膜塑形镜疗效和并发症临床观察[J].中国实用眼科杂志,2015,33(2):132-136.

5. 廖凯,曾庆延.角膜胶原交联术的远期效果[J].国际眼科纵览,2016,40(4):252-257.

6. 马昱,唐少华.绷带型角膜接触镜在治疗神经麻痹性角膜炎的疗效观察[J].基础医学与临床,2016,36(4):531-533.

7. 郭晓飞,肖青,肖凤枝,等.羊膜移植术治疗难治性角膜溃疡疗效观察[J].中国实用眼科杂志,2017,35(3):318-321.

8. 史伟云.重视角膜上皮病变的诊断和治疗[J].中华眼科杂志,2017,53(3):161-163.

9. 张阳阳,谢立信.角膜内皮移植的临床研究进展,中华眼科杂志,2017,53(9):714-720.

10. 宋惠欣,吴建峰,毕宏生.表皮生长因子在眼科疾病中的作用,眼科新进展,2017,37(5):484-487.

11. 窦晓晓,徐艳云,朱伟,等.角膜胶原交联术治疗青少年圆锥角膜的临床效果[J].中华眼视光学与视觉科学杂志,2017,19(5):291-295.

12. 胡敏,曾庆延.经上皮角膜胶原交联术治疗圆锥角膜的三种方法比较[J].中华眼外伤职业眼病杂志,2017,39(7):500-505.

13. 朱江,秦书艳,力强,等.翼状胬肉切除术中锁边缝合联合术后配戴角膜绷带镜的疗效[J].国际眼科杂志,2017,17(4):785-787.

角膜常用正常值

一、生理解剖

角膜

1. 角膜化学组成

水	72%~78%	胶原蛋白	15%
多糖	1%	其他蛋白	5%
盐类	1%		

2. 新鲜角膜重量　170~190mg。

3. 角膜径线

(1) 中国成人水平径平均 11.6mm,垂直径平均约 10.6mm。

(2) 新生儿水平径 9.960mm,垂直径 9.47mm。

(3) 1 岁时角膜直径已接近成人。

4. 角膜屈光力　前表面为 +48.8D,后表面为 −5.8D,绝对屈光力为 +43D(水平径线 +43.125D,垂直径 +43.531D),占眼球总屈光力 70%。

5. 角膜曲率半径　表面 7.7~8.4mm(平均 7.84mm)中央光学区平均为 7.7~7.8mm,后表面为 6.22~6.80mm,中央光学区平均为 6.6mm。

6. 角膜厚度

(1) 活体光学方法测定　中央 0.583~0.641mm,周边 0.594~0.736mm。

(2) 尸体解剖测定　中央 0.8mm,周边 1.1mm。

(3) 6 岁以后角膜厚度和成人一样。

7. 角膜分层、各层厚度及细胞结构

(1) 上皮层由 5~7 层有核细胞构成,厚度 50~60μm。

(2) 上皮生长速度为 12 小时,1mm,故小缺损可在 24 小时内愈合,较大缺损可在 4~7 日愈合,上皮细胞的寿命为 7~10 日。

(3) 前弹力层、胶原纤维膜无再生能力,厚约 10-16μm。

(4) 基质层(实实层、间质层)占角膜厚度 90%,厚度约为 468μm。

(5) 后弹力层为内皮细胞的基底膜,有再生能力,儿童厚约 5μm,成人厚约 8~10μm,老年人厚约 20~30μm。

(6) 内皮层(内皮细胞)为六角形细胞构成,厚约 5~6μm,直径约 18~20μm,人类无再生能力。

（7）内皮细胞数；　婴幼儿为 90 万~100 万个,25 岁青少年为 65 万个,成年人为 (2 809+401) 个 /mm²,老年人为 50 万个,平均内皮细胞密度为 3 300 个 /mm²,到 85 岁后下降 到 2 200 个 /mm²,临界内皮细胞密度为 500~700 个 /mm²。

8. 角膜缘　宽约 1.0mm。

（1）厚度:是中心角膜的 1.5 倍,多达 10~20 层上皮细胞。

（2）男性成人自前弹力层止端至巩膜突的垂直距离（组织标本）。

（3）上方 1.90~2.67mm,平均 2.37mm,下方 1.83~2.40mm,平均 2.15mm。

（4）颞侧 1.00~1.67mm,平均 1.35mm,鼻侧 0.83~1.58mm,平均 1.29mm。

9. 角膜水肿压 80g/cm²,即 8kPa（近似 60mmHg）。

10. 角膜知觉

（1）接触式　中央部（0.62 ± 0.31）g/mm²,周边部（1.12 ± 0.35）g/mm²。

（2）非接触式　中央部（0.95g/mm²,周边部 1.12g/mm²。

11. 角膜神经

（1）总数为 60~80 根,进入角膜后呈两叉分支或三叉分支。

（2）神经鞘细胞进入角膜内 0.3~0.5mm。

12. 角膜神经纤维再生速度　每月 1mm。

13. Vogt 栅栏　角膜缘呈放射状排列,长约 1mm 色素线,每 1mm 宽度约有 4 根色素线。

二、泪液

（一）实验室检查

1. 泪液成分（%）

水	98.13	固体	1.87
总氯量	0.16	尿素	0.03
非蛋白氮	0.05	蛋白质	0.67
球蛋白	0.26	白蛋白	0.39
葡萄糖	0.10	氯化钠	0.49
其他无机盐	0.05		

2. 泪腺分泌泪液量（清醒状态下）1.0~1.2μl/min。

3. 泪液比重　1.008。

4. PH 值　7.4。

5. 屈光指数　1.336。

6. 渗透压　300mosm/L。

7. 泪膜体积 6~7μl,厚 7μm,更换速度 2μl/min。

8. 泪膜分层及厚度　脂质层 0.1μm,泪液层 7μm,黏蛋白层 0.02~0.05μm。

（二）临床检查

1. 角膜内皮镜检查正常值为 2 400 个 /mm² 以上。

2. Schirmer 泪液分泌试验正常为 10~15mm;<10mm 为低分泌;<5mm 为眼干燥症。

3. 泪膜破裂时间（BUT）正常为 10~45 秒,短于 10 秒表明泪液分泌不足。

4. 干眼计检查 G1 和 G2 正常,G3 和 G4 为异常。

（张仁俊）

中药名索引

方剂名索引

西药名索引